MANUAL E ATLAS DE DERMATOLOGIA GENITAL

Thieme Revinter

MANUAL E ATLAS DE DERMATOLOGIA GENITAL

TERCEIRA EDIÇÃO

Libby Edwards, MD
Chief of Dermatology
Carolinas Medical Center
Charlotte, North Carolina

Peter J. Lynch, MD
Emeritus Professor of Dermatology
Department of Dermatology
University of California, Davis
Sacramento, California

Thieme
Rio de Janeiro • Stuttgart • New York • Delhi

Dados Internacionais de Catalogação na Publicação (CIP)

E26a

Edwards, Libby
 Manual e Atlas de dermatologia genital/Libby Edwards & Peter J. Lynch; tradução de Ângela Nishikaku et al. – 3. Ed. – Rio de Janeiro – RJ: Thieme Revinter Publicações, 2021.

 372 p.: il; 21 x 28 cm
 Título Original: *Genital Dermatology Atlas and Manual*
 Inclui Índice Remissivo e Bibliografia.
 ISBN 978-65-5572-010-5
 eISBN 978-65-5572-011-2

 1. Doenças de Pele – Diagnósticos. 2. Genitália – Patologia. 3. Doenças Genitais Femininas – Diagnósticos. 4. Doenças Genitais Masculinas – Diagnósticos. 5. Atlas. I. Lynch, Peter J. II. Título.

CDD: 611.6
CDU: 611.6

Nota: O conhecimento médico está em constante evolução. À medida que a pesquisa e a experiência clínica ampliam o nosso saber, pode ser necessário alterar os métodos de tratamento e medicação. Os autores e editores deste material consultaram fontes tidas como confiáveis, a fim de fornecer informações completas e de acordo com os padrões aceitos no momento da publicação. No entanto, em vista da possibilidade de erro humano por parte dos autores, dos editores ou da casa editorial que traz à luz este trabalho, ou ainda de alterações no conhecimento médico, nem os autores, nem os editores, nem a casa editorial, nem qualquer outra parte que se tenha envolvido na elaboração deste material garantem que as informações aqui contidas sejam totalmente precisas ou completas; tampouco se responsabilizam por quaisquer erros ou omissões ou pelos resultados obtidos em consequência do uso de tais informações. É aconselhável que os leitores confirmem em outras fontes as informações aqui contidas. Sugere-se, por exemplo, que verifiquem a bula de cada medicamento que pretendam administrar, a fim de certificar-se de que as informações contidas nesta publicação são precisas e de que não houve mudanças na dose recomendada ou nas contraindicações. Esta recomendação é especialmente importante no caso de medicamentos novos ou pouco utilizados. Alguns dos nomes de produtos, patentes e design a que nos referimos neste livro são, na verdade, marcas registradas ou nomes protegidos pela legislação referente à propriedade intelectual, ainda que nem sempre o texto faça menção específica a esse fato. Portanto, a ocorrência de um nome sem a designação de sua propriedade não deve ser interpretada como uma indicação, por parte da editora, de que ele se encontra em domínio público.

Tradução:
ÂNGELA NISHIKAKU (Caps. 1 a 4)
Tradutora Especializada na Área da Saúde, SP

SANDRA MALLMAN (Caps. 5 a 8)
Tradutora Especializada na Área da Saúde, RS

SILVIA SPADA (Caps. 9 a 12)
Tradutora Especializada na Área da Saúde, SP

ISIS REZENDE (Caps. 13 a 16)
Tradutora Especializada na Área da Saúde, RJ

Revisão Técnica:
ANTONIO MACEDO D'ACRI
Professor Adjunto de Dermatologia na UNIRIO
Doutorado em Medicina (Dermatologia) pela UFRJ
Mestrado em Medicina (Dermatologia) pela UFF

Título original:
Genital Dermatology Atlas And Manual
Copyright © 2018 by Wolters Kluwer
ISBN 978-1-4963-2207-4

© 2021 Thieme
Todos os direitos reservados.
Rua do Matoso, 170, Tijuca
20270-135, Rio de Janeiro – RJ, Brasil
http://www.ThiemeRevinter.com.br

Thieme Medical Publishers
http://www.thieme.com

Impresso no Brasil por BMF Gráfica e Editora Ltda.
5 4 3 2 1
ISBN 978-65-5572-010-5

Também disponível como eBook:
eISBN 978-65-5572-011-2

Todos os direitos reservados. Nenhuma parte desta publicação poderá ser reproduzida ou transmitida por nenhum meio, impresso, eletrônico ou mecânico, incluindo fotocópia, gravação ou qualquer outro tipo de sistema de armazenamento e transmissão de informação, sem prévia autorização por escrito.

A Peter. Não é preciso dizer mais nada.
Libby Edwards
À minha esposa Barbara, à minha filha Deborah, ao meu filho Timothy
e aos nossos sete netos. Seu amor e apoio tiveram significado
excepcional à minha vida pessoal e profissional.
Peter J. Lynch

Prefácio

Realizamos modificações fundamentais nesta terceira edição do *Atlas de Dermatologia Genital*. Primeiramente, aperfeiçoamos a abordagem diagnóstica, de modo que seja mais fácil, até mesmo para um médico inexperiente, estabelecer a identificação correta de uma enfermidade não conhecida. Em segundo lugar, esta edição inclui quase 500 fotografias, novas e substituídas, contemplando condições incomuns e raras. Em terceiro lugar, expandimos as seções escritas sobre a descrição clínica, a fisiopatologia e o tratamento. Para refletir estas últimas mudanças, alteramos o título da obra para *Manual e Atlas de Dermatologia Genital*.

Nós indicamos no prefácio de edições anteriores que homens e mulheres com doenças da genitália externa são tratados por médicos com muitos padrões distintos. Estes incluem dermatologistas, ginecologistas, urologistas, médicos da atenção primária, médicos clínicos, profissionais da enfermagem e enfermeiras obstetras. Infelizmente, os programas de treinamento para todos esses indivíduos raramente incorporam a informação e experiência necessárias para fornecer o alto nível de cuidado que esses pacientes necessitam e merecem. Com o intuito de melhorar essa situação, este livro tem como base nossos mais de 80 anos de experiência pessoal combinada. Esperamos e prevemos que a nossa experiência, aliada ao texto e às fotos, complemente qualquer experiência e conhecimento básicos apresentados pelo clínico e, assim, ofereça assistência consideravelmente melhor aos nossos pacientes.

Realizar o diagnóstico correto é um fator essencial da assistência aos pacientes com doenças genitais. Por causa da inexperiência e/ou ausência de conhecimento, o diagnóstico incorreto ocorre com demasiada frequência. Além disso, em decorrência do ambiente anogenital quente e úmido, mesmo as condições reconhecidas como comuns apresentam frequentemente um aspecto atípico. Nós representamos essas diferentes manifestações pela inclusão das morfologias variáveis em diversos capítulos. Portanto, o que poderia parecer como redundância é um apoio ao diagnóstico, independentemente de com qual morfologia uma determinada enfermidade está presente. Além disso, uma grande quantidade de fotografias clínicas (incluindo variantes morfológicas) muitas vezes permite a combinação visual de uma doença desconhecida com o diagnóstico correto.

Os livros-texto convencionais quase sempre organizam e distribuem as doenças de acordo com a etiologia (p. ex., infecções) ou fisiopatologia (p. ex., doenças autoimunes). Tal disposição pode ser intelectualmente satisfatória, mas é de pouca utilidade para o médico que lida com uma doença não conhecida. Por outro lado, nós seguimos uma abordagem menos convencional e organizamos esses distúrbios com base na apresentação. Portanto, se é descrito o que é observado (ver Capítulo 2 para auxiliar na terminologia em dermatologia), uma leitura rápida da Tabela 3-1 no Capítulo 3 permite a identificação imediata do capítulo que contém todos os diagnósticos diferenciais da condição não identificada. Portanto, uma curta revisão das fotos e a informação narrativa naquele capítulo permite que seja reconhecido o diagnóstico mais provável. Utilizar essa abordagem vai permitir ainda que o médico identifique corretamente uma condição que ele nunca tenha observado anteriormente!

Para que seja o mais completo possível, nós incluímos mais informação adicional sobre os procedimentos diagnósticos e terapêuticos. Nós também incorporamos capítulos sobre algumas questões especiais, como sintomas (prurido e dor), imunossupressão e aspectos pediátricos, psicológicos e geriátricos dessas condições que acometem os órgãos genitais. Prospectos apropriados para cópia e distribuição aos pacientes estão inclusos no Apêndice.

Libby Edwards, MD
Peter J. Lynch, MD

Sumário

1 Anatomia Genital 1
Libby Edwards
- Genitália Feminina 1
- Genitália Masculina 9

2 Terminologia e Classificação das Doenças Genitais 13
Peter J. Lynch
- Terminologia 13
- Classificação 15

3 Princípios Gerais do Diagnóstico e Terapia 17
Peter J. Lynch
- Diagnóstico 17
- Terapia 18

4 Procedimentos Diagnósticos e Terapêuticos 26
Libby Edwards
- Procedimentos Diagnósticos 26
- Esfregaços Citológicos 26
- Procedimentos Terapêuticos 36

5 Lesões da Cor da Pele 38
Peter J. Lynch
- Verrugas Genitais 38
- Molusco Contagioso 43
- Condiloma Plano 46
- Linfogranuloma Venéreo 47
- Siringomas 47
- Cistos Epidérmicos (Cistos Epidermoides) 48
- Cistos Vestibulares Mucinosos 49
- Cistos da Rafe Mediana 49
- Seio Pilonidal ("Cisto Pilonidal") 49
- Cistos e Abscessos de Bartholin 50
- Fibroma Cutâneo (Acrocordon) e Pólipo Fibroepitelial 50
- Nevos Intradérmicos (Nevos Dérmicos) 51
- Neurofibroma 51
- Lipoma 51
- Pápulas Peroladas do Pênis 52
- Papilomatose Vestibular Vulvar 52
- Manchas de Fordyce e Hiperplasia das Glândulas Sebáceas 53
- Glândulas de Tyson 54
- Doença de Fox-Fordyce 54
- Hidradenoma Papilífero (Adenoma de Glândulas Mamárias – Símile) 54
- Líquen Nítido 55
- Linfangite Esclerosante do Pênis 56
- Carcinoma de Células Escamosas dos Genitais 56
- Carcinoma de Células Escamosas em Homens 56
- Carcinoma de Células Escamosas em Mulheres 58
- Carcinoma Basocelular 62

6 Lesões Vermelhas: Manchas e Placas . 66
Peter J. Lynch e Libby Edwards
- Dermatite Atópica e Líquen Simples Crônico 67
- Dermatite de Contato por Irritante 74
- Dermatite de Contato Alérgica 78
- Dermatite Seborreica e Intertrigo 80
- Psoríase 82
- *Tinea Cruris* ("Coceira de Jóquei") 87
- Eritrasma 89
- Candidíase 91
- Doença Estreptocócica Perianal (Dermatite Bacteriana Perianal, Celulite Estreptocócica Perianal) 93
- Líquen Plano 94
- Pitiríase Rósea 97
- Pitiríase (*Tinea*) Versicolor 97
- Mucosite de Células Plasmáticas (Vulvite e Balanite de Células Plasmáticas, Mucosite de Zoon, Vulvite e Balanite Circunscrita Plasmacelular) 98
- Vestibulodinia (Síndrome de Vestibulite Vulvar, Adenite Vestibular) 100
- Síndrome do Escroto Vermelho 100
- Dermatite por Esteroide (Dependência de Esteroide) 101
- Doença de Paget Extramamária 102
- Neoplasia Intraepitelial Diferenciada (Doença de Bowen, Carcinoma de Células Escamosas *in situ* e Eritroplasia de Queyrat, Neoplasia Intraepitelial Vulvar, Peniana e Anal III, NIV III, NIP III, NIA III) 104
- Neoplasia Intraepitelial Escamosa de Alto Grau (HSIL, Carcinoma de Células Escamosas *in situ*, anteriormente Denominada Neoplasia Intraepitelial Vulvar, Peniana e Anal III, NIV III, NIP III, NIA III, Papulose Bowenoide) 105

7 Pápulas e Nódulos Vermelhos 109
Peter J. Lynch
- Foliculite 109
- Queratose Pilar 109
- Escabiose Nodular 110
- Picadas e Infestações Variadas 111
- Angioma Cereja 112
- Angioqueratoma 112
- Prurigo Nodular (Nódulo Pruriginoso) 113
- Granuloma Piogênico 114
- Carúncula Uretral 115
- Prolapso Uretral 115

Endometriose Vulvar e Perineal 116
Hematoma 117
Hidradenoma Papilífero (Adenoma de Glândulas Mamárias-Símile) 117
Sarcoma de Kaposi 117
Pseudoverrugas (Dermatite das Fraldas de Jacquet, Granuloma Glúteo Infantil) 118
Furunculose 118
Cistos Inflamados 119
Hidradenite Supurativa (Acne Inversa) 120
Pápulas e Nódulos Vermelhos Variados 124

8 Lesões Brancas 126
Libby Edwards

Vitiligo 126
Hipopigmentação Pós-Inflamatória 129
Líquen Escleroso 129
Líquen Plano 137
Líquen Simples Crônico 139
Candidíase 140
Verrugas Genitais 142
Lesões Intraepiteliais Escamosas de Alto Grau 142
Neoplasia Intraepitelial Diferenciada 143
Doença de Paget Extramamária 143
Milia e Cistos Epidérmicos (Inclusão Epidérmica, Epidermoide) 143
Molusco Contagioso 144
Carcinoma Verrucoso 144

9 Lesões de Coloração Escura: Distúrbios Dermatológicos Marrons, Azuis, Acinzentados ou Pretos 147
Peter J. Lynch

Hiperpigmentação Fisiológica 147
Acantose *Nigricans* 147
Hiperpigmentação Pós-Inflamatória 149
Queratoses Seborreicas 150
Verrugas Pigmentadas 151
Neoplasia Genital Intraepitelial 151
Carcinoma Basocelular Pigmentado 151
Angioqueratomas 151
Sarcoma de Kaposi 151
Varicosidades Genitais 152
Melanose Genital (Lentiginose) 152
Nevo Melanocítico (Nevo, Nevo Pigmentado) 155
Melanoma 158

10 Doenças Bolhosas e Pustulosas 164
Libby Edwards

Infecções pelo Vírus *Herpes Simplex* 164
Infecção por Vírus do Herpes-Zóster 168
Impetigo 170
Pênfigo 171
Penfigoide Bolhoso 174
Penfigoide das Membranas Mucosas (Penfigoide Cicatricial) 176
Dermatose Bolhosa por IgA Linear 178
Pênfigo Familiar Benigno (Doença de Hailey-Hailey) 179
Síndrome de Stevens-Johnson, Necrólise Epidérmica Tóxica 180
Eritema Pigmentar Fixo Medicamentoso 183
Trauma e Distúrbios Iatrogênicos e Artificiais 185
Dermatite de Contato 185
Molusco Contagioso 186
Hidradenoma Papilífero 186
Linfangiectasia e Linfangioma Circunscrito 186
Carcinoma Basocelular 187
Foliculite 187
Furunculose 190
Hidradenite Supurativa (Acne Inversa) 191
Candidíase Mucocutânea 192
Psoríase Pustulosa 193
Síndrome de Reiter (Artrite Reativa) 195
Queratose Pilar 197
Manchas de Fordyce (Glândulas Sebáceas Ectópicas) 197
Molusco Contagioso Inflamado 198
Cistos Epidérmicos 198

11 Erosões e Úlceras 203
Libby Edwards e Peter J. Lynch

Líquen Plano Erosivo 203
Balanite e Vulvite Plasmocitária 209
Fissuras das Dobras da Pele Genital 209
Fissuras Vulvares na Forqueta Posterior 211
Líquen Escleroso Erosivo (Líquen Escleroso e Atrófico, Distrofia Hipoplásica) 213
Líquen Simples Crônico (Eczema, Dermatite Atópica, Neurodermite) 213
Dermatite de Contato 214
Eritema Pigmentar Fixo Medicamentoso 214
Eritema Migratório Necrolítico 214
Carcinoma Basocelular 215
Carcinoma Escamoso Invasivo 215
Carcinoma Intraepitelial (Neoplasia Intraepitelial Diferenciada da Vulva/Pênis/Bolsa Escrotal/Ânus, Lesão Intraepitelial Escamosa de Alto Grau, Doença de Bowen, Papulose Bowenoide, Carcinoma Escamocelular *In Situ*, Eritroplasia de Queyrat) 215
Doença de Paget Extramamária 215
Sífilis 216
Cancroide 218
Herpes Genital em Indivíduos Imunossuprimidos 220
Granuloma Inguinal (Donovanose) 222
Linfogranuloma Venéreo 223
Úlceras Associadas ao Vírus Epstein-Barr e ao Citomegalovírus 223
Úlcera Aftosa e Aftose Complexa 223
Doença de Behçet 227
Úlceras Genitais Aftosas Associadas a Infecções 228
Úlceras Aftosas Associadas a Medicamentos 228
Doença de Crohn 228
Pioderma Gangrenoso 232
Úlceras Decorrentes de Trauma Externo 233
Úlceras Diversas 235

12 Edema 238
Peter J. Lynch

Edema Agudo Mediado por Imunoglobulina E 238
Edema Agudo Mediado pela via da Bradicinina 239
Edema Genital Agudo Relacionado com a Infecção 239
Edema Genital Agudo Relacionado com Trauma 240
Edema Genital Agudo Idiopático 240
Edema Genital Crônico Causado por Anormalidades Congênitas 240
Edema Genital Idiopático Crônico 243

13 Prurido e Dor 246
Peter J. Lynch e Libby Edwards

Prurido 246
Dor genital 247
Vulvodinia 249
Escrotodinia, Anodinia 257
Anodinia 258

14 Doença Genital Pediátrica.......... 261
Libby Edwards

Sexo Feminino 261
Sexo Masculino 261
Hipospadia e *Chordee* 262
Hidrocele 262
Adesões Labiais 263
Dermatite da Fralda (Dermatite do babador [Napkin]) 264
Dermatite Seborreica 267
Dermatite Atópica 268
Psoríase 268
Dermatite Bacteriana Perianal (Dermatite Estreptocócica Perianal e Celulite Estreptocócica Perianal) 269
Oxiuríase (Enterobiose) 270
Acrodermatite Enteropática e Erupções Acrodermatite Símile 271
Histiocitose das Células de Langerhans, Doença de Letterer-Siwe 272
Escabiose 273
Granuloma Glúteo Infantil (Pseudoverrugas, Dermatite das Fraldas de Jacquet) 275
Protrusão Piramidal Perianal Infantil 275
Prolapso Uretral 276
Hemangiomas Capilares 277
Verrugas Anogenitais (Verrugas Genitais, Condiloma Acuminado, Verrugas Venéreas, Infecção por Papilomavírus Humano) 277
Molusco Contagioso 278

Líquen Escleroso 279
Vitiligo 281
Vaginite Pré-Puberal 282
Aftas (*Ulcus Vulvae Acutum*, Úlceras de Lipschütz) 283

15 Vaginite e Balanite 286
Libby Edwards

Doença Vaginal Infecciosa 286
Doenças Vaginais Associadas a Níveis Aumentados de Lactobacilos 295
Doenças Vaginais Inflamatórias Não Infecciosas 297
Vaginite Erosiva por Doença Cutânea Específica 302
Vestibulodinia (Síndrome da Vestibulite Vulvar, Vulvodinia Provocada Localizada) 302
Corrimento Vaginal Fisiológico 302
Balanopostite/Balanite Infecciosa 303
Balanopostite/Balanite Não Infecciosa 304
Outras Causas Não Infecciosas de Balanite: Líquen Plano, Psoríase, Neoplasia Intraepitelial Peniana (Doença de Bowen, Eritroplasia de Queyrat) 306

16 Questões Especiais em Dermatologia Genital, Aspectos Psicossexuais, Imunossupressão e Envelhecimento.. 309
Peter J. Lynch e Libby Edwards

Aspectos Psicológicos 309
Imunossupressão 312
Envelhecimento Genital Normal 325

Apêndice: Folhetos para Educação dos Pacientes 333

Índice Remissivo 351

1

Anatomia Genital

LIBBY EDWARDS

O conhecimento da anatomia da genitália é importante, pois a vulva e a genitália masculina são compostas por diferentes estruturas e tipos de pele, cada uma predisposta a doenças distintas. A genitália masculina e a feminina contêm pele seca, queratinizada e membranas mucosas modificadas, enquanto o vestíbulo feminino é constituído por uma membrana mucosa. Além disso, a compreensão dos diferentes sítios anatômicos é útil na comunicação com outros profissionais de saúde. Por exemplo, uma biópsia identificada como "vulva" tem menor utilidade para o patologista do que uma identificada como "vestíbulo", visto que a histologia normal dessas duas áreas é consideravelmente distinta.

As dermatoses na pele genital frequentemente estão presentes de maneiras diferentes de quando ocorrem nas superfícies da pele seca, queratinizada extragenital. A descamação é inaparente nas dobras cutâneas úmidas, e algumas doenças, tais como o líquen escleroso, preferencialmente afetam a pele das áreas com membrana mucosa modificada em vez da membrana mucosa verdadeira. O conhecimento da anatomia e dos diversos aspectos normais da genitália auxilia no reconhecimento das estruturas normais, assim como dos achados patológicos.

Genitália Feminina

Vulva

A vulva consiste em estruturas mucocutâneas que compõem a genitália feminina externa **(Fig. 1.1)**. A vulva estende-se do monte pubiano anteriormente ao períneo posteriormente e das pregas crurais lateralmente ao hímen e anel himenal medialmente.

Os grandes lábios (singular = lábio maior) são duas pregas adiposas de pele que são derivados dos tecidos ectodérmicos. Os pequenos lábios (singular = lábio menor), mediais aos grandes lábios, são pregas muito mais delgadas de tecido conjuntivo e epitélio escamoso. O vestíbulo, ou introito, é uma membrana mucosa que se estende da origem medial dos pequenos lábios até o anel himenal. O monte pubiano e os grandes lábios cobrem e protegem as estruturas mais delicadas, incluindo o clitóris, o capuz clitoriano, os pequenos lábios, o vestíbulo e o frênulo posterior, que é o vestíbulo posterior, estendendo-se para o corpo perineal.

A vulva exibe vários tipos diferentes de epitélio. A região lateral dos lábios maiores é coberta por pele seca, queratinizada, visivelmente com pelos. Cada folículo piloso é parte de uma unidade pilossebácea, compreendendo o próprio folículo, sua haste pilosa, a glândula sebácea e o aparelho eretor do pelo — um músculo liso que é contraído para dar a sensação de arrepio.

Embora a porção medial dos grandes lábios e os pequenos lábios totais sejam geralmente considerados para mostrar o epitélio de membrana mucosa sem pelos, essas áreas na verdade são cobertas com pele parcialmente queratinizada que contém várias estruturas, incluindo folículos pilosos delicados. Inúmeras glândulas sudoríparas apócrinas estão situadas nas membranas mucosas modificadas dos pequenos lábios, e as glândulas sebáceas ectópicas (grânulos de Fordyce) são, com frequência, proeminentes, principalmente na porção medial dessas pregas cutâneas. As glândulas sebáceas surgem como pequenas pápulas lobulares, de coloração amarela à branca **(Fig. 1.2)**. Uma linha variavelmente distinta de delimitação (a linha de Hart) é evidente na base da porção medial de cada lábio menor, separando a membrana mucosa modificada da pele da membrana mucosa do vestíbulo. A porção medial dos grandes lábios e os pequenos lábios totais apresentam membrana mucosa modificada parcialmente queratinizada e úmida. O epitélio escamoso da mucosa sem pelo, não queratinizado, com glândulas secretoras de muco, estende-se da linha de Hart para e incluindo a vagina e a superfície externa do colo uterino. A mucosa é definida como uma membrana que reveste as estruturas corporais que se comunicam com o ar e geralmente produzem a mucosa lubrificante. Em geral, a pele da membrana mucosa é um epitélio sem pelos que contém glândulas secretoras de muco. Tanto a vagina e o vestíbulo são cobertos por mucosas, cujas superfícies são variavelmente úmidas (dependendo do nível de estrogênio) como resultado do muco produzido pelas glândulas associadas e pelo colo uterino.

O vestíbulo, ou introito, estende-se da linha de Hart até o hímen. Números variáveis de glândulas vestibulares secretoras de muco abrem-se para a membrana mucosa dessa área. Essas glândulas são depressões ou fossas superficiais revestidas por células secretórias; estas se abrem, principalmente, de modo circunferencial em torno da porção externa do anel himenal e entre o hímen e a uretra **(Fig. 1.3)**, mas são ocasionalmente visíveis em outras áreas do vestíbulo

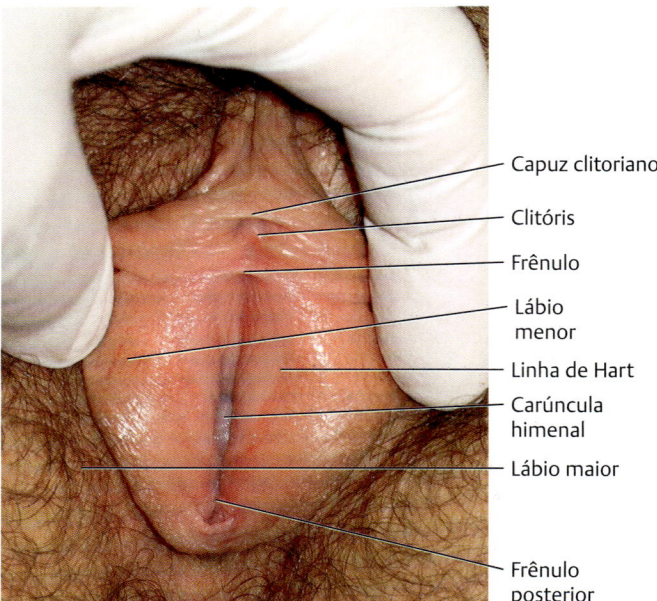

Fig. 1.1. Vulva normal.

- Capuz clitoriano
- Clitóris
- Frênulo
- Lábio menor
- Linha de Hart
- Carúncula himenal
- Lábio maior
- Frênulo posterior

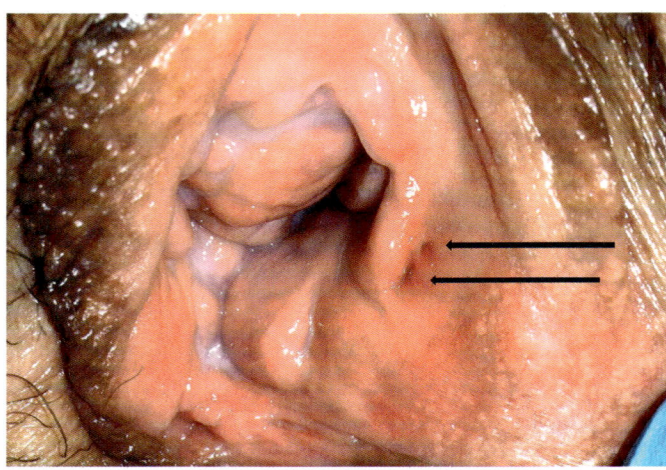

Fig. 1.3. Fossas que representam os óstios das glândulas vestibulares ocorrem regularmente em região adjacente e lateralmente às carúnculas himenais (*setas*).

(Fig. 1.4). Elas complementam a lubrificação em mulheres jovens, pós-puberdade. As glândulas de Bartholin são glândulas pareadas que estão situadas sob a porção posterior do vestíbulo, com as aberturas do ducto logo na parte externa do hímen nas posições de 5 e 7 horas. As glândulas de Skene drenam na uretra distal.

A vulva sobre alteração marcante do nascimento até a puberdade (veja Capítulo 14). A pele do monte pubiano e dos grandes lábios laterais é caracterizada por um pelo velo fino ao nascimento, mas, com a puberdade, surge pelo terminal grosso. Além disso, os pequenos lábios são quase ausentes até o início da puberdade, quando o estrogênio aparece. As membranas mucosas modificadas são lisas em garotas na pré-puberdade, antes do desenvolvimento de glândulas sebáceas normais e tecido redundante da vulva estrogenizada. As glândulas apócrinas tornam-se mais bem desenvolvidas com a maturidade sexual.

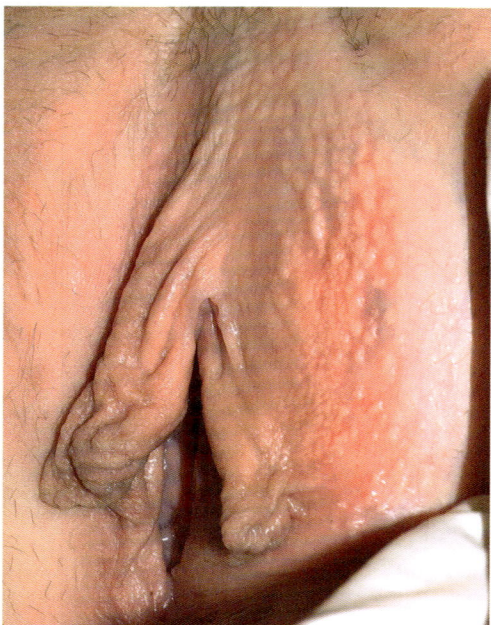

Fig. 1.2. Os grânulos de Fordyce aparecem na maioria das vezes como pápulas levemente amareladas na porção medial dos grandes lábios e lateralmente nos pequenos lábios.

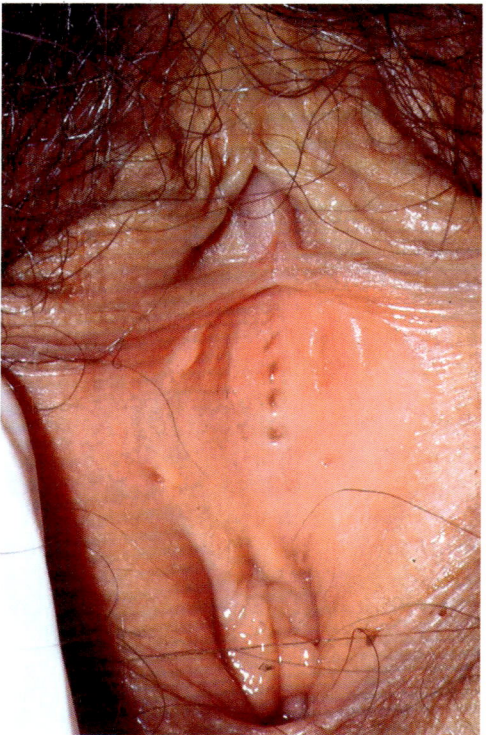

Fig. 1.4. Óstios da glândula vestibular ocorrem também em outras áreas do vestíbulo, mas são frequentemente muito sutis. Esta vulva apresenta óstios distintos no vestíbulo anterior.

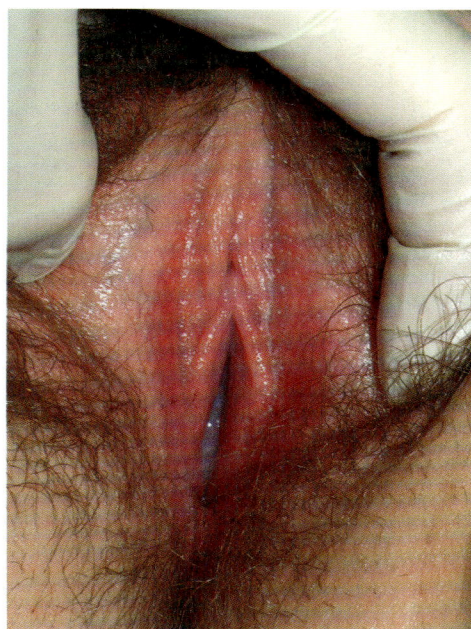

Fig. 1.5. As membranas mucosas modificadas da vulva normalmente exibem leve eritema, como observado nas membranas mucosas da boca e dos lábios. Algumas mulheres, particularmente aquelas que apresentam pele mais clara, exibem vermelhidão evidente, mas considerada normal, podendo ser difícil avaliar a presença de inflamação verdadeira.

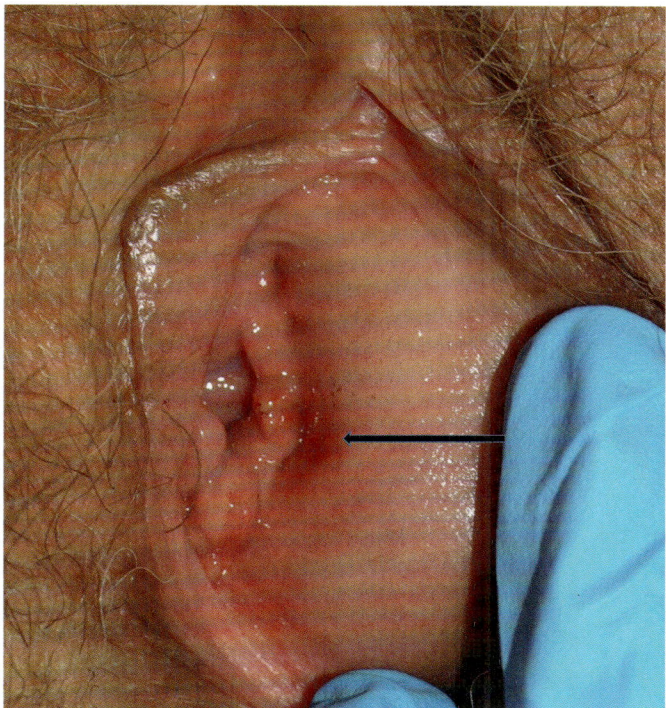

Fig. 1.6. Vermelhidão dos óstios das glândulas vestibulares é um achado comum na vestibulodínia (primeiramente denominada vestibulite vulvar). No entanto, na maioria das vezes esse eritema é um achado normal, como observado nesta mulher assintomática (*seta*).

Variantes Normais

Semelhante aos epitélios da membrana mucosa da boca e das conjuntivas, o eritema leve da vulva e da vagina é normal e varia de paciente para paciente. Em uma série relatada com mulheres na pré-menopausa, 43% apresentaram eritema **(Figs. 1.5 e 1.6)** (1). Essa vermelhidão é mais evidente em pacientes com tez clara, principalmente aquelas com pele naturalmente corada ou avermelhada. Esse achado é muitas vezes interpretado incorretamente por pacientes e seus médicos como um indicativo de inflamação, pois a vulva assintomática é raramente examinada de maneira crítica. Além disso, mais da metade das mulheres com eritema vestibular relatam ausência de dispareunia, mas experimentam dor quando a área é tocada com um aplicador com ponta de algodão (o teste do cotonete). Isto indica que a vermelhidão e o teste do cotonete positivo são achados normais e, na ausência dos sintomas da vida real, não constituem sozinhos o padrão de vestibulodínia da vulvodínia, primeiramente denominada síndrome da vestibulite vulvar.

As papilas vulvares (ver Capítulo 5) são também variantes normais comuns, ocorrendo em aproximadamente um terço das mulheres na pré-menopausa **(Figs. 1.7 a 1.11)** (1,2). Quando ocorrem no vestíbulo, são denominadas papilas vestibulares. Essas variações são frequentemente confundidas por sinais de doença, geralmente o condiloma acuminado. As descrições iniciais da papilomatose vulvar relataram biópsias consistentes com infecção pelo papilomavírus humano (HPV) como a causa. No entanto, as biópsias da pele vulvar, mesmo normais, geralmente revelam queratinócitos grandes, claros, que mimetizam os coilócitos da infecção pelo HPV. Estudos mais recentes avaliaram a presença real do vírus. O consenso atual é que a papilomatose vestibular seja uma variante do normal, e essa morfologia é distinta da infecção pelo HPV (2,3). Essas projeções tubulares, monomorfas, moles e pequenas estão localizadas simetricamente no vestíbulo, enquanto as papilas de outras áreas da vulva são mais prováveis de apresentarem forma em domo e menos tubulares. As papilas vulvares diferem do condiloma acuminado com suas pontas arredondadas em vez de acuminadas e padrão

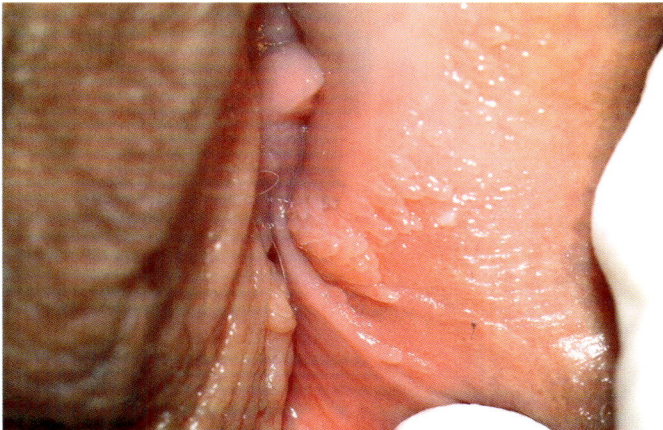

Fig. 1.7. Papilas vulvares são classicamente encontradas no vestíbulo e consistem em placas simétricas de pápulas tubulares com extremidades arredondadas, discretas na base, diferentemente das pápulas filiformes das verrugas genitais que são frequentemente fundidas na base.

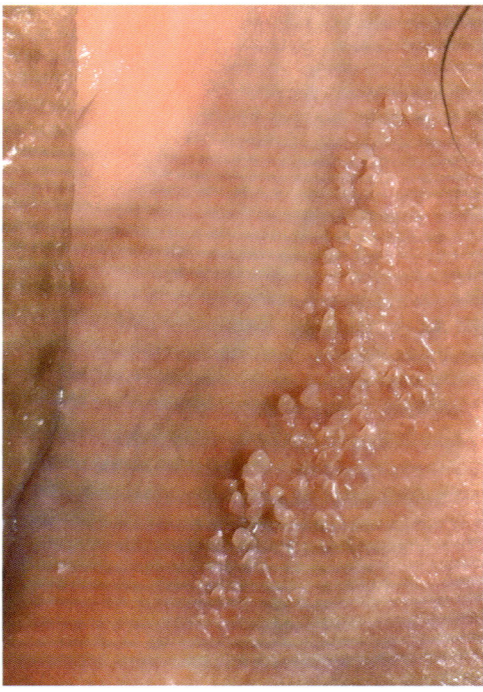

Fig. 1.8. As papilas vulvares algumas vezes formam linhas simétricas, particularmente na borda da linha de Hart.

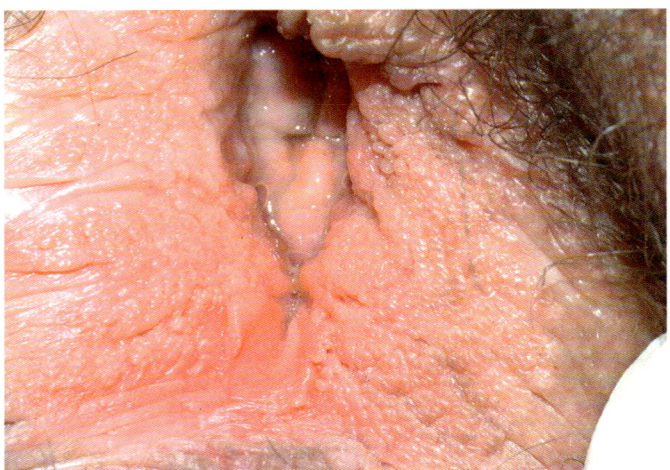

Fig. 1.10. As papilas vulvares podem ser curtas e estritamente definidas, dando uma aparência de paralelepípedos na pele.

simétrico. As papilas vulvares são discretas na base, enquanto os condilomas acuminados geralmente são fundidos na base em relação às lesões adjacentes. Além disso, as verrugas genitais são frequentemente queratinizadas e aparecem brancas nessa área úmida.

Ocasionalmente, pápulas lisas, semelhantes, em forma de domo, que coalescem em uma textura de paralelepípedo nos pequenos lábios internos, ocorrem em algumas mulheres. Às vezes, essas lesões formam pápulas na borda dos pequenos lábios. Essas alterações também são frequentemente confundidas com verrugas. Embora as papilas vulvares fossem anteriormente consideradas a produzir prurido ou dor, agora elas são conhecidas por serem assintomáticas.

Acreditava-se que o branqueamento da pele vulvar após a aplicação de 5% de ácido acético fosse patognomônico de infecção pelo HPV e neoplasia intraepitelial. Apesar de muito sensível, é um achado inespecífico que ocorre com qualquer condição em que há produção de hiperqueratose ou espessamento da pele (4). Alguns investigadores observaram que o

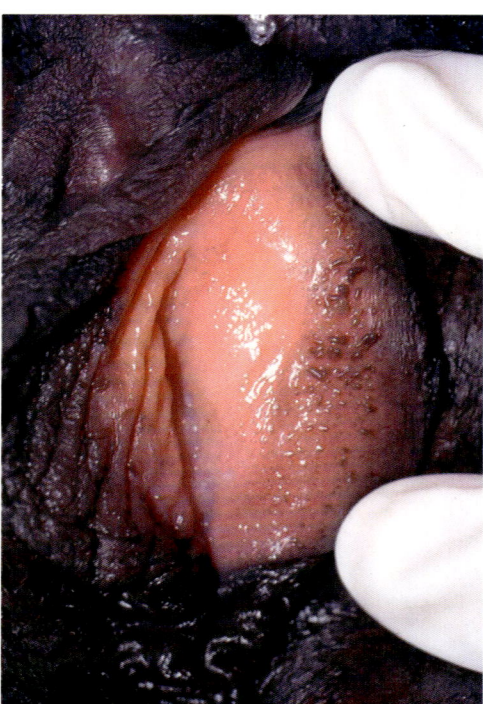

Fig. 1.9. As papilas vulvares podem ser mais discretas e separadas em algumas pacientes que têm pele escura e pigmentada.

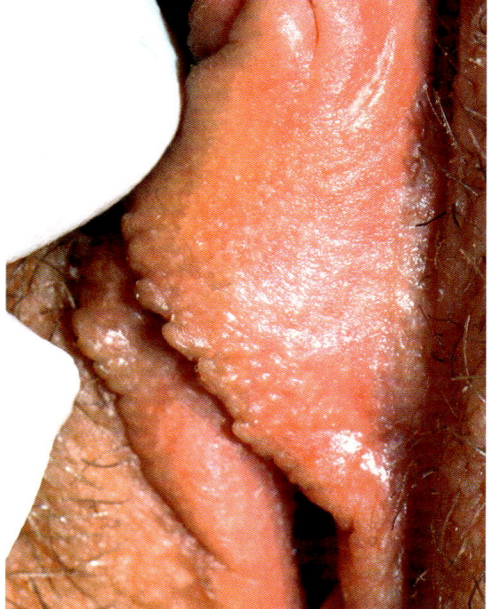

Fig. 1.11. Embora as papilas vulvares sejam observadas na maioria das vezes no vestíbulo e nos pequenos lábios mediais, elas podem ocorrer nas bordas dos pequenos lábios, como visto nesta imagem.

Anatomia Genital

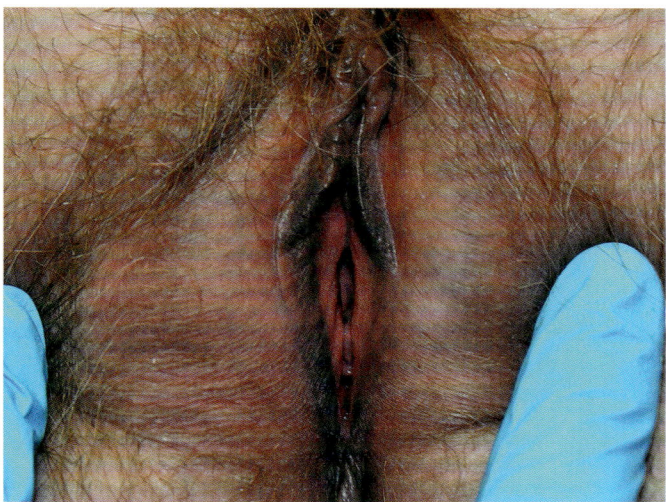

Fig. 1.12 Os pequenos lábios nesta mulher são muito pequenos e apresentam hiperpigmentação fisiológica.

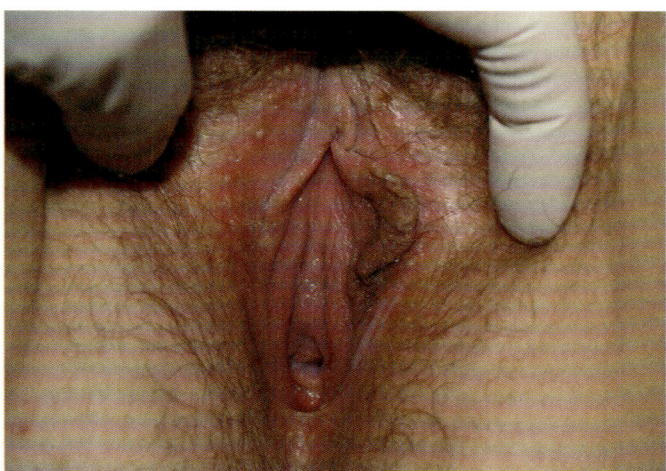

Fig. 1.14. Os pequenos lábios são frequentemente assimétricos, sendo o pequeno lábio esquerdo deste adulto maior do que o direito.

ácido acético a 5% produz previsivelmente o acetobranqueamento de toda a pele vulvar com o contato prolongado (1).

Os pequenos lábios exibem ampla variabilidade morfológica. Essas dobras cutâneas podem ser grandes e suspensas, tão pequenas como praticamente ausentes ou bastante assimétricas (Figs. 1.12 a 1.14). A origem anterior dos pequenos lábios é o frênulo do clitóris, mas muitas vezes a origem anterior provém de várias estruturas, com a contribuição da pele lateral ao capuz do clitóris (Fig. 1.15), e a porção posterior dos pequenos lábios pode estar fundida (Fig. 1.16).

Nos últimos anos, a cirurgia estética labial passou a ser moda para algumas mulheres. Embora primeiramente reservada para mulheres com pequenos lábios incomumente grandes, desconfortáveis, a labioplastia está sendo realizada atualmente em mulheres que simplesmente não gostam da aparência do tamanho ou assimetria dos pequenos lábios. Estudos demonstraram que a maioria das mulheres requerendo a labioplastia possui pequenos lábios no padrão considerado normal (5) e não há evidência de que várias cirurgias estéticas aumentem o funcionamento sexual (6). Por essa razão e

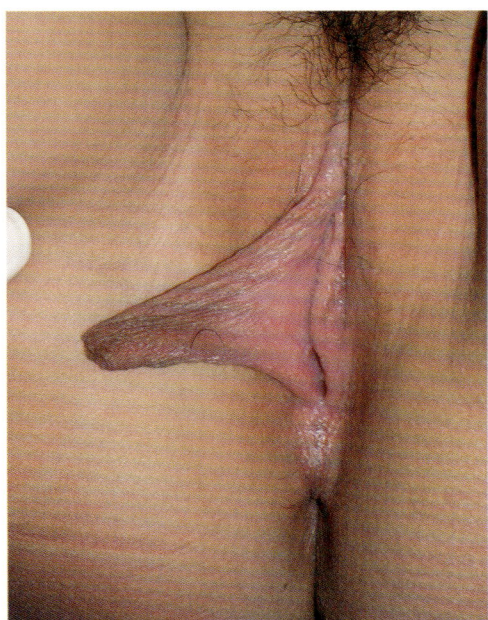

Fig. 1.13. Os pequenos lábios normalmente aumentam na puberdade; esta imagem representa uma garota de 12 anos de idade que solicitou a labioplastia de seu pequeno lábio direito aumentado, que encosta em sua peça íntima. Nos 8 meses seguintes, o pequeno lábio esquerdo aumentou para aquele mesmo tamanho.

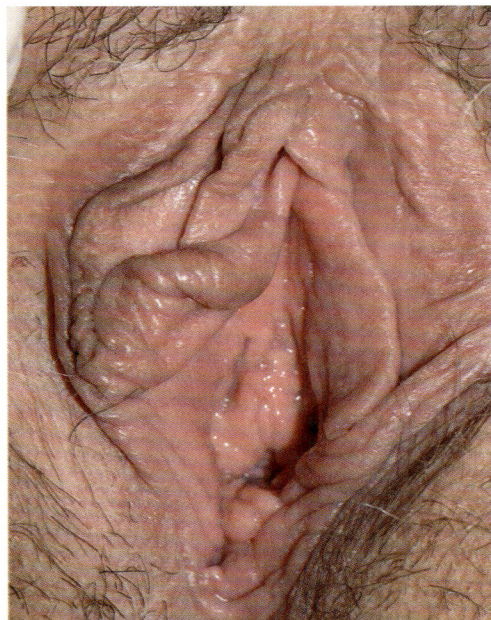

Fig. 1.15. De modo geral, os pequenos lábios originam-se anteriormente com o frênulo do clitóris, mas isto é variável. O pequeno lábio direito desta paciente origina-se com o frênulo do clitóris, o lado direito do capuz clitoriano e as membranas mucosas modificadas em região bem anterior, produzindo pequenos lábios redundantes.

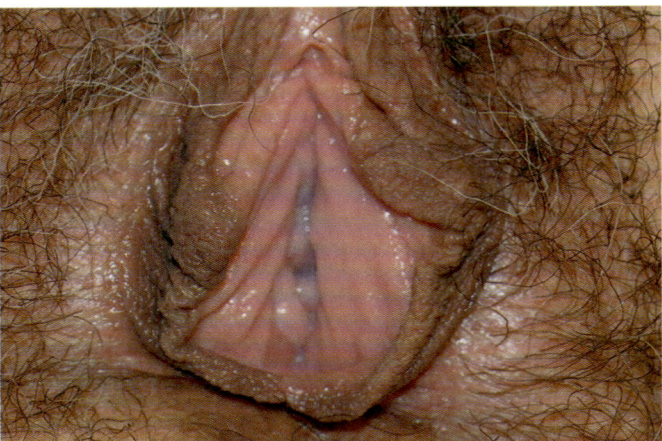

Fig. 1.16. Os pequenos lábios posteriores são algumas vezes fundidos, conferindo um aspecto anular aos pequenos lábios.

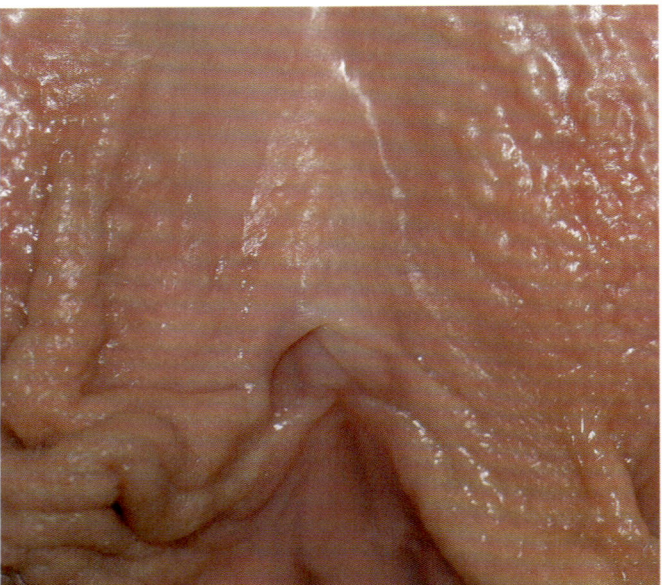

Fig. 1.18. O capuz clitoriano também pode ser mais fino e mais rígido, deixando parte do clitóris exposta.

pelos riscos físicos e psicológicos, orientações para a cirurgia estética estão sendo desenvolvidas (6).

Há também variabilidade do capuz do clitóris e do clitóris. Em alguns casos, o capuz do clitóris é espesso e redundante, e, em outras condições, o capuz do clitóris é fino, com o clitóris parcialmente exposto **(Figs. 1.17 e 1.18)**. Aderência do clitóris ao capuz clitoriano representa às vezes um sinal de dermatose prévia em cicatrização; contudo, é um achado normal em até um terço das mulheres jovens, sendo as mulheres com menos idade muito provavelmente as mais afetadas (7).

A hiperpigmentação fisiológica da vulva é comum, principalmente em mulheres com pele natural mais escura, pacientes que estão grávidas e mulheres com exposição sistêmica aos hormônios **(Figs. 1.12 e 1.19)**. Esta coloração é geralmente pouco delimitada e está localizada simetricamente nas bordas laterais dos pequenos lábios, na pele perianal e por vezes na porção com pelos dos grandes lábios.

Embora as glândulas sebáceas ectópicas na pele da membrana mucosa modificada da vulva estejam regularmente presentes em mulheres na pré-menopausa, algumas mulheres apresentam inúmeras glândulas sebáceas ectópicas ou incomumente grandes, denominadas grânulos de Fordyce (ver Capítulos 5 e 10). Essas estruturas são achados normais que ocasionalmente são confundidos com verrugas genitais. No entanto, a distribuição, cor amarelada e padrão lobular, monomórfico são achados diagnósticos de glândulas sebáceas. Às vezes, essas glândulas sebáceas

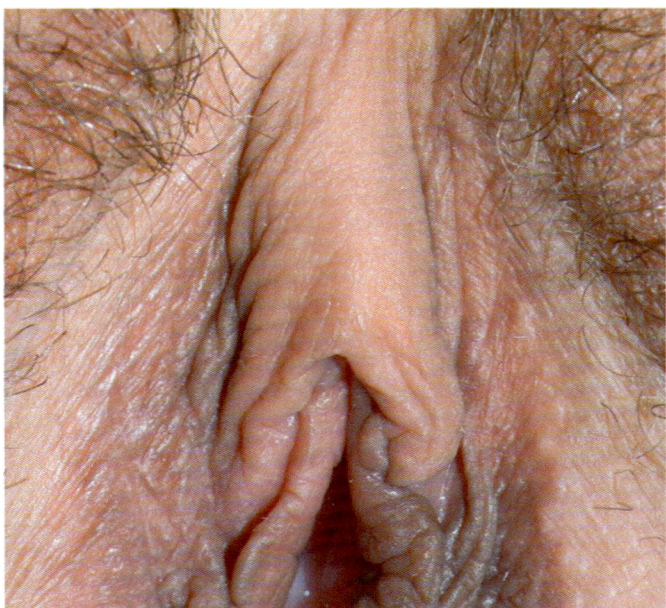

Fig. 1.17. O capuz clitoriano varia entre as vulvas normais. Este capuz clitoriano é espesso e redundante.

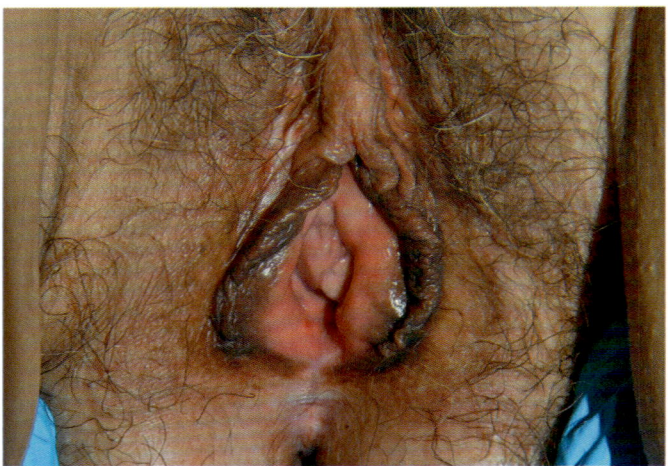

Fig. 1.19. A hiperpigmentação fisiológica da pele anogenital é comum, com as bordas dos pequenos lábios e a pele perianal envolvidas, na maioria das vezes; isto é mais evidente em mulheres que têm pele escura, que estão grávidas ou que estiveram em terapia hormonal.

Anatomia Genital

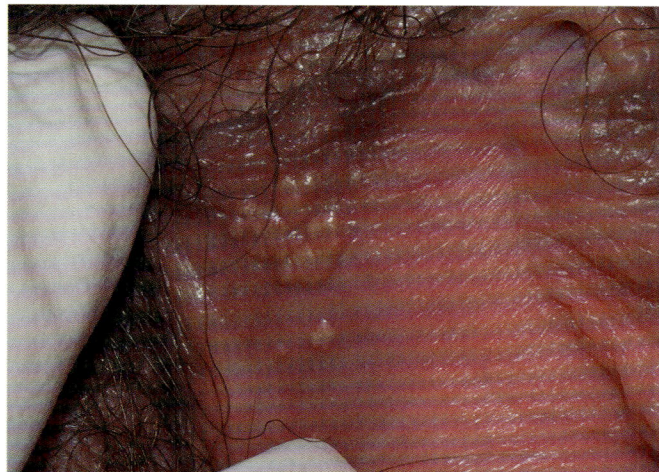

Fig. 1.20. Glândulas sebáceas ectópicas anormalmente grandes podem sugerir diagnósticos alternativos, mas a coloração amarelada e configuração multilobular confirmam o diagnóstico correto.

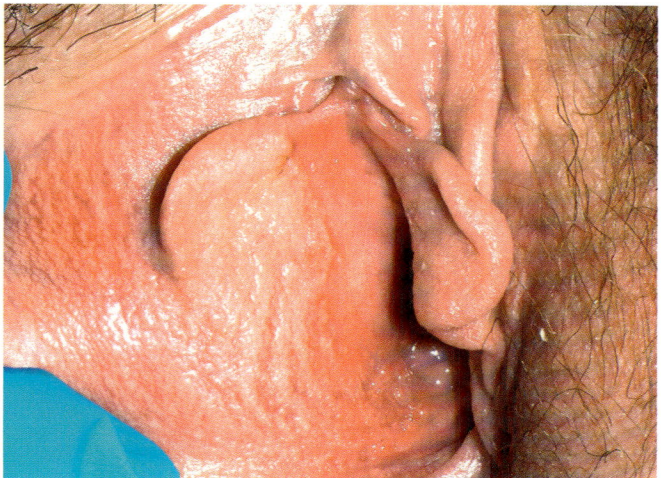

Fig. 1.22. Ocasionalmente as glândulas sebáceas ectópicas coalescem em uma placa sólida, como observado no pequeno lábio direito medial, e podem formar linhas de glândulas sebáceas, como observado no grande lábio direito medial.

combinam-se em fileiras ou mesmo coalescem em placas **(Figs. 1.20 a 1.22)**.

Com frequência, visto que os folículos pilosos muito pequenos estão presentes nos pequenos lábios, os cistos epidérmicos firmes, brancos ou amarelados e os comedões são relativamente comuns **(Fig. 1.23)**. Esses achados são insignificantes, a menos que se tornem secundariamente inflamados e desconfortáveis.

As pápulas pequenas, púrpuras ou avermelhadas, denominadas angioqueratomas (ver também Capítulo 7), representam tumores benignos nos vasos sanguíneos comuns, sem relevância médica, que ocorrem nos grandes lábios **(Figs. 1.24 e 1.25)**.

Após a menopausa, ocorrem alterações da vulva na ausência de reposição do estrogênio. Os pequenos lábios regridem; a pele torna-se pálida e lisa, enquanto as glândulas sebáceas, papilas vulvares e as marcações da pele normais desaparecem **(Fig. 1.26)**. A superfície torna-se seca.

Vagina

A vagina é um tubo que conecta o introito ao colo uterino. Essa estrutura é coberta por pele de membrana mucosa escamosa e é um espaço potencial que é achatado com as paredes anteriores e posteriores em contato. O epitélio vaginal de meninas na pré-puberdade com deficiência de estrogênio e de muitas mulheres na pós-menopausa é pálido, liso, seco e frágil, enquanto mulheres com níveis adequados de estrogênio normalmente apresentam pele vaginal rósea, úmida, resistente que forma dobras ou rugas **(Fig. 1.27)**. Mulheres na pós-menopausa que são sexualmente ativas frequentemente apresentam pele que não parecem deficientes em estrogênio. O colo uterino normalmente situa-se na parede anterior proximal da vagina, e a pequena bolsa entre o colo uterino posterior e o ápice da vagina é denominada fundo de saco vaginal (*cul-de-sac*).

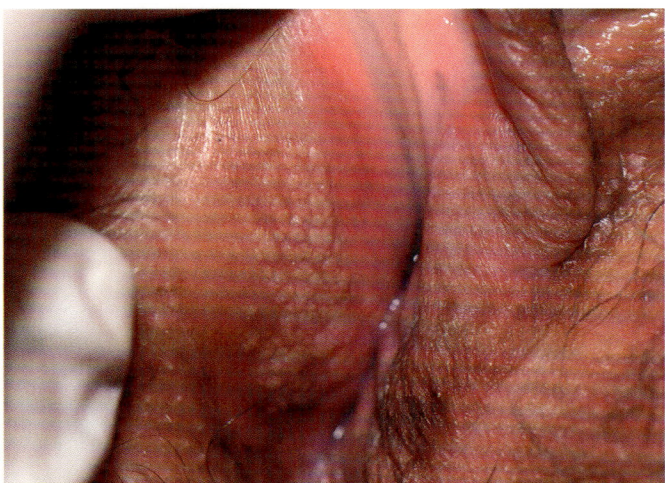

Fig. 1.21. Estas pápulas amarelas, lisas, são características de grânulos de Fordyce.

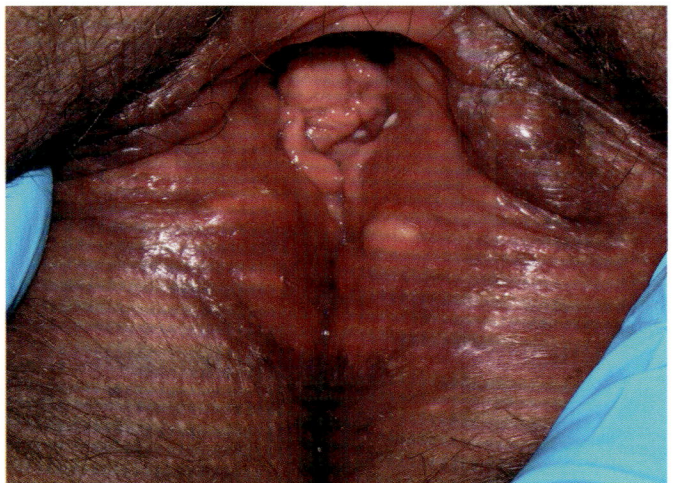

Fig. 1.23. Folículos pilosos obstruídos enchem-se com restos de queratina branca ou amarelada liberados do epitélio folicular, produzindo cistos epidérmicos.

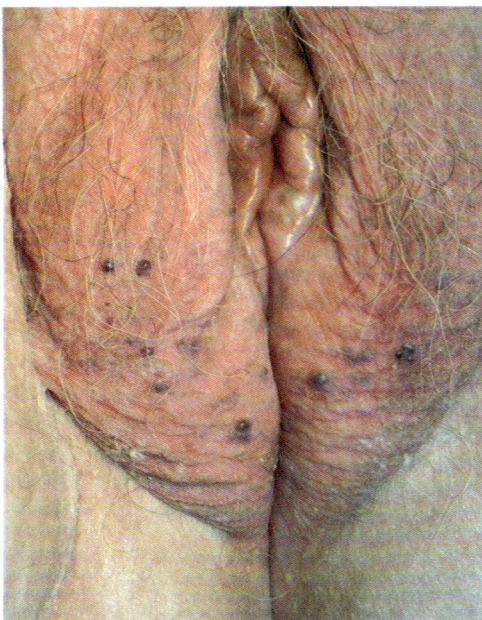

Fig. 1.24. Os angioqueratomas são pequenos tumores dos vasos sanguíneos que comumente mostram predileção pela área com pelos dos grandes lábios.

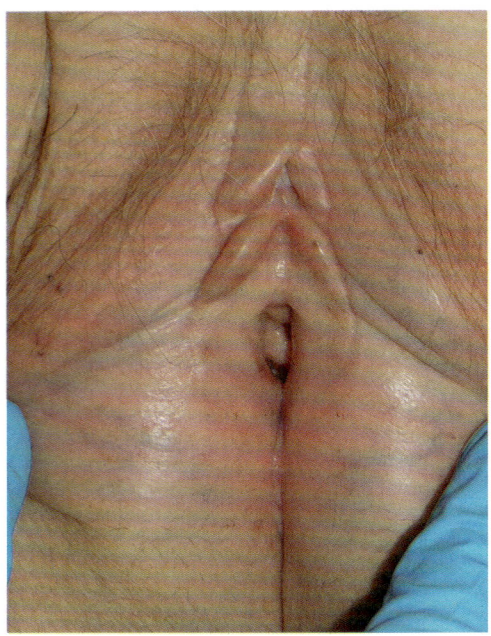

Fig. 1.26. A vulva na pós-menopausa difere de uma vulva rica em estrogênio por sua cor pálida, pele lisa que não apresenta papilomatose e glândulas sebáceas ectópicas e pela reabsorção parcial dos pequenos lábios.

A vagina é rica em organismos colonizantes. Organismos predominantes na vagina rica em estrogênio incluem espécies de *Lactobacillus* e de *Corynebacterium*. Por causa do ácido láctico produzido por lactobacilos, as secreções vaginais são normalmente ácidas, demonstrando um pH de 3,5 a 5. Outros organismos incluem *Streptococcus*, *Bacteroides*, *Staphylococcus*, *Peptostreptococcus*. Estudos recentes demonstram que 3,5 a 5% das mulheres assintomáticas, na pré-menopausa, apresentavam também *Candida albicans* (8,9), e, após o uso de antibióticos, esse número aumentou para 37% (10). A taxa é ainda maior em mulheres grávidas assintomáticas, e mais de um quarto de mulheres com diabetes apresenta colonização, principalmente se o diabetes for pouco controlado (11).

Uma reação inespecífica à inflamação na vagina é monomorfa, contendo máculas avermelhadas de 1 a 2 mm, análogas ao "colo uterino em morango", característico de *Trichomonas*.

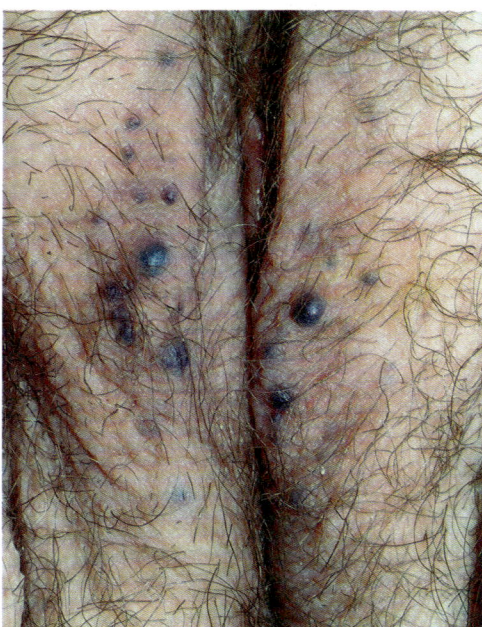

Fig. 1.25. Por vezes, os angioqueratomas podem revelar uma coloração roxa escura ou mesmo parecer negros, sugerindo erroneamente o diagnóstico de melanoma nodular.

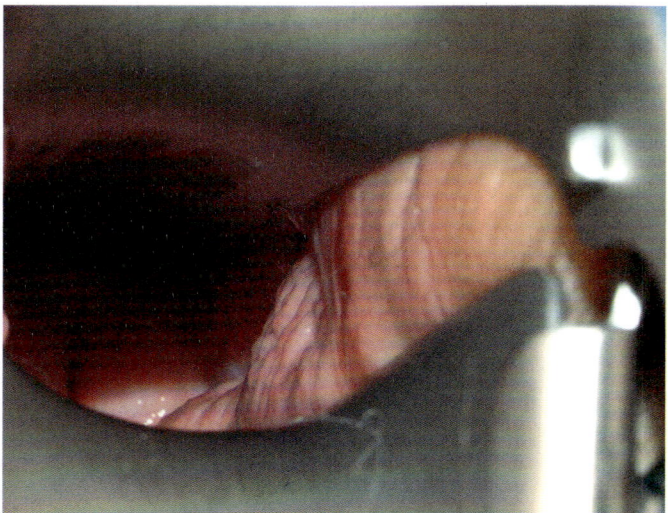

Fig. 1.27. Uma vagina bem suprida de estrogênio é rósea e úmida, com rugas nas paredes.

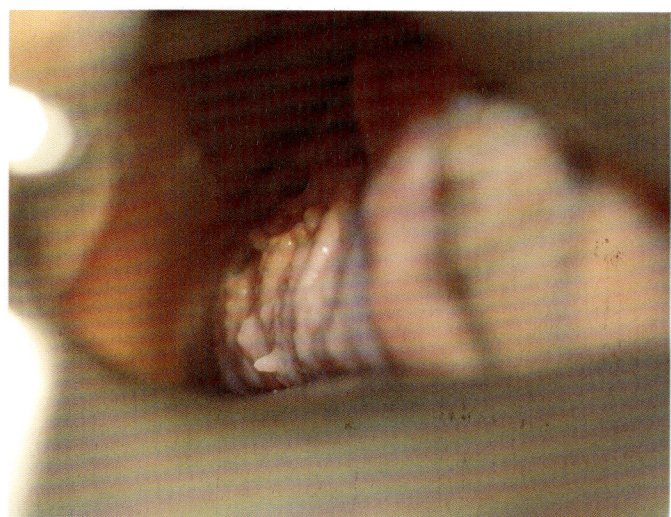

Fig. 1.28. Análoga à papilomatose vulvar, a vagina às vezes exibe papilas.

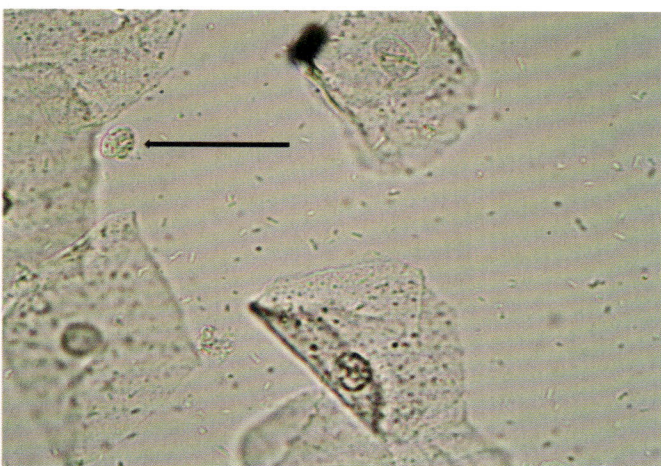

Fig. 1.29. A citologia cervicovaginal de uma mulher normal, em pré-menopausa, revela a presença de células epiteliais, grandes, maduras, achatadas, frequentemente pregueadas; bacilos que representam os lactobacilos; e menos de um leucócito para cada célula epitelial (*seta*).

Variantes Normais

A mucosa vaginal, como a vulva, revela graus variáveis de eritema normal, que pode ser difícil utilizar como uma medida de inflamação. Um método para avaliar as anormalidades vaginais sutis é o exame microscópico de secreções vaginais (ver Capítulos 2 e 15). Mais do que um leucócito por célula epitelial sugere a presença de inflamação.

As paredes vaginais variam de uma paciente para outra. As rugas podem ser sutis ou consideravelmente pregueadas. Ocasionalmente, a papilomatose pode ocorrer na vagina **(Fig. 1.28)**. Embora a infecção vaginal pelo HPV deva ser considerada, a doença difusa também pode ser um achado normal com pesquisa negativa para sondas de HPV e não necessita de terapia.

A principal ferramenta de avaliação da vagina é o exame microscópico de secreções vaginais. As secreções resultam de muco, células epiteliais descamadas e bactérias. As secreções vaginais com nível de estrogênio normal revelam microscopicamente células epiteliais grandes, maduras, achatadas com núcleos pequenos, diversos bacilos representando lactobacilos e um ou poucos leucócitos por célula epitelial **(Fig. 1.29)**. As margens das células epiteliais devem ser extremamente nítidas, sem aspecto granuloso e irregular de uma célula *clue* (guia) indicativa de vaginose bacteriana. Elementos fúngicos e *Trichomonas* devem estar ausentes. O pH da secreção vaginal deve ser inferior a 5.

Genitália Masculina

A doença genital masculina ocorre diferentemente em homens circuncidados, quando comparada a homens não circuncidados, e a aparência da pele normal e das estruturas normais também é diferente. A doença cutânea é menos comum no homem circuncidado, com a circuncisão sendo curativa para várias doenças, como líquen escleroso e balanite plasmocelular (a balanite de Zoon).

A genitália masculina compreende o púbis anteriormente, o períneo posteriormente, o escroto posterolateralmente, e o pênis medialmente **(Fig. 1.30)**.

Pênis

O pênis é composto de estruturas ectodérmicas, mesodérmicas e endodérmicas **(Fig. 1.29)**. Três principais estruturas cilíndricas eréteis são cobertas por uma densa cápsula branca e fibrosa, a túnica albugínea. Essas três estruturas são os corpos dorsais pareados, denominados corpos cavernosos e o corpo esponjoso ventral, na linha mediana. A uretra percorre pela raiz e corpo do pênis. Na porção distal do pênis está situada a glande do pênis, e a margem da glande é denominada coroa, separando a glande da haste. A haste do pênis é coberta por epitélio queratinizado, e a pele da membrana mucosa modificada é observada na glande. A abertura semelhante a uma fenda na extremidade distal da glande é o meato uretral externo.

A porção distal do pênis, a mucosa sobreposta, apresenta invaginação para formar o prepúcio do pênis; o prepúcio, por sua vez, cobre a glande. A circuncisão é a remoção cirúrgica do prepúcio. Há anos discussões intensas avaliam os benefícios e riscos da circuncisão. A dor, formação de cicatrizes e possível infecção em meninos recém-nascidos são confrontadas com o risco aumentado de aquisição do vírus da imunodeficiência humana e outras doenças sexualmente transmissíveis. Além disso, a circuncisão elimina o risco de carcinoma de células escamosas em homens circuncidados (discreto, mas maior do que o risco em homens circuncidados) e a dificuldade de higiene. Mais recentemente, foi demonstrado que dermatoses, como psoríase, líquen plano erosivo e líquen escleroso, ocorrem quase exclusivamente no pênis não circuncidado e que a circuncisão protege contra doenças sexualmente transmissíveis e contra a candidíase. Tanto o Center for Disease Control e a American Academy of Pediatrics atualmente recomendam a circuncisão do recém-nascido (12). No entanto, a discussão persiste, e muitos asseguram que os riscos, a dor e a ética de um procedimento eletivo em um menor que não exige o consentimento superam os pequenos riscos associados ao pênis intacto na população em geral em um país industrializado. A Canadian Paediatric Society não recomenda mais a circuncisão de rotina de todos os meninos (13). Na Alemanha, a

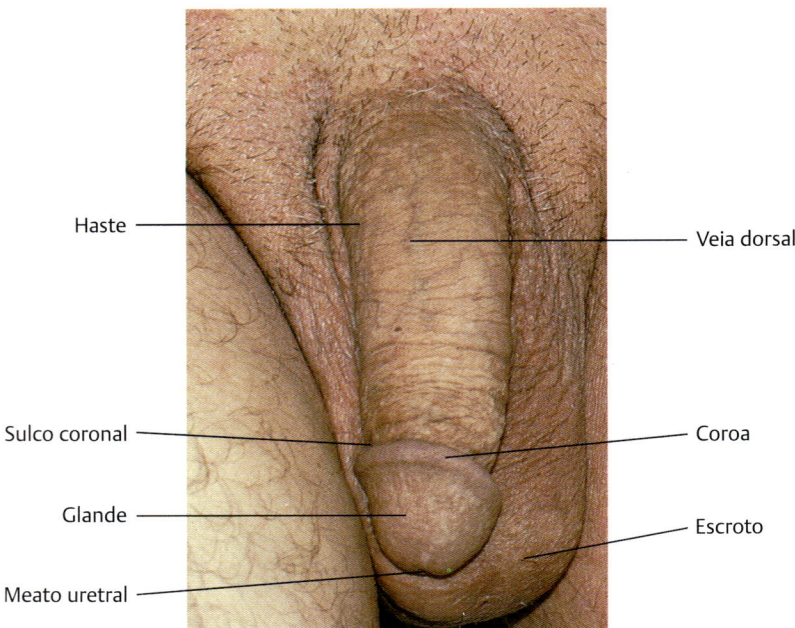

Fig. 1.30. Pênis normal e o escroto.

circuncisão de um indivíduo do gênero masculino com idade inferior a 14 anos, sem indicação médica, é ilegal e considerada um dano corporal (14).

Na porção ventral da glande está situada a dobra mediana ou rafe, que se estende da região inferior até a abertura da uretra à base da glande, representando a área de fusão.

Ao nascimento, o monte pubiano, o coxim adiposo de tecido situado anteriormente ao pênis e ao escroto, é caracterizado pela presença de pelo velo, fino. À medida que a puberdade se aproxima, os pelos terminais se desenvolvem. Além disso, as glândulas apócrinas tornam-se mais bem desenvolvidas nesse período. O pênis contém tanto glândulas sudoríparas apócrinas e écrinas, e ocasionalmente glândulas sebáceas ectópicas são visíveis.

Variantes Normais

As glândulas sebáceas ectópicas ao longo da haste do pênis são denominadas grânulos de Fordyce **(Fig. 1.31)**. Essas glândulas sebáceas ectópicas, localizadas na haste ventral, distal adjacente ao frênulo, são denominadas glândulas de Tyson. As glândulas sebáceas podem ser confundidas com verrugas genitais ou molusco contagioso (14). Além disso, pápulas peroladas do pênis são encontradas em até 78% dos homens **(Figs. 1.32 e 1.33)** (13) e são muito mais comuns em indivíduos não circuncidados

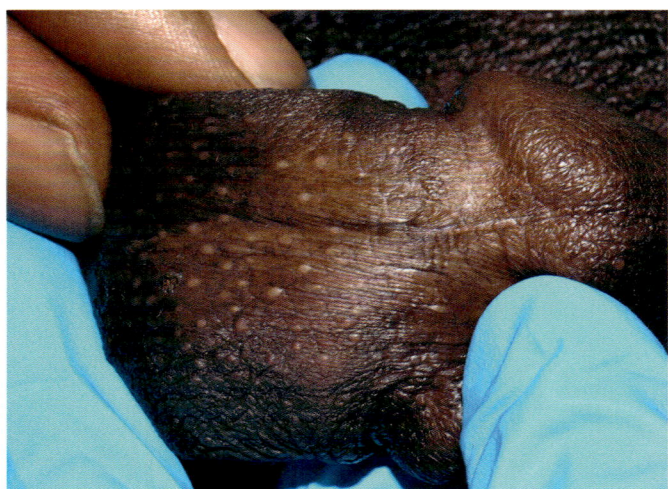

Fig. 1.31. Pápulas discretas, cor de pele branca ou amarelada na haste do pênis, são características de glândulas sebáceas ectópicas, também denominadas grânulos de Fordyce.

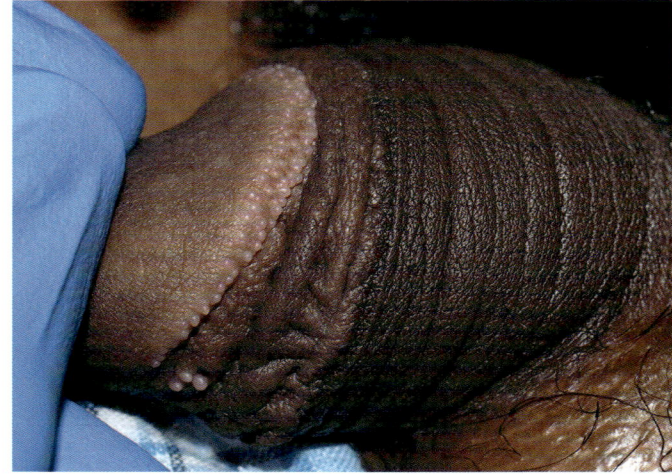

Fig. 1.32. Pápulas peroladas, pequenas, cor de pele a hipopigmentadas, que tocam a coroa da glande em uma ou mais colunas, são características de pápulas peroladas do pênis.

Anatomia Genital 11

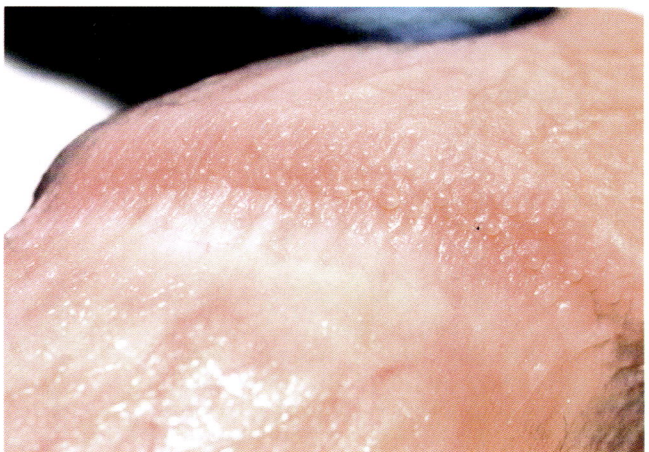

Fig. 1.33. Estas pápulas peroladas do pênis, cor de pele, são encontradas principalmente em homens não circuncidados e podem ser sutis.

e em homens jovens. Essas estruturas são pápulas pequenas (1 a 2 mm), macias, monomórficas, de cor carne que ocorrem sucessivamente ao redor da borda da coroa (ver Capítulo 5). Às vezes, existem várias colunas paralelas. Essas pápulas são algumas vezes alongadas nas papilas com pontas arredondadas. Raramente, as pápulas peroladas do pênis podem ocorrer na glande ou haste do pênis, onde o diagnóstico é menos evidente. Como a papilomatose vestibular, as pápulas peroladas do pênis são confundidas com a infecção pelo HPV, mas essas pápulas monomórficas em uma distribuição característica não apresentam associação a essa infecção viral. Para aqueles homens que querem tratamento dessas lesões por motivos estéticos, o *laser* de CO_2 é considerado benéfico (15), como o *laser* de CO_2 fracionado (16), o *laser* de corante pulsado (17), o *laser* de érbio: ítrio alumínio *garnet* (18), a circuncisão (19) e a crioterapia (20).

Por vezes, os folículos pilosos na haste são evidentes, dificultando a diferenciação com as verrugas, glândulas de Tyson e pápulas peroladas do pênis na haste.

Escroto

O escroto consiste em dois sacos que são separados por um septo e cobertos com epitélio escamoso queratinizado. Os testículos repousam nos sacos, fixados pelo ducto deferente. O escroto, de fora para dentro, consiste em uma camada de pele externa, o músculo dartos (liso), a fáscia espermática externa com o músculo cremaster (esquelético), a fáscia espermática interna e a túnica vaginal.

Variantes Normais

Cristas ou dobras da pele denominadas rugas são comuns no escroto, embora alguns homens apresentem pele lisa nessa região. O escroto é variavelmente avermelhado, com muitos indivíduos apresentando epitélio cor de pele, e outros exibindo eritema. Quando ocorre em mulheres, o eritema pode não ser observado até que a paciente manifeste sintomas, e tanto a paciente e como profissional de saúde interpretam

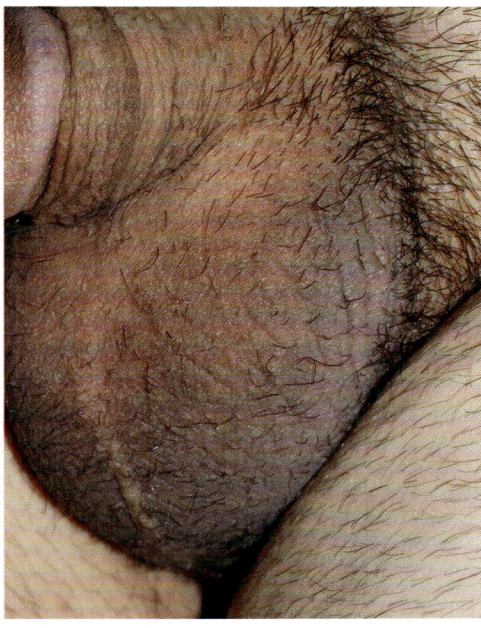

Fig. 1.34. A hiperpigmentação fisiológica pode ocorrer no escroto de alguns pacientes, assim como próxima da borda retal.

incorretamente essa vermelhidão como um sinal patológico de inflamação. A hiperpigmentação fisiológica é comum, tanto generalizada ou com acentuação da rafe mediana **(Fig. 1.34)**.

Os angioqueratomas vermelho-purpúricos, 1 a 5 mm de diâmetro, também são comuns e inócuos **(Fig. 1.35),** e alguns homens apresentam nódulos firmes ou de consistência macia, cor da pele ou brancos, decorrentes de cistos epidérmicos no escroto **(Fig. 1.36)**.

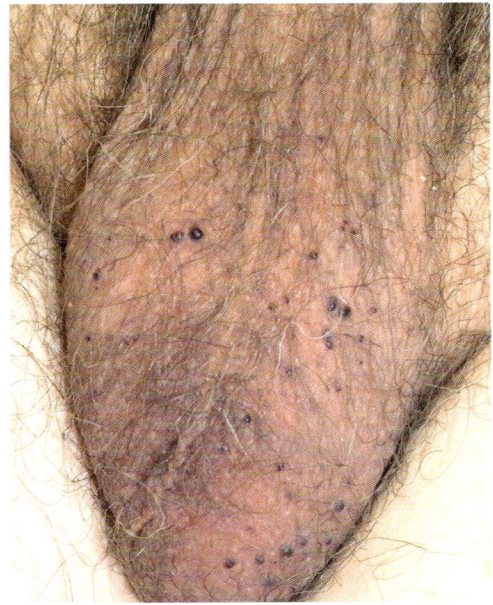

Fig. 1.35. Os angioqueratomas são comuns, tumores vasculares insignificantes no escroto, assim como nos grandes lábios em mulheres.

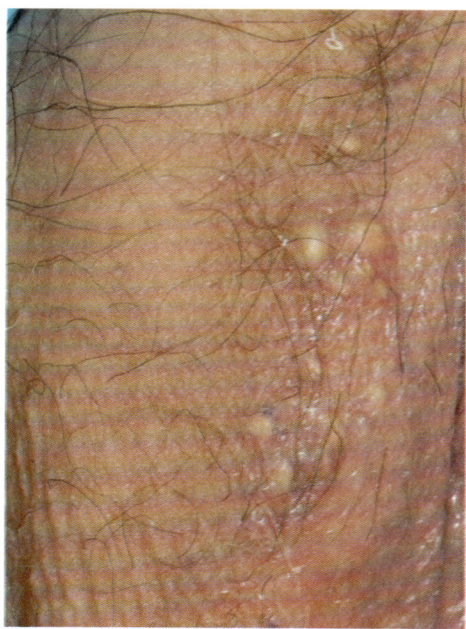

Fig. 1.36. Embora os cistos epidérmicos no escroto sejam comuns, raramente ocorrem em grande número.

REFERÊNCIAS

1. van Beurden M, van der Vange N, de Craen AJ, et al. Normal findings in vulvar examination and vulvoscopy. Br J Obstet Gynaecol. 1997;104:320-324.
2. Diaz Gonzales JM, Martinez Luna E, Pena Romero A, et al. Vestibular papillomatosis as a normal vulvar anatomical condition. Dermatol Online J. 2013;19:20032.
3. Beznos G, Coates V, Focchi J, et al. Biomolecular study of the correlation between papillomatosis of the vulvar vestibule in adolescents and human papillomavirus. Scientific World Journal. 2006;12:6:628-636.
4. Santoso JT, Likes W. Colposcopic acetowhitening of vulvar lesion: a validity study. Arch Gynecol Obstet. 2015;292:387-390.
5. Crouch NS, Deans R, Michala L, et al. Clinical characteristics of well women seeking labial reduction surgery: a prospective study. BJOG. 2011;118:1507-1510.
6. Shaw D, Lefebvre G, Bouchard C, et al. Female genital cosmetic surgery. J Obstet Gynaecol Can. 2013;35:1108-1114.
7. Wiesmeier E, Masongsong EV, Wiley DJ. The prevalence of examiner-diagnosed clitoral hood adhesions in a population of college-aged women. J Low Genit Tract Dis. 2008;12:307-310.
8. Gunther LS, Martins HP, Gimenes F, et al. Prevalence of Candida albicans and non-albicans isolates from vaginal secretions: comparative evaluation of colonization, vaginal candidiasis and recurrent vaginal candidiasis in diabetic and non-diabetic women. Sao Paulo Med J. 2014;132:116-120.
9. Brown JM, Hess KL, Brown S, et al. Intravaginal practices and risk of bacterial vaginosis and candidiasis infection among a cohort of women in the United States. Obstet Gynecol. 2013;121:773-780.
10. Pirotta MV, Garland SM. Genital *Candida* species detected in samples from women in Melbourne, Australia, before and after treatment with antibiotics. J Clin Microbiol. 2006;44:3213-3217.
11. de Leon EM, Jacober SJ, Sobel JD, et al. Prevalence and risk factors for vaginal *Candida* colonization in women with type 1 and type 2 diabetes. BMC Infect Dis. 2002;2:1.
12. Nelson R. New CDC guidelines recommend circumcision to cut HIV risk. Lancet Infect Dis. 2015;15:269-270.
13. Sorokan ST, Finlay JC, Jefferies AL; Canadian Paediatric Society, Fetus and Newborn Committee, Infectious Diseases and Immunization Committee. Newborn male circumcision. Paediatr Child Health. 2015;20:311-320.
14. Rübben I, Rübben H. [Phimosis]. Urologe A. 2012;51:1005-1016.
15. Michajłowski I, Sobjanek M, Michajłowski J, et al. Normal variants in patients consulted in the Dermatology Clinic for lesions of the male external genitalia. Cent European J Urol. 2012;65:17-20.
16. Lane JE, Peterson CM, Ratz JL. Treatment of pearly penile papules with CO_2 laser. Dermatol Surg. 2002;28:617-618.
17. Gan SD, Graber EM. Treatment of pearly penile papules with fractionated CO2 laser. J Clin Aesthet Dermatol. 2015;8:50-52.
18. Sapra P, Sapra S, Singh A. Pearly penile papules: effective therapy with pulsed dye laser. JAMA Dermatol. 2013;149:748-750.
19. Baumgartner J. Erbium: yttrium-aluminium-garnet (Er:YAG) laser treatment of penile pearly papules. J Cosmet Laser Ther. 2012;14:155-158.
20. Agha K, Alderson S, Samraj S, et al. Pearly penile papules regress in older patients and with circumcision. Int J STD AIDS. 2009;20:768-770.
21. Porter WM, Bunker CB. Treatment of pearly penile papules with cryotherapy. Br J Dermatol. 2000;142:847-848.

LEITURAS SUGERIDAS

Agrawal SK, Bhattacharya SN, Singh N. Pearly penile papules: a review. Int J Dermatol. 2004;43:199-201.

Bossio JA, Pukall CF, Steele S. A review of the current state of the male circumcision literature. J Sex Med. 2014;11:2847-2864.

Michajłowski I, Sobjanek M, Michajłowski J, et al. Normal variants in patients consulted in the Dermatology Clinic for lesions of the male external genitalia. Cent European J Urol. 2012;65:17-20.

Santoso JT, Likes W. Colposcopic acetowhitening of vulvar lesion: a validity study. Arch Gynecol Obstet. 2015;292:387-390.

van Beurden M, van der Vange N, de Craen AJ, et al. Normal findings in vulvar examination and vulvoscopy. Br J Obstet Gynaecol. 1997;104:320-324.

Terminologia e Classificação das Doenças Genitais

PETER J. LYNCH

Dois componentes são necessários para organizar racionalmente as doenças dermatológicas genitais: *"terminologia"* (a definição de termos utilizados na descrição morfológica de lesões mucocutâneas) e *"classificação"* (distribuição ordenada dessas doenças em grupos específicos, categorias ou classes).

Terminologia

As definições incluídas aqui representam nossas preferências e são muito semelhantes, embora não necessariamente idênticas, àquelas observadas em manuais ou livros didáticos padrões em dermatologia. As pequenas diferenças, sempre que ocorrem, não irão interferir com o uso da classificação diagnóstica que se segue. Notar especialmente que onde as medidas são dadas considerando as definições em relação ao diâmetro das lesões, estas não são exatas, e sobreposições podem ocorrer entre lesões de menor ou maior extensão.

Substantivos *(p. ex., lesões primárias)*

Mácula
A mácula é uma pequena área (1,5 cm ou menos), não elevada, não palpável e com alteração de cor. A superfície das máculas é normalmente lisa, embora uma pequena quantidade de escamas pulverulentas possa estar presente.

Mancha
A mancha é uma área maior (superior a 1,5 cm), não elevada, não palpável e com alteração de cor. Pode ser considerada como um aumento bidimensional (altura e largura) no tamanho de uma mácula. Novamente, a superfície geralmente é lisa, mas às vezes pode estar presente uma pequena quantidade de escamas pulverulentas.

Pápula
A pápula é uma pequena lesão palpável (1,5 cm ou menos). Geralmente, mas não sempre, uma pápula é visivelmente elevada acima da superfície do tecido circundante. Uma lesão não elevada, mas palpável, contida completamente dentro da pele, é ainda denominada pápula. Uma pápula pode ser considerada como um aumento de dimensão única (espessura lesional) no tamanho de uma mácula. As pápulas podem ter superfícies lisas ou mesmo rugosas. A rugosidade na superfície de uma pápula ocorre em consequência tanto da presença de escamas ou crostas.

Placa
Uma placa é uma lesão extensa (maior do que 1,5 cm), palpável, com a porção superior achatada. Pode ser considerada como um aumento bidimensional (comprimento e largura) no tamanho de uma pápula. As placas são normalmente, mas não sempre, elevadas acima da superfície do tecido circundante. Como nas pápulas, as lesões intracutâneas que são palpáveis são denominadas placas, se elevadas ou não. Do mesmo modo, as placas podem apresentar superfície lisa ou enrugada. A rugosidade na superfície de uma placa ocorre na presença de escamas ou crostas.

Nódulo
Um nódulo é uma lesão extensa (maior do que 1,5 cm), palpável e geralmente em forma de domo. Pode ser considerado como um aumento tridimensional (comprimento, largura e profundidade) no tamanho de uma pápula. Os nódulos são frequentemente, mas não sempre, lisos na superfície.

Vesícula
Uma vesícula é uma bolha pequena (1,0 cm ou menos) cheia de líquido. Conceitualmente, pode ser considerada uma pápula cheia de líquidos. De modo geral, o fluido é loculado. As pápulas cheias de líquido, em que o fluido é não loculado, são conhecidas como urticas. As urticas ocorrem apenas na urticária e nas placas urticadas. As vesículas e urticas geralmente podem ser diferenciadas visualmente, mas também pela observação de que, quando a superfície de uma bolha é perfurada, o líquido se esgota, e a bolha se rompe. Quando uma urtica é perfurada, uma gota de líquido pode surgir na superfície, mas a pápula permanece como era antes da perfuração. Quando a superfície de uma vesícula é removida ou desintegrada, o defeito superficial que permanece é definido como uma erosão. A superfície dessa erosão pode ser eritematosa, úmida ou coberta com uma crosta.

Pústula

Uma pústula é uma vesícula que contém líquido loculado visivelmente purulento (cheio de pus). Isto é, a lesão aparece branca e opaca, amarelada ou branco-amarelada. Essa cor ocorre como resultado da presença de neutrófilos e outros leucócitos. Observe que uma vesícula pode-se tornar turva à medida que envelhece. Essa alteração não a torna uma pústula. Para ser classificada como uma pústula, uma bolha deve ser purulenta a partir do momento de sua origem. Quando a superfície de uma pústula é removida ou desintegrada, o defeito superficial que permanece é definido como uma erosão. A superfície dessa erosão pode ser eritematosa, úmida ou coberta com uma crosta.

Bolha (*Bulla*)

Uma bolha é uma vesícula maior (superior a 1,0 cm). Aqui, também, o líquido é loculado. Geralmente, o líquido é observado em um compartimento único ocupando a lesão inteira, mas, incomumente, a coalescência de vesículas estritamente situadas ocorre para formar uma bolha multiloculada. Com o envelhecimento das bolhas, elas podem-se tornar turvas (ver Pústula anteriormente). Quando a superfície de uma bolha é removida ou desintegrada, o defeito superficial que permanece é definido como uma erosão. A superfície dessa erosão pode ser eritematosa, úmida ou coberta com uma crosta.

Erosão

Uma erosão é defeito superficial na superfície da pele. Neste contexto, "superficial" significa a falta de epiderme, mas o defeito não se estende mais profundamente para o componente da derme da pele. A base de uma erosão pode ser eritematosa e úmida, ou a base pode ser coberta por uma crosta. Qualquer crosta que está presente possui cor amarelada. A crosta também é friável e razoavelmente fácil de remover. Se por outro lado, a crosta apresentar coloração avermelhada, azulada ou negra, geralmente significa que o defeito é mais profundo (ver Úlcera anteriormente).

As erosões ocorrem como resultado de dois mecanismos. Podem-se desenvolver em consequência de um trauma e que, na maioria das vezes, ocorre em razão de arranhadura vigorosa. As erosões que ocorrem como resultados de trauma normalmente são lineares ou angulares em configuração. De forma alternativa, as erosões podem ser não traumáticas. As erosões não traumáticas ocorrem, com frequência, quando o teto de uma vesícula ou bolha é removido ou desintegrado. A configuração de erosões não traumáticas é geralmente arredondada e muitas vezes observa-se uma borda periférica fina de escamas. Este tipo de escama é denominado escama em *colarete* e ocorre como resultado de fragmentos do teto da bolha periférica que permanecem intactos na borda de uma bolha formada anteriormente.

Fissura

A fissura é um subtipo de erosão não traumática em que uma rachadura linear, fina (largura inferior a 1 mm), ocorre no epitélio ou através dele. Uma fissura manifesta-se clinicamente como uma linha vermelha fina e, por causa de sua estreiteza, pode não ser reconhecida como um defeito verdadeiro na superfície da pele, a menos que uma lente de aumento seja utilizada. As fissuras geralmente surgem no contexto de uma superfície epitelial muito seca. As fissuras podem ser visualizadas como análogas à superfície rachada, que muitas vezes ocorre no leito de um lago ou riacho seco.

Úlcera

A úlcera é um defeito profundo na superfície da pele. O defeito é mais profundo do que aquele observado em uma erosão e estende-se para ou até mesmo pelo tecido conjuntivo da derme. Esses defeitos mais profundos envolvem dano significativo dos vasos sanguíneos, e, como resultado, a base de uma úlcera pode conter uma crosta que inclui o pigmento heme, assim como proteínas plasmáticas. Por esse motivo, a crosta pode ser avermelhada, azulada ou negra. Quando uma quantidade significativa de fibrina também está presente, a cor da crosta pode ser negra e é muito aderente à base da úlcera; essa crosta é conhecida como *escara*.

Adjetivos Aplicados aos Substantivos *(lesões primárias)* Listados Anteriormente

Características de Superfície

A superfície das lesões primárias pode ser lisa ou rugosa. Uma superfície *lisa* significa que nenhuma rugosidade pode ser observada ou apalpada. No entanto, deve-se ter em mente que a rugosidade pode ser temporariamente amenizada a partir de ações em relação ao paciente, como a aplicação de lubrificantes, tratamento com cremes ou pomadas de uso tópico ou enxugar com toalha após o banho. A história do paciente, considerando tais atividades, deve ser obtida antes de decidir que a superfície da lesão é lisa. Uma superfície *rugosa* ocorre como resultado de escamas ou crostas. As *escamas* são formadas em decorrência do excesso de queratina na superfície de uma lesão. Geralmente ocorrem como resultado da hiperproliferação epitelial. As escamas geralmente são visíveis como "flocos" ou "pó" acinzentado, branco ou prateado na superfície de uma lesão, mas a rugosidade palpável sem coloração também ocorre em consequência das escamas. Notar que as escamas espessas, quando úmidas, como frequentemente ocorre na área genital, tornam-se brancas. As escamas delgadas, na presença de umidade, podem tornar-se visualmente inaparentes e são apenas reconhecíveis por uma rugosidade leve à palpação. A *crosta* surge na presença de proteínas plasmáticas disponíveis após a evaporação da água no componente plasmático. Ocorre como resultado de um defeito epitelial (erosão ou úlcera). A crosta é sempre visível e geralmente amarelada, mas quando o pigmento heme está presente, a cor pode ser vermelha, azul ou preta.

Marginação

A marginação representa a zona de transição que ocorre entre o tecido normal e o lesional. Essa transição é mais bem visualizada como se estivéssemos observando um corte transversal, vertical da pele, na transição entre os tecidos normal e lesional. Essa transição pode ser muito distinta (claramente marginada) ou um pouco indistinta (fracamente ou difusamente marginada). A marginação pode ser útil em diferenciar as doenças papuloescamosas (claramente marginadas) das doenças eczematosas (menos acentuadamente marginadas).

Configuração
A configuração representa a forma das lesões quando visualizadas de cima. Na maioria das vezes, essa forma é mais ou menos arredondada. Uma configuração girata (serpiginosa) pode ocorrer em algumas lesões. As configurações lineares e angulares sugerem uma etiologia traumática, principalmente aquela decorrente de arranhadura. Uma configuração anular (em forma de anel) mostra uma borda periférica estreita que é mais elevada do que é o centro da lesão ou também pode ocorrer quando a borda periférica apresenta uma cor diferente (geralmente vermelha) em comparação ao centro (que tanto possui cor da pele normal ou coloração amarelada a acastanhada).

Cor
A cor verdadeira de uma lesão pode ser difícil de determinar. Primeiramente, a cor da escama ou crosta deve ser desconsiderada. A formação acentuada de escamas obscurece a cor verdadeira, e a cor real deve ser determinada ao observar-se a periferia de uma lesão (onde geralmente existem menos escamas) ou ao raspar um pouco das escamas. Igualmente, a cor da crosta deve ser ignorada. Portanto, uma erosão com crosta amarela não é uma lesão amarelada, e uma úlcera coberta com escara não é uma lesão negra. Na realidade, não é necessário indicar a cor ao descrever tanto uma erosão ou uma úlcera. Em segundo lugar, "a pele corada" é utilizada em referência à cor normal da pele do paciente. Uma lesão com cor da pele pode parecer falsamente acastanhada em uma pessoa com pigmentação acentuada e falsamente branca em um indivíduo muito claro. Uma lesão tem cor da pele apenas quando a tonalidade é correspondente àquela da pele sem lesão adjacente. Essa distinção é particularmente importante na área anogenital onde a pigmentação hormonal normalmente escurece a pele. Em terceiro lugar, a cor vermelha é muito menos evidente naqueles pacientes que apresentam pele de pigmentação escura e naquelas localizações que são hiperpigmentadas secundariamente aos fatores hormonais.

Terminologia Específica Relacionada com a Doença Eczematosa
A terminologia relacionada com a doença eczematosa é frequentemente confusa e controversa e é principalmente destinada aos não dermatologistas. Por esse motivo, nós estamos incluindo nossas preferências para a terminologia, considerando a doença eczematosa neste capítulo.

Eczema
Neste livro, o "eczema" (pronunciado ECK ze ma) é utilizado como sinônimo da palavra "dermatite". As lesões eczematosas (ou dermatíticas) referem-se a um padrão de doença caracterizada pela presença de pápulas e placas vermelhas, descamativas e pouco marginadas, exibindo evidência de ruptura epitelial e/ou liquenificação. Essas lesões também são geralmente pruríticas. A ruptura epitelial é identificada pela presença de escoriações, fissuras, exsudação e/ou formação de crosta amarelada. No entanto, se a quantidade de líquido na superfície for muito pequena, pode apenas corar a escama com amarelo claro em vez de formar uma crosta característica. Finalmente, observe que alguns médicos utilizam o termo "eczema" como sinônimo para doença "dermatite atópica". Nós discordamos com esse emprego e preferimos utilizar "eczema" para aqueles distúrbios que compartilham as características morfológicas mencionadas anteriormente.

Liquenificação
A liquenificação refere-se à presença de pele consideravelmente espessa, de superfície rugosa (descamativa) e palpável demonstrando marcações cutâneas evidentes. A rugosidade é decorrente das escamas compactadas da superfície, e, quando secas, essas escamas encobrem parcialmente parte do rubor inflamatório subjacente e, em vez disso, conferem cor prateada, cinzenta ou vermelha escura à superfície da lesão. Contudo, quando a escama compactada é úmida, como ocorre frequentemente na região anogenital, a cor pode ser branca. Esse fenômeno é análogo ao branqueamento das pontas dos dedos, quando uma pessoa toma banho ou nada por um longo período. Escoriações também podem estar presentes na pele liquenificada. A liquenificação ocorre como uma resposta em forma de calosidade, resultante da fricção crônica, como ocorre no que é denominado o "ciclo de coceira-coçadura". As lesões liquenificadas podem surgir do que originalmente parecia ser pele normal ("líquen simples crônico") ou podem ser sobrepostas a distúrbios subjacentes, como dermatite atópica, líquen escleroso ou psoríase. Indivíduos atópicos (aqueles com história pessoal ou familiar considerável de febre do feno, asma ou dermatite atópica) parecem ser particularmente predispostos ao desenvolvimento de liquenificação.

Classificação

Fundamentação para Classificação
A classificação acrescenta ordem e simplicidade a uma longa lista de doenças. Agrupar uma lista de doenças em categorias com características compartilhadas permite compreender um pouco melhor a doença em questão. Por exemplo, mesmo se o nome da doença do paciente for conhecido pelo médico, uma lista de doenças não classificadas ou não agrupadas dificulta a localização da doença pelo médico quando se investiga informação adicional sobre essa doença. Particularmente, o médico é totalmente dependente da acurácia do índice no livro didático ou nos portais eletrônicos sendo consultados. Ainda mais importante, se você não puder identificar a condição e, dessa forma, não ser possível nomeá-la? Essa situação é extraordinariamente comum para os que não são dermatologistas e que lidam com alterações dermatológicas genitais. Nessa situação, não haveria uma maneira de identificar a doença, tendo pouco acesso a um atlas e virando laboriosamente as páginas até que surgisse uma foto que combinasse com a aparência do problema do paciente. Obviamente, isto seria extremamente ineficiente e propenso ao erro. Simplesmente falando, em um cenário clínico, o objetivo da classificação deveria ser auxiliar o médico em realizar o diagnóstico e recuperar informação adicional, como a terapia, fisiopatologia e resultados laboratoriais, de modo fácil e rápido.

Abordagens Utilizadas para a Classificação

Muitas abordagens foram utilizadas com o propósito de criar classificações. Mais comumente, as classificações são baseadas tanto na etiologia quanto na patogênese. No entanto, a informação desses dois itens é frequentemente ausente em algumas doenças. Quando isso é verdadeiro, apenas uma porção das doenças em questão será classificada logicamente; as demais em sua maior parte serão agrupadas aleatoriamente. Além disso, o conhecimento sobre a etiologia da doença e a patogênese é alterado rapidamente, quando novas informações são descobertas. Isto significa que revisões frequentes serão necessárias e colocam as edições anteriores do livro didático na posição indesejável de estarem desatualizadas e, desse modo, de pouca utilidade. Entretanto, a classificação com base tanto na etiologia quanto na patogênese é utilizada na maioria dos principais livros didáticos de medicina e, embora essa abordagem possa ser intelectualmente satisfatória para o autor, é muito menos satisfatória para o médico que utiliza o livro.

Uma abordagem ligeiramente melhor para o médico poderia ser a classificação dos distúrbios pela região do corpo envolvida. Vários livros de dermatologia utilizavam essa abordagem. Por exemplo, ao considerar problemas dermatológicos genitais, você poderia classificar essas doenças com base nas localizações específicas dentro da região anogenital, como anal, vulvar, clitoriana, peniana e do escroto. Essa abordagem é complicada e levaria à redundância considerável, e listas muito longas em cada categoria simplesmente porque muitas doenças genitais envolvem várias ou mesmo todas essas localizações.

Melhor Abordagem para Criar uma Classificação de Distúrbios Dermatológicos

Nós acreditamos que é mais sensível classificar todas as condições dermatológicas visíveis (p. ex., lesional), incluindo os distúrbios anogenitais, com base na morfologia clínica quando identificada pelo exame. Os distúrbios que não são lesionais e sintomáticos (como prurido e dor), por outro lado, seriam classificados com base unicamente na história do paciente. Essa abordagem agrupa as doenças de acordo com as similaridades compartilhadas. Essas classificações são empregadas no diagnóstico de doenças genitais. Ver também Capítulo 3, Princípios Gerais de Diagnóstico e Terapia.

Portanto, uma vez que você descreveu a doença utilizando a nomenclatura lesional dermatológica padrão (ver a seção de Terminologia descrita anteriormente) e/ou a história do paciente, é possível ir diretamente para um grupo único de doenças contidas dentro da classificação. Cada grupo possuirá um número relativamente pequeno de distúrbios. Um número específico de doenças contidas em cada grupo dependerá do público para o qual a classificação é direcionada e seria determinada pela frequência com quais membros do público escolhido poderiam encontrar qualquer distúrbio determinado. Além disso, a lista conterá algumas condições encontradas de forma incomum, como o melanoma, por exemplo, que são muito importantes para o médico ignorar ou diagnosticar incorretamente.

As condições listadas em um determinado grupo essencialmente constituiriam uma lista de diagnósticos diferenciais. Então, dessa lista, utilizando o conhecimento médico geral e o senso comum, seria possível selecionar rapidamente os vários candidatos principais para o diagnóstico. Em seguida, para escolher dentre esses principais candidatos, poderia recorrer a um livro didático ou um *site* virtual, onde poucos minutos de leitura permitiriam estreitar a escolha do único e melhor diagnóstico. Essa abordagem para a classificação, mesmo que potencialmente, permite que o médico realize o diagnóstico de uma doença que nunca havia sido detectada previamente. Finalmente, o grande benefício dessa classificação é que, apenas em raras situações, irá necessitar de revisão, pois depende de dois aspectos inalterados de um distúrbio: a manifestação clínica e a história do paciente.

Uma classificação baseada nesse princípio foi desenvolvida, em 2011, pelo Comitê de Terminologia da International Society for the Study of Vulvovaginal Disease (ISSVD) (1). Alguns dos princípios norteadores que foram utilizados pelo comitê para criar essa classificação incluíram (a) aceitação aos membros do ISSVD de todas as especialidades, (b) aceitação aos membros do ISSVD de todos os países, independentemente da linguagem utilizada nesse contexto e (c) simplicidade e concisão suficiente para uso clínico diário. Visto que essa classificação funciona igualmente bem na doença anogenital masculina, a classificação pelo ISSVD, com alguma modificação, forma a base organizacional para os distúrbios discutidos neste livro. Essa classificação modificada pode ser encontrada na Tabela 3.1 no próximo capítulo.

O ISSVD publicou outra classificação muito distinta de dermatoses vulvares em 2007 (2). No entanto, o objetivo dessa classificação não se sobrepõe com a classificação de 2011. Particularmente, a classificação de 2007 foi desenvolvida para ser utilizada quando não é possível realizar o diagnóstico com base apenas na aparência clínica. Nessa situação, uma biópsia é necessária. Na maioria dos casos, essa biópsia permite ao patologista identificar histologicamente uma doença específica. Entretanto, em algumas condições um patologista pode identificar apenas um padrão geral, por exemplo, um "padrão acantótico" ou um "padrão liquenoide". Quando isso ocorre, a classificação de 2007 auxilia o médico a realizar a correlação clinicopatológica para alcançar o único e melhor diagnóstico.

Finalmente, o ISSVD publicou outras classificações que se referem somente aos subtipos de distúrbios vulvares específicos, e, assim, essas classificações serão referidas quando esses temas forem discutidos em outra parte deste livro.

REFERÊNCIAS

1. Lynch PJ, Moyal-Barraco M, Scurry J, Stockdale C. 2011 ISSVD Terminology and classification of vulvar dermatological disorders: an approach to clinical diagnosis. J Lower Genit Tract Dis. 2012;16:139-144.
2. Lynch PJ, Moyal-Barraco M, Bogliatto F, et al. 2006 ISSVD classification of vulvar dermatoses: pathologic subsets and their clinical correlates. J Reprod Med. 2007;52:3-9.v

3
Princípios Gerais do Diagnóstico e Terapia

PETER J. LYNCH

Diagnóstico

O diagnóstico correto é indispensável (*sine qua non*) para o cuidado de qualquer paciente com uma determinada doença. Se você não conhecer o diagnóstico, você não pode estabelecer a causa, fornecer o prognóstico ou instituir a terapia apropriada. Para pacientes com distúrbios dermatológicos, o diagnóstico de trabalho é quase sempre estabelecido inicialmente com base nos sinais e sintomas clínicos. Se for necessário, esse diagnóstico clínico pode ser subsequentemente confirmado por procedimentos, incluindo a biópsia, citologia e cultura microbiana (ver Capítulo 4).

Existem duas principais abordagens para o uso dos sintomas e sinais clínicos para estabelecer um diagnóstico de trabalho: o emprego da *memória visual* e o uso de uma *abordagem morfologicamente determinada*. Os dermatologistas, em virtude da exposição repetida aos pacientes com doenças comuns e incomuns, quase sempre dependem da memória visual. E, como isso funciona para eles, estes médicos utilizam essa mesma abordagem ao ensinar estudantes de medicina e outros clínicos. Portanto, na sala de aula ou em cursos de educação médica continuada, eles bombardeiam seu público com uma foto clínica após outra, deixando os participantes com um acúmulo confuso de imagens de doenças cutâneas impossíveis de lembrar.

O uso de memória visual funciona para os dermatologistas, por causa da exposição repetitiva, suficiente para essas doenças. Contudo, outros médicos, ao encontrarem poucos pacientes com distúrbios mucocutâneos, perdem a oportunidade para o reforço visual suficiente para reconhecer confiavelmente doenças incomuns e raras. Por analogia, são colocados na posição de alguém que comparece a uma grande reunião onde eles conhecem apenas poucos convidados. Apesar de muitas introduções, os nomes daqueles que os médicos recentemente encontraram rapidamente desaparecem da memória. No mínimo, em um encontro subsequente, poderia lembrar um rosto como vagamente familiar, mas consideramos impossível identificar a pessoa pelo nome. O mesmo problema ocorre para os que não são dermatologistas em um cenário clínico. Nessa situação, quando confrontados com uma alteração mucocutânea não reconhecida, poderiam virar inutilmente um livro didático de dermatologia padrão, mas considerando que as doenças nos livros são organizadas com base na etiologia ou fisiopatologia. Isto, certamente, não é de utilidade, e, quando alguém deve saber o diagnóstico primeiramente antes, é possível fazer uso do material contido em tal livro. Como um último recurso, pode-se então terminar de folhear um atlas na esperança de encontrar uma doença que coincida com o que foi exatamente encontrado no exame do paciente. Na melhor das hipóteses, isto oferece uma abordagem de sucesso ou falha e, mesmo quando é considerado útil, é uma abordagem ineficiente e principalmente imprecisa para o diagnóstico.

Uma melhor abordagem diagnóstica para o profissional não dermatologista é recorrer ao uso de uma abordagem diagnóstica, onde os distúrbios são organizados de acordo com a morfologia clínica. Essa abordagem direciona o médico para um grupo de doenças que compartilham similaridades em aparência. Uma vez que tenha alcançado o grupo correto de doenças, pode examinar a tabela de classificação **(ver Tabela 3.1)** para identificar o capítulo mais apropriado neste livro. Em seguida, com uma leitura rápida sobre os aspectos diagnósticos característicos para as doenças contidas nesse capítulo, juntamente com a leitura das fotos clínicas associadas, é possível chegar ao diagnóstico mais provável. Esse diagnóstico, se necessário, pode ser confirmado por meio de uma biópsia ou outro teste diagnóstico (ver Capítulo 4). Observe que essa abordagem permite ainda ao médico realizar o diagnóstico correto de uma doença que ele ou ela nunca observou previamente.

Certamente, para utilizar uma abordagem morfológica como essa, deve ser capaz descrever em termos dermatológicos, os aspectos que foram observados no exame clínico. Isto não é muito difícil porque, como é verdadeiro para a maioria dos idiomas "estrangeiros", um número relativamente pequeno de palavras pode atender as necessidades básicas. As palavras dermatológicas que são necessárias para essa abordagem são listadas e definidas na "Terminologia" no capítulo anterior (ver Capítulo 2).

Abordagem Inicial Quanto à História do Paciente e Exame Físico

Como é verdadeiro em todos os campos da medicina, a história e o exame físico representam as primeiras duas etapas no diagnóstico. Uma terceira etapa, a de utilizar os procedimentos diagnósticos para confirmar um diagnóstico clínico, é coberta no próximo capítulo. Existem pelo menos duas boas

Tabela 3.1
Classificação clínica de doenças dermatológicas genitais
Lesões cor da pele (Capítulo 5)
Lesões avermelhadas: manchas e placas (Capítulo 6)
(A) Doenças eczematosas e liquenificadas
(B) Manchas e placas papuloescamosas avermelhadas (sem ruptura epitelial)
Lesões avermelhadas: pápulas e nódulos (Capítulo 7)
Lesões esbranquiçadas (Capítulo 8)
(A) Pápulas e nódulos brancos
(B) Manchas e placas brancas
Lesões de coloração escura (castanha, azul, cinza ou preta) (Capítulo 9)
Bolhas (Capítulo 10)
(A) Vesículas e bolhas
(B) Pústulas
Erosões e úlceras (Capítulo 11)
(A) Erosões
(B) Úlceras
Edema (Capítulo 12)
(A) Edema genital agudo
(B) Edema genital crônico
Distúrbios não lesionais (apenas sintomas) (Capítulo 13)
(A) Prurido (coceira)
(B) Dor

Modificado de Lynch PJ, Moyal-Barracco M, Scurry J, et al. 2011 ISSVD terminology and classification of vulvar dermatological disorders: an approach to clinical diagnosis. J Low Genit Track Dis. 2012;16:139–144.

abordagens que podem ser utilizadas na obtenção da história inicial. Alguns médicos preferem utilizar um questionário que pode ser completado pelo paciente tanto em casa como no consultório antes do primeiro contato com o médico. Um de nós (LE) utiliza essa abordagem, e ela torna o questionário disponível sem custo no site eletrônico, www.libbyedwardsmd.com., que pode ser baixado, modificado e subsequentemente utilizado por qualquer clínico. Essa abordagem permite ao paciente expressar o que ele ou ela sente é importante e minimiza qualquer desconforto que o paciente pode ter sobre iniciar uma discussão sobre problemas genitais e/ou sexuais. Alternativamente, um de nós (PJL) obtém a história inicial após o paciente ser colocado na sala de exame, mas, sobretudo, antes de o paciente tirar a roupa. Em ambas as alternativas, uma história mais direcionada é então tomada durante ou após o exame.

Os dois pontos principais no exame físico dos pacientes com problemas genitais são a exposição e a iluminação. Primeiramente, em uma tentativa equivocada de proteger a modéstia do paciente, alguns médicos erroneamente permitem ao paciente determinar a extensão do vestuário a ser removido. Isto leva os pacientes a acreditar que podem simplesmente puxar parcialmente a roupa íntima para baixo ou de lado, enquanto, de fato, todo o vestuário cobrindo a área anogenital deve ser completamente removido. Em segundo lugar, quase todos os exames devem ser realizados com o paciente deitado em posição supina na mesa de exame. Mulheres podem então ser examinadas tanto em posição de "perna de rã" como com seus pés nos estribos da maca. O último é preferido visto que permite boa visualização da área anal. Homens são geralmente examinados utilizando a posição de "perna de rã" porque geralmente resistem enfaticamente a colocar os pés nos estribos. Para homens, a área anal poderia ser examinada tanto com o paciente virado para o seu lado como com ele de pé, mas dobrando-se para frente sobre a mesa de exame. Deve ser amplamente enfatizado: a área genital em homens não pode ser examinada adequadamente com o paciente sentado ou permanecendo em pé.

A iluminação adequada é necessária para todos os exames. Isto requer o uso de uma luz distinta de uma lâmpada fixada no teto: deve ser adequadamente luminosa e flexível o suficiente para que possa ser movida de modo a iluminar cada aspecto da região anogenital. É desnecessário dizer que, exceto por circunstâncias excepcionais, o exame de um paciente do sexo oposto àquele do médico deve ser realizado na presença de um assistente.

Uma vez que o exame esteja completo, o médico deve escrever ou definir, exatamente, o que foi visto, empregando a terminologia dermatológica descrita no Capítulo 2. Ao fazer isso, é útil determinar primeiramente o substantivo (mácula, mancha, pápula, placa etc.). Uma vez determinado o substantivo (lesão primária), então é possível inserir os adjetivos necessários (descrevendo as características de superfície, marginação, configuração e cor) na frente do substantivo. Se mais do que uma lesão estiver presente, a descrição deve ser da lesão mais prototípica, em casos de lesões que tenham alguma similaridade.

Quando a descrição é concluída, é fácil para o médico colocar uma doença não identificada em uma das nove categorias (grupos) listadas na Tabela 3.1 (ver também o material explicativo na referência 1). Feito isto, o médico simplesmente abre o capítulo neste livro relacionado com aquela categoria. Uma leitura rápida do material diagnóstico considerando as doenças discutidas nesse capítulo permite reunir uma pequena lista de diagnósticos diferenciais. A leitura adicional sobre cada um dos distúrbios nesta lista curta quase sempre permite a identificação do único diagnóstico mais provável.

Terapia

Esta seção discute apenas a terapêutica geral; as particularidades dos agentes terapêuticos individuais. Seu uso para uma condição específica está incluído na discussão das doenças enquanto descritas ao longo deste livro.

Um dos princípios norteadores da terapia médica é o reconhecimento de que uma doença está ocorrendo em um indivíduo em vez de existir como um problema distinto, localizado. Isto particularmente é verdadeiro para pacientes com doença genital, em que existem repercussões psicológicas, sociais e sexuais imensas associadas a cada problema ocorrendo nessa região do corpo. Por exemplo, os pacientes são altamente propensos a acreditar que a negligência de sua parte em relação a algo pelo qual foram responsáveis, como a atividade sexual ou higiene, levou ao desenvolvimento de seu problema. Isto, de fato, pode ou não ser realmente verdadeiro. Portanto, deve-se investigar a presença de ansiedade, depressão, culpa ou outros aspectos de disfunção psicológica em todos os pacientes com distúrbios anogenitais. Oferecer suporte e aconselhamento para incluir assistência na obtenção de auxílio por outros profissionais, em que a magnitude do problema assim o justifica. A ausência de reconhecimento do paciente como pessoa pode muito provavelmente comprometer o desfecho terapêutico, mesmo quando a própria doença é identificada e tratada corretamente.

Fatores Ambientais

A área anogenital representa um ambiente muito hostil para a função normal das células epiteliais mucocutâneas que compõem a barreira entre nós e o mundo externo. Alguns dos fatores prejudiciais que estão envolvidos incluem o calor, suor, secreção vaginal, urina, fezes, vestuário, fricção e higiene excessiva. Esses fatores podem causar doença, agravar problemas menores e retardar a cicatrização normal.

As células epiteliais podem resistir consideravelmente a temperaturas elevadas, mas, infelizmente, com o calor vem a sudorese. E o suor pode ser notavelmente irritante, como exemplificado pelo desconforto enfrentado quando o suor entra em nossos olhos durante o exercício. A retenção do suor leva à maceração, e isto, por sua vez, leva a danos e possivelmente à morte de células epiteliais. Esse dano à barreira epitelial permite a exposição das terminações nervosas cutâneas e resulta em sintomas de prurido e/ou dor. A presença do calor e umidade também promove a colonização e, às vezes, infecções causadas por bactérias e *Candida* sp. Obesidade, roupa apertada e permanecer sentado por tempo prolongado (principalmente em assentos de plástico ou vinil) são frequentemente responsáveis por essa maceração. É difícil, mas vale a pena tentar melhorar essas condições.

Em mulheres, a secreção vaginal (se fisiológica ou patológica) e/ou incontinência urinária podem causar irritação com inflamação subsequente e dano às células epiteliais. O resultado é semelhante ao descrito para a retenção de suor. Para agravar a situação, mulheres com incontinência urinária ou secreção vaginal muitas vezes retornam para o uso de protetores de calcinha em uma base contínua. O resultado é a piora da maceração. A causa das secreções vaginais (ver Capítulo 15) deve ser determinada e tratada apropriadamente. A incontinência pode necessitar de consulta urológica. Em ambos os gêneros, a contaminação fecal pode levar à irritação. A limpeza cuidadosa após a defecação é desejável para não liquefazer o suor e disseminar o material fecal irritante. Geralmente, o uso cuidadoso de papel higiênico comum é suficiente, mas se isto causar muita irritação, o produto de limpeza Cetaphil®, óleo mineral ou óleo vegetal podem ser utilizados para a limpeza anal.

Em relação ao vestuário, a mudança de calças apertadas (principalmente jeans) para roupas mais largas pode ser útil, como é o caso do uso de peças íntimas de algodão ou em tecido associado a algodão. Apesar da orientação generalizada para o uso apenas de roupas íntimas brancas, a cor da peça íntima não é de particular importância. Secadores de cabelo, mesmo nas configurações mais baixas, não devem ser utilizados com o propósito de secar a área anogenital. É nossa opinião que as alterações nas práticas de lavagem, como lavagem dupla da peça íntima e evitar o uso de produtos antiestáticos, não são úteis.

A higiene excessiva, principalmente em mulheres, é frequentemente ignorada como irritante ambiental. As práticas de higiene são raramente oferecidas pelas pacientes e são raramente perguntadas pelos médicos. A limpeza diária da área anogenital por mais de 2 vezes é desnecessária e geralmente é prejudicial. O sabonete e a água aplicada com as mãos ou com uma toalha são suficientes; nunca é necessário esfregar. Um chuveiro manual pode ser utilizado por aquelas que são incapazes, por causa do peso ou artrite, para de outra forma alcançar a área anogenital.

Informação adicional sobre irritação ambiental pode ser encontrada na seção "Dermatite de Contato por Irritante" no Capítulo 6.

Imersões

As imersões servem para vários propósitos. Primeiramente, podem fornecer alívio sintomático para o prurido e/ou dor. Em segundo lugar, proporcionam uma abordagem cuidadosa para o desbridamento de qualquer crosta que está presente. Essa remoção da crosta diminui o crescimento excessivo de bactérias e leveduras e remove um impedimento mecânico para a cicatrização de feridas. Em terceiro lugar, as imersões restauram temporariamente um ambiente fisiológico, adequadamente úmido que aumenta a cicatrização epitelial. Em quarto lugar, as imersões representam uma das poucas abordagens para a terapia que pode ser sugerida de forma segura e útil por telefone, antes de ter a oportunidade para examinar o paciente.

Os dermatologistas historicamente mostraram quase um fetiche, em complicadas orientações para o uso de soluções para banhos de imersão. Na realidade, porém, as imersões podem ser realizadas de forma simples, ao encher parcialmente uma banheira com água de torneira comum. A temperatura da água deve ser confortavelmente quente em vez de muito quente ou muito fria. Não é necessário adicionar mais nada à água e, de fato, muitos dos produtos vendidos para esse propósito tornam o piso da banheira perigosamente escorregadio. A imersão deve ocorrer por um período de 15 ou 20 minutos, após o qual deve ser dada uma palmadinha na pele, em vez de friccionada, seca. O efeito calmante de uma imersão é perdido em aproximadamente 30 minutos, quando a água evapora das camadas externas da pele, mas isto pode ser adiado pela aplicação imediata de um lubrificante (ver a seguir). As imersões podem ser repetidas várias vezes ao dia, se a gravidade da dor ou prurido do paciente exigir tal procedimento.

As imersões devem ser consideradas como "primeiro socorro" e não como algo a ser mantido indefinidamente. Após vários dias de imersões, a exsudação e formação de crosta devem ser reduzidas consideravelmente, e geralmente não haverá melhora adicional na dor ou prurido. Além disso, o uso prolongado pode levar ao efeito de secagem excessiva prejudicial sobre o epitélio. A necessidade constatada de uso prolongado de imersões geralmente sugere que o plano terapêutico geral pode exigir revisão.

Aspectos Gerais da Terapia Tópica

A maioria dos produtos tópicos está disponível, como cremes ou pomadas. Para a área anogenital, as pomadas são geralmente preferíveis porque são raramente acompanhadas por irritação e queimadura, como ocorre frequentemente com os cremes. O uso de géis, loções ou soluções é raramente adequado na área anogenital, pois apresenta propensão para causar irritação.

A maioria dos pacientes não tem ideia do quanto um produto tópico deve ser utilizado em qualquer aplicação. É razoável sugerir o uso de uma quantidade com aproximadamente o tamanho de uma borracha de lápis (aproximadamente 0,2 g). Essa quantidade, adequadamente dispersa finamente, irá cobrir toda a genitália externa. Praticamente todos os produtos são aplicados de maneira apropriada 2 vezes ao dia.

Os pacientes ficam frequentemente incertos a respeito de onde exatamente o produto deve ser aplicado. Instruções neste aspecto devem ser consideradas não apenas verbalmente, mas também pela demonstração, utilizando-se um espelho segurado pelo paciente, se o local não for visível de outro modo ao paciente.

Visto que uma quantidade com aproximadamente o tamanho de uma borracha de lapiseira (0,2 g), ou mesmo menor, é aplicada cada vez, um tubo de 30 g teoricamente dura 2 meses para a maioria das doenças anogenitais. Em termos práticos, considerando o desperdício e a aplicação excessiva, um tubo de 30 g dura cerca de 1 mês. A maioria dos produtos está disponível em tamanhos maiores (60 a 80 g) e pode ser econômica para distribuir esses tamanhos maiores, se o paciente estiver em terapia de longo prazo e for orientado em relação à duração de tal quantidade.

Lubrificantes

As células epiteliais são muito sensíveis à quantidade de umidade dentro e ao redor delas. Na seção anterior, indicamos que muita umidade leva à maceração e à morte celular. As células epiteliais também são muito sensíveis à pouca umidade. Quando a perda da umidade por evaporação que está presente naturalmente ocorre mais rápido do que é substituída pelo líquido intersticial subjacente, as células epiteliais encolhem de tamanho e ficam afastadas umas das outras. Isto causa a ruptura da função de barreira, que está relacionada com a porção externa do epitélio. Essa ruptura permite a exposição e estímulo de terminações nervosas sensoriais, resultando em dor e/ou prurido. Os lubrificantes são utilizados para retardar a perda por evaporação e, assim, permitem um ambiente mais fisiológico e reparo mais rápido da função de barreira.

Existem duas circunstâncias comuns em que a função de barreira se torna rompida por causa do excesso de secura. A primeira circunstância ocorre como resultado da lavagem excessiva, utilização de solventes fortes e vários tipos de fricção. O uso de sabonete e água na genitália mais de 2 vezes ao dia remove os lipídeos naturalmente presentes e leva à perda excessiva de água pelas células epiteliais. A segunda circunstância ocorre na presença do espessamento do estrato córneo relacionado com a doença. Nessa condição a umidade derivada da parte inferior pode não se difundir adequadamente para as células mais externas. Essa camada de superfície seca depois tende a fissuras, permitindo ainda mais a perda de água das células epiteliais. Em ambas as situações, a lubrificação, por meio do retardamento da perda de água por evaporação, restaura um ambiente mais fisiológico para as células epiteliais e é muito útil em aliviar os sintomas de prurido e/ou dor.

Muitos tipos de lubrificantes estão disponíveis. Aqueles que são derivados do petróleo (p. ex., Vaseline®) funcionam melhor para a prevenção de perda da água por evaporação, mas são sujos e viscosos e, se aplicados em grande quantidade, podem ser prejudiciais em decorrência da retenção de suor. Produtos como esses são adequadamente empregados em bebês e crianças muito pequenas. No entanto, alguns adultos consideram esses produtos surpreendentemente aceitáveis. As loções estão situadas no final desse espectro. As loções são líquidos que podem ser derramados ou bombeados para fora de um recipiente. Embora não sejam esteticamente muito agradáveis, essas loções contêm pouca quantidade de lipídeos e, dessa forma, apresentam função relativamente pequena de lubrificação. Além disso, a maioria das loções contém álcoois e outros reagentes químicos, que podem causar a "sensação de picadas" durante a aplicação. Isto é particularmente evidente quando aplicado na pele sensível da região anogenital, principalmente em crianças. Uma orientação viável é o uso de qualquer um dos cremes convencionais (creme de mão) disponíveis para a lubrificação das mãos.

Terapia Anti-Inflamatória

A terapia anti-inflamatória é o tratamento específico mais importante e mais frequentemente utilizado na dermatologia. Considerando a função principal dessa terapia, é desencorajador encontrar que é, com tanta frequência, utilizada indevidamente. Atenção deve ser dada à rota de uso (tópico, intralesional ou sistêmico), a dosagem, a quantidade a ser prescrita e a duração pela qual o produto será empregado.

Terapia com Corticosteroides Tópicos

A terapia com corticosteroides tópicos representa a base da terapia anti-inflamatória. O número de produtos com corticosteroides tópicos disponíveis é incontrolavelmente grande. Para nossos objetivos, um médico somente necessita se familiarizar com quatro deles. Todos os quatro produtos estão disponíveis tanto em marca comercial quanto genérico. Portanto, podem ser encontrados em quase todas as listas de formulários ou podem ser comprados em preços razoáveis, se o paciente não dispuser de cobertura por seguro médico para medicamentos.

A *hidrocortisona* é um corticosteroide de baixa potência. É disponível como um produto a 1,0% (vendido sem prescrição) ou como um produto a 2,5% (vendido sob prescrição). Ambos são adequados como terapia inicial para distúrbios genitais eczematosos em bebês e crianças. A segurança, mesmo com o uso em longo prazo, é excelente, mas seu nível de eficácia é correspondentemente baixo. A *triancinolona acetonida* é um corticosteroide de potência média. Encontra-se disponível em várias dosagens, mas apenas a formulação a 0,1% precisa ser considerada. A triancinolona é apropriada como terapia de segunda linha para doença eczematosa em crianças e terapia inicial para adultos. A segurança, mesmo com o uso em longo prazo, é excelente. A *fluocinonida* é um corticosteroide de potência elevada. É disponível em várias dosagens, mas apenas formulação a 0,05% necessita ser considerada. É adequada para a terapia de segunda linha da doença eczematosa em adultos (a primeira escolha para líquen simples crônico) e terapia inicial de doença não eczematosa. O *proprionato de clobetasol* é um corticosteroide superpotente. É adequado como terapia de segunda linha do líquen simples crônico e para a terapia de primeira linha de distúrbios não eczematosos, como o líquen escleroso, líquen plano e psoríase.

Sob o ponto de vista dos efeitos adversos *sistêmicos*, todos os produtos descritos anteriormente são razoavelmente seguros mesmo com o uso em longo prazo. Quando os produtos de alta potência e superpotência são restritos ao uso nas membranas mucosas modificadas do vestíbulo vulvar e da glande do pênis, a segurança em termos de efeitos adversos *cutâneos* também é excelente. Entretanto, quando o clobetasol é empregado (ou é permitido espalhar por causa do calor e suor) em região extragenital, principalmente nas coxas internas superiores ou na área perianal, há risco relativamente alto para o desenvolvimento de atrofia cutânea, telangiectasia e estrias. Não é bem definido se isso pode acontecer com o uso de fluocinonida, mas é necessário cautela **(Figs. 3.1 e 3.2)**.

Terapia com Corticosteroides Intralesionais

A triancinolona acetonida (Kenalog®) geralmente é o único corticosteroide utilizado para injeção intralesional. Essa via de administração é empregada quando houver insucesso (por causa da penetração inadequada ou mesmo o uso fora de conformidade) dos corticosteroides aplicados topicamente. A preparação comercial é um frasco de 10 mg/mL. Esse produto pode ser utilizado nessa dosagem ou, para evitar a possibilidade de atrofia local, pode ser diluído para 5 mg/mL com partes iguais de salina ou lidocaína. Uma injeção de 0,1 mL será distribuída para abranger cerca de 1 cm²; portanto,

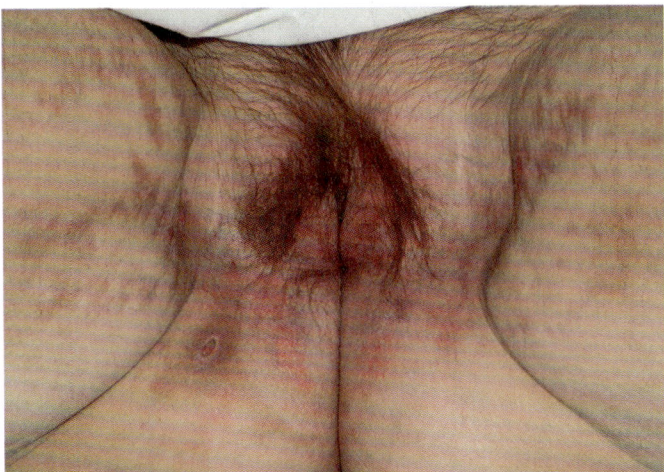

Fig. 3.1. Esta mulher utilizou um corticosteroide tópico potente na vulva que espalhou para as coxas mediais mais sensíveis, onde ela desenvolveu estrias como um efeito adverso; utilizar menor quantidade de medicamento e roupa íntima apropriada ajudariam a prevenir essa reação adversa.

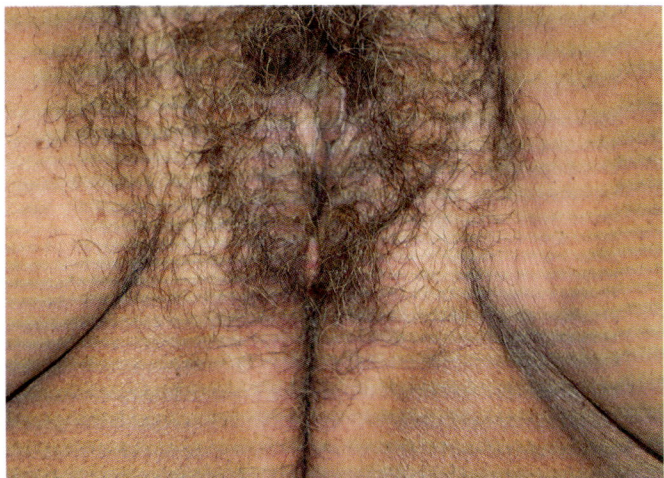

Fig. 3.2. A hipopigmentação é uma consequência comum do uso de corticosteroide tópico; felizmente as reações locais no sítio podem ser detectadas precocemente e não causam problemas médicos significativos.

o número de injeções pode ser planejado de acordo com o tamanho da área envolvida. Como poderia ser esperado, essas injeções são bastante dolorosas em razão da penetração da agulha e a distensão do tecido quando o medicamento é injetado. É desnecessário dizer que a adesão do paciente a essa forma de terapia é muito baixa.

Vários pontos práticos devem ser considerados para o uso de triancinolona pela via intralesional. Primeiramente, a preparação fechada é uma suspensão e deve ser agitada antes que o medicamento seja retirado do frasco. Do mesmo modo, a seringa deve ser agitada logo antes de realizar as injeções. O tamanho das partículas dificulta na retirada e injeção do produto com uma agulha de calibre 30. Nós preferimos a retirada da triancinolona com uma agulha de calibre 27 e, por vezes, utilizar aquele tamanho de agulha para a injeção. É preferível utilizar uma seringa de 1 mL (seringa de "tuberculina" ou "de diabético") para melhorar a acurácia durante a injeção.

Terapia com Corticosteroides Sistêmicos

É raramente necessário utilizar a terapia sistêmica para distúrbios localizados na área anogenital, embora isso possa ser necessário para pacientes com líquen plano erosivo, estomatite aftosa, doença de Behçet, doença de Crohn, hidradenite supurativa e líquen simples crônico. Os corticosteroides sistêmicos (e outros agentes imunomoduladores sistêmicos) são regularmente necessários na doença imunobolhosa, mas esse tratamento está fora do âmbito deste capítulo.

A terapia com corticosteroides sistêmicos pode ser administrada por via oral ou intramuscular. A prednisona é o produto oral mais frequentemente utilizado. Geralmente, uma dose de 40 a 60 mg é administrada por via oral no início da manhã. Na maioria das situações, é administrada diariamente sem redução da dose, por 7 a 10 dias. Quando a terapia precisa ser continuada por um tempo maior, a dose deve ser diminuída para reduzir a probabilidade de rebote e permitir a recuperação de qualquer supressão da via hipotalâmica-pituitária-adrenal que tenha ocorrido.

Quando a prednisona é utilizada, obviamente existe o problema da elevação da glicemia, aumento da pressão sanguínea, problemas psicológicos (principalmente insônia e agitação) e agravamento nocivo de qualquer infecção sistêmica subjacente. Efeitos adversos que ocorrem com o uso em longo prazo (osteoporose, formação de catarata etc.) não são preocupantes, se a terapia for limitada a menos de um mês.

Os corticosteroides sistêmicos podem ser também administrados por via intramuscular. Essa abordagem é útil principalmente no tratamento da doença eczematosa. O produto mais utilizado é a triancinolona (Kenalog®), que está disponível em uma concentração de 40 mg/mL. A dose usual de 60 a 80 mg (1,5 a 2,0 mL) é injetada no quadrante superior, externo da nádega. Uma agulha de 1,5 polegada deve ser empregada, pois a injeção com uma agulha mais curta leva à deposição superficial com menos eficácia e maior risco de atrofia local. Como na preparação intralesional, essa é uma suspensão e, portanto, tanto o frasco quanto a seringa devem ser agitados antes do uso. Existem várias vantagens relacionadas com o uso de triancinolona intramuscular: não há nenhuma preocupação em relação à adesão do paciente, mas sim uma diminuição integrada da dose devida ao efeito de depósito, e menos miligramas de corticosteroide podem ser utilizados para determinado nível de efeito anti-inflamatório.

Terapia Anti-Inflamatória Não Esteroide Tópica: os Inibidores de Calcineurina Tópicos

O uso em longo prazo de corticosteroides tópicos suscita preocupações nas mentes de muitos sobre a absorção sistêmica e efeitos adversos cutâneos. Há mais de duas décadas, os inibidores de calcineurina tópicos foram aprovados pela FDA. Permanecem caros e, desse modo, são frequentemente não incluídos nas listas de formulários das seguradoras. Dois destes, a pomada de tacrolimo a 0,03% e a 0,1% (Protopic®) e o creme de pimecrolimo a 1% (Elidel®) estão sendo vendidos atualmente. Esses inibidores de calcineurina reduzem a inflamação pela redução da produção de citocinas inflamatórias por células T.

Esses dois produtos, diferentemente dos corticosteroides potentes de aplicação tópica, não causam telangiectasias e atrofia cutânea. Por esse motivo, são amplamente utilizados para erupções faciais e intertriginosas. O tacrolimo a 0,1% parece ser ligeiramente mais eficaz do que o pimecrolimo a 1%. Ambos geralmente são menos eficazes do que os corticosteroides tópicos de potência elevada e superpotentes, mas existem casos de melhora nos pacientes em que os inibidores de calcineurina foram utilizados após a falha dos corticosteroides tópicos. Ambos os produtos estão associados a um grau apreciável de queimação ou ardência durante a aplicação.

Existem controvérsias sobre o uso desses agentes na doença genital. Em 2006, a FDA exigiu que um *alerta* fosse incluído na informação da embalagem. Este aviso advertiu que a segurança em longo prazo desses agentes não foi comprovada em virtude de raros relatos de câncer de pele e linfoma. A maioria dos dermatologistas acredita que qualquer relação entre seu uso e o desenvolvimento de malignidade é mais uma coincidência do que uma causa (2). No entanto, é fácil compreender o potencial de risco legal quando esses agentes são utilizados com determinados distúrbios mucocutâneos (como líquen escleroso e líquen plano) que intrinsecamente apresentam risco aumentado para o desenvolvimento de carcinoma de células escamosas.

Terapia Anti-Inflamatória Não Esteroide Sistêmica

Vários medicamentos são regularmente utilizados pelos dermatologistas como agentes anti-inflamatórios não esteroides, incluindo hidroxicloroquina, ciclosporina, micofenolato de mofetila, dapsona e diversos outros agentes imunomoduladores e citotóxicos. Estes agentes não são comumente indicados para o tratamento de doença genital e, desse modo, serão discutidos apenas naquelas situações em que são mais propensos a serem utilizados e não neste capítulo.

Terapia Antiprurítica

O prurido é um sintoma extremamente angustiante e pode ser um problema ainda maior para pacientes do que a dor leve a moderada. Representa o motivo principal pelo qual os pacientes com distúrbios genitais procuram a atenção médica.

Medidas Gerais

É absolutamente evidente que se uma doença subjacente específica puder ser identificada, tratá-la tão eficazmente quanto possível reduzirá o prurido. Contudo, deve-se notar que embora o tratamento dessa doença seja necessário, muitas vezes não é suficiente. Isto é particularmente verdadeiro se o ciclo de "coceira-coçadura" for bem estabelecido. Outras abordagens gerais, como discutido previamente, incluem a melhora no ambiente local e uso de imersões e lubrificantes como medidas de "primeiros socorros".

Redução da Inflamação

A inflamação que ocorre como um componente de qualquer distúrbio genital é frequentemente associada ao prurido. Utilizar quaisquer das abordagens anti-inflamatórias, principalmente a aplicação de corticosteroides tópicos, descritos na seção "Terapia Anti-inflamatória", quase sempre provoca um efeito benéfico no prurido aliado à inflamação.

Anti-Histamínicos Orais

A administração de anti-histamínicos orais para o prurido possui uma respeitada tradição no arsenal dermatológico. Tradicionalmente, o agente mais comumente utilizado é a hidroxizina (Atarax®, Vistaril® etc.). Por causa do seu efeito adverso sedativo é administrado de forma mais adequada no período noturno. No entanto, se for administrado logo antes de dormir, o paciente pode-se arranhar enquanto espera obter o efeito e pode acordar de manhã sentindo-se sonolento. Portanto, é melhor sugerir que seja ingerido aproximadamente 2 horas antes da hora prevista para dormir. Permitir que o paciente experimente subsequentemente a duração desse intervalo aumenta a adesão e eficácia. A dose inicial usual é de 25 mg, mas para um paciente que é muito "sensível" aos medicamentos, pode ser apropriado começar com 10 mg. A dose diária é então aumentada semanalmente em 25 mg, até que não haja coceira noturna, até que os efeitos adversos previnam aumento adicional ou até que uma dose de 100 mg seja atingida. A dose inteira é administrada totalmente ao mesmo tempo. Raras vezes o paciente pode tolerar e beneficiar-se tomando 25 mg, 4 vezes ao dia, em vez de apenas à noite, mas tais pacientes devem ser alertados sobre os riscos de dirigir e operar máquinas.

Outros anti-histamínicos, como a difenidramina (Benadryl®), podem ser utilizados em vez da hidroxizina, mas a maior parte dos dermatologistas percebe que é relativamente menos eficaz do que a hidroxizina. A dosagem é a mesma da hidroxizina. Muitos clínicos utilizam a cetirizina (Zyrtec®), anti-histamínico com "baixa sedação", ou os anti-histamínicos não sedativos, como a loratadina (Claritin®), desloratadina (Clarinex®) ou fexofenadina (Allegra®), para o tratamento diurno de prurido. No entanto, nossa opinião é de que esses agentes são quase totalmente ineficazes para o tratamento de prurido na ausência de urticária.

Medicamentos Tricíclicos

O uso de agentes tricíclicos pode ser consideravelmente eficaz no tratamento do prurido e da dor. Embora esses medicamentos sejam aprovados e vendidos principalmente para o tratamento de depressão e ansiedade, também são notavelmente bons anti-histamínicos. De fato, para a maioria dos médicos, representam a segunda linha de terapia para o prurido em situações nas quais a hidroxizina foi malsucedida.

Quando os tricíclicos são utilizados, não é evidente se o componente psicotrópico, anti-histamínico ou sedativo seja responsável por seu efeito benéfico. Existe, porém, algum consenso que aqueles com efeito mais sedativo funcionam melhor do que aqueles que são menos sedativos. A doxepina (Sinequan®) é o agente mais frequentemente utilizado para o tratamento de prurido, embora a amitriptilina (Elavil®) funcione igualmente bem.

A dose de início para ambos os medicamentos é geralmente 25 mg administrados no período noturno. Uma dose inicial de 10 mg pode ser utilizada em idosos e para aqueles com história de "sensibilidade" a outros medicamentos. É preferível que o paciente tome o medicamento aproximadamente 2 horas antes de ir dormir, para diminuir a sonolência de manhã. A dose diária é então aumentada semanalmente até 25 mg até que não haja mais coceira noturna, até que os efeitos adversos previnam aumento adicional ou até que uma dose de 100 mg seja alcançada. A dose completa é administrada totalmente ao mesmo tempo. Além da sonolência, existem vários outros efeitos adversos possíveis. Estes incluem a secura da boca e dos olhos, visão turva, arritmias e muitas interações medicamentosas. A fim de que estes efeitos adversos não levem à cautela em relação ao uso dos tricíclicos, deve-se enfatizar que ocorrem quase que exclusivamente em doses superiores a 75 mg/dia.

Inibidores Seletivos da Recaptação de Serotonina

Os inibidores seletivos de recaptação de serotonina (SSRIs) podem ser utilizados de forma eficaz para o tratamento diurno do prurido. Esses agentes e o seu uso são discutidos na seção sobre doenças eczematosas do Capítulo 6.

Agentes Antipruríticos Tópicos Não Esteroides, Não Inibidores de Calcineurina

Vários produtos tópicos estão disponíveis para o tratamento local de prurido. Alguns dos agentes mais comumente utilizados incluem a pramoxina (geralmente misturada com a hidrocortisona), doxepina (Zonalon®), benzocaína (em diversos produtos, notavelmente o Creme Vagisil®) e a lidocaína (xilocaína e outros produtos). Em nossa opinião, nenhum destes funciona bem, e vários, principalmente a benzocaína, são causas bastante frequentes de dermatite de contato alérgica.

Terapia Analgésica

Os analgésicos podem ser empregados tanto para a dor idiopática (vulvodinia, penodinia, escrotodinia e anodinia) e para a dor associada a qualquer um dos vários distúrbios dermatológicos (herpes-zóster, líquen plano erosivo etc.). Notar que os analgésicos opiáceos são raramente ou nunca utilizados no tratamento de dor genital e por esse motivo não são discutidos aqui. Discussão adicional da terapia analgésica pode ser encontrada na seção sobre dor genital no Capítulo 13.

Analgésicos Orais

Os antidepressivos tricíclicos são historicamente a base da terapia sistêmica para dor genital de todos os tipos. Esses agentes são utilizados nas mesmas doses e nos mesmos horários apresentados na seção "Terapia Antipruritica". Outros antidepressivos, como a duloxetina (Cymbalta®) e venlafaxina (Effexor XL®), também são utilizados no tratamento de dor genital. Ambos os agentes são inibidores da recaptação de serotonina e noradrenalina; a venlafaxina inibe adicionalmente a captação de dopamina. Particularmente, a duloxetina, mas não a venlafaxina, foi aprovada pela FDA para o tratamento de neuropatia diabética e fibromialgia. A duloxetina é administrada em uma dose de 40 a 60 mg, uma vez ao dia. A venlafaxina é iniciada em uma dose de 37,5 mg/dia; isso pode ser aumentado para 75 mg/dia em uma semana. A dose diária total pode, eventual e lentamente, ser aumentada para 225 mg/dia. Esses dois agentes apresentam interações medicamentosas e podem ter efeitos adversos no sistema nervoso central. Pacientes que tomam venlafaxina devem monitorar regularmente a pressão arterial. Esses medicamentos devem ser reduzidos quando se pretender interromper seu uso.

Os antidepressivos do grupo conhecido, como os SSRIs, também são utilizados sem prescrição no tratamento de dor genital, mas a maioria dos médicos acredita que são menos eficazes do que a duloxetina e a venlafaxina. O uso de SSRIs é discutido na seção de doenças eczematosas no Capítulo 6, em que apresentam papel eficaz no tratamento diurno de prurido.

Os anticonvulsivantes, carbamazepina (Tegretol®), gabapentina (Neurontin®) e pregabalina (Lyrica®), são utilizados no tratamento de dor genital idiopática com base na aprovação pela FDA para o tratamento de neuralgia do trigêmeo (carbamazepina), neuralgia pós-herpética (gabapentina) e dor neuropática e fibromialgia (pregabalina). A carbamazepina apresenta muitos efeitos adversos potencialmente graves. Por esse motivo, nós não recomendamos seu uso. A gabapentina e o produto relacionado, pregabalina, reduzem o influxo de cálcio nas terminações nervosas. A gabapentina apresenta poucos efeitos adversos graves e é o produto mais frequentemente utilizado. É iniciada em uma dose de 300 mg/dia e é aumentada semanalmente em incrementos de 300 mg até a obtenção de alívio ou após atingir uma dose diária total de 600 mg, 3 vezes ao dia. Mesmo a dosagem maior (até 3.600 mg/dia) é possível, mas pouco efeito analgésico adicional é obtido em doses acima de 1.800 mg/dia. A dose inicial de pregabalina é de 75 mg, 2 vezes ao dia; essa dose pode ser aumentada semanalmente para uma dose total máxima de 300 mg, 2 vezes ao dia. A carbamazepina possui vários efeitos adversos potencialmente graves e é o agente utilizado com menos frequência. A dose inicial é de 100 mg, 2 vezes ao dia. Essa dose pode ser aumentada por etapas até 400 mg, 2 vezes ao dia.

Analgésicos Tópicos

O medicamento tópico mais comumente recomendado para dor genital é a lidocaína a 2% ou a 5% (xilocaína). A pomada a 5% é o produto preferido. Uma pequena quantidade (o tamanho de uma borracha de lapiseira) pode ser aplicada 4 a 5 vezes por dia. A lidocaína pode ser absorvida da pele e membranas mucosas. Por esse motivo, não mais do que 15 g deve ser aplicado no decurso de um dia. A pomada de lidocaína a 5% é disponível apenas com prescrição. Dosagens de até 2,5% estão disponíveis sem prescrição médica, mas são consideradas serem menos eficazes. Muitos produtos analgésicos tópicos, incluindo o Creme Feminino Vagisil® amplamente utilizado, contêm benzocaína. A benzocaína é baseada na molécula PABA e é quimicamente não relacionada com a lidocaína. Infelizmente, a benzocaína causa dermatite de contato alérgica com frequência considerável, e, por esse motivo, nós não aconselhamos seu uso na genitália.

Terapia Antibacteriana

As duas infecções bacterianas mais comuns da pele genital e perigenital são aquelas ocasionadas por *Staphylococcus aureus* e *Streptococcus pyogenes*. Por essa razão, a terapia antibacteriana discutida aqui aplicará apenas para esses dois agentes. A terapia para outras infecções menos comumente observadas, incluindo aquelas utilizadas para a vaginite e doenças sexualmente transmissíveis, não será aqui discutida, visto que esses tópicos são abordados em outra parte deste livro.

Antibióticos Orais

As penicilinas são antibióticos bactericidas que atuam pela inibição da síntese das paredes celulares bacterianas. São eficazes para infecções estreptocócicas e infecções por estafilococos não resistentes à meticilina. O agente mais comumente utilizado é a dicloxacilina administrada na dose de 250 a 500 mg, 4 vezes ao dia. Outros medicamentos frequentemente utilizados incluem a penicilina V potássica na dose de 250 a 500 mg, 4 vezes ao dia e amoxicilina associada ao clavulanato (Augmentin®) na dose de 500 mg, 2 vezes ao dia ou 3 vezes ao dia. As reações alérgicas às penicilinas são relativamente comuns, e a história pregressa medicamentosa do paciente deve ser investigada antes da prescrição desses antibióticos.

As cefalosporinas são comparáveis em eficácia às penicilinas nas infecções estafilocócicas não resistentes à meticilina e estreptocócicas. A cefalexina (Keflex®) na dose de 250 a 500 mg, 4 vezes ao dia, é o medicamento mais comumente utilizado. As reações alérgicas às cefalosporinas ocorrem, mas são menos comuns do que as observadas com as penicilinas. Existe reação cruzada de 2 a 3% das reações alérgicas entre esses dois grupos de antibióticos.

Outros antibióticos são considerados em razão do rápido aumento na frequência de infecções por *S. aureus* resistentes à meticilina e associadas à comunidade (MARSA, *Methicillin-Resistant S. Aureus*) (3). Pelo menos quatro antibióticos orais genéricos são geralmente eficazes para as infecções por MARSA, incluindo o sulfametoxazol-trimetoprim (1 ou 2 comprimidos de dosagem dupla, 2 vezes ao dia), doxiciclina (100 mg, 2 vezes ao dia), minociclina (100 mg, 2 vezes ao dia) e rifampicina (600 mg/dia). A linezolida (Zyvox®) na dose oral de 600 mg, 2 vezes ao dia, é muito eficaz, mas também é extremamente cara. A terapia parenteral com medicamentos, como vancomicina e daptomicina, está fora do escopo deste livro. O agente escolhido dentre estes antibióticos deve ser com base nos dados de resistência aos medicamentos para a comunidade médica local.

Antibióticos Tópicos

Existem vários produtos sem prescrição disponíveis para o tratamento tópico de infecções por estafilococos e estreptococos. As duas preparações mais comumente utilizadas são a neomicina e bacitracina aplicadas 3 ou 4 vezes ao dia. São baratos, estão presentes em quase todas as residências e a única desvantagem de causar dermatite alérgica por contato com algum grau de frequência. Esses agentes também estão disponíveis em combinações com polimixina B (Polysporin, Neosporin®), mas essa combinação não oferece vantagem terapêutica real nas infecções cutâneas características.

A mupirocina (Bactroban®) está disponível apenas por prescrição em pomada ou creme a 2%. É tão eficaz quanto à neomicina e bacitracina. É mais onerosa, mas tem a vantagem de raramente, ou quase nunca, causar a dermatite alérgica de contato. Outro antibiótico tópico, administrado apenas com prescrição, a pomada de retapamulina (Altabax®), foi aprovado pela FDA há aproximadamente 10 anos, mas seu papel no tratamento de infecções genitais estafilocócicas e estreptocócicas ainda não foi totalmente estabelecido. Atualmente, ambos os agentes parecem ser pelo menos parcialmente eficazes no tratamento de infecções por MARSA.

Terapia Antifúngica e Anti-*Candida*

Os medicamentos "azólicos" são muito eficazes na terapia de infecções por fungos dermatófitos e para a maioria das infecções por leveduras causadas por *Candida* sp. Funcionam pela interferência na síntese e função das paredes celulares microbianas. Para propósitos práticos, os azólicos suplantam diversos outros medicamentos, de utilidade restrita para infecções fúngicas ou por leveduras.

Terapia Tópica Antifúngica e Anti-*Candida*

Existem aproximadamente 20 diferentes produtos azólicos e não azólicos disponíveis para o tratamento tópico de infecções vaginais por leveduras e infecções fúngicas genitais superficiais ("tinha" ou "*tinea*") e infecções por leveduras. Os azólicos aplicados topicamente são eficazes para ambos os tipos de infecção, e na maioria dos casos esses agentes representam a primeira linha de tratamento. Os produtos mais frequentemente utilizados são os supositórios vaginais e cremes de clotrimazol, cetoconazol e miconazol. Vários desses azólicos tópicos estão disponíveis sem prescrição médica. Todos são essencialmente iguais em eficácia. A sensação de ardor na aplicação é uma problemática para muitos pacientes. A nistatina, anteriormente o agente tópico mais amplamente utilizado para a candidíase, é relativamente menos eficaz do que os azólicos, sendo menos frequentemente utilizado. Os problemas terapêuticos associados à infecção vaginal causada por espécies de *Candida* não *C. albicans* são discutidos no Capítulo 15. A terbinafina e a naftifina são dois agentes muito eficazes para as infecções fúngicas por dermatófitos, mas que são consideravelmente menos eficazes como agentes anti-*Candida*.

Terapia Oral Antifúngica e Anti-*Candida*

Os médicos estão gradualmente trocando a administração de azólicos de uso tópica para oral em todas as formas de candidíase em adultos. Isto ocorre por causa do problema de irritação causada pelos azólicos tópicos, melhor adesão do paciente e custo reduzido das preparações orais. Os principais produtos disponíveis para uso oral incluem cetoconazol, itraconazol e fluconazol. O fluconazol (Diflucan®) é o produto mais frequentemente utilizado. Para infecções com *Candida albicans*, uma única dose oral de 150 ou 200 mg é geralmente suficiente para solucionar o problema. Para situações mais complicadas, o fluconazol pode ser administrado em 150 ou 200 mg, uma vez por semana, desde que necessário. Apresenta registro de segurança muito bom em termos de poucos efeitos adversos, mas por causa de sua inibição das enzimas citocromo P-450, existem muitas interações medicamentosas potenciais.

A terbinafina, um membro da família da alilamina, em vez dos azólicos, é o medicamento mais comumente utilizado quando a administração oral é desejada para infecções fúngicas por dermatófitos. Em adultos, a terbinafina é administrada na dose de 250 mg/dia. Inúmeros efeitos adversos, incluindo algumas reações cutâneas graves, foram relatados com o uso de terbinafina. Este medicamento também inibe as enzimas citocromo P-450 e, por essa razão, também está associado a muitas interações medicamentosas potenciais. Todos os azólicos administrados por via oral, mencionados anteriormente para candidíase, também são eficazes para infecções causadas por fungos dermatófitos.

Agentes Antivirais

Vários medicamentos estão disponíveis para o tratamento de infecções causadas pelo vírus herpes simples (HSV) e pelo vírus varicela-zóster (VZV). Apenas aqueles disponíveis para a administração oral são incluídos aqui, pois os agentes tópicos são muito ineficazes para uso de rotina. Três produtos são amplamente utilizados: Aciclovir (Zovirax®), valaciclovir (Valtrex®) e fanciclovir (Famvir®). Todos os três são análogos de nucleosídeos e apresentam mecanismo semelhante de ação, por meio do qual são fosforilados pela timidina quinase viral em inibidores muito potentes da DNA polimerase viral. Todos os três são igualmente seguros e, em dosagem apropriada, são igualmente eficazes. As doses recomendadas variam com o uso de cada um desses agentes e com a preferência clínica. A dosagem para esses agentes é discutida no Capítulo 10.

Não existem medicamentos tópicos ou sistêmicos totalmente eficazes para outras infecções virais genitais, como molusco contagioso e verrugas e neoplasias relacionadas com o HPV. Em grande parte, essas doenças são tratadas com métodos destrutivos ou por remoção cirúrgica.

REFERÊNCIAS

1. Lynch PJ, Moyal-Barracco M, Scurry J, et al. 2011 ISSVD terminology and classification of vulvar dermatological disorders: an approach to clinical diagnosis. J Low Genit Track Dis. 2012;16:139-144.
2. Margolis DJ, Abuabara K, Hoffstad OJ, et al. Association between malignancy and topical use of pimecrolimus. JAMA Dermatol. 2015;151(6):594-599.
3. VanEperen AS, Segreti J. Emperical therapy in methecillinresistant *Staphylococcus aureus* infections: an up-to-date approach. J Infect Chemother. 2016;22(6):351-359. doi:10,1016/jiac.2016.02.012.

# Procedimentos Diagnósticos e Terapêuticos

LIBBY EDWARDS

A avaliação e o diagnóstico de doenças anogenitais consistem num processo que geralmente requer apenas uma história resumida, observação cuidadosa e pequenos procedimentos no consultório. Para a maioria dos pacientes, os aspectos cruciais de avaliação incluem a história breve, exame visual cuidadoso, microscopia do fluido vaginal e o raspado de algumas condições cutâneas e, às vezes, uma cultura de fungos ou uma biópsia de pele. A inspeção cuidadosa da pele exige boa iluminação, estribos para mulheres e, por vezes, lentes de aumento simples.

Às vezes, o diagnóstico de doença cutânea na genitália é evidente, com sinais clássicos, como o aperganhamento da pele branca do líquen escleroso. No entanto, a morfologia típica da doença cutânea na pele seca, queratinizada, é modificada nas dobras da pele genital. As áreas intertriginosas são frequentemente um pouco avermelhadas normalmente, e a umidade, calor e fricção encobrem as escamas e a alteração da aparência das dermatoses. Para aquelas doenças que exibem anormalidades objetivas, a causa é quase sempre infecção, tumor ou inflamação não infecciosa que é muitas vezes imunomediada. Mesmo quando o diagnóstico exato não pode ser determinado pelo exame ou biópsia, a infecção e tumor podem ser excluídos por culturas e biópsias. As demais doenças são categorizadas pela descrição histológica (ver Apêndice) e correlacionadas com os achados físicos para gerar um diagnóstico diferencial. A doença cutânea mais visível que não é um tumor ou infecção é responsiva ao corticosteroide. Por vezes um diagnóstico definitivo não pode ser realizado, e quando condições prejudiciais e facilmente diagnosticadas forem excluídas, um teste terapêutico presuntivo é razoável e frequentemente benéfico.

O tratamento das doenças cutâneas é muitas vezes demorado, pois orientação cuidadosa e delicada do paciente geralmente é necessária, além da importância à atenção aos processos multifatoriais, como infecção secundária e dermatite de contato por irritante. Com exceção da radioterapia e da remoção cirúrgica de componentes proliferativos, a terapia de grande parte das doenças genitais é clínica, consistindo em medicamentos tópicos e orais autoadministrados. Existem vários procedimentos realizados no ambiente de consultório, no entanto, incluindo a terapia intralesional, crioterapia e a aplicação de quimioterapia tópica, como ácido tricloroacético ou dicloroacético, resina de podofilina ou cantaridina.

Procedimentos Diagnósticos

A maioria dos procedimentos diagnósticos para doenças anogenitais é realizada em um ambiente ambulatorial ou no leito hospitalar. Apenas olhos cuidadosos, um microscópio, lâminas e lamínulas de vidro, hidróxido de potássio (KOH) de 10 a 20% e salina normalmente são necessários. Embora esses procedimentos sejam fáceis e rápidos de realizar, a interpretação dos achados microscópicos necessita de experiência. Resultados inesperados ou baixa resposta à terapia devem ser acompanhados por culturas ou biópsias para corroborar os achados microscópicos. Os clínicos que assistem às mulheres com dermatoses vulvares ou dor vulvar devem investir em um espéculo estreito e reto de Pederson, que produz muito menos distensão do introito e menos dor na inserção do que o espéculo padrão de Graves com sua ponta bulbosa. No entanto, a visualização do colo uterino é mais difícil com o espéculo de Pederson. O uso de um espéculo permite a visualização das paredes vaginais e a amostragem de líquido vaginal para o exame microscópico e cultura.

Esfregaços Citológicos

Preparações Fúngicas

As preparações fúngicas são essenciais ao diagnóstico de algumas doenças anogenitais. Homens geralmente interpretam todo prurido anogenital como produzido por "coceira genital" ou infecção por *tinea*, enquanto as mulheres pressupõem que todo prurido vulvovaginal seja resultado de candidíase. A confirmação ou eliminação dessas condições é vital.

A solução de KOH 10 a 20% é um agente básico que dissolve a queratina das células epiteliais, permitindo a visualização mais evidente de esporos, hifas e pseudo-hifas fúngicas. A confiabilidade desse teste depende da escolha da lesão a ser examinada, dissolução adequada das células para que os elementos fúngicos sejam visualizados adequadamente e a experiência do examinador na distinção de elementos fúngicos de artefatos, como cabelos, fibras de tecido, membranas celulares e fragmentos de crostas.

Uma preparação fúngica de secreção vaginal é muito mais fácil de avaliar do que de escamas de pele, pois existem menos artefatos, e as células epiteliais escamosas da frágil mucosa dissolvem-se rapidamente. As secreções vaginais são coletadas

Procedimentos Diagnósticos e Terapêuticos

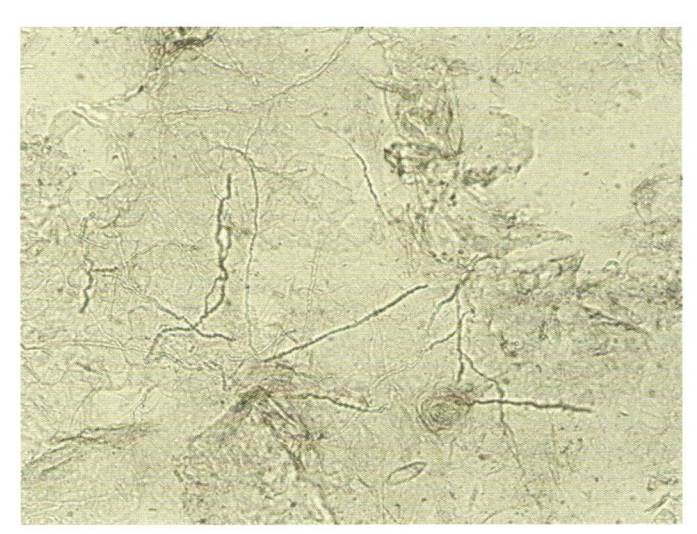

Fig. 4.1. A dermatofitose por *tinea cruris* revela a presença de hifas semelhantes ao observado na candidíase, mas observam-se leveduras com brotamento; as hifas são longas, ramificadas e atravessam as membranas celulares.

com um aplicador com ponta de algodão do material secretado remanescente da lâmina do espéculo retirado, de um conjunto de secreções dentro da vagina (evitando o óstio cervical) ou girando suavemente a ponta de algodão ao longo das paredes vaginais.

Os espécimes de pele que apresentam maior probabilidade para obtenção de fungos incluem a descamação periférica das placas de possível infecção por dermatófitos, o teto de pústulas e material branco, caseoso, produzido pelas leveduras suspeitas. Esses elementos são removidos por raspagem com a superfície arredondada de uma lâmina de bisturi número 15. Nas áreas úmidas da genitália, a amostra geralmente adere à lâmina de bisturi e pode ser removida na lâmina de vidro. A pele seca, sem pelos, pode ser umidificada com água para que o espécime umedecido fique aderido à lâmina até que o material seja espalhado na lâmina.

Uma vez que a amostra é aplicada à lâmina de vidro, uma gota de KOH é colocada sobre o material para dissolver a queratina de células e aumentar a visibilidade de elementos fúngicos. Uma lamínula é aplicada, e deve-se produzir pressão firme à lamínula com a parte posterior de uma unha ou uma borracha de lápis (para evitar colocar as impressões digitais sobre a lamínula), de modo a achatar e aumentar a dissolução da queratina. Embora as células epiteliais não queratinizadas nos esfregaços vaginais deteriorem rapidamente após a exposição ao KOH, a escama de pele queratinizada requer mais atenção para a dissolução de modo que os fungos em geral e as leveduras possam ser facilmente detectadas. O examinador pode utilizar o KOH misturado com dimetil sulfóxido para aumentar a dissolução ou pode simplesmente permitir um tempo de 10 a 15 minutos para que ocorra a desintegração das células pelo KOH. Além disso, o aquecimento leve da amostra sobre a chama de um fogareiro a álcool dissolve as células da pele queratinizada mais rapidamente.

Os elementos fúngicos são visualizados de forma mais adequada pela redução do condensador e diminuição da luz para aumentar o contraste entre os elementos fúngicos e as células epiteliais. Esporos, brotamentos e fragmentos de hifas aparecem refráteis e, às vezes, ligeiramente esverdeados, sendo que são muito menores do que os artefatos comuns, como cabelos e fibras. Os dermatófitos aparecem como hifas ramificadas, septadas, que cruzam as membranas celulares **(Fig. 4.1)**. *Candida* aparece como leveduras em brotamento com ou sem hifas ou pseudo-hifas ramificadas, não septadas **(Fig. 4.2A, B)**. Por vezes, as membranas celulares no processo de dissolução lembram as hifas ou pseudo-hifas **(Fig. 4.3)**. Quando isto é suspeitado, uma sutil pressão na lamínula diferencia entre hifas verdadeiras/pseudo-hifas e essas membranas celulares pela ruptura adicional das membranas celulares. As espécies específicas de dermatófitos não podem ser reconhecidas a partir do esfregaço, e espécies de *Candida* podem ser divididas apenas naquelas caracterizadas pela presença de hifas ou pseudo-hifas, assim como estruturas leveduriformes com brotamento (*C. albicans* ou *C. tropicalis*) e forma de leveduras que exibem apenas a levedura em brotamento (p. ex., *C. glabrata* ou *C. parapsilosis* entre muitas outras) **(Fig. 4.4)**. Uma cultura é necessária para confirmar as espécies nas raras ocasiões em que a identificação ao nível de espécie é necessária.

Gotículas de óleo e bolhas de ar podem ser confundidas às vezes com brotamentos de leveduras, mas a variabilidade

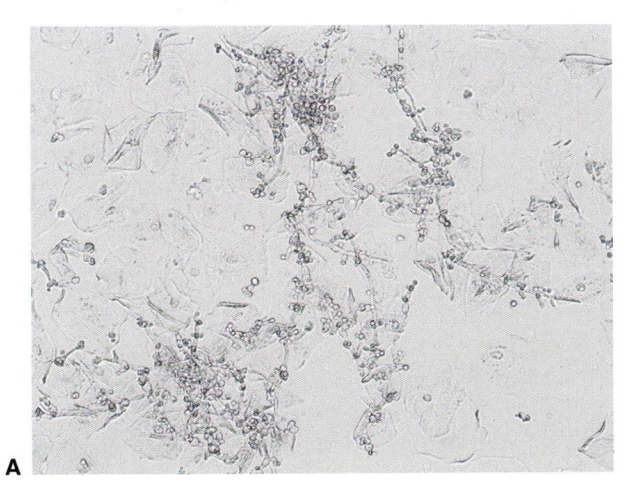

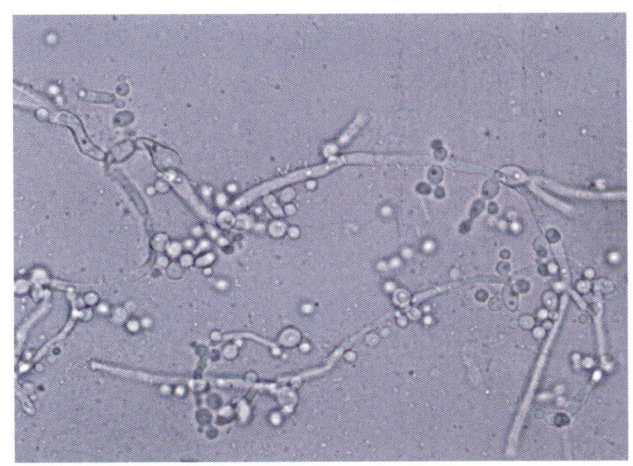

Fig. 4.2. A e B. As hifas e pseudo-hifas na dermatofitose e candidíase são praticamente indistinguíveis, mas, neste maior aumento, a levedura em brotamento frequentemente pode ser visualizada na candidíase.

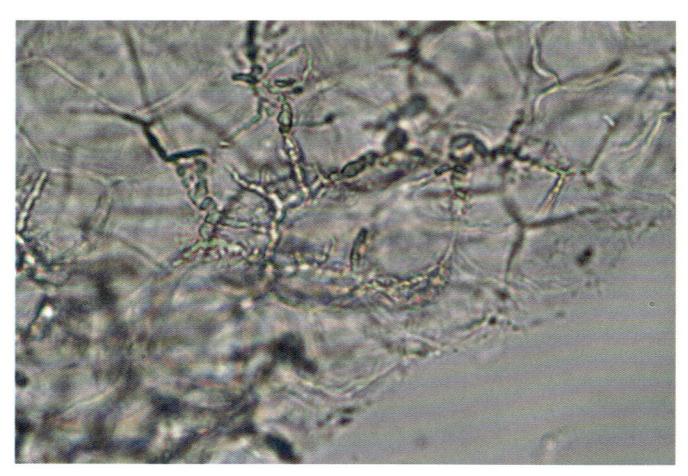

Fig. 4.3. As membranas celulares incompletamente dissolvidas podem mimetizar algumas vezes as hifas fúngicas e os brotamentos leveduriformes, como observado nesta imagem.

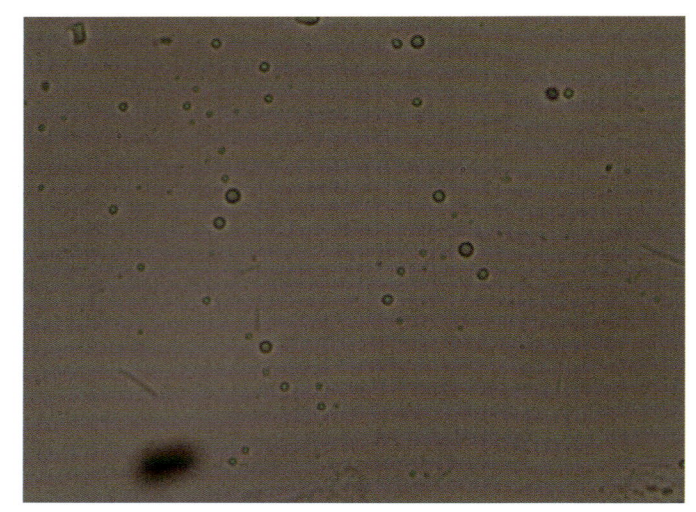

Fig. 4.5. Embora essas estruturas pequenas, arredondadas lembrem os brotamentos de leveduras, os tamanhos variáveis, a ausência de brotamento e a forma bem arredondada em vez de oval revelam que estes elementos são artefatos. Neste caso, observam-se bolhas de ar.

em tamanho e a forma muito arredondada distinguem esses artefatos de brotamentos de leveduras **(Fig. 4.5)**. A *tinea versicolor* (que ocorre incomumente na área genital) é um termo errôneo porque é uma levedura em vez de um dermatófito ou "*tinea*". Exibe hifas curtas, curvas e esporos/brotamentos ("espaguete e almôndegas") no exame microscópico.

Preparação "a Fresco" em Solução Salina *(ver também o Capítulo 15)*

A avaliação microscópica de secreções vaginais utilizando salina normal sob uma lamínula permite a avaliação da morfologia das células, a triagem da inflamação e o efeito do estrogênio, além da pesquisa bruta dos organismos colonizantes e infectantes. A informação a partir do exame de secreções vaginais é algumas vezes extremamente importante na avaliação da vulva e vagina, além do que registrar resultados em um retículo auxilia em assegurar que todos os aspectos da montagem a fresco sejam avaliados **(Tabela 4.1)**. As secreções são coletadas como descrito anteriormente para a avaliação de *Candida* sp. No entanto, as secreções são transferidas do aplicador com ponta de algodão pelo toque (se abundante) ou girando suavemente (se escasso) na lâmina de vidro. Deve-se ter cuidado para evitar a aplicação espessa das secreções, que interfere na visualização. Alguns médicos preferem a inserção do aplicador com ponta de algodão num tubo de ensaio e adicionam poucas gotas de salina para diluir as secreções e separar as células, visando avaliar melhor a morfologia. Esse autor testou ambos os métodos, mas observou que a avaliação dos leucócitos é problemática, quando as secreções vaginais são inicialmente diluídas. A proporção de leucócitos por célula epitelial, um método padrão de medida, é muito inferior com amostras diluídas em comparação a espécimes não diluídos.

Com o intuito de avaliar as secreções vaginais quanto à presença de anormalidades, o examinador deve estar atento aos achados normais além da ausência de leveduras, células *clue* (células-guia) e *Trichomonas* **(Fig. 4.6)**. As células epiteliais maduras liberadas de um epitélio vaginal rico em estrogênio aparecem como células grandes, frequentemente pregueadas,

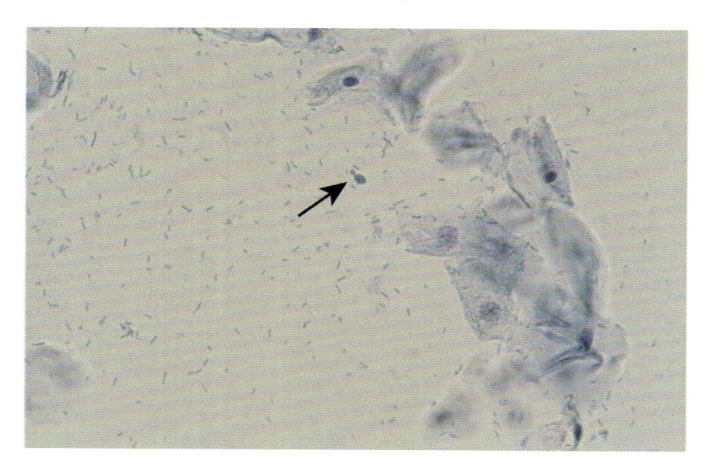

Fig. 4.4. A ausência de micélios nas preparações a fresco de *Candida* não *C. albicans* pode tornar este diagnóstico mais desafiador. Estas formas de leveduras exibem apenas leveduras em brotamento (*seta*).

Tabela 4.1
Diagnóstico de doença cutânea desconhecida

- Categorizar pela cor e outras alterações visíveis (p. ex., mancha vermelha, doenças brancas, pústulas) e ver os capítulos adequados neste livro para o diagnóstico diferencial. Na ausência de diagnóstico
- Realizar a microscopia indicada e/ou culturas. Na ausência de diagnóstico
- Biópsia. Na ausência de diagnóstico
  - Gerar o diagnóstico diferencial de acordo com o aspecto clínico
  - Correlacionar com a classificação histológica (ver Apêndice) para restringir o diagnóstico diferencial e formular a investigação adicional ou mesmo tratar presuntivamente

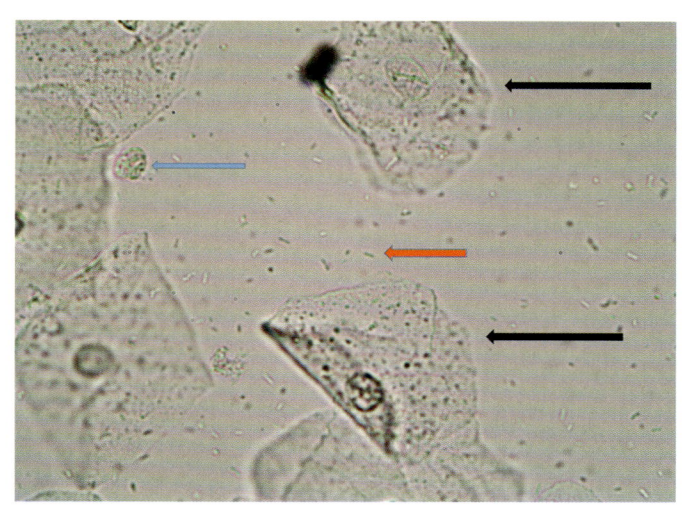

Fig. 4.6. Um exame direto a fresco normal em uma mulher na pré-menopausa é caracterizado por células epiteliais escamosas, achatadas e pregueadas (*setas pretas*), bastonetes de lactobacilos (*seta vermelha*) e menos de 1 leucócito por célula epitelial (*seta azul*).

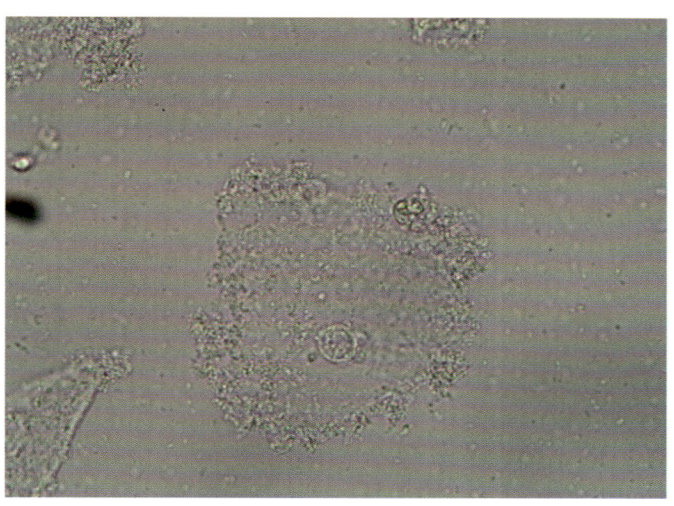

Fig. 4.8. As células *clue* (guia), patognomônicas de vaginose bacteriana, exibem não apenas a aparência de vidro fosco pela presença de bactérias na membrana celular, mas também bordas celulares mal definidas em decorrência da existência de bactérias aderentes suspensas.

poligonais, com citoplasma abundante, e núcleo pequeno e condensado. Um índice de maturação bruto pode ser realizado, no qual o grau de maturação de células epiteliais é estimado. As células epiteliais imaturas ou células parabasais são muito menores e mais arredondadas do que as células maduras, com núcleos proporcionalmente maiores **(Fig. 4.7)**. Essas células menos maduras são observadas em várias condições e servem como marcador de epitélio vaginal deficiente em estrogênio, atrófico, com erosões no interior do epitélio e pele inflamada rapidamente proliferativa. As células *clue* são anormalidades distintas de células epiteliais que são patognomônicas para vaginose bacteriana. Essas células *clue* ocorrem quando as bactérias não

Lactobacillus aderem às células epiteliais e escondem as bordas nítidas das células de modo que as bordas apareçam irregulares, e o citoplasma apareça granuloso **(Fig. 4.8)**.

Embora muitos organismos diferentes façam parte da microbiota normal da vagina, os lactobacilos são as bactérias mais comuns vistas na preparação em salina em secreções vaginais normais de uma mulher com níveis normais de estrogênio. Aparecem como bacilos de comprimento variável. Ocasionalmente, os lactobacilos ligam-se entre si de uma extremidade à outra, para formar filamentos bem longos, inicialmente considerados uma representação do *Leptothrix* **(Fig. 4.9)**. Esses filamentos são algumas vezes confundidos com as hifas de *C. albicans* ou *C. tropicalis*. No entanto, os filamentos de lactobacilos são mais delicados e menores em calibre do

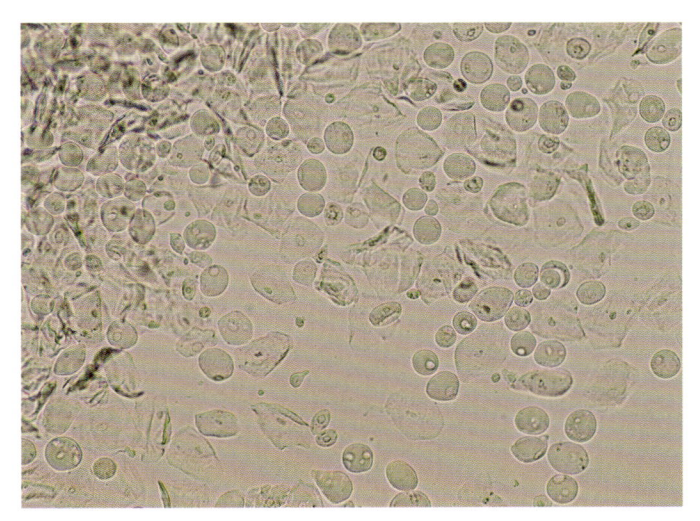

Fig. 4.7. Este exame direto a fresco mostra uma proporção grande de células escamosas que são arredondadas/esféricas, denominadas células parabasais. Representam células epiteliais que não sofreram maturação em células escamosas achatadas e ocorrem em condições de deficiência de estrogênio, erosões e inflamação intensa. A ausência de lactobacilos e o aumento de células inflamatórias sugerem o diagnóstico de atrofia vaginal.

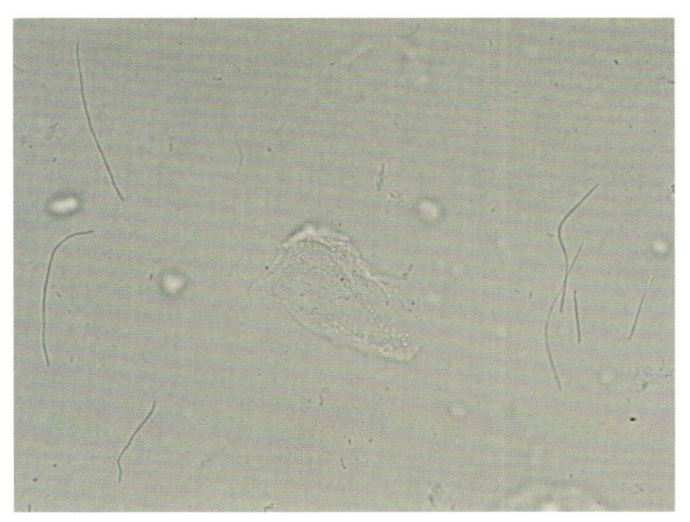

Fig. 4.9. Algumas vezes confundidos com hifas/pseudo-hifas, os lactobacilos alongados em uma preparação a fresco podem representar vaginose por lactobacilos ou podem indicar um achado normal. Esses filamentos são estruturas não ramificadas e muito menores em calibre do que os micélios de leveduras.

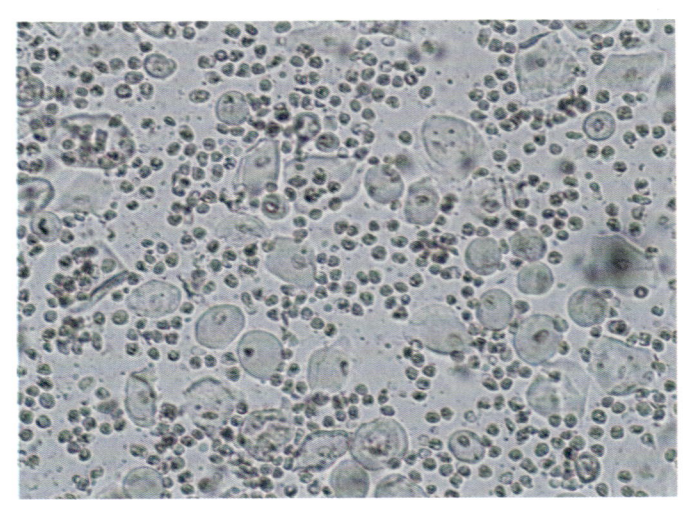

Fig. 4.10. Células parabasais na presença de células inflamatórias podem ser visualizadas com doenças cutâneas erosivas, incluindo o líquen plano, vaginite atrófica e com inflamação evidente que aumenta a renovação epitelial. O diagnóstico correto é realizado pela correlação com o quadro, acompanhando a doença da mucosa e, por vezes, a investigação de infecção.

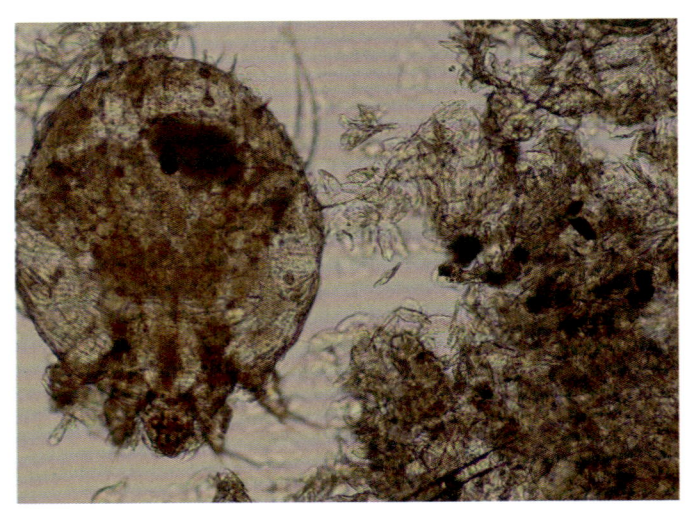

Fig. 4.11. Um raspado de pele para escabiose pode levar à detecção do próprio ácaro, que é quase impossível de ignorar. No entanto, glóbulos castanhos de fezes (cíbalos) vistos aqui também são patognomônicos, como os ovos.

que as leveduras, e esses componentes não são ramificados, quando comparados às hifas e pseudo-hifas de *C. albicans*.

Outros parâmetros que podem ser examinados a partir de uma preparação em salina são o número e os tipos de leucócitos. Os leucócitos estão regularmente presentes, normalmente numa razão de 1:1 com as células epiteliais. A inflamação, que pode ser produzida por infecção com *Trichomonas*, uma vagina atrófica superinfectada ou irritada, dermatoses vaginais erosivas ou vaginite inflamatória descamativa, é caracterizada por aumento nos leucócitos **(Fig. 4.10)**. O aumento nos leucócitos geralmente é diferenciado pelo aumento de neutrófilos e por linfócitos. As implicações dessa alteração não são conhecidas. Alguns médicos acreditam que as infecções bacterianas (excluindo a vaginose bacteriana) são mais propensas a serem caracterizadas por inflamação neutrofílica, enquanto as dermatoses não infectadas, inflamadas, como o líquen plano, têm maiores chances de resultar num influxo de linfócitos. Este autor notou que a maior parte da inflamação vaginal de ambas as causas é caracterizada por neutrófilos, mas tanto os neutrófilos e linfócitos podem ser visualizados com causas infecciosas ou não infecciosas de inflamação.

Exame Microscópico para Infestações Parasitárias

As três infestações que produzem sintomas anogenitais evidentes são a escabiose, verminoses e piolhos púbicos. O piolho e as lêndeas podem ser visualizados de modo cuidadoso a olho nu ou com lupas simples mencionadas anteriormente, embora o exame do pelo com lêndeas forneça uma imagem mais evidente.

Os aspectos mais importantes de uma preparação na suspeita de escabiose para que possa ser diagnosticada seriam a seleção de um túnel e a remoção agressiva da epiderme superior sobreposta. A confirmação microscópica da escabiose é muitas vezes difícil e requer prática. O paciente com escabiose geralmente apresenta poucos ácaros apesar da erupção cutânea generalizada; a maioria resulta da resposta imunológica ao ácaro e em decorrência de inflamação produzida por prurido e fricção. Um alvo apropriado para a coleta da amostra é uma pápula edematosa, oval, sem escoriações. Geralmente, mesmo aqueles pacientes com escabiose genital apresentam sítios mais acessíveis e apropriados entre os dedos ou na porção ventral dos pulsos. Os nódulos da escabiose comuns no pênis não são as lesões mais adequadas para seleção da amostra. Uma camada fina de epiderme é raspada com uma lâmina de bisturi de número 15, e o espécime de pele é colocado horizontalmente sobre uma lâmina de vidro. Uma gota de salina normal ou imersão em óleo é aplicada ao material, e uma lamínula é afixada. A presença de ovos, fezes (cíbalos) ou o próprio ácaro é evidência definitiva de infestação **(Fig. 4.11)**. O ácaro, se presente, não é sutil e é raramente perdido. Ovos são regulares, lisos e consideravelmente grandes, de modo que também são identificados normalmente sem dificuldade. Os cíbalos, porém, são glóbulos regulares, agrupados, pequenos, castanho-dourados que necessitam de alguma experiência para serem identificados com confiança. Um raspado negativo não elimina a escabiose como diagnóstico; algumas vezes a biópsia acrescenta informação na ausência do raspado positivo, tanto pela identificação do ácaro quanto pela presença de eosinófilos, sugerindo um parasita.

O prurido perianal noturno sugere infestação por vermes, principalmente em crianças. Antes de o paciente levantar de manhã, a pele perianal é esticada para everter a mucosa distal suavemente. O lado viscoso ou adesivo da fita de celofane é aplicado ao ânus para afixar os ovos depositados durante a noite. A fita é, então, colada a uma lâmina de vidro e é examinada por microscópio com baixa luz. Vários ovos monomórficos são, de modo geral, facilmente identificados, quando os vermes estão presentes.

Preparação de Tzanck

Quando realizado por examinadores experientes, o esfregaço de Tzanck pode confirmar a presença de uma bolha ou vesícula herpética, mas não pode distinguir entre vírus herpes *simplex* e vírus varicela-zóster (herpes zóster e catapora). Alguns médicos com muita prática podem detectar presuntivamente anormalidades consistentes com pênfigo vulgar com esse teste. A base de uma erosão deixada por uma bolha sem cobertura é raspada com uma lâmina de bisturi nº 15, além do material na lâmina transferido para uma lâmina de vidro. A coloração de Giemsa ou de Papanicolaou é empregada para revelar características nucleares das células. Uma preparação de Tzanck da base de uma bolha por herpes revela a presença de inclusões intracitoplasmáticas e células epiteliais multinucleadas, extremamente grandes. No entanto, a interpretação correta dos esfregaços de Tzanck necessita de experiência e resulta ainda de dermatologistas treinados que podem exibir baixa reprodutibilidade intraobservador e interobservador. No geral, esse teste deve ser confirmado pela identificação viral direta (teste de anticorpos imunofluorescentes, hibridização *in situ* ou técnica de reação em cadeia da polimerase), cultura (embora falsos negativos ocorram em aproximadamente 50% dos casos) ou biópsia (sensível e rápida, mas que também não diferencia o vírus herpes *simplex* do vírus varicela-zóster), se houver qualquer questão quanto ao diagnóstico correto.

Coloração de Gram

Ao tratar a doença genital, a maioria dos clínicos não utiliza a coloração de Gram para secreções vaginais ou pele acometida por outras doenças comuns, pois uma cultura geralmente é necessária para a identificação e sensibilidade dos patógenos genitais.

Culturas

As culturas para bactérias e leveduras são investigações laboratoriais que são ocasionalmente essenciais e que apresentam bom custo-benefício no diagnóstico de sintomas genitais. O uso mais comum de uma cultura nessa área da medicina é a cultura fúngica para leveduras. Isto é utilizado para vaginite, quando a levedura suspeita não é identificada na preparação com KOH ou quando a candidíase não é responsiva à terapia. Também é importante quando a dermatite associada ao intertrigo, rubor e maceração de dobras cutâneas, com a presença de levedura clínica, não é responsiva à terapia antifúngica. Em tempos de *Staphylococcus aureus* resistente à meticilina, as culturas de foliculite, a suspeita de doença estreptocócica perianal e, principalmente, furunculose são indicadas para direcionar a terapia apropriada com antibióticos.

Estudos Moleculares

As sondas de ácidos nucleicos são as modalidades acuradas, mais recentes para o diagnóstico de infecção (1). Utilizadas principalmente para a identificação de infecção pelo vírus herpes *simplex*, a técnica empregando a reação em cadeia da polimerase algumas vezes requer vários dias para o resultado, mas é muito mais precisa do que a cultura para herpes. As sondas de ácidos nucleicos empregadas em testes rápidos realizados à beira do leito ou próximas ao paciente, em painéis para vaginite, geram resultados em menos de 1 hora, mas não substituem um exame a fresco, que oferece informação adicional da presença de células *clue* (guia), células inflamatórias e células parabasais.

O teste molecular para organismos tornou-se uma ferramenta extraordinariamente comum para o diagnóstico de vaginite em decorrência de sua simplicidade. Um simples *swab* da base de uma erosão causada possivelmente por infecção pelo vírus herpes *simplex* ou vírus varicela-zóster pode produzir uma resposta definitiva e confiável; os *swabs* cervicais para *Chlamydia* ou gonorreia; um *swab* de uma úlcera por sífilis, cancroide e linfogranuloma venéreo; *swab* de secreções vaginais para *Trichomonas*; e *swabs* de pele para detecção e tipagem do papilomavírus humano (HPV) são testes adicionais que estão disponíveis. Os painéis para vaginite avaliam múltiplas espécies de *Candida* e vários organismos característicos de vaginose bacteriana. Embora o custo da PCR tenha diminuído consideravelmente nos últimos 15 anos, esses painéis podem ser muito caros e, geralmente, obtêm informação menos útil do que o exame direto a fresco e a cultura de fungos, com exceção para o exame de *Trichomonas*. A presença de organismos característicos de vaginose bacteriana não constitui um diagnóstico dessa doença, que requer a detecção de células *clue*, ausência de lactobacilos, teste de whiff positivo e pH relativamente alto.

Dermatoscopia

A dermatoscopia é o método mais moderno para avaliar a epiderme e a derme superior com um dermatoscópio, uma nova forma de lupa manual que, quando em contato com a pele, revela estruturas invisíveis de outra forma. A dermatoscopia é útil principalmente para a avaliação de lesões pigmentadas, às vezes, evitando a necessidade de uma biópsia (2,3). A dermatoscopia também pode ser útil no diagnóstico de escabiose e pode auxiliar na identificação de pediculose pubiana, embora este organismo também possa ser visualizado com uma lente de aumento simples. A dermatoscopia pode confirmar também um diagnóstico de molusco contagioso, em condição ocasional, num paciente sem lesões patognomônicas. Embora essa forma de exame esteja se tornando mais comum e existam relatos de seu uso na dermatologia genital, o examinador deve colocar seu rosto a uma distância de 2 a 3 polegadas (5,08 a 7,62 cm) da superfície da pele. Esta dificuldade e a necessidade de uma barreira entre o dermatoscópio e a pele genital limitam a dermatoscopia para a maioria dos profissionais em relação a uma lesão pigmentada pontual preocupante.

Biópsias da Pele Genital

As condições inflamatórias, infecciosas e neoplásicas podem ser clinicamente semelhantes ou podem exibir morfologia inespecífica. Portanto, a avaliação histológica de uma biópsia da pele pode ser indicada com o intuito de permitir um diagnóstico definitivo. Uma biópsia de pele não é um teste laboratorial objetivo, mas, em vez disso, consiste no exame da pele por outro médico e fornece uma opinião sobre as alterações histológicas que podem ou não levar a um diagnóstico. O profissional que realiza a biópsia pode maximizar as chances de obter uma informação útil (Tabela 4.2).

Visto que a pele e a mucosa são relativamente superficiais, a obtenção de um espécime para avaliação é simples, rápida,

Tabela 4.2
Dicas para biópsia genital

- Esclarecer ao paciente com antecedência que a biópsia pode não fornecer um diagnóstico definitivo, mas oferecerá mais informação e excluirá malignidades
- Para pacientes atemorizados para a realização do exame, oferecer anestesia tópica antes da anestesia local definitiva
- Anestesiar com lidocaína a 1% com adrenalina e depois aguardar 10 minutos para que a adrenalina produza vasoconstrição, minimizando a hemorragia, principalmente nas biópsias por *punch*
- Apenas anormalidades visíveis na biópsia
- Evitar a linha mediana, quando possível
- Utilizar a biópsia por *punch* para tumores, lesões pigmentadas ou pele firme
- Considerar uma biópsia por *shaving* (saucerização) para dermatoses superficiais, vesículas ou erosões
- Enviar os espécimes de biópsia cutânea a um dermatopatologista
- Listar um diagnóstico diferencial na requisição da patologia
- Utilizar a classificação histológica da ISSVD para interpretar resultados de biópsia descritivas, não diagnósticas

segura e relativamente indolor quando feita adequadamente. No entanto, as dermatoses inflamatórias que apresentam morfologia inespecífica num paciente são propensas a exibir histologia inespecífica na biópsia. A compreensão da classificação histológica de dermatoses como determinada pela International Society for the Study of Vulvovaginal Disease permite ao médico formular um diagnóstico diferencial na ausência de um diagnóstico histológico definitivo (ver Apêndice). Por exemplo, o médico pode mencionar as possibilidades diagnósticas quando o laudo da patologia não pode afirmar um diagnóstico definitivo, mas, em vez disso, descreve o quadro histológico como "liquenoide". O Apêndice lista o líquen plano e o líquen escleroso como as possibilidades primárias.

Local da Biópsia

A utilidade de uma biópsia de pele depende em parte da seleção das áreas corretas para a coleta da amostra. A escolha do sítio depende da doença para a qual uma biópsia é realizada.

Uma erosão ou úlcera é adequadamente biopsiada na borda da lesão; a ausência de epitélio torna o diagnóstico definitivo em muitas doenças cutâneas impossível. Do mesmo modo, uma condição com vesículas deve incluir a borda da bolha ou vesícula e se uma pequena vesícula estiver presente, esta pode ser removida em sua totalidade. Ao se biopsiar um tumor deve-se escolher uma área espessada, e, algumas vezes, várias biópsias podem ser necessárias. Geralmente, a biópsia de uma pápula ou placa deve incluir somente a pele envolvida. As lesões antigas e em cicatrização, normalmente, são escolhas de sítios inadequados.

As biópsias não são úteis quando não existem alterações cutâneas. Por exemplo, um paciente com dor, mas sem anormalidades visíveis, não se beneficia de uma biópsia. Isto inclui o eritema discreto frequentemente presente no vestíbulo de uma mulher ou o escroto de alguns homens; quando há uma dúvida; uma biópsia pode ser realizada para avaliar a presença de inflamação objetiva, mas esteja ciente de que uma biópsia de pele normal muitas vezes produz uma descrição histológica de inflamação perivascular crônica inespecífica branda com acantose e hiperqueratose. Portanto, a inflamação discreta numa biópsia não deve ser confundida com doença clínica.

Quando possível, evite a linha mediana e as dobras cutâneas. Estas áreas não cicatrizam bem.

Geralmente, múltiplas biópsias são apenas necessárias, se as lesões apresentarem diferentes morfologias. No entanto, no caso de uma malignidade, várias biópsias podem ser úteis em determinar a medida mais adequada da espessura do tumor.

Anestesia

Independentemente da técnica de biópsia cutânea, anestesia local é indicada. Isto pode ser obtido rapidamente pela infiltração da pele sob o sítio da biópsia com 0,5 a 1,0 mL de lidocaína a 1% com adrenalina, utilizando uma agulha de calibre 30. A adrenalina produz vasoconstrição em aproximadamente 10 minutos e auxilia na prevenção de hemorragia e equimose nessa área do tecido conjuntivo frouxo. A adrenalina deve ser evitada em injeções mais profundas, como os bloqueios na haste peniana, para prevenir a isquemia, mas a anestesia superficial que inclui a adrenalina em biópsias cutâneas é bem tolerada.

Pacientes que são principalmente ansiosos podem ser pré-tratados com um anestésico tópico potente de nova geração, incluindo o creme de lidocaína a 2,5%/prilocaína a 2,5% ou lidocaína a 4%. Uma camada muito espessa de creme aplicada à pele genital e membranas mucosas modificadas por 20 a 30 minutos promove a anestesia parcial da pele. Se o paciente for agendado para uma biópsia, o anestésico aplicado no paciente a cada 15 minutos por aproximadamente 2 horas antes do procedimento é mais eficaz (Lynnette Margesson, MD, comunicação pessoal). Esses agentes não devem ser inseridos na vagina por causa do risco aumentado de absorção.

Técnicas de Biópsia

A pele da genitália externa e da área perianal pode ser coletada para a obtenção de amostra por meio de uma biópsia por *punch*, biópsia por *shaving* (saucerização), excisão com tesoura ou pinça destinada à biópsia do colo uterino. Outra técnica útil é a modificação da biópsia por *shaving* (saucerização) com o uso de uma cureta afiada.

A escolha da técnica depende das doenças sendo consideradas e a localização. Embora alguns médicos utilizem essas pinças de biópsia para a vulva, isto não será discutido aqui, pois esse método tende a esmagar o tecido, que interfere na interpretação, e a amostra é muitas vezes maior do que necessária. As técnicas de biópsia por *punch* e saucerização permitem a amostragem mais precisa e um espécime menor sem o artefato de esmagamento.

A biópsia por *punch* permite a obtenção de amostras em todos os níveis da pele; o epitélio, a derme e o tecido adiposo

Procedimentos Diagnósticos e Terapêuticos

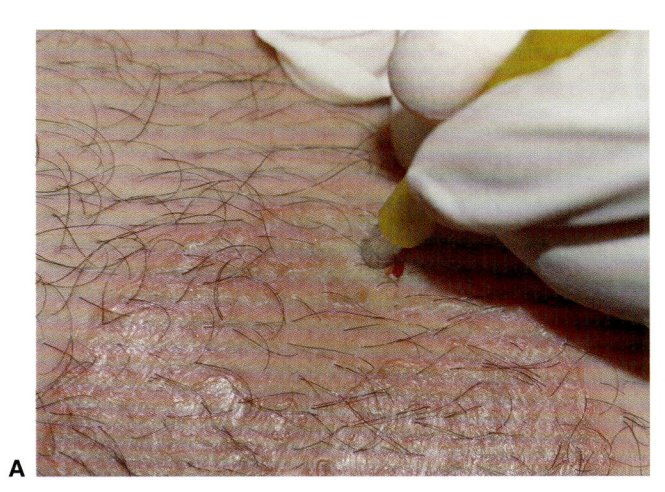

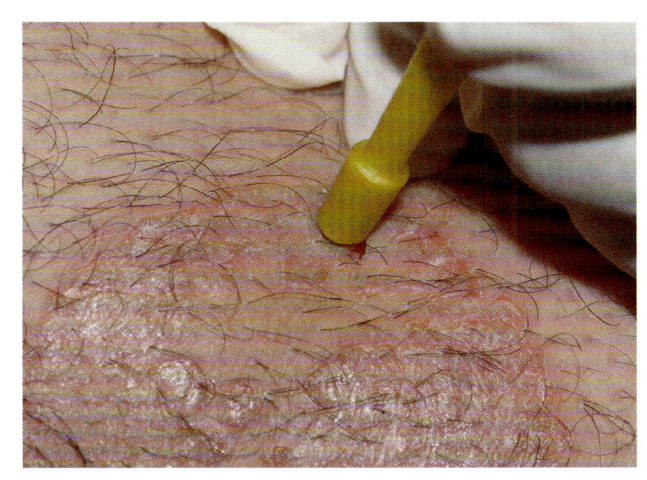

Fig. 4.12. A e B. Uma biópsia por *punch* produz um bom espécime na pele mais espessa e é obtida girando-se o *punch* até o centro.

subcutâneo. As lesões pigmentadas, as lesões enduradas e os casos de suspeita de neoplasias podem ser investigados por uma biópsia por *punch,* porque a base da lesão pode ser essencial no diagnóstico e avaliação do prognóstico do tumor. Pequenas lesões podem ser completamente removidas com um *punch* maior em diâmetro do que a lesão. Um instrumento de *punch* é uma lâmina cilíndrica (geralmente 3 a 5 mm) que é aplicada aos tecidos anestesiados e, tanto um movimento rotatório e a pressão leve para baixo, corta a epiderme e alcança o tecido adiposo, até o centro do *punch* **(Fig. 4.12A, B)**. Frequentemente, a amostra de biópsia permanece fixada à base e deve-se ter cuidado para não esmagar o tecido, quando este é elevado, e a base é cortada. O tecido retido pode ser preso e elevado com uma agulha, em vez de comprimido com uma pinça, enquanto uma pinça de íris curva apontada em direção à base do defeito separa o espécime na base **(Fig. 4.13)**. Muitos médicos fecham os sítios de biópsia por *punch* com sutura, enquanto outros deixam pequenos defeitos abertos. O material de sutura utilizado é dependente da localização e do tamanho da lesão. Geralmente, a pele queratinizada,

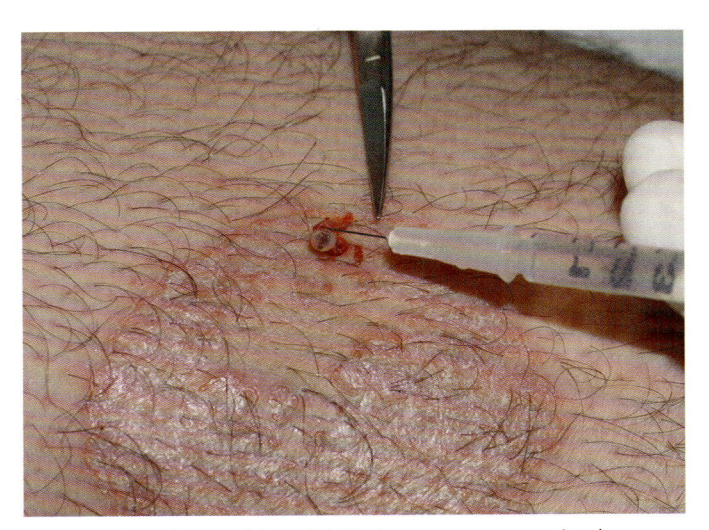

Fig. 4.13. Quando o espécime de biópsia permanece preso à pele na base, o espécime pode ser estabilizado com agulha em vez de esmagado com a pinça, e, então, a base é cortada com a tesoura de íris curva.

clinicamente sem pelo é fechada com uma sutura não absorvível claramente rígida, como o *nylon*. No entanto, a mucosa úmida e a membrana mucosa modificada podem ser fechadas com suturas absorvíveis mais confortáveis, macias, como o ácido poliglicólico. A sutura não absorvível, macia, tal como a seda, que requer remoção também pode ser utilizada. No entanto, o entrelaçamento da seda predispõe a infecções bacterianas, e as suturas não absorvíveis requerem uma visita de retorno para a remoção.

Uma biópsia por *shaving* (saucerização), que é mais superficial do que o *punch* de espessura total, pode ser utilizada com as dermatoses superficiais, incluindo o líquen escleroso e o líquen plano. Também é utilizado quando bolhas frágeis ou uma margem ou uma erosão seriam traumatizadas pelo movimento rotatório do procedimento de biópsia por *punch*. A excisão por *shaving* também é utilizada para a remoção de uma lesão exofítica benigna, como um pólipo cutâneo, verruga ou queratose seborreica. A biópsia por *shaving* mostra a vantagem de produzir um sítio de biópsia mais superficial, que sangra menos, cura mais rapidamente e não tem necessidade de suturas. A desvantagem é que alguma experiência é necessária para assegurar uma amostra de profundidade adequada; se apenas o epitélio for obtido, o diagnóstico geralmente pode não ser conclusivo.

A biópsia por *shaving* tradicional é realizada com uma lâmina de bisturi de número 15 ou uma lâmina dupla afiada **(Fig. 4.14)**. A pele é comprimida em um montículo tenso, e, em seguida, uma amostra é obtida adequadamente, mas não se aprofunda além da derme; a ferida não se abre e não requer a sutura, enquanto a cicatriz é minimizada. Cloreto de alumínio, cloreto férrico ou subsulfato férrico é aplicado à base do sítio de biópsia em saucerização como um agente de cauterização química, para produzir menos dano tecidual do que o eletrocautério ou o nitrato de prata.

Uma biópsia por *shaving* é difícil de realizar em pele muito fina, frágil e escorregadia da porção sem pelo da vulva ou a da glande não circuncisada ou a porção interna do prepúcio. Existem duas modificações do instrumento de saucerização que o torna mais conveniente. A remoção do tecido com tesoura de íris curva é a variação de uma biópsia por *shaving,* que é útil nessas superfícies. Para evitar a lesão por esmagamento com

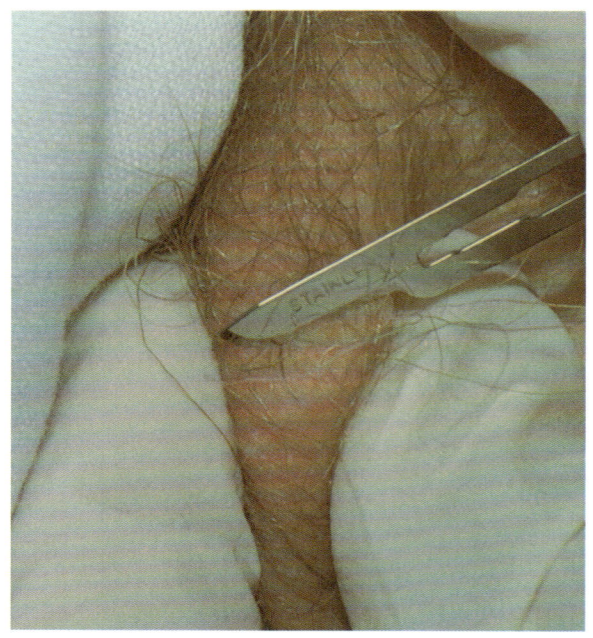

Fig. 4.14. Uma biópsia por *shaving* tradicional é realizada principalmente na pele seca, queratinizada, que pode ser presa e delicadamente comprimida com os dedos na dobra esticada da pele.

pinça a essa pele frágil, qualquer sutura com fio 5-0 ou 6-0 é colocada pela pele lesional **(Fig. 4.15)**. A pele é então elevada pela sutura, e a pele agora exofítica é seccionada para fora com a tesoura de íris curva **(Fig. 4.16)**. Outra técnica para uma biópsia por *shave* é a obtenção de amostra com uma cureta afiada descartável. Uma cureta de número 3 é de tamanho útil para a maioria dos processos. A pele é esticada e estabilizada e em seguida, a cureta é utilizada para retirar um pedaço de pele **(Fig. 4.17A, B)**.

Uma biópsia vaginal pode ser mais desafiadora. A vagina distal pode algumas vezes ser biopsiada por uma biópsia por *punch* na mesma maneira como a genitália externa, principalmente quando a porção vaginal anterior ou posterior é exteriorizada em razão de uma cistocele ou uma retocele.

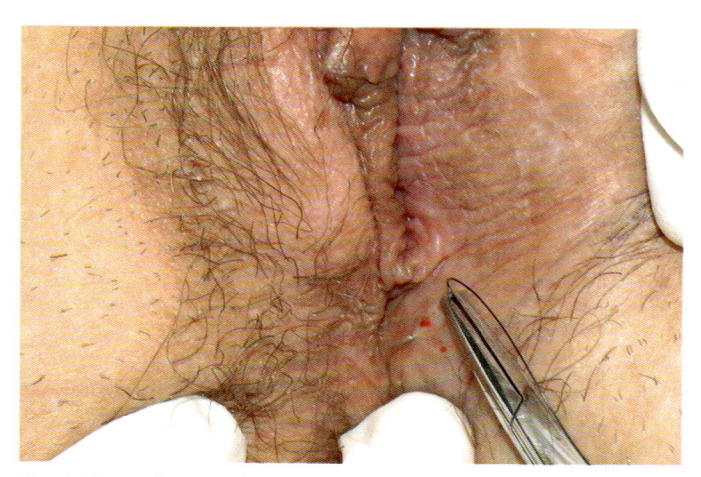

Fig. 4.15. A pele muito fina pode ser difícil de segurar na biópsia por *shaving*, de modo que a estabilização da pele com uma sutura evita o esmagamento do tecido ao prendê-lo com a pinça.

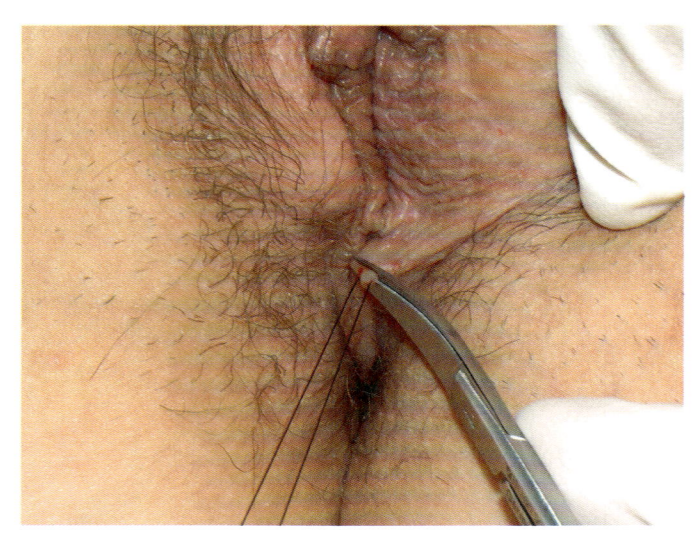

Fig. 4.16. A pele é então coberta com a sutura, e as tesouras de íris curvas são capazes de cortar o local exato e a profundidade desejada.

Mas frequentemente, as paredes vaginais não são facilmente acessíveis. Para a maioria das biópsias vaginais, as pinças para biópsia cervical são necessárias. A vagina é submetida à anestesia, geralmente necessitando alcançar a vagina proximal. Depois, as pinças de biópsia são utilizadas. Isto pode ser fácil, mas a pinça de biópsia pode deslizar das paredes vaginais, que geralmente são anguladas paralelamente à pinça. Quando necessário, os ganchos de pele ou um tenáculo podem ser utilizados para estabilizar a parede vaginal, prevenindo o seu afastamento.

Em processos com possibilidade de extensão até os tecidos subcutâneos, como em casos com suspeita de vasculite de grandes vasos, fascite necrotizante ou paniculite (inflamação do tecido adiposo), a biópsia incisional profunda ou a exploração cirúrgica é indicada.

Exame com Ácido Acético

A aplicação de ácido acético a 5% (vinagre branco) produz o branqueamento de qualquer epitélio espesso ou hiperqueratótico. Essa técnica foi originalmente utilizada para permitir a identificação inaparente pelo HPV e possibilitar o tratamento precoce e completo **(Fig. 4.18)**. No entanto, ocorre o clareamento de todas as condições epiteliais hiperqueratóticas ou inflamatórias em resposta à aplicação de ácido acético, dessa maneira tornando esse material um achado inespecífico, e mulheres normais exibem acetobranqueamento vulvar após aplicação prolongada do ácido acético **(Fig. 4.19)**. (2). A aplicação de ácido acético produz ardência, e muitos clínicos acreditam que esse teste com solução de ácido acético não deve ser realizado por causa de sua baixa especificidade. A inspeção visual isolada é precisa na avaliação de infecção clínica pelo HPV, e o valor da identificação e do tratamento de infecção subclínica não foi demonstrado. Ao avaliar a extensão das lesões intraepiteliais escamosas de alto grau ou neoplasia intraepitelial diferenciada, o acetobranqueamento é muito sensível, mas com baixa especificidade. Claramente, as alterações acetobrancas devem ser caracterizadas posteriormente pela biópsia, e muitos, se não a maioria dos

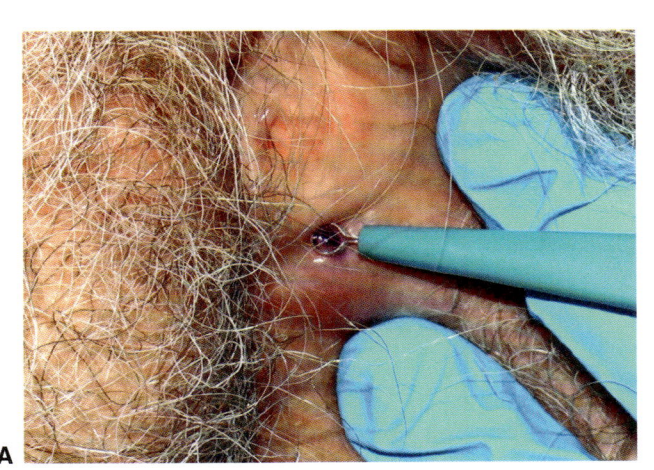

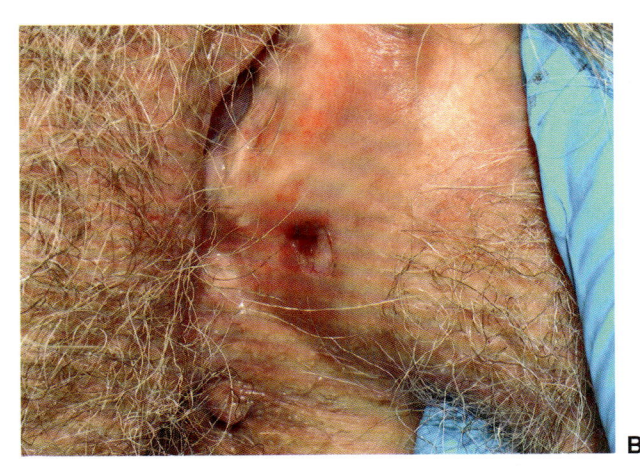

Fig. 4.17. A e B. Um método alternativo de obtenção de uma biópsia por *shaving* que inclui a epiderme e parte da derme é o uso de uma cureta afiada, descartável de 3 mm. Isto também evita um artefato por compressão com a pinça.

especialistas na avaliação da vulva, não utilizam os exames com o ácido acético.

Exame com Lâmpada de Wood

A luz de Wood é um aparelho manual que contém um filtro que bloqueia toda luz ultravioleta de baixa intensidade, com exceção de uma banda de luz entre 320 e 400 nm. A luz de Wood era inicialmente utilizada na detecção de infecções fúngicas do couro cabeludo, mas agora é muito mais útil para a identificação de outras condições. Este é apenas um procedimento ocasionalmente útil para o médico ginecologista ou urologista, com eritrasma sendo a utilidade principal. No entanto, o exame com luz de Wood da *tinea corporis*, *tinea versicolor* e distúrbios epidérmicos de pigmentação é ocasionalmente útil.

O eritrasma, uma infecção intertriginosa, causada por *Corynebacterium minutissimum*, produz fluorescência vermelho-coral brilhante. Essa fluorescência é resultante de uma porfirina solúvel em água, e essa fluorescência pode ser negativa, se a área for recentemente lavada.

Fungos dermatófitos incomuns, como *Microsporum audouinii*, *M. canis* e *Trichophyton schoenleinii*, produzem fluorescência verde-azulada, embora a maioria das infecções fúngicas superficiais não apresente fluorescência, de modo que a ausência de fluorescência seja comum na *tinea cruris*.

A pitiríase versicolor ou *tinea* versicolor, que caracteristicamente apresenta tanto manchas descamativas hipopigmentadas ou hiperpigmentadas no tronco, pode ser visualizada ocasionalmente no abdome e coxas. A lâmpada de Wood

Fig. 4.18. A aplicação de ácido acético a 5% acentua as lesões achatadas, hiperqueratóticas, como as verrugas visualizadas aqui ou as lesões intraepiteliais escamosas de alto grau.

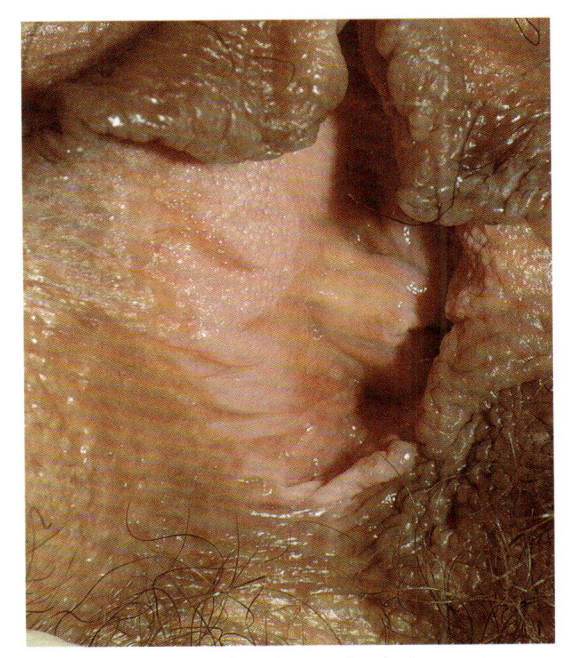

Fig. 4.19. Infelizmente, o ácido acético aplicado às membranas mucosas modificadas normais a fresco ou às membranas mucosas torna qualquer pele branca, mesmo na ausência de verrugas hiperqueratóticas ou HSIL.

acentua as lesões e fluorescência verde pálida também é algumas vezes evidente.

A localização do pigmento melanina é facilitada pelo exame com lâmpada de Wood. A melanina na epiderme absorve luz ultravioleta de onda longa, de forma que a pigmentação da epiderme fica acentuada, enquanto o pigmento da derme é relativamente inaparente. Na hiperpigmentação pós-inflamatória, a localização da melanina abaixo da epiderme e nos melanófagos resulta em contraste de pouca cor com pele circundante. No entanto, o pigmento na epiderme que ocorre no melanoma, na hiperpigmentação fisiológica e no lentigo é acentuado. Além disso, a despigmentação do vitiligo é acentuada pela perda de melanina na epiderme, enquanto os processos hipopigmentados, como a hipopigmentação pós-inflamatória, apresentam pouco contraste com a pele circundante.

Infelizmente, corpos estranhos comuns, como fiapos e alguns medicamentos tópicos, fluorescem, de maneira que a simples presença de fluorescência seja inútil. Apenas quando um padrão característico de fluorescência está correlacionado com o aspecto clínico de uma doença, o teste é considerado útil.

Procedimentos Terapêuticos

Ao contrário dos procedimentos diagnósticos à beira do leito, que necessitam de experiência para interpretar, os procedimentos terapêuticos comuns no consultório geralmente são simples e seguros nas mãos de generalistas cuidadosos. A administração de corticosteroide intralesional e a crioterapia cuidadosa pertencem ao domínio dos profissionais de assistência à saúde.

Crioterapia

A crioterapia consiste na destruição de tecidos pelo congelamento. A cristalização de líquido intracelular e subsequente descongelamento resultam em morte celular. O congelamento rápido e o descongelamento lento maximizam a destruição. Os melanócitos são as células mais sensíveis na pele às baixas temperaturas*, seguidas pelos queratinócitos e, finalmente, fibroblastos. Como resultado, a hipopigmentação pode ser uma consequência permanente da crioterapia intensa, embora a hiperpigmentação pós-tratamento algumas vezes ocorra, mas geralmente seja transitória. A crioterapia é geralmente considerada simples, segura e eficaz, mesmo quando realizada por médicos inexperientes, mas a duração variável do congelamento necessária para a ablação de diferentes lesões cutâneas, dependendo da localização, tamanho e células de origem torna esse procedimento uma terapia que requer alguma experiência e cuidado para a realização adequada.

O nitrogênio líquido, o material criogênico mais comum utilizado em dermatologia, apresenta a temperatura de −196° C. O nitrogênio líquido é apresentado, em geral, tanto com um *swab* com ponta de algodão que suavemente toca a lesão ou uma unidade de *spray* manual. O bocal é direcionado ao centro da lesão, e breves descargas de *spray* são aplicadas.

A crioterapia da genitália externa é limitada ao tratamento de verrugas, molusco contagioso, queratoses seborreicas e, por médicos experientes e sob algumas circunstâncias, lesões intraepiteliais escamosas de alto grau (3). Essa terapia geralmente é evitada em pacientes com doença de Raynaud e urticária ao frio; as lesões pigmentadas não biopsiadas e a maioria dos tumores malignos e destrutivos na genitália são normalmente maus candidatos para a crioterapia no lugar das técnicas de remoção que permitem a avaliação das margens cirúrgicas.

Terapia com Corticosteroide Intralesional

Os processos inflamatórios que incluem um cisto epidérmico inflamado ou uma úlcera aftosa são muito profundos para responder aos corticosteroides tópicos, mas esses frequentemente são eliminados com a injeção de um corticosteroide. Os corticosteroides intralesionais também apresentam a vantagem de prevenir a exposição sistêmica a quantidades significativas de medicamento oral ou correm o risco de desenvolver atrofia na pele perilesional causada por um creme de esteroide que se espalha a partir da pele tratada. Além disso, áreas espessadas, como cicatrizes hipertróficas ou lesões de prurigo nodular, afinam mais rapidamente em resposta às injeções de um corticosteroide do que a aplicação de medicamentos tópicos.

Alguns pacientes apreciam a aplicação de anestesia tópica antes da injeção. O creme de lidocaína a 2,5%/prilocaína a 2,5% ou creme de lidocaína a 4% pode ser aplicado de modo liberal a cada 15 minutos por aproximadamente 2 horas antes do procedimento, diminuindo o desconforto. Para processos inflamatórios, a triancinolona acetonida a 10 mg/mL é diluída com salina normal a concentração de cerca de 3,3 mg/mL; 3 mg/mL (0,6 mL de salina normal e 0,3 mL de triancinolona acetonida), e um volume de 0,2 a 0,5 mL é injetado na área inflamada com uma agulha de calibre 30. A melhora num cisto inflamado ocorre muitas vezes em 1 dia, enquanto as causas

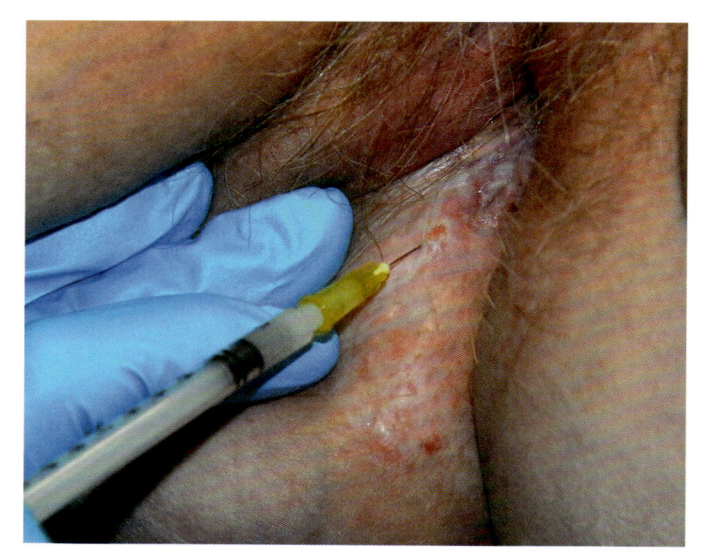

Fig. 4.20. Os corticosteroides intralesionais são utilizados pela injeção de triancinolona no centro da lesão com uma agulha de calibre 30.

mais persistentes de inflamação, tais como líquen plano, podem necessitar de 2 semanas **(Fig. 4.20)**. Este medicamento não deve ser misturado com lidocaína, que produz mais ardência com a injeção do que a triancinolona aplicada isolada.

Lesões hipertróficas necessitam de triancinolona não diluída, a 10 mg/mL, para reduzir a espessura e produzir o efeito adverso pretendido de atrofia relativa. Possíveis reações adversas incluem atrofia temporária da pele sobrejacente, assim como a hipopigmentação que geralmente é, mas nem sempre, reversível.

REFERÊNCIAS

1. Lowe NK, Neal JL, Ryan-Wenger NA. Accuracy of the clinical diagnosis of vaginitis compared with a DNA probe laboratory standard. Obstet Gynecol. 2009;113(1):89-95.
2. Ferrari A, Zalaudek I, Argenziano G, et al. Dermoscopy of pigmented lesions of the vulva: a retrospective morphological study. Dermatology. 2011;222:157-166.
3. Ronger-Savle S, Julien V, Duru G, et al. Features of pigmented vulval lesions on dermoscopy. Br J Dermatol. 2011;164:54-61.

Lesões da Cor da Pele

Peter J. Lynch

"Da cor da pele" se refere àquelas lesões cuja cor é da mesma tonalidade da pele normal circundante do paciente. Desta forma, em uma pessoa com pigmentação escura, as lesões da cor da pele seriam de tonalidade marrom. Igualmente, lesões da cor da pele em uma superfície mucosa rosada ou vermelha também serão rosadas ou vermelhas. As lesões da cor da pele podem ser benignas ou malignas.

Verrugas Genitais

As verrugas genitais são causadas por infecção pelo papilomavírus humano (HPV). Elas são neoplasias benignas comuns que são significativas, por causa (a) de sua transmissibilidade, (b) da associação de alguns tipos de HPV ao desenvolvimento de malignidades e (c) da nossa atual incapacidade de erradicar o HPV latente do tecido infectado. Em contraste com o vírus herpes *simplex* (HSV), em que há dois tipos virais, HSV1 e HSV2, existem mais de 200 tipos de HPV (1).

Apresentação Clínica

A maior parte das infecções anogenitais pelo HPV ocorre num nível subclínico (assintomáticas), e apenas uma pequena porcentagem (aproximadamente 10%) daqueles infectados irá desenvolver lesões clínicas na forma de verrugas genitais e lesões pré-cancerosas (2). Infecção anogenital *assintomática* decorrente do HPV é extremamente comum. A maior parte dos indivíduos sexualmente ativos será infectada pelo menos uma vez ao longo da vida (3). Além disso, aproximadamente 20% das mulheres no final da adolescência e início dos seus 20 anos têm evidências moleculares de infecção por HPV no DNA (4). Esta taxa decresce com a idade, declinando para aproximadamente 5% em mulheres idosas. Não causa surpresa o fato de que as taxas sejam ainda mais altas em grupos especiais, como prisioneiros, pacientes que frequentam clínicas para doenças sexualmente transmissíveis (DST) e homens que fazem sexo com homens. Os poucos estudos realizados em homens até o momento mostram grande variabilidade, porém a prevalência média parece ser similar à apresentada em mulheres. A prevalência de infecção anogenital *sintomática* (verrugas anogenitais e lesões pré-cancerosas) é de aproximadamente 0,1 a 5% em homens e mulheres em nível mundial (5). Estes dados sugerem que a infecção pelo HPV representa a DST mais comum mundialmente (2).

A infecção pelo HPV é altamente transmissível, e o principal fator de risco para a aquisição do vírus está relacionado com a atividade sexual. Especificamente, o risco de infecção está mais correlacionado com o número de parceiros sexuais no passado e com a aquisição de um novo parceiro sexual recente (2). A preponderância da transmissão pelo HPV ocorre pela relação sexual vaginal e anal, porém outras formas de atividade sexual com contato pele a pele também resultam em altas taxas de transmissão. Por outro lado, entre crianças com verrugas anogenitais, a transmissão ocorre preponderantemente por contato não sexual (6). O uso de preservativo e a circuncisão masculina parecem reduzir o risco de transmissão.

Existem quatro variantes morfológicas principais de verrugas genitais. Aquelas encontradas em áreas úmidas tendem a ser da cor da pele e filiformes (por exemplo, altas e estreitas) com ou sem "pontas", com aspecto semelhante a uma escova **(Fig. 5.1)**. Esta variante é apropriadamente denominada "condiloma acuminado" e, a rigor, é a única variante para a qual este termo deve ser empregado. A segunda variante que ocorre na área anogenital é a verruga vulgar (verrugas comuns) **(Fig. 5.2)**. Estas são da cor da pele e de aparência semelhante às verrugas que aparecem nas mãos. Elas têm aproximadamente a mesma largura e altura (5 a 10 mm) e geralmente mostram uma superfície áspera palpável, se não visível, em decorrência da presença de escamas. Estão localizadas nas áreas mais secas do tecido anogenital. Pápulas de superfícies plana e macia (mais largas do que altas) representam a terceira variante **(Fig. 5.3)**. Geralmente têm 3 a 15 mm de diâmetro, porém lesões individuais podem-se agrupar para formar placas levemente mais elevadas com vários centímetros ou mais de diâmetro. Elas podem ocorrer em superfícies úmidas ou secas. Embora frequentemente sejam da cor da pele, essas verrugas planas também podem ser de tonalidade rosada, vermelha, castanha ou preta. Grandes verrugas globulares, de 2 a 4 cm de diâmetro, correspondem à quarta variante **(Fig. 5.4)**. Elas possuem uma superfície uniforme, mas frequentemente com o aspecto de uma couve-flor e têm tonalidade cor de pele, rosada ou vermelha. Este tipo de lesão frequentemente é denominado condiloma gigante ou tumor de Buschke-Lowenstein.

As verrugas genitais ocorrem mais frequentemente em indivíduos com idade entre 16 e 25 anos. Embora as verrugas genitais geralmente sejam assintomáticas, ocasionalmente produzem coceira e irritação. O número e o tamanho das lesões num indivíduo infectado presumidamente dependem da resistência imunológica que o hospedeiro é capaz de apresentar contra o vírus infectante. Assim sendo, alguns indivíduos com resposta imune muito boa podem ter apenas algumas lesões pequenas que desapareçam espontaneamente ou que respondem prontamente ao tratamento. Outros pacientes exibem

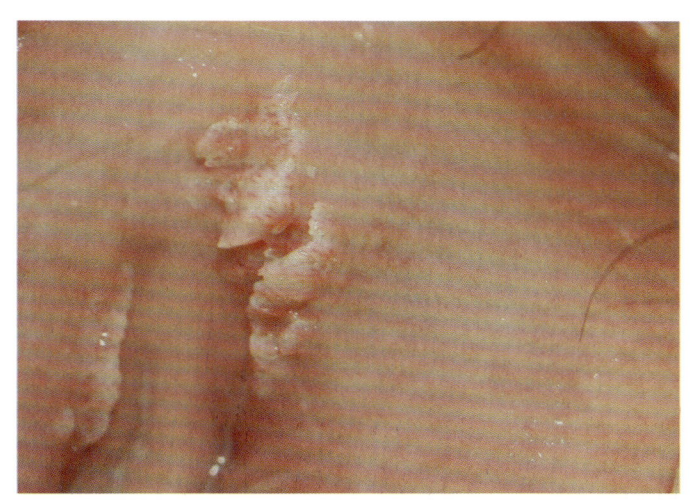

Fig. 5.1. Estas verrugas muito próximas são longas e com extremidades pontiagudas, cuja morfologia filiforme é denominada condiloma acuminado. Como são úmidas, estas extremidades tornaram-se aderidas.

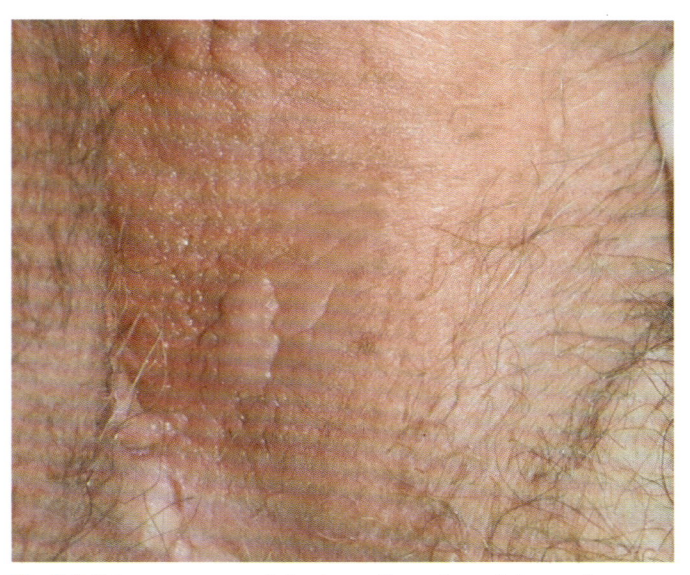

Fig. 5.3. Estas verrugas genitais planas são muito mais largas do que altas, possuem uma superfície uniforme e podem ser muito sutis. Embora geralmente apenas um olhar aguçado consiga identificá-las, elas são acentuadas por ácido acético.

inúmeras lesões pequenas e grandes que são muito resistentes a quase todas as tentativas de terapia.

Nos homens, a maioria das lesões genitais envolve a haste do pênis e, com menor frequência, a glande, prepúcio, escroto, virilha e a área periuretral ou intrauretral. As verrugas perianais e anais ocorrem mais comumente em homens que têm relações sexuais com homens, mas também podem desenvolver-se em homens heterossexuais. Nas mulheres, as verrugas genitais ocorrem mais comumente em torno do introito vaginal, vestíbulo vulvar e a pele anogenital circundante. Cinquenta por cento das mulheres com verrugas vulvares têm evidência de infecção cervical pelo HPV. As mulheres podem desenvolver verrugas perianais e, como é de esperar, a presença neste local é especialmente provável naquelas que praticam intercurso anal receptivo.

Diagnóstico

O diagnóstico de verrugas anogenitais é geralmente feito com base no julgamento clínico. Entretanto, é necessária uma biópsia para dois tipos de verrugas, lesões com superfícies uniformes planas e macias e condiloma gigante. É necessário exame histológico nestes dois tipos de lesões porque pode estar presente carcinoma de células escamosas (CCE) *in situ* ou invasivo nestas verrugas que, em outros aspectos, têm aparência clinicamente normal. Alguns clínicos aplicam ácido acético 5% (vinagre comum) na área anogenital por vários minutos antes do exame visual. Ocorre clareamento onde as verrugas estão presentes, mas, lamentavelmente, nem a especificidade nem a sensibilidade deste procedimento são suficientemente altas para que esta técnica seja recomendada (7). Magnificação de baixa potência, geralmente um dispositivo contendo uma lente de aumento montada centralmente e circundada por uma lâmpada fluorescente circular, pode ser útil na detecção de lesões pequenas. Ginecologistas e dermatologistas algumas vezes examinam a área anogenital com alta magnificação

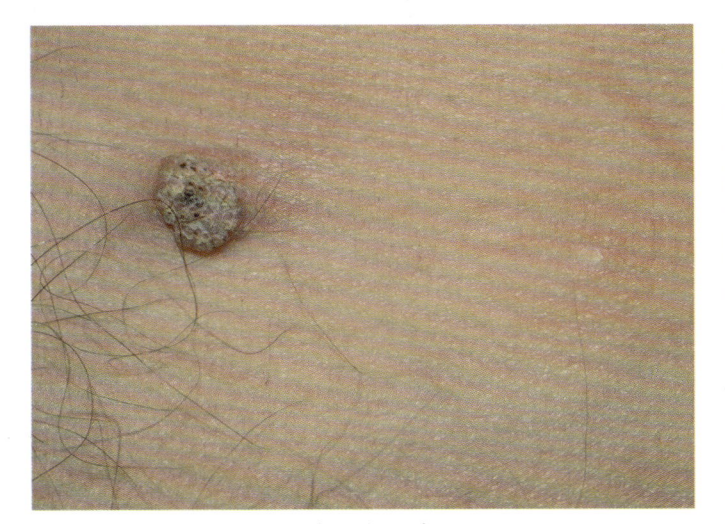

Fig. 5.2. Esta lesão segue o padrão típico de uma verruga comum como aquelas encontradas nos dedos. Mostra aproximadamente a mesma altura e largura, e sua superfície é áspera.

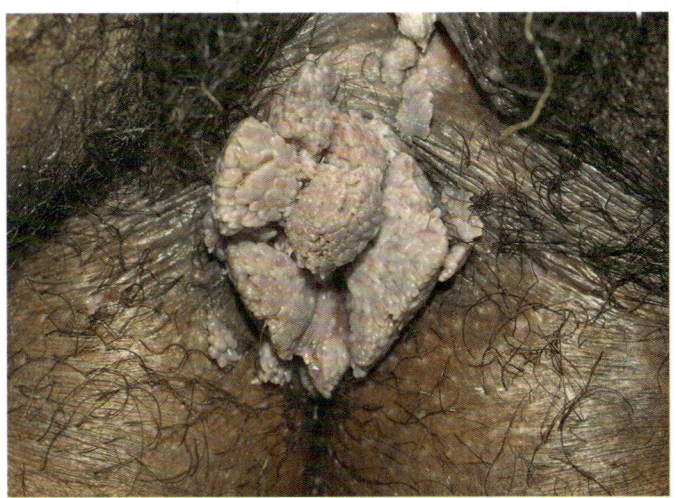

Fig. 5.4. Verrugas muito grandes com o aspecto de couve-flor são denominadas condilomas gigantes ou tumores de Bush-Lowenstein.

usando colposcópio ou dermatoscópio. Acredito que isto tenha pouca utilidade e aumenta enormemente a duração e o custo do exame (7). Preparações citológicas, similares às usadas para esfregaço cervical, são úteis na suspeita diagnóstica de infecção anal pelo HPV e são altamente recomendadas no exame anal de pacientes imunossuprimidos. Este é especialmente o caso para homens que fazem sexo com homens (HSH) e são positivos para o vírus da imunodeficiência humana (HIV).

A biópsia pode confirmar o diagnóstico clínico de verrugas genitais. As características histológicas distintivas incluem acantose variável, frequentemente com algum alongamento das papilas dérmicas. A presença de coilocitose (células vacuoladas com núcleos picnóticos escuros) é particularmente útil. Ocorre coilocitose verdadeira em quase todas as camadas da epiderme. Os patologistas que não são especialistas em dermatopatologia frequentemente superestimam esta característica, não reconhecendo que células vacuoladas dispersas (em geral sem mudança nuclear) estão normalmente presentes no tecido anogenital. Aproximadamente 200 testes moleculares para determinar o tipo ou tipos específicos de HPV estão disponíveis comercialmente (1). No entanto, isto adiciona um custo significativo e raramente altera o tratamento ou o prognóstico do paciente. Este teste não é atualmente recomendado para verrugas anogenitais pelo Centers for Disease Control (CDC) (8). Culturas virais não podem ser realizadas, uma vez que o HPV não cresce em meio artificial.

Muitas condições devem ser consideradas na lista dos diagnósticos diferenciais para verrugas genitais. Nas mulheres, papilomatose vestibular é frequentemente diagnosticada erroneamente como infecção pelo HPV. Pacientes com esta condição exibem pápulas muito próximas, diminutas e hemisféricas, organizadas num padrão semelhante a uma pedra arredondada, dentro do vestíbulo vulvar (Fig. 5.5). Esta papilomatose vestibular é uma variante fisiológica normal que não necessita de terapia. A variante equivalente em homens consiste em uma ou mais fileiras de pápulas peroladas do pênis em torno da coroa da glande do pênis (Figs. 5.6 e 5.7). Outras condições a serem consideradas incluem molusco contagioso, pólipos cutâneos comuns, linfangiectasia (Fig. 5.8) e glândulas sebáceas aumentadas (manchas de Fordyce) (Figs. 5.9 e 5.10). Conforme indicado anteriormente, CCE *in situ* e invasivo têm ambos uma aparência idêntica, como verrugas planas ou globulares grandes (Fig. 5.11).

Fisiopatologia

As verrugas genitais são causadas por infecção com um ou mais dos aproximadamente 65 papilomavírus humanos (HPV) encontrados no gênero alfa dos tipos de HPV. Vírus deste gênero causam infecções latentes (assintomáticas) e lesões nas mucosas e cutâneas benignas e malignas em indivíduos imunocompetentes (1). Estes alfa-papilomavírus são subdivididos nas categorias de "alto risco", "risco incerto" e "baixo risco". Pode ocorrer infecção anogenital com vírus de qualquer uma destas três categorias. O período de incubação é bastante

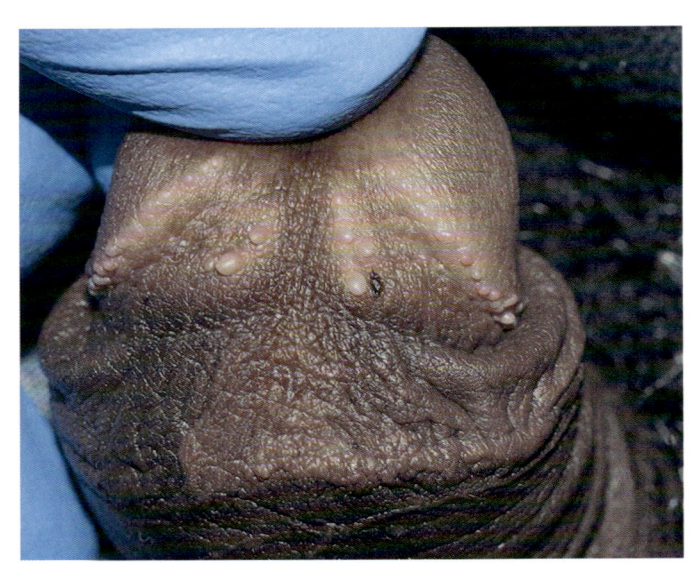

Fig. 5.6. Estas pápulas discretas, da cor da pele a hipopigmentadas, em forma de cúpula em torno da coroa certamente se parecem com pérolas, o que leva ao nome de pápulas peroladas do pênis. As pápulas de tonalidade rosada emparelhadas em cada lado do freio representam as glândulas de Tyson.

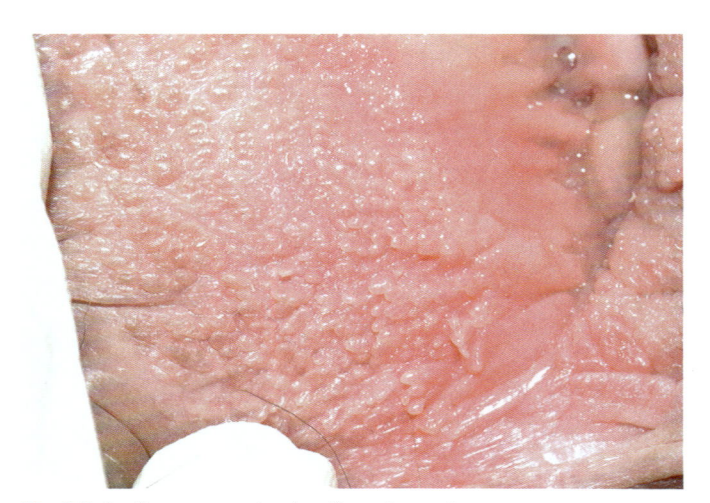

Fig. 5.5. Papilomatose vulvar/papilas vulvares frequentemente simulam verrugas genitais. Estas projeções tubulares macias diferem das verrugas anogenitais acuminadas pelas suas extremidades arredondadas e não pontiagudas, pela ausência de fusão na base e pela sua distribuição simétrica.

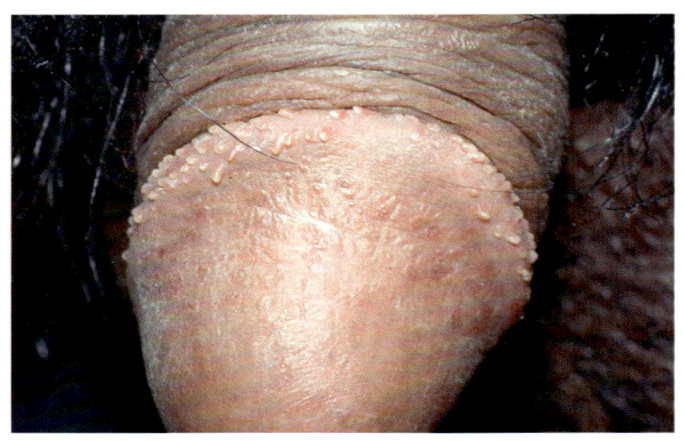

Fig. 5.7. Pápulas peroladas do pênis se alinham na borda da coroa em uma ou várias fileiras.

Lesões da Cor da Pele

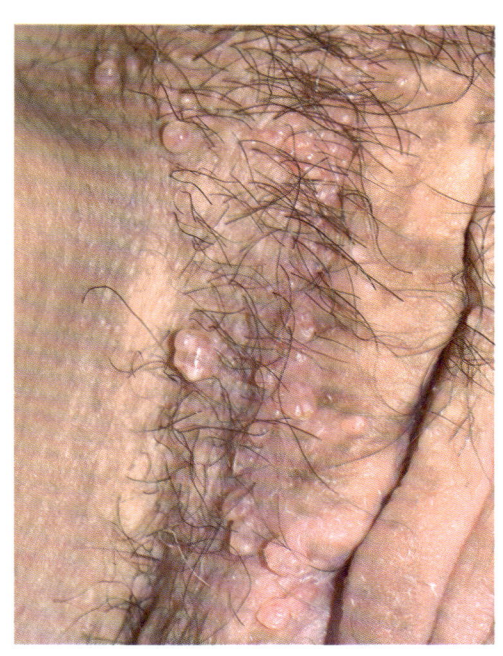

Fig. 5.8. Linfangiectasias consistem em glândulas linfáticas dilatadas que se projetam até a superfície, frequentemente produzindo uma aparência de couve-flor sugestiva de verrugas genitais e algumas vezes simulando vesículas.

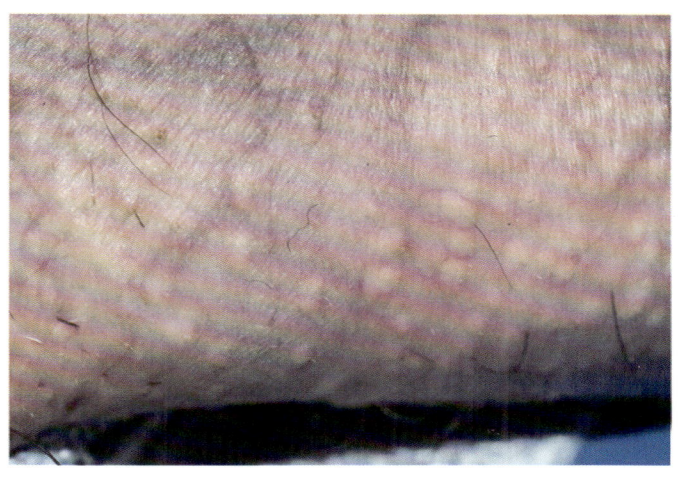

Fig. 5.10. Glândulas sebáceas proeminentes na haste do pênis também se parecem com verrugas genitais, mas o padrão monomórfico, uniformemente espaçado, fornece o diagnóstico correto.

VERRUGAS GENITAIS	Diagnóstico

- Indivíduos sexualmente ativos com 15 a 30 anos de idade.
- Quatro variantes clínicas: verrugas filiformes, verruga vulgar, pápulas/placas planas e grandes nódulos globulares.
- As lesões podem ser de tonalidade rosada, vermelha, castanha, preta ou da cor da pele.
- Pode ser usada biópsia para confirmar o diagnóstico e excluir malignidade.
- Procurar envolvimento cervical em mulheres e envolvimento anal em HSH.

variável, mas a incubação média é de aproximadamente 3 meses. Aproximadamente 90% das verrugas genitais são devidas a quatro tipos de HPV. A vasta maioria das infecções é causada por HPV tipos 6 e 11 de baixo risco, e o restante se deve preponderantemente aos tipos 16 e 18 de alto risco. Não é possível determinar clinicamente qual destes tipos de HPV representa a causa de verrugas genitais. A coinfecção com múltiplos tipos de HPV é bastante comum.

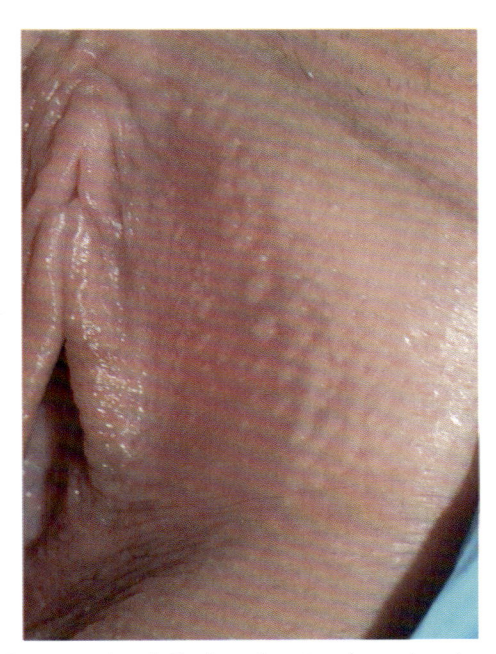

Fig. 5.9. Estas manchas de Fordyce discretas, da cor da pele a amareladas, representando glândulas sebáceas ectópicas nos pequenos lábios mediais, que algumas vezes se parecem com verrugas genitais.

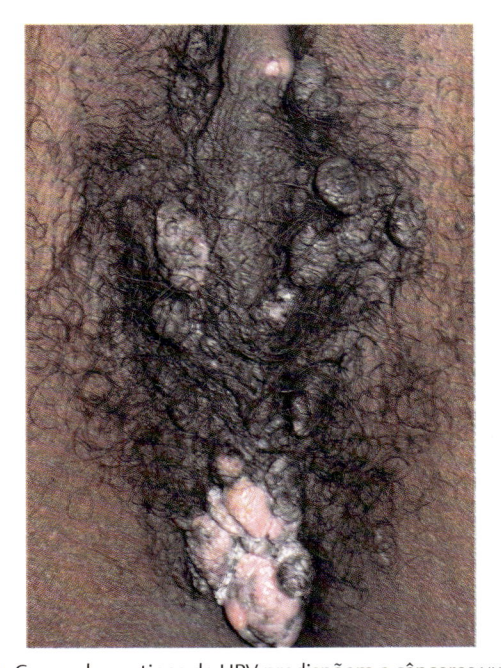

Fig. 5.11. Como alguns tipos de HPV predispõem a cânceres vulvar, peniano, perianal e cervical, qualquer verruga genital especialmente grande ou atípica deve ser removida e submetida à biópsia para identificar carcinoma de células escamosas ou, como visto aqui, displasia (lesão intraepitelial escamosa de alto grau.)

As informações sobre a duração da infecção pelo HPV em mulheres não tratadas são restritas e, até o momento, quase inteiramente relacionadas com infecção cervical em mulheres imunocompetentes. Esses dados indicam que em relação à infecção cervical, 50 a 90% das mulheres irão eliminar a infecção espontaneamente dentro de 1 ano. Homens com infecção assintomática pelo HPV apresentam taxas de recuperação similares. A recuperação é muito mais rápida naqueles com infecções causadas pelos tipos de HPV da categoria de baixo risco do que naqueles da categoria de alto risco. A recuperação também é mais rápida em indivíduos mais jovens do que nos mais velhos.

Ocorre resolução espontânea quando se desenvolve uma resposta imune específica para o HPV. Anticorpos para o HPV aparecem gradualmente em alguns, mas não em todos os indivíduos. Uma resposta imune mediada por células (IMC) parece ser muito mais importante do que a imunidade humoral. Isso está fundamentado em três observações. Primeiramente, o título e o tempo da resposta dos anticorpos não se correlacionam muito bem com a resolução das verrugas; segundo, muitos pacientes com lesões visíveis não são soropositivos, e muitos pacientes que são soropositivos não têm atualmente infecção clinicamente detectável; e terceiro, indivíduos com IMC deprimida, notadamente aqueles com HIV-AIDS, são mais facilmente infectados, têm maior número de lesões e raramente mostram regressão espontânea das suas lesões.

Tratamento

Conforme observado anteriormente, as verrugas genitais podem regredir espontaneamente, especialmente em crianças e adultos jovens. Esta resolução, caso ocorra, leva, em média, vários meses. Ao contrário, as verrugas que contêm tipos de HPV de alto risco e aquelas que ocorrem em pacientes imunossuprimidos provavelmente irão permanecer instaladas indefinidamente. Apesar do potencial para resolução, a maioria das verrugas anogenitais deve ser tratada, para reduzir o contágio que ocorre através da atividade sexual. Isto é particularmente importante porque não é possível determinar clinicamente quais verrugas contêm focos de alteração displásica. Entretanto, é extremamente importante observar que o tratamento somente erradica lesões visíveis; o vírus latente permanece instalado indefinidamente. Isto leva a altas taxas de recorrência, independentemente do tipo de tratamento usado.

Antes de considerar as opções de tratamento, os clínicos devem levar em conta se deve ou não ser realizada biópsia de uma ou mais lesões. Conforme indicado anteriormente, verrugas planas (independentemente da cor) e verrugas globulares grandes devem ser submetidas à biópsia em razão da possibilidade de que esteja presente CCE *in situ* ou invasivo. Biópsia por *shaving* é aceitável para verrugas planas, enquanto a excisão por *shaving* é preferível para verrugas globulares grandes por causa do maior risco de erro de amostragem nessas lesões grandes. Lesões filiformes e aquelas semelhantes às verrugas das mãos (ver anteriormente) podem ser tratadas sem biópsia por causa da probabilidade muito baixa de que exista displasia.

Múltiplas abordagens de tratamento encontram-se disponíveis (8,9). O tratamento precisa ser individualizado para cada paciente, já que não há uma terapia única universalmente preferível. Uma das primeiras prioridades no processo de tratamento é a educação dos pacientes referente ao aspecto contagioso da infecção viral, a probabilidade de recorrência depois da terapia e, em alguns casos, o potencial para transformação maligna. Depois que isso for esclarecido, deve-se buscar a contribuição do paciente para decidir se o tratamento será realizado pelo paciente (terapia baseada no paciente) ou pelo clínico (terapia baseada no clínico).

Há três medicações somente disponíveis por prescrição para terapia baseada no paciente: a aplicação de podofilox 0,5%, imiquimode 3,75% ou 5%, ou sinecatequina 15%, um polifenol E do chá verde (Veregen). Podofilox (Condylox), solução ou gel, é aplicado nas verrugas duas vezes ao dia por três dias, seguido por 4 dias sem tratamento. Isto pode ser realizado durante 4 semanas e é contraindicado para uso durante a gravidez. Imiquimode creme 5% (Aldara) é aplicado uma vez ao dia, três vezes por semana, em dias alternados por até 16 semanas. Imiquimode 3,75% (Zyclara) é aplicado uma vez ao dia, por até 16 semanas. Sinecatequina 15% pomada (Veregen) é aplicado três vezes ao dia por até 16 semanas. Os efeitos adversos de rubor, ardência, dor e erosão ocorrem com todos estes produtos. As taxas de resolução (aproximadamente 50%) e taxas de recorrência (aproximadamente 25 a 35%) são similares a todas as quatro medicações (9).

A terapia baseada no clínico pode ser medicamentosa ou por procedimento. Duas abordagens *medicamentosas* estão disponíveis. A primeira, podofilina 25% é aplicada nas verrugas uma vez por semana ou a cada duas semanas. Esta abordagem é pouco usada atualmente por causa de preparações de podofilina não padronizadas, taxas de cura altamente variáveis e de problemas significativos, como irritação e dor. A segunda, ácido tricloroacético ou ácido bicloroacético (80 a 90%) pode ser aplicado com muito cuidado no consultório com intervalos de 2 ou 3 semanas. Foram reportadas taxas de resolução de 70 a 80%, porém as taxas de recorrência são similares àqueles com terapia baseada no paciente, conforme descrito anteriormente (9). A ardência na aplicação é incômoda aos pacientes, e pode ocorrer a formação de úlceras, se a aplicação for excessiva. No entanto, esta é uma abordagem aceitável quando as verrugas não forem muito espessas, e o número e tamanho das lesões forem pequenos.

A terapia *por procedimentos* baseada no clínico inclui crioterapia, destruição eletrocirúrgica, destruição com *laser* e excisão cirúrgica. Com *crioterapia*, é aspergido nitrogênio líquido (ou aplicado com aplicadores com ponta de algodão) em intervalos de 2 a 3 semanas. A *destruição eletrocirúrgica* (eletrofulguração, eletrodissecção) é realizada com anestesia local. Outras abordagens eletrocirúrgicas usando excisão por alça ou um aparato bipolar do tipo Bovie também podem ser usadas. *Terapia com laser*, geralmente com um *laser* de CO_2, também pode ser considerada, porém o custo deste equipamento e, portanto, o custo deste tratamento são muito altos. A *excisão cirúrgica* é realizada mais frequentemente com uma técnica de excisão tangencial (*shave profundo*) ou de corte com tesoura; raramente pode ser considerada excisão elíptica. Todas essas três abordagens resultam em taxas de resolução ligeiramente superiores a 80 a 90%, mas as taxas de recorrência permanecem consideravelmente altas. Os inconvenientes da terapia por procedimento incluem a necessidade de anestesia local, a possibilidade de infecção secundária e tempo de cicatrização potencialmente longo.

A escolha da abordagem médica ou por procedimento a ser adotada depende da preferência dos pacientes e do nível de experiência do clínico. Para a maioria dos pacientes, prefiro destruição eletrocirúrgica ou a remoção com "corte" com tesoura ou excisão tangencial. Se o sangramento persistir, poderá ser interrompido com eletrocirurgia muito branda na base. Estas duas abordagens estão consagradas, não são caras e não dependem da colaboração do paciente. Além do mais, em geral, é necessária apenas uma única visita à clínica, e o paciente deixa a clínica sabendo que está livre da maioria ou mesmo de todas as lesões visíveis. Obviamente, se o número e/ou tamanho for muito grande, poderá ser necessária a erradicação em estágios, com intervalos mensais.

Verrugas anogenitais em crianças apresentam um problema especial em razão da preocupação de que possa ter ocorrido abuso sexual. No entanto, para crianças com menos de 2 anos de idade, é muito improvável que a transmissão tenha ocorrido por contato sexual. Verrugas anogenitais nessas crianças muito pequenas podem ter surgido pelo contato parental normal ou por meio de contágio por um canal infectado no nascimento. Existe um nível mais alto de preocupação para aquelas com mais de 4 anos, e, em qualquer um dos casos, deve ser realizada uma investigação por um clínico experiente ou por outros entrevistadores habilitados com todas as crianças com verrugas anogenitais.

A melhor abordagem para verrugas anogenitais é prevenir que elas ocorram em primeiro lugar. Durante a última década, três vacinas contra o HPV foram aprovadas pela FDA nos Estados Unidos. Estas incluem uma vacina bivalente (Cervarix) que é direcionada para os dois tipos mais comuns de HPV associados ao desenvolvimento de malignidade, HPV 16 e HPV 18, e uma vacina quadrivalente (Gardasil) que protege contra o HPV 16 e o 18 e o HPV 6 e HPV 11. Os dois últimos são os tipos mais comuns de HPV que causam verrugas anogenitais benignas. Finalmente, uma vacina 9-valente (Gardasil-9) cobre, além dos 4 tipos de HPV mencionados anteriormente, 5 tipos adicionais de HPV (HPV 31, 33, 45, 52 e 58) que são responsáveis por um número considerável de malignidades cervicais e um número menor de malignidades anogenitais que ocorrem em outras localizações. A vacina bivalente é recomendada apenas para o sexo feminino, enquanto as outras duas vacinas são recomendadas tanto para homens quanto para mulheres (2).

Todas as três vacinas são administradas por meio de três injeções intramusculares por um período de 6 meses, com a segunda e terceira injeções dadas 2 e 6 meses após a primeira dose. Embora sejam recomendadas três doses, há evidências de que mesmo uma ou duas doses resultam numa surpreendente boa proteção (10). Todas as três vacinas são dadas preferivelmente antes da iniciação sexual, porque as vacinas não têm eficácia contra os tipos de HPV depois que eles foram adquiridos e estão presentes, como infecção latente ou clinicamente visível. A FDA permite a vacinação aos 9 anos de idade, e o Advisory Committee on Immunization Practices (ACIP) recomenda a vacinação aos 11 ou 12 anos (2). É recomendada a atualização da vacinação (para oferecer proteção contra aqueles tipos de HPV que ainda não foram adquiridos) para jovens do sexo masculino de 13 a 21 anos e do sexo feminino de 13 a 26 anos que não foram vacinados anteriormente (2). Lamentavelmente, o custo de todas as três vacinas permanece alto para indivíduos que vivem em países em que as vacinações não são custeadas pelo governo ou pelo seguro de saúde. Por exemplo, o custo nos Estados Unidos para o regime de três doses é de aproximadamente $500 (10).

A segurança dessas vacinas é excelente, sem nenhuma preocupação séria tendo sido detectada até o momento (2,10). A vacinação não é recomendada para mulheres grávidas, mas pode ser dada com segurança aos que são imunossuprimidos. A eficácia da vacinação conta o HPV é excelente. Quando são administradas vacinas a indivíduos sem evidência de infecção prévia pelo HPV (grupo HPV-*naïve*), ocorre prevenção de 95 a 100% da malignidade relacionada com o HPV (11). E quando a vacina quadrivalente é administrada ao grupo HPV-*naïve*, a proteção também é de quase 100% contra o desenvolvimento de verrugas anogenitais (11). Esta proteção dura, no mínimo, 10 anos (10). Infelizmente, no mundo real, a baixa prevalência de vacinação e a época tardia em que as vacinas frequentemente são administradas limitam a eficácia, reduzindo sensivelmente as taxas de proteção.

> **VERRUGAS GENITAIS — Tratamento**
> - Terapia domiciliar com imiquimode, podofilox ou extrato de chá verde
> - Terapia no consultório com nitrogênio líquido ou ácido tricloroacético
> - Terapia no consultório com eletrocirurgia, excisão ou ablação com *laser*
> - Acompanhamento para recorrências e o desenvolvimento de novas verrugas
> - Investigar abuso sexual em crianças com verrugas anogenitais

Molusco Contagioso

A infecção com o vírus do molusco contagioso (MCV) é comum e autolimitada. Pode ser vista mais como um incômodo do que como uma ameaça à saúde ou bem-estar. Uma revisão do assunto foi publicada em 2013 (12).

Apresentação Clínica

O molusco contagioso é uma infecção comum que ocorre principalmente em crianças. As taxas de incidência podem ser de até 20% das crianças em países menos desenvolvidos, porém são mais baixas em outros lugares. Em crianças de 1 a 4 anos, as taxas de incidência no Reino Unido e na América do Norte parecem ser de aproximadamente 0,1 a 1,5% por ano (13). A taxa de prevalência pontual mundial para crianças é, em média, de aproximadamente 3% (13). Crianças com dermatite atípica ("eczema") e aquelas que são nadadoras frequentes parecem ser predispostas a adquirir a infecção (13). A dispersão entre os membros da família é possível, mas ocorre com pouca frequência (12). Os adultos

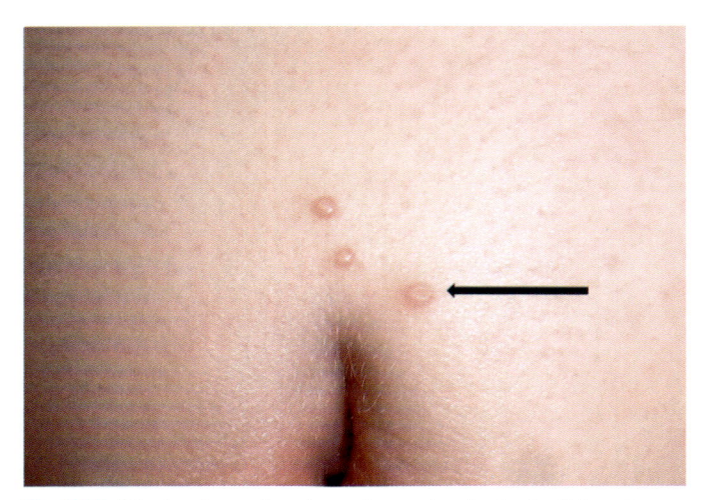

Fig. 5.12. Pápulas da cor da pele em forma de cúpula são típicas de moluscos contagiosos, e uma dessas lesões mostra a depressão central clássica (*seta*).

representam apenas uma minoria de todas as infecções pelo MCV. A maioria delas ocorre em adultos jovens sexualmente ativos. Aqueles que são imunossuprimidos por doença ou através de terapia imunossupressora são predispostos a infecções mais frequentes e lesões mais numerosas e maiores (12). As taxas de infecção são similares entre homens e mulheres (12,13). A transmissão ocorre principalmente pelo contato de pele a pele e é facilitada por lesões na camada da barreira epidérmica.

As lesões de molusco contagioso são da cor da pele, de tonalidade rosada, branca ou, ocasionalmente, pápulas hemisféricas translúcidas de 3 a 10 mm de diâmetro **(Fig. 5.12)**. Raramente, e preponderantemente em pacientes imunocomprometidos, são encontradas lesões gigantes. Pacientes imunocompetentes geralmente têm 15 a 50 lesões em algum momento. A maioria das lesões se desenvolve na pele epitelial queratinizada, e raramente também ocorrem em membranas mucosas. A pele que circunda as lesões é geralmente de aparência normal, mas rubor e alterações eczematosas podem ocorrer ao redor. Algumas vezes, no estágio de resolução, as lesões desenvolvem inflamação vermelha rápida **(Fig. 5.13)**.

As pápulas de molusco contagioso caracteristicamente exibem uma depressão central ou umbilicação. No entanto, muitas lesões, especialmente lesões iniciais e pequenas, não possuem esta característica **(Fig. 5.14)**. Embora esta umbilicação possa não ser vista em todas as lesões, um exame cuidadoso geralmente mostra pelo menos algumas lesões umbilicadas. Algumas vezes, as pápulas do molusco contagioso simulam vesículas, desta forma justificando o termo "verrugas d'água" **(Fig. 5.15)**. Molusco contagioso é tipicamente assintomático, porém alguns pacientes podem experimentar prurido de baixa intensidade. As lesões em crianças podem ser encontradas em qualquer lugar na pele, porém, mais frequentemente, o tronco é afetado. As lesões em adultos, decorrentes da transmissão sexual, estão mais comumente localizadas no monte de vênus, na parte medial das coxas e nas nádegas. São encontradas menos frequentemente no pênis e nos lábios.

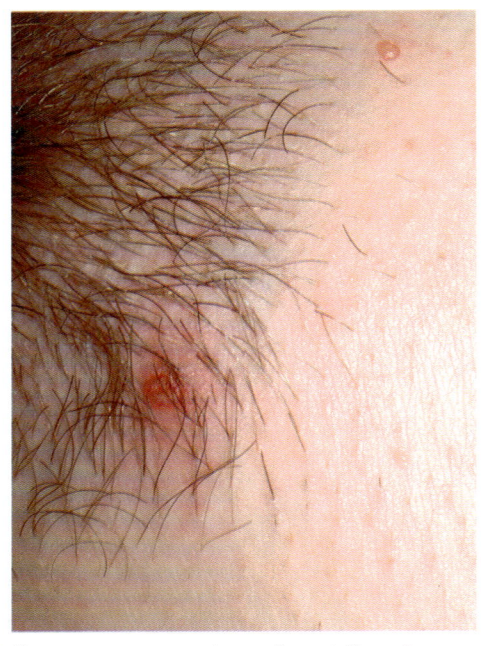

Fig. 5.13. Algumas vezes, os moluscos ficam inflamados e com crostas, sugerindo o início de uma reação imunológica que indica regressão.

Diagnóstico

O diagnóstico, especialmente quando lesões umbilicadas estão presentes, geralmente é feito com base clínica. A confirmação é possível por meio da curetagem de uma lesão, que então revela um pequeno "corpo de molusco" branco. Uma biópsia por *shave* pode ser apropriada, se a aparência clínica for atípica. Os achados histológicos incluem características patognomônicas de corpos de inclusão intracitoplásmicos ("corpos de molusco contagioso") compostos por proteínas virais globulares.

A lista de diagnósticos diferenciais inclui infecção pelo HPV (verrugas genitais), escabiose, líquen nítido e linfangiectasia. As verrugas genitais geralmente não são

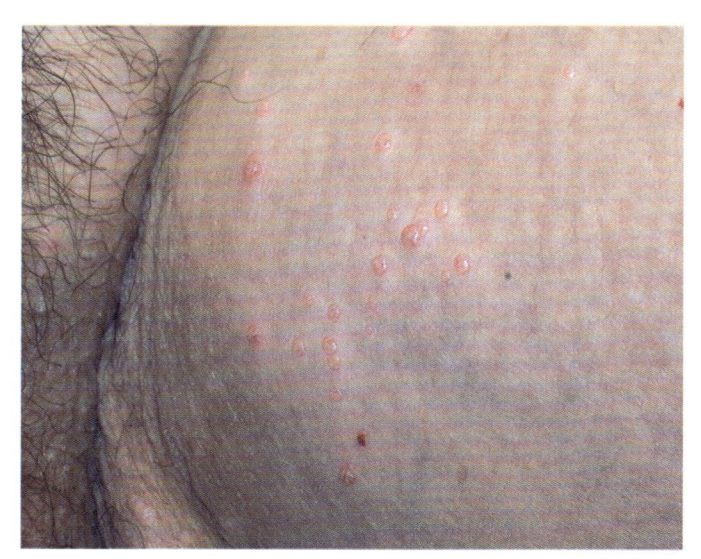

Fig. 5.14. Nem todos os moluscos contagiosos exibem a depressão central clássica; no entanto, a morfologia em forma de cúpula muito brilhante é típica.

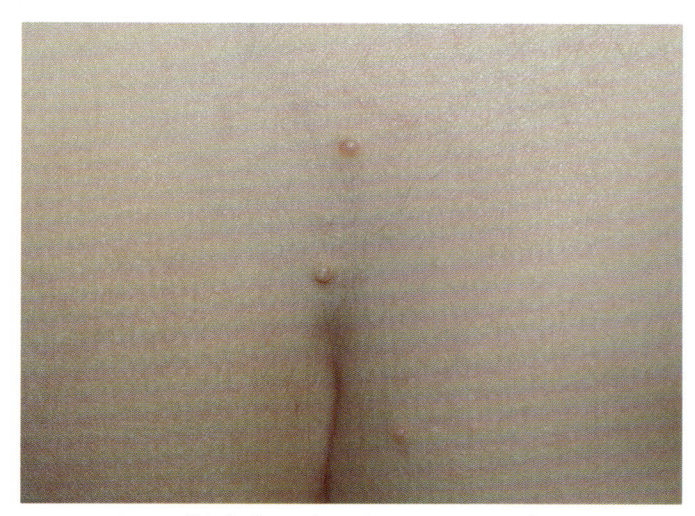

Fig. 5.15. A superfície brilhosa do molusco contagioso é frequentemente reminiscente de vesículas, o que leva ao termo leigo "verruga d'água."

hemisféricas e frequentemente mostram uma superfície áspera em vez de lisa. As lesões de escabiose ocorrem num padrão de distribuição característico (espaços interdigitais, pregas axilares, auréolas e pênis), e pequenos túneis lineares geralmente podem ser encontrados. As lesões no líquen nítido são mais numerosas, preponderantemente planas, e mais homogêneas morfologicamente. As pequenas pápulas e vesículas da linfangiectasia contêm fluido quando perfuradas com uma agulha.

MOLUSCO CONTAGIOSO — Diagnóstico

- Pápulas pequenas e macias em forma de cúpula
- Coloração branca, rosado, translúcido ou da cor da pele. Umbilicação no topo é característica em lesões maiores
- Pode exibir cor vermelha brilhante quando estiver em processo de resolução
- Confirmar por biópsia ou por curetagem para corpo de molusco

---

Fisiopatologia

O molusco contagioso é causado pelo MCV, que é um DNA poxvírus muito grande. São quatro os tipos de vírus (enquanto existem dois tipos no HSV) no MCV (12). A maior parte das infecções é causada pelo MCV 1. Não há diferenças significativas na aparência ou distribuição para infecções causadas pelos quatro tipos. Conforme indicado anteriormente, a transmissão é primariamente pelo contato pele a pele, mas um papel menor para fomites também pode ser possível. Há um longo período de incubação depois da inoculação do vírus. O tempo desta latência é em média de aproximadamente 2 meses, mas foram reportados intervalos mais longos. MCV não pode ser cultivado com o uso de meios artificiais.

A resolução da infecção está associada ao desenvolvimento de uma resposta humoral e de IMC (12). Anticorpos para o MCV são encontrados na maioria dos pacientes, mas não em todos, com molusco contagioso. No entanto, o momento do seu aparecimento e seus níveis de titulação não correspondem intimamente à intensidade ou duração da infecção. A resposta de IMC é muito mais importante para causar a resolução da infecção. O início da IMC é algumas vezes aparente pelo desenvolvimento de inflamação dentro e em torno de lesões individuais. Depois que essas lesões inflamadas estão presentes, a resolução total da infecção geralmente ocorre dentro de um mês ou dois.

Tratamento

Em pacientes *imunocompetentes*, lesões individuais não tratadas de molusco contagioso regridem espontaneamente em questão de 1 a 3 meses. Mas a "semeadura" do vírus na pele circundante ou em sítios distantes ocorre de forma tal que se desenvolvem novas lesões, enquanto as antigas estão curando. A duração total da infecção, pelo menos em crianças, é em média de 12 a 30 meses (12). Em pessoas *imunocomprometidas*, o número de lesões é maior, e a variabilidade no tamanho é maior. A resolução espontânea leva muito mais tempo para ocorrer e pode nem ocorrer. Com base nisso, parece prudente verificar o *status* sobre HIV em adultos que desenvolvem lesões que são maiores, mais numerosas, ou duram mais do que vários meses.

Todos os tratamentos atualmente disponíveis são problemáticos de uma maneira ou outra. Especificamente na revisão realizada por Chen et al., os autores observam que "não foi alcançado consenso com base em evidências sobre o melhor tratamento" (12,13). Por esta razão, a maioria dos clínicos aconselha "espera vigilante" em vez de terapia ativa para pacientes pediátricos. Para adultos e pacientes que insistem em tratamento, ambas as abordagens, médica e por procedimento, são possíveis. Os tratamentos médicos mais comumente usados incluem cantaridina, ácido tricloroacético, imiquimode e hidróxido de potássio (KOH). Os dois primeiros são aplicados no consultório pelo clínico, mas o último pode ser usado em casa.

Solução de cantaridina a 0,9% é aplicada cuidadosamente para prevenir contato com a pele circundante normal. Deve-se tomar cuidado especial se cantaridina for usada em áreas intertriginosas, pois o suor retido pode permitir a disseminação indesejada da solução aplicada. Para lesões na área anogenital, é útil aplicar uma bandagem frouxa sobre as lesões tratadas para evitar que a cantaridina se espalhe por causa da fricção e do suor retido. Muitos clínicos aconselham que a cantaridina seja lavada 6 a 8 horas após a aplicação, mas não acho necessário fazer isso. Uma bolha se desenvolve no local de aplicação da cantaridina dentro de 24 horas, e a lesão eventualmente descama 4 a 5 dias depois, quando a bolha descasca. Geralmente são necessárias duas a três visitas ao consultório para repetir a aplicação. Ela é indolor quando aplicada inicialmente, e, por esta razão, geralmente é o tratamento de escolha para bebês e crianças. Dor branda e irritação podem ocorrer posteriormente. As taxas de resolução para lesões tratadas individualmente são excelentes, e a satisfação do paciente é muito boa (14,15).

Solução contendo ácido tricloroacético a 85% deve ser aplicada muito cuidadosamente de modo que a solução não escorra da pápula na pele normal. Esta abordagem é bastante efetiva, mas é um tanto dolorosa na hora da aplicação. Imiquimode pode ser usado em casa, e o método com que é usado é idêntico ao descrito na seção anterior sobre verrugas genitais. A aplicação domiciliar reduz o número e os gastos com as visitas ao consultório, porém esta abordagem é acompanhada por desconforto considerável, e a duração do tratamento é longa o suficiente para dificultar a adesão do paciente. Hidróxido de potássio (KOH) também pode ser aplicado em casa. Aparentemente, solução de KOH a 10% e imiquimode são quase igualmente efetivos, mas o uso do KOH parece ser acompanhado de mais efeitos adversos.

As abordagens por procedimentos mais comumente usadas são crioterapia e curetagem. Crioterapia com nitrogênio líquido é usada da mesma maneira que é usada para verrugas. É recomendado um tempo total de congelamento de aproximadamente 10 segundos, e isto pode ser obtido em um congelamento único ou num ciclo de congelamento-descongelamento-congelamento. Esta abordagem é moderadamente dolorosa. A curetagem, em que a lesão é raspada com a borda de uma cureta dermatológica, também é moderadamente dolorosa, mas o fato de que as lesões visíveis tratadas são completamente removidas gera satisfação no paciente. Em razão do desconforto, tanto a crioterapia quanto a curetagem são mais usadas quando o número de lesões é pequeno. Conforme observado por Chen *et al.* num ensaio randomizado comparando curetagem à cantaridina e imiquimode, a curetagem demonstrou ser mais eficaz e estava associada a menos efeitos adversos (12).

MOLUSCO CONTAGIOSO — Tratamento

- Considerar observação sem terapia específica em bebês e crianças
- A aplicação no consultório de cantaridina é indolor e efetiva
- Crioterapia com nitrogênio líquido, se o número de lesões for grande
- Curetagem para remoção, se o número de lesões for pequeno
- Imiquimode ou hidróxido de potássio podem ser considerados para terapia domiciliar

---

Condiloma Plano

Condiloma plano (*condylomata lata*, no plural) é o nome usado para as pápulas planas e os nódulos que se desenvolvem na área anogenital durante o estágio secundário da sífilis. Essas lesões são incomumente vistas na prática de consultório convencional, mas obviamente são encontradas com alguma frequência em clínicas para DST. A discussão principal da sífilis está localizada na seção sobre "cancro" no Capítulo 11 sobre úlceras, e somente a apresentação clínica e terapia de condilomas planos serão abordadas aqui.

Condilomas planos são pápulas claramente demarcadas, grandes (1 a 2 cm), planas, úmidas, da cor da pele ou de tonalidade rosada **(Fig. 5.16)**. Quando as lesões estão localizadas sobre uma superfície úmida ou mucosa, frequentemente exibem uma superfície branca decorrente da umidade

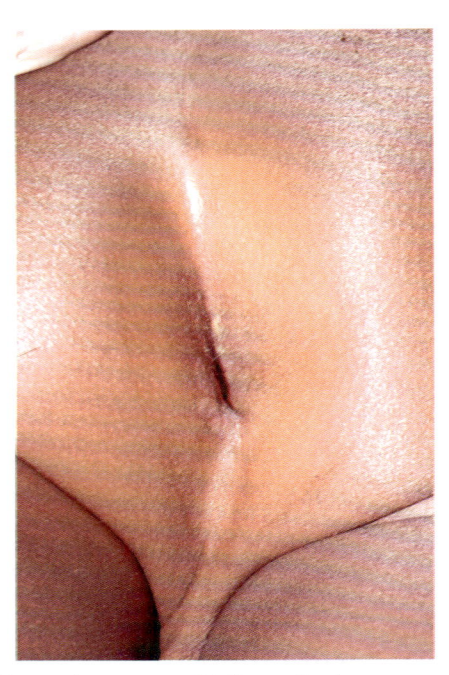

Fig. 5.16. Este menino pequeno foi diagnosticado erroneamente com verrugas genitais; entretanto, a própria morfologia plana é clássica para condilomas planos.

retida **(Fig. 5.17)**. Mais comumente são encontradas na vulva e área perianal, mas podem ocorrer em outras localizações na genitália e pele perigenital. Ao contrário de outras lesões cutâneas de sífilis secundária, os condilomas planos são repletos de espiroquetas e representam um alto risco de transmissão para outras pessoas. Condilomas planos estão geralmente associados a outros sinais e sintomas de sífilis

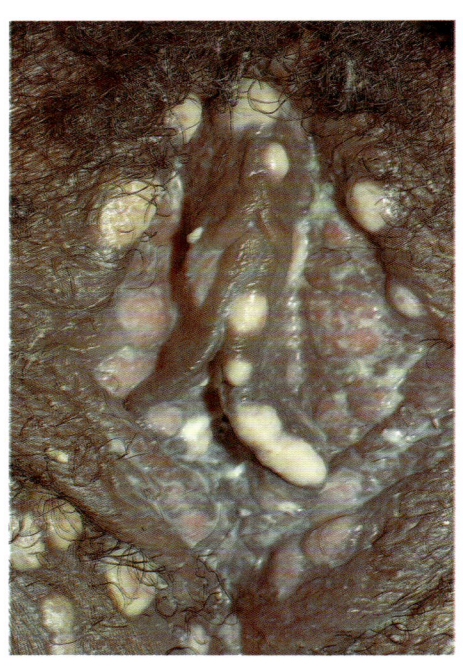

Fig. 5.17. Os condilomas planos sobre pele úmida apresentam superfície branca.

secundária, como febre, indisposição e linfadenopatia generalizada. Outros achados cutâneos de sífilis secundária, como pápulas vermelhas ligeiramente escamosas no tronco, pápulas palmares marrom-avermelhadas, placas brancas nas membranas mucosas orais e perda irregular de cabelo, também podem estar presentes.

Pacientes com condilomas planos quase sempre exibem um teste de recuperação rápida do plasma (RPR) não treponêmico ou um teste sorológico para sífilis do Venereal Disease Research Laboratory (VDRL) positivo. As únicas exceções são para aqueles que estão intensamente imunocomprometidos (p. ex., HIV-AIDS) e aqueles com titulação de anticorpos alta, tal que exibem o assim chamado fenômeno *prozona*. Entretanto, um teste não treponêmico positivo deve ser confirmado por um teste treponêmico, como o teste de anticorpo treponêmico fluorescente com absorção (FTA-ABS) (16). No entanto, observe que há controvérsia se a ordem destes dois tipos de testes deve ou não ser invertida.

As lesões de condilomas planos podem ser confundidas com verrugas planas induzidas pelo HPV e neoplasia intraepitelial da vulva, pênis e escroto. Se houver alguma questão acerca da identidade correta, deve ser obtido um teste sorológico para sífilis, além de uma biópsia. O tratamento para sífilis secundária, recomendado pelo CDC, é penicilina G benzatina 2,4 milhões de unidades (Bicillin L-A) (16) em uma injeção única por via IM.

Linfogranuloma Venéreo

Uma revisão abrangente sobre linfogranuloma venéreo (LGV) foi publicada, em 2015 (17). Até recentemente, o LGV raramente era encontrado em países ocidentais. No entanto, durante os últimos 10 anos ocorreu aumento significativo no número de casos reportados no Reino Unido e Europa e aumento menor nos Estados Unidos. Quase todo esse aumento é explicado por infecções que ocorrem em homens que fazem sexo com homens (HSH). LGV raramente é diagnosticado em mulheres, provavelmente porque nesta população a infecção é mais frequentemente assintomática.

Classicamente, quando ocorre infecção em consequência de sexo heterossexual, a lesão clínica inicial era uma pápula, pústula ou úlcera superficial não dolorosa transitória. Essas lesões eram transitórias e, por causa de sua natureza assintomática, geralmente não eram notadas pelo paciente nem chamavam a atenção dos clínicos. Estes pacientes só procuraram atenção médica no início da linfadenopatia. Atualmente, quase todos os pacientes (90 a 95%) com LGV apresentam proctite com ou sem linfadenopatia. Uma discussão da proctite está fora do escopo deste livro.

Entretanto, a característica mais marcante para os leitores deste livro é a linfadenopatia (bubões). Os linfonodos inguinais são mais comumente afetados, embora em alguns casos os gânglios femorais também estejam envolvidos. Quando ambos os conjuntos de linfonodos são afetados, o ligamento de Poupart (ligamento inguinal) cria um sulco característico entre os dois grupos de nodos. Os nodos aumentados geralmente são bilaterais e admiravelmente macios. Em pacientes não tratados, os nodos que estavam presentes há tempo sofrem liquefação com flutuação acompanhante. Eventualmente, ocorre colapso da pele sobrejacente, resultando na presença de seios de drenagem purulentos crônicos. Edema genital massivo (elefantíase) se desenvolve frequentemente. Pacientes com proctite não tratada desenvolvem estenose retal, estreitamento e formação de abscesso perianal. Este último pode ser confundido com doença de Crohn.

LGV é causado pelo *serovar* L1, L2 ou L3 da bactéria *Chlamydia trachomatis*. A maioria dos casos recentemente reportados em HSH tem sido com *serovar* L2. Geralmente suspeita-se de um diagnóstico de LGV com base clínica, mas pode ocorrer adenopatia semelhante em cancroide. A confirmação do diagnóstico requer a identificação de um *serovar* do tipo LGV do local da infecção. Anteriormente, isso era obtido preponderantemente com culturas bacterianas, mas atualmente técnicas moleculares encontradas apenas em laboratórios especiais são mais amplamente usadas. Nas situações em que esses testes não estão disponíveis, podem ser usadas técnicas sorológicas, porém há muitos problemas com a sensibilidade e especificidade.

O tratamento recomendado atualmente é doxiciclina 100 mg por via oral, duas vezes ao dia, durante 3 semanas. Numa tentativa de obter melhor adesão, azitromicina em dose única ou de curso curto também tem sido usada, mas as taxas de cura parecem ser mais baixas com esta medicação. Linfonodos flutuantes devem ser aspirados.

Siringomas

Siringomas são lesões anexiais benignas que se originam do ducto ou da porção glandular da glândula sudorípara. Ocorrem comumente na face, especialmente nas pálpebras e em volta delas. São encontrados significativamente com mais frequência em mulheres do que em homens. Casos familiares foram descritos. Geralmente aparecem insidiosamente na época da puberdade ou no início da idade adulta. Relatos publicados de lesões genitais são incomuns, mas os dois autores deste livro observaram siringomas vulvares com frequência suficiente para sugerir que frequentemente passam despercebidos ou, pelo menos, não são reportados. As lesões vulvares são aproximadamente 100 vezes mais comuns do que as lesões penianas.

A aparência clínica é de pápulas de superfície macia, planas ou acuminadas. Geralmente estão presentes dez a vinte lesões agrupadas, medindo de 5 a 20 mm de diâmetro **(Figs. 5.18 e 5.19)**. A maioria é da cor da pele, mas tonalidades branca, amarela e bronze também podem estar presentes. Na vulva, quase sempre estão localizadas nos grandes lábios. Prurido está frequentemente presente e, raramente, coceira intensa pode levar a líquen simples crônico sobrejacente. Depois de presentes, as lesões permanecem do mesmo tamanho e persistem indefinidamente.

Geralmente é possível um diagnóstico clínico, mas uma suspeita diagnóstica pode ser confirmada por biópsia. O quadro histológico é de estruturas tubulares aglomeradas semelhantes ao que é visto em ductos sudoríparos normais. É melhor deixar os siringomas sem tratar, porém, em casos de prurido significativo, a coceira pode ser aliviada por meio de excisão ou ablação com *laser*. Uma revisão sobre siringomas vulvares foi publicada recentemente (18).

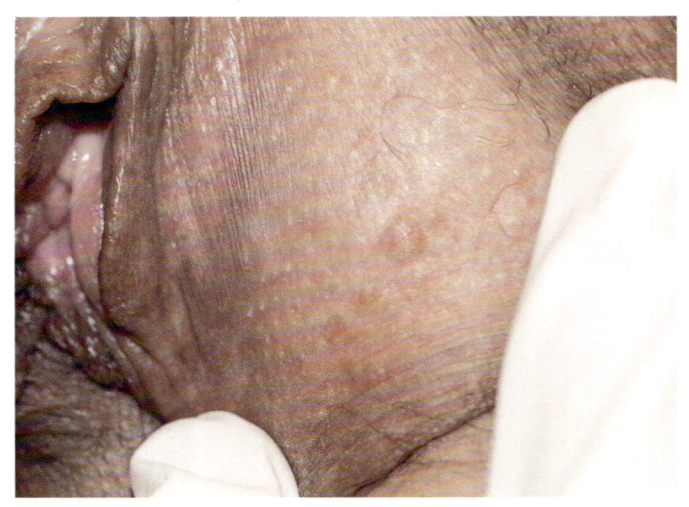

Fig. 5.18. Estes siringomas labiais sutis, em forma de cúpula e da cor da pele, são acentuados quando a pele é esticada.

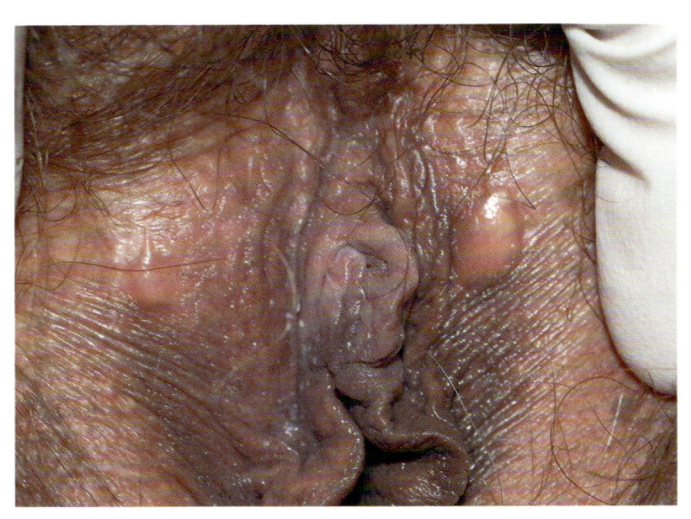

Fig. 5.20. Um pequeno cisto epidérmico no pequeno lábio medial direito é firme e da cor da pele, enquanto um cisto maior no grande lábio medial esquerdo é ligeiramente amarelo por causa da queratina úmida dentro do folículo distendido.

Cistos Epidérmicos (Cistos Epidermoides)

Os cistos epidérmicos são comumente, mas não erroneamente, denominados cistos sebáceos. São os tipos mais comuns de cistos encontrados na área anogenital. Ocorrem como pápulas ou nódulos firmes, acuminados, com superfície macia, de coloração branca, branco-amarelada, ligeiramente rosada ou da cor da pele **(Fig. 5.20)**. Cistos muito pequenos (1 a 2 mm) são chamados de milia; estes não são comumente vistos na área anogenital. O diâmetro médio das lesões genitais é de 0,5 a 2,0 cm. Os cistos não inflamados são assintomáticos. Os cistos epidérmicos são principalmente encontrados nas áreas da genitália que possuem pelos. Estão mais comumente localizados no escroto nos homens e nos grandes lábios nas mulheres. No entanto, alguns dos cistos da rafe mediana em homens são do tipo epidermoide. Um ou vários deles podem estar presentes; raramente, há 10 a 20 lesões agrupadas **(Fig. 5.21)**. O diagnóstico é geralmente feito com base na aparência clínica. A confirmação, se necessária, pode ser obtida quando o conteúdo sólido esbranquiçado do cisto é visualizado depois de feita uma incisão e apertada delicadamente a lesão.

Siringomas que surgem nos grandes lábios podem ser confundidos com cistos epidérmicos. As lesões de molusco contagioso podem simular cistos epidérmicos, porém as lesões de molusco contagioso são mais superficiais e parecem se assentar na superfície e não no interior da pele. Glândulas sebáceas aumentadas (manchas de Fordyce) nas áreas mucosas da genitália podem-se parecer com milia.

Os assim chamados cistos de inclusão surgem quando fragmentos do epitélio são implantados na pele durante o curso de um procedimento cirúrgico ou como resultado de trauma suficiente para romper a superfície da pele. O cisto epidermoide típico, muito mais comum, encontrado nos genitais se desenvolve a partir do remanescente de uma unidade pilossebácea anatomicamente malformada que não possui uma saída inteiramente adequada para a superfície da pele. O material branco localizado dentro de um cisto epidérmico é a

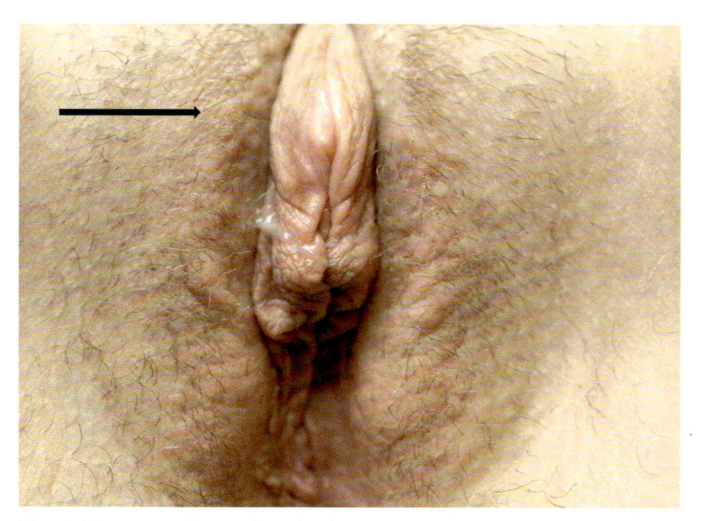

Fig. 5.19. Esta mulher exibe pápulas pruriginosas, aglomeradas e da cor da pele no grande lábio anterior direito (*seta*).

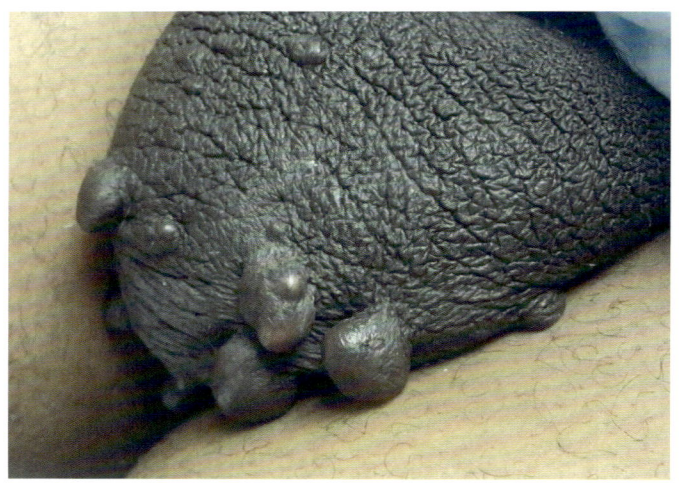

Fig. 5.21. Cistos epidérmicos frequentemente são múltiplos no escroto e na superfície pilosa dos grandes lábios.

queratina, que é produzida por queratinócitos localizados no revestimento da parede do cisto. Em homens, o conteúdo dos cistos epidermoides escrotais alguma vezes sofre calcificação.

Os cistos epidérmicos são medicamente sem importância e não causam problemas, a menos que a parede do cisto vaze ou se rompa. Caso isto ocorra, o conteúdo do cisto entra em contato com o tecido conjuntivo em volta do cisto onde promove uma rápida reação inflamatória do tipo corpo estranho. Essa inflamação faz com que o conteúdo do cisto seja liquefeito, transformando-se em material semelhante a pus. Apesar da aparência e odor, esta mistura de queratina liquefeita e células inflamatórias quase sempre não possui bactérias patogênicas. No entanto, tais lesões podem clinicamente se parecer com um furúnculo ou um pseudocisto inflamatório, conforme visto na hidradenite supurativa. Não é necessário tratamento para cistos não inflamados. Os cistos inflamados podem receber uma incisão e ser drenados. A maioria dos clínicos prescreve antibióticos para cistos inflamados, mas o eventual efeito benéfico que ocorre provavelmente se deve às propriedades anti-inflamatórias destes antibióticos e não às suas propriedades antibióticas. Raramente, os sintomas ou a insistência do paciente resultarão na necessidade de ablação a *laser* ou a remoção excisional do cisto inteiro.

Cistos Vestibulares Mucinosos

Cistos vestibulares mucinosos são comumente encontrados no interior do vestíbulo vulvar. Possivelmente se desenvolvem de anormalidades anatômicas, ou obstrução, das glândulas vestibulares menores. Um acúmulo de secreção glandular resulta no aparecimento destes cistos de 0,5 a 2 cm (Fig. 5.22). Eles podem ser da cor da pele, translúcidos, amarelos ou azuis. Embora os cistos vestibulares possam ser removidos cirurgicamente, eles são assintomáticos e, portanto, normalmente não requerem tratamento.

Cistos da Rafe Mediana

A rafe mediana representa o ponto de junção embrionária na linha média de dois tecidos simétricos. Na área anogenital

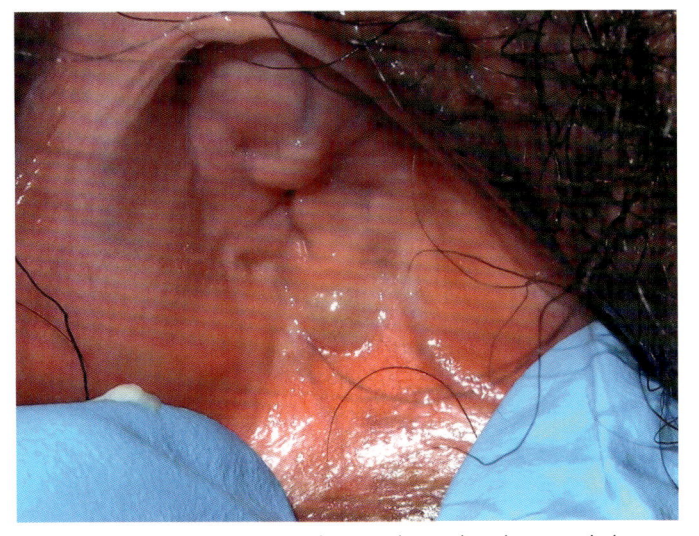

Fig. 5.22. Cistos vestibulares podem ser da cor da pele, amarelados ou azulados; no entanto, translúcidos da cor da pele é o mais comum.

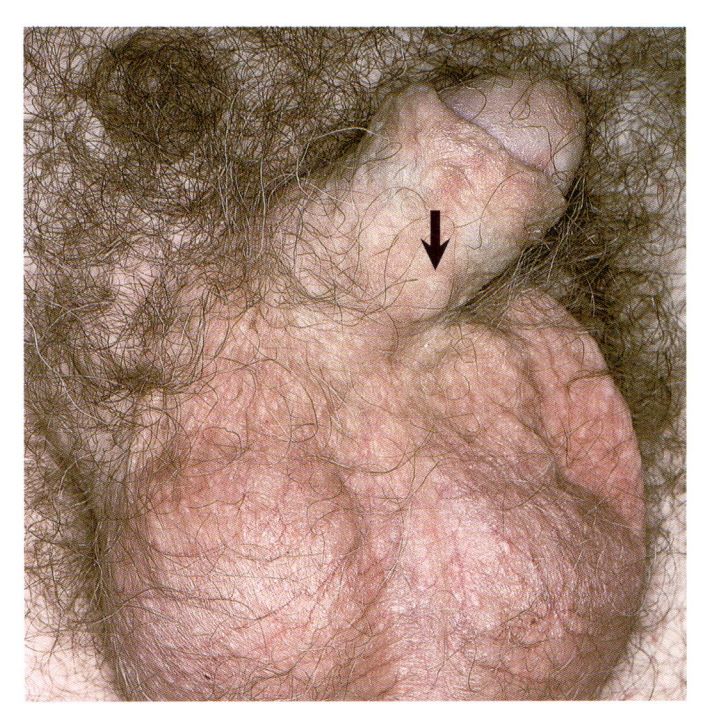

Fig. 5.23. Um cisto de rafe mediana está localizado no centro da haste ventral do pênis; neste caso, próximo à base (ver *seta*).

dos homens, uma rafe mediana se estende desde o ânus, seguindo pelo períneo, ao longo do escroto, estendendo-se até a parte inferior do pênis e terminando no meato uretral na extremidade da glande. A rafe é visível e palpável como uma crista suave da cor da pele ou marrom claro. Cistos ou fístulas podem-se desenvolver em qualquer localização ao longo desta rafe, porém ocorrem mais comumente na parte inferior do pênis. Geralmente, está presente apenas uma pápula solitária, representando um único cisto, mas em alguns casos, são encontrados múltiplos cistos ao longo da rafe. As lesões aprecem como pápulas hemisféricas em forma de cúpula da cor da pele, amarelas ou bronze que medem 2 a 15 mm de diâmetro (Fig. 5.23). Possivelmente, estão presentes desde o nascimento, mas seu crescimento lento e a ausência de sintomas geralmente significam que serão descobertas mais tarde na vida. Raramente tornam-se inflamados como consequência de trauma ou infecção. Histologicamente podem ser revestidos com epitélio escamoso colunar ou estratificado. Não é necessário tratamento para lesões assintomáticas; lesões sintomáticas inflamadas ou com algum outro sintoma podem ser excisadas.

Seio Pilonidal ("Cisto Pilonidal")

Embora frequentemente denominados como cisto pilonidal, estas lesões não possuem uma parede cística epitelial e, portanto, são mais apropriadamente identificadas como seio pilonidal. Elas se originam como uma lesão adquirida, onde os pelos retidos nas áreas dobradas do tecido penetram à força na pele e criam uma reação inflamatória ao corpo estranho (19). O seio pilonidal está mais comumente localizado na área sacrococcígea em homens, mas as localizações em outras áreas, como as axilas, espaços interdigitais das mãos e genitália, já foram descritas. Aparentemente, apenas uma dúzia de casos foi reportada com o envolvimento da vulva e do pênis. A maioria dos casos vulvares estava localizada em uma área ao redor do clitóris, onde se pode desenvolver como um abscesso no clitóris ou ao redor do clitóris. Em homens não circuncidados, foram localizadas lesões penianas no sulco coronal.

O seio pilonidal se desenvolve inicialmente como um nódulo assintomático, macio, da cor da pele que fica avermelhado e se torna muito doloroso, quando ocorre inflamação. Os pelos podem algumas vezes ser vistos se projetando da superfície da lesão, quando as dobras cutâneas em torno da lesão são separadas. O pus acumulado dentro da lesão pode drenar do trato do seio. O tratamento é mais difícil do que se pode esperar. Todo o tecido inflamado e o trato do seio inteiro devem ser removidos completamente. Mesmo com cirurgia extensa cuidadosa, a taxa de recorrência é consideravelmente alta.

Cistos e Abscessos de Bartholin

As glândulas de Bartholin (as principais glândulas vestibulares) se abrem dentro do vestíbulo vulvar na posição de aproximadamente 5 e 7 horas, distais ao anel himenal. Repousam na base dos pequenos lábios e se esvaziam pelos ductos que têm cerca de 2 cm de comprimento. Essas glândulas fornecem uma pequena quantidade de fluido mucinoso durante a atividade sexual. Foi publicada recentemente uma revisão sobre cistos e abscessos que podem se desenvolver nestas estruturas (20).

Cistos e abscessos no ducto de Bartholin são relativamente comuns, com um risco ao longo da vida estimado em cerca de 2%. É mais provável que ocorram durante a terceira década, com o risco declinando depois disso, quando as glândulas começam a sofrer involução. Ocorre dilatação dos ductos para formar uma estrutura semelhante a um cisto, se a saída do ducto ficar obstruída. Isto resulta num nódulo assintomático, da cor da pele ou rosado, de superfície lisa e inclinado, cujo diâmetro varia aproximadamente de 1 a 5 cm. Surgem na porção lateral do vestíbulo abaixo do pequeno lábio **(Fig. 5.24)**. O posicionamento do pequeno lábio diretamente sobre o centro aproximado do cisto é um elemento diagnóstico altamente característico. Os cistos de Bartholin podem inflamar em consequência de infecção ou ruptura do cisto. A inflamação e edema causam dor considerável e podem estar acompanhados de febre. Para cistos infectados, acreditava-se originalmente que *Neisseria gonorrhoeae* fosse a bactéria mais comum encontrada, mas atualmente muitas bactérias diferentes, especialmente *Escherichia coli*, podem ser identificadas.

O diagnóstico é feito com base clínica. Cistos não inflamados contêm fluido mucinoso claro e estéril. Pus está presente dentro de um cisto inflamado, e material purulento suficiente para cultura pode ser exprimido do óstio do ducto com massagem suave. Se a lesão for macia demais para essa manipulação, pode ser obtido pus para cultura por aspiração com agulha ou por incisão e drenagem. Cistos não inflamados não requerem tratamento, a menos que sejam suficientemente grandes para causar desconforto. No entanto, em razão da possibilidade de malignidade, alguns clínicos recomendam biópsia para mulheres na pós-menopausa, já que carcinoma na glândula de Bartholin ocorre em geral mais tarde na vida. Cistos inflamados geralmente são tratados com antibióticos orais, e um número significativo deles irá regredir espontaneamente.

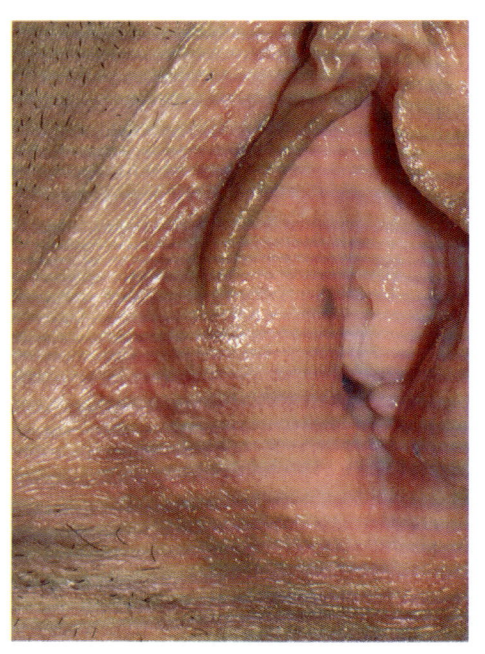

Fig. 5.24. Este ducto na glândula de Bartholin é um edema profundo clássico, mal demarcado, atravessado pelo pequeno lábio direito.

Cistos inflamados maiores podem ser incisados e drenados para aliviar o desconforto. Lamentavelmente, cistos tratados desta maneira frequentemente recorrem. Existem controvérsias consideráveis referentes ao que representa o Tratamento mais definitivo destas lesões. A discussão desta terapia está fora do escopo deste livro.

Fibroma Cutâneo (*Acrocordon*) e Pólipo Fibroepitelial

Os fibromas cutâneos (*acrocordons*) são crescimentos cutâneos benignos comuns que afetam uma grande porção da população em geral. As pequenas lesões são referidas como fibromas cutâneos, e as grandes lesões são chamadas de pólipos fibroepiteliais **(Fig. 5.25 e 5.26)**. Os fibromas cutâneos

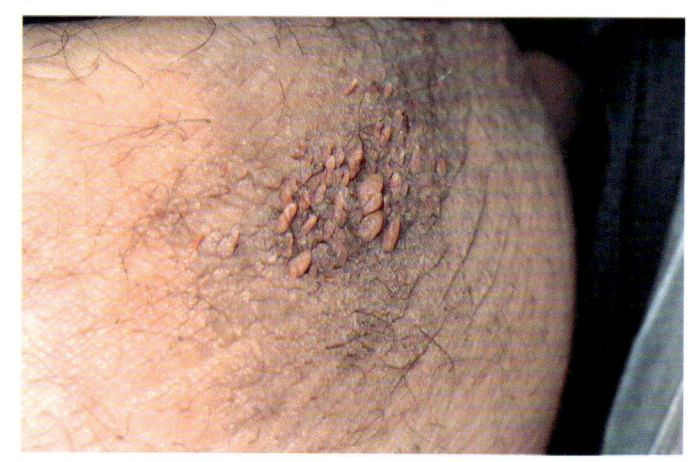

Fig. 5.25. Os fibromas cutâneos são pápulas macias, da cor da pele, pedunculadas, sendo geralmente múltiplos e mais comuns em indivíduos acima do peso.

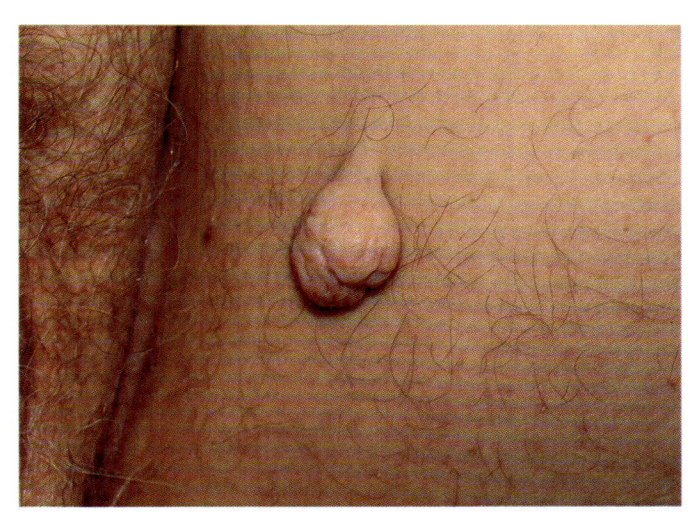

Fig. 5.26. Um fibroma cutâneo muito grande, geralmente solitário, é frequentemente denominado pólipo fibroepitelial.

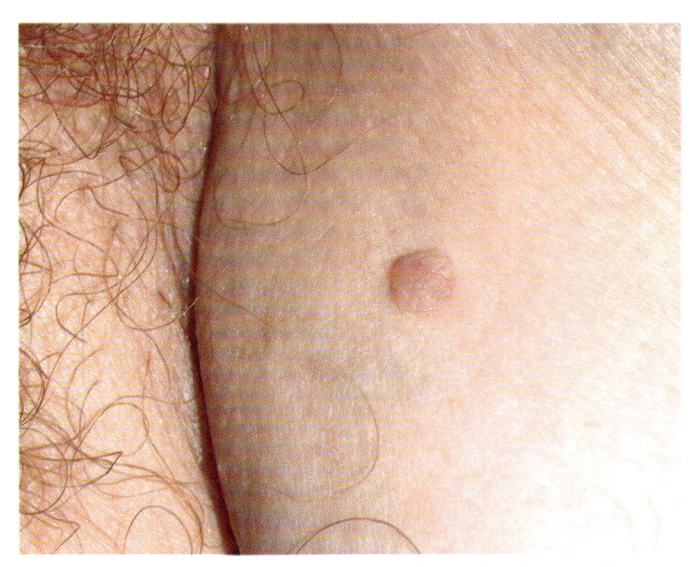

Fig. 5.27. Um nevo intradérmico é macio, da cor da pele a rosado, em forma de cúpula e assintomático.

ocorrem mais frequentemente em pacientes obesos e naqueles com distúrbios no metabolismo da insulina e glucose (21). Fibromas cutâneos perianais são mais encontrados do que seria esperado em pacientes com doença intestinal inflamatória.

Acrocordons são pápulas macias, assintomáticas, da cor da pele a acastanhadas. Podem ser muito pequenos (2 a 3 mm de comprimento) ou um pouco maiores (1 cm de comprimento). Os fibromas cutâneos mais longos são pedunculados com uma base fina e corpo maior. Mais frequentemente, os fibromas cutâneos são numerosos e ligeiramente agrupados. Desenvolvem-se preferencialmente nas axilas, em torno do pescoço e nas dobras inguinais. Raramente são encontrados no pênis, e geralmente não ocorrem nas membranas mucosas modificadas da vulva. Pólipos fibroepiteliais maiores, geralmente solitários, mostram predileção pela parte interna superior das coxas, cristas inguinais e as nádegas.

O diagnóstico dos fibromas cutâneos é feito com base clínica. Raramente, podem ser confundidos com verrugas genitais, nevos intradérmicos e neurofibromas isolados. Os fibromas cutâneos sempre são benignos, e não é necessário tratamento, a menos que inflamem e se tornem dolorosos. Nesta situação, as lesões podem ser cortadas com uma tesoura fina. O leve sangramento que ocorre pode ser interrompido pela aplicação de solução de Monsel (subsulfato férrico), cloreto de alumínio ou por eletrocautério. Fibromas cutâneos muito pequenos podem ser obliterados por crioterapia com nitrogênio líquido ou eletrodissecção. Existe um remédio caseiro efetivo em que um fio fino é amarrado apertado em torno da base de uma lesão. Cerca de uma semana mais tarde, o fibroma cutâneo sofre necrose e cai.

Nevos Intradérmicos (Nevos Dérmicos)

Nevos intradérmicos são neoplasias benignas que histologicamente demonstram agrupamentos de células névicas (melanócitos) dentro do tecido conjuntivo dérmico. Estão presentes como pápulas hemisféricas macias medindo 5 a 15 mm de diâmetro **(Fig. 5.27)**. A cor é variável e pode ser rosada, castanha ou da cor da pele. Nevos intradérmicos raramente ocorrem no pênis, no escroto ou dentro da vulva, mas são encontrados muito comumente nas coxas, nas nádegas e na área pubiana. A sua maciez na palpação é uma característica distintiva marcante, porém estas lesões precisam ser diferenciadas de carcinomas basocelulares, verrugas genitais e neurofibromas isolados igualmente macios. Em alguns casos, são pedunculados o suficiente para serem confundidos com fibromas cutâneos. Sempre são benignos e não são precursores de melanoma. Não é necessário tratamento, a não ser que estejam inflamados em consequência de trauma. Se for necessária a remoção, podem ser cortados tangencialmente da superfície ou excisados em fuso.

Neurofibroma

Neurofibromas são nódulos assintomáticos, macios, da cor da pele ou bronze claro. Pequenos neurofibromas podem simular pólipos fibroepiteliais e nevos intradérmicos. Muito ocasionalmente são encontrados na genitália como lesões esporádicas solitárias **(Fig. 5.28)** ou dentro do contexto de neurofibromatose generalizada (doença de von Recklinghausen). Na vulva, é mais provável que os neurofibromas estejam localizados na área ao redor do clitóris ou, menos provavelmente, nos grandes lábios. Lesões penianas são raras. Neurofibromas cutâneos (em contraste com neuromas subcutâneos plexiformes) são lesões benignas que não se desenvolvem para formar sarcomas. Lesões pequenas podem ser deixadas sem tratamento. Lesões grandes podem ser mecanicamente incômodas para o paciente, e neste caso podem ser excisadas.

Lipoma

Lipomas consistem em um hamartoma comum de tecido adiposo. Podem-se desenvolver em qualquer parte do corpo como nódulos assintomáticos, lobulares, macios, da cor da pele, lisos e móveis. Seu tamanho é variável, mas geralmente varia

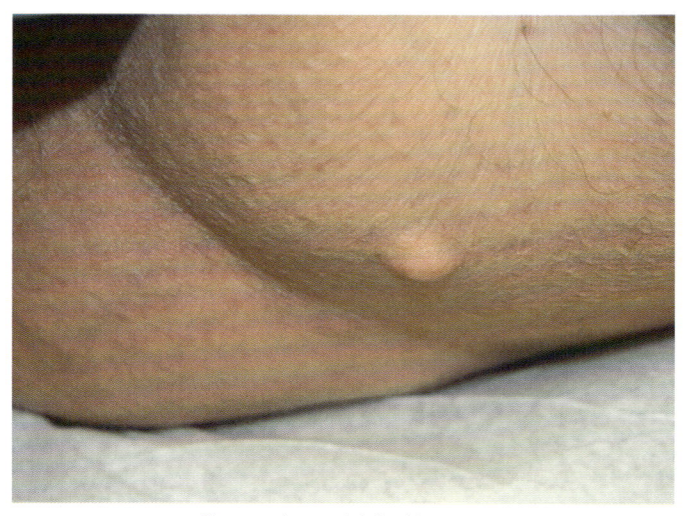

Fig. 5.28. Um neurofibroma é um nódulo dérmico superficial bastante comum, muito, muito macio, da cor da pele que, quando solitário, não significa neurofibromatose.

de 2 a 5 cm (**Fig. 5.29**). Na vulva, os lipomas estão mais frequentemente localizados na área ao redor do clitóris e dentro dos grandes lábios (22). A histologia mostra células adiposas maduras. A excisão cirúrgica é geralmente solicitada pelo paciente por causa da distorção da genitália. A excisão também é sugerida, porque alguns casos de angiossarcoma se apresentaram como lipomas.

Pápulas Peroladas do Pênis

As pápulas peroladas do pênis (PPP) são tão comuns que são consideradas uma variante normal, em vez de uma doença (ver também o Capítulo 1) (23). Estima-se que estão presentes em aproximadamente 20% dos homens. Sua prevalência é mais alta em homens não circuncidados e afro-americanos. Essas pápulas aparecem inicialmente durante a adolescência, em cuja época podem causar alguma ansiedade, uma vez que os jovens em quem se desenvolvem podem temer que elas representem uma DST. As PPP são pápulas assintomáticas, pequenas, da cor da pele, esbranquiçadas ou rosadas que podem ser alongadas (filiformes) ou globulares (**Figs. 5.6 e 5.7**). As lesões menores têm apenas cerca de 1 mm de diâmetro e de altura, enquanto as lesões filiformes maiores podem ter 2 mm de largura e até 4 a 5 mm de comprimento. Estão mais comumente localizadas na coroa do pênis, onde frequentemente circundam inteiramente a glande. Pode estar presente uma única fileira de lesões, mas não é incomum encontrar fileiras duplas. Com menos frequência, elas ocorrem no sulco coronal ou mesmo na parte distal da haste do pênis.

O diagnóstico é feito com base na morfologia característica e na localização. Elas devem ser diferenciadas de glândulas sebáceas aumentadas na parte interna do prepúcio (glândulas de Tyson) e na parte distal da haste do pênis (manchas de Fordyce). Ocasionalmente, é necessária biópsia para diferenciar PPP de verrugas genitais filiformes. É desnecessário tratamento, porém se o paciente estiver preocupado com a sua presença, podem ser destruídas com eletrocirurgia ou ablação por *laser*.

Papilomatose Vestibular Vulvar

Papilomatose vestibular vulvar (PVV) é uma variante anatômica normal (24). As primeiras publicações descreveram a prevalência de apenas 1%, mas relatos posteriores, e nossa própria experiência clínica, indicam que ocorre em cerca de um terço das mulheres na pré-menopausa (ver também o Capítulo 1). As papilas na PVV são de tecido colorido, o que significa que são rosadas ou vermelhas, mas com tonalidade similar à do tecido vestibular do qual se originam. São pápulas assintomáticas, macias, hemisféricas ou ligeiramente alongadas com diâmetro de aproximadamente 1 a 2 mm e geralmente quase a mesma altura. No entanto, algumas lesões filiformes podem ter até 5 mm de altura. Algumas vezes apenas algumas pápulas estão presentes, mas não é incomum ver centenas delas, de tal forma que o vestíbulo inteiro é recoberto por elas (**Figs. 5.5 e 5.30**). As pápulas podem estar organizadas em um padrão de calçamento de pedras arredondadas, mas frequentemente, com observação atenta, podem ser vistas organizadas em fileiras lineares. PVV pode ser considerada como o análogo às pápulas peroladas do pênis.

As pápulas na papilomatose vestibular não devem ser confundidas com verrugas genitais vestibulares, como de fato ocorria até 20 anos atrás. Esta diferenciação é possível clinicamente com base nas seguintes características da PVV: (a) a aparência geral é muito homogênea, com a morfologia de cada pápula sendo muito semelhante às suas vizinhas; (b) as pápulas permanecem separadas e discretas até a sua base; (c) as pápulas são macias ao toque; e (d) um padrão de organização linear geralmente pode ser discernido. Inicialmente, a confusão com verrugas genitais era gerada por relatos de que o DNA do HPV estava frequentemente presente dentro delas. Atualmente, no entanto, há um consenso de que DNA

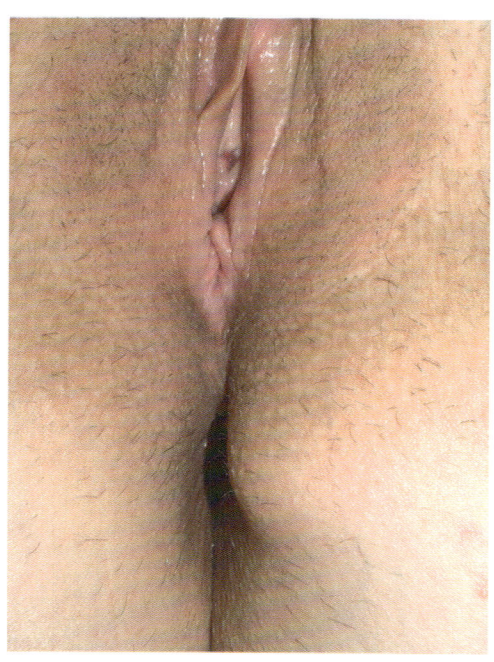

Fig. 5.29. Esta massa profunda, macia, pouco encapsulada, da cor da pele é um lipoma típico.

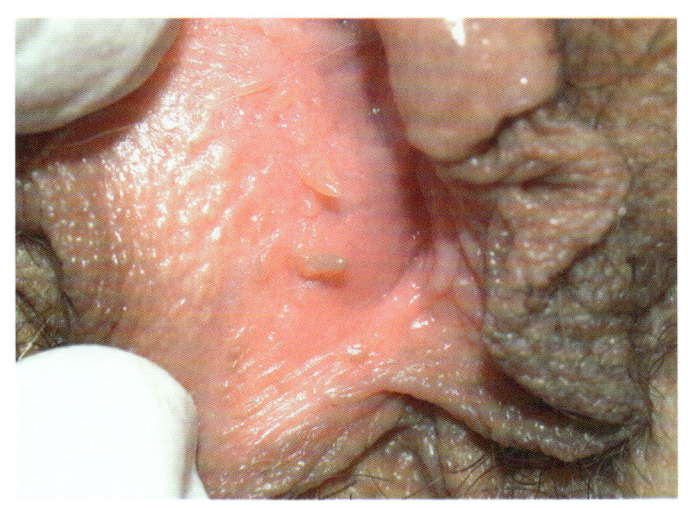

Fig. 5.30. Estas pápulas vestibulares vulvares são pápulas macias, discretas, tubulares com extremidades arredondadas.

de HPV está presente com uma frequência não maior do que a encontrada em vestíbulos de mulheres sem PVV.

O diagnóstico é feito clinicamente, mas, se for necessário, deve ser realizada biópsia. Caso isso seja feito, o clínico deve estar consciente de que as alterações pseudocoilocíticas presentes no epitélio mucoso normal algumas vezes resultam em um diagnóstico incorreto de infecção pelo HPV. As pápulas da PVV também devem ser diferenciadas das glândulas sebáceas ectópicas (manchas de Fordyce), que são em menor número, menos elevadas e de cor mais amarela. Como as lesões são assintomáticas, não é necessário tratamento.

Manchas de Fordyce e Hiperplasia das Glândulas Sebáceas

As manchas de Fordyce (grânulos de Fordyce) representam o aparecimento de glândulas sebáceas *ectópicas* nas superfícies mucosas. Por outro lado, a hiperplasia das glândulas sebáceas ocorre como um aumento considerável das unidades pilossebáceas em localizações não ectópicas. Elas diferem na aparência clínica e histológica, de tal forma que, com hiperplasia das glândulas sebáceas, as lesões são maiores e podem ter reentrâncias por causa do orifício folicular no topo e, microscopicamente, há um folículo piloso associado.

Frequentemente são encontrados números pequenos de glândulas sebáceas em qualquer parte da haste do pênis, mas a sua concentração é consideravelmente aumentada no quarto proximal da haste do pênis **(Figs. 5.9 e 5.31)**. Estas glândulas são pápulas muito pequenas de 1 a 2 mm, da cor da pele ou ligeiramente amarelas. Uma pequena reentrância representando a saída do folículo pode ser visível no centro das lesões maiores. Estas glândulas (especialmente se forem pequenas) frequente são erroneamente denominadas manchas de Fordyce, muito embora estejam ocorrendo no epitélio escamoso estratificado onde normalmente seriam encontradas unidades pilossebáceas.

Glândulas sebáceas ectópicas (manchas de Fordyce) semelhantes a essas que ocorrem na superfície mucosa dos lábios são muito comumente encontradas nos pequenos lábios

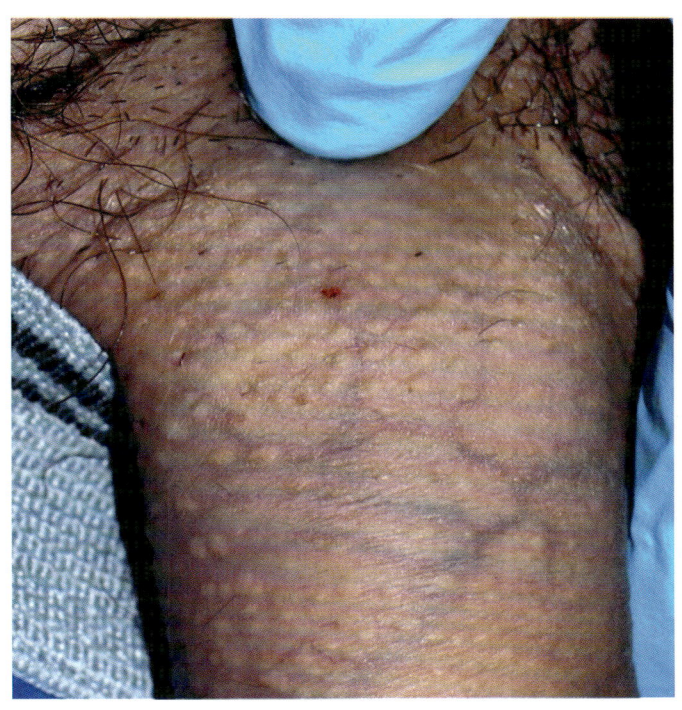

Fig. 5.31. Estas pápulas em forma de cúpula, da cor da pele a amareladas são típicas de glândulas sebáceas proeminentes na haste do pênis.

fora da linha de Hart e na parte distal da haste do pênis que não possui pelos **(Figs. 5.9 e 5.32)**. Elas aparecem como pápulas pequenas, pouco elevadas, lisas, amarelas, em forma de cúpula, medindo aproximadamente 1 mm de diâmetro. Tornam-se mais óbvias quando a mucosa é esticada. Nenhuma

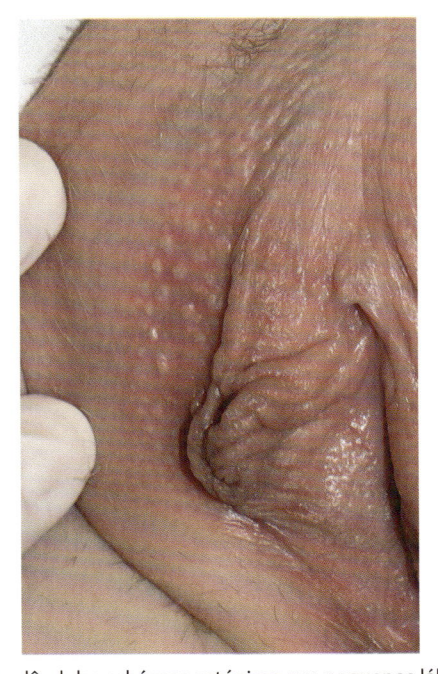

Fig. 5.32. As glândulas sebáceas ectópicas nos pequenos lábios, denominadas manchas de Fordyce, são da cor da pele a amareladas e extremamente comuns.

destas glândulas sebáceas tem importância clínica, exceto naqueles raros casos em que um paciente muito ansioso as descobre de repente e fica com medo de que possam ser verrugas. Não é necessário mais nada além de tranquilizar o paciente.

Glândulas de Tyson

São glândulas sebáceas pequenas, modificadas, ocasionalmente encontradas na superfície interna do prepúcio peniano, onde estão localizadas no sulco do prepúcio ou muito próximas a ele (Fig. 5.6). São semelhantes a glândulas sebáceas ectópicas (manchas de Fordyce). Originalmente, considerava-se erroneamente que produzissem esmegma. Isoladamente elas não fazem isso, mas podem contribuir com sebo que, juntamente com células epiteliais descamadas, forma o esmegma. Como no caso das manchas de Fordyce, elas podem ser confundidas com pequenas verrugas genitais. Algumas vezes, glândulas de Tyson grandes podem ser confundidas com molusco contagioso. Na presença de incerteza clínica, poderá ser necessária biópsia. Como elas são benignas e assintomáticas, não é necessário tratamento.

Doença de Fox-Fordyce

A doença de Fox-Fordyce (DFF) é uma condição inflamatória crônica incomum, altamente pruriginosa das glândulas apócrinas. A condição é muito mais comum em mulheres do que em homens, e indivíduos afro-americanos parecem ser afetados com frequência desproporcional. Clinicamente, a DFF aparece como pápulas foliculares monomórficas, da cor da pele, castanha ou marrom, em forma de cúpula. Geralmente estão organizadas em um padrão de calçamento de pedras arredondadas e localizadas em áreas, como as axilas, auréolas mamárias e a região anogenital, que contêm folículos das glândulas apócrinas. As axilas são mais frequentemente afetadas. Na região anogenital, as lesões ocorrem principalmente nos grandes lábios, nas mulheres, e na região pubiana em ambos os sexos (Fig. 5.33). Seu início é na puberdade. O diagnóstico é feito pelo padrão de distribuição e pela morfologia clínica das lesões. Uma suspeita diagnóstica pode ser confirmada por biópsia.

A patogênese desta condição é desconhecida. Uma hipótese sugere que a obstrução do óstio dos folículos da glândula apócrina leva à retenção e dilatação do ducto e/ou glândula apócrina. O subsequente extravasamento de suor apócrino na derme circundante pode então resultar em inflamação e prurido. Entretanto, um estudo microscópico confirmou que a maioria das alterações consideradas características de DFF também estava presente na pele dos pacientes do grupo-controle (25). É interessante observar que este mesmo relato confirmou a presença de células espumosas perifoliculares altamente características. Estes autores levantaram a hipótese de que a secreção apócrina extravasada era fagocitada e era a base para a aparência esponjosa destas células (25). Embora a causa do início da obstrução folicular seja desconhecida, acredito que, em pelo menos alguns casos, seja secundária à fricção crônica da pele pruriginosa com subsequente hiperqueratinização e oclusão do óstio folicular. Entretanto, é interessante que, em alguns casos, DFF desenvolveu-se após a remoção dos pelos com *laser*, sugerindo que a destruição pelo *laser* pode ter atuado no entupimento folicular (26).

Não há uma terapia plenamente estabelecida para DFF. A intensidade da coceira melhora com a gravidez e durante a ingestão de contraceptivos orais. Esteroides tópicos, inibidores tópicos de calcineurina, creme tópico de tretinoína (que frequentemente é muito irritante para usar efetivamente) e isotretinoína oral podem melhorar os sintomas em alguns pacientes. Na menopausa, a condição parece regredir.

Hidradenoma Papilífero (Adenoma de Glândulas Mamárias – Símile)

Hidradenoma papilífero (HP) é a neoplasia anexial vulvar benigna mais comum (18). Desenvolve-se preponderantemente no tecido vulvar de mulheres caucasianas de meia-idade (27). A maioria é encontrada nos pequenos e grandes lábios. Clinicamente, ocorre como um nódulo de 0,5 a 2 cm, com superfície plana, macio a firme, assintomático, cor da pele ou vermelho (Figs. 5.34 e 5.35). Esta lesão pode ter aparência translúcida, de tipo cístico. Algumas mostram superfície ulcerada. A maioria é assintomática, mas prurido, sangramento e dor leve ocorrem numa minoria dos casos.

Estas neoplasias foram originariamente consideradas como tumores derivados das glândulas apócrinas, mas agora se sabe que são derivadas das glândulas mamárias-símiles, mas identificadas separadamente, que estão localizadas na área anogenital das mulheres (18). A histologia é similar à do papiloma intraductal mamário. Esta nova categoria de adenomas de glândulas similares às glândulas mamárias pode incluir outros tumores anogenitais raros, como adenomas tubulares e siringocistoadenoma papilífero. Quase todos os hidradenomas papilíferos são benignos, embora pelo menos cinco pacientes tenham apresentado carcinoma ductal *in situ*. É interessante observar que uma grande porcentagem de espécimes da biópsia abrigava mutações em genes relacionados com câncer (27). O tratamento por meio de excisão local é curativo.

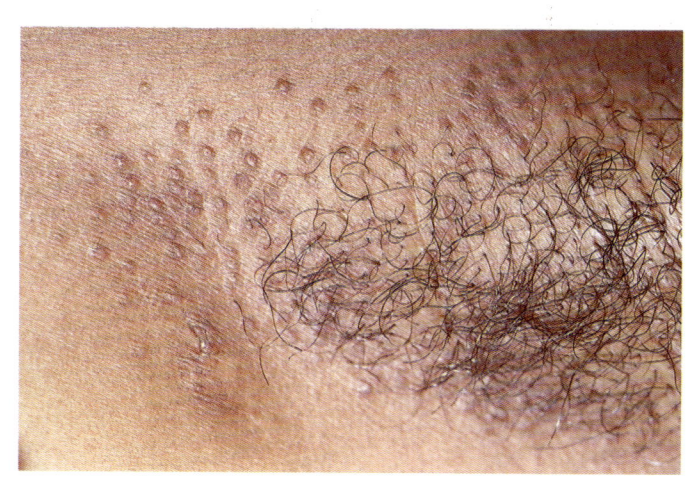

Fig.5.33. Esta paciente com doença de Fox-Fordyce apresenta pápulas foliculares típicas monomórficas, da cor da pele, em forma de cúpula dentro do pelo pubiano e pele circundante.

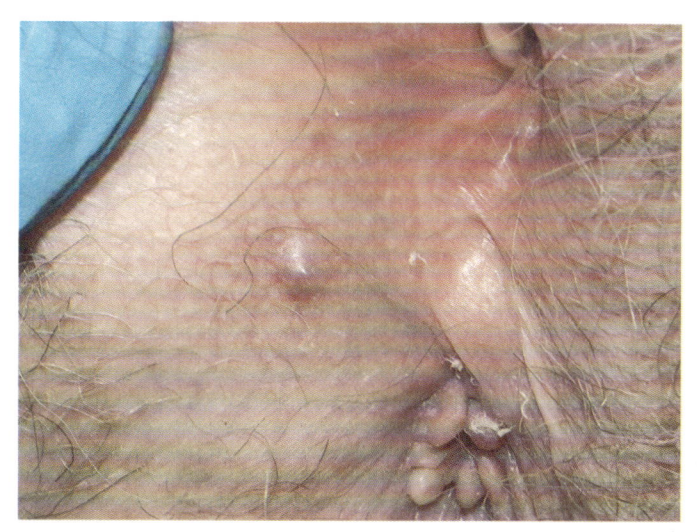

Fig. 5.34. O nódulo da cor da pele é um hidradenoma papilífero típico com uma saída central.

Fig. 5.36. Pápulas minúsculas, monomórficas, em forma de cúpula, da cor da pele na haste do pênis são uma apresentação comum para líquen nítido.

Líquen Nítido

Líquen nítido é uma doença rara de crianças e adolescentes (28). Geralmente é uma erupção assintomática, caracterizada por múltiplas pápulas pequenas (1 a 2 mm), brilhantes, planas, que geralmente são da cor da pele, mas podem ser brancas ou violáceas **(Figs. 5.36 e 5.37)**. As lesões são mais frequentemente assintomáticas, embora alguns pacientes reportem prurido leve. Esta erupção geralmente envolve o tronco e as extremidades superiores. Em homens, a haste do pênis está frequente e caracteristicamente envolvida. Não foram reportados casos envolvendo a vulva. A condição regride espontaneamente depois de vários anos.

Um diagnóstico clínico é comumente confirmado por biópsia. Histologicamente, há a imagem característica de uma reação liquenoide com a presença de pequenos granulomas focais localizados na derme papilar. Estes granulomas são parcial ou completamente rodeados por "línguas de epiderme" com proliferação descendente (formação de "bola em garra"). A etiologia do líquen nítido é desconhecida. Originalmente, alguns pensavam que fosse uma variante do líquen plano e, de fato, líquen plano e líquen nítido raramente podem-se desenvolver concomitantemente. Hoje, no entanto, é considerado uma doença única separada. Nenhum tratamento é completamente satisfatório, embora a aplicação de esteroides tópicos de alta potência ou superpotência possa acelerar a sua resolução. Mas como é assintomático e tende a regredir com o tempo, parece razoável, na maioria dos casos, ter conduta expectante.

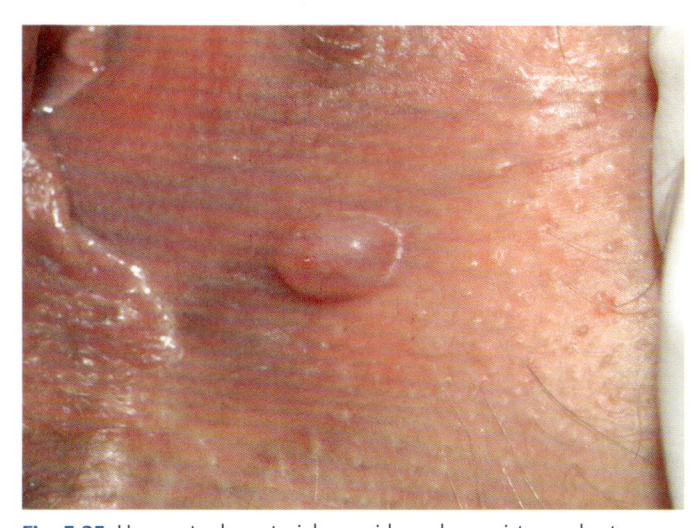

Fig. 5.35. Uma gota de material mucoide pode ser vista na abertura deste hidradenoma papilífero.

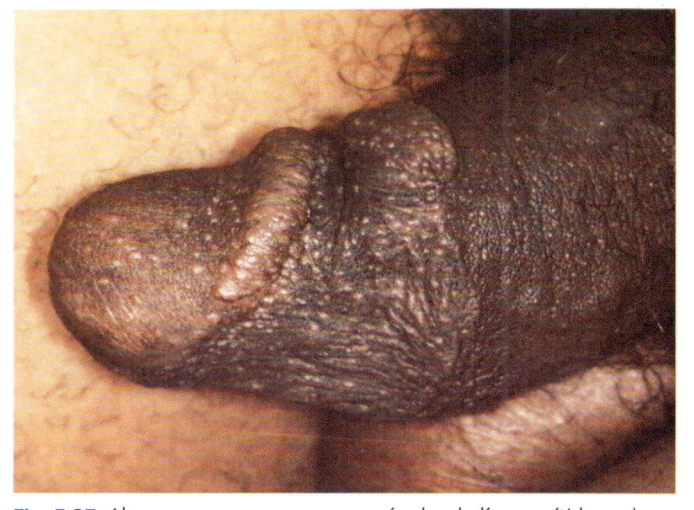

Fig. 5.37. Algumas vezes, as pequenas pápulas do líquen nítido podem ser hipopigmentadas.

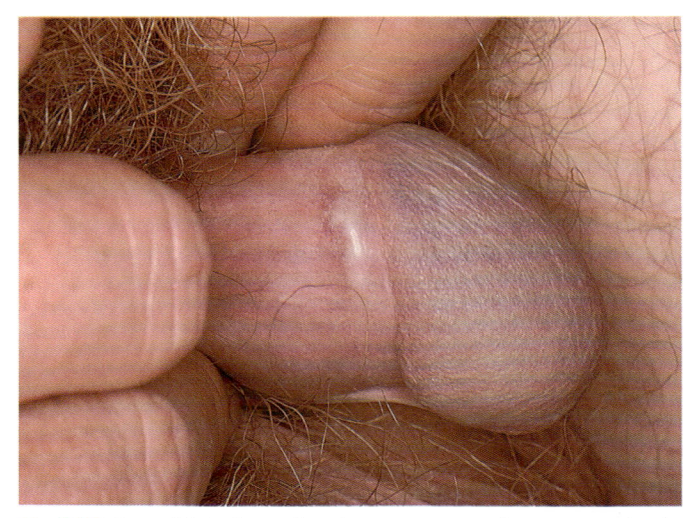

Fig. 5.38. Este nódulo da cor da pele, como um cordão, na parte distal da haste é representativo de linfangite esclerosante.

Linfangite Esclerosante do Pênis

Linfangite esclerosante não venérea é uma condição rara que geralmente se apresenta como um nódulo firme, linear, de superfície lisa e similar a um cordão, que está localizado no sulco coronal ou próximo dele **(Fig. 5.38)** (29). Nesta localização, ele rodeia o pênis parcial ou completamente. Ocasionalmente, o nódulo se ramifica de forma tal que existe uma pequena extensão perpendicular a uma curta distância ao longo da haste do pênis. A pele sobrejacente é livremente móvel sobre ele.

A condição se desenvolve muito rapidamente, quase sempre logo após um período prolongado de intercurso sexual vigoroso ou masturbação. Pode ocorrer em associação a uma ou outra infecção sexualmente transmissível, mas não há evidências de que uma infecção atue na sua etiologia. Há controvérsias se representa uma trombose dos vasos linfáticos ou vasos venosos. De qualquer forma, a linfangite esclerosante pode ser vista como um análogo da doença de Mondor (tromboflebite venosa superficial) do pênis, uma condição que algumas vezes é difícil de ser diferenciada da linfangite esclerosante (29). O tratamento dessa condição benigna é a redução da atividade sexual. Se isto ocorrer, pode-se esperar a resolução espontânea da doença no espaço de várias semanas.

Carcinoma de Células Escamosas dos Genitais

Tanto em homens quanto em mulheres, há duas origens distintas através das quais pode-se desenvolver carcinoma espinocelular (CEC): uma origem relacionada com o HPV e uma origem não relacionada com o HPV. As lesões que se desenvolvem por cada uma desses mecanismos mostram aparência e curso diferentes. Aquelas lesões que são relacionadas com o HPV têm uma aparência mais diversificada (pápulas e placas de tonalidade rosada, vermelha, marrom, preta ou da cor da pele) e duração mais prolongada entre o estágio *in situ* e o estágio invasivo. Por outro lado, aquelas lesões que não são relacionadas com o HPV são menos diversificadas (nódulos de tonalidade vermelha, branca e da cor da pele) com progressão mais rápida entre o estágio *in situ* e o estágio invasivo. Obviamente, com toda esta variabilidade, essas malignidades poderiam ter sido inseridas em qualquer um dos vários capítulos, e a nossa inserção da discussão principal neste capítulo é inteiramente arbitrária.

Carcinoma de Células Escamosas em Homens

Apresentação Clínica

A categoria de CEC peniano inclui CEC *in situ* (neoplasia intraepitelial peniana [NIP]) e CEC invasivo. Este último é raro nos Estados Unidos. De um modo geral, CEC peniano representa apenas cerca de 1% de todas as malignidades em homens. A incidência anual de CEC invasivo aumenta com a idade, ocorrendo principalmente após os 50 anos de idade (30). A incidência anual de NIP parece estar aumentando, enquanto a de CEC invasivo parece estar decrescendo. As taxas são mais altas em países menos desenvolvidos e entre os hispânicos nos Estados Unidos.

A neoplasia intraepitelial peniana (NIP) pode ocorrer no prepúcio ou na glande (onde previamente era conhecida como eritroplasia de Queyrat) ou na haste do pênis (onde era anteriormente conhecida como doença de Bowen e papulose bowenoide). Uma variante incomum de NIP é a balanite pseudoepiteliomatosa ceratótica e micácea, em que a lesão parece com crostas e escamas espessas e empilhadas **(Fig. 5.39)** (31). Pode estar presente uma ou mais lesões de NIP. A NIP ocorre como pápulas ou placas planas **(Fig. 5.40)**. Esta última pode ter até 2 ou 3 cm de diâmetro. As pápulas e placas na haste do pênis podem ser de tonalidade rosada, vermelha, marrom ou da cor da pele. Aquelas localizadas na glande e no prepúcio geralmente são brancas, rosadas ou vermelhas. A superfície de lesões de NIP não é ulcerada e pode ser lisa ou levemente escamosa.

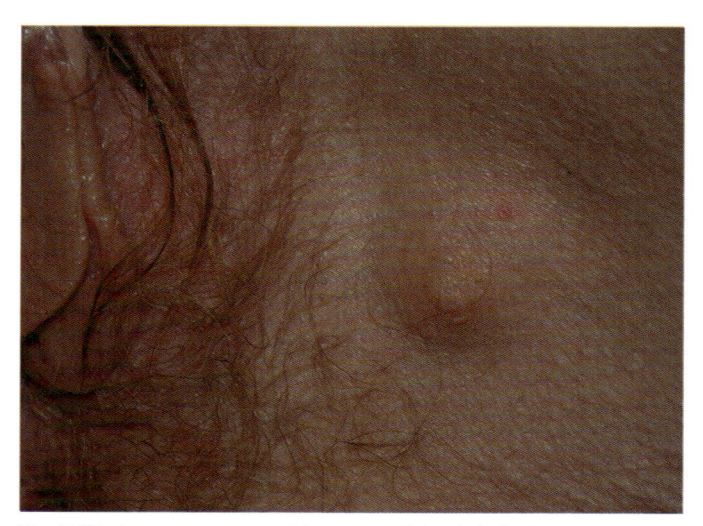

Fig. 5.39. A escama espessa, hiperqueratótica de balanite pseudoepiteliomatosa, micácea e queratótica é característica desta condição, que é provavelmente pré-maligna.

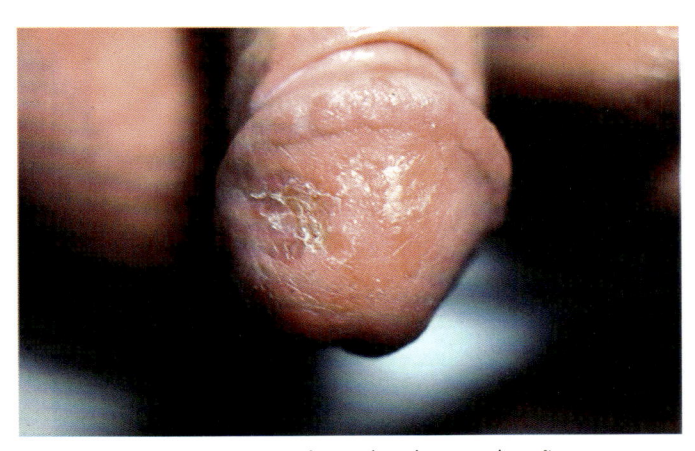

Fig. 5.40. Pápulas escamosas, da cor da pele a rosadas, são uma apresentação comum de neoplasia intraepitelial do pênis (CEC *in situ*, doença de Bowen), mas também são características de psoríase, candidíase e dermatite de contato por irritante. Uma biópsia confirmou NIP.

Quase todos os CEC invasivos do pênis ocorrem na glande, prepúcio e sulco coronal (30). CEC invasivo com frequência se apresenta como um nódulo solitário de 1 a 3 cm de cor vermelha ou branca **(Fig. 5.41)**. A superfície frequentemente é ulcerada, e neste caso pode estar presente tecido friável com fácil sangramento na base da úlcera. Uma variante, o carcinoma verrucoso, representa apenas uma pequena porcentagem dos casos e se apresenta como uma massa globular, semelhante a couve-flor, sem escamas, que é clinicamente indistinguível de condiloma gigante (tumor de Buschke-Lowenstein). Linfadenopatia regional, que algumas vezes se deve à inflamação e não a metástases, está presente em aproximadamente metade dos pacientes com carcinoma invasivo. É digno de nota que metástases nodais microscópicas podem ocorrer em nodos não palpáveis (30).

Diagnóstico

Embora o diagnóstico de CEC peniano seja frequentemente aparente com base nos achados clínicos, sempre é necessária biópsia para confirmação do diagnóstico. Histologicamente, o CEC peniano está dividido em câncer *in situ* (NIP) e câncer invasivo. Em uma série representativa, 20% dos espécimes eram *in situ* e 80% eram invasivos (32). Das lesões *in situ*, 90% eram positivas para DNA de HPV, e nas lesões invasivas, 52% eram positivas para DNA de HPV (32). Em função dos vários autores e de suas instituições, existem múltiplos subtipos histológicos de CEC peniano. Basta dizer que aqueles carcinomas da categoria basaloide e verrucoso exibem alta probabilidade de conter DNA de HPV, enquanto aqueles carcinomas nos subtipos verrucoso e queratinizado (diferenciado) tinham muito menos probabilidade de conter DNA de HPV (32).

A NIP na haste do pênis não pode ser clinicamente diferenciada de verrugas relacionadas com o HPV. Da mesma forma, o carcinoma verrucoso em qualquer lugar não pode ser clinicamente diferenciado do condiloma gigante relacionado com o HPV (tumor de Buschke-Lowenstein). Queratoses seborreicas, psoríase e líquen plano podem parecer muito semelhantes à NIP, tanto na haste do pênis quanto na glande e no prepúcio. Doença de Paget extramamária também parece semelhante à NIP, embora o diâmetro das placas na primeira geralmente seja muito maior.

CARCINOMA DE CÉLULAS ESCAMOSAS EM HOMENS — *Diagnóstico*

Relacionado com o HPV: pápulas e placas lisas, vermelhas, marrons, ou da cor da pele; homens mais jovens; múltiplas lesões estão presentes.

- Localização na haste peniana, púbis e tecido perianal.
- A biópsia mostra neoplasia *in situ* (NIP); câncer raramente invasivo.

Não relacionado com o HPV: pápula, placa, úlcera ou nódulo rosado, vermelho, branco ou da cor da pele; homens mais velhos; apenas uma lesão solitária está presente.

- Localização na glande, sulco coronal, aspecto interno do prepúcio.
- Associação a líquen escleroso ou líquen plano.
- A biópsia mostra neoplasia *in situ* ou câncer invasivo.

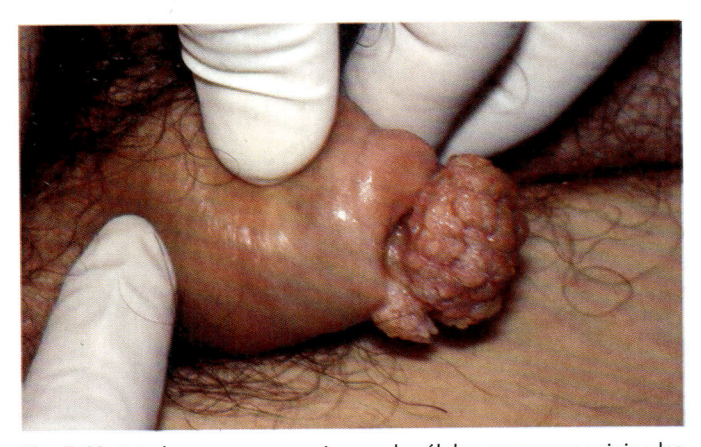

Fig. 5.41. Este homem com carcinoma de células escamosas originadas na uretra peniana exibe pápulas e placas erosadas, verrucosas, da cor da pele.

Fisiopatologia

São muitos os fatores de risco associados ao desenvolvimento de CEC peniano invasivo. Os três mais importantes na maioria dos estudos foram ausência de circuncisão no nascimento, tabagismo e fimose (30). Os fatores de risco para carcinoma *in situ* estão principalmente relacionados com a aquisição de HPV e incluem parceiros sexuais precoces e numerosos, sexo peniano-oral, sexo com uma mulher com neoplasia cervical e uma história de verrugas anogenitais.

Conforme observado anteriormente, parece haver duas origens principais através das quais se desenvolve CEC peniano: relacionado com o HPV e não relacionado com o HPV. Na primeira, os mesmos tipos de HPV de alto risco que são responsáveis pelo carcinoma cervical (notadamente HPV 16, 18, 31, 33, 45, 52 e 58) parecem ser responsáveis por quase todos os NIP e aproximadamente 25 a 50% dos CEC penianos invasivos (30). A situação para condiloma gigante e carcinoma verrucoso é mais ambígua. Estas duas lesões são clinicamente indistinguíveis e possuem muitas características histológicas sobrepostas, porém os tipos de HPV de baixo risco (HPV 6 ou 11) são quase sempre encontrados no condiloma gigante, enquanto muitos dos carcinomas verrucosos não possuem DNA de HPV (30).

A origem não HPV é menos compreendida, mas provavelmente envolve a presença de carcinógenos (por exemplo, fumaça de tabaco, esmegma retido) ou doença inflamatória crônica subjacente, como é encontrado no líquen plano e líquen escleroso (balanite xerótica obliterante). A frequência com que líquen escleroso se transforma em câncer peniano é difícil de ser determinada. A maioria das séries de pacientes com líquen escleroso sugere que somente uma pequena proporção dos pacientes vai desenvolver câncer, mas em alguns estudos de CEC peniano, evidências histológicas de líquen escleroso foram encontradas algumas vezes no tecido peritumoral. Este mesmo enigma ocorre no CEC vulvar.

Tratamento

O estadiamento é apropriado para pacientes com CEC peniano. Isto é realizado com o uso do sistema de estadiamento TNM (33). A discussão neste capítulo se restringe a carcinoma *in situ* e minimamente invasivo, uma vez que as formas mais profundas requerem o envolvimento de oncologistas e urologistas. "Tis" é o termo de TNM usado para o carcinoma *in situ* usual, e "Ta" é usado para carcinoma verrucoso *in situ*. "T1" se aplica a carcinomas que invadem apenas o tecido subepitelial superficial. "T1" é ainda dividido em "T1a" (sem invasão linfovascular e com características histológicas favoráveis) e "T1b" (com invasão linfovascular ou com características histológicas menos favoráveis) (33).

Excisão local com controle das margens através de secção congelada historicamente representa o tratamento de escolha para as malignidades Tis, Ta e T1a. Entretanto, como agora é evidente que as taxas de recorrência local não têm efeito no resultado, métodos destrutivos (ablação com *laser*, radioterapia e eletrocirurgia) ou terapia tópica (como fluorouracil e imiquimode) são muito mais amplamente usados (33). O problema, obviamente, com a terapia destrutiva e tópica é que dependemos de amostragem de biópsia limitada para presumir que não está ocorrendo invasão em outro local na lesão.

Recorrência é uma possibilidade para todas as terapias anteriores. Entretanto, é esperado que pacientes com Tis, Ta e T1a tenham essencialmente uma sobrevivência de 100% em 5 anos. Não são realizadas dissecções nos linfonodos para malignidades Tis e Ta. Porém, biópsia do nodo sentinela ou dissecção do nodo é recomendada para T1a e para doença mais avançada, uma vez que sejam encontradas metástases nos nodos em aproximadamente 25% dos pacientes sem nodos palpáveis (33).

CARCINOMA DE CÉLULAS ESCAMOSAS EM HOMENS — Tratamento

Carcinoma *in situ* (NIP)

- Relacionado com o HPV: excisão ou destruição com eletrocirurgia, *laser* ou terapia local.
- Não relacionado com o HPV: excisão é preferida.

Carcinoma invasivo

- Usar estadiamento pelo sistema TNM.
- Excisão para todos.
- Se invasão profunda, biópsia do nodo sentinela, dissecção do nodo, se positivo.

Carcinoma de Células Escamosas em Mulheres

Existem muitas semelhanças entre cânceres de células escamosas da genitália em homens e mulheres. Especificamente, ambos se desenvolvem pelos dois mesmos caminhos: um relacionado com o HPV e outro não relacionado com o HPV. Neoplasia intraepitelial associada à infecção pelo HPV tende a ser multifocal, ocorre em mulheres mais jovens, progride de doença *in situ* mais lentamente e exibe melhor prognóstico. Por outro lado, neoplasia intraepitelial não associada ao HPV tende a ser unifocal, ocorre em mulheres mais velhas, progride mais rapidamente para invasão a partir do estágio *in situ* e exibe pior prognóstico. O espectro de CEC vulvar inclui neoplasia intraepitelial vulvar *in situ* (NIV) e CEC invasivo. NIV e CEC invasivo da vulva correspondem a aproximadamente 5% de todos os cânceres femininos do trato genital e são as quartas neoplasias ginecológicas mais comuns (34).

Microscopicamente, e por analogia com carcinoma cervical *in situ*, a NIV foi originalmente subdividida em NIV 1, NIV 2 e NIV 3. Entretanto, em 2004, a International Society for the Study of Vulvovaginal Disease (ISSVD) adotou uma nova classificação que instituiu inúmeras mudanças. Primeiramente, ela eliminou a categoria de NIV 1; segundo, combinou NIV 2 e NIV 3 em uma única categoria de NIV; e terceiro, dividiu a categoria NIV em "NIV incomum" (sobretudo relacionada com o HPV) e "NIV diferenciada" (a maioria não relacionada com o HPV). Esta classificação foi aceita por alguns, mas não por todos os clínicos. Numa tentativa de obter um consenso mais universal, um grupo multidisciplinar, foi formado o comitê Lower Anogenital Squamous Terminology (LAST). O comitê desenvolveu uma nova classificação, que foi publicada, em 2012. Ele introduziu uma nova categoria de "lesão intraepitelial escamosa" para substituir "NIV" e dividiu esta nova categoria em lesão intraepitelial escamosa de alto grau (*high-grade squamous intraepithelial lesion*, HSIL) e lesão intraepitelial de baixo grau (low-grade intraepithelial lesion, LSIL) (35). Entretanto, o ISSVD criticou alguns aspectos e, em 2015, elaborou três modificações: Primeiro, acrescentou a categoria de "NIV diferenciada" (NIVD); segundo, acrescentou depois de LSIL a ressalva de que este termo representava "condiloma plano ou efeito do papilomavírus humano"; e terceiro, acrescentou depois de HSIL a ressalva de que este termo representava o que era previamente denominado NIV, tipo usual (36). Embora o termo "lesão intraepitelial escamosa" seja mais acurado do que "neoplasia intraepitelial" (existem neoplasias intraepiteliais que não são do tipo de células escamosas), mantive o termo "NIV" por causa de sua utilização historicamente ampla.

Apresentação Clínica de Neoplasia Intraepitelial Vulvar

A incidência de NIV não pode ser determinada com precisão porque as controvérsias relativas à terminologia levaram a dados que são difíceis de interpretar. No entanto, a taxa é de, no mínimo, 5/100.000 (37). A NIV parece estar crescendo muito rapidamente, e a idade em que está ocorrendo está decrescendo. Por outro lado, a incidência de CEC invasivo está quase estável (37). Essas mudanças estão relacionadas com o aumento marcante na proporção de casos relacionados com o HPV. Pela mesma razão, a idade em que ocorre carcinoma vulvar invasivo está caindo. Ao contrário da situação para CEC peniano, NIV e CEC invasivo são mais comuns em mulheres brancas do que em negras ou hispânicas (37). Obviamente, tudo isso provavelmente irá mudar no futuro com base na impressionante eficácia da vacinação contra o HPV e as taxas crescentes com que está sendo administrada (38). As manifestações clínicas de NIV variam dependendo se a NIV está ou não relacionada com o HPV.

NIV associada ao HPV

NIV associada à infecção pelo HPV ocorre quase inteiramente em mulheres jovens, de 15 a 50 anos de idade. Ela representa aproximadamente 90 a 95% de todos os casos de NIV. É mais frequentemente um processo multifocal, de modo que múltiplas lesões estão presentes concomitantemente. As lesões são pápulas e placas planas que variam de 0,5 a 3 cm de diâmetro. O tecido em torno das lesões parece clinicamente normal. Algumas vezes, estas lesões crescem em confluência resultando na presença de placas ainda maiores que podem ocupar uma porção muito grande da superfície vulvar. A cor é notavelmente variável e pode ser rosada, vermelha, branca, marrom, preta ou da cor da pele **(Fig. 5.42)**. A superfície geralmente é uniforme e levemente escamosa, mas raramente pode ser levemente erosada. NIV relacionada com o HPV ocorre tanto dentro do vestíbulo quanto na pele queratinizada sobre o resto da área anogenital. As lesões são preponderantemente assintomáticas.

NIV Não Relacionada com o HPV

A NIV não relacionada com o HPV se apresenta de forma muito diferente. Estas lesões são mais frequentemente solitárias e se desenvolvem preponderantemente em mulheres mais velhas. Ocorrem como placas ou nódulos que geralmente têm 2 a 5 cm de diâmetro. Escamas, erosão e/ou crosta palpáveis estão frequentemente presentes, especialmente quando a NIV ocorre sobreposta a lesões de líquen escleroso ou líquen plano **(Fig. 5.43)**. As lesões são de cor vermelha, branca ou marrom,

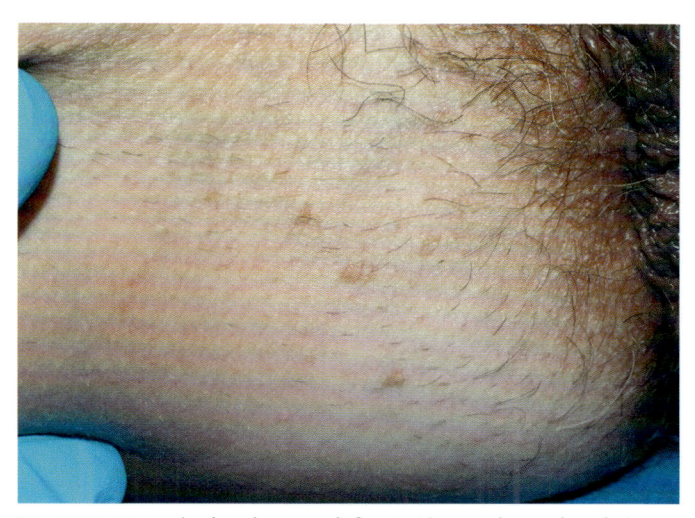

Fig. 5.42. Estas pápulas planas multifocais, tênues, da cor da pele à castanha representam lesões intraepiteliais escamosas de alto grau (HSIL), anteriormente denominadas NIV 3 associada ao HPV.

e ocorrem preponderantemente dentro do vestíbulo quando NIV está associada a líquen escleroso ou líquen plano. Em outros contextos, NIV pode ser encontrada na pele queratinizada em qualquer lugar na área anogenital. As lesões sobrejacentes concomitantes a líquen escleroso e líquen erosivo geralmente estão associadas à coceira, ardência ou dor. As lesões que surgem na pele de aparência normal com frequência são assintomáticas, embora algumas vezes estejam presentes prurido e dor.

CEC invasivo se desenvolve em associação a NIV relacionada com HPV não tratada em pelo menos 10% dos pacientes sendo mais provável em pacientes mais velhas. Esta progressão é consideravelmente mais comum em mulheres do que em homens com NIP relacionada com o HPV não tratada. No começo da sua evolução, CEC minimamente invasivo não pode ser distinguido clinicamente de NIV. CEC invasivo não

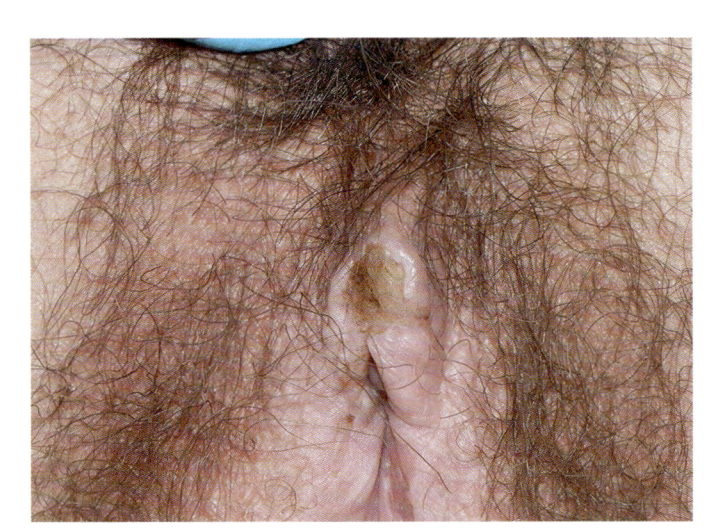

Fig. 5.43. NIV diferenciada associada a líquen escleroso é manifestada neste paciente por um nódulo hiperqueratótico que foi inicialmente interpretado histologicamente como hiperqueratose branda. Entretanto, a própria aparência atípica motivou a excisão, que revelou o verdadeiro diagnóstico.

relacionado com o HPV ocorre preponderantemente a partir de uma condição de base como líquen escleroso ou líquen plano, mas raramente se origina *de novo* a partir de membrana mucosa ou pele de aparência normal. As lesões avançadas ocorrem como placas ou nódulos de cor branca, vermelha ou da cor da pele. A superfície é frequentemente ulcerada, com a cavidade da úlcera contendo tecido friável que sangra com facilidade. Coceira e/ou dor podem ocorrer em alguns pacientes.

Em termos de diagnóstico diferencial, NIV que se origina na pele normal deve ser diferenciada de verrugas anogenitais, psoríase, líquen plano e queratoses seborreicas. É difícil identificar separadamente NIV sobrejacente a líquen escleroso e líquen plano dessas doenças. Em todas estas situações, é necessária biópsia.

O *carcinoma verrucoso* é idêntico em aparência clínica ao condiloma gigante (tumor de Buschke-Lowenstein). Ele se apresenta como um grande crescimento verrucoso e cresce lentamente. Escolhi situar o carcinoma verrucoso nesta seção sobre neoplasias intraepiteliais porque, na vasta maioria dos casos, o crescimento descendente histologicamente massivo das cristas epidérmicas avança profundamente na derme, mas a membrana basal permanece intacta. Em consequência, essencialmente não há potencial metastático atribuível a esta neoplasia. Em determinado momento, acreditava-se que o carcinoma verrucoso representava transformação maligna de condilomas gigantes relacionados com o HPV, mas esta hipótese entrou em desuso por duas razões: (a) condilomas gigantes estão associados apenas a tipos de HPV de baixo risco (principalmente HPV 6 e 11) e assim não devem progredir para câncer e (b) estudos da reação em cadeia da polimerase (*polymerase chain reaction*, PCR) de carcinoma verrucoso raramente revelam a presença de algum DNA de HPV (39).

apresentam ou não evidências de invasão. Por esta razão, todas essas lesões devem passar por biópsia. No entanto, é fato que a NIV não relacionada com o HPV decorrente de líquen escleroso ou líquen plano sofre invasão muito mais frequentemente e muito mais rapidamente do que NIV relacionada com o HPV. Como consequência, apenas uma pequena minoria de CEC invasivo é multifocal. Também é fato que a maioria dos CEC invasivos ocorre em mulheres acima de 50 anos, mas vale a pena observar que cerca de 15% desses cânceres ocorrem em mulheres com menos de 40 anos (34). Assim sendo, CEC invasivo precoce pode-se desenvolver com uma aparência similar, ou idêntica, a NIV sendo especialmente provável que esteja presente em pacientes com líquen escleroso erosado ou ulcerado. Posteriormente, CEC aparece como uma massa exofítica volumosa, frequentemente com ulceração ou sangramento **(Figs. 5.44 e 5.45)**. CEC invasivo, especialmente com lesões iniciais, pode ser assintomático, mas na maioria dos casos, coceira, dor ou sangramento irão alertar a paciente e/ou clínico para a sua presença. Quando o prurido é intenso, como é frequente em pacientes com líquen escleroso, ocorre a resposta tipo calosidade de liquenificação por causa da fricção e coceira prolongadas. Há controvérsias se a proliferação de células epiteliais que ocorre no processo de liquenificação atua no desenvolvimento ou progresso da malignidade. Parte da controvérsia ocorre porque o HPV pode ser reconhecido em alguns casos do tipo supostamente diferenciado de CEC, mas não está claro que ocorra mais frequentemente do que a taxa normal em todas as mulheres.

Diagnóstico de NIV e Carcinoma de Células Escamosas Invasivo

Um diagnóstico de NIV ou CEC invasivo pode-se originar de uma suspeita clínica, mas deve ser confirmado pelo exame histopatológico. Em razão do potencial erro de amostragem, é aconselhável fazer várias biópsias de diferentes partes da

---

NIV E CARCINOMA DE CÉLULAS ESCAMOSAS EM MULHERES — Diagnóstico

Relacionados com o HPV: pápulas e placas planas, de coloração vermelha, marrom ou da cor da pele; mulheres mais jovens; múltiplas lesões estão presentes.

- Localização no vestíbulo, grandes lábios, perivulvar e perianal.
- A biópsia mostra carcinoma *in situ* (NIV); invasão está ocasionalmente presente.

Não relacionados com o HPV: pápula, nódulo ou úlcera de coloração rosada, vermelha ou branca; mulheres mais velhas; apenas uma lesão solitária está presente

- Localização dentro do vestíbulo e pequenos lábios; ocasionalmente em outros locais.
- Associação frequente a líquen escleroso ou líquen plano.
- A biópsia frequentemente mostra invasão.

Apresentação Clínica do Carcinoma de Células Escamosas Invasivo

Na ausência de biópsia, é impossível determinar se uma ou mais lesões com a aparência de NIV (ver anteriormente)

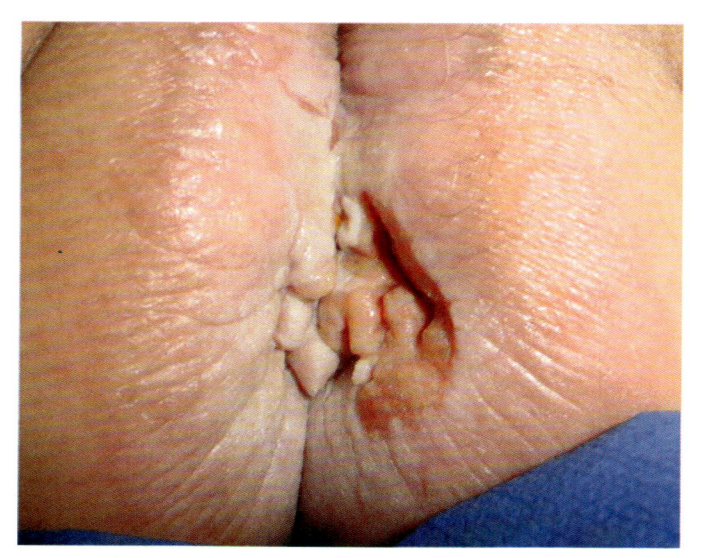

Fig. 5.44. Esta fotografia mostra uma massa da cor da pele ulcerada representando carcinoma de células escamosas invasivo originário de líquen escleroso avançado.

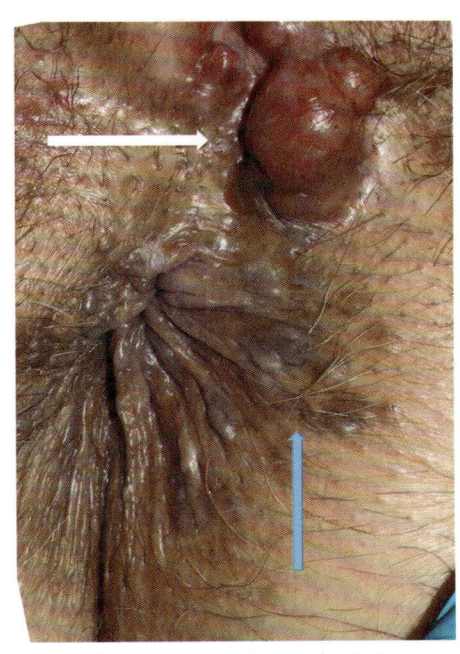

Fig. 5.45. A causa subjacente do carcinoma de células escamosas da cor da pele massivo desta mulher (*seta branca*) pode ser vista nas pápulas perianais, planas, de coloração marrom (*seta azul*) que são clássicas de lesões intraepiteliais escamosas de alto grau, previamente denominadas NIV 3 associada ao HPV.

lesão ou de diferentes lesões, caso estejam presentes múltiplas lesões. É especialmente importante fazer biópsia de qualquer área persistentemente elevada ou erosada em líquen escleroso e líquen plano que não tenha respondido à terapia apropriada dentro de um mês ou 6 semanas.

CEC invasivo é estadiado microscopicamente com o uso do sistema tumor, nodos, metástases (TNM) ou o sistema da Federation of Gynecology and Obstetrics (FIGO) (34). Poucos detalhes serão dados aqui já que, como era o caso para câncer peniano, abordar os nodos positivos e/ou metástases está além do escopo deste livro. É suficiente dizer que o termo TNM para carcinoma *in situ* é "Tis", ao passo que não existe um termo para malignidade *in situ* no sistema FIGO. Os termos TNM e FIGO para lesões com 2 cm ou menos de tamanho, confinadas à vulva ou períneo, e com invasão do estroma de 1,0 mm ou menos são "T1a" e "IA", respectivamente. Finalmente, os termos TNM e FIGO para "lesões com mais de 2 cm de tamanho ou de qualquer tamanho com invasão do estroma com mais de 1,0 mm, confinadas à vulva ou períneo", são "T1b" e "IB", respectivamente (34).

Fisiopatologia

Conforme indicado anteriormente, são duas as origens relacionadas com o desenvolvimento de CEC vulvar: uma relacionada com o HPV e outra não relacionada com o HPV (40). Estas duas origens se correlacionam bem, mas não perfeitamente, com padrões histológicos separados: um padrão verrucoso/basaloide em doença relacionada com o HPV e um padrão diferenciado (queratinizado) para doença não relacionada com o HPV.

A gênese relacionada com o HPV envolve infecção com os mesmos tipos de HPV de alto risco (notadamente HPV 16 e 18, porém menos frequentemente HPV 31, 33, 45, 52, e 58) responsáveis por carcinoma cervical. Este tipo de infecção leva primeiramente ao desenvolvimento de NIV verrucosa e/ou basaloide seguida em alguns casos pelo desenvolvimento de carcinoma invasivo com as mesmas características histológicas. Estudos da PCR revelam que DNA de HPV está presente na vasta maioria de NIV verrucosa e basaloide e numa porcentagem um pouco menor de carcinomas invasivos com histologia verrucosa ou basaloide. Em nível molecular, e nos termos mais simples, as proteínas virais do HPV E6 e E7 se ligam e interferem no efeito de supressão de tumores humanos das proteínas supressoras de tumor p53 e retinoblastoma (41).

A origem não relacionada com o HPV é menos clara. Entretanto, recentemente, a importância de inflamação crônica no desenvolvimento de câncer se tornou muito mais evidente. A maioria, mas não todas as NIV diferenciadas se originam no contexto das doenças inflamatórias, líquen escleroso e líquen plano erosivo. Outro fator de importância é a frequência muito alta de hiperplasia de células escamosas (as alterações acantóticas encontradas na liquenificação) no tecido peritumoral em algumas malignidades não relacionadas com o HPV, desta forma levantando a possibilidade de que fricção e coceira crônica possam estar envolvidas. Mas uma explicação alternativa é possível. É muito difícil separar com confiabilidade a aparência histológica de NIV diferenciada inicial da aparência da hiperplasia benigna de células escamosas presentes em liquenificação simples, e por esta razão, é possível que o que foi denominado "hiperplasia escamosa" no tecido adjacente à NIV seja na realidade NIV diferenciada inicial. Além do mais, há mais mutações somáticas (notadamente aquelas em TP53) e alterações epigenéticas (especialmente hipermetilação de CDKN2A) em cânceres não relacionados com o HPV do que nos relacionados com o HPV (40). Finalmente, também deve ser observado que o DNA para vários tipos de HPV é encontrado em uma pequena porcentagem de casos de NIV diferenciada e CEC invasivo associado. Parece provável que o DNA de HPV esteja ali simplesmente como um "espectador inocente", porém um papel etiológico não pode ser completamente excluído neste momento.

São múltiplos os fatores de risco associados ao desenvolvimento de NIV e CEC invasivos. Tabagismo é o mais importante deles, tanto para malignidade relacionada com o HPV quanto para a não relacionada com o HPV. Os fatores de risco especificamente importantes para NIV relacionada com o HPV giram em torno de um comportamento com probabilidade de conduzir a infecção pelo HPV, como idade precoce da iniciação sexual, múltiplos parceiros sexuais, história de esfregaço Pap anormal e história de verrugas anogenitais prévias. Os fatores especificamente importantes para NIV não relacionada com o HPV incluem a presença de líquen escleroso e líquen plano erosivo.

Tratamento

Tratamento da NIV

Foi descrita regressão espontânea de NIV relacionada com o HPV em mulheres jovens com menos de 35 anos e em algumas pacientes após o parto. Isto, juntamente com uma probabilidade muito baixa de progressão maligna nesta população relativamente jovem, sugere que seria razoável acompanhar mulheres muito jovens sem tratamento por até 1 ano para ver se ocorre regressão. Para aquelas acima de 30 ou 35 anos de idade, e para NIV do tipo diferenciado, excisão local ampla logo após o diagnóstico é o tratamento de escolha. Há controvérsias relativas à amplitude apropriada das margens para estas excisões. Margens mais amplas podem teoricamente ser desejáveis, mas resultaria em mais danos arquiteturais e em pior qualidade de vida. A maioria dos ginecologistas acredita que 5 mm é suficiente (37). No entanto, alguns acreditam que a NIV diferenciada deve ser tratada com margens mais amplas do que as usadas para NIV relacionada com o HPV.

Pode ser considerada ablação por *laser* para NIV relacionada com o HPV, mas a resultante falta de tecido para exame histológico leva à possibilidade preocupante de que focos de invasão do estroma possam passar despercebidos. Existem relatos esparsos de tratamento bem-sucedido com terapia fotodinâmica na terapia médica usando imiquimode ou cidofovir tópico, mas a relativa ausência de estudos controlados randomizados desencoraja um pouco o seu uso (37,42).

O prognóstico para NIV depende da idade da paciente, da imunocompetência e se a NIV é relacionada com o HPV ou se é do tipo diferenciado. Conforme observado anteriormente, ocorre resolução espontânea com alguma frequência nas pacientes mais jovens, mas é improvável depois dos 35 anos. As pacientes que são imunocomprometidas e aquelas com NIV diferenciada parecem ter prognóstico consideravelmente pior. Há duas séries grandes mais antigas e uma metanálise mais antiga descrevendo o prognóstico da NIV depois de cirurgia excisional. Os dados nestes estudos indicam que, para aquelas pacientes com margens claras, havia uma chance de recorrência de aproximadamente 25 a 40%. Aproximadamente 5 a 15% das pacientes acompanhadas prospectivamente após o tratamento de NIV desenvolveram carcinoma invasivo (42).

Quando CEC invasivo é identificado, ele é estadiado de acordo com o sistema de estadiamento TNM do American Joint Committee on Cancer ou o sistema FIGO (34). Serão dados poucos detalhes aqui, já que, assim como para o câncer de pênis, abordar nodos positivos e/ou metástases vai além do escopo deste livro. Os dois estágios que são importantes aqui são aqueles em que os linfonodos provavelmente não estão envolvidos com câncer. O primeiro destes estágios, que é usado para lesões medindo 2 cm ou menos, confinados à vulva ou períneo, e com invasão do estroma de 1,0 mm ou menos, é denominado "T1a" e "IA" na terminologia TNM e FIGO, respectivamente. O segundo dos dois estágios, que é usado para lesões com mais de 2 cm ou de qualquer tamanho com invasão do estroma de mais de 1,0 mm mais uma vez confinada à vulva ou períneo, é denominado "T1b" e "IB" na terminologia TNM e FIGO, respectivamente (34).

O tratamento preferido para o primeiro destes dois estágios (T1a, IA) é a excisão local ampla com margens de aproximadamente 1 cm (43). Esta forma limitada de cirurgia é tão efetiva quanto vulvectomia radical (34). Como há pouca probabilidade de envolvimento dos nodos, pacientes sem nodos palpáveis podem ser poupadas da dissecção dos nodos e, em vez disso, podem ter conduta expectante (34). O tratamento preferido para o segundo dos dois estágios (T1b, IB) também é a excisão local ampla com margens de aproximadamente 1 cm (43). Entretanto, neste estágio, embora a probabilidade de envolvimento de nodos ainda seja baixa, é recomendada a dissecção do nodo ipsolateral ou biópsia do nodo sentinela (34). O papel, se existir, da radioterapia e excisão por *laser* é controverso e não será discutido aqui. O prognóstico para estes dois estágios, conforme indicado anteriormente, é muito bom, com sobrevivência global aos 2 anos de aproximadamente 90% e sobrevivência aos 5 anos de aproximadamente 80%. Finalmente, conforme observado anteriormente, a vacinação profilática contra o HPV com qualquer uma das três vacinas atualmente disponíveis tem o potencial para eliminar as formas de câncer vulvar que estão relacionadas com o HPV.

CARCINOMA DE CÉLULAS ESCAMOSAS EM MULHERES — **Tratamento**

Carcinoma *in situ* (NIV)

- Relacionado com o HPV (NIV usual): excisão; considerar eletrocirurgia, ablação por laser ou imiquimode local.
- Depois da biópsia, 1 ano de observação OK com menos de 30 a 35 anos.
- Não relacionado com o HPV (NIV diferenciada): tratar somente com excisão.

Carcinoma invasivo

- Usar estadiamento pelo sistema FIGO ou TNM.
- Excisão com margem de 1 cm para todos.
- Se mais de 1 mm de invasão, biópsia do nodo sentinela.

Carcinoma Basocelular

O carcinoma basocelular (CBC), o mais frequentemente diagnosticado de todos os tumores cutâneos em pele exposta ao sol, raramente é encontrado em pele não exposta, como nos genitais e pele perianal. Nas maiores séries publicadas, foram reportados 51 casos que atingiram a área genital: 10 na área pubiana, 18 na vulva, 6 no escroto, 2 no pênis e 15 na área perianal (44). Estes 51 pacientes representavam menos de 0,5% de todos os pacientes vistos com CBC em outras áreas durante o mesmo período. Estas séries excluíram 2 pacientes com síndrome do nevo basocelular (SNBC) que tinham 28 CBCs anogenitais adicionais. Não é de causar surpresa que pacientes com SNBC parecem estar sobrerrepresentados também em outras séries. A vulva é a localização anogenital mais comum para CBC, embora mesmo ali CBC represente apenas cerca de 2 a 8% de todos os cânceres vulvares (45,46). A maioria ocorre na superfície pilosa externa dos grandes lábios **(Fig. 5.46)**. A próxima localização mais comum é a área perianal, com

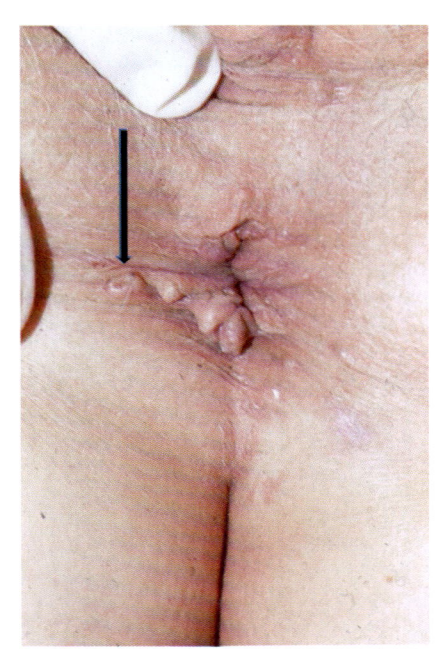

Fig. 5.46. Carcinomas basocelulares são mais frequentemente pápulas ou nódulos da cor da pele, e, quando crescem, classicamente desenvolvem uma depressão central (ver a *seta*).

menos de 100 casos reportados (47). O escroto é a terceira localização anogenital mais comum para CBC, mas apenas aproximadamente 60 destes casos foram descritos (48). Por fim, o pênis é a localização menos comum, com apenas cerca de 25 casos reportados (49). Quase todos eles ocorreram na haste do pênis.

Apresentação Clínica

As mulheres parecem ser afetadas um pouco mais frequentemente do que os homens. A idade média no diagnóstico está em torno dos 70 anos, e as lesões tendem a estar presentes por um longo período antes do diagnóstico. A idade no diagnóstico parece estar decrescendo possivelmente por causa do maior conhecimento e vigilância. Quase todas as lesões são solitárias e geralmente aparecem como placas ou nódulos da cor da pele ou rosados medindo 1,0 a 3,0 cm. Ocasionalmente são observadas tonalidades castanha ou mesmo marrom, decorrente da melanina aumentada, especialmente em pessoas de cor (46). Inicialmente, as lesões pequenas têm superfície lisa, mas aproximadamente 30% dos tumores são ulcerados com margens peroladas. A maioria é assintomática, embora ocasionalmente seja observado prurido ou sangramento leve. O CBC ocorre apenas nas superfícies não mucosas da genitália.

Diagnóstico

Ocasionalmente, a suspeita diagnóstica correta é feita clinicamente, porém, muitas das lesões requerem biópsia para identificação, e todas as lesões requerem biópsia para a confirmação diante de um caso suspeito. A aparência histológica é geralmente bem característica, mas algumas vezes o patologista tem problemas para distinguir o CBC de outros tumores derivados do folículo piloso e do carcinoma basocelular escamoso. Os transtornos comumente considerados no diagnóstico diferencial incluem CEC e nevos intradérmicos. Menos frequentemente, outras lesões da cor da pele descritas neste capítulo precisarão ser consideradas.

CARCINOMA BASOCELULAR — Diagnóstico

- Homens e mulheres mais velhos.
- Placa, pápula ou nódulo solitário rosado ou da cor da pele.
- A lesão pode ser ulcerada.
- Ocorre somente na pele queratinizada (não mucosa).
- Localização: grandes lábios nas mulheres; pênis e escroto nos homens; área perianal para ambos os sexos.
- Biópsia para diagnóstico e/ou confirmação.

Fisiopatologia

A exposição crônica à luz ultravioleta desempenha um papel muito importante para aqueles CBC que ocorrem na pele exposta ao sol. Obviamente, esta não é a situação para lesões genitais. Todos os pacientes com síndrome de Gorlin (síndrome do carcinoma basocelular nevoide), e muitos CBC esporádicos têm mutações nos genes (especialmente os genes *corrigidos* e *suavizados*) que fazem parte da via *Sonic Hedgehog*, e provavelmente também os pacientes com CBC anogenital. Também é provável que tais mutações atuem em consonância com outros fatores ambientais, como irritação crônica e inflamação, para induzir o desenvolvimento de malignidade.

Tratamento

Excisão representa o tratamento de escolha. A taxa de recorrência é consideravelmente alta, porém a maioria das recorrências se desenvolve nos casos em que as margens histológicas não foram livres. Por esta razão, deve ser considerada a cirurgia micrográfica de Mohs, já que ela combina a máxima preservação do tecido com a possibilidade de obter margens livres de tumor documentadas microscopicamente no momento do procedimento inicial. A aplicação tópica de imiquimode creme é teoricamente atraente com base nos excelentes resultados estéticos, mas não está aprovada para CBC nodular, e a experiência com seu uso para CBC genital é limitada.

O prognóstico global para CBC que ocorre em localizações não genitais é excelente, já que raramente resulta em metástase. Entretanto, foram reportadas metástases em aproximadamente uma dúzia de pacientes com CBC anogenital. Este número parece ser excessivamente alto, dada a relativa infrequência com que ocorrem CBC. No entanto, este excesso aparente pode ser explicado pela observação de que pacientes com CBC genitais parecem ser portadores de seus tumores há mais tempo, apresentam lesões maiores e são consideravelmente mais velhos do que os pacientes com lesões em outras partes do corpo.

CARCINOMA BASOCELULAR	Tratamento

- Excisão para todos.
- Considerar cirurgia micrográfica de Mohs para excisão, já que as taxas de recorrência são consideravelmente altas.
- O risco de metástase é pequeno.
- Sem biópsia do linfonodo sentinela.
- Sem dissecção do linfonodo.

REFERÊNCIAS

1. Poljak M, Kocjan BJ, Ostrbenk A, et al. Commercially available molecular tests for human papillomaviruses (HPV): 2015 update. J Clin Virol. 2016;76:S3-S13. http://dx.doi.org/10.1016/j.jcv.2015.10.023.
2. Pahud BA, Ault KA. The expanded impact of human papillomavirus vaccine. Infect Dis Clin North Am. 2015;29:715-724.
3. [No authors listed]. Human Papillomavirus (HPV) Infection. www.cdc.gov/std/tg2015/hpv.htm
4. Trottier H, Burchell AN. Epidemiology of mucosal human papillomavirus infection and associated diseases. Public Health Genomics. 2009;12:291-307.
5. Patel H, Wagner M, Singhal P, et al. Systematic review of the incidence and prevalence of genital warts. BMC Infect Dis. 2013;13:39. doi: 10.1186/1471-2334-13-39.
6. Doerfler D, Bernhause A, Kottmel A, et al. Human papilloma virus infection prior to coitarche. Am J Obstet Gynecol. 2009;200:487.e1-487.e5.
7. Micheletti L, Bogliato F, Lynch P. Vulvoscopy: review of a diagnostic approach requiring clarification. *J Reprod Med.* 2008;53:179-182.
8. [No authors listed]. Anogenital Warts. www.cdc.gov/std/tg2015/warts.htm
9. Thurgar E, Barton S, Karner C, et al. Clinical effectiveness and cost-effectiveness of interventions for the treatment of anogenital warts: systematic review and economic evaluation. Health Technol Assess. 2016;20:v–vi, 1-486.
10. Handler NS, Handler MZ, Majewski S, et al. Human papillomavirus vaccine trials and tribulations: vaccine efficacy. J Am Acad Dermatol. 2015;73:759-767.
11. Joura EA, Pills S. Vaccines against human papillomavirus infections: protection against cancer, genital warts or both? Clin Microbiol Infect. 2016;22(suppl 5):S125-S127.
12. Chen X, Anstey AV, Bugert JJ. Molluscum contagiosum virus infection. Lancet Infect Dis. 2013;13:877-888.
13. Olsen JR, Gallacher J, Piguet V, et al. Epidemiology of molluscum contagiosum in children: a systematic review. Fam Pract. 2014;31:1330-135.
14. Cathcart S, Colos J, Morrell DS. Parental satisfaction, efficacy, and adverse events in 54 patients treated with cantharidin for molluscum contagiosum infection. Clin Pediatr (Phila). 2009;48:161-165.
15. Coloe J, Morrell DS. Cantharidin use among pediatric dermatologists in the treatment of molluscum contagiosum. Pediatr Dermatol. 2009;26:405-408.
16. [No authors listed]. Syphilis. www.cdc.gov/std/tg2015/syphilis.htm
17. Ceovic R, Gulin SJ. Lymphogranuloma venereum: diagnostic and treatment challenges. Infect Drug Resist. 2015;8:39-47.
18. Baker GM, Selim MA, Hoang MP. Vulvar adnexal lesions: a 32-year, single institution review from Massachusetts General Hospital. Arch Pathol Lab Med. 2013;137:1237-1246.
19. Kanat BH, Sözen S. Disease that should be remembered: Sacrococcygeal pilonidal sinus disease and short history. World J Clin Cases. 2015;16:876-879.
20. Lee MY, Dalpiaz A, Schwamb R, et al. Clinical pathology of Bartholin's Glands: a review of the literature. Curr Urol. 2014;8:22-25.
21. Jowkar F, Fallahi A, Namazi MR. Is there any relation between serum insulin and insulin-like growth factor-1 in non-diabetic patients with skin tags? J Eur Acad Dermatol Venereol. 2010;24:73-74.
22. Jóźwik M, Kolodziejczak M, Klonowska-Dziatkiewicz E, et al. Giant vulvar lipoma in an adolescent girl: a case study and literature
23. review. J Pediatr Adolesc Gynecol. 2014;27:117-119.
24. Leung AKC, Barankin B. Pearly penile papules. J Pediatr. 2014;185:409.
25. Diaz Gonzales JM, Martinez Luna E, Pena Romero A, et al. Vestibular papillomatosis as a normal anatomical condition. Dermatol Online J. 2013;19(10):12.
26. Brau Javier CN, Morales A, Sanchez JL. Histopathology attributes of Fox-Fordyce disease. Int J Dermatol. 2012;51:1313-1318.
27. Sammour R, Nasser S, Debahy N, et al. Fox-Fordyce disease: an under-diagnosed adverse event of laser hair removal? J Eur Acad Dermatol Venereol. 2016;30:1578-1582.
28. Goto K, Maeda D, Kudo-Asabe Y, et al. PIK3CA and AKT1 mutations in hidradenoma papilliferum. J Clin Pathol. 2017;70(5):424-427.
29. Chiu HY, Chiu HC. A florid tiny, discrete eruption on the penis. JAMA. 2012;308:1264-1265.
30. Babu AK, Krishnan P, Andezuth DD. Sclerosing lymphangitis of the penis–literature review and report of 2 cases. Dermatol Online J. 2014;20(7):9.
31. Brady KL, Mercurio MG, Brown MD. Malignant tumors of the penis. Dermatol Surg. 2013;39:527-547.
32. Perry D, Lynch PJ, Fazel N. Pseudoepitheliomatous, keratotic, and micaeous balanitis: a case report and review of the literature. Dermatol Nurs. 2008;20:117-120.
33. Krustrup D, Jensen HL, van den Brule AJC, et al. Histological characteristics of human papilloma-virus-positive and negative invasive and in situ squamous cell tumors of the penis. Int J Exp Pathol. 2009;90:182-189.
34. Hakenberg OW, Comperat EM, Minhas S, et al. EAU guidelines on penile cancer: 2014 update. Eur Urol. 2015;67:142-150.
35. Alkatout I, Schubert M, Garbrecht N, et al. Vulvar cancer: epidemiology, clinical presentation, and management options. Int J Womens Health. 2015;7:305-313.
36. Maniar KP, Nayar R. HPV-related squamous neoplasia of the lower anogenital tract: an update and review of recent guidelines. Adv Anat Pathol. 2014;21:341-358.
37. Bornstein J, Bogliatto F, Haefner HK, et al. The 2015 International Society for the Study of Vulvovaginal Disease (ISSVD) terminology of vulvar squamous intraepithelial lesions. J Low Genit Tract Dis. 2016;20:11-14.
38. Preti M, Scurry J, Marchitelli CE, et al. Vulvar intraepithelial neoplasia. Best Pract Res Clin Obstet Gynecol. 2014;28:1051-1062.
39. Castle PE, Maza M. Prophylactic HPV vaccination: past, present, and future. Epidemiol Infect. 2016;144:449–468.
40. Liu G, Li Q, Snang X, et al. Verrucous carcinoma of the vulva: a 20 year retrospective study and literature review. J Low Genit Tract Dis. 2016;20:114-118.
41. Trietsch MD, Nooij LS, Gaarenstroom KN, et al. Genetic and epigenetic changes in vulvar squamous cell carcinoma and its precursor lesions: a review of the current literature. Gynecol Oncol. 2015;136:143-157.

42. Egawa N, Egawa K, Griffin H, et al. Human papillomaviruses; epithelial tropisms and the development of neoplasia. Viruses. 2015;7:3863-3890.
43. Lawrie TA, Nordin A, Chakrabarti M, et al. Medical and surgical interventions for the treatment of usual-type vulval intraepithelial neoplasia. Cochrane Database Syst Rev. 2016;1:CD011837.
44. PDQ Adult Treatment Editorial Board. Vulvar Cancer Treatment (PDQ®): Health Professional Version. In: PDQ Cancer Information Summaries [Internet]. Bethesda, MD: National Cancer Institute (US); 2002-2015, July 15.
45. Gibson GE, Ahmed I. Perianal and genital basal cell carcinoma: a clinicopathologic review of 51 cases. J Am Acad Dermatol. 2001;45:68-71.
46. Chokoeva AA, Tchernev G, Castelli E, et al. Vulvar cancer: a review for dermatologists. Wien Med Wochenschr. 2015;165:164-177.
47. Liu PCW, Fan YS, Lau PPL, et al. Vulvar basal cell carcinoma in China: a 13-year review. Am J Obstet Gynecol. 2009;200:514. e1-514.e5.
48. Patil DT, Goldblum JR, Billings SD. Clinicopathological analysis of basal cell carcinoma of the anal region and its distinction from basaloid squamous cell carcinoma. Mod Pathol. 2013;26:1382-1389.
49. Dai B, Kong YY, Ye DW, et al. Basal cell carcinoma off the scrotum: clinicopathologic analysis of 10 cases. Dermatol Surg. 2012;38:783-790.
50. Rowe RJ, Uhlman MA, Bockholt NA, et al. Basal cell carcinoma of the penis: a case report and review of the literature. Case Rep Urol. 2014;2014:173076. http://dx.doi.org/10.1155/2014/173076.

6

Lesões Vermelhas: Manchas e Placas

PETER J. LYNCH E LIBBY EDWARDS

Muitas erupções diferentes apresentam placas e manchas de coloração eritematosa. Embora estas condições na pele seca e queratinizada geralmente exibam características diferenciadoras no exame clínico que indicam um diagnóstico, dobras cutâneas úmidas, como a pele anogenital e axilas, mais frequentemente apresentam eritema inespecífico sem escamas ou apenas com descamação sutil. Assim sendo, diante da história de coceira e contactantes, o exame das áreas extragenitais geralmente afetadas por algumas destas doenças, exames para infecção e biópsias são necessários com mais frequência para classificação entre os possíveis diagnósticos. A sobreposição entre estas condições é comum. Por exemplo, um paciente que mostra tendência a prurido pode experimentar coceira com a inflamação da psoríase, e a subsequente fricção e escoriação produzem líquen simples crônico (LSC) sobrejacente. Algumas vezes, não é possível ser feito um diagnóstico definitivo; se forem excluídas infecção e neoplasia, a terapia presuntiva para uma dermatose inflamatória geralmente proporciona conforto, mesmo sem diagnóstico específico.

Várias doenças cutâneas comuns da vulva se apresentam como manchas e placas de coloração eritematosa na pele anogenital. Embora estas doenças com frequência sejam facilmente diagnosticáveis quando ocorrem em superfícies cutâneas secas, frequentemente são indistinguíveis na pele genital e em outras dobras cutâneas úmidas. A aparência geralmente característica de determinadas doenças de pele é modificada pelo ambiente nas dobras cutâneas, de modo que o diagnóstico pela morfologia é desafiador. A umidade e o calor ocultam as escamas. A liquenificação (espessamento decorrente da fricção) pode ser branca por causa da hidratação. As bordas das placas normalmente bem demarcadas podem parecer difusas. Além disso, a pele genital, ainda mais do que a pele seca e queratinizada, frequentemente é afetada por mais de um processo patológico, assim infecção e irritação secundárias decorrentes de suor, urina, fezes e lavagem excessiva podem mudar a aparência da pele. Finalmente, o eritema é difícil de detectar quando ocorre em um paciente com compleição naturalmente escura; eritema é geralmente percebido como hiperpigmentação nesta população.

Assim sendo, o diagnóstico correto de placas e manchas genitais eritematosas algumas vezes requer uma avaliação de outras superfícies cutâneas para uma morfologia mais típica, a história de higiene excessiva ou o uso de produtos contendo alérgenos comuns, a citologia do esfregaço e/ou uma biópsia.

Lamentavelmente, a biópsia cutânea de um eritema inespecífico frequentemente produz um resultado inespecífico. Entretanto, lesões eritematosas que não são diagnosticadas clinicamente ou não respondem à terapia como esperado devem ser biopsiadas para excluir a ocasional doença de Paget extramamária (DPEM) ou várias formas de carcinoma de células escamosas *in situ*, atualmente denominada neoplasia intraepitelial diferenciada ou lesão intraepitelial escamosa de alto grau (*high-grade squamous intraepithelial lesion*, HSIL); seus nomes anteriores incluem neoplasia intraepitelial, carcinoma de células escamosas *in situ*, papulose bowenoide, doença de Bowen e eritroplasia de Queyrat.

Com frequência, não é possível a obtenção de um diagnóstico firme, e terapia empírica com corticosteroide, ao mesmo tempo monitorando ou tratando para infecções prováveis, será necessária, útil e adequada.

SEÇÃO A: ALTERAÇÕES ECZEMATOSAS E LIQUENIFICADAS

Prurido anogenital ocorre em dois contextos. Pode surgir do tecido aparentemente normal (prurido "primário") ou pode ocorrer como uma parte secundária de um processo patológico separado, ocorrendo em um tecido visivelmente anormal (prurido "secundário"). O prurido primário pode ainda ser dividido em duas subcategorias: (a) aqueles casos em que é acompanhado por sinais visuais de fricção e escoriação prolongadas (dermatite atópica e líquen simples crônico [LSC]) e (b) aqueles casos em que há pouca ou nenhuma fricção e escoriação (prurido idiopático ou "essencial"). As duas primeiras condições são discutidas neste capítulo, enquanto a última é abordada no Capítulo 13.

Ocorre prurido secundário quando um transtorno cutâneo específico é acompanhado por prurido, o que pode ou não resultar no desenvolvimento do "ciclo coceira-coçadura." Aquelas condições que geralmente apresentam aparência eczematosa (dermatite de contato e dermatite seborreica) são discutidas na primeira seção deste capítulo, enquanto as alterações que desenvolvem com menos frequência uma aparência eczematosa secundária a prurido (como psoríase, líquen escleroso e *tinea cruris*) são abordadas como condições clínicas individuais ao longo do livro.

Conceitualmente, é importante tentar separar prurido primário de secundário, mas já que geralmente pode ocorrer escoriação em ambos os contextos, a aparência clínica na hora do exame frequentemente não permite que separemos os dois processos. Quando este é o caso, um tratamento especificamente direcionado para interromper a escoriação e fricção geralmente permitirá a identificação correta. Ou seja, quando a coçadura parar completamente, a pele voltará à sua aparência normal, se o processo for primário, ou irá revelar um transtorno subjacente, se o processo for secundário.

O que vem a seguir neste parágrafo é uma curta revisão da terminologia para transtornos eczematosos, que foi abordada em outro lugar (ver o Capítulo 2). Quando a pele é coçada ou friccionada continuamente por um período de dias ou semanas, o tecido assume uma aparência clássica das doenças eczematosas (dermatíticas). Por esta razão, "eczematoso" ou "dermatítico" (que são sinônimos) podem ser definidos morfologicamente. O padrão morfológico para as doenças eczematosas é representado pela presença de pápulas e placas eritematosas com margens pouco definidas, escamas sobrejacentes e evidências de ruptura epitelial e/ou liquenificação. *Ruptura epitelial* é mais frequentemente reconhecida pela presença de escoriações, mas outros sinais de ruptura epitelial podem incluir umidade, crostas, fissuras ou a presença de escamas de coloração amarelada. (Esta cor amarela se deve à presença de pequenas quantidades de plasma que reveste as escamas, que de outra forma são de coloração cinza, branca ou prata.) Quando a fricção é mais proeminente do que a escoriação, a resposta de liquenificação semelhante a uma calosidade pode suplantar muitas das evidências de ruptura epitelial. *Liquenificação* é reconhecida clinicamente por três características: pele palpavelmente espessa, marcas cutâneas exageradas e escamas do tipo líquen. Observe que as escamas do tipo líquen, decorrentes de sua aderência ao epitélio, são mais ou menos incolores quando secas, mas branqueiam quando absorvem a umidade e é provável que isso aconteça por causa do suor retido na área anogenital.

Lesões que possuem uma aparência clínica eczematosa, conforme descrito no parágrafo anterior, mostram aparência histológica característica na biópsia. Esta aparência microscópica demonstra inflamação espongiótica (células inflamatórias acompanhadas por edema intercelular e intracelular dentro do epitélio) quando o processo é agudo e por acantose (espessamento epitelial frequentemente denominado "dermatite psoriasiforme"), quando o processo é crônico. Esta é a aparência histológica de todos os transtornos discutidos na Seção A deste capítulo. Como todas estas doenças compartilham uma aparência histológica comum, os patologistas geralmente são incapazes de identificar separadamente cada um dos transtornos que existem dentro da categoria geral de doença eczematosa. Por esta razão, quando um patologista faz um diagnóstico de "dermatite espongiótica" ou "dermatite psoriasiforme", é necessário que o clínico faça uma correlação clinicopatológica para chegar a um diagnóstico mais específico (1).

Dermatite Atópica e Líquen Simples Crônico

Estritamente falando, dermatite atópica e LSC são exemplos de prurido primário em que a coceira ocorre mais frequentemente em tecido de aparência clinicamente normal e é acompanhada por escoriações e fricção vigorosa. No entanto, quando o "ciclo coceira-coçadura" é sobreposto a um transtorno dermatológico preexistente, é comum usar o termo "eczematização secundária".

A nomenclatura relacionada com a dermatite atópica e suas variantes é um tanto complexa e controversa. O termo "atopia" foi definido de muitas maneiras, porém, mais frequentemente, a definição inclui uma predisposição genética para o desenvolvimento de reações alérgicas de hipersensibilidade de IgE a antígenos ambientais comuns. Assim, indivíduos atópicos frequentemente desenvolvem rinite alérgica (febre do feno), asma e/ou dermatite atópica. Surge um problema semântico quando ocorre uma erupção eczematosa em um indivíduo que não tem história pessoal ou familiar proeminente de febre ou asma. Neste contexto, o processo eczematoso foi chamado alternativamente de neurodermite, eczema infantil, eczema da infância ou LSC. Dada a ausência de consenso em relação aos critérios diagnósticos para dermatite atópica (2) e em vista do fato de que estas erupções eczematosas compartilham a presença do "ciclo coceira-coçadura", acredito que é apropriado usar o termo dermatite atópica (para a forma multifocal) e LSC (para a forma localizada) da doença independentemente se um indivíduo tiver ou não outras evidências clínicas de atopia. Além do mais, como frequentemente ocorre envolvimento eczematoso genital na ausência de doença eczematosa em outro lugar, ele será referido de modo abrangente como LSC para fins deste capítulo.

Apresentação Clínica

A dermatite atópica nesta forma multifocal é um transtorno extremamente comum que afeta cerca de 15% da população nos países ocidentais. A forma localizada de dermatite atópica, LSC anogenital, ocorre em ambos os sexos e em todas as idades. É mais comumente encontrada naqueles que são adultos, e, neste grupo, é encontrada em mulheres um pouco mais frequentemente do que em homens. Em crianças, os meninos são um pouco mais afetados do que as meninas. A prevalência e incidência de LSC anogenital não são conhecidas com certeza, mas em um dos grandes estudos mais recentes, tais pacientes representavam 1,5% de todas as visitas a uma clínica de dermatologia (3). Com base em alguns estudos mais antigos e discussões em conferências, provavelmente esta é a condição sintomática mais comum envolvendo a área anogenital.

História

Possivelmente em razão do constrangimento, os pacientes com LSC genital raramente procuram atenção médica até que o problema esteja presente há semanas ou meses. Frequentemente, a coceira surge abruptamente, mas, em mulheres, um evento específico, mais frequentemente corrimento vaginal (percebido como uma infecção por levedura), será identificado pela paciente como o desencadeante inicial. Em qualquer contexto, depois que ocorreu coceira, segue-se escoriação quase inevitavelmente. A maioria dos pacientes descreve a coceira como intensa e descobre que nada em termos de remédios caseiros e medicamentos sem prescrição irá aliviá-la. Na maioria dos casos intratáveis, os pacientes irão coçar até que a dor causada pela escoriação substitua o prurido. Em casos de longa duração, os pacientes geralmente irão mudar das escoriações para a fricção, já que descobrem que conseguem aliviar um pouco da coceira sem causar a dor e o dano ao tecido que surgem com a escoriação.

Com o tempo, desenvolve-se um círculo vicioso de coceira seguida por escoriações, seguida por mais coceira e mais escoriações. Isto é denominado "ciclo coceira-coçadura", e sua presença é, acredito, a característica patognomônica e definidora de dermatite atópica e LSC. Algumas vezes, os pacientes estão conscientes das escoriações, e muitos desses indivíduos continuam com as escoriações "porque não consigo parar" ou "porque é tão boa a sensação de coçar." Outros não têm consciência das escoriações e tendem a achar que se arranham muito pouco. Isto é muito parecido com o desconhecimento pessoal que se desenvolve ao roer as unhas, estalar os dedos e outros "tiques habituais".

A coçadura durante o dia ocorre, sobretudo, depois de usar o banheiro, ao trocar de roupa depois do trabalho e à noite, ao se despir para dormir. A escoriação quase sempre ocorre episodicamente, à noite durante os estágios mais leves do sono não REM, e está associada ao aumento anormal no número de despertares parciais (4,5). Denominei esta escoriação noturna como "fenômeno de Penélope", com base no poema épico da Odisseia de Homero (Ulisses) e sua esposa Penélope (6). Quando Ulisses demorou muitos anos em sua viagem para casa retornando da guerra de Troia, Penélope foi pressionada a declará-lo morto e a se casar com um dos seus muitos pretendentes. Ela concordou em fazê-lo depois que tivesse terminado de tecer um sudário para o funeral do seu sogro moribundo. Durante o dia ela tecia, mas à noite quando todos estavam dormindo, desfazia a maior parte do que havia feito no dia anterior. O fenômeno de Penélope representa, assim, a escoriação noturna que desfaz os benefícios de um bom programa terapêutico durante o dia.

Exame

Conforme indicado anteriormente, o LSC compartilha as características morfológicas de todas as doenças eczematosas. Isto inclui pápulas e placas eritematosas, com margens mal definidas e escamosas com evidências de anomalia epitelial e/ou liquenificação **(Figs. 6.1 a 6.5)**. Mas em contraste com outras doenças eczematosas, a intensidade da escoriação e/ou liquenificação frequentemente permite a identificação clínica correta. Isto pode não ser verdadeiro em casos brandos, porque o ambiente quente e úmido da área anogenital pode ocultar algumas das características morfológicas distintivas. Primeiro, as escamas podem não ser tão visivelmente aparentes (embora ainda possam ser reconhecidas pela aspereza na palpação) quanto com LSC em outras localizações **(Figs. 6.6 e 6.7)**. Segundo, as escamas são hidrofílicas e quando absorvem

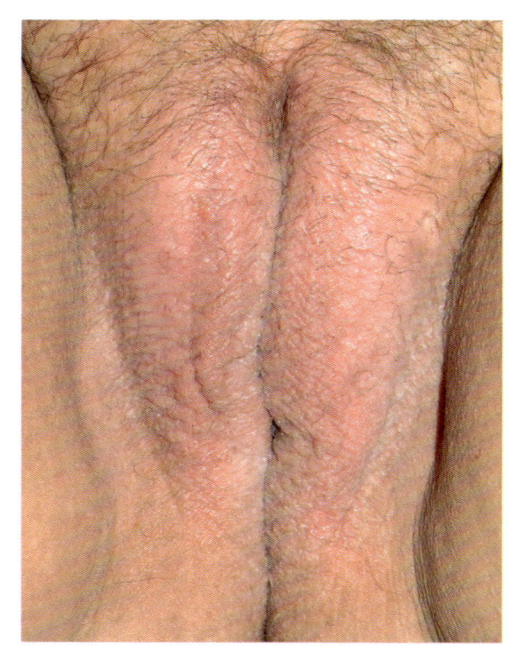

Fig. 6.1. Líquen simples crônico clássico exibe liquenificação eritematosa fracamente demarcada, vista aqui na superfície pilosa dos pequenos lábios. Também há diversas escoriações lineares.

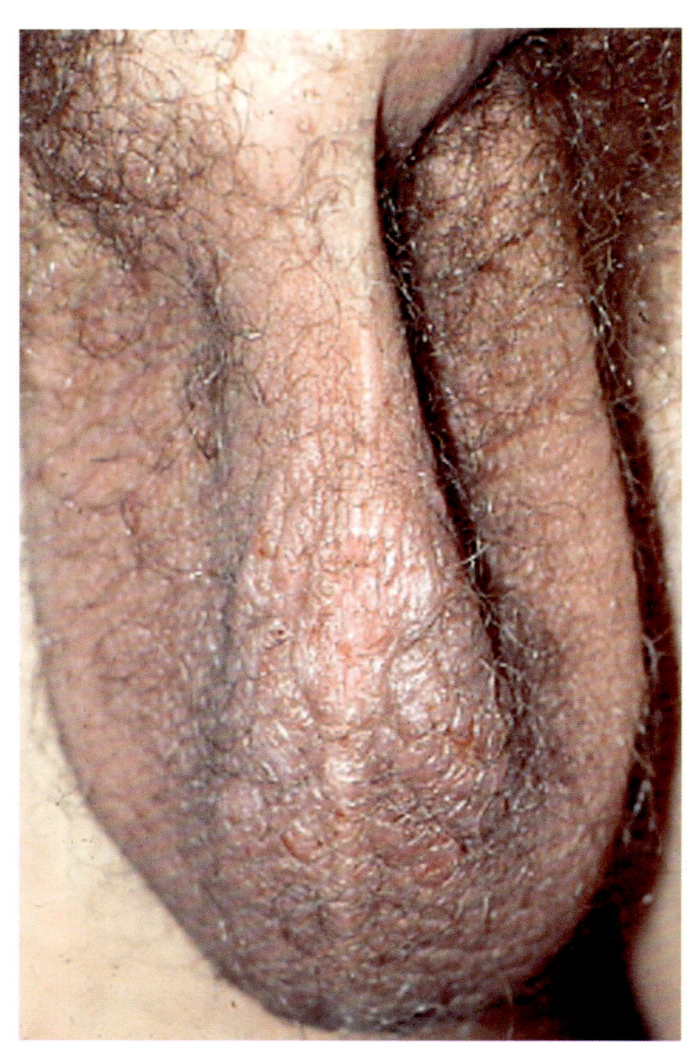

Fig. 6.2. Líquen simples crônico da genitália masculina encontra-se geralmente no escroto e mais uma vez exibe liquenificação espessa fracamente demarcada produzida por fricção e arranhadura crônicas.

Lesões Vermelhas: Manchas e Placas   **69**

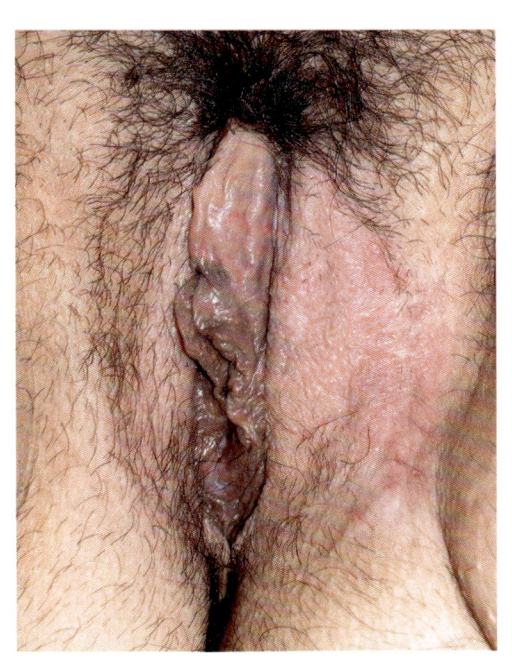

Fig. 6.3. A paciente apresenta líquen simples crônico unilateral, com eritema, erosões irregulares e liquenificação abrangendo a área pilosa e o lado esquerdo medial dos grandes lábios, estendendo-se até o capuz do clitóris. LSC algumas vezes pode ser perceptivelmente unilateral.

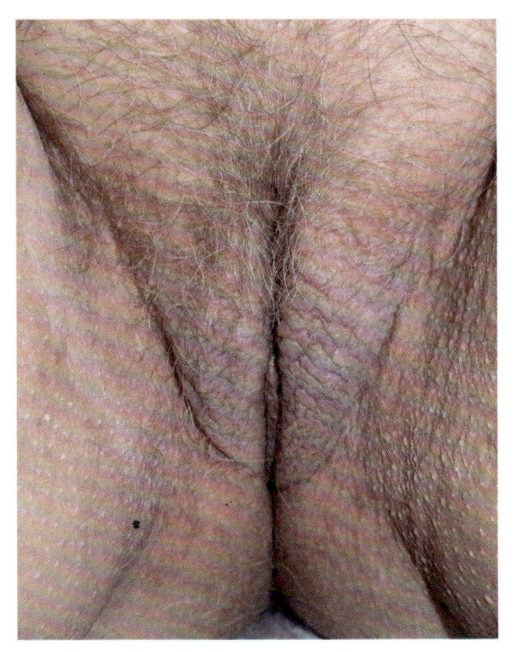

Fig. 6.4. As escamas são sutis nesta vulva por causa do ambiente úmido, embora o espessamento escuro decorrente da fricção seja perceptível.

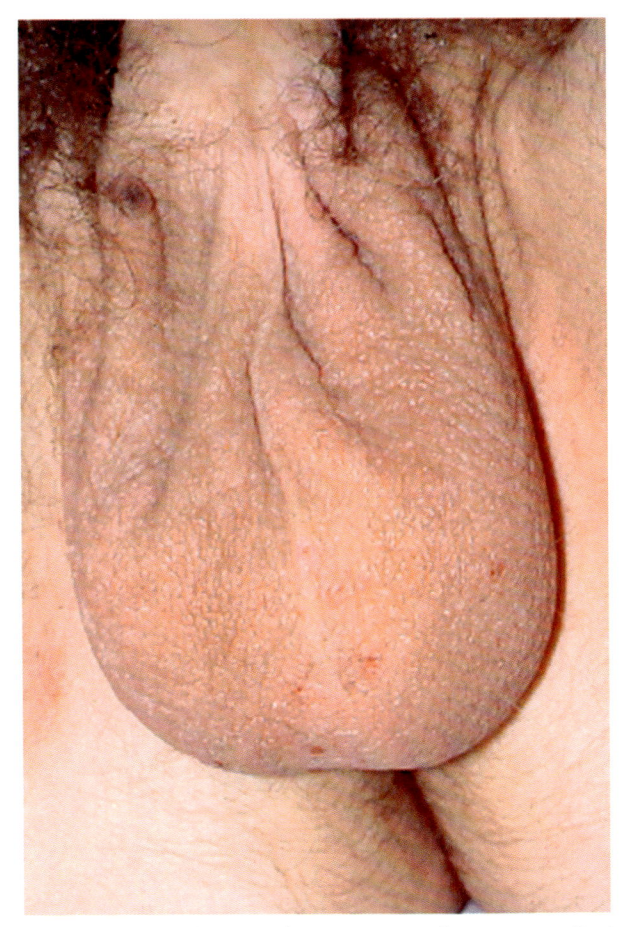

Fig. 6.5. O escroto está espessado com escamas ásperas em razão da fricção constante; algumas escoriações também estão presentes.

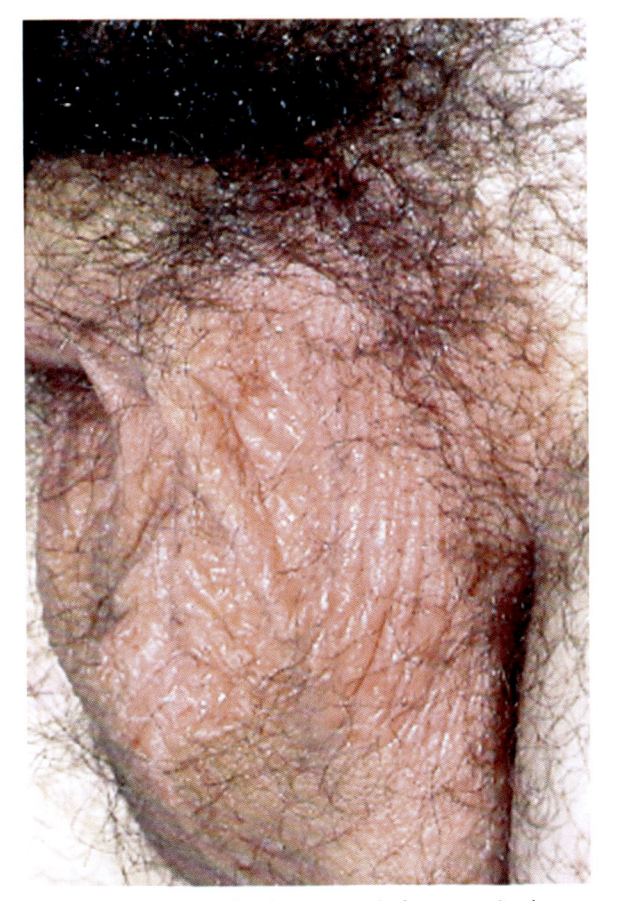

Fig. 6.6. Eritema perceptível, edema e a visível acentuação das marcas de liquenificação na pele indicam o diagnóstico de líquen simples crônico. A parte posterior do escroto é a mais afetada na genitália masculina.

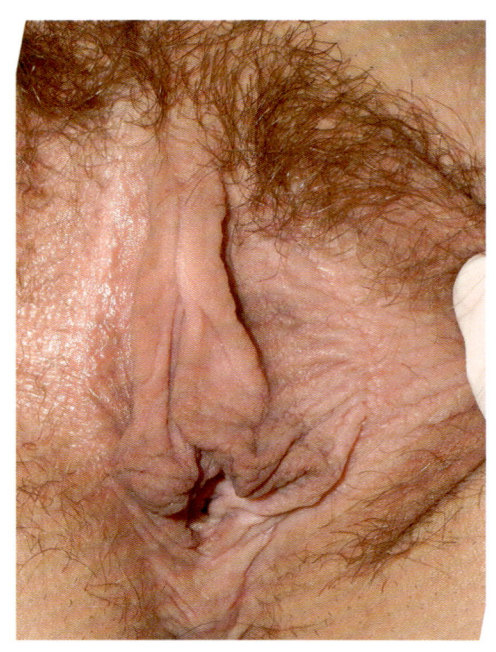

Fig. 6.7. Embora a visualização rápida nesta vulva não mostre anormalidades particulares, a inspeção mais detalhada mostra liquenificação e opacidade do lábio maior medial esquerdo e dobra interlabial quando comparado ao direito.

água branqueiam. Esta cor branca pode ser bem proeminente inicialmente, quando o paciente se despe, mas diminui quando a evaporação reduz o conteúdo úmido **(Fig. 6.8)**. Terceiro, a escoriação profunda pode destruir ou remover os melanócitos, deixando as áreas hipopigmentadas quando as marcas dos arranhões cicatrizam **(Figs. 6.9 e 6.10)**. Quarto, a área anogenital pigmenta

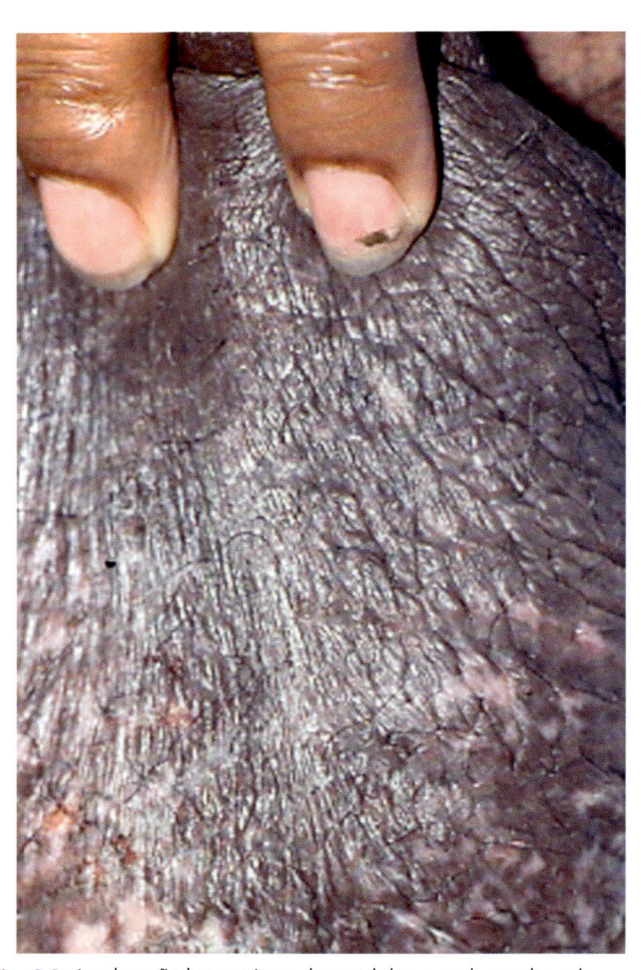

Fig. 6.9. A coloração branca irregular, mal demarcada resultou de escoriações que removeram a pele normalmente pigmentada.

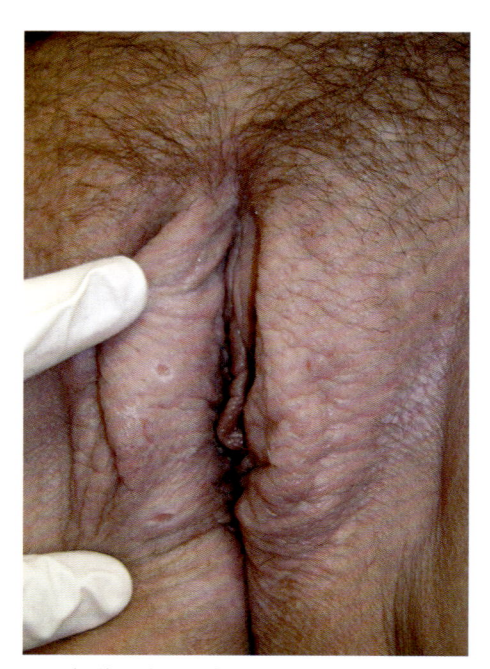

Fig. 6.8. Apesar da óbvia liquenificação e escoriações irregulares, o eritema esperado é encoberto pela superfície branca produzida pela hidratação do epitélio pelo ambiente úmido.

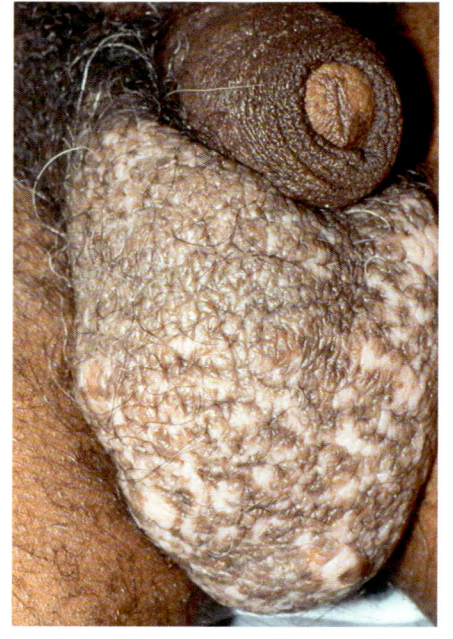

Fig. 6.10. A arranhadura desencadeou vitiligo, uma destruição preponderantemente autoimune dos melanócitos, neste paciente com líquen simples crônico.

facilmente. Quando LSC esteve presente por um longo tempo, frequentemente se desenvolve hiperpigmentação pós-inflamatória. Isto pode diminuir o aparecimento de eritema, levando a subestimarmos a quantidade de inflamação que está presente **(Figs. 6.11 e 6.12)**. Isto é especialmente provável em pacientes com pele naturalmente escura. LSC genital em mulheres ocorre preponderantemente na porção externa dos grandes lábios, embora o envolvimento dos pequenos lábios seja visto algumas vezes. Em homens, o escroto é o local de envolvimento predominante, porém a base ou mesmo a haste inteira do pênis é afetada algumas vezes. LSC perianal é comum em ambos os gêneros **(Fig. 6.13)**.

Diagnóstico

O diagnóstico de LSC é geralmente feito com base nos achados clínicos. Em alguns casos, não está claro se LSC está surgindo *de novo* (LSC primário) ou quando o "ciclo coceira-coçadura" está sobreposto a outro problema dermatológico

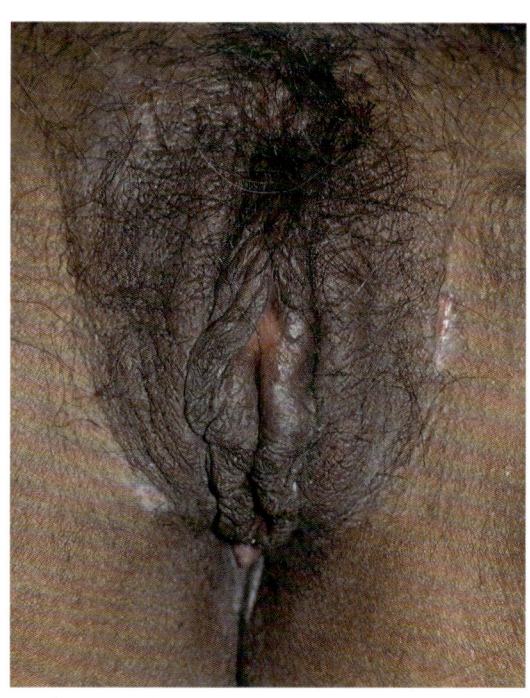

Fig. 6.12. A vulva mostra liquenificação castanho escura por causa do eritema visto através da pele escura e hiperpigmentação pós-inflamatória coexistente.

subjacente (LSC secundário). Isto é particularmente provável de acontecer com psoríase genital, mas também é comum com *tinea cruris*, em homens, e líquen esceroso, em mulheres. Podemos pensar que uma biópsia poderia identificar a

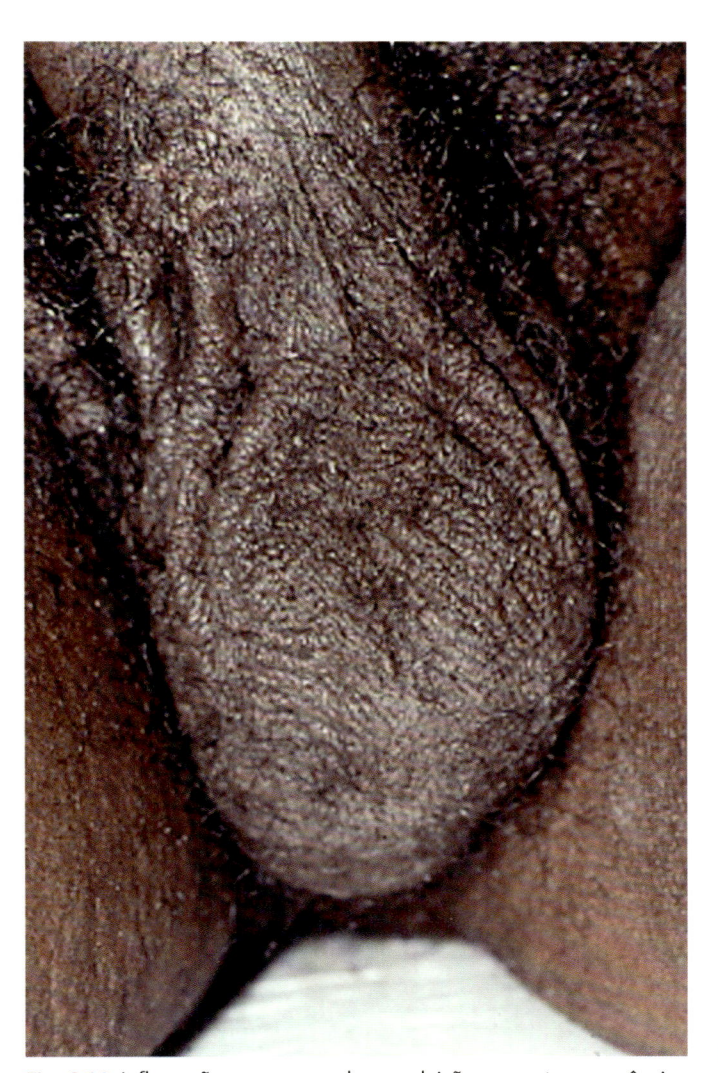

Fig. 6.11. Inflamação em pessoas de compleição escura tem aparência hiperpigmentada e não eritematosa. Algumas vezes, liquenificação e as escamas liquenoides compactas têm aparência brilhante, como se a pele tivesse sido polida por fricção frequente.

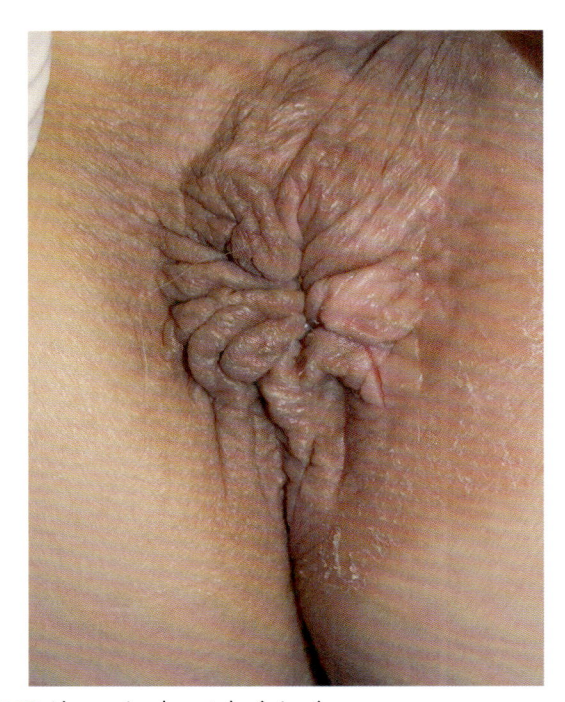

Fig. 6.13. Líquen simples retal crônico é comum, ao menos em parte decorrente da irritação das fezes. A liquenificação pode ser difícil de avaliar na presença das dobras cutâneas perianais normais, mas estas fissuras e, ainda mais, a história de intensa coceira e prazer com a arranhadura reforçam este diagnóstico.

presença de algum problema subjacente no contexto de LSC secundário, mas frequentemente isto não é verdade. Na fase aguda de LSC, a inflamação espongiótica será proeminente, e este achado pode ocultar a presença de um transtorno associado. Geralmente ocorre ainda mais confusão quando é feita biópsia de LSC crônico. Nesta situação, o relatório é geralmente finalizado como "dermatite psoriasiforme", o que não será de muita ajuda para o clínico ao tentar determinar se psoríase está presente ou não. Se isto ocorrer, o clínico terá que fazer uma correlação clinicopatológica (1). Como candidíase é a condição mais comumente associada ao desenvolvimento de LSC em mulheres, será importante uma cultura e/ou exame com KOH para candidíase. Em homens, se a parte interna superior das coxas estiver envolvida, poderá ser útil obter um exame com KOH e/ou cultura para fungos dermatófitos associados a *tinea cruris*.

Psoríase pode ser muito semelhante em aparência ao LSC, especialmente na área anogenital, onde LSC pode estar sobreposto à psoríase. Pistas úteis da presença de psoríase seriam a presença de placas psoriásicas mais típicas nas áreas características ocorrendo em outro lugar, a identificação de alterações psoriásicas típicas nas unhas e a presença de artrite psoriásica. Lamentavelmente, conforme observado anteriormente, biópsia pode não ser útil na diferenciação entre psoríase e LSC. Em mulheres, LSC frequentemente se sobrepõe a líquen escleroso vulvar e pode ocultar as características clínicas típicas desta condição. Entretanto, danos arquitetônicos com a presença de capuz no clitóris, perda dos pequenos lábios ou a presença de púrpura ajudariam a identificar o líquen escleroso associado. Biópsia pode ou não ser útil nesta situação.

No nível histológico, LSC pode ser confundido com a aparência frequentemente mais mundana da neoplasia intraepitelial de células escamosas diferenciadas (não relacionada com o HPV) (ver NIV no Capítulo 5). Além do mais, a frequente presença histológica de acantose epitelial, semelhante à vista no LSC, imediatamente adjacente ao carcinoma levanta uma questão de qual relação pode existir, se é que existe, entre LSC e o desenvolvimento de carcinoma de células escamosas genitais.

Fisiopatologia

A causa do LSC não é conhecida. Uma grande proporção dos pacientes que desenvolvem LSC apresenta história pessoal ou familiar próxima de febre do feno, asma ou doença cutânea eczematosa prévia, e, desta forma, são presumivelmente atópicos. Mas ainda não está claro como resulta atopia no desenvolvimento do LSC. Há um crescente reconhecimento de que muitos dos pacientes, se não a maioria, com dermatite atópica possuem mutações na filagrina e distúrbios lipídicos que interferem no desenvolvimento normal da camada externa da epiderme ("a função de barreira") (7). Estes defeitos na função de barreira permitem a exposição e o processamento mais fácil tanto dos irritantes, quanto dos alérgenos. Possivelmente, estes defeitos na função de barreira também permitem a excitabilidade mais fácil dos ramos terminais dos nervos sensoriais que transportam a coceira e dor branda. Muito embora eosinofilia periférica e níveis elevados de IgE sérico estejam frequentemente presentes, a dermatite atópica é diferente de outros transtornos atópicos à medida que a disfunção imune associada a ela é mediada pelas células T em vez de ocorrer como uma disfunção humoral relacionada com IgE tipo 1, como ocorre na febre do feno e asma. A dermatite atópica parece envolver o componente TH2 do sistema imune mediado por células, e este processo é possivelmente responsável pelos níveis aumentados de IgE sérica e eosinofilia periférica que está muitas vezes presente (8).

Além dessas anormalidades periféricas, parece provável que também existam aspectos centrais importantes. Possivelmente, ocorre reconhecimento aumentado da coceira no nível do córtex sensorial e talvez tendência inata para o desenvolvimento da escoriação, similar a um comportamento obsessivo-compulsivo que caracteriza o ciclo da coceira-coçadura no LSC. Alguns clínicos também acreditam que os pacientes com dermatite atópica, e por extrapolação, alguns daqueles com LSC, possuem alterações psicológicas em nível leve a moderado, como níveis de ansiedade aumentados, vulnerabilidade ao estresse e traços obsessivo-compulsivos que podem atuar na gênese e piora da doença (9). Além do mais, alguns clínicos, incluindo eu mesmo, acreditam que há predileção por internalização da raiva e hostilidade, que é distintiva para pacientes com dermatite atópica.

No nível clínico, está evidente que fatores no ambiente local, como calor e suor, desencadeiam o início e a continuidade do processo (3). Ao contrário deste papel importante dos irritantes por contato, o papel dos alérgenos por contato é muito mais controverso. É relatada que uma proporção significativa de pacientes com dermatite anogenital que apresentam testes de contato positivos relevantes (10). No entanto, não há dados indicando que a remoção do agente ofensor leve à resolução do problema. Com base em nossa experiência pessoal, o teste de contato nos pacientes com LSC raramente é necessário ou útil.

Tratamento

O LSC é uma doença crônica. Se não for tratado, o ciclo da coceira-coçadura persiste indefinidamente, embora possa ser episódico e não consistentemente presente. Este processo é extremamente desconfortável para o paciente, e pode levar a decréscimo significativo na qualidade de vida (11). Outras sequelas problemáticas incluem hiperpigmentação e hipopigmentação decorrente da ativação ou destruição de melanócitos, respectivamente. O tratamento para LSC pode ser extremamente efetivo **(Fig. 6.14A, B)**. A abordagem terapêutica inclui cinco passos básicos: (a) melhoria no ambiente local para reduzir o desencadeamento que leva à coceira-coçadura, (b) restauração da função normal da função de barreira, (c) redução da inflamação, (d) cessação do ciclo da coceira-coçadura e (e) identificação e tratamento de algum fator psicológico prejudicial que possa estar presente.

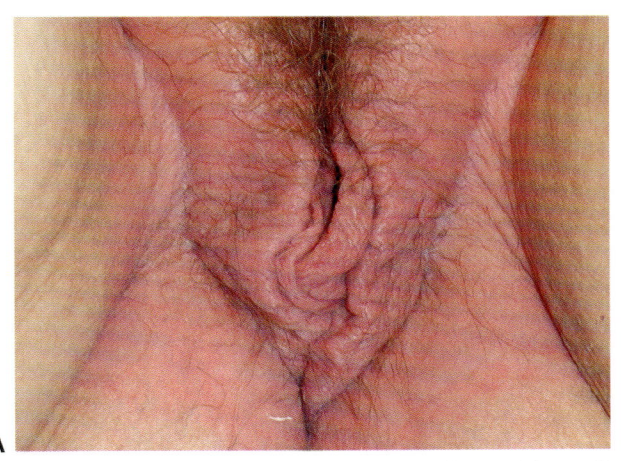

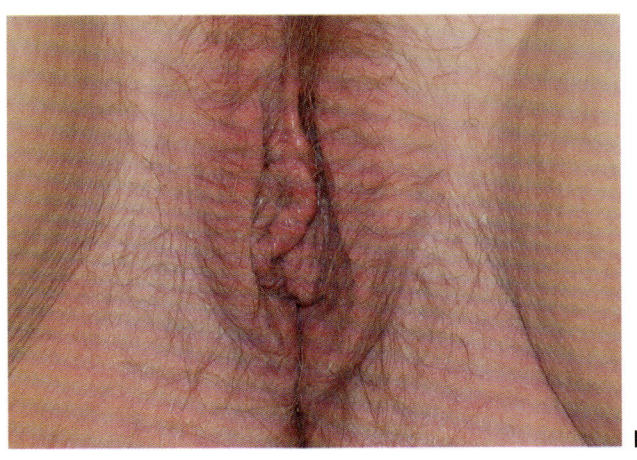

Fig. 6.14. (A) O líquen simples crônico desta vulva exibe morfologia clássica com eritema e liquenificação. **(B)** Um mês depois, o edema e vermelhidão desapareceram, o pelo rompido pela fricção está voltando a crescer, e a paciente está livre de coceira, ao mesmo tempo evitando irritantes e usando clobetasol tópico.

Melhoria no Ambiente Local

Conforme mencionado anteriormente, calor e suor atuam como fatores provocadores para o desenvolvimento de coceira e inflamação. A remoção ou redução destes fatores é certamente desejável, porém é mais difícil do que poderíamos esperar. Os passos imediatos incluem a mudança para roupas menos obstrutivas e apertadas e o uso de materiais (tecidos à base de algodão e com associação a algodão) que permitem melhor movimento do ar. Ao contrário de décadas de recomendações médicas, evitar corantes na roupa íntima ("use apenas roupas íntimas brancas!") carece de qualquer mérito científico. Outras abordagens ambientais para reduzir a retenção do suor e a sua consequente contribuição para a maceração incluem evitar ficar sentado por um tempo prolongado, o uso de tecido em vez de vinil para superfícies de assento e o uso de temperaturas mais amenas no espaço de trabalho ou em casa. Perda de peso pode ajudar aqueles que são particularmente obesos ao diminuir as áreas de superfície intertriginosa e reduzindo o desgaste da fricção. Observe que o uso de secadores de cabelo, mesmo na sua temperatura mais baixa, numa tentativa de secar a área não é útil e, na maioria dos casos, é prejudicial.

Outros irritantes por contato incluem contaminação fecal e, para as mulheres, a presença crônica de urina e secreções vaginais. A discussão de abordagens para incontinência fecal e urinária está fora do escopo deste capítulo, mas provavelmente será necessária consulta médica adicional para amenizar estes dois fatores. Corrimento vaginal precisa ser apropriadamente diagnosticado e tratado (ver o Capítulo 15). O uso regular de protetores diários deve ser desencorajado. O excesso de higiene, que remove os lubrificantes naturais da pele, também pode atuar como irritante. Perguntar ao paciente sobre a frequência e natureza da higiene anogenital é importante porque muitos pacientes, especialmente as mulheres, pensam na área anogenital como um local que é "especialmente sujo". Mais uma vez, contrário à opinião popular, a prática de lavagem para a roupa íntima (o número de enxágues, o uso de determinados detergentes, o uso de amaciantes com ação antiestática etc.), para fins práticos, nunca é um fator desencadeante importante.

Restauração da Função de Barreira

A defesa conhecida como função de barreira nunca está intacta em pacientes com dermatite atópica e LSC. Esta disfunção é resultante de fatores genéticos que interferem na diferenciação das células epiteliais, dos fatores irritantes mencionados anteriormente e da ruptura física do epitélio superficial decorrente das escoriações e fricção. A abordagem de todos estes três fatores envolve o uso de lubrificação. Como os lubrificantes foram discutidos em detalhes no Capítulo 3, esse material não será repetido aqui. Os irritantes podem ser manejados conforme descrito nos dois parágrafos anteriores, e a redução das escoriações é abordada a seguir.

Redução na Inflamação

Esteroides, usados tópica ou sistemicamente, são condição *sine qua non* para o tratamento de inflamação. Este tema foi abordado no Capítulo 3 na seção "Terapia Anti-inflamatória" e, com exceção de alguns princípios importantes, não será repetido aqui. Primeiramente, a potência do esteroide tópico deve ser apropriada para a tarefa em questão. Esteroides de baixa e meia potências, como a hidrocortisona e triancinolona, geralmente são ineficazes em adultos. Segundo, uma pomada como veículo, em vez de creme, será mais bem tolerada e adiciona um pouco de lubrificação. Terceiro, esteroides tópicos devem ser continuados por um mês ou mais depois que os sintomas e sinais clínicos regrediram. No entanto, após a recuperação clínica, a frequência da aplicação ou a potência do esteroide tópico pode ser reduzida gradualmente. Essa longa duração da terapia é necessária, porque as evidências microscópicas da inflamação permanecem por um período de tempo considerável depois de observada uma melhora clínica aparentemente completa. Quarto, se os esteroides tópicos não forem efetivos depois de um mês de tratamento, o uso da terapia com esteroide sistêmico deve ser considerado. Embora um "pulso" de prednisona possa funcionar, geralmente é muito curto para ser maximamente efetiva e, além disso, frequentemente ocorre recidiva logo depois de administrados os últimos comprimidos. Por esta razão, defendemos o uso de triancinolona (Kenalog) administrada por via intramuscular, conforme descrito no Capítulo 3. Deve ser considerado o uso dos inibidores não esteroides da calcineurina, tacrolimus e pimecrolimus, numa tentativa de reduzir os efeitos colaterais do uso prolongado de esteroides, mas a ardência na aplicação e o efeito abaixo da média e alta potência representam limitações significativas (12). O uso de terapia anti-inflamatória sistêmica, em vez dos esteroides sistêmicos mencionados anteriormente, está fora do escopo deste livro. Contudo, eu seria negligente se não mencionasse o dupilumabe, que bloqueia a sinalização de IL-4 e IL-13. Em estudos clínicos, demonstrou eficácia notável e segurança aceitável, e provavelmente irá obter a aprovação da FDA na época em que este livro estiver sendo publicado (13).

Rompendo o Ciclo Coceira-Coçadura

Este é o aspecto mais importante no tratamento do LSC. Lamentavelmente, também é o mais frequentemente negligenciado. A presença de roupas, uma tentativa consciente para controlar a escoriação e o constrangimento de coçar a genitália, impede boa parte da coçadura durante o dia. No entanto, estas restrições geralmente não estão presentes à noite e assim não impedem a escoriação noturna que caracteristicamente está presente. As abordagens para o tratamento da fricção e escoriação noturna são detalhadamente abordadas no Capítulo 3, mas vários princípios importantes serão revisados aqui. Primeiro, a arranhadura noturna ocorre periodicamente, enquanto o paciente está nos estágios mais leves do sono (4,14). Medicações que não criam dependência e têm efeito sedativo, como a primeira geração de anti-histamínicos e certos tricíclicos, funcionam bem para este propósito. Segundo, a dose da medicação deve ser aumentada até que a escoriação noturna cesse ou até que os riscos de efeitos colaterais alertem contra qualquer aumento da dosagem. Terceiro, a medicação deve ser tomada cerca de 2 horas antes da hora esperada de dormir. Isto resulta no início rápido do sono logo depois que o paciente vai para a cama e ajuda muito a prevenir a "ressaca" matinal. Quarto, a medicação deve ser tomada todas as noites, em vez de "quando necessário".

Em muitos casos, a terapia de sedação para escoriação noturna evita a necessidade de tratar a coceira diurna com medicações, como hidroxizina, que podem causar sonolência ou riscos ao operar máquinas. Entretanto, alguns pacientes ainda irão experimentar prurido significativo durante o dia. Muitos clínicos prescrevem anti-histamínicos não sedativos para esses indivíduos. Infelizmente, esta abordagem não funciona bem provavelmente porque a histamina desempenha apenas um papel secundário na coceira associada à dermatite atópica e LSC. Nesta situação, prefiro o uso de inibidores seletivos da recaptação da serotonina (*selective serotonin reuptake inhibitors*, SSRIs). Não está claro se estes agentes funcionam por causa do seu efeito benéfico na ansiedade e depressão ou se diminuem o componente obsessivo-compulsivo da escoriação crônica. Embora eu apoie fortemente este uso de SSRIs, é bastante limitado o apoio para esta abordagem na literatura médica (15). Informações adicionais sobre o uso de SSRIs podem ser encontradas no Capítulo 3.

Identificação e Tratamento de Componentes Psicológicos Prejudiciais

Ansiedade e/ou depressão comumente estão presentes nos pacientes com LSC (9). A maioria dos pacientes não dará esta informação voluntariamente, a não ser que seja diretamente investigado por um clínico. Mesmo assim, a importância dos fatores psicológicos tende a ser minimizada pelos pacientes, e assim o questionamento nesta área deve ocorrer não só inicialmente, mas também periodicamente no momento das visitas de retorno. Há algumas controvérsias se estes fatores psicológicos desempenham um papel na etiologia do LSC ou se ocorrem secundários à presença do LSC. Minha opinião, apoiada por alguns dados publicados, é de que frequentemente eles são importantes na sua gênese (9). Mas, de qualquer maneira, depois de identificados, o tratamento, mais frequentemente com SSRIs conforme descrito no Capítulo 3, é muito útil.

Além dos problemas comuns de ansiedade e depressão, pacientes com doença eczematosa como LSC também podem experimentar disfunção sexual (16). Embora a maioria de nós não se consideraria especialista na área de aconselhamento sexual, oferecer aos pacientes uma oportunidade para discutir este aspecto das suas vidas também pode ser muito benéfico no tratamento de pacientes com LSC anogenital.

Dermatite de Contato por Irritante

Dermatite de contato por irritante é uma reação eczematosa que se desenvolve em resposta a uma substância exógena que pode causar uma reação inflamatória quando aplicada à pele de um indivíduo. Assim, todos os indivíduos têm potencial para desenvolver dermatite de contato por irritante, ao passo que somente pacientes especificamente sensibilizados para um alérgeno desenvolvem dermatite de contato alérgica (ver a próxima seção).

Apresentação Clínica

A prevalência de dermatite de contato por irritante envolvendo a área anogenital é desconhecida, embora dois estudos importantes tenham indicado que dermatite de contato por irritante representava aproximadamente 20% de todos os pacientes com problemas anogenitais encaminhados a dermatologistas para teste das manchas (10,17).

Dermatite de contato por irritante pode ser dividida em duas categorias: dermatite de contato por irritante crônica e aguda.

Dermatite de contato por irritante crônica geralmente manifesta-se por sintomas de irritação, dor, ardência ou queimação. Observe que, em alguns pacientes, especialmente aqueles que são atópicos, o irritante também pode causar coceira e pode iniciar o ciclo coceira-coçadura. Morfologicamente, a área afetada em dermatite de contato por irritante depende de onde ocorreu o contato. Em geral, isto se manifesta por uma mancha eritematosa levemente escamosa e pouco demarcada ou uma placa ligeiramente elevada. Pouco ou nenhum edema está presente **(Fig. 6.15)**. As tonalidades de vermelho algumas vezes ocorrem na extremidade vermelho-escura ou marrom aeritematosado do espectro

Lesões Vermelhas: Manchas e Placas   75

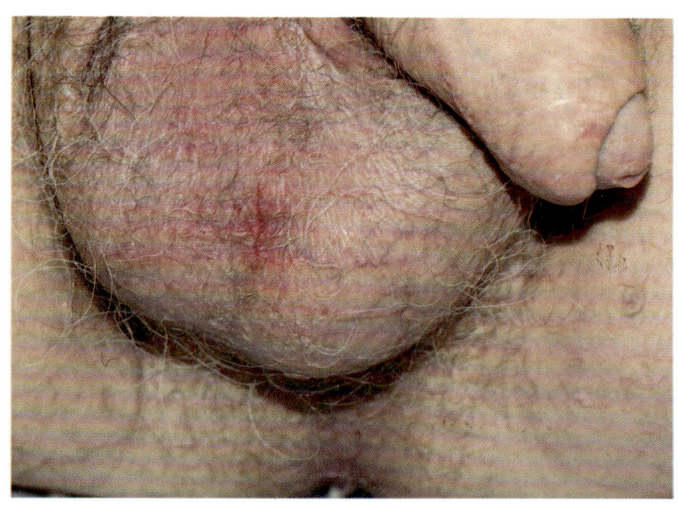

Fig. 6.15. Esta leve vermelhidão e escamas de dermatite de contato por irritante foram causadas por lavagem frequente com solução de povidona iodada.

do eritema **(Fig. 6.16)**. Com frequência, a aparência é seca, vítrea, fissurada e rachada **(Figs. 6.17 e 6.18)**. Se o irritante em questão desencadear coceira e escoriação, a morfologia será indistinguível da de LSC.

Dermatite de contato por irritante aguda é essencialmente uma "queimadura" química. O rápido aparecimento de eritema, edema e, algumas vezes, bolhas é típico **(Fig. 6.19)**. A pele pouco queratinizada, como as membranas mucosas modificadas da vulva, a glande do pênis e a porção interna do prepúcio, é muito frágil, e bolhas íntegras, se presentes, são rapidamente rotas, formando erosões ou até mesmo úlceras **(Figs. 6.20 e 6.21)**. Na pele queratinizada mais resiliente, as bolhas podem

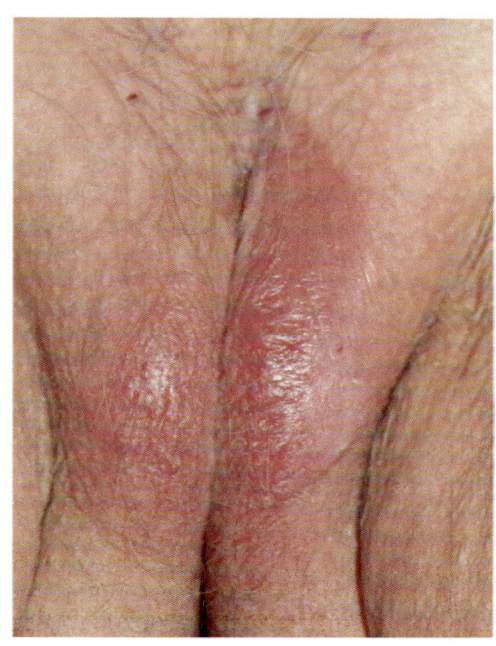

Fig. 6.17. Esta dermatite de contato irritante aguda que foi produzida por uma reação a um creme com azol exibe eritema e edema suficiente para produzir não só uma aparência vítrea, mas também exsudação.

permanecer visíveis por um dia ou dois antes de também se romperem, deixando erosões ou úlceras **(Fig. 6.22)**.

Diagnóstico

O diagnóstico de dermatite de contato por irritante *crônica* é feito pela aparência, conforme descrito anteriormente, juntamente com uma história que sugere exposição indevida a sabão, água, suor, urina, fezes, corrimento vaginal ou menos frequentemente irritantes, como os listados dentro da seção "Patogênese". Raramente é necessária biópsia e, se

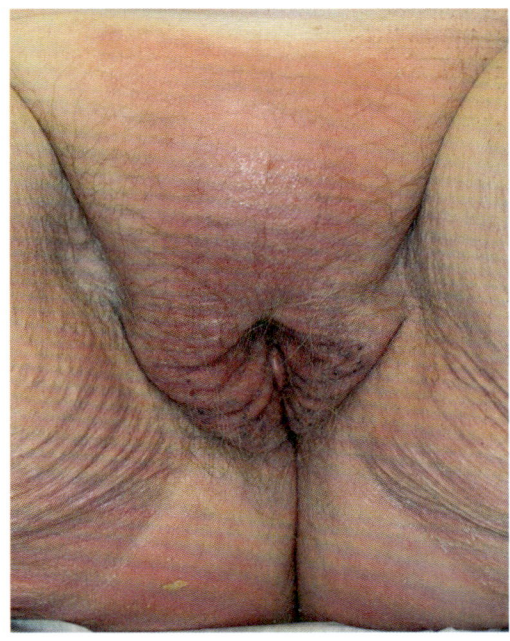

Fig. 6.16. A placa fissurada, vítrea, mal demarcada que poupa as dobras cutâneas é um achado comum produzido por irritação crônica da urina nesta mulher idosa incontinente.

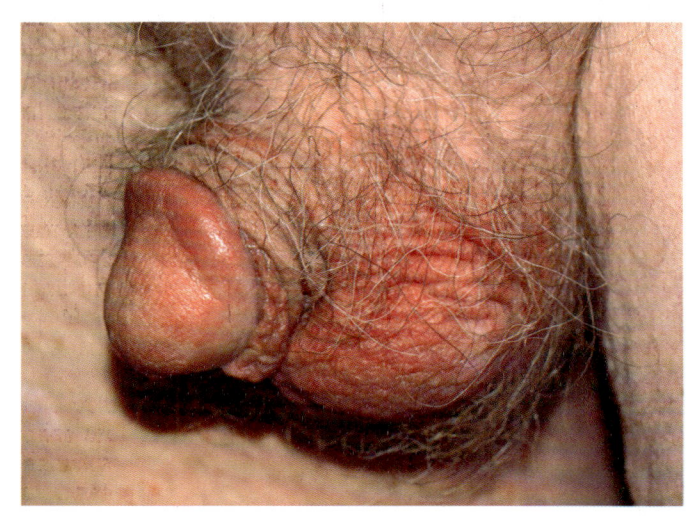

Fig. 6.18. A vermelhidão e erosão da glande do pênis e escroto deste paciente resultaram de imersões frequentes em um enxaguante bucal antibacteriano.

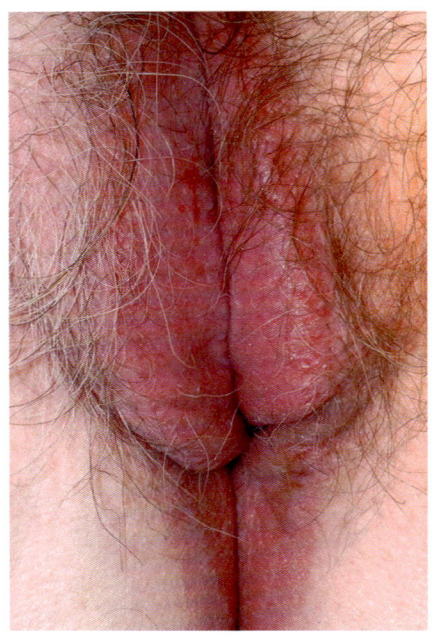

Fig. 6.19. O eritema profundo e erosão da vulva foram causados pela aplicação de um anestésico tópico combinado aplicado antes de um procedimento cirúrgico.

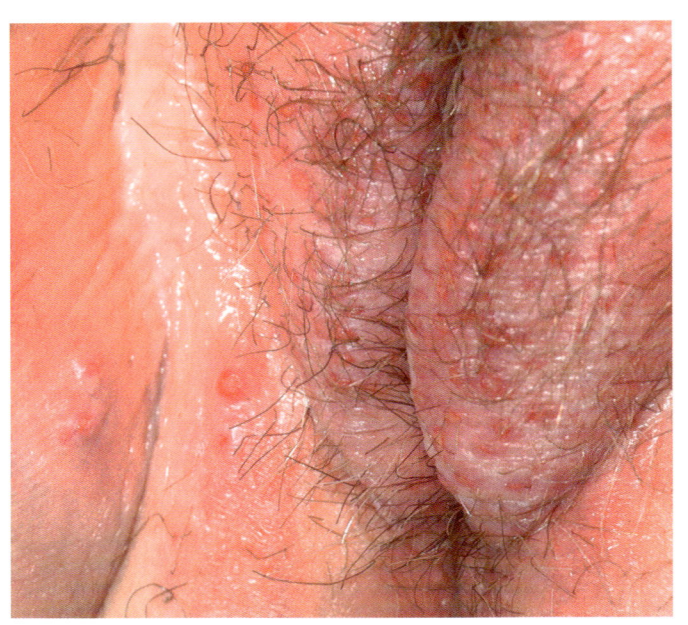

Fig. 6.21. Benzocaína obtida sem prescrição e aplicada para coceira resultou nestas pápulas erosadas por causa da dermatite de contato alérgica. Este padrão peculiar de dermatite de contato visto somente na área genital é chamado de dermatite de fralda de Jacquet ou granuloma glúteo infantil em crianças e granuloma glúteo adulto em adultos.

realizada, oferece apenas um quadro histológico inespecífico de espongiose, inflamação linfocítica perivascular superficial e algumas vezes acantose epitelial (18). Ou seja, a histologia apenas indica que o problema é um processo eczematoso sem apontar especificamente para uma etiologia de contato por irritante. Os diagnósticos diferenciais são primariamente as outras doenças eczematosas, especialmente LSC, conforme descrito anteriormente. A diferenciação da dermatite de contato alérgica pode ser problemática. O teste de contato pode ser útil neste aspecto (17), mas com muita frequência o resultado positivo de um teste de contato não se correlaciona

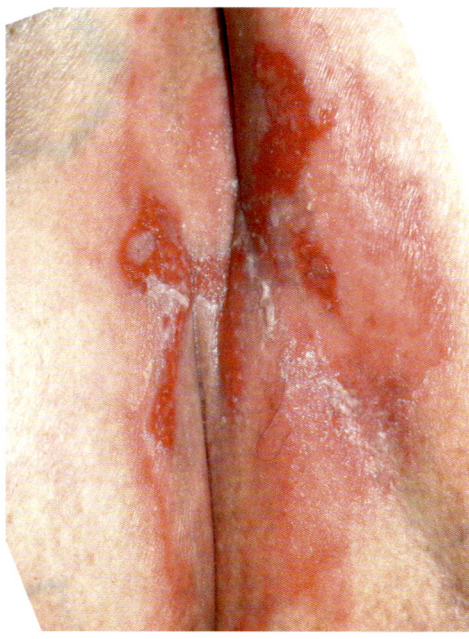

Fig. 6.20. Bolhas decorrentes de diarreia retida em fraldas de adulto, entre as dobras cutâneas desenvolveram-se rapidamente transformando-se em erosões dolorosas.

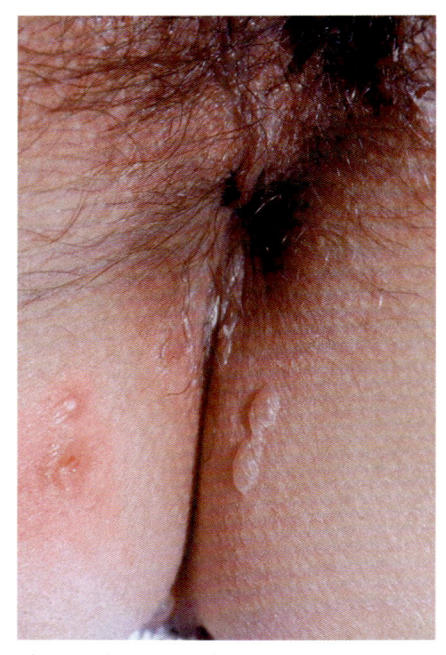

Fig. 6.22. A aplicação de ácido tricloroacético produziu vesículas claras de dermatite de contato por irritante aguda; essencialmente, esta é uma queimadura química.

com exposição documentável a essa substância química ou produto. As condições incomuns e raras que podem imitar dermatite de contato por irritante crônica incluem candidíase, doença de Paget extramamária, doença de Hailey-Hailey e doença de Darier.

O diagnóstico de dermatite de contato *aguda* é mais fácil de estabelecer em razão do curto intervalo entre a exposição e o desenvolvimento de inflamação. Assim, os pacientes podem quase sempre identificar o contactante que causou o problema. Frequentemente os produtos responsáveis são medicações que foram aplicadas recentemente por pessoal médico **(Tabela 6.1)**. Nas raras ocasiões em que essa história não está disponível, deve-se considerar a possibilidade de transtorno obsessivo-compulsivo ou doença factícia causada pelo paciente ou os cuidadores do paciente. Biópsia não é útil em dermatite de contato por irritante aguda, já que a histologia apenas mostra ruptura ou destruição do epitélio sem apontar para uma causa específica.

Fisiopatologia

Dermatite de contato por irritante pode ser causada por exposição repetida a um irritante fraco (dermatite de contato por irritante crônica) ou por uma, ou apenas algumas, exposições a um irritante muito forte (dermatite de contato por irritante aguda) **(Tabela 6.1)**. As causas mais comuns de dermatite de contato por irritante *crônica* são superexposição a sabão e água e exposição crônica a urina ou fezes em um bebê ou adulto incontinente que usa fraldas. Outros irritantes crônicos incluem duchas, produtos para higiene feminina, depilatórios, lubrificantes pessoais e espermicidas. Um irritante frequentemente negligenciado é a presença de candidíase, em que as proteínas de *Candida* podem causar irritação, além da infecção verdadeira. Como é necessária exposição repetida para o desenvolvimento de dermatite de contato por irritante e porque os sintomas e sinais se desenvolvem gradualmente, o paciente frequentemente não está consciente de que a substância agressora é irritante e que desta forma está atuando como uma causa do seu problema.

Como a dermatite de contato por irritante *aguda* é produzida por uma ou apenas algumas exposições a um irritante muito forte, essa exposição é frequentemente acompanhada por uma duração de tempo muito curta antes de serem notadas dor, ardência e ferroada. Por esta razão, o paciente geralmente sabe o que causou o problema, embora frequentemente interprete erroneamente como alergia em vez de irritação. As causas mais comuns de dermatite de contato por irritante aguda incluem vários tratamentos para verrugas genitais, como o ácido tricloroacético e bicloroacético, produtos de podofilina, imiquimode e cantaridina. Alguns pacientes com pele muito sensível podem experimentar dermatite de contato aguda por irritante aos veículos de creme, gel, ou solução usados em medicações tópicas e lubrificantes. Isto é provavelmente o resultado de substâncias químicas como álcool, propilenoglicol e polietilenoglicol. Este tipo de problema é experimentado com frequência com o grupo "azol" de cremes anticandidíase/antifúngicos **(Fig. 6.17)**. Por fim, tenha em mente que os pacientes algumas vezes irão aplicar produtos nada ortodoxos na sua genitália em tentativas incorretas de limpar uma área que é percebida como "suja" ou "malcheirosa". Já vimos reações a coisas como água sanitária, querosene e alvejante.

Tratamento

Os aspectos mais importantes da terapia são a identificação e eliminação de todos os irritantes. A dermatite de contato por irritante na área genital geralmente é multifatorial, portanto, todas as medicações, sabões, antissépticos, duchas, pós e higiene vigorosa devem ser interrompidos. No entanto, tenha em mente que alguns pacientes se tornam "viciados" em certos comportamentos e em consequência pode haver adesão muito fraca às instruções para cessar esses comportamentos ritualísticos. Depois de suspenso(s) o(s) agente(s) agressor(es), a dermatite de contato irritante por crônica melhora rapidamente, e a melhora é acelerada pelo uso de pomada com corticosteroide tópico de média potência, como triancinolona 0,1% aplicada duas vezes ao dia. Se a pele estiver seca e rachada, lubrificantes (ver o Capítulo 3) podem ser úteis. Bebês e adultos que usam fraldas podem precisar do uso de um produto de "barreira" como pomada com óxido de zinco para manter a urina e fezes afastadas da pele. Naqueles casos em que coceira ou dor é muito incômoda, prednisona, em doses de 40 mg todas as manhãs durante alguns dias, pode levar à melhora sintomática até que a cicatrização esteja em andamento, em cujo ponto um corticosteroide tópico de média ou baixa potência pode-se substituir.

A dor e ardência da dermatite de contato por irritante aguda podem ser minimizadas com o uso de banhos de imersão com água tépida, várias vezes ao dia durante os primeiros

Tabela 6.1

Causas de dermatite de contato por irritante

- Irritantes fracos (dermatite por irritante crônica)
  - Higiene excessiva; lavagem muito frequente
  - Suor
  - Urina
  - Fezes
  - Depilatórios
  - Lubrificantes vaginais
  - Corrimento vaginal
  - Absorventes diários
  - Absorventes menstruais
  - Espermicidas
  - Conservantes e estabilizadores usados em produtos aplicados topicamente
  - Proteínas de *Candida* sp.
- Irritantes fortes (dermatite irritante aguda)
  - Ácido salicílico
  - Podofilina, podofilotoxina
  - Imiquimode
  - Fluorouracil
  - Cantaridina
  - Ácido tricloroacético, bicloroacético

dias. Deve ser aplicada lubrificação com uma camada fina de petrolato imediatamente após cada imersão. Sedação e analgésicos orais na hora de dormir podem ser necessários por vários dias. Devem ser evitados analgésicos tópicos, pois podem causar desconforto adicional.

Dermatite de Contato Alérgica

Diferente da dermatite de contato por irritante, em que todos os indivíduos são potencialmente capazes de desenvolver o problema, a dermatite de contato alérgica requer processamento imunológico. Este é um processo mais restritivo, e apenas determinados indivíduos expostos a um alérgeno potencial irão desenvolver dermatite de contato alérgica no momento do seu próximo contato com o alérgeno.

Apresentação Clínica

Há controvérsias referentes à frequência com a qual ocorre dermatite de contato alérgica dos genitais. Quase todo o material publicado sobre a prevalência trata principalmente da dermatite de contato da vulva em mulheres (18). No entanto, excelentes estudos escritos por Warshaw *et al.* e Bauer *et al.* resumem este trabalho e acrescentam novas informações relacionadas com a dermatite de contato em homens (10,17). As informações contidas nestes estudos referentes a pacientes com doença anogenital enviados para teste de contato sugerem que um ou mais testes de contato positivos relevantes clinicamente serão encontrados em 15 a 40% das mulheres com dermatoses vulvares, e que a frequência em homens é bem semelhante.

Dois estudos encontraram que dermatite de contato por irritante era menos comum do que dermatite de contato alérgica (10,17), porém outro estudo (18) associado a nossas próprias observações sugere que, pelo menos para as mulheres, o oposto é verdadeiro. Essa discrepância provavelmente gira em torno de dois problemas potenciais. Primeiro, existe uma dificuldade considerável na determinação de quais testes de contato positivos são verdadeiramente clinicamente relevantes. Segundo, pacientes com dermatite atópica rigorosamente definida mostram uma frequência extraordinariamente alta de testes de contato positivos para alérgenos ambientais comuns e não é sabido qual papel, se houver, estes alérgenos desempenham na patogênese da sua dermatite (19).

Dermatite de contato alérgica é caracterizada pela presença de manchas e placas edematosas, de coloração vermelho brilhante e com margem pouco definida **(Fig. 6.23)**. As escamas são geralmente menos proeminentes do que na dermatite atópica e na dermatite de contato por irritante. Geralmente está presente prurido e, em alguns casos, pode ser consideravelmente problemático. Não causa surpresa que isto frequentemente resulte no desenvolvimento do ciclo coceira-coçadura e o consequente desenvolvimento dos sinais clínicos de LSC.

Algumas vezes, vesículas, geralmente de tamanho minúsculo (representando evidência macroscópica de espongiose histológica), encontram-se incrustadas na superfície das placas eritematosas **(Fig. 6.24)**. Ocasionalmente, são encontradas formas curiosas (lineares ou angulares) **(Fig. 6.25)**. Geralmente ocorrem por meio de aplicação irregular de medicações que são aplicadas com a ponta dos dedos. Os grandes lábios geralmente estão envolvidos nas mulheres, e tanto o pênis quanto o escroto podem estar afetados nos homens. É encontrado envolvimento perianal em ambos os sexos (10).

Urticária alérgica de contato, ao contrário de dermatite, é raramente encontrada e é um transtorno distinto e separado

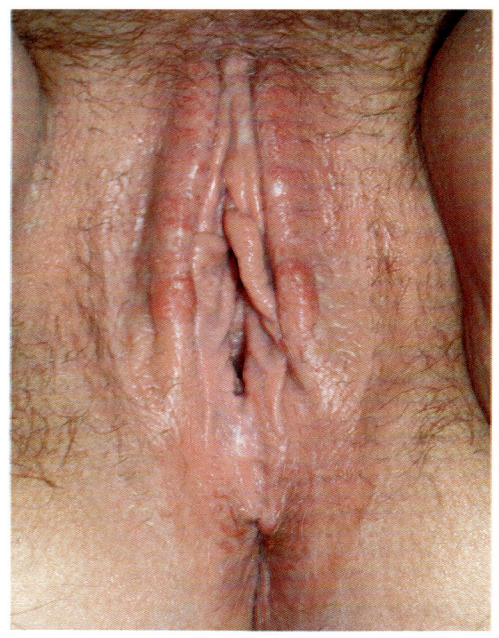

Fig. 6.23. Uma paciente que aplicou benzocaína, pomada antibiótica tripla com neomicina, difenidramina creme e álcool para líquen simples crônico preexistente agora tem liquenificação, edema e erosões decorrentes de uma combinação de dermatite de contato por irritante e alérgica.

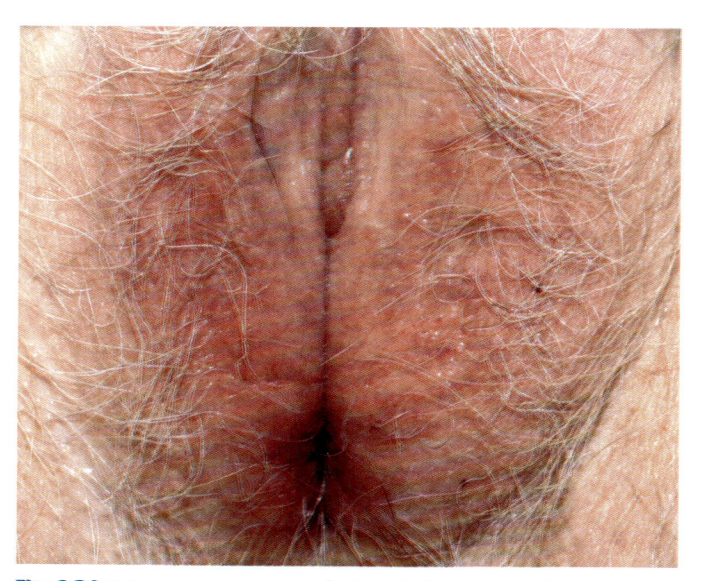

Fig. 6.24. Eritema e pequenas vesículas aglutinadas sobrejacentes são clássicas para dermatite de contato alérgica, produzida aqui por pomada antibiótica tripla aplicada topicamente para uma infecção do feno autodiagnosticada.

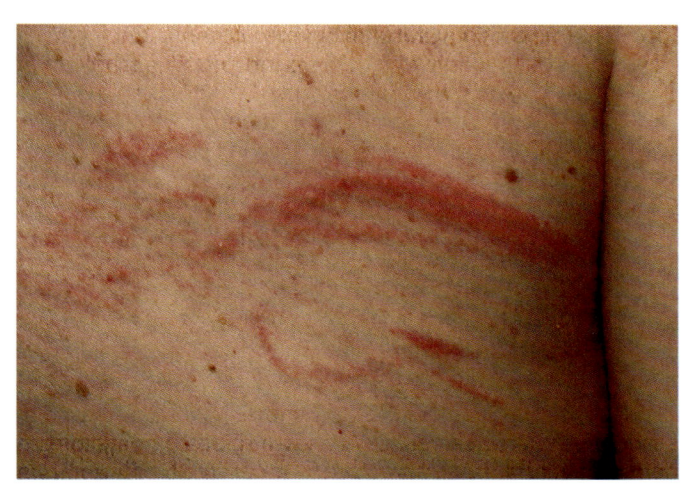

Fig. 6.25. As marcas lineares ao se enxugar de eritema e edema firme superficial são patognomônicos para dermatite de contato alérgica, mas podem ser confundidos com urticária. Entretanto, um exame cuidadoso das lesões mostra várias vesículas minúsculas, e as placas são estáveis em vez de migratórias.

da dermatite de contato alérgica. A aparência pode ser de edema no tecido (angioedema) ou pode-se desenvolver como pápulas e placas de urticária (pápulas, "colmeias") que são inteiramente semelhantes àquelas que ocorrem com urticária na variedade usual. Diferente da comparação à *dermatite* de contato alérgica, não há evidências clínicas de anormalidades epiteliais. Tais reações geralmente são fáceis de reconhecer por causa do rápido desenvolvimento da reação de urticária poucos minutos depois de ocorrido o contato.

Diagnóstico

O diagnóstico de dermatite de contato alérgica é mais frequentemente feito com base clínica. O papel do teste de contato para pacientes com doença eczematosa da genitália é controverso. Alguns clínicos acreditam que um diagnóstico de dermatite de contato alérgica é frequentemente omitido, a menos que todos os pacientes que apresentam uma morfologia eczematosa realizem um teste de contato (10,17). Outros, como nós, acreditam, em consonância com o teorema de Bayes, que o teste de contato é mais bem realizado somente em pacientes altamente selecionados de modo a reduzir o grande número de resultados falso-positivos que ocorrem quanto o teste é realizado numa população relativamente não selecionada. Além do mais, a simples presença de um teste de contato positivo não prova que a doença em questão é devida a esse alérgeno. É necessário primeiro identificar a presença desse alérgeno em um ou outro dos produtos que entram em contato com a pele do paciente e, segundo, que ocorra melhora clínica marcante quando o uso do produto agressor for suspenso. A prova absoluta exigiria um novo episódio de contato com o produto suspeito para ver se a erupção volta a se desenvolver. Entretanto, esta última abordagem é quase uniformemente rejeitada pelos pacientes!

Biópsia provavelmente não será útil porque os principais achados de espongiose e acantose são essencialmente idênticos aos de todas as outras doenças eczematosas. Apesar disso, alguns acreditam que a presença de eosinófilos no infiltrado inflamatório sugere uma alta probabilidade de dermatite de contato alérgica.

Todos os transtornos eczematosos, conforme descrito neste capítulo, precisam ser considerados em nossa lista de diagnósticos diferenciais. Além disso, devemos ter em mente a possibilidade de candidíase e a infecção fúngica por dermatófitos, *tinea cruris.*

Fisiopatologia

Dermatite de contato alérgica representa uma reação de hipersensibilidade de tipo tardio (tipo IV) mediada por células. Origina-se quando uma substância química, agindo como um antígeno, é processada por macrófagos (células de Langerhans) na epiderme sendo então apresentada às células T do sistema imunológico. Isto resulta no desenvolvimento, ativação e proliferação de cédulas T específicas para o antígeno. Estas células retornam para a pele por ocasião do próximo contato com o alérgeno, resultando no desenvolvimento clínico de dermatite de contato alérgica (18).

As causas mais comuns de dermatite de contato alérgica na área anogenital são medicações tópicas com prescrição ou sem prescrição (20). O agente que mais frequentemente incriminamos é a benzocaína, que é um componente de Vagisil e alguns outros analgésicos tópicos. Além destes produtos, os clínicos que frequentemente realizam o teste de contato identificam inúmeras outras substâncias que são agressoras potenciais (10,17,18). As mais comuns dessas substâncias estão listadas na **Tabela 6.2**. Observe especificamente que testes de contato positivos ocasionalmente ocorrem com vários corticosteroides aplicados topicamente e com os veículos, conservantes e estabilizadores encontrados em quase todos os produtos cosméticos e médicos. Apesar dos testes de contato positivos, nossa experiência sugere que estas substâncias raramente causam problemas. Entretanto, em casos de dermatite anogenital recalcitrante, é justificada

Tabela 6.2

Causas de dermatite de contato alérgica

Medicações
   Benzocaína
   Dibucaína
   Neomicina
   Bacitracina
   Butirato de hidrocortisona
   Budesonida
   Espermicidas
   Difenidramina
Veículos, conservantes e estabilizantes
   Quaternio-15
   Propilenoglicol
   Parabenos
Fragrâncias
   Aldeído cinâmico
   Bálsamo do Peru

a interrupção de todos os agentes aplicados topicamente, incluindo corticosteroides e todos os lubrificantes que não sejam petrolato. Se isto for seguido de melhora, os agentes podem ser acrescentados de volta, um de cada vez, numa tentativa de identificar o culpado.

Ocorre uma situação especial em pacientes que são alérgicos ao líquido seminal e ao látex (21). Estes representam uma reação imediata, mediada por IgE, tipo I, em que angioedema e pápulas e placas de urticária surgem após alguns minutos de contato. Estas ocorrem muito raramente, mas são mencionadas por causa do potencial para desenvolvimento de anafilaxia.

Inúmeros produtos comumente usados não estão listados aqui em razão da controvérsia em torno da sua capacidade para causar reações alérgicas ou irritantes. Eles incluem sabões, detergentes para lavagem de roupa, amaciantes de tecidos, lençóis antiestáticos, lenços umedecidos, papel higiênico (perfumado ou não perfumado), absorventes menstruais e outros agentes para a higiene feminina. Em nossa opinião, o uso normal destes produtos raramente provoca dermatite anogenital.

Tratamento

O primeiro passo na terapia é a identificação e eliminação do contactante agressor mais provável. Se a substância responsável puder ser identificada clinicamente ou pelo teste de contato, o paciente precisará ser instruído em relação ao que deve evitar. Isto pode ser difícil porque alguns alérgenos podem ser encontrados em múltiplas fontes com frequência aparentemente inócuas e insuspeitas. Informações referentes a estas fontes potenciais podem ser encontradas nos manuais dermatológicos convencionais. Em casos de suspeita de dermatite de contato alérgica, em que um contactante específico não pode ser identificado, poderá ser necessário aconselhar o paciente a evitar todos os agentes tópicos que não sejam água pura e petrolato.

Depois da eliminação do contactante, os sintomas de coceira e desconforto precisam ser tratados. Isto pode ser obtido por meio de banhos de imersão com água fria ou banhos de assento durante os primeiros dias (ver o Capítulo 3). Prednisona oral, na dose de 40 mg durante 5 dias, irá trazer melhora rápida na dermatite de contato alérgica intensa, e se o alérgeno correto foi identificado e removido, é improvável que ocorra recidiva quando os esteroides forem interrompidos. Se a reação inflamatória for mais branda, um corticosteroide tópico de alta potência, como pomada de fluocinonida 0,05%, pode ser aplicado duas vezes ao dia até que a cicatrização esteja completa. Pode ser acrescentada sedação noturna, se a coceira e escoriação forem problemáticas. Depois que um paciente foi sensibilizado a um alérgeno, a reexposição irá levar rapidamente ao reaparecimento da dermatite de contato. Os pacientes devem ser conscientizados de que esta memória imunológica pode durar por muitos anos, e que o contato mesmo com uma pequena quantidade do antígeno pode resultar em reação alérgica.

Dermatite Seborreica e Intertrigo

A dermatite seborreica está colocada nesta seção sobre doença eczematosa porque há evidências clínicas para uma característica distintiva de doença eczematosa: ruptura epitelial. As evidências de ruptura epitelial são muito sutis e frequentemente negligenciadas no exame. Esta ruptura epitelial não é diretamente visível na forma de erosões, exsudação ou fissuras, mas em vez disso é reconhecida pela cor amarela das escamas. Originalmente acreditava-se que esta cor se devesse ao sebo que revestia as escamas, mas acontece que o sebo é incolor. Em vez disso, a tonalidade amarela se deve a pequenas quantidades de soro que escapa para a superfície através da ruptura microscópica da camada epidérmica. A quantidade de soro raramente atinge o ponto em que se acumula suficientemente para se tornar uma crosta visível.

Dermatite seborreica ocorre, é claro, mais comumente no couro cabeludo, onde é encontrada em até 50% da população em países ocidentais. Contudo, o envolvimento do couro cabeludo é frequentemente acompanhado pela sua ocorrência nas localizações semi-intertriginosas das dobras nasal e retroauricular. Esta ocorrência nas dobras é a característica que permite que ela esteja ligada ao intertrigo envolvendo a área anogenital (22).

Apresentação Clínica

Dermatite seborreica é facilmente identificada por causa da presença de escamas amarelas características quando ocorre em áreas com pelos, como o couro cabeludo. Por outro lado, é controverso se uma erupção similar, mas com poucas ou nenhuma escama, ocorrendo em dobras intertriginosas sem pelos deve ser denominada intertrigo ou dermatite seborreica. Para os fins deste capítulo, eritema intertriginoso e nenhuma escama serão denominadas intertrigo. O termo dermatite seborreica será usado para a ocorrência de eritema intertriginoso acompanhada por escamas tingidas de amarelo.

A aparência clínica é de manchas eritematosas com margem pouco definidas, ou placas muito pouco elevadas, ocorrendo em áreas de dobras onde é retida umidade, como suor ou urina. Inicialmente, as escamas não serão aparentes (intertrigo), mas se deixadas sem tratamento e com a passagem do tempo, a inflamação crônica levará à proliferação epitelial e ao desenvolvimento gradual de escamas (dermatite seborreica) **(Figs. 6.26 e 6.27)**. Com frequência, as escamas são formadas por flocos extremamente pequenos que estão ligados em vez de estarem soltos na superfície do epitélio. Isto resulta em uma aparência vítrea, brilhante ou rachada. Se estiver presente coceira, a escoriação resultante poderá levar à sobreposição de escoriações e ao desenvolvimento de LSC secundário.

Não causa surpresa, por causa de diferenças anatômicas, que este processo seja encontrado com maior frequência em mulheres do que em homens e naqueles indivíduos que são obesos e não nos que são magros. Outras irritações ambientais, como alta temperatura ambiente, alta umidade relativa e

Lesões Vermelhas: Manchas e Placas

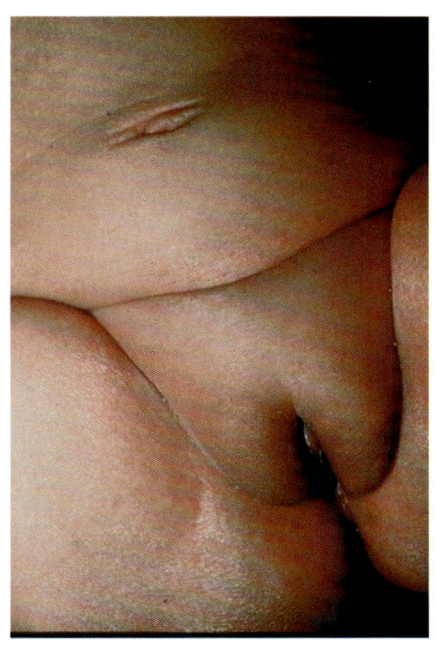

Fig. 6.26. Dermatite seborreica é mais comum em crianças e é manifestada por eritema e escamas nas dobras cutâneas; crosta láctea está geralmente presente em bebês com dermatite seborreica anogenital.

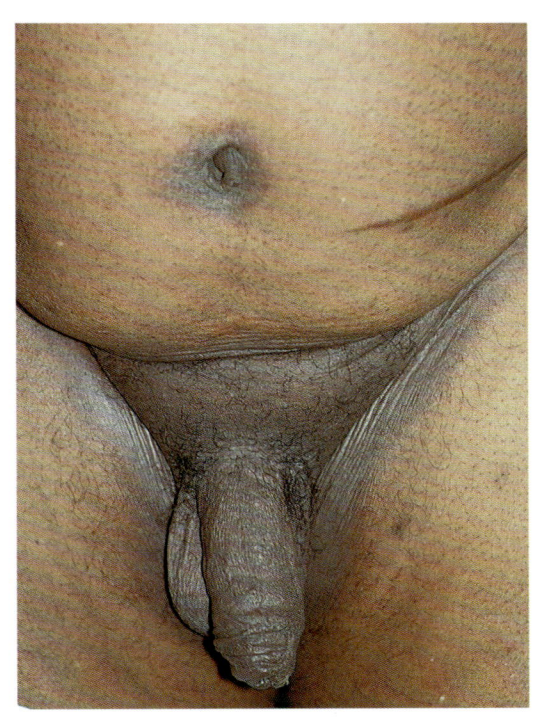

Fig. 6.27. Incomum em adultos, a dermatite seborreica é caracterizada pelo envolvimento proeminente das dobras cutâneas, com escamas amareladas sobrejacentes a placas eritematosas pouco demarcadas. Por causa de sua compleição escura, a aparência do eritema é hiperpigmentada. A distribuição e aparência podem ser idênticas à de psoríase inversa.

roupas obstrutivas também irão aumentar a frequência com a qual este fenômeno ocorre. O diagnóstico de dermatite seborreica anogenital não é geralmente feito em adultos **(Fig. 6.27)**, mas é frequentemente identificado na área anogenital de bebês **(Fig. 6.26)**, onde é regularmente acompanhada por áreas adicionais de dermatite seborreica no couro cabeludo, dobras retroauriculares e axilas.

Diagnóstico

O diagnóstico é feito com base clínica; a biópsia revela apenas as alterações genéricas encontradas em todas as doenças eczematosas. A principal consideração no diagnóstico diferencial é psoríase do tipo inversa. Esta condição é algumas vezes denominada "sebo-psoríase" para indicar a possível sobreposição destas condições e a dificuldade na diferenciação entre elas. Na maioria dos casos, esta diferenciação será com base em se as outras lesões mais clássicas de psoríase podem ou não ser encontradas em outro lugar. A sobreposição de intertrigo candidiásico e dermatite seborreica intertriginosa ocorre com alguma frequência. Uma história de vaginite candidiásica e/ou a presença de pústulas diminutas disseminadas pela porção principal das manchas ou ocorrendo na periferia como lesões "satélites" sugere que candidíase está presente.

DERMATITE SEBORREICA	Diagnóstico

- Morfologia de placas eritematosas no couro cabeludo e dobras cutâneas, na ausência de candidíase ou psoríase.
- Frequentemente com escamas amareladas, especialmente do couro cabeludo e área central da face.
- Paciente que é um bebê, ou um adulto com sobrepeso, ou que é incapaz de se lavar regularmente: moradores de rua, pessoas debilitadas, com doença de Parkinson ou outras doenças neurológicas.

Fisiopatologia

A patogênese do intertrigo e da dermatite seborreica se relaciona com maceração, definida como a presença de umidade excessiva por um longo tempo. A viabilidade de células epiteliais depende, entre outras restrições, de uma quantidade apropriada de água dentro e em torno delas. Quando o ambiente imediato em torno das células epiteliais é muito úmido ou muito seco, elas podem morrer. O rompimento resultante da barreira epitelial provoca, e a presença de inflamação crônica cria rompimento epitelial, proliferação epitelial e o consequente desenvolvimento de escamas. Esse ambiente úmido e quente que ocorre na área anogenital frequentemente leva ao desenvolvimento de candidíase secundária, o que por sua vez causa mais inflamação persistente.

Os manuais de dermatologia geralmente indicam que a dermatite seborreica ocorre diretamente como um crescimento exagerado das leveduras, *Malassezia* sp., que normalmente são residentes nos folículos pilosos. Contudo, parece provável para mim que o crescimento exagerado destas leveduras ocorre como resultado, em vez de causa, da inflamação encontrada na dermatite seborreica. Esta visão é apoiada por três observações: (a) terapia com esteroide tópico funciona tão bem quanto a terapia com "azoles" (ver adiante), (b) esteroides não pioram a situação, embora fosse esperado que levassem a um ambiente muito favorável para crescimento exagerado de leveduras e (c) os "azóis" têm um efeito anti-inflamatório muito acentuado (23) que pode ser o mecanismo através do qual eles funcionam neste contexto.

Tratamento

Se não tratados, intertrigo e dermatite seborreica se tornam uma condição que progride e regride. Por outro lado, geralmente ocorre uma resposta excelente e rápida à terapia. O primeiro passo no tratamento é melhorar o ambiente ao máximo possível por meio da redução do calor e umidade retida. Porém, mesmo quando isto não pode ser facilmente obtido (como em bebês que usam fraldas ou adultos incontinentes), pode ser obtida melhora acentuada com agentes tópicos.

"Azóis" aplicados topicamente, como cetoconazol, geralmente representam a abordagem inicial feita pela maioria dos clínicos (24). Estes produtos são recomendados com base na crença de que o processo é causado por *Malassezia* sp. e pelo desejo de evitar esteroides tópicos em áreas intertriginosas.

Entretanto, o uso de esteroides de baixa potência (hidrocortisona 2,5%) ou potência média (triancinolona 0,1%) em veículo de creme ou pomada é igualmente eficaz, arde menos, age mais rápido e é igualmente seguro quando usado por períodos relativamente curtos (25,26).

Inibidores de calcineurina tópicos, como tacrolimus e pimecrolimus (ver o Capítulo 3), podem ser usados por seus efeitos poupadores de esteroide, embora o custo, ardência e queimação limitem um pouco seu uso e diminuam a aceitabilidade do paciente (27). Se a resposta aos inibidores de calcineurina for inadequada, considere a possibilidade de que candidíase também esteja presente e considere o acréscimo de um ou outro dos "azóis". Por causa da dificuldade em atingir melhora no longo prazo nas condições ambientais que precipitaram a condição inicialmente, as recorrências são comuns, e um novo tratamento frequentemente é necessário. O tratamento da dermatite seborreica do couro cabeludo, caso isto esteja presente, parece ser útil tanto para melhorar a doença anogenital quanto na prevenção de recorrências.

DERMATITE SEBORREICA — Tratamento

- Minimizar o calor, umidade e urina.
- Aplicar creme ou pomada tópica com corticosteroide, como hidrocortisona 2,5% ou triancinolona 0,01% muito esparsamente duas vezes ao dia até desaparecer e então titular a frequência. Alternativas mais caras são tacrolimus pomada 0,1% e pimecrolimus creme.

SEÇÃO B: ALTERAÇÕES PAPULOESCAMOSAS E OUTRAS ALTERAÇÕES NÃO ECZEMATOSAS

Psoríase

Psoríase é uma doença cutânea relativamente comum que frequentemente, mas nem sempre, afeta a pele genital além dos cotovelos, couro cabeludo e joelhos como localizações clássicas.

Apresentação Clínica

Psoríase é uma condição cutânea autoimune comum que ocorre em 2 a 3% das pessoas. Homens e mulheres são afetados igualmente, e pessoas de descendência africana são afetadas menos frequentemente do que indivíduos brancos. Esta condição ocorre em todas as idades, mas inicia-se mais frequentemente em adultos jovens. Há predisposição familiar, com um em cada três pacientes relatando história familiar de psoríase.

A psoríase vulgar clássica (psoríase comum) exibe placas eritematosas, espessas e bem demarcadas com escamas prateadas e densas **(Figs. 6.28 a 6.31)**. Com frequência os pacientes relatam coceira intensa, mas isto não é universal. As placas tipicamente ocorrem no couro cabeludo, cotovelos, joelhos, umbigo e sulco interglúteo. O envolvimento genital é comum, e as placas são mais generalizadas em pacientes com doença mais grave. A face geralmente é relativamente poupada. Diferente das placas de psoríase vulgar na pele seca, as placas de psoríase nas dobras da pele, incluindo a pele genital,

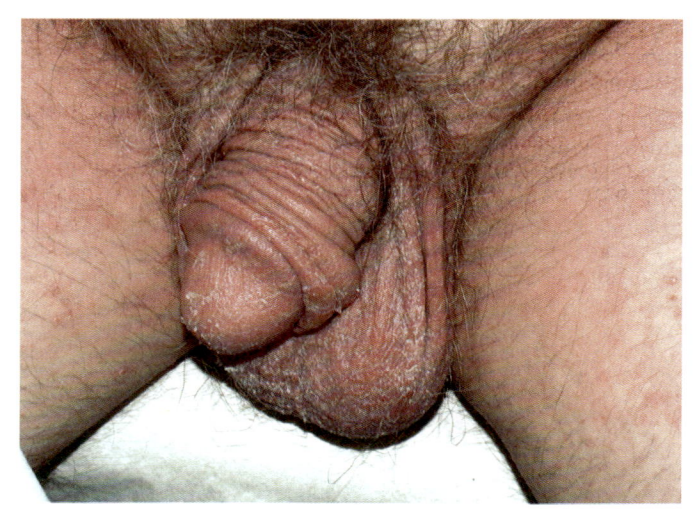

Fig. 6.28. Psoríase é um diagnóstico fácil neste escroto e pênis que exibem placas escamosas, eritematosas, bem demarcadas e doença extragenital clássica.

Lesões Vermelhas: Manchas e Placas   83

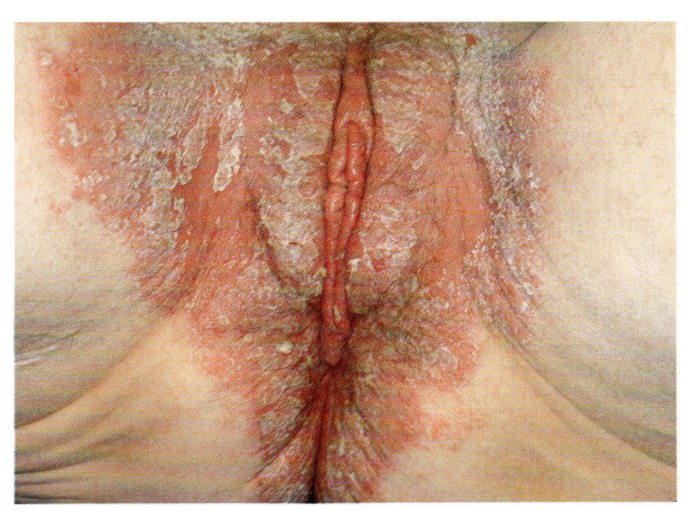

Fig. 6.29. Psoríase vulvar nesta mulher é apenas uma área de envolvimento cutâneo disseminado com escamas brancas e proeminentes sobrepostas a placas eritematosas bem demarcadas e edema das membranas mucosais modificadas.

geralmente mostram eritema sem escamas visíveis, ou pelo menos sem escamas espessas. A pele é eritematosa, frequentemente lisa e exibe aparência vítrea ou escamas/descamação amarelada **(Fig. 6.32)**.

Aproximadamente 20% dos pacientes exibem o fenômeno de Köebner, em que ocorre psoríase em áreas de irritação ou lesão. Isto explica parcialmente a distribuição das lesões, incluindo os cotovelos e joelhos, além do frequente envolvimento da genitália, uma área sujeita à fricção e oclusão.

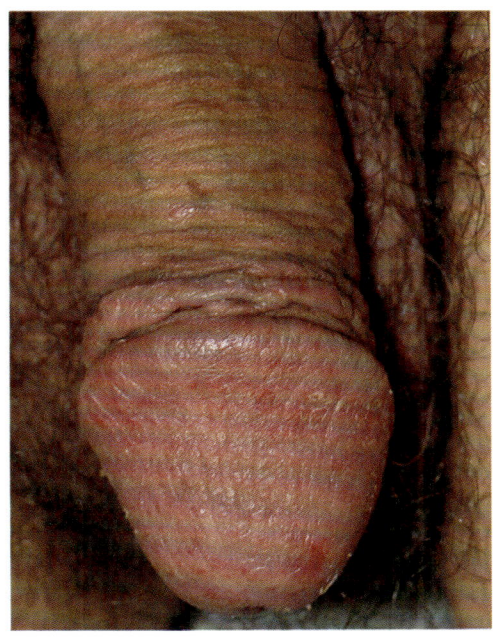

Fig. 6.31. Embora muito consistente com psoríase, estas pápulas aglomeradas, eritematosas, escamosas são inespecíficas. O diagnóstico foi feito por placas de psoríase concomitantes nos cotovelos e joelhos.

A variante de psoríase que apresenta acometimento genital proeminente é a psoríase invertida. Psoríase invertida afeta as dobras cutâneas preferencialmente, e com frequência poupa os clássicos joelhos, cotovelos e couro cabeludo queratinizados e secos. As axilas, pele inframamária, umbigo, fenda glútea, virilhas e genitália são afetados. A psoríase que ocorre nas dobras cutâneas exibe escamas muito sutis, além de placas que são muito mais finas do que psoríase em outras superfícies cutâneas **(Figs. 6.33 a 6.36)**. Além disso, as bordas algumas vezes são menos demarcadas. Não raramente, infecção por levedura e dermatófitos podem coexistir com psoríase intertriginosa ou simular esta condição **(Figs. 6.37 e 6.38)**. Psoríase afeta

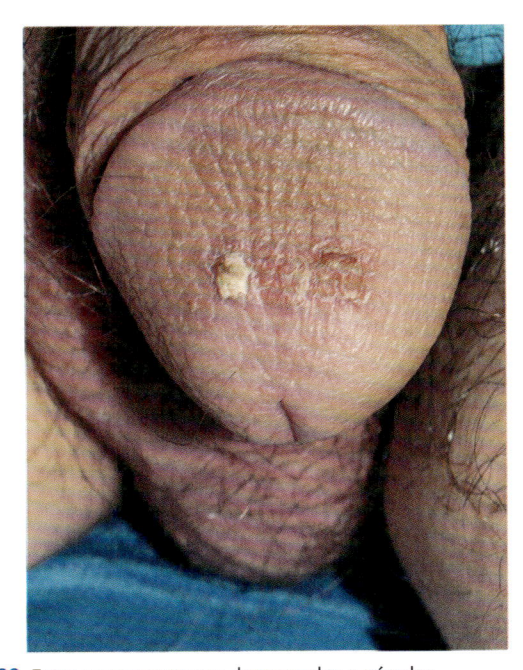

Fig. 6.30. Estas escamas pouco demarcadas e pápulas hiperqueratósicas na glande são inespecíficas e podem representar verrugas, dermatite, neoplasia intraepitelial peniana ou psoríase. Este homem HIV-positivo apresentou psoríase na biópsia, apesar de nenhum outro achado na pele ou nas unhas. As biópsias de processos crônicos não identificáveis estão indicadas, particularmente nos genitais.

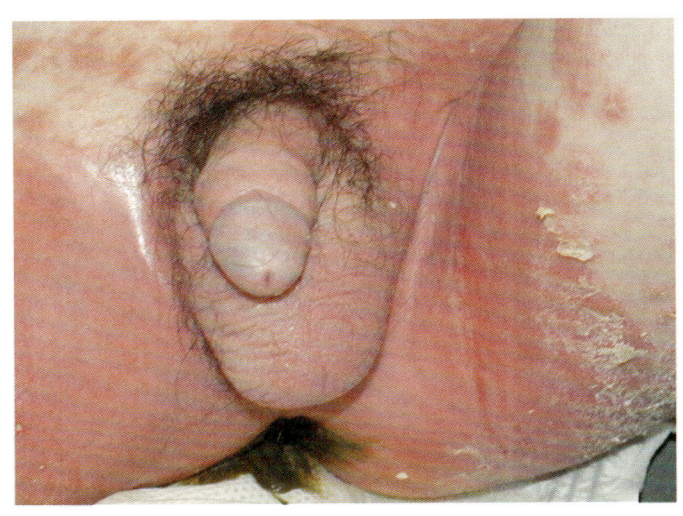

Fig. 6.32. Psoríase nas dobras cutâneas é mais frequentemente mais fina, brilhante ou vítrea, com escamas inaparentes, uma morfologia muito diferente do que a psoríase extragenital clássica. A descamação periférica de psoríase intertriginosa é comum.

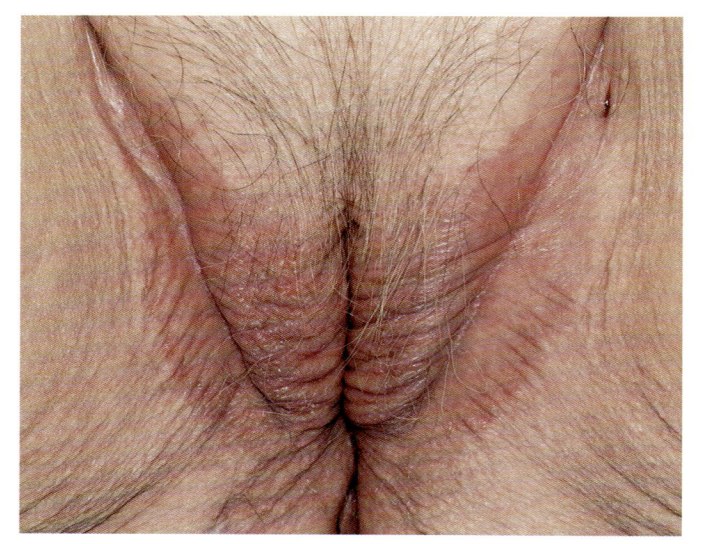

Fig. 6.33. Psoríase invertida da vulva mais uma vez mostra placas finas com escamas brilhantes em vez de prateadas.

predominantemente a área da vulva dotada de pelos nas mulheres, sobretudo poupando as membranas mucosas modificadas e a vagina. No entanto, psoríase frequentemente está localizada na glande do pênis, além da haste peniana, escroto e virilhas.

A psoríase algumas vezes se generaliza, tornando-se psoríase eritrodérmica, de modo que eritema confluente, escamas e algumas vezes exsudação são indistinguíveis de eczema generalizado, seborreia ou reação medicamentosa, mas psoríase eritrodérmica não é problema do clínico genital. Uma forma final de psoríase, a psoríase pustulosa, é caracterizada por placas de pústulas e crostas. Esta variante é discutida no Capítulo 10.

Psoríase frequentemente produz anormalidades nas unhas, além de lesões cutâneas inflamatórias. As mais

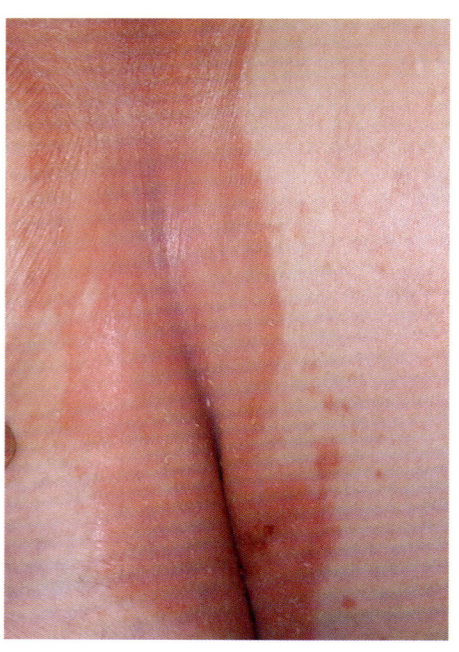

Fig. 6.35. Eritema da fenda glútea e umbigo é um sinal clássico de psoríase inversa.

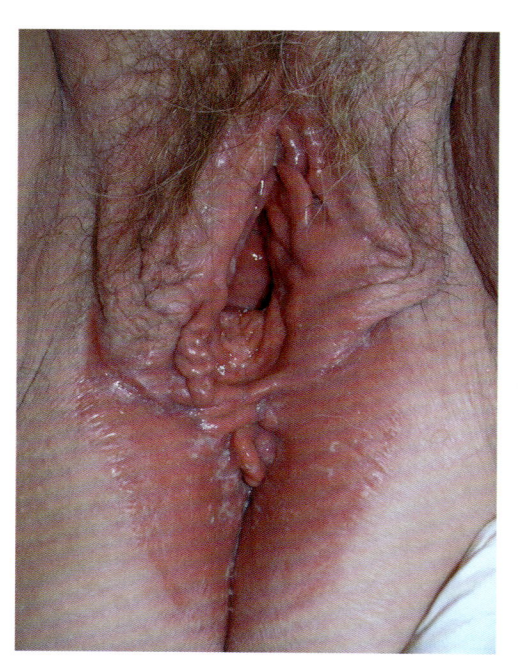

Fig. 6.34. O eritema profundo, pele vítrea e edema das membranas mucosas modificadas é característico de psoríase invertida, mas também sugestivo de candidíase. Uma cultura com esfregaço pode ajudar a identificar infecções do feno coexistentes que seriam pioradas por corticosteroides tópicos isolados.

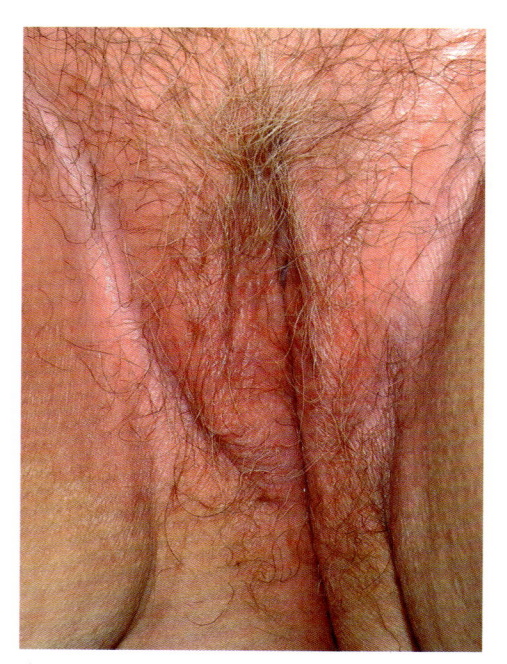

Fig. 6.36. Algumas vezes, a psoríase genital está pouco demarcada e o eritema e edema apresentam um quadro que é indistinguível de líquen simples crônico, dermatite de contato crônica e dermatite seborreica. Embora uma biópsia algumas vezes resolva isto, a histologia inespecífica reportada como "dermatite psoriasiforme" não exclui psoríase como causa. Assim como a morfologia clínica da doença cutânea em dobras da pele é inespecífica, a aparência microscópica algumas vezes também é inespecífica.

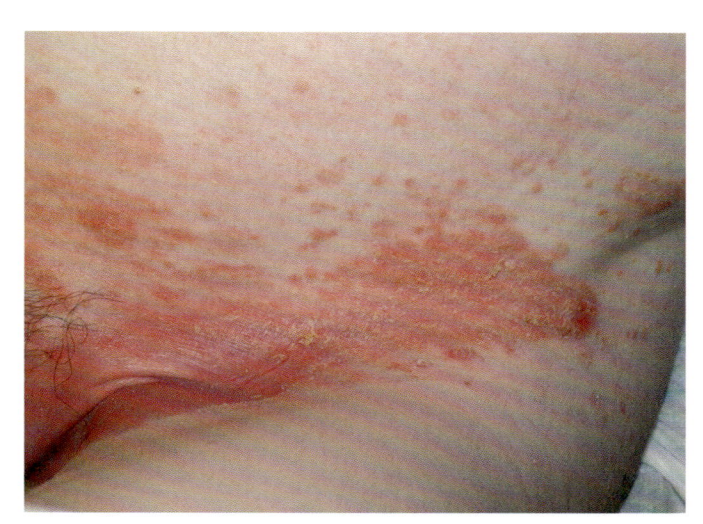

Fig. 6.37. Esta placa eritemato-escamosa na virilha com colarinho satélite e pápulas foi originalmente tratada como candidíase, um diagnóstico apoiado por uma cultura fúngica positiva. Depois de vários cursos malsucedidos de terapia antifúngica, a pele por fim foi tratada com um corticosteroide tópico quando foi feito o diagnóstico adicional de psoríase.

comuns são pequenos sulcos nas unhas, não devendo ser confundidas com irregularidade simples ou ondulações na superfície que ocorrem com algum processo inflamatório dos dedos. Também muito específicos são as "manchas de óleo". São colorações castanho-aeritematosadas da placa ungueal. Uma terceira forma de psoríase nas unhas, onicólise, é muito menos específica. Onicólise se refere ao descolamento da unha da superfície subjacente, neste caso da psoríase no leito da unha. Os resíduos das escamas e queratina se acumulam sob a unha, com o quadro final quase idêntico ao de infecção fúngica nas unhas. Estas alterações nas unhas podem servir como pistas no paciente com placas eritematosas anogenitais inespecíficas indistinguíveis de eczema ou dermatite de contato.

O principal sintoma extracutâneo de psoríase é artrite. Uma minoria significativa dos pacientes experimenta doença articular que varia de dor com inflamação mínima até artrite grave deformante e mutilante. Entretanto, evidências recentes sugerem que psoríase pode estar associada a líquen escleroso vulvar, com 17% das mulheres com líquen escleroso relatando a presença de psoríase (28).

Há várias comorbidades importantes associadas à psoríase, mostrando que psoríase é muito mais do que uma doença cutânea isolada. Um impacto importante da psoríase é sua associação excepcionalmente forte à síndrome metabólica (29). Pacientes com psoríase mostram risco muito aumentado de obesidade, hipertensão, hipercolesterolemia, doença cardiovascular e diabetes. Pacientes com psoríase experimentaram um risco 9 vezes maior de infarto do miocárdio (30). Psoríase também está associada a alcoolismo, doença intestinal inflamatória, osteoporose (31,32) e depressão. Além disso, cânceres de pele e malignidades relacionadas com o uso de álcool e tabaco estão aumentados (33).

Diagnóstico

Psoríase da genitália pode ser diagnosticada com confiança quando placas morfologicamente consistentes nesta área estão associadas à psoríase típica nos cotovelos e joelhos, couro cabeludo e unhas. Não raramente, apenas a genitália é afetada. Se a distribuição e morfologia forem atípicas, o diagnóstico pode frequentemente ser confirmado com biópsia, mas uma biópsia não diagnóstica não exclui psoríase como uma causa da erupção.

O quadro histológico clássico, mas inespecífico de psoríase, inclui espessamento acentuado da epiderme com alongamento regular das cristas epidérmicas e afinamento suprapapilar. Hiperqueratose e paraqueratose são proeminentes, e há ausência da camada granulosa. Os achados histológicos mais específicos são coleções de neutrófilos abaixo do estrato córneo da epiderme suprapapilar afinada (pústulas espongiformes de Kogoj) e na camada paraqueratósica sobrejacente (microabscessos de Munro). Uma biópsia de uma lesão mais antiga geralmente é inespecífica e pode ser interpretada como dermatite psoriasiforme.

Tinea cruris e candidíase são as doenças mais comuns confundidas com psoríase, e estas condições podem coexistir. Entretanto, em pacientes imunocompetentes, *tinea cruris* geralmente preserva o escroto e pênis, enquanto estas estruturas com frequência são proeminentemente afetadas com psoríase. Além disso, *tinea cruris* é incomum em mulheres. Candidíase cutânea frequentemente apresenta pústulas satélites ou erosões, mas pode-se parecer e coexistir com psoríase. LSC, neoplasia intraepitelial (anteriormente denominada, nesta área, doença de Bowen, carcinoma de células escamosas *in situ*, eritroplasia de Queyrat em homens e neoplasia intraepitelial vulvar na vulva) e doença de Paget são todas doenças com escamas eritematosas que podem ser confundidas com psoríase. Líquen plano na glande do pênis é algumas vezes indistinguível de pápulas menores de psoríase nesta área.

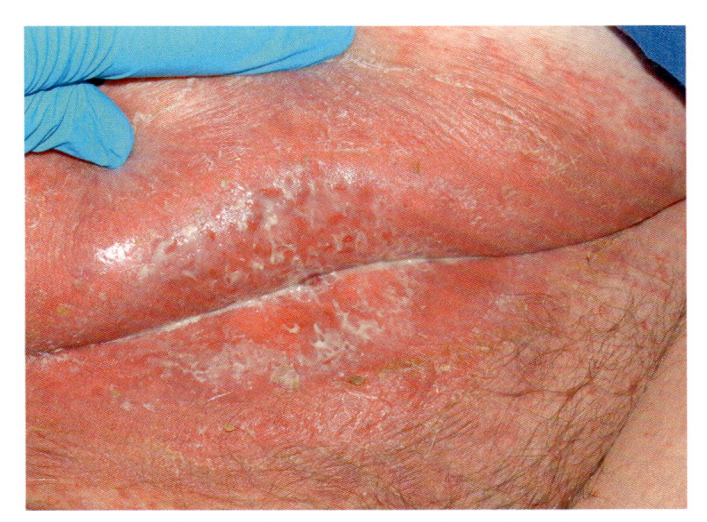

Fig. 6.38. Esta placa exsudativa eritematosa de psoríase sob o *pannus* e afetando as virilhas e a fenda glútea estava livre de patógenos nas culturas de rotina e fúngica. As biópsias mostraram dermatite inespecífica, e somente o aparecimento posterior de psoríase clássica na pele extragenital permitiu um diagnóstico correto. Entretanto, a aplicação tópica empírica da pomada com corticosteroide melhorou imensamente esta dermatite intertriginosa.

Dermatite seborreica, especialmente em bebês, pode parecer muito semelhante à psoríase e apresenta o mesmo padrão de distribuição da psoríase invertida.

> **PSORÍASE** — **Diagnóstico**
>
> - Presença de placas eritematosas frequentemente planas e bem demarcadas nas dobras cutâneas, menos provavelmente placas bem demarcadas, escamosas, eritematosas no monte pubiano, escroto, vulva e coxas.
> - Frequentemente, placas altamente escamosas típicas em outras superfícies cutâneas, incluindo cotovelos, joelhos e couro cabeludo.
> - Raspagens ou culturas negativas para *Candida* e dermatofitose ou resposta fraca à terapia antifúngica.
> - Na ausência de doença extragenital clássica, biópsia, que mostra acantose com alongamento regular das cristas epidérmicas e afinamento suprapapilar, hiperqueratose, paraqueratose e ausência da camada granulosa. Mais específicas são as coleções de neutrófilos logo abaixo do estrato córneo da epiderme suprapapilar afinada e dentro do estrato córneo paraqueratósico. Contudo, o resultado de "dermatite psoriasiforme" inespecífica é usual.

Fisiopatologia

As placas espessas de psoríase resultam da proliferação incomumente rápida da epiderme. A substituição da epiderme é quatro a seis vezes mais rápida no epitélio psoriásico do que para a pele normal, produzindo pele muito mais espessa com escamas mais notáveis. A etiologia subjacente é multifatorial, com um fator autoimune para células T, predisposição genética e questões ambientais que servem como fatores (34). Outros fatores incluem tabagismo, obesidade e álcool (35). Além disso, os desencadeadores clássicos para o desenvolvimento de psoríase incluem doença estreptocócica, queimadura solar e infecção pelo vírus da imunodeficiência humana. Algumas medicações estão associadas ao desenvolvimento ou piora da psoríase, incluindo lítio e medicações anti-inflamatórias não esteroides.

Tratamento

A terapia de primeira linha para psoríase genital é, como sempre, a melhora do ambiente local, especialmente porque muitos destes pacientes são obesos. O controle de irritantes, como infecção bacteriana e fúngica, maceração pela umidade e irritação por lavagem excessiva e medicações tópicas podem melhorar consideravelmente os sintomas. Sedação noturna para pacientes com coceira significativa também pode melhorar a qualidade de vida.

Depois, a administração de corticosteroide tópico é o pilar fundamental do tratamento. Psoríase da pele anogenital frequentemente responde melhor a terapia tópica do que psoríase de outras áreas do corpo. Esteroides potentes, como fluocinonida 0,05% (Lidex), ou medicações ultrapotentes, como propionato de clobetasol (Temovate) e propionato de halobetasol, podem ser usados inicialmente, com a pronta redução gradual da potência quando tolerado, passando para preparações que podem ser usadas com mais segurança por longos períodos de tempo, como triancinolona 0,1% ou desonida 0,05%. Algumas vezes, o uso intermitente de corticosteroides proporciona benefícios, ao mesmo tempo minimizando a taquifilaxia (a tendência da psoríase a se tornar resistente ao uso de corticosteroide em longo prazo) e efeitos colaterais.

Para psoríase genital não controlada adequadamente com este tratamento, a adição de (não substituição por) um derivado da vitamina D pode ser útil. Estes incluem calcipotrieno (Covonex) e calcitriol (Vectical) creme e pomada, mas há uma demora de 1 a 2 meses antes que a melhora seja evidente. Como alternativa, uma combinação de dipropionato de betametasona e calcipotrieno pomada (Taclonex) pode ser usada uma vez ao dia. Entretanto, esta potente medicação contendo corticosteroide se usada cronicamente nas dobras cutâneas pode produzir atrofia e estrias. Alcatrão tópico pode ser útil em algumas superfícies da pele, porém é irritante na pele genital, como são os retinoides e antralina tópica.

Embora não aprovada pela Food and Drug Administration, tacrolimus pomada e, com menos frequência, pimecrolimus creme são consideravelmente úteis para psoríase facial e nas dobras cutâneas quando os corticosteroides tópicos oferecem melhora abaixo do ideal (36). Estes imunomodulares algumas vezes ardem com a aplicação e são caros, mas não produzem atrofia ou dermatite por esteroide.

Embora luz ultravioleta seja frequentemente usada para psoríase, este tratamento é de pouco uso nos genitais. Primeiramente, a aplicação de luz ultravioleta nesta área é logisticamente difícil. Segundo, é sabido que um aumento nos carcinomas de células escamosas do pênis ocorre em pacientes tratados em longo prazo com luz ultravioleta.

Psoríase genital extensa frequentemente não é controlada adequadamente com terapia local. Estes pacientes frequentemente requerem terapia sistêmica com metotrexato oral ou retinoides, como acitretina. Mais recentemente, agentes biológicos imunossupressores geralmente administrados por autoinjeção em casa (etanercepte, adalimumabe certolizumab pegol, golimumabe, secukinumabe) passaram a ser convenientes e efetivos, embora extremamente caros. Infliximabe é dado por infusão intravenosa, e ustekinumabe é dado por via subcutânea mais frequentemente no consultório médico. Apremilast é uma medicação oral recentemente disponível para psoríase moderada, também um modificador da resposta imune, que não requer monitoramento laboratorial. Todas estas medicações são caras e com atividade demorada. Estas medicações sistêmicas não só lidam muito bem com a psoríase na maioria dos pacientes, como também há evidências de que terapias sistêmicas podem melhorar o risco cardiovascular subjacente (30). No entanto, a síndrome metabólica e obesidade podem requerer doses mais altas de terapias biológicas e podem estar associadas tanto à sobrevivência reduzida pelo efeito da droga quanto à descontinuação prematura da medicação (37).

Psoríase é uma doença crônica para a qual não existe cura, embora o controle geralmente seja obtido com medicação tópica. Muitos pacientes com psoríase são psicologicamente incapacitados pela sua doença (38). A constante produção de escamas, a desfiguração da sua pele e a natureza incurável da doença são difíceis para muitos pacientes tolerarem. Pessoas com psoríase genital também precisam lidar com as consequências sexuais desta anormalidade genital crônica, portanto, o tratamento agressivo da sua psoríase, além de aconselhamento, pode ser crucial. Os pacientes devem ser estimulados a se associar à National Psoriasis Foundation, que fornece informações e apoio àqueles que vivem com psoríase. Além disso, pacientes com psoríase significativa devem ser conscientizados das comorbidades da doença e encaminhados a um médico de cuidados primários para avaliação e tratamento da obesidade ou alcoolismo e para aconselhamento relativo à prevenção de doença cardiovascular.

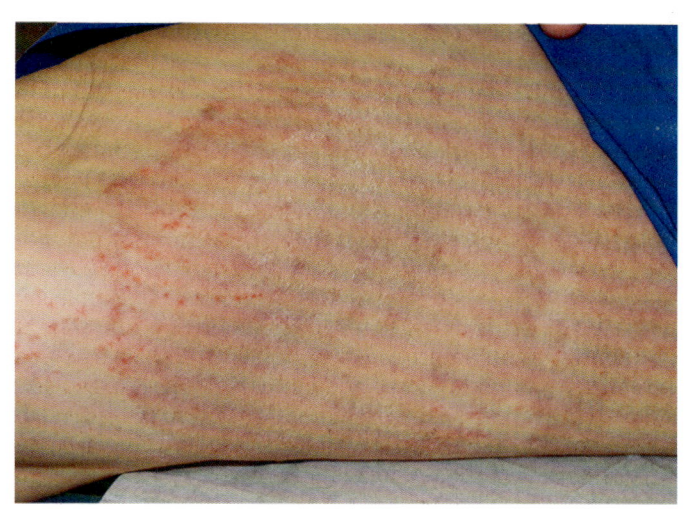

Fig. 6.39. A parte medial proximal da coxa dos homens é a localização mais comum para *tinea cruris*. A acentuação da periferia da placa é típica.

PSORÍASE — Tratamento

- Aplicar pomada com corticosteroide tópico (triancinolona 0,1%) em pequenas quantidades, duas vezes ao dia, e depois reduzir a frequência; para resposta fraca, aumentar a potência de clobetasol, mas acompanhar a pele próxima por causa do risco de atrofia e dermatite por causa do esteroide.
- Aplicar calcipotrieno ou calcitriol pomada duas vezes ao dia, além de corticosteroide, se necessário.
- Aplicar inibidores de calcineurina, como tacrolimus pomada ou pimecrolimus creme duas vezes ao dia, além de corticosteroide, se necessário.
- Para doença extensa, acrescentar terapia sistêmica: metotrexato, acitretina ou biológica.

Tinea Cruris ("Coceira de Jóquei")

Esta doença comum é assumida por pacientes do sexo masculino como a causa de coceira genital.

Apresentação Clínica

Tinea cruris ocorre com muito mais frequência em homens. Não há predisposição para nenhuma raça, mas a idade mais comum é a meia-idade e é extremamente rara em crianças. *Tinea cruris* geralmente está associada a *tinea pedis* e onicomicose, que servem como um reservatório para o organismo, e a recorrência é comum.

Mais frequentemente, as lesões visíveis de *tinea cruris* estão limitadas às coxas mediais proximais. Classicamente, as placas são eritematosas e bem demarcadas, com acentuação das escamas perifericamente **(Figs. 6.39 e 6.40)**. Muitos pacientes, particularmente aqueles com pelos proeminentes na área, exibem pápulas eritematosas, nódulos ou pústulas dentro da placa que representam a extensão da infecção até o epitélio folicular (foliculite fúngica) **(Figs. 6.41 e 6.42)**.

Ocasionalmente, a placa se estende até as nádegas e escroto, e, em mulheres, a placa pode-se estender até os grandes lábios e monte púbico. Isto é mais provável que ocorra quando os pacientes são imunossuprimidos ou vêm usando um corticoide tópico para a coceira. Pacientes imunocompetentes que não estão usando corticosteroides tópicos não apresentam infecções por dermatófitos da haste ou glande do pênis.

Diagnóstico

O diagnóstico de *tinea cruris* é feito pelas características morfológicas e confirmado pela identificação de hifas no exame microscópico das escamas raspadas da pele afetada. Será

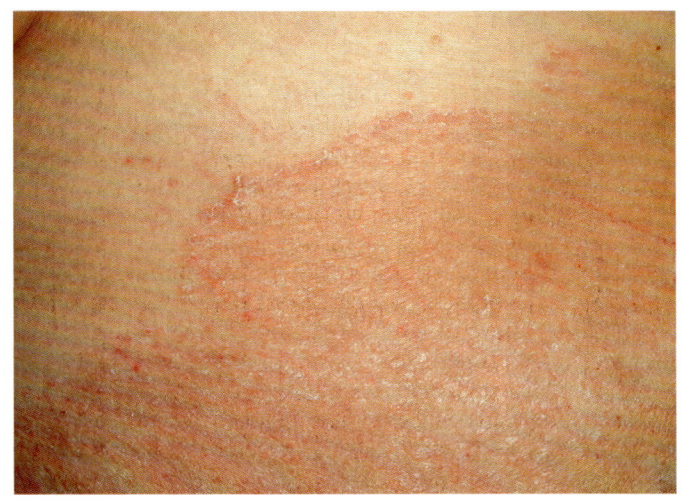

Fig. 6.40. Um exame detalhado da borda da placa mostra escamas periféricas, que, ao exame microscópico, mostram ramificações abundantes de hifas.

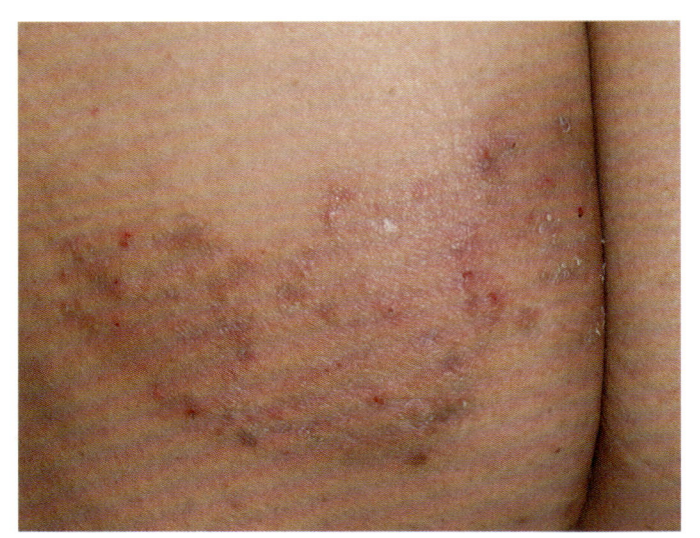

Fig. 6.41. Este homem tem não só *tinea cruris*, como também uma placa de *tinea* nas nádegas. Um observador atento irá notar escamas periféricas, além de pápulas erosadas que representam invasão do dermatófito no folículo piloso (foliculite fúngica).

feita uma biópsia em pacientes com *tinea cruris* somente se houver suspeita diagnóstica ou se uma preparação fúngica for negativa. Os achados específicos são de hifas no estrato córneo, mais bem visualizado com corantes especiais, geralmente reação do ácido periódico de Schiff ou o método metenamina-nitrato de prata. Caso negativo, os achados serão de eczema.

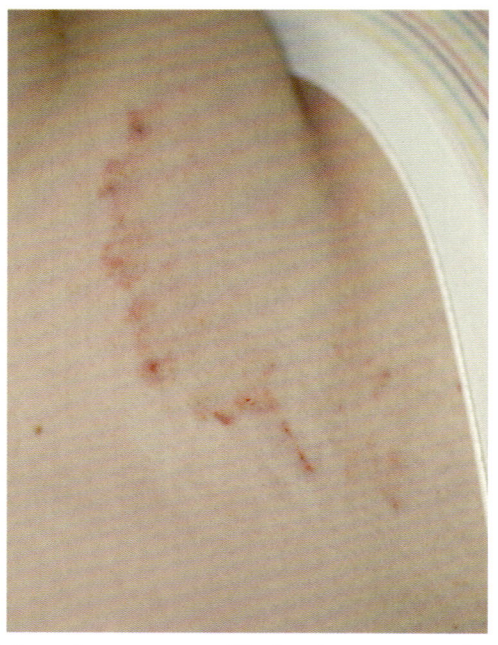

Fig. 6.42. O uso de um creme antifúngico tópico atuou em boa parte desta placa de *tinea cruris*, mas não penetrou nos folículos pilosos periféricos infectados, deixando uma borda ativa de foliculite fúngica e pele afetada adjacente.

As doenças mais frequentemente confundidas com *tinea cruris* são eczema (LSC), psoríase e, especialmente em mulheres, candidíase. Eczema geralmente é menos bem demarcado, e usualmente afeta proeminentemente o escroto e grandes lábios. A psoríase pode ser quase indistinguível, mas um exame de outras superfícies cutâneas frequentemente revela psoríase típica no couro cabeludo, o acometimento dos cotovelos ou joelhos ou alterações nas unhas. Dermatite seborreica, dermatite de contato por irritante e alérgica, doença de Paget e neoplasia intraepitelial diferenciada, anteriormente denominada doença de Bowen ou carcinoma de células escamosas *in situ*, também devem ser considerados.

TINEA CRURIS — **Diagnóstico**

- Presença de placas eritematosas bem demarcadas com acentuação periférica de escamas, localizadas nas coxas mediais proximais; ocasionalmente se estendendo até as nádegas, menos frequentemente até o escroto ou vulva; frequentemente onicomicose coexistente.
- Raspagem da pele que mostra dermatófitos no exame microscópico ou cultura positiva para dermatófitos.
- Rápida melhora com terapia antifúngica.

Fisiopatologia

Fungos dermatófitos infectando o estrato córneo da pele queratinizada da área genital resultam na erupção de *tinea cruris*. As espécies predominantes são *Epidermophyton floccosum* e *Trichophyton rubrum*, com *T. mentagrophytes* e *T. verrucosum* responsáveis algumas vezes. Estes organismos são onipresentes, e mesmo pacientes imunocompetentes algumas vezes experimentam infecção recorrente. Geralmente, estes pacientes também exibem *tinea pedis* e onicomicose, que servem como uma fonte para autoinoculação. Fomites também contribuem para a disseminação desta infecção fúngica.

Tratamento

Medicações antifúngicas orais ou tópicas são a base do tratamento para *tinea cruris*. Embora as placas na área genital com pelos frequentemente exibam invasão folicular que requer tratamento sistêmico, as placas que mostram somente eritema e escamas, sem pústulas e pápulas firmes no interior da placa, geralmente podem ser eliminadas com medicação tópica. Todos os azóis tópicos são efetivos, incluindo clotrimazol, miconazol, oxiconazol, sulconazol, luliconazol econazol e cetoconazol. As alilaminas e medicações relacionadas, terbinafina, butenafina e naftifina, também são extremamente efetivas contra dermatófitos. Para pacientes de clínicos que não estão certos quanto à possibilidade de *Candida* em vez de *tinea cruris*, os azóis são a melhor escolha para terapia, uma vez que a cobertura dos azóis para *Candida* é melhor do que a cobertura das alilaminas. Embora muito útil no tratamento de candidíase genital, a nistatina não tem atividade contra os fungos dermatófitos que causam a *tinea cruris*. Ciclopirox, haloprogina, iodoquinol e tolnaftato também são terapias tópicas apropriadas para *tinea cruris*. É interessante observar que embora todas estas medicações tenham se revelado efetivas durante décadas de uso, uma Revisão Cochrane mostrou que dados de ensaios recentes bem controlados apresentam evidências somente para terbinafina e naftifina quando comparadas a placebo (39). Além disso, os azóis combinados com corticosteroide apresentaram uma taxa de cura clínica ligeiramente mais alta (39).

Pacientes com acometimento folicular caracterizado por pápulas ou pústula dentro da placa requerem terapia oral, porque a medicação tópica não penetra suficientemente para erradicar os organismos dentro do folículo. Igualmente, *tinea cruris* da pele que contém pelos espessos e densos é tratada incompletamente com uma medicação tópica. Existem várias medicações orais efetivas e seguras para pacientes com doença muito disseminada, placas dentro de áreas muito pilosas e pacientes com pústulas ou nódulos dentro das placas indicando acometimento folicular. Uma terapia efetiva consagrada é a griseofulvina 500 mg duas vezes ao dia, administrada com alimentos gordurosos ou com leite integral para melhor absorção. Lamentavelmente, náusea e dor de cabeça são muito comuns com esta medicação. Embora a hepatotoxicidade tenha sido uma preocupação de muitos clínicos no passado, isto é muito raro, e a testagem laboratorial já não é o padrão de cuidados com griseofulvina. Atualmente existem alternativas menos caras e mais bem toleradas.

Fluconazol numa dose de 100 a 200 mg/dia, itraconazol a 200 mg/dia ou terbinafina a 250 mg/dia são muito efetivos e geralmente bem tolerados. Para identificar a duração de tempo (1 a 2 semanas) necessária para tratar *tinea cruris*, não é preciso teste laboratorial para pacientes sem doença hepática preexistente. A coadministração de itraconazol com cisaprida (Propulsid), pimozida e quinidina pode precipitar arritmia cardíaca, e esta medicação tem muitas outras interações que requerem monitoramento cuidadoso. Igualmente, fluconazol não deve ser administrado concomitantemente com cisaprida, e fluconazol pode aumentar os níveis ou ações de anticoagulantes do tipo cumarina, fenitoína, ciclosporina, teofilina, terfenadina e tacrolimus. Há aproximadamente 400 outras interações potenciais, e esta lista está crescendo, porém, essas interações não são clinicamente relevantes, a menos que fluconazol seja ministrado diariamente. A Food and Drug Administration retirou a aprovação da indicação de cetoconazol oral para candidíase e outras infecções cutâneas fúngicas por causa do risco de interações medicamentosas e a ocasional ocorrência de doenças hepática e suprarrenal.

Tinea cruris raramente apresenta-se como uma lesão muito inflamada e eritematosa ou extremamente pruriginosa em alguns pacientes. Estes pacientes melhoram com mais rapidez se concomitantemente for usado um corticosteroide tópico como triancinolona 0,1% creme durante os primeiros dias. Embora, teoricamente, um corticosteroide deva diminuir a taxa de cura, alguns indícios sugerem que isto não corresponde à verdade (39). Alguns clínicos usam uma combinação comercial de clotrimazol e dipropionato de betametasona (Lotrisone). Embora esta combinação seja muito conveniente durante os primeiros dias, ela contém cortisona de alta potência que não deve ser usada nas coxas mediais proximais por um período prolongado por causa da propensão ao desenvolvimento de estrias, e o corticosteroide tópico deve ser necessário apenas nos primeiros dias de terapia. Uma abordagem alternativa racional para este problema é a adição de um corticosteroide barato de média potência, como triancinolona, à medicação antifúngica somente durante os primeiros dias para que seja proporcionada essa primeira ação anti-inflamatória, e a medicação antifúngica tópica isolada é usada até que a pele esteja limpa.

Com frequência, *tinea cruris* é recorrente, com o reservatório sendo uma infecção dermatófita das unhas dos pés. Os pacientes devem ser alertados de que a recorrência não é uma falha da medicação, e devem reiniciar o creme antifúngico com as recorrências ou simplesmente aplicar a medicação diariamente para suprimir as recorrências. Alguns pacientes com *tinea cruris* recorrente podem-se beneficiar de um curso mais longo de uma medicação antifúngica oral para eliminar a doença nas unhas. Os regimes mais comuns consistem em terbinafina a 250 mg/dia por 3 meses ou itraconazol a 200 mg duas vezes ao dia durante 1 semana de cada mês por 3 meses. Fluconazol a 200 mg/semana até que a unha cresça (cerca de 1 ano) também é efetivo. Estas terapias recuperam as unhas de muitos, mas não de todos os pacientes, e a recorrência de onicomicose depois do tratamento é comum.

> **TINEA CRURIS** — **Tratamento**
>
> - Um azol tópico, uma ou duas vezes ao dia até desaparecer; miconazol, clotrimazol, terconazol, econazol, cetoconazol etc.; também terbinafina, tolnaftato, ciclopirox, haloprogina e iodoquinol.
> - Na presença de pápulas ou nódulos dentro da placa (foliculite fúngica) ou doença extensa, é necessária a terapia oral até o desaparecimento; terbinafina 250 mg/dia (especialmente econômica), fluconazol 100 a 200 mg/dia, itraconazol 200 mg/dia e griseofulvina 500 mg/2× dia com refeição gordurosa.

Eritrasma

Eritrasma é uma infecção cutânea genital que é encontrada com maior frequência em homens e simula *tinea cruris*.

Apresentação Clínica

Mais comum em homens em climas quentes, eritrasma não apresenta preferência por raças ou populações particulares. Eritrasma afeta as coxas mediais, proximais e virilhas. Placas bem demarcadas, com leve descamação castanho-rosada ou levemente crostosas, são características. Pacientes com compleições escuras frequentemente exibem hiperpigmentação em vez de eritema **(Figs. 6.43 e 6.44)**. Estas placas são sólidas, sem escamas periféricas ou clareira central. O escroto, pênis e vulva geralmente não são afetados.

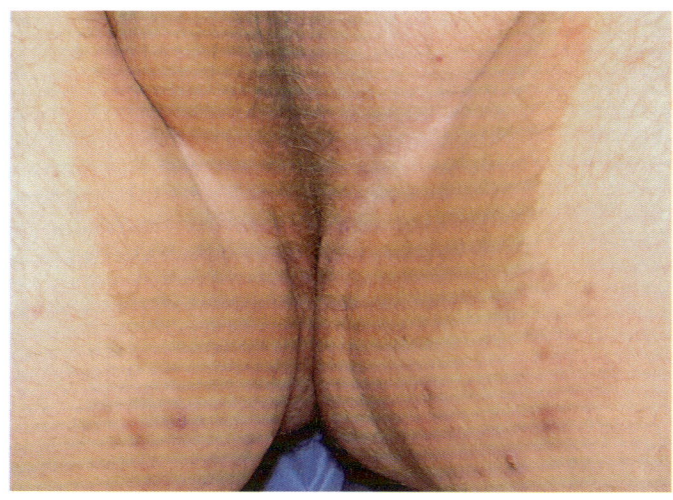

Fig. 6.43. Como a *tinea cruris*, eritrasma é mais comum nas coxas mediais, proximais dos homens. No entanto, não há acentuação periférica, e a cor é frequentemente mais bronze-rosada do que visto com *tinea*.

Diagnóstico

O diagnóstico é feito principalmente pela aparência da pele e com confirmação pela fluorescência coral-rosa característica quando examinado com luz de Wood ou pela resposta à terapia.

Tinea cruris é a doença mais provável de ser confundida com eritrasma. *Tinea cruris*, também vista principalmente em homens, compartilha a mesma localização e padrão. Entretanto, *tinea cruris* geralmente exibe escamas periféricas e algum grau de eliminação central. Além disso, o dermatófito frequentemente se estende até os folículos de alguns dos pelos mais grossos e produz pápulas ou nódulos de coloração eritematosa dentro da placa. Uma preparação fúngica das escamas periféricas em um paciente com *tinea cruris* mostra hifas com longas ramificações. As doenças que menos frequentemente se parecem com eritrasma incluem eczema, que é caracterizado pelo envolvimento proeminente do escroto ou vulva com placas pouco demarcadas e é extremamente pruriginoso. Psoríase também afeta frequentemente a genitália e geralmente está associada a outros sinais de psoríase, como o acometimento dos joelhos, cotovelos e couro cabeludo e alterações das unhas.

ERITRASMA	Diagnóstico
• Presença de placas rosadas ou rosa-acastanhadas bem demarcadas sem escamas ou acentuação periférica nas coxas mediais, proximais. • Exame microscópico negativo da raspagem da pele; fluorescência coral-rosa com lâmpada de Wood. • Resposta à terapia.	

Fisiopatologia

O eritrasma é causado pela bactéria *Corynebacterium minutissimum*. Encontrada nos pés e nas dobras da pele, como as axilas, pele inframamária e área genital, é a mais prevalente em ambientes mais quentes e úmidos.

Tratamento

Eritrasma é geralmente eliminado por ácido fusídico, eritromicina 500 mg duas vezes ao dia por 1 a 2 semanas e uma dose única de claritromicina (40). Eritromicina tópica duas vezes ao dia também já foi usada. Recorrência e a necessidade de retratamento ou mesmo da aplicação por longo prazo de eritromicina, clindamicina ou azóis é muito comum.

ERITRASMA	Tratamento
• Eritromicina 500 mg duas vezes ao dia por 2 semanas, dose única de claritromicina 1g; também eritromicina tópica, ácido fusídico e clindamicina. • Terapia supressiva frequentemente necessária decorrente de recorrências frequentes.	

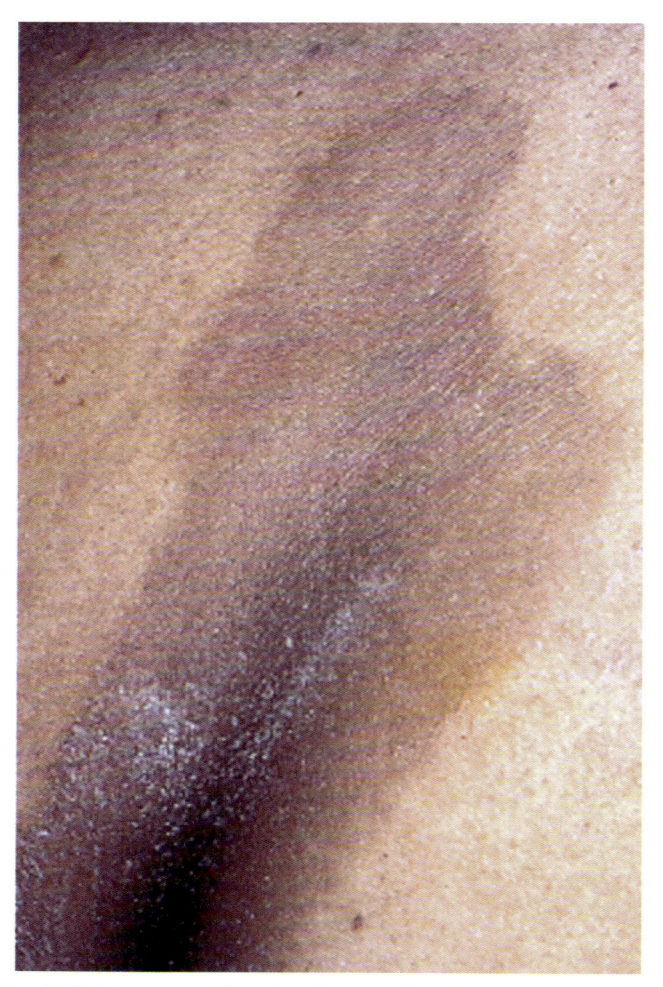

Fig. 6.44. Eritrasma geralmente exibe uma placa bem demarcada com escamas finas e uniformes.

Lesões Vermelhas: Manchas e Placas

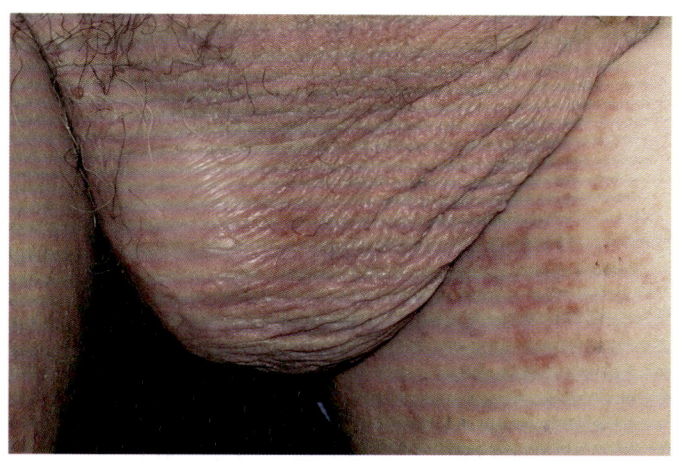

Fig. 6.45. Candidíase em homens é rara e encontrada mais frequentemente nas virilhas de indivíduos com sobrepeso, incontinentes e diabéticos. Estas erosões redondas representam pústulas rotas.

Candidíase

Candidíase genital é uma infecção fúngica que frequentemente é confundida com *tinea cruris* e pode simular psoríase (ver também os Capítulos 10 e 15).

Apresentação Clínica

A candidíase cutânea consiste em placas de coloração eritematosa que afetam predominantemente a pele quente e úmida, como as dobras cutâneas das virilhas, a fenda glútea e abaixo do *pannus* abdominal **(Figs. 6.45 e 6.46)**. Estas placas classicamente exibem pústulas satélites ou um colarete que representa pústulas erosadas e descamação periférica **(Fig. 6.47)**. Esta infecção geralmente é acompanhada por vaginite causada por *Candida* nas mulheres. Mais frequentemente vista em mulheres na pré-menopausa, a candidíase vulvar é manifestada por edema e vermelhidão das membranas mucosais modificadas e frequentemente fissuras das dobras da pele **(Figs. 6.48 e 6.49)**.

Algumas vezes, mesmo sem candidíase vaginal, o ambiente local de mulheres mais velhas – e homens – que são obesos, incontinentes e/ou diabéticos se presta para infecção

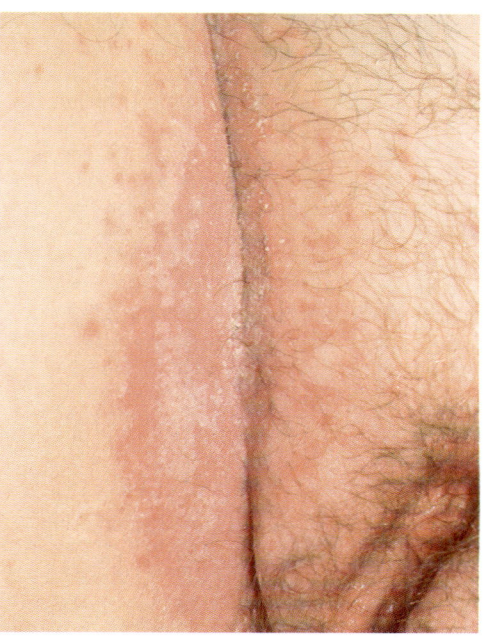

Fig. 6.47. Descamação periférica e lesões satélite em torno de uma placa na dobra cutânea são especialmente sugestivas de uma etiologia por *Candida* sp.

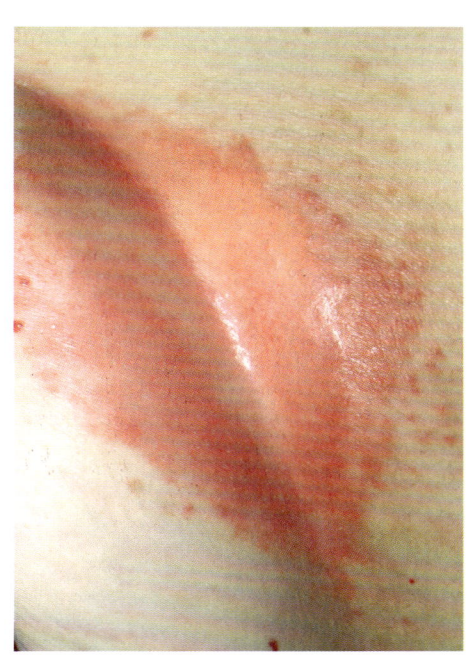

Fig. 6.46. Esta dobra cutânea é uma placa úmida, eritematosa e bem demarcada com pápulas satélites e pústulas clássicas para candidíase, mas morfologicamente indistinguível da menos comum psoríase invertida.

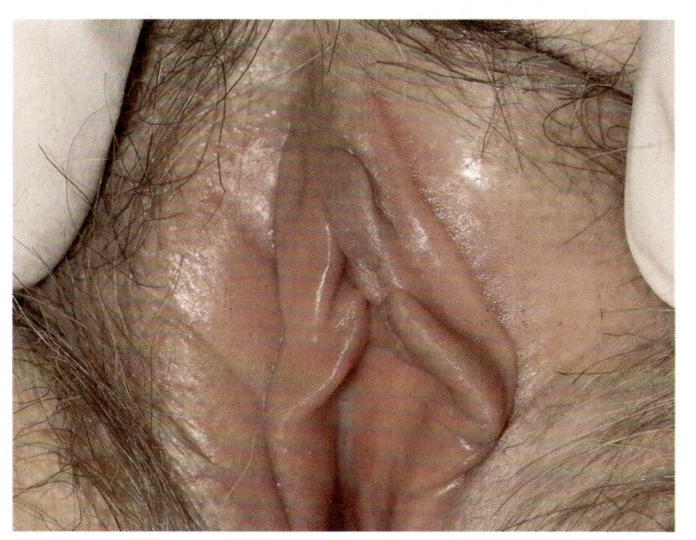

Fig. 6.48. Sem dúvida, a causa mais comum de eritema, edema e fissuras das membranas mucosas modificadas da vulva é candidíase.

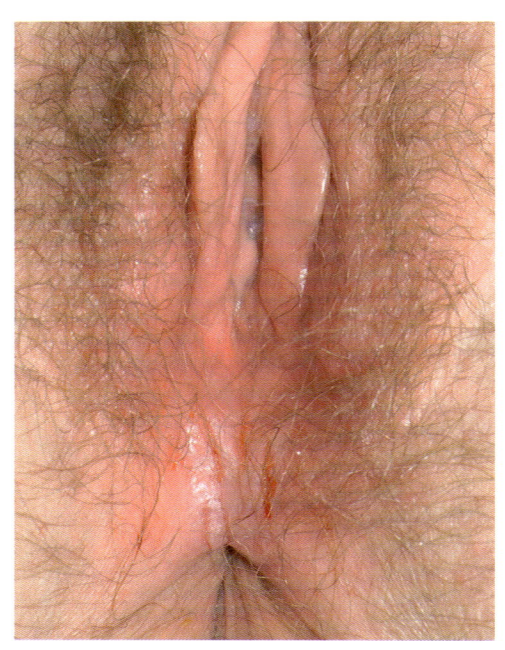

Fig. 6.49. Fissuras causadas por candidíase também ocorrem na pele seca queratinizada do corpo perineal, fenda glútea e cristas crurais.

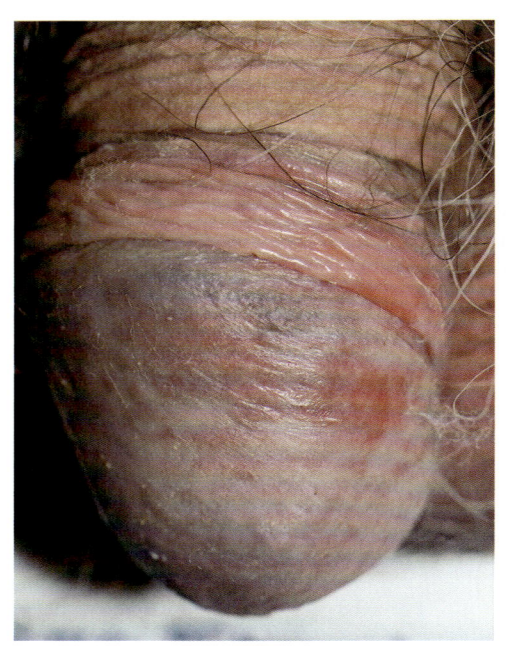

Fig. 6.50. Candidíase da glande, como vista aqui, com eritema esparso vítreo ocorre quase inteiramente em homens não circuncidados. Homens que são circuncidados experimentam apenas irritação efêmera depois do intercurso com uma mulher que tem candidíase vulvovaginal.

por levedura nas dobras da pele anogenital. E, algumas vezes a vulvovaginite provocada por *Candida* é tratada somente com uma medicação intravaginal, permitindo que a levedura na genitália externa persista, especialmente se a paciente também estiver usando um corticosteroide tópico na genitália externa.

Além da virilha, a glande do pênis é proeminentemente afetada em homens não circuncidados **(Fig. 6.50)**. Candidíase peniana é muito rara em homens circuncidados imunocompetentes. No entanto, depois do intercurso com mulheres com vaginite por *Candida*, alguns homens apresentam irritação e coceira transitória e eritema disperso pouco demarcado da glande.

Diagnóstico

O diagnóstico é feito pelos achados clínicos e é confirmado pela identificação de hifas, pseudo-hifas e gemulação na levedura em um esfregaço microscópico de escamas da periferia das placas ou de um teto de pústula. Uma biópsia não é necessária nem desejável para o diagnóstico. Entretanto, os achados histológicos de candidíase cutânea são os de pseudo-hifas e hifas invadindo o estrato córneo e a infiltração da epiderme com neutrófilos que formam pústulas subcórneas.

Candida pode ser confundida e coexistir com dermatite atópica, LSC, dermatite de contato por irritante ou alérgica, psoríase e *tinea cruris*. A falta de simetria e o padrão de doença de Paget e doença de Bowen tornam ambas as condições menos prováveis de gerar confusão em mulheres, mas doença de Bowen da glande do pênis pode ser quase indistinguível da balanite por *Candida*.

CANDIDÍASE — **Diagnóstico**

- Morfologia:
  - Presença de placas eritematosas, frequentemente pápulas satélites, pústulas superficiais ou colarinho; comum na vulva e escroto e nas virilhas, especialmente em indivíduos com sobrepeso, diabéticos e/ou incontinentes.
  - Pode ser indistinguível de psoríase invertida.
  - Membranas mucosas eritematosas, edemaciadas, modificadas e membranas mucosas da vulva e vagina, frequentemente com fissuras nas dobras cutâneas.
  - Pápulas planas eritematosas na glande principalmente de homens não circuncidados.
- Exame microscópico da pele.
- Culturas em doença pouco clara ou não responsiva.
- Confirmada pela resposta à terapia antifúngica.

Fisiopatologia

Candidíase cutânea é quase sempre produzida pela levedura *Candida albicans*. Embora *Candida* não albicans atualmente produza aproximadamente 10% da infecção vaginal por levedura, isto não se repete nas infecções cutâneas por levedura. Fatores locais, como incontinência, retenção de suor e calor, proporcionam um ambiente favorável para este fungo. Além disso, obesidade, diabetes *mellitus*, imunossupressão decorrente da doença ou medicações e a administração de antibióticos sistêmicos também predispõem a infecções por levedura.

Tratamento

Terapia tópica é muito efetiva para candidíase cutânea. Nistatina e todos os azóis tópicos são benéficos para este problema. A avaliação da vagina para candidíase ou terapia vaginal empírica é importante para as mulheres, já que o tratamento da vulva sem o tratamento da vagina frequentemente resulta em recaída. Uma dose oral de fluconazol (Diflucan), 150 mg, trata a vagina e reduz o envolvimento cutâneo, sendo efetivo para balanite por *Candida*. Os ensaios clínicos que avaliaram a eficácia de um comprimido de fluconazol para candidíase vulvovaginal não descreveram o resultado nas pacientes com envolvimento cutâneo marcante, e muitos clínicos administram um segundo comprimido alguns dias mais tarde e/ou complementam fluconazol com uma medicação antifúngica tópica. Embora plausível, não há dados que apoiem isto.

O paciente ocasional com doença cutânea exsudativa muito inflamatória geralmente experimenta ardência e picadas com o uso de cremes. Como não há azóis disponíveis em uma base de pomada não irritante, estes pacientes devem receber pomada de nistatina ou uma terapia oral como fluconazol 100 mg/dia ou itraconazol 200 mg/dia durante uma semana ou até que a cicatrização esteja em andamento, e uma medicação tópica possa ser confortavelmente iniciada. Embora apenas 150 mg sejam aprovados pela Food and Drug Administration para candidíase, isto está comprovado como um regime de dose única. Os tamanhos de dosagem de 100 mg e 200 mg são aprovados com mais facilidade pelas companhias de seguro para múltiplos comprimidos. Mais uma vez, cetoconazol oral perdeu a aprovação da indicação por causa de preocupações com segurança. Terbinafina é menos útil para leveduras do que para formas dermófitas de fungo, e griseofulvina não é efetiva contra formas de levedura. A atenuação da umidade crônica, o controle da diabetes e a melhora na imunossupressão ajudam a prevenir doença recorrente ou crônica. Um produto à base de azol ou nistatina em pó pode ajudar a prevenir recorrência e estimula o ressecamento.

Doença Estreptocócica Perianal (Dermatite Bacteriana Perianal, Celulite Estreptocócica Perianal)

Dermatite estreptocócica perianal é uma infecção superficial da pele perianal que algumas vezes afeta o pênis/escroto ou vulva e vagina (ver também o Capítulo 14).

Embora o organismo causador mais frequente seja o *Streptococcus* do grupo A, *Streptococcus* do grupo B e *Staphylococcus aureus* também foram reportados. Esta é mais frequentemente uma doença pediátrica que afeta crianças pequenas, mas também pode afetar a pele da genitália e perianal de adultos. A maior parte das informações na literatura aborda a doença na infância.

Os sintomas incluem prurido ou dor persistente que não respondeu a medicações antifúngicas e corticosteroides frequentemente usados pelo paciente. A doença consiste em vermelhidão, fissuras, fragilidade, crostas, exsudação e erosões da pele perianal (Fig. 6.51 a 6.53).

Ocasionalmente, o escroto e pênis estão envolvidos, e a vulva também pode exibir anormalidades similares, geralmente associadas a uma mucosa vaginal eritematosa e corrimento vaginal purulento.

A pele deve ser cultivada para confirmar o diagnóstico e assegurar que outros organismos, especialmente *S. aureus*, também não estão presentes. O tratamento consiste em antibióticos orais que cobrem estreptococos e *S. aureus* enquanto são esperados os resultados da cultura.

Mesmo em pacientes com *Streptococcus* do grupo A, as cefalosporinas são mais efetivas do que penicilina (41). Em razão da tendência à recorrência, alguns clínicos defenderam terapia com antibiótico por várias semanas (42). Pode ocorrer melhora mais rápida com a adição de um antibiótico tópico potente, como mupirocina pomada várias vezes ao dia durante a primeira semana. Recorrências são comuns.

CANDIDÍASE — Tratamento

- Algum creme azol tópico uma ou duas vezes ao dia até eliminar; miconazol, clotrimazol, terconazol, econazol, cetoconazol etc. Pomada de nistatina duas ou três vezes ao dia é menos irritante para aqueles com placas e erosões muito inflamatórias.
- Candidíase vulvar é geralmente acompanhada também por levedura vaginal e deve ser tratada com fluconazol oral 150 mg uma vez ou com algum azol intravaginal; menos irritantes são as formulações para 7 dias.
- Para doença cutânea muito inflamatória, evitar medicação tópica e usar fluconazol oral 100 a 200 mg/dia até que as erosões cicatrizem.
- Terapia supressiva poderá ser necessária em pacientes com recorrências frequentes documentadas e em pacientes obesos ou diabéticos com envolvimento das dobras cutâneas ou candidíase cutânea externa. Isto pode ser manejado com fluconazol oral 150 a 200 mg semanalmente ou um azol tópico diariamente.

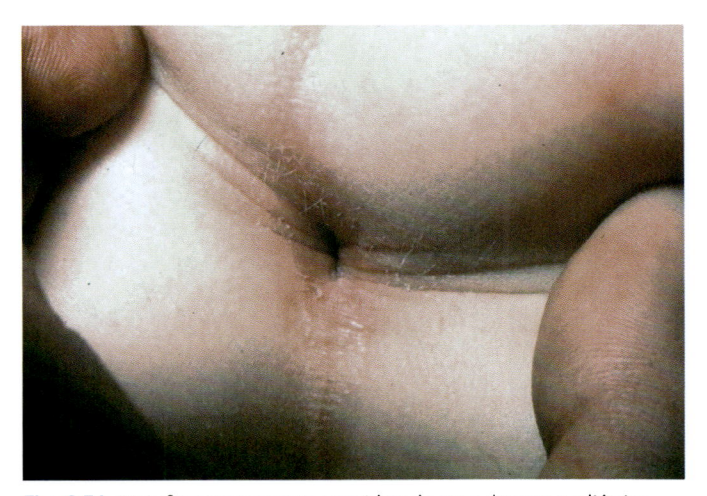

Fig. 6.51. Mais frequentemente considerada uma doença pediátrica, a dermatite bacteriana perianal se apresenta como uma placa perianal eritematosa, escamosa, fissurada que coça e arde.

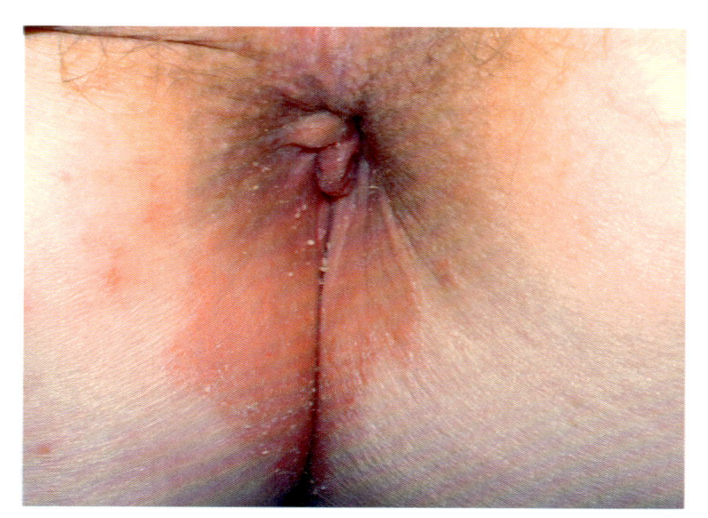

Fig. 6.52. A cultura bacteriana deste homem com dermatite bacteriana perianal produziu *S. aureus* sensível à meticilina. Morfologicamente, isto pode ter sido candidíase, psoríase ou dermatite de contato.

Fig. 6.54. Líquen plano extragenital clássico se apresenta com pápulas planas, brilhantes, vermelho-escuro e bem demarcadas. As escamas liquenoides aderentes, particularmente nas dobras da pele, não são aparentes.

Líquen Plano

Líquen plano exibe diversas aparências morfológicas e sintomas (ver também os Capítulos 8, 11 e 15). Esta variação é parcialmente dependente da localização da doença, e muitos pacientes exibem múltiplas formas diferentes de líquen plano. A forma menos comum em mulheres e a mais comum em homens circuncidados são a de placas e pápulas eritematosas.

Apresentação Clínica

Líquen plano é uma doença da pele relativamente comum. Embora antes fosse considerado incomum na genitália de mulheres, líquen plano erosivo da vulva e vagina é agora reconhecido muito frequentemente. Líquen plano na pele seca queratinizada é geralmente manifestado por pápulas violáceas ou vermelho opaco ou rosadas, bem demarcadas, planas e brilhantes **(Figs. 6.54 a 6.56)**. Classicamente vista na porção ventral do punho, esta forma de líquen plano pode ser encontrada em outras superfícies cutâneas secas, mas raramente na face.

Um local comum para líquen plano papular genital é a glande do pênis. Estas lesões geralmente são bem demarcadas, de coloração eritematosa, planas e brilhantes **(Fig. 6.57 a 6.59)**. Ocasionalmente, as lesões são anulares, hipopigmentadas ou hiperpigmentadas. Outras áreas da genitália externa

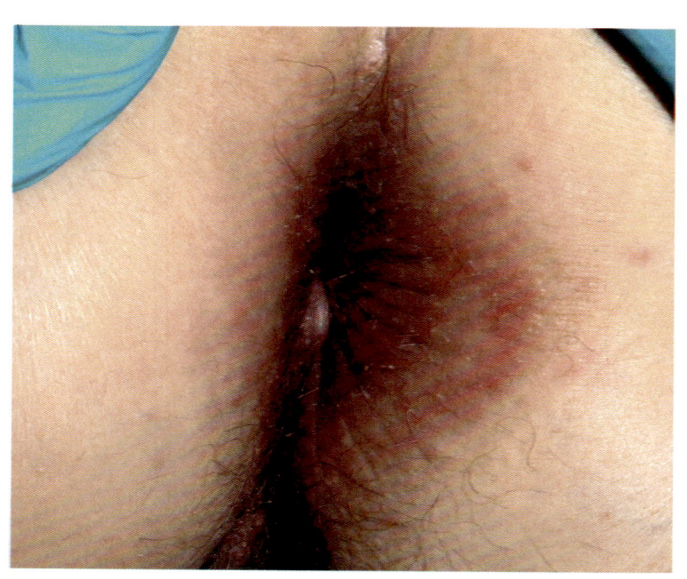

Fig. 6.53. Esta mulher de meia-idade com início repentino de dor perianal, ardência, eritema e escamas/crosta, vermelidão teve resolução rápida sem recorrência, quando a infecção por *Streptococcus pyogenes* foi tratada com amoxicilina e mupirocina.

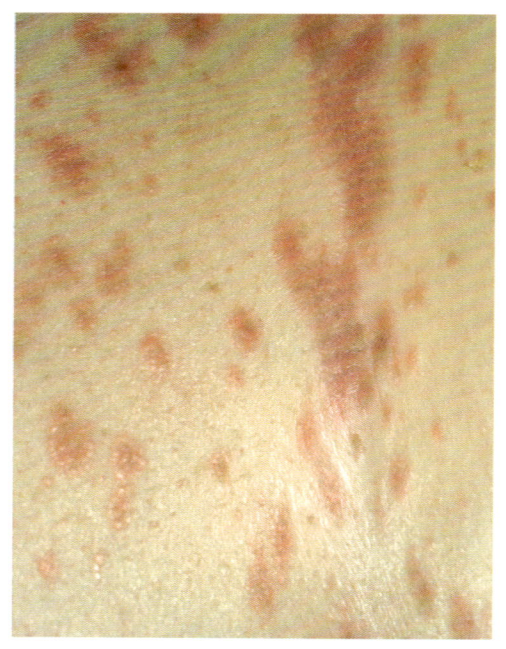

Fig. 6.55. Pápulas brilhantes, bem demarcadas, rosadas-bronze de líquen plano, limitadas à crista crural.

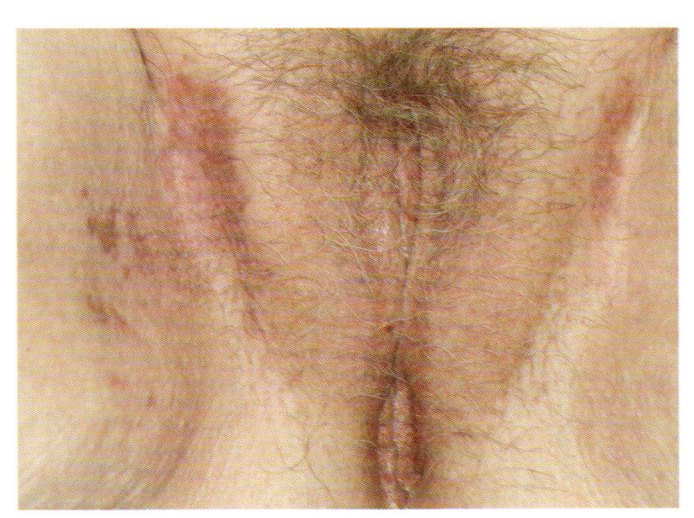

Fig. 6.56. Pápulas e placas violáceas, atróficas, bem demarcadas nas cristas crurais, não associadas a lesões da membrana mucosa.

são comumente afetadas por esta forma de líquen plano, embora as coxas mediais proximais algumas vezes estejam afetadas. Líquen plano papular que ocorre em mulheres é encontrado mais frequentemente na área pilosa dos grandes lábios, virilhas e coxas mediais, proximais.

Líquen plano papular da genitália é frequentemente acompanhado por líquen plano reticular erosivo, atrófico ou branco nas membranas mucosas. Isto é mais facilmente avaliado pelo exame da mucosa bucal. As lesões papulares patognomônicas são pápulas brancas, lineares, ramificadas que frequentemente formam um padrão semelhante a uma samambaia ou rendado (ver o Capítulo 8). Comuns, mas não específicas, são as manchas eritematosas, atróficas e lisas, ou erosões eritematosas, mas frequentemente um exame atento mostra pápulas brancas diagnósticas (ver o Capítulo 11). Algumas vezes, as erosões superficiais destas membranas mucosas modificadas podem ser difíceis de diferenciar de manchas atróficas das

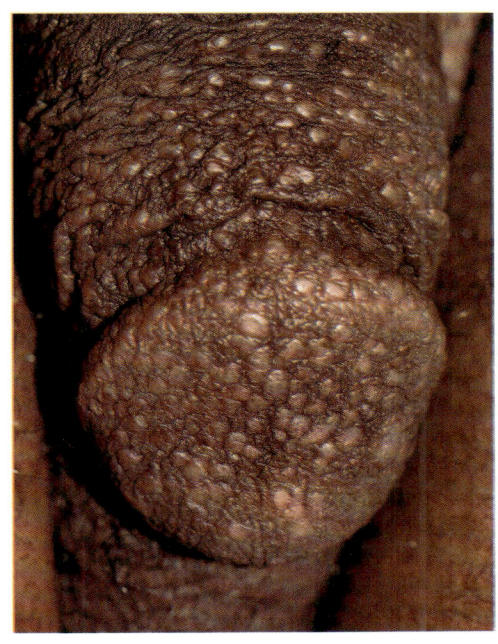

Fig. 6.58. Embora, como ocorre frequentemente em pacientes de cor, o eritema não esteja aparente neste homem de compleição naturalmente escura, a natureza plana e brilhante é característica de líquen plano.

membranas mucosas **(Fig. 6.60)**. Mesmo quando o epitélio vaginal parece de um modo geral normal, é comum vaginite inflamatória inespecífica caracterizada por muitas células brancas e uma proporção aumentada de células parabasais (epiteliais imaturas) (ver o Capítulo 15). Como a maioria das mulheres com líquen plano vulvovaginal é pós-menopáusica, líquen plano vaginal neste grupo não pode ser diferenciado de vaginite atrófica. É necessária a resposta ao estrogênio tópico para a separação destas duas entidades e para o conforto máximo do paciente.

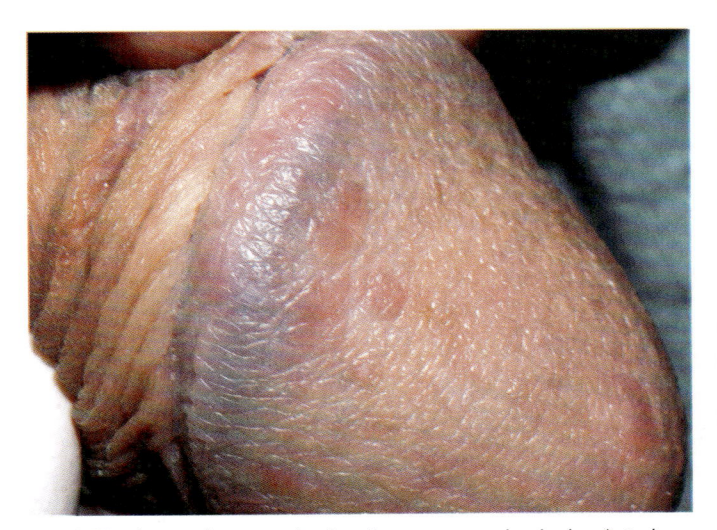

Fig. 6.57. Líquen plano papular é mais comum na glande do pênis do que na vulva; mais uma vez, são planos e brilhantes. Havia líquen plano oral associado e estrias brancas no escroto.

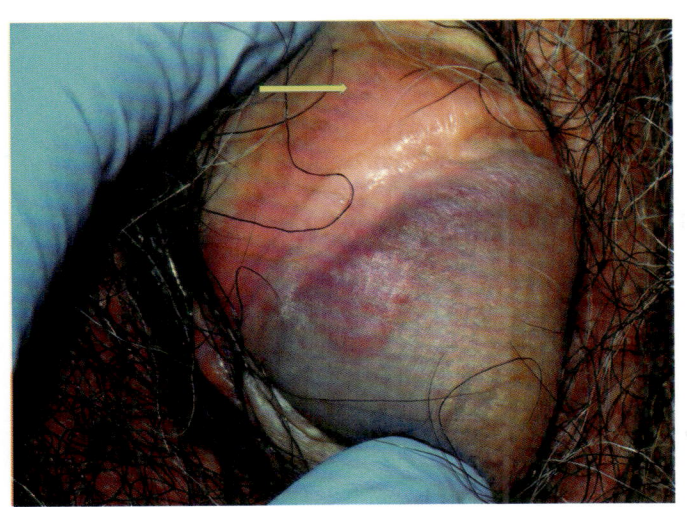

Fig. 6.59. Líquen plano papular neste homem não circuncidado mostra pápula de coloração lavanda, plana e bem demarcada na glande e, uma placa circunferencial rosada no prepúcio ventral com estrias periféricas brancas sutis (*seta*).

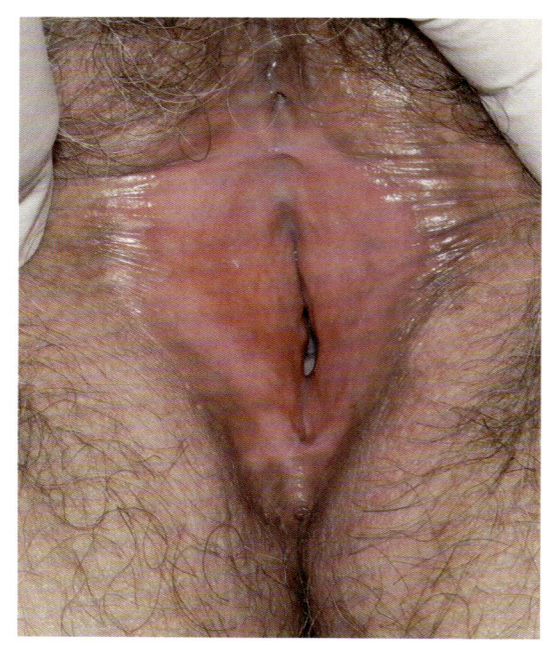

Fig. 6.60. Muito, muito mais comum do que líquen plano papular anogenital em mulheres é o líquen plano erosivo manifestado por manchas atróficas, eritematosas, inespecíficas ou erosões superficiais, frequentemente com epitélio claro circundante e com perda associada dos pequenos lábios e, algumas vezes, fimose clitoral e estreitamento do introito.

Diagnóstico

O diagnóstico de líquen plano é feito com base na morfologia clínica e é confirmado encontrando pápulas brancas, reticulares ou semelhantes a uma samambaia nas membranas mucosas ou membranas mucosas modificadas ou pela histologia característica na biópsia. Uma biópsia de líquen plano papular mostra espessamento da epiderme num padrão regular com dentes de serra. Além disso, há proeminência da camada de células granulosas e ausência de paraqueratose. Um infiltrado mononuclear semelhante a uma fita presente na epiderme superior abraça fortemente a junção dermoepidérmica e produz algumas áreas de degeneração vacuolar da camada basal. Espalhados no interior da epiderme encontram-se queratinócitos disqueratósicos individuais.

Líquen plano papular da glande do pênis pode ser indistinguível de HSIL (papulose bowenoide) ou de neoplasia intraepitelial diferenciada (doença de Bowen, eritroplasia de Queyrat, carcinoma de células escamosas *in situ*), psoríase e candidíase. Líquen plano papular da vulva deve ser diferenciado de verrugas planas, HSIL e neoplasia intraepitelial vulvar diferenciada (d-NIV). As manchas e placas brancas erosadas nas membranas mucosas modificadas da vulva ou da glande não circuncidada podem ser confundidas com pênfigo vulgar, penfigoide cicatricial, infecção pelo vírus herpes *simplex* ou candidíase.

LÍQUEN PLANO PAPULAR — Diagnóstico

- Presença de pápulas planas, eritematosas, bem demarcadas na pele queratinizada da vulva e área anogenital ou na glande do pênis circuncidado; manchas eritematosas atróficas na pele das membranas mucosas da vulva e na glande não circuncidada.
- Líquen plano, reticulado, branco frequentemente ocorre também na mucosa bucal.
- Biópsia que mostra acantose em um padrão regular em dentes de serra com camada de células granulosas proeminentes sem paraqueratose; epitélios retificado e atrófico ocorrem no líquen plano na membrana mucosa atrófica. Infiltrado mononuclear em faixa na derme superior é limítrofe e rompe a camada basal.

Fisiopatologia

Líquen plano é considerado uma doença de autoimunidade mediada por células. Além dos dados sugerindo esta origem, os achados histológicos de líquen plano são similares aos da doença enxerto *versus* hospedeiro. Além disso, líquen plano responde a medicações imunossupressoras.

Tratamento

Em geral, líquen plano papular é autolimitado, e a resolução geralmente ocorre dentro de vários anos, ao contrário do curso crônico de doença erosiva. Líquen plano papular na pele queratinizada é geralmente tratado adequadamente com um corticosteroide tópico. No entanto, as lesões geralmente não regridem, mas somente reduzem um pouco e coçam menos. Lamentavelmente, é necessária uma preparação de alta potência, e a disseminação desta medicação para a parte interna circundante das coxas e crista crural provavelmente irá produzir atrofia.

Outras terapias incluem um pulso curto de prednisona oral, 40 a 60 mg/dia, retinoides orais e hidroxicloroquina oral. A atenção cuidadosa à vagina é um imperativo, uma vez que pode ocorrer doença erosiva apesar da doença vulvar papular e ocasionar obliteração permanente do espaço vaginal. O líquen plano vaginal é discutido no Capítulo 15. O tratamento de líquen plano é discutido em detalhes nos Capítulos 6 e 8.

LÍQUEN PLANO PAPULAR — Tratamento

- Corticosteroides tópicos (clobetasol 0,05% b.i.d. ou halobetasol pomada 0,05%), reduzindo a frequência quando possível, geralmente melhoram, mas não eliminam as lesões.
- Monitoramento atento para atrofia adjacente, dermatite por esteroide.
- Terapia crônica ou intermitente é necessária.

Pitiríase Rósea

Pitiríase rósea (PR) é uma doença cutânea muito comum que não afeta preferencialmente a pele genital, mas geralmente acomete o tronco, onde frequentemente se estende até a área de banho do tronco. Adolescentes e adultos jovens são os mais frequentemente afetados. Algumas vezes, pitiríase rósea pruriginosa é tipicamente caracterizada por pápulas rosadas, ovais, medindo 0,5 a 1,5 cm, com escamas sutis **(Figs. 6.61 e 6.62)**. Estas pápulas geralmente estão alinhadas com o eixo longo da lesão oval que se alinha ao longo das linhas da pele. Frequentemente, várias lesões irão demonstrar um colarinho de escamas. Mais frequentemente, uma lesão inicial maior (e algumas vezes redonda em vez de oval), a lesão mãe, é notada pelo paciente.

A doença principal a ser considerada no diagnóstico diferencial é a sífilis secundária. No entanto, a sífilis secundária exibe linfadenopatia generalizada; lesões palmares também são comuns com essa doença. A sorologia da sífilis deve ser realizada quando há algum questionamento do diagnóstico. Outras doenças cutâneas que se parecem com pitiríase rósea incluem psoríase *gutata* e líquen plano. Ocasionalmente, medicações podem produzir uma erupção do tipo pitiríase rósea; os agentes implicados incluem clozapina, lamotrigina, rituximabe, nortriptilina, interferon alfa, bupropiona e vacinas contra o HPV. Entretanto, PR é comum, portanto, algumas destas ocorrências podem ser coincidentes.

A causa de pitiríase rósea é desconhecida, porém muitos acreditam que ela é uma reação a uma infecção viral branda. Recentemente, herpes-vírus 6 e 7 foram sugeridos como causas, e aciclovir provou encurtar o curso da enfermidade (43,44). Exposição à luz ultravioleta é útil, e corticosteroides tópicos reduzem a coceira. A pitiríase rósea é autolimitada, geralmente durando aproximadamente 2 meses, mas pode recorrer.

Pitiríase (*Tinea*) Versicolor

Embora denominada *tinea* versicolor no passado, esta infecção fúngica não é produzida por um fungo dermatófito (*tinea*), mas por uma forma de levedura. Pitiríase versicolor não afeta com frequência a pele genital, mas algumas vezes se estende da sua localização usual, desde a parte superior do tronco até o tronco inferior e a pele genital queratinizada, incluindo a haste peniana. Mais comum em adolescentes e adultos jovens, a pitiríase versicolor geralmente é assintomática. As lesões são de coloração rosada, castanha ou hipopigmentada, daí o nome "versicolor" que significa de cor variável. As pápulas individuais são bem demarcadas e geralmente afetam a parte superior do tórax e dorso mais proeminentemente, com coalescência de placas de 2 a 10 mm em placas maiores **(Figs. 6.63 e 6.64)**.

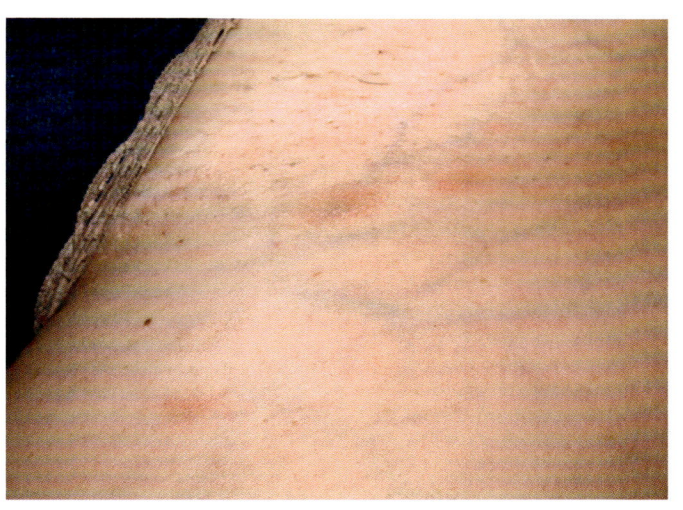

Fig. 6.62. A pitiríase rósea típica concomitante no tronco permite o diagnóstico destas pápulas ovais e rosadas, não descritas com escamas muito sutis.

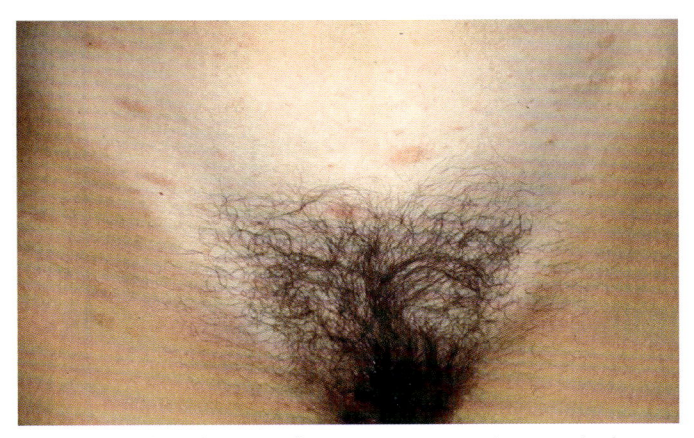

Fig. 6.61. Pitiríase rósea mais frequentemente consiste em pápulas finamente escamosas, rosadas e ovais situadas nas linhas da pele do tronco. Entretanto, muito frequentemente elas se estendem até a pele anogenital e coxas proximais.

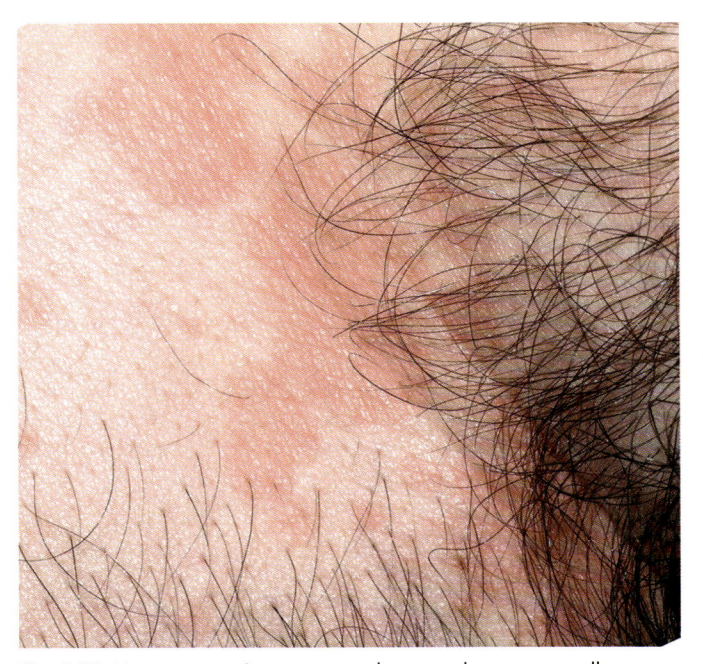

Fig. 6.63. Um pouco mais comuns em homens do que em mulheres, estas pápulas de pitiríase (*tinea*) versicolor coalescentes bem demarcadas aparentemente não são escamosas. Entretanto, um arranhão na superfície levanta escamas brancas finas que mostram hifas curtas e o desenvolvimento de levedura microscopicamente. Estas pápulas podem ser rosadas, hipopigmentadas ou castanhas; daí seu nome "versicolor".

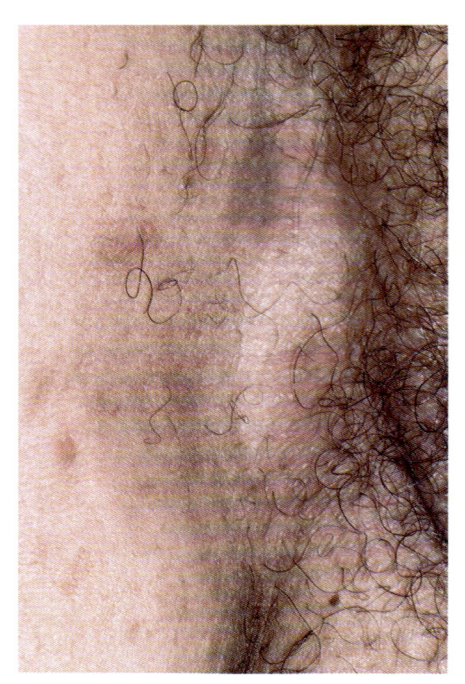

Fig. 6.64. Este paciente exibe pequenas placas atópicas, irritantes de escamas finas. Uma preparação fúngica para avaliar *tinea cruris* parcialmente tratadas mostrou o quadro microscópico de pitiríase versicolor. Quase todas as placas ásperas ou escamosas devem ser avaliadas para infecção fúngica.

Embora a superfície seja levemente escamosa, essas escamas são tão sutis que a superfície cutânea precisa ser arranhada para levantar escamas visíveis.

A pitiríase versicolor é causada por vários organismos *Malassezia* sp., que são onipresentes. Esta infecção geralmente não é transmitida de pessoa para pessoa, mas é contraída do ambiente por um hospedeiro cujo sistema imunológico não constrói uma defesa adequada. Estes não são pacientes com supressão da resposta imune clinicamente significativa, mas o tratamento de pitiríase versicolor é normalmente seguido de recorrência.

A terapia consiste em algum azol atópico, incluindo clotrimazol, miconazol ou econazol uma ou duas vezes ao dia. Pitiríase versicolor muito espalhada é mais bem tratada oralmente, e as opções incluem itraconazol 200 mg/dia por 5 ou 7 dias e fluconazol 300 mg/semana por 2 semanas, e um estudo recente também mostrou benefício com adapaleno tópico (45,46). O uso regular de um azol creme para prevenir recorrência ou a pronta reinstituição de terapia para novas lesões é a terapia usual.

Mucosite de Células Plasmáticas (Vulvite e Balanite de Células Plasmáticas, Mucosite de Zoon, Vulvite e Balanite Circunscrita Plasmacelular)

Esta é uma doença rara da pele genital pouco compreendida e, provavelmente, com menos frequência, na mucosa oral que é definida pela sua aparência morfológica e histologia.

Apresentação Clínica

A prevalência de mucosite de células plasmáticas não é conhecida. Embora se acredite que seja rara, ela provavelmente é mais comum do que se imagina. Por exemplo, poucas mulheres com mucosite de células plasmáticas foram reportadas. No entanto, este autor tratou mais de 25 mulheres com esta condição nos últimos 15 anos na sua prática privada e observou o desenvolvimento de vulvite de células plasmáticas nas pacientes existentes. Esta doença é encontrada em todas as idades após a puberdade, e parece não haver predileção por raça. Mucosite de células plasmáticas foi descrita com mais frequência em homens do que em mulheres.

Mucosite das células plasmáticas se apresenta como uma placa solitária, geralmente bem demarcada, sem branqueamento, de vermelho-escuro a vermelho-ferrugem e castanho, que é facilmente erosada e pode sangrar **(Figs. 6.65 a 6.69)**. Ela é geralmente estável, sem aparecer, desaparecer ou migrar espontaneamente para outras áreas. Quando ocorre na glande, é vista somente em homens não circuncidados. As lesões de mucosite das células plasmáticas não possuem escamas óbvias, e podem ser caracterizadas por coceira, nevralgia ou ardência, mas frequentemente são assintomáticas. Esta condição não está relacionada com nenhuma outra doença da pele ou sistêmica.

Diagnóstico

O diagnóstico de mucosite de células plasmáticas é feito pela presença de alteração na cor típica vermelho-escura bem demarcada e pela aparência histológica. É necessária uma biópsia para excluir outras manchas e erosões eritematosas. A biópsia é caracterizada por uma epiderme afinada e plana composta de queratinócitos em formato de diamante, algumas vezes necróticos, e separada por edema intercelular. Há um infiltrado dérmico superior de células plasmáticas (17,18).

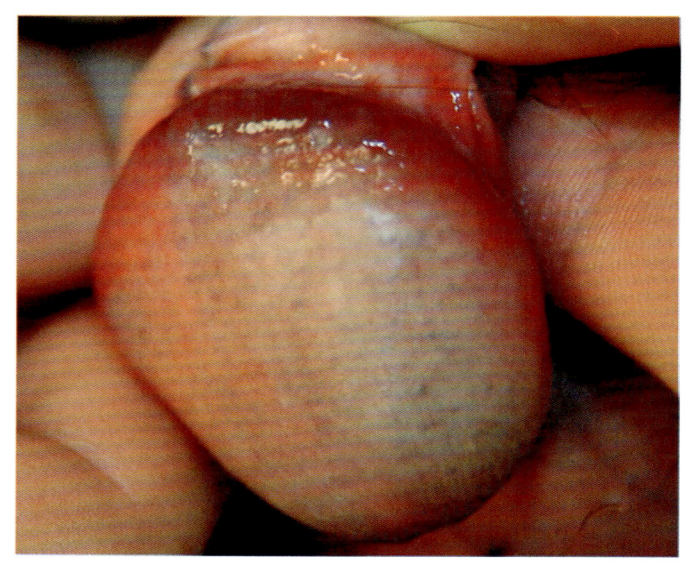

Fig. 6.65. Balanite de células plasmáticas (balanite de Zoon) mostra manchas castanho-eritematosas, brilhantes, bem demarcadas na membrana mucosa ou pele parcialmente queratinizada. As tonalidades castanho-laranja resultam de hemossiderina na derme.

Lesões Vermelhas: Manchas e Placas

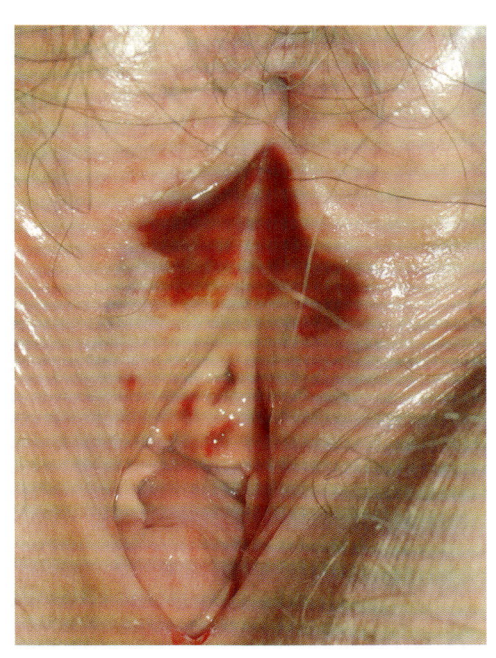

Fig. 6.66. Estas manchas purpúreas, vermelho-escuras de vulvite das células plasmáticas estão em uma das localizações típicas, os pequenos lábios mediais anteriores.

Qualquer placa eritematosa bem demarcada deve ser considerada, incluindo líquen plano, psoríase na pele úmida, candidíase e neoplasia intraepitelial diferenciada (carcinoma de células escamosas *in situ*).

MUCOSITE DE CÉLULAS PLASMÁTICAS (BALANITE/VULVITE DE ZOON)	Diagnóstico

- Presença de manchas bem demarcadas de coloração eritematosa escura, vermelho-ferrugem ou marrom nas membranas mucosais ou membranas mucosais modificadas.
- Confirmada na biópsia, que mostra infiltrado dérmico superior denso de células plasmáticas abaixo de uma epiderme afinada e plana composta de queratinócitos em formato de diamante, algumas vezes necróticos e separados por edema intercelular.

Fisiopatologia

A causa de mucosite de células plasmáticas é desconhecida, e alguns estudiosos não acreditam que ela represente uma entidade específica, mas um padrão inflamatório reativo inespecífico. Entretanto, mucosite de células plasmáticas é um termo útil para indicar esta apresentação muito característica.

Alguns postularam uma associação a líquen plano, e de forma pontual, duas mulheres com líquen plano vulvar tratado com sucesso por este autor posteriormente desenvolveram mucosite de células plasmáticas.

Tratamento

Não existe uma terapia satisfatória, e não há estudos que avaliem as terapias. Circuncisão é o tratamento preponderantemente

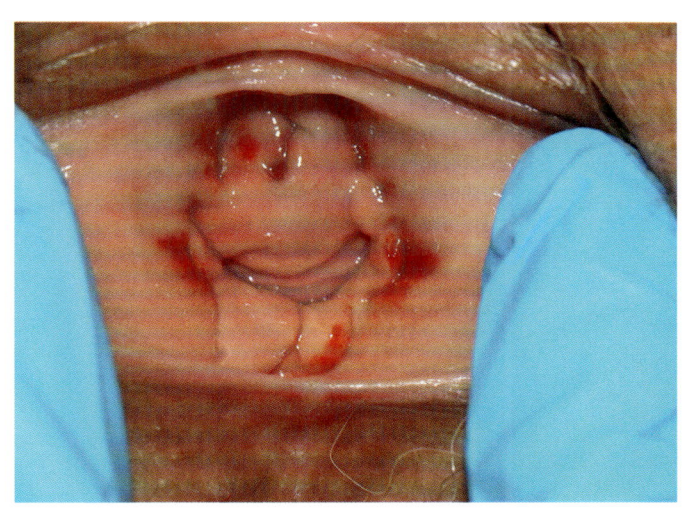

Fig. 6.67. Máculas e manchas bem demarcadas, em coloração eritematosa brilhante, também ocorrem no vestíbulo e nas mucosas do meato.

de escolha para balanite de células plasmáticas em homens não circuncidados (47). Relatos pontuais mostraram que esteroides tópicos potentes são bem-sucedidos, e corticosteroides intralesionais algumas vezes erradicam as lesões. Imiquimode e os inibidores de calcineurina, tacrolimus pomada e pimecrolimus creme, foram reportados como variavelmente úteis, e um relato de valerato de betametasona 0,1% misturado com ácido fusídico 2% foi útil em alguns pacientes (48). Um relato de tratamento com *laser* de érbio ablativo: YAG reportou sucesso com 17 dos 20 homens com balanite de células plasmáticas (49). Terapia fotodinâmica tem sido menos bem-sucedida; 1 de 6 homens com balanite de células plasmáticas teve melhora, embora exista outro relato de caso favorável (50,51). *Laser* de dióxido de carbono já foi usado (52). Uma terapia tópica combinada consistindo em clobetasol, oxitetraciclina e nistatina provou

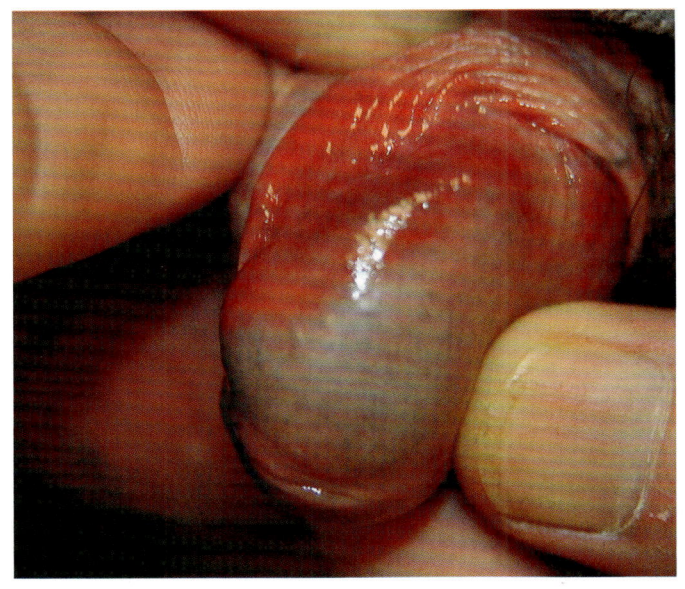

Fig. 6.68. Balanite das células plasmáticas ocorre quase inteiramente na glande e prepúcio ventral de homens não circuncidados.

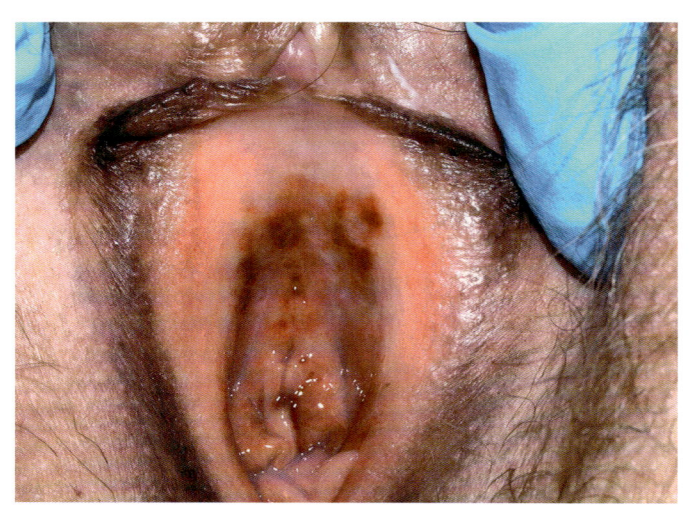

Fig. 6.69. Lesões mais antigas de vulvite de células plasmáticas podem-se tornar marrons em razão da hemossiderina.

ser útil para alguns, mas não há dados que apoiem (comunicação pessoal, Lynne Margesson, MD). Há um caso de balanite de Zoon e neoplasia intraepitelial diferenciada peniana, portanto, é sugerido um monitoramento contínuo (53).

MUCOSITE DE CÉLULAS PLASMÁTICAS — Tratamento
• Corticosteroides tópicos (clobetasol 0,05%, 2× dia, reduzindo gradualmente a frequência, quando possível). Como alternativa, triancinolona intralesional 3 a 5 mg/mL, pequenas quantidades injetadas na derme subjacente.
• Outras terapias menos bem descritas incluem tacrolimus, pimecrolimus, imiquimode topicamente e *laser* de CO_2 e érbio: YAG.

Vestibulodinia (Síndrome de Vestibulite Vulvar, Adenite Vestibular)

Vestibulodinia é uma síndrome dolorosa localizada, especialmente dispareunia na entrada, que é basicamente discutida no Capítulo 13. Esta condição é definida como sensações de dor, incluindo ardência, picada, queimação, ardência, irritação, ruptura e dor na ausência de achados físicos objetivos relevantes, e anormalidades laboratoriais. Coceira está ausente ou é um sintoma menos importante. Entretanto, a maioria das pacientes descreve vermelhidão e edema. Estas anormalidades que são difíceis de avaliar numa área que normalmente apresenta graus variados de vermelhidão.

O achado clássico em vestibulodinia é eritema mal demarcado circundando o óstio da glande vestibular localizado adjacente ao aspecto externo das carúnculas himenais **(Fig. 6.70)**. Na biópsia, no entanto, a infamação inespecífica crônica leve é a mesma que a encontrada no vestíbulo não doloroso normal.

O diagnóstico desta síndrome é por exclusão, com a correção de alguma infecção, deficiência de estrogênio,

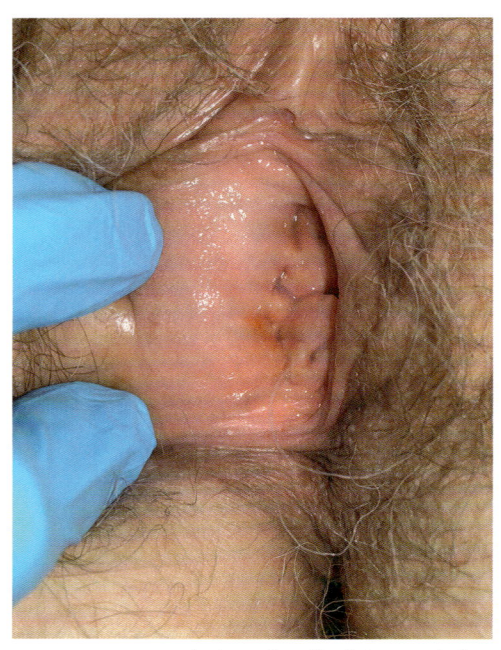

Fig. 6.70. Eritema em torno do óstio das glândulas vestibulares pode ser um achado normal, mas também pode ocorrer em mulheres com vestibulodinia; quando esta condição foi descrita pela primeira vez, acreditava-se incorretamente que a dor vulvar resultasse de inflamação deste óstio. Mais frequentemente, o eritema é menos bem demarcado e menos perceptível do que o que ocorre com líquen plano erosivo ou na vulvite de células plasmáticas.

anormalidades cutâneas e síndromes neuropáticas específicas, como neuralgia pós-herpética. Uma avaliação diagnóstica requer apenas um exame visual normal atento, um monte púbico úmido normal e, possivelmente, uma cultura fúngica negativa. Então, o tratamento consiste em medicação oral para dor neuropática, fisioterapia do assoalho pélvico para a disfunção muscular pélvica que ocorre geralmente e atenção aos aspectos psicológicos, incluindo ansiedade, depressão e disfunção sexual. A terapia mais definitiva e efetiva, mas também o último recurso, porque em geral não é necessária, é dolorosa, tem um tempo de recuperação significativo e é cara, é uma vestibulectomia. Este procedimento, que é mais efetivo quando realizado em um contexto de medicação oral adequado e fisioterapia, é a remoção cirúrgica da pele dolorosa, útil quando a dor é absolutamente localizada no vestíbulo.

Síndrome do Escroto Vermelho

Síndrome do escroto vermelho é um nome para a sensação de ardência escrotal ou queimação na ausência de doença cutânea objetiva que não seja um grau variável de eritema. Isto não se refere a uma condição bem reconhecida. Alguns clínicos consideram este como um sinônimo para dermatite por esteroide, enquanto outros acham que se refere à vermelhidão associada à síndrome dolorosa escrotodinia e é análoga à vulvodinia, discutida no Capítulo 13 (54). As descrições nesses muito poucos relatos diferem, sugerindo que os clínicos estão descrevendo processos diferentes (55). Esta é uma condição

Lesões Vermelhas: Manchas e Placas

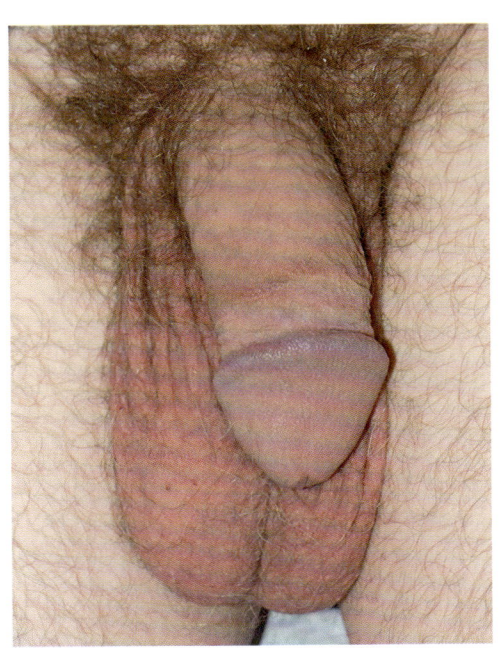

Fig. 6.71. Eritema macular não escamoso do escroto é algumas vezes normal, mas isto também ocorre com escrotodinia, uma síndrome dolorosa que afeta o escroto.

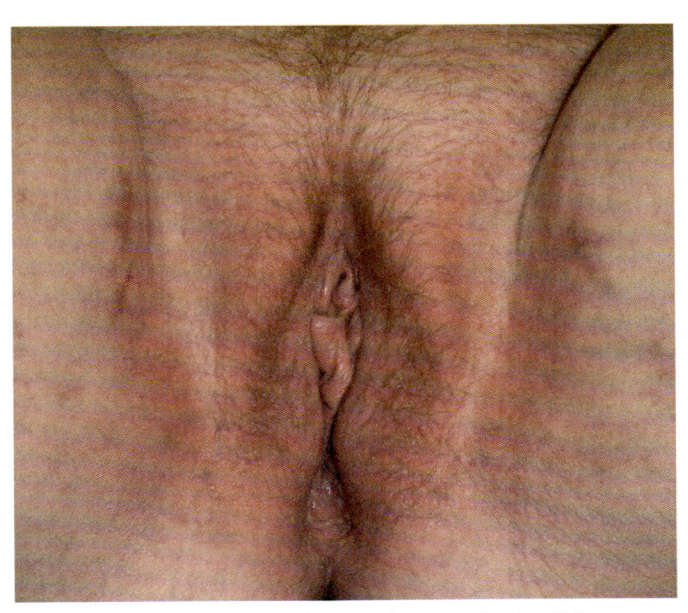

Fig. 6.72. Dermatite por esteroide, também denominada adição ao esteroide, consiste em eritema intenso, pouco demarcado, com escamas inaparentes, por causa do uso excessivo de corticosteroides tópicos. Isto ocorre nas superfícies secas e queratinizadas da pele anogenital.

em que o paciente descreve ardência e vermelhidão, que frequentemente não é visível para o examinador ou que está dentro da variação normal **(Fig. 6.71)**.

Como esta síndrome provavelmente é análoga à vestibulodinia/vulvodinia, uma condição associada à disfunção muscular no assoalho pélvico, dor neuropática e ansiedade/disfunção sexual, alguns clínicos acreditam que a síndrome do escroto vermelho é especialmente influenciada por ansiedade e depressão, e pode ser primariamente uma manifestação de disfunção sexual. Este autor acredita que existe uma enorme gama de disfunção nestes homens, com alguns respondendo prontamente à terapia oral para neuropatia e outros relutantes em aceitar este diagnóstico e terapia ou não respondem ao tratamento.

Dermatite por Esteroide (Dependência de Esteroide)

Esta resposta característica aos corticosteroides tópicos ocorre somente na pele genital e facial e somente em resposta a formulações muito potentes usadas cronicamente.

Apresentação Clínica

Dermatite por esteroide, algumas vezes referida como síndrome de dependência de esteroide, consiste em vermelhidão geralmente com ferroadas e ardência, ocorrendo principalmente na pele genital e facial de mulheres em resposta ao uso crônico de corticosteroide potente (56). Há duas formas principais, os subtipos papulopustular e eritematoedematoso, e este autor mais frequentemente vê o tipo eritematoedematoso.

Esta condição reversível, mas desconfortável, ocorre na pele seca, queratinizada, principalmente nos grandes lábios e monte púbico, e resulta em manchas pouco demarcadas, vermelho-escuras, geralmente não escamosas **(Fig. 6.72 e 6.73)**. Muito frequentemente, um exame atento mostra telangiectasias.

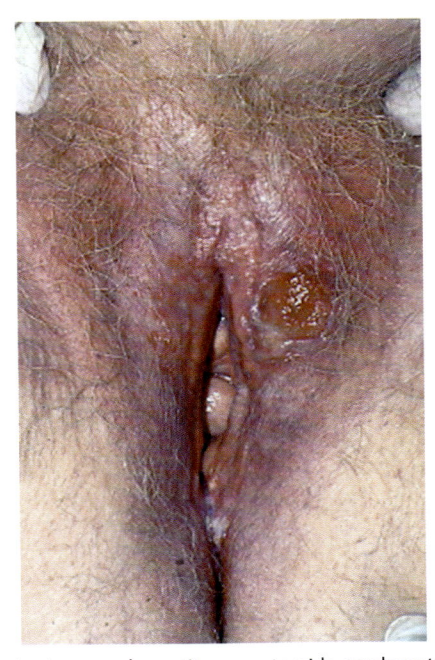

Fig. 6.73. Pacientes com dermatite por esteroide geralmente não apresentam escamas significativas; pode ser difícil avaliar se está sendo usado corticosteroide insuficiente para uma dermatose eritematosa subjacente ou muito corticosteroide produzindo dermatite por esteroide.

Diagnóstico

O diagnóstico de dermatite por esteroide é feito pela presença de vermelhidão pouco demarcada e ardência, mais frequentemente dos grandes lábios ou escroto, em um contexto de uso crônico de corticosteroide. O enigma para o clínico algumas vezes é a questão de se a vermelhidão e os sintomas são o resultado do subtratamento de uma doença cutânea eritematosa primária subjacente ou do desenvolvimento de dermatite por esteroide decorrente do uso excessivo do esteroide. Entretanto, doenças de pele primárias, como eczema, LSC, líquen escleroso, dermatite de contato e psoríase, as doenças mais comuns tratadas com corticosteroides tópicos, produzem coceira, enquanto dermatite por esteroide produz ardência. Como pacientes com dermatite por esteroide experimentam piora da vermelhidão e ardência quando o corticosteroide é interrompido ou, algumas vezes, mesmo quando uma dose é falhada, a melhora com a suspensão da medicação não pode ser usada como um critério diagnóstico.

Além das dermatoses eritematosas subtratadas, candidíase deve ser uma consideração no diagnóstico diferencial, e dermatite por esteroide pode ser confundida com ou coexistir com escrotodinia ou vulvodinia que exibem eritema e foram tratadas com corticosteroides tópicos.

Fisiopatologia

A causa de dermatite por esteroide não é conhecida, e porque ela em geral está limitada à pele facial e genital é um mistério.

Tratamento

O tratamento de dermatite por esteroide consiste na retirada do corticosteroide e cuidados de apoio. O clássico é uma intensificação dos sintomas, quando a medicação é interrompida, com a melhora demorando um mês ou mais. Embora uma intensificação geralmente seja uma piora da vermelhidão e edema, pápulas e pústulas também foram descritas.

A medicação pode ser suspensa abrupta e completamente, ou uma formulação de baixa potência de hidrocortisona 1% ou 2,5% pode ser substituída, como uma ponte para a formulação potente que o paciente estava usando. Caso contrário, um emoliente, como vaselina líquida, imersões em água fria e, se necessário, este autor prescreve analgesia narcótica e sedação noturna para dormir. Se os pacientes forem alertados adequadamente de que intensificações são esperadas e irão remeter, a maioria tolera o aumento do desconforto. Com acompanhamento de 1 mês, a pele geralmente já normalizou.

Doença de Paget Extramamária

A doença de Paget é um adenocarcinoma incomum que ocorre na pele genital ou da mama. Quando ocorre na pele da mama, a doença de Paget é indicativa de carcinoma de mama subjacente. Em outras localizações, DPEM é heterogênea, ocorrendo como uma malignidade primária, aparentemente se originando na epiderme, ou como um processo secundário, se originando de malignidade subjacente, mais frequentemente, de origem geniturinária ou gastrointestinal. Embora seu aparecimento na mama seja sempre indicativo de carcinoma de mama subjacente, a DPEM pode ser primária, ocorrendo na epiderme ou associada a carcinoma subjacente.

Apresentação Clínica

DPEM se apresenta mais frequentemente em pessoas com mais de 50 anos de idade e muito mais comumente em mulheres do que em homens. No entanto, nos últimos 40 anos, a incidência aumentou nos homens com uma taxa de 3,2% ao ano, com homens de origem genética africana tendo quatro vezes menos doença de Paget, e homens asiáticos/das ilhas do Pacífico tendo quatro vezes mais, quando comparados a homens brancos (57). Prurido é o sintoma inicial mais comum, ocorrendo na maioria dos pacientes. Dor e exsudação são queixas menos comuns. Em geral, há história indolente em vez de crescimento ou mudança rápida e história de fraca resposta a corticosteroides tópicos.

A localização mais comum para DPEM é na vulva, tanto na pele queratinizada quanto nas superfícies com membranas mucosas modificadas, além da pele perianal. Menos comuns são o períneo, escroto, monte púbico e pênis. DPEM se apresenta como uma placa eritematosa bem demarcada com superfície escamosa ou úmida, frequentemente com ilhas de epitélio esbranquiçado (Figs. 6.74 a 6.76). Erosões também são comuns e, ocasionalmente, as placas exibem hiperpigmentação.

Há ampla variação entre os autores quanto à proporção de pacientes com DPEM que apresentam malignidade subjacente associada. Frequentemente citados são 15 a 30% dos pacientes com malignidade associada, embora uma das maiores séries reporte somente 4% (58), e uma grande série de homens asiáticos com DPEM apresentou 8% dos homens com malignidades concomitantes (59). Mesmo DPEM primária pode invadir e metastatizar, embora geralmente ela seja uma doença

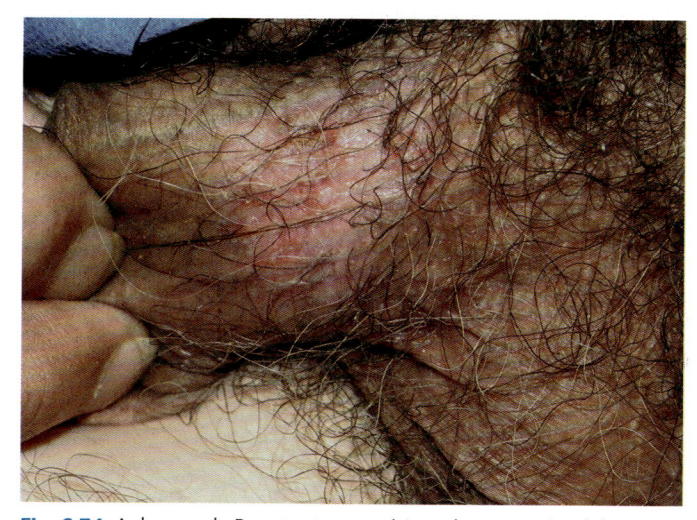

Fig. 6.74. A doença de Paget extramamária na haste proximal do pênis é facilmente confundida com líquen simples crônico, exibindo placa espessa e inflamada com erosões superficiais e áreas de hipopigmentação.

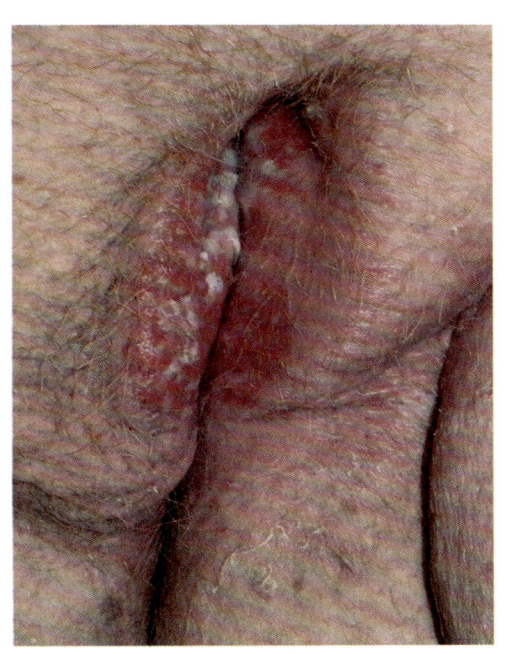

Fig. 6.75. Doença de Paget extramamária clássica é manifestada por uma placa eritematosa com escamas e erosão, contendo ilhas de hiperqueratose branca.

indolente. Invasão, nódulos dentro da placa e acometimento de linfonodos são, sem surpresa nenhuma, sinais de mau prognóstico. Pacientes com carcinomas subjacentes apresentam prognóstico muito pior.

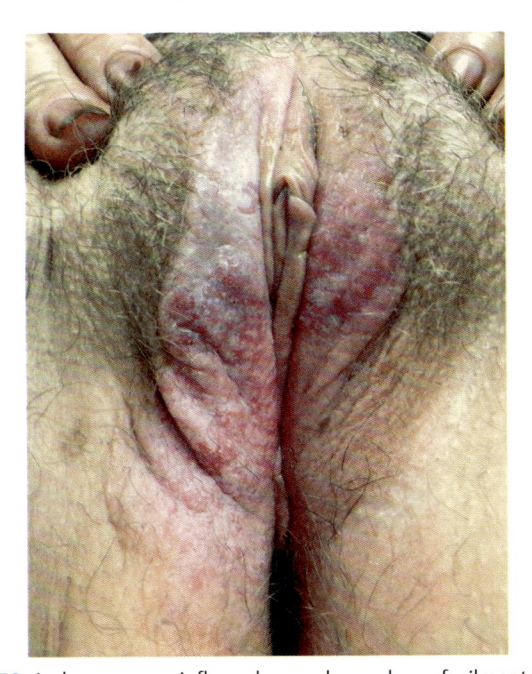

Fig. 6.76. A placa espessa inflamada na vulva pode ser facilmente confundida com líquen simples crônico intensamente liquenificado com hipopigmentação que ocorre por causa do epitélio hidratado espesso. Entretanto, a cronicidade e resposta fraca à terapia com corticosteroide devem motivar a biópsia, que mostra doença de Paget extramamária. (Cortesia da Dra. Deanna Funaro).

Diagnóstico

O diagnóstico de doença de Paget é feito por suspeita clínica e é confirmado na biópsia. A maioria dos pacientes tem seu diagnóstico tardio, porque a aparência simula diversas doenças cutâneas benignas. A biópsia cutânea da doença de Paget mostra epiderme com células grandes e claras espalhadas que exibem atipia nuclear. Estas células frequentemente são vistas nos folículos pilosos e ductos das glândulas sudoríparas. Com frequência existe infiltrado inflamatório crônico subjacente.

A doença de Paget se parece muito com eczema, LSC, *tinea* eczematizada, dermatite de contato ou psoríase. Também pode-se parecer com lesões de atipia escamosa, como HSIL e neoplasia intraepitelial diferenciada, anteriormente denominada carcinoma de células escamosas *in situ*, doença de Bowen, papulose bowenoide, eritroplasia de Queyrat, neoplasia intraepitelial vulvar etc. Doença de Paget pigmentada pode imitar melanoma extensivo superficial.

DOENÇA DE PAGET EXTRAMAMÁRIA — Diagnóstico

- Placas eritematosas com superfície áspera, frequentemente com erosões ou ilhas brancas espessas; mais frequentemente no epitélio genital queratinizado.
- Biópsia é a ferramenta diagnóstica principal, que mostra uma epiderme com células claras e grandes espalhadas que exibem atipia nuclear. Estas células são frequentemente vistas nos folículos pilosos e ductos das glândulas sudoríparas. Com frequência, existe um infiltrado inflamatório crônico subjacente.

Fisiopatologia

DPEM é uma malignidade cuja causa é controversa. A doença primária parece se originar na epiderme; pode ser de células de origem nas glândulas sudoríparas na epiderme, de células estaminais anexais ou de células de Toker de glândulas na vulva semelhantes às glândulas mamárias (60). DPEM secundária se origina de células que migram de adenocarcinoma subjacente. Não há causas precipitantes conhecidas para a doença de Paget além de adenocarcinoma subjacente de doença de Paget secundária.

Tratamento

Não há bons dados relativos ao tratamento de DPEM, embora excisão cirúrgica seja o tratamento de escolha mais amplamente aceito (61). Isto permite não só a remoção do tumor, mas também a avaliação da lesão inteira para invasão dérmica; aqueles pacientes com menos de 1 mm de invasão raramente morrem da sua doença ou têm metástases. Histologia que apresenta mais de 1 mm de invasão dérmica justifica avaliação dos linfonodos, mas estudos mais recentes sugerem que mesmo os pacientes com doença mínima apresentam risco significativo de metástase nos linfonodos que deve motivar consideração de biópsia do linfonodo sentinela (62). Recorrências locais são comuns e esperadas para doença de

Paget invasiva e *in situ*, mesmo com margens substanciais ou cirurgia de Mohs. Recentemente foram descritas radioterapia adjuvante ou mesmo terapia fotodinâmica (63,64). Radioterapia isoladamente foi sugerida (65). Estas recorrências, mais uma vez, podem ser tratadas com excisão cirúrgica conservadora. Foi usada terapia com *laser* de CO_2, e fluorouracil tópico pode ser benéfico. Imiquimode aplicado topicamente é cada vez mais reportado como útil, especialmente naqueles que são fracos candidatos à cirurgia e para doença recorrente inicial (66).

DPEM que se estende mais de 1 mm na derme pode progredir rapidamente e metastatizar. O prognóstico de doença associada a adenocarcinomas subjacentes também depende do estado desta malignidade relacionada. Os pacientes devem-se submeter à avaliação com rastreio para carcinoma geniturinário ou uma malignidade gastrointestinal porque estes podem certamente causar morte, se não forem detectados e tratados adequadamente. Investigações imuno-histoquímicas podem ajudar a diferenciar entre doenças de Paget primária e secundária.

DOENÇA DE PAGET EXTRAMAMÁRIA — Tratamento

- Avaliação para adenocarcinoma adjacente.
- Excisão, com ou sem terapia adjuvante com radiação, fotodinâmica ou imiquimode.
- Expectativa de recorrência com terapia adicional.

Neoplasia Intraepitelial Diferenciada (Doença de Bowen, Carcinoma de Células Escamosas *In Situ* e Eritroplasia de Queyrat, Neoplasia Intraepitelial Vulvar, Peniana e Anal III, NIV III, NIP III, NIA III)

Neoplasia intraepitelial diferenciada é o termo apropriado para displasia com espessura total não invasiva da epiderme que não é produzida por infecção pelo HPV. A neoplasia intraepitelial exibe muitas aparências morfológicas diferentes, e doença de Bowen se refere à variante morfológica de uma ou várias placas eritematosas. Esta condição foi discutida em mais detalhes no Capítulo 5.

Apresentação Clínica

Embora neoplasia intraepitelial escamosa esteja em geral associada à infecção pelo papilomavírus humano (HPV), essa forma é mais frequentemente manifestada por múltiplas pápulas pequenas, da cor da pele, eritematosas ou brancas em pacientes mais jovens com risco mais alto para esta doença sexualmente transmissível. Quando se apresenta como placas maiores, d-NIV não associada ao HPV, neoplasia intraepitelial peniana diferenciada (d-NIP) e neoplasia intraepitelial anal diferenciada (d-NIA) são vistas em idade mais avançada. Esta placa bem demarcada é geralmente solitária, com uma superfície escamosa, hiperqueratósica ou exsudativa **(Figs. 6.77 e 6.78)**. Ocasionalmente, pode ocorrer hiperpigmentação, sugerindo o diagnóstico de melanoma. A área perianal, períneo, glande do pênis (em que esta condição é denominada eritroplasia de Queyrat) e vulva são áreas comuns.

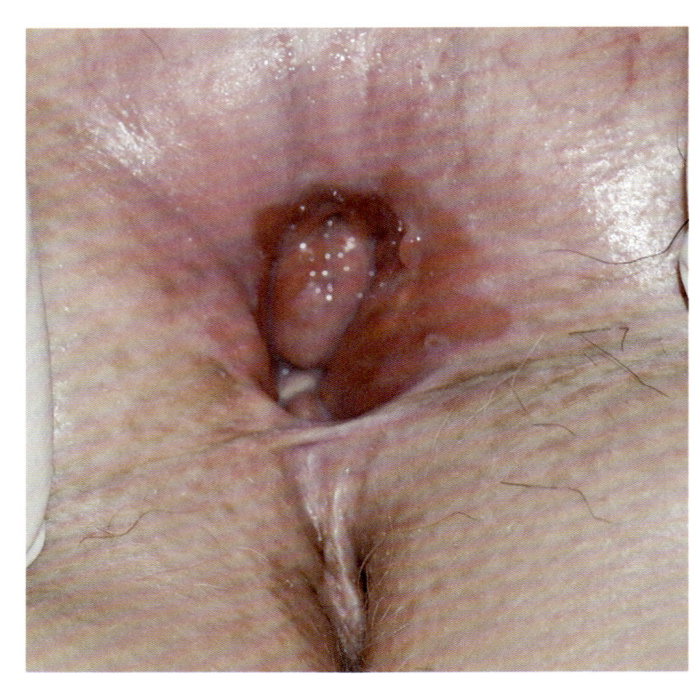

Fig. 6.77. Líquen plano vulvar nesta mulher idosa evoluiu para uma placa eritematosa e bem demarcada no introito de neoplasia intraepitelial vulvar diferenciada.

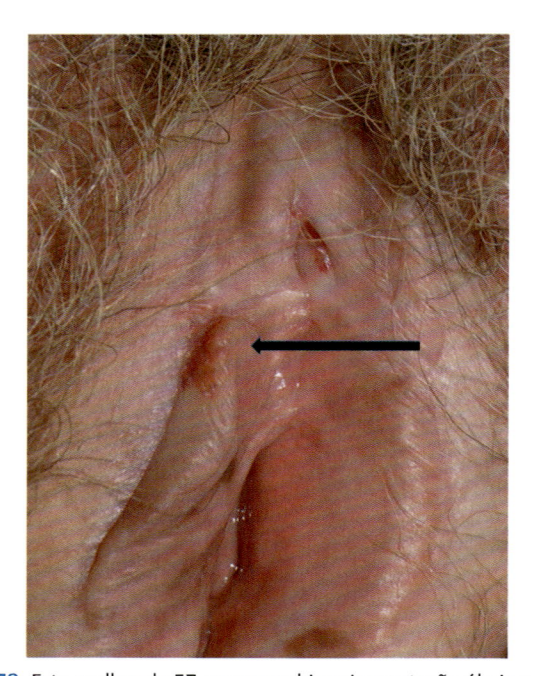

Fig. 6.78. Esta mulher de 57 anos com hipopigmentação óbvia e edema de líquen escleroso, além de púrpura do clitóris, exibe uma pequena pápula eritematosa, plana, bem demarcada, banal (*seta*) no lábio menor anterior direito e na dobra interlabial. Depois da resposta fraca à terapia, foi realizada uma biópsia que mostrou neoplasia intraepitelial vulvar diferenciada.

Diagnóstico

Neoplasia intraepitelial diferenciada é diagnosticada pela suspeita clínica e é confirmada por biópsia cutânea. Uma biópsia cutânea mostra displasia com espessura total do epitélio, mas não há invasão destas células através da membrana basal para a derme, como ocorre no carcinoma de células escamosas invasivo.

Esta condição pode ser difícil de distinguir de doença de Paget e dermatite de contato. Psoríase, LSC, *tinea cruris* e candidíase geralmente são mais difusas e exibem padrões simétricos.

> **NEOPLASIA INTRAEPITELIAL (D-NIV, D-NIP, D-NIA, MORFOLOGIA DE DOENÇA DE BOWEN)** — Diagnóstico
> - Pápulas eritematosas úmidas bem demarcadas e escamas na pele queratinizada.
> - Biópsia é a ferramenta diagnóstica principal, que mostra displasia escamosa com espessura total sem invasão na derme.

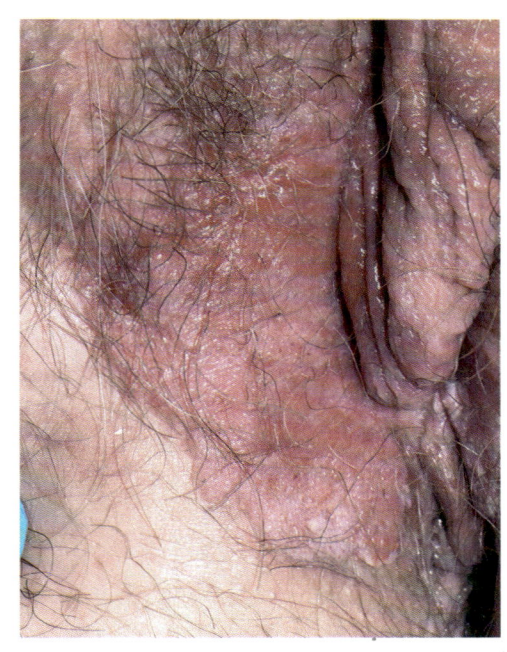

Fig. 6.79. Neoplasia intraepitelial escamosa de alto grau desenvolvendo-se por causa da infecção pelo papilomavírus humano revelou-se como esta placa dolorosa, grande, infiltrada, eritematosa e erosada.

Fisiopatologia

Neoplasia intraepitelial diferenciada ocorre como resultado de algumas dermatoses crônicas, mais notadamente líquen escleroso e líquen plano, decorrentes de anos de controle insuficiente. Na pele queratinizada, neoplasia intraepitelial não associada ao HPV não associada a uma dermatose subjacente crônica é referida como doença de Bowen e frequentemente não está associada a nenhum destes fatores. Não há causa conhecida para esta displasia na maioria dos pacientes, embora a exposição crônica a arsênico, como a água de poço contaminado, possa resultar em doença de Bowen. Em outras áreas do corpo, a exposição crônica ao sol pode produzir doença de Bowen.

Tratamento

Neoplasia intraepitelial diferenciada é tratada por excisão cirúrgica, o que confere a vantagem de uma avaliação histológica para invasão da área inteira, ou ablação. Mais recentemente, imiquimode creme tópico demonstrou em pequenas séries eliminar algumas vezes esta condição e é plausível em maus candidatos cirúrgicos.

> **NEOPLASIA INTRAEPITELIAL (D-NIV, D-NIP, D-NIA, MORFOLOGIA DE DOENÇA DE BOWEN)** — Tratamento
> - Excisão
> - Ablação por *laser*

Neoplasia Intraepitelial Escamosa de Alto Grau (HSIL, Carcinoma de Células Escamosas *In Situ*, Anteriormente Denominada Neoplasia Intraepitelial Vulvar, Peniana e Anal III, NIV III, NIP III, NIA III, Papulose Bowenoide)

HSIL é uma nova terminologia para displasia com espessura total com base em infecção pelo HPV. Geralmente são manifestadas por pápulas em vez de placas, mas pode ocorrer coalescência quando a doença avança **(Figs. 6.79 a 6.81)**. Isto é discutido principalmente no Capítulo 5, mas ocorrem formas

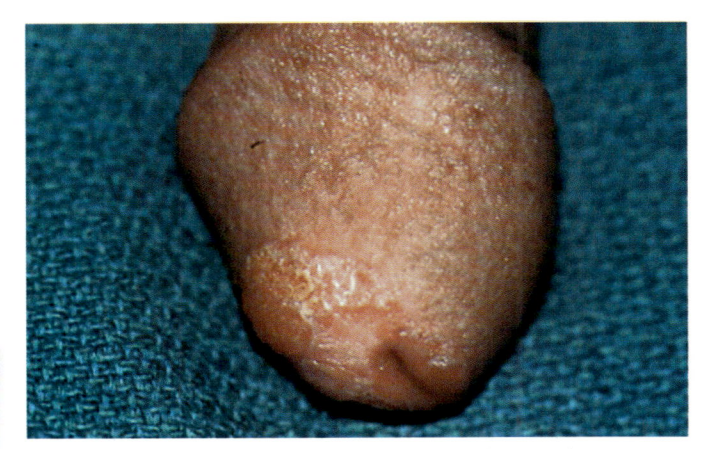

Fig. 6.80. A placa eritematosa, escamosa, pouco demarcada na glande é inespecífica, mas na biópsia provou representar neoplasia intraepitelial associada ao HPV (HSIL). (Cortesia do Dr. Chris Teigland.)

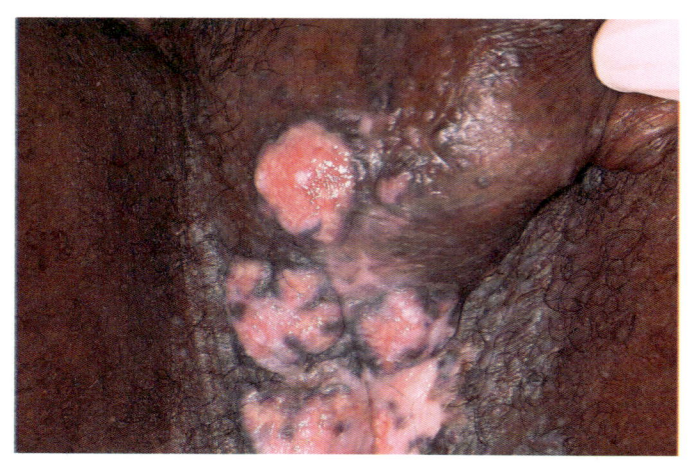

Fig. 6.81. Este paciente imunossuprimido com verrugas genitais no escroto e haste proximal do pênis progrediu para HSIL, agora com áreas de carcinoma de células escamosas.

eritematosas, assim como morfologia da cor da pele, branca e marrom. Frequentemente, mas não sempre, HSIL é acompanhada por lesões verrucosas mais típicas. HSIL é geralmente mais indolente do que neoplasia diferenciada, mas algumas vezes ocorre invasão e metástase. Doença cervical e anal é muito mais provável de metastatizar, portanto, o monitoramento cervical e anal é importante em pacientes que exibem HSIL da pele anogenital.

REFERÊNCIAS

1. Lynch PJ, Moyal-Barracco M, Bogliatto F, et al. 2006 ISSVD classification of vulvar dermatoses: pathologic subsets and their clinical correlates. J Reprod Med. 2007;52:3-9.
2. Schmitt J, Langan S, Deckert S, et al. Assessment of clinical signs of atopic dermatitis: a review and recommendation. J Allergy Clin Immunol. 2013;132:1337-1347.
3. Rajalakshmi R, Devinder MT, Telanseri JJ, et al. Lichen simplex chronicus of anogenital region: a clinic-etiological study. Indian J Dermatol Venereol Leprol. 2011;77:28-36.
4. Koca R, Altin R, Konuk N, et al. Sleep disturbance in patients with lichen simplex chronicus and its relationship to nocturnal scratching: a case control study. South Med J. 2006;99:482-485.
5. Yano C, Saeki H, Ishiuji Y, et al. Impact of disease severity on sleep quality in Japanese patients with atopic dermatitis. J Dermatol Sci. 2013;72:195-197.
6. Lynch PJ. Lichen simplex chronicus (atopic/neurodermatitis) of the anogenital region. Dermatol Ther. 2004;17:8-19.
7. van Smeden J, Bouwstra JA. Stratum corneum lipids: their role for the skin barrier function in healthy subjects and atopic dermatitis patients. Curr Probl Dermatol. 2016;49:8-26.
8. McKenzie AN. Type-2 innate lymphoid cells in asthma and allergy. Ann Am Thorac Soc. 2014;11(suppl 5):S263-S270.
9. Liao YH, Lin CC, Tsai PP, et al. Increased risk of lichen simplex chronicus in people with anxiety disorder: a nationwide population-based retrospective cohort study. Br J Dermatol. 2014;170:890-894.
10. Bauer A, Oehme S, Geier J. Contact sensitization in the anal and genital area. Curr Probl Dermatol. 2011;40:134-141.
11. Lifschitz C. The impact of atopic dermatitis on quality of life. Ann Nutr Metab. 2015;66(suppl 1):34-40.
12. Cury Martins J, Martins C, Aoki V, et al. Topical tacrolimus for atopic dermatitis. Cochrane Database Syst Rev. 2015;7:CD009864. doi: 10.1002/14651858.CD009864.pub2.
13. Lauffer F, Ring J. Target-oriented therapy: emerging drugs for atopic dermatitis. Expert Opin Emerg Drugs. 2016;21:81-89.
14. Chang YS, Chou YT, Lee JH, et al. Atopic dermatitis, melatonin, and sleep disturbance. Pediatrics. 2014;134:e397-e405.
15. Ständer S, Böckenholt B, Schumeyer-Horst F, et al. Treatment of chronic pruritus with the selective serotonin re-uptake
16. inhibitors paroxetine and fluvoxamine: results of an open labeled, two-arm proof-of-concept study. Acta Derm Venereol. 2009;89:45-51.
17. Juan CMK, Chen HJ, Shen JL, et al. Lichen simplex chronicus associated with erectile dysfunction: a population-based retrospective cohort study. PLoS One. 2015;10(6):e0128869.
18. Warshaw EM, Furda LM, Maibach HI, et al. Anogenital dermatitis in patients referred for patch testing. Arch Dermatol. 2008;144:749-755.
19. Schlosser BJ. Contact dermatitis of the vulva. Dermatol Clin. 2010;28:697-706.
20. Ponyai G, Hidvegi B, Nemeth I, et al. Contact and aeroallergens in adult atopic dermatitis. J Eur Acad Dermatol Venereol. 2008;22:1346-1355.
21. Davis MDP. Unusual patterns in contact dermatitis: medicaments. Dermatol Clin. 2009;27:289–297.
22. Bajardeen B, Melendez J, Yoong W. Human seminal plasma hypersensitivity: an unusual indication for in vitro fertilization. Eur J Obstet Gynecol Reprod Biol. 2010;153:226-227.
23. Metin A, Dilek N, Duriye DD. Fungal infection of the folds (intertriginous areas). Clin Dermatol. 2015;33:437-447.
24. Zani MB, Soares RC, Arruda AC, et al. Ketoconazole does not decrease fungal amount in seborrheic dermatitis patients. Br J Dermatol. 2016;175:417-421. doi: 10.1111/bjd.14501.
25. Hay RJ. Malassezia, dandruff and seborrheic dermatitis: na overview. Br J Dermatol. 2011;165(suppl 2):2-8.
26. Kasterinen H, Okokon EO, Verbeek JH. Topical antiinflammatory agents for seborrheic dermatitis of the face or scalp: summary of a Cochrane review. JAMA Dermatol. 2015;151:221-222.
27. Okokon EO, Verbeek JH, Ruotsalainen JH, et al. Topical antifungals for seborrheic dermatitis. Cochrane Database Syst Rev. 2015;5:CD0081138. doi: 10.1002/14651858.CD008138.pub3.
28. Cook BA, Warshaw EM. Role of topical calcineurin inhibitors in the treatment of seborrheic dermatitis: a review of pathophysiology, safety and efficacy. Am J Clin Dermatol. 2009;10:103-118.
29. Simpkin S, Oakley A. Clinical review of 202 patients with vulval lichen sclerosus: a possible association with psoriasis. Australas J Dermatol. 2007;48:28-31.
30. Ryan C, Kirby B. Psoriasis is a systemic disease with multiple cardiovascular and metabolic comorbidities. Dermatol Clin. 2015;33(1):41-55.
31. Gulliver WP, Randell S, Gulliver S, et al. Do biologics protect patients with psoriasis from myocardial infarction? A retrospective cohort. J Cutan Med Surg. 2016;20:536-541. pii:1203475416650430.
32. Adamzik K, McAleer MA, Kirby B. Alcohol and psoriasis: sobering thoughts. Clin Exp Dermatol. 2013;38(8):819-822.
33. D'Epiro S, Marocco C, Salvi M, et al. Psoriasis and bone mineral density: implications for long-term patients. J Dermatol. 2014;41:783-787.
34. Boffetta P, Gridley G, Lindelöf B. Cancer risk in a population based cohort of patients hospitalized for psoriasis in Sweden. J Invest Dermatol. 2001;117(6):1531-1537.

35. Smith RL, Warren RB, Griffiths CE, et al. Genetic susceptibility to psoriasis: an emerging picture. Genome Med. 2009;22(1):72.
36. Wolk K, Mallbris L, Larsson P, et al. Excessive body weight, and smoking associates with a high risk of onset of plaque psoriasis. Acta Derm Venereol. 2009;89:492-497.
37. Wang C, Lin A. Efficacy of topical calcineurin inhibitors in psoriasis. J Cutan Med Surg. 2014;18:8-14.
38. Jacobi A, Rustenbach SJ, Augustin M. Comorbidity as a predictor for drug survival of biologic therapy in patients with psoriasis. Int J Dermatol. 2016;55(3):296-302. doi: 10.1111/ijd.12879.
39. Tohid H, Aleem D, Jackson C. Major depression and psoriasis: a psycho dermatological phenomenon. Skin Pharmacol Physiol. 2016;29(4):220-230.
40. van Zuuren EJ, Fedorowicz Z, El-Gohary M. Evidence based topical treatments for tinea cruris and tinea corporis: a summary of a Cochrane systematic review. Br J Dermatol. 2015;172:616-641.
41. Avci O, Tanyildizi T, Kusku E. A comparison between the effectiveness of erythromycin, single-dose clarithromycin and topical fusidic acid in the treatment of erythrasma. J Dermatolog Treat. 2013;24:70-74.
42. Heath C, Desai N, Silverberg NB. Recent microbiological shifts in perianal bacterial dermatitis: Staphylococcus aureus predominance. Pediatr Dermatol. 2009;26:696-700.
43. Olson D, Edmonson MB. Outcomes in children treated for perineal group A beta-hemolytic streptococcal dermatitis. Pediatr Infect Dis J. 2011;30:933-936.
44. Rebora A, Drago F, Broccolo F. Pityriasis rosea and herpesviruses: facts and controversies. Clin Dermatol. 2010;28(5):497-501.
45. Ganguly S. A randomized, double-blind, placebo-controlled study of efficacy of oral acyclovir in the treatment of pityriasis rosea. J Clin Diagn Res. 2014;8:YC01-YC04.
46. Gupta AK, Lane D, Paquet M. Systematic review of systemic treatments for tinea versicolor and evidence-based dosing regimen recommendations. J Cutan Med Surg. 2014;18:79-90.
47. Shi TW, Ren XK, Yu HX, et al. Roles of adapalene in the treatment of pityriasis versicolor. Dermatology. 2012;224(2):184-188.
48. Kumar B, Narang T, Dass Radotra B, et al. Plasma cell balanitis: clinicopathologic study of 112 cases and treatment modalities. J Cutan Med Surg. 2006;10(1):11-15.
49. Virgili A, Borghi A, Minghetti S, et al. Comparative study on topical immunomodulatory and anti-inflammatory treatments for plasma cell vulvitis: long-term efficacy and safety. J Eur Acad Dermatol Venereol. 2015;29(3):507-514.
50. Wollina U. Ablative erbium: YAG laser treatment of idiopathic chronic inflammatory non-cicatricial balanoposthitis (Zoon's disease)—a series of 20 patients with long-term outcome. J Cosmet Laser Ther. 2010;12(3):120-123.
51. Calzavara-Pinton PG, Rossi MT, Aronson E, et al. Italian Group for Photodynamic Therapy. A retrospective analysis of real-life practice of off-label photodynamic therapy using methyl aminolevulinate (MAL-PDT) in 20 Italian dermatology departments. Part 1. Inflammatory and aesthetic indications. Photochem Photobiol Sci. 2013;12(1):148-157.
52. Pinto-Almeida T, Vilaça S, Amorim I, et al. Complete resolution of Zoon balanitis with photodynamic therapy—a new therapeutic option? Eur J Dermatol. 2012;22(4):540-541.
53. Retamar RA, Kien MC, Chouela EN. Zoon's balanitis: presentation of 15 patients, five treated with a carbon dioxide laser. Int J Dermatol. 2003;42:305-307.
54. Starritt E, Lee S. Erythroplasia of Queyrat of the glans penis on a background of Zoon's plasma cell balanitis. Australas J Dermatol. 2008;49(2):103-105.
55. Narang T, Kumaran MS, Dogra S, et al. Red scrotum syndrome: idiopathic neurovascular phenomenon or steroid addiction? Sex Health. 2013;10(5):452-455.
56. Wollina U. Red scrotum syndrome. J Dermatol Case Rep. 2011;5(3):38-41.
57. Hajar T, Leshem YA, Hanifin JM, et al. the National Eczema Association Task Force. A systematic review of topical corticosteroid withdrawal ("steroid addiction") in patients with atopic dermatitis and other dermatoses. J Am Acad Dermatol. 2015;72(3):541-549.e2.
58. Herrel LA, Weiss AD, Goodman M, et al. Extramammary Paget's disease in males: survival outcomes in 495 patients. Ann Surg Oncol. 2015;22(5):1625-1630.
59. Fanning J, Lambert HC, Hale TM, et al. Paget's disease of the vulva: prevalence of associated vulvar adenocarcinoma, invasive Paget's disease, and recurrence after surgical excision. Am J Obstet Gynecol. 1999;180(1 Pt 1):24-27.
60. Kang Z, Zhang Q, Zhang Q, et al. Clinical and pathological characteristics of extramammary Paget's disease: report of 246 Chinese male patients. Int J Clin Exp Pathol. 2015;8(10):13233-13240.
61. Willman JH, Golitz LE, Fitzpatrick JE. Vulvar clear cells of Toker: precursors of extramammary Paget's disease. Am J Dermatopathol. 2005;27:185-188.
62. Edey KA, Allan E, Murdoch JB, et al. Interventions for the treatment of Paget's disease of the vulva. Cochrane Database Syst Rev. 2013;10:CD009245.
63. Kusatake K, Harada Y, Mizumoto K, et al. Usefulness of sentinel lymph node biopsy for the detection of metastasis in the early stage of extramammary Paget's disease. Eur J Dermatol. 2015;25(2):156-161.
64. Jeon MS, Jung GY, Lee JH, et al. Extramammary Paget disease of the vulva: minimal excision with adjuvant radiation treatment for optimal aesthetic results. Tumori. 2016;102(suppl 2). doi: 10.5301/tj.5000394.
65. Gao Y, Zhang XC, Wang WS, et al. Efficacy and safety of topical ALA-PDT in the treatment of EMPD. Photodiagnosis Photodyn Ther. 2015;12(1):92-97.
66. Itonaga T, Nakayama H, Okubo M, et al. Radiotherapy in patients with extramammary Paget's disease—our own experience and review of the literature. Oncol Res Treat. 2014;37(1–2):18-22.
67. Machida H, Moeini A, Roman LD, et al. Effects of imiquimod on vulvar Paget's disease: a systematic review of literature. Gynecol Oncol. 2015;139(1):165-171.

LEITURAS SUGERIDAS

Al-Niaimi F, Felton S, Williams J. Patch testing for vulval symptoms: our experience with 282 patients. Clin Exp Dermatol. 2014;39(4):439-442.

Atzmony L, Reiter O, Hodak E, et al. Treatments for cutaneous lichen planus: a systematic review and meta-analysis. Am J Clin Dermatol. 2016;17(1):11-22.

Cohen JM, Granter SR, Werchniak AE. Risk stratification in extramammary Paget disease. Clin Exp Dermatol. 2015;40(5):473-488.

Duffin KC. Identifying and managing complications and comorbidities in patients with psoriasis. Semin Cutan Med Surg. 2015;34(2S):S30-S33.

Edey KA, Allan E, Murdoch JB, et al. Interventions for the treatment of Paget's disease of the vulva. Cochrane Database Syst Rev. 2013;10:CD009245.

Kalb RE, Bagel J, Korman NJ, et al. National Psoriasis Foundation. Treatment of intertriginous psoriasis: from the Medical Board of the National Psoriasis Foundation. J Am Acad Dermatol. 2009;60:120-124.

Kapila S, Bradford J, Fischer G. Vulvar psoriasis in adults and children: a clinical audit of 194 cases and review of the literature. J Low Genit Tract Dis. 2012;16:364-371.

O'Gorman SM, Torgerson RR. Allergic contact dermatitis of the vulva. Dermatitis. 2013;24(2):64-72.

Virgili A, Corazza M, Minghetti S, et al. Symptoms in plasma cell vulvitis: first observational cohort study on type, frequency and severity. Dermatology. 2015;230(2):113-118.

Voiculescu VM, Lupu M, Papagheorghe L, et al. Psoriasis and metabolic syndrome—scientific evidence and therapeutic implications. J Med Life. 2014;7(4):468-471.

Warshaw EM, Furda LM, Maibach HI, et al. Anogenital dermatitis in patients referred for patch testing: retrospective analysis of cross-sectional data from the North American Contact Dermatitis Group, 1994-2004. Arch Dermatol. 2008;144(6):749-755.

Weichert GE. An approach to the treatment of anogenital pruritus. Dermatol Ther. 2004;17(1):129-133.

Pápulas e Nódulos Vermelhos

PETER J. LYNCH

As alterações genitais que se apresentam como pápulas ou nódulos eritematosos são mais frequentemente neoplasias ou lesões inflamatórias. As neoplasias vasculares se apresentam como pápulas ou nódulos de coloração eritematosa brilhante, vermelho-escura ou violácea com bordas bem demarcadas. As neoplasias não vasculares também possuem as margens demarcadas, mas tendem a ter coloração vermelha mais clara. As pápulas e nódulos inflamatórios são mais frequentemente de cor eritematosa média à escura em direção ao centro e clareiam para vermelho-clara ou rosada nas suas bordas com margens menos distintas. A maioria das lesões consideradas neste capítulo não possui escamas e, portanto, sua superfície é lisa. Muitas pápulas e nódulos da cor da pele algumas vezes aparecem rosados ou eritematosos por causa da inflamação secundária ou vascularidade reduzida. Isto é particularmente perceptível em pacientes com uma compleição clara. Portanto, quando encontramos pápulas ou nódulos rosados ou eritematosos, o clínico também poderá precisar considerar as lesões mencionadas no Capítulo 5. As lesões na primeira parte do capítulo representam lesões menores (as pápulas eritematosas), e as que se encontram na parte final representam as lesões maiores (os nódulos eritematosos). Observe, no entanto, que esta não é uma distinção rigorosa, uma vez que algumas das condições discutidas podem apresentar uma mistura de pápulas e nódulos.

Foliculite

Tanto foliculite bacteriana quanto fúngica causada por dermatófitos pode-se apresentar como pequenas pápulas eritematosas (Figs. 7.1 e 7.2). Geralmente estão presentes múltiplas lesões, frequentemente agrupadas. Pelo menos algumas dessas lesões terão uma pústula branca ou branco-amarelada no alto. Esta característica distintiva, seguida pela cultura apropriada, permite o estabelecimento do diagnóstico correto. A discussão principal destas condições pode ser encontrada no Capítulo 10.

Queratose Pilar

Apresentação Clínica

Queratose pilar (QP) é uma forma não infecciosa de foliculite. É uma condição muito comum que ocorre em um padrão dominante autossômico. Há uma leve predominância no sexo feminino. Sua prevalência é de aproximadamente 10% em crianças e 2 a 3% em adultos (1). A prevalência de QP decresce gradualmente com a idade, e geralmente não é encontrada depois da quarta década. A aparência clínica é de pápulas diminutas (1 a 2 mm), muito próximas e agrupadas. Algumas, mas não todas as pápulas, terão um pequeno pelo emergindo do alto da pápula. Todas as lesões têm aproximadamente o mesmo tamanho e, quando presentes em grande número, aparecem em um grupo em que as lesões individuais são equidistantes uma da outra (Fig. 7.3). Isto empresta ao processo uma aparência monomórfica. É interessante observar que QP com alguma frequência se desenvolve como efeito adverso em pacientes com melanoma tratados com inibidores de RAF, como vemurafenibe e dabrafenibe (2).

Naqueles indivíduos com acometimento menos intenso as pápulas podem ser da cor da pele ou rosadas, porém na maioria dos pacientes, tanto as pápulas quanto uma estreita auréola em torno delas são distintamente eritematosas. Algumas das lesões maiores podem ser cobertas por um topo branco, firme e sólido (pseudopústula) consistindo em queratina compactada retida dentro do orifício folicular. Se esta "bola" branca sólida de queratina for raspada e retirada, ela algumas vezes contém um pelo fino e enrolado dentro dela. As áreas mais comumente envolvidas são a parte lateral superior dos braços, coxas ventrolaterais e nádegas. O toque é ligeiramente áspero, tipo lixa, quando a ponta dos dedos é passada suavemente sobre as lesões agrupadas de QP. A QP geralmente é assintomática, embora algumas vezes apresente prurido leve.

Diagnóstico

A QP é diagnosticada com base clínica. As características principais incluem (a) um grande número de pápulas homogêneas agrupadas; (b) localização na parte lateral superior dos braços, coxas e nádegas; (c) longa duração, com pouca ou nenhuma alteração na aparência clínica; e (d) não responde à terapia com antibióticos.

QUERATOSE PILAR — Diagnóstico

- Pequenas pápulas (1 a 2 mm) eritematosas agrupadas.
- Pelos emergindo do alto de algumas pápulas.
- Localização nos braços, coxas e/ou nádegas.
- Sensação de aspereza, tipo lixa, na palpação.
- Não responde a antibióticos.

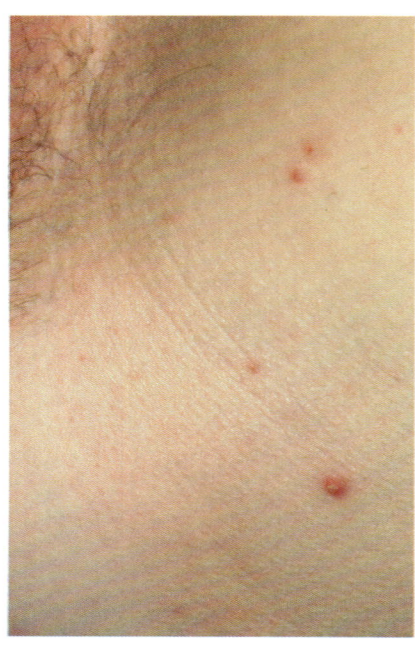

Fig. 7.1. Embora a foliculite comece com uma pústula folicular, a pústula frequentemente não é visualizada porque pode ser muito pequena e frágil, rompendo rapidamente. Uma pápula eritematosa em forma de cúpula, algumas vezes com crosta sobrejacente, é a apresentação mais comum.

Fisiopatologia

A QP é causada por excesso de queratinização (tampão de queratina) da porção mais externa dos folículos pilosos. A causa deste acúmulo de queratina é desconhecida, mas provavelmente está relacionada com uma anormalidade da diferenciação dos queratinócitos, já que a QP ocorre primariamente naqueles indivíduos com ictiose vulgar e dermatite atópica, duas condições que estão quase sempre associadas a anormalidades na diferenciação dos queratinócitos secundária a mutações no gene da filagrina.

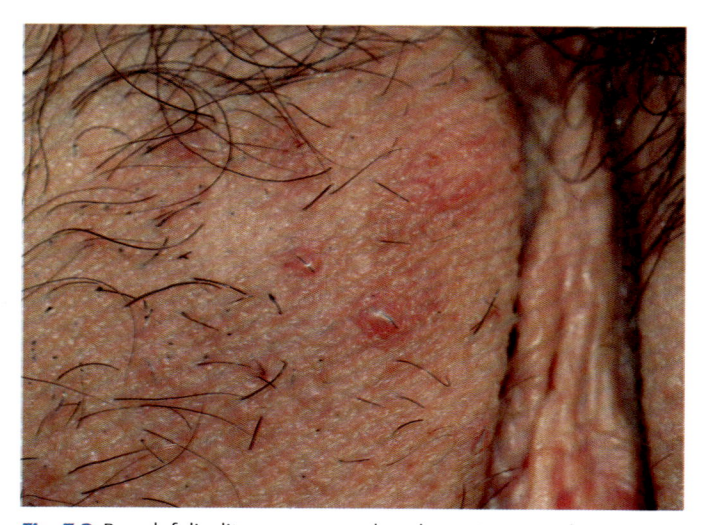

Fig. 7.2. Pseudofoliculite ocorre quando pelos curtos raspados enovelam-se na pele, resultando num pelo encravado.

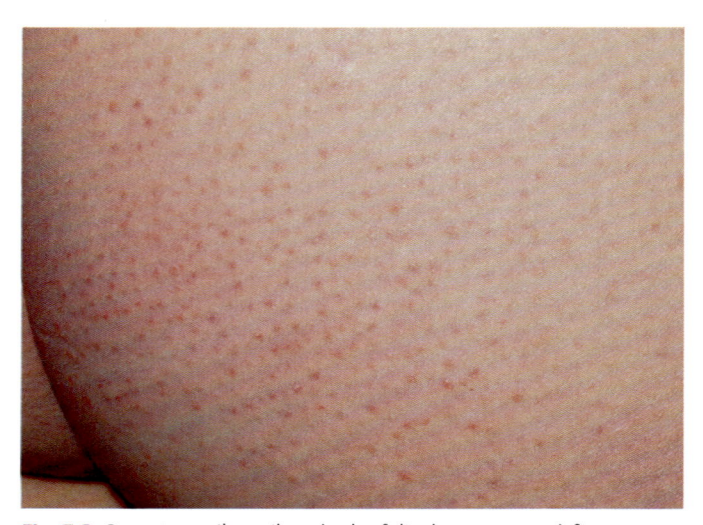

Fig. 7.3. Queratose pilar exibe pápulas foliculares monomórficas com um tampão queratótico que dá à pele a textura semelhante a uma lixa; embora algumas vezes da cor da pele, muitos pacientes exibem eritema como o visto nas nádegas deste paciente. Este paciente também tinha queratose pilar típica na área lateral superior dos braços e anterior das coxas.

Tratamento

Nenhuma terapia é medicamente necessária. Isto é uma sorte, já que nenhum tratamento é efetivo. Os pacientes que se sentem incomodados pela aparência ou pelo prurido podem periodicamente tomar um banho de imersão prologado, seguido pelo uso de abrasão leve com uma esponja vegetal ou uma escova macia. Lubrificação, especialmente com produtos contendo umectantes, como ureia ou alfa-hidroxiácidos, melhora a sensação na textura da pele. Os retinoides tópicos, embora teoricamente atraentes como agentes terapêuticos, tendem a aumentar a inflamação e, assim, não são rotineiramente úteis.

QUERATOSE PILAR	Tratamento
• Vinte minutos em banho de imersão. • Esfregar levemente com uma escova macia ou esponja vegetal. • Aplicação de um hidratante depois do banho e esfoliação. • Teste cauteloso de tretinoína tópica.	

Escabiose Nodular

A discussão principal sobre a escabiose pode ser encontrada no Capítulo 14. Apenas a forma nodular da infestação será considerada aqui. A escabiose nodular ocorre como uma reação de hipersensibilidade a proteínas dos ácaros. Ela ocorre semanas ou meses depois que as lesões iniciais de escabiose são notadas pela primeira vez e frequentemente se desenvolve depois do tratamento bem-sucedido de uma doença generalizada. Acredita-se que as lesões não contêm organismos vivos e, assim, não permitem a transmissão para outras pessoas.

Escabiose nodular ocorre preponderantemente em homens, e há uma predileção especial para as lesões serem

Pápulas e Nódulos Vermelhos

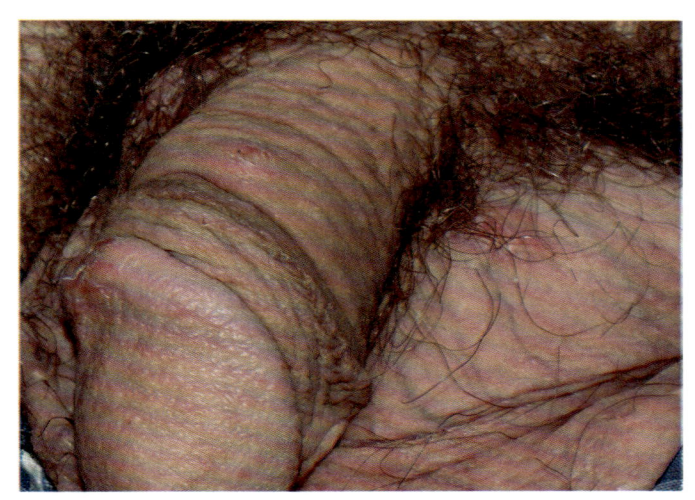

Fig. 7.4. Esta lesão típica de escabiose no pênis é um nódulo endurecido, rosado, em forma de cúpula.

localizadas na glande do pênis, na haste peniana e no escroto. Ocasionalmente, são encontradas lesões na região púbica, virilhas, nádegas e axilas. A razão para esta localização e predileção por gênero é desconhecida. As lesões de escabiose nodular podem ser pápulas ou nódulos ou uma associação de ambos. Estas lesões eritematosas ou castanho-eritematosadas em forma de cúpula geralmente têm 5 a 20 mm de diâmetro (**Figs. 7.4 a 7.6**). A superfície de algumas das lesões pode demonstrar erosões que ocorrem por escoriação. As características clínicas se sobrepõem consideravelmente com as lesões de prurigo nodular. O diagnóstico correto é geralmente estabelecido com base nas características clínicas, mas, quando há

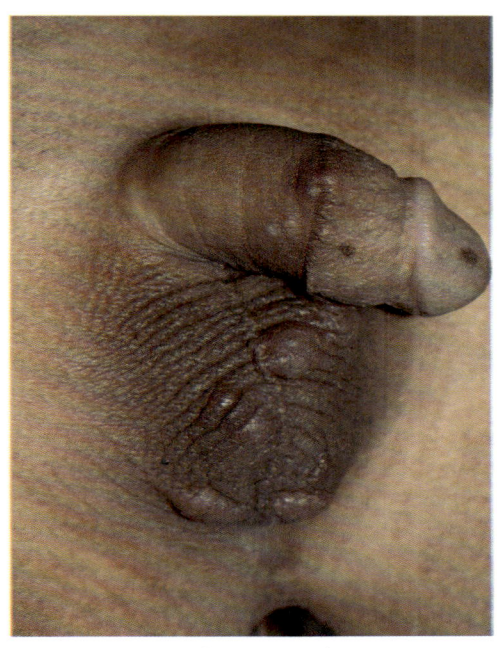

Fig. 7.6. Indivíduos com compleição naturalmente escura frequentemente exibem leões inflamatórias que aparecem hiperpigmentadas em vez de eritematosas, como ocorreu com os nódulos de escabiose na criança.

incerteza, a biópsia pode ou não revelar a presença de ácaros, ovos ou fezes, mas observa-se infiltrado pesado, característico, de eosinófilos (3).

Se não forem tratadas, as lesões de escabiose nodular podem persistir por meses, mas acabam regredindo espontaneamente. Presumindo que o paciente foi tratado com sucesso para infestação mais generalizada, aplicações repetidas de escabicidas não são úteis. O uso de esteroides tópicos de alta potência contribui pouco para melhorar a situação. No entanto, pode ser obtida melhora com injeções intralesionais de 0,2 a 0,4 mL de triancinolona acetonida (Kenalog), 10 mg/mL, em cada lesão.

Picadas e Infestações Variadas

Picadas de insetos na área genital são raras, porque esta área geralmente é protegida pelas roupas. No entanto, essas picadas ocorrem em campistas e caminhantes que expõem a área genital quando urinam, defecam ou têm relações sexuais ao ar livre. As mais comuns destas picadas se devem a carrapatos. Os carrapatos, também chamados de ácaros da vegetação, mordem e caem em vez de se enterrar na pele, como ocorre com o ácaro da escabiose. Em pessoas não sensibilizadas, as picadas de ácaros são pápulas eritematosas minúsculas que são minimamente sintomáticas e regridem rapidamente. No entanto, aqueles pacientes que são alérgicos às proteínas de ácaros desenvolvem pápulas de 0,5 a 1,5 cm em forma de cúpula, não escamosas, rosadas e extremamente pruriginosas, ocasionalmente com uma vesícula central (**Fig. 7.7**). Essas picadas têm particularmente uma probabilidade de ocorrer nas áreas onde a roupa está muito aderida à pele, como na cintura e dobras inguinais. As lesões devidas a picadas de

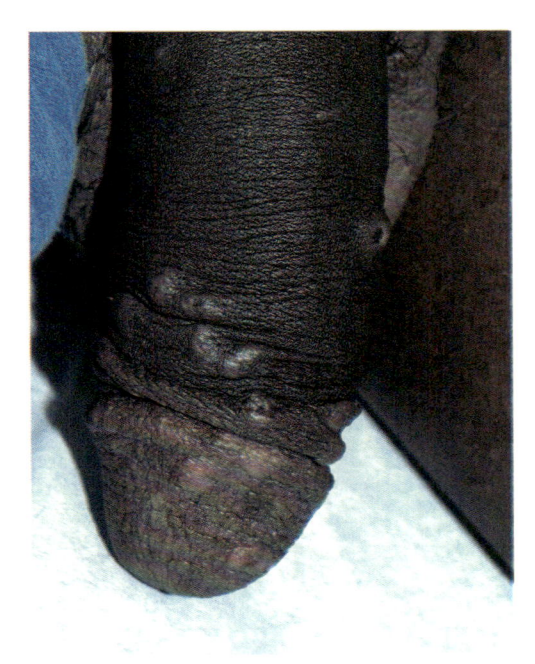

Fig. 7.5. Estes nódulos pruriginosos com coceira excruciante no pênis são típicos de escabiose genital nodular e persistem por semanas depois do tratamento bem-sucedido da escabiose.

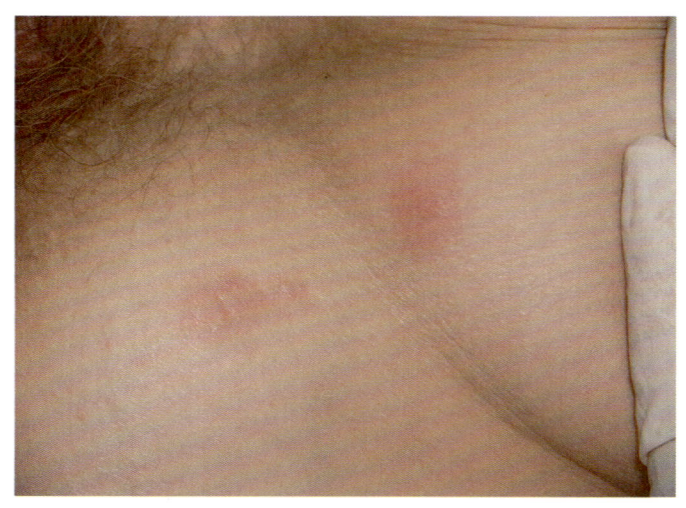

Fig. 7.7. Picadas de ácaros, pápulas eritematosas excruciantemente pruriginosas com um brilho rosado em volta, são mais comuns na linha da calcinha.

ácaros regridem espontaneamente em cerca de 2 semanas. Anti-histamínicos orais e esteroides tópicos oferecem alguma melhora sintomática. A melhor abordagem é evitar a possibilidade de picadas de ácaros através do uso de repelentes de insetos comuns.

Lesões que se devem a picadas de outros insetos **(Fig. 7.8)** também aparecem como pápulas eritematosas pruriginosas. Embora não haja nada que identifique clinicamente qual inseto é responsável, a probabilidade de que uma determinada pápula eritematosa seja devida a um ou outro tipo de picada de inseto pode ser determinada pela presença de numerosos eosinófilos dentro do infiltrado inflamatório num espécime de biópsia.

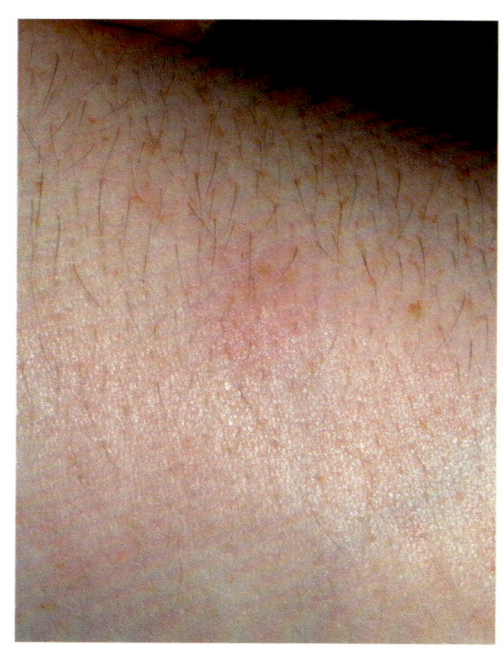

Fig. 7.8. Incomuns na pele genital que geralmente é protegida pelas roupas, as picadas de insetos apresentam-se como pápulas em forma de cúpula, discretas, rosadas e pouco demarcadas.

Angioma Cereja

Angiomas cerejas (manchas de Campbell de Morgan) representam uma neoplasia benigna de vasos capilares agrupados. Aparecem inicialmente no adulto jovem e geralmente aumentam em número e tamanho com a idade. Estes angiomas ocorrem como pápulas em forma de cúpula com margens claramente demarcadas que são de coloração eritematosa brilhante, vermelho-escura ou mesmo de cor violácea **(Fig. 7.9)**. Eles variam em tamanho, desde lesões localizadas quase planas até pápulas de 3 a 6 mm. A maioria das pessoas de pele clara terá desenvolvido pelo menos uma lesão até os 40 anos de idade, e o adulto médio tem 30 a 50 lesões espalhadas. Os angiomas cerejas são mais comumente encontrados no tronco e nas extremidades proximais, mas ocasionalmente também são observados no púbis e genitais.

A origem dos angiomas cerejas é desconhecida, embora a frequência do desenvolvimento familiar sugira predisposição genética. O diagnóstico é feito com base clínica. O diagnóstico diferencial é com angioqueratomas. Como ambos são assintomáticos e benignos, não é realmente essencial diferenciar estas lesões. Nenhum tratamento é necessário. Lesões que sangram frequentemente com trauma podem ser excisadas ou destruídas com eletrocirurgia ou ablação por *laser*.

Angioqueratoma

Os angioqueratomas são compostos de agrupamentos de vasos sanguíneos cutâneos superficiais ectáticos. Estas pápulas assintomáticas algumas vezes recebem o peculiar epônimo de pápulas de Fordyce, mas não devem ser confundidos com manchas de Fordyce, que são glândulas sebáceas proeminentes nos lábios ou nos genitais.

Angioqueratomas são suficientemente comuns para serem considerados como uma variante normal em vez de uma doença. A prevalência não é conhecida, mas, com base em nossa experiência, desenvolvem-se no começo da idade adulta

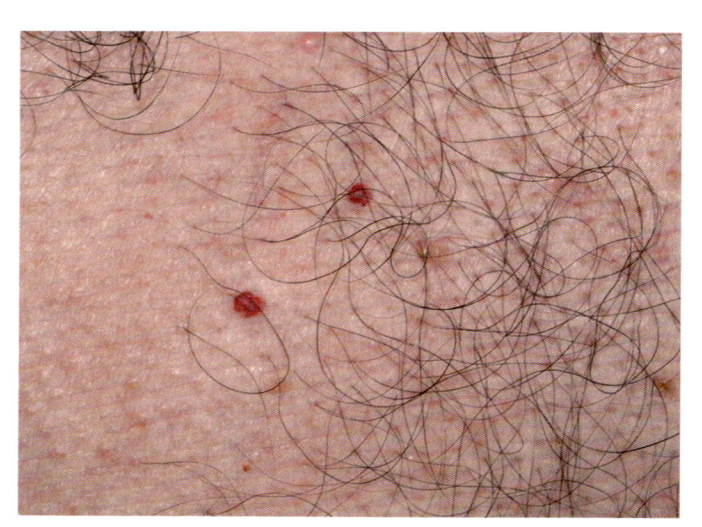

Fig. 7.9. Angiomas cerejas são pápulas discretas, onipresentes, de coloração vermelha brilhante ou vermelho-escura, bem demarcadas, mais comuns no tronco de indivíduos brancos de meia-idade e idosos, embora possam ocorrer em qualquer localização. Estes angiomas se encontram no monte de Vênus.

Pápulas e Nódulos Vermelhos

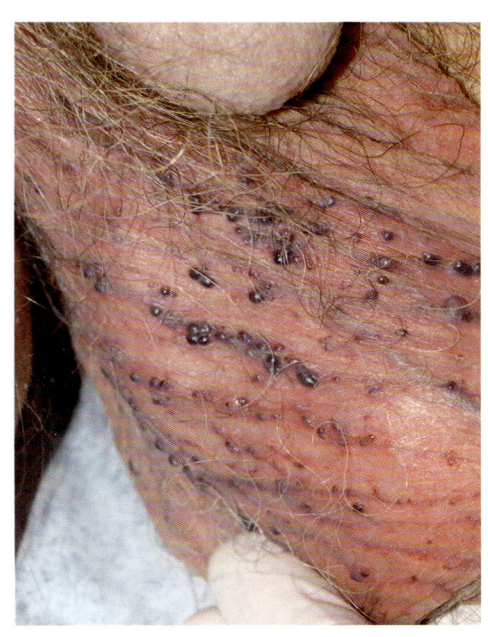

Fig. 7.10. Angioqueratomas são pequenas pápulas de cor púrpura bem demarcadas, encontradas principalmente no escroto e superfície dos grandes lábios que contêm pelos. No escroto especialmente, algumas vezes estão sobrepostas a varicosidades

em aproximadamente 10% dos homens, mas em menos de 1% das mulheres. Nos homens, aparecem como pápulas em forma de cúpula, de superfície lisa, coloração eritematosa à violácea, medindo 1 a 2 mm, ocorrendo preponderantemente no escroto e, raramente, na haste peniana. Algumas vezes, as lesões escrotais são alinhadas como evaginações diminutas ("contas de um cordão") ao longo de um vaso telangiectásico linear **(Fig. 7.10)**. Em geral, 10 a 30 pápulas estão presentes. Nas mulheres, as lesões são encontradas nos grandes lábios, onde estão em número menor (frequentemente solitárias), em tamanho maior (3 a 8 mm) e com cor mais escura (vermelho-escuras, violáceas ou azuis) **(Fig. 7.11)**. Em ambos os sexos, são assintomáticas.

O diagnóstico é feito com base clínica. Nos homens, podem-se parecer com angiomas cerejas, benignos (manchas de Campbell de Morgan). Aqueles angioqueratomas encontrados na condição extremamente rara, angioqueratoma corporal difuso (Anderson-Fabry), são de aparência similar, mas neste transtorno sistêmico com risco de vida, são mais numerosos e ocorrem por todo o tronco inferior e parte superior das coxas. Nas mulheres, as lesões mais escuras podem ser confundidas com nevos ou mesmo melanoma. Se for feita biópsia para confirmar o diagnóstico, serão observados vasos dilatados agrupados na derme superior. A epiderme sobrejacente é ligeiramente espessa, e cristas epidérmicas alongadas geralmente se estendem até a derme em torno dos vasos superficiais, algumas vezes cercando-os inteiramente. A causa destas lesões é desconhecida. Entretanto, com base na sua ocorrência frequente ao longo de um vaso dilatado nos homens, é possível que seu desenvolvimento tenha uma analogia com varizes saculares em vasos capilares envelhecidos de paredes fracas.

Prurigo Nodular (Nódulo Pruriginoso)

Apresentação Clínica

Prurigo nodular ocorre em pacientes que cronicamente beliscam ou coçam uma pequena área da pele. Isto produz uma reação de calosidade porque, em analogia com as palmas das mãos e plantas dos pés, as células epiteliais proliferam e produzem quantidades aumentadas de queratina em resposta a trauma crônico. As lesões individuais são pápulas rosadas, eritematosas ou castanho-eritematosas de 0,5 a 1,5 cm com escoriação sobrejacente **(Fig. 7.12)**. A superfície

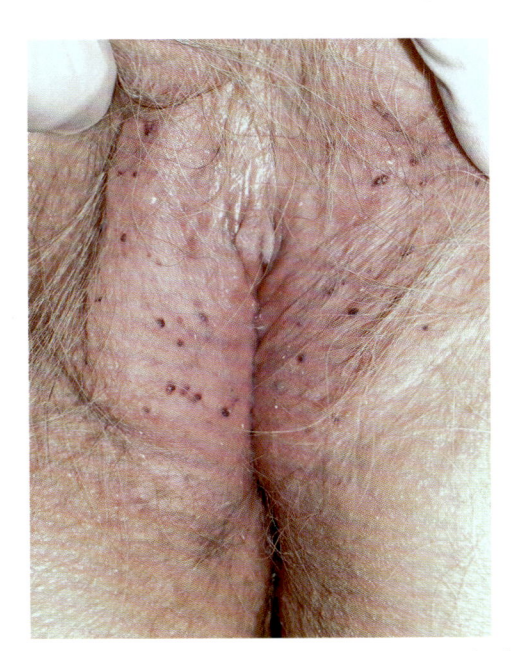

Fig. 7.11. Angioqueratomas são de cor eritematosa escura à púrpura e ocorrem na vulva nas membranas mucosas modificadas e na pele que contém pelos.

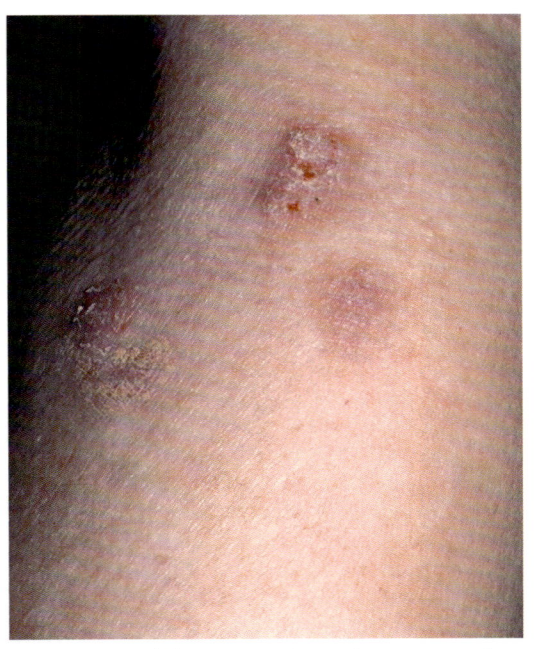

Fig. 7.12. O prurigo nodular, em seu eritema intenso e erosão superficial, é tipicamente pruriginoso.

é palpavelmente áspera por causa da presença de escamas compactadas. De um modo geral, estas lesões se originam no que previamente havia sido uma pele normal, mas ocasionalmente um problema subjacente coexistente, como foliculite, está presente e serve como um foco para a arranhadura inicial. Prurigo nodular pode ocorrer em qualquer área do corpo, mas é muito mais comum nos grandes lábios nas mulheres, no escroto nos homens e na região púbica em ambos os sexos. O comportamento de beliscar pode começar como resultado do prurido, mas o beliscar habitual, frequentemente no nível subconsciente, desempenha o papel principal na perpetuação destas lesões.

Diagnóstico

O diagnóstico é feito pela aparência clínica e história de coçar ou beliscar. Se for realizada biópsia, as características histológicas são de hiperqueratose epidérmica com acantose e proliferação descendente irregular de cristas epidérmicas. Está presente inflamação inespecífica secundária, e geralmente ocorre proliferação das extremidades nervosas. Escabiose nodular, particularmente em homens, e pseudoverrugas que se originam na pele que está em contato com fraldas são as principais condições a serem consideradas no diagnóstico diferencial.

PRURIGO NODULAR — Diagnóstico

- Pápulas ou nódulos de superfície áspera, escoriada.
- História de comportamento de coçar ou beliscar habitual.
- Em alguns pacientes, existe uma crença de que "alguma coisa está na pele e deve ser removida".
- Confirmação por biópsia, se necessário.

Fisiopatologia

Estes nódulos se originam como uma resposta protetiva, como uma calosidade, das células epiteliais ao trauma crônico de beliscar, coçar ou friccionar. O processo é análogo ao que ocorre com o ciclo da coceira-coçadura que resulta de liquenificação (ver o Capítulo 2), mas é restrito a uma área de pele muito menor. Algum grau de disfunção psicológica normalmente está presente. A intensidade e repetitividade do comportamento de coçar têm muitas características de um transtorno obsessivo-compulsivo.

Tratamento

O tratamento consiste na identificação e eliminação de alguma condição pruriginosa subjacente, tal como foliculite que inicia o comportamento de beliscar. Pacientes com ansiedade ou depressão, uma ocorrência comum, devem receber atenção para estes problemas psicológicos. Lesões individuais podem ser tratadas com bastante eficiência por injeções intralesionais de 0,2 a 0,5 mL de triancinolona acetonida 10 mg/mL. Um leve congelamento com nitrogênio líquido pode ajudar temporariamente, porque as temperaturas frias destroem seletivamente as extremidades nervosas antes de causar outros tipos de dano ao tecido. Geralmente é prescrita terapia com esteroide tópico de alta potência, porém, usada isoladamente, esta abordagem raramente ajuda. Sedação noturna com uma medicação tricíclica, como doxepina ou amitriptilina, pode minimizar o comportamento de coçar durante o sono. Um inibidor da recaptação da serotonina seletiva (SSRI) administrado por via oral, usado nas doses recomendadas para o tratamento de doença obsessivo-compulsiva, pode ser muito benéfico (Capítulo 3). Na maioria dos casos severos, pode valer a pena tentar usar agentes antipsicóticos atípicos. Outras abordagens para ajudar a romper com o ciclo da coceira-coçadura são abordadas na Seção A, doenças eczematosas, do Capítulo 6.

PRURIGO NODULAR — Tratamento

- Injeção intralesional de esteroide, triancinolona 10 mg/mL, 0,2 a 0,5 mL em cada lesão.
- Ensaio de terapia com luz, nitrogênio líquido.
- Hidroxizina ou doxepina, 25 mg 2 horas antes da hora de dormir. Aumentar para 75 mg, se necessário.
- SSRI, como citalopram, caso seja necessária a terapia diurna.

Granuloma Piogênico

Esta neoplasia reativa é mais comumente encontrada em crianças e mulheres grávidas. Os genitais não são uma local usual de predileção, mas já houve alguns casos reportados afetando estas áreas **(Figs. 7.13 e 7.14)**. Clinicamente, o granuloma piogênico se apresenta como uma pápula eritematosa ou um pequeno nódulo que é frequentemente ligeiramente

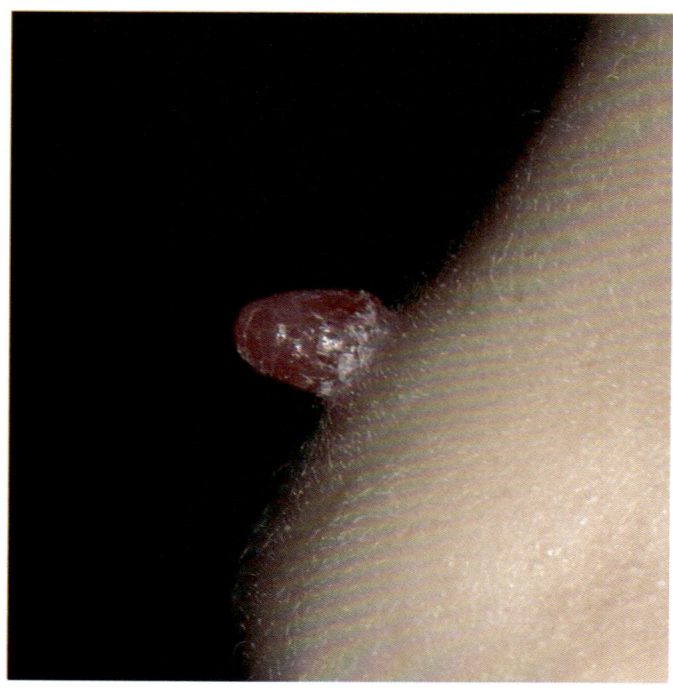

Fig. 7.13. Algumas vezes denominado tumor gravídico, o granuloma piogênico se apresenta como um nódulo pedunculado, vermelho brilhante.

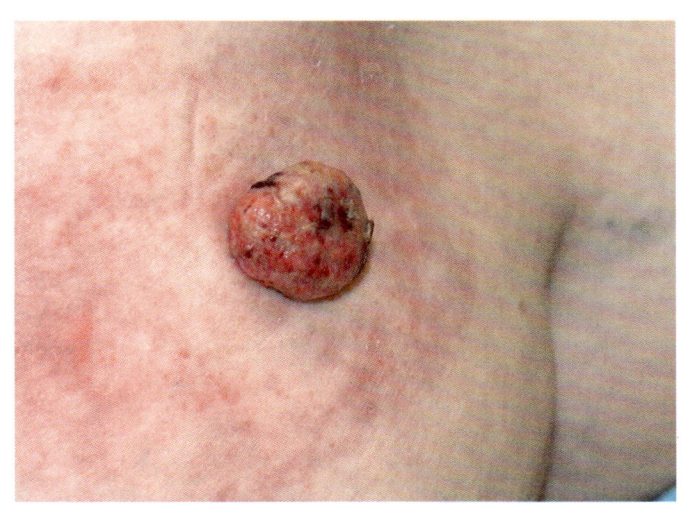

Fig. 7.14. Este granuloma piogênico ocorreu na coxa sobre um pano de fundo de liquenificação não relacionada por causa da fricção.

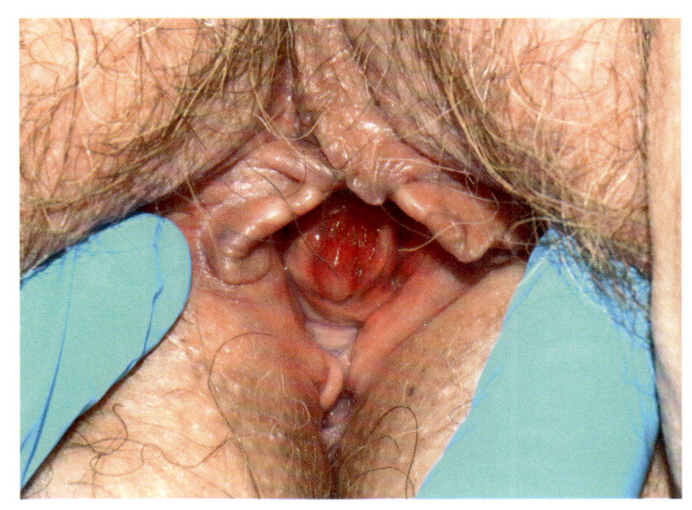

Fig. 7.15. A carúncula uretral geralmente é pequena e variavelmente eritematosa, emanando do orifício da uretra.

pedunculado ("apertado" na base). Como o epitélio superficial destas lesões é acentuadamente fino, frequentemente é observada uma superfície brilhante que sangra facilmente depois de um trauma mínimo. O diagnóstico geralmente é aparente no exame clínico, porém muitas das lesões discutidas neste capítulo devem ser consideradas na lista dos diagnósticos diferenciais. É importante observar que o melanoma amelanótico pode-se parecer muito com o granuloma piogênico. Por esta razão, a confirmação histológica de um diagnóstico clínico geralmente é justificada.

Granuloma piogênico é uma neoplasia reativa benigna. Sangramento representa a única complicação importante destas lesões. A causa do granuloma piogênico não é conhecida, mas, em muitos casos, surgem depois de um trauma, talvez se desenvolvendo como resultado de distúrbio na angiogênese reparadora normal. Como essas lesões ocorrem com frequência muito aumentada durante a gravidez e na pré-puberdade, é possível que fatores hormonais atuem na patogênese.

O tratamento de escolha é realizar a excisão no nível da pele circundante. Isto fornece um espécime para exame histológico. A base da excisão deve ser tratada com eletrocirurgia, caso contrário, a taxa de recorrência é extremamente alta.

Carúncula Uretral

Carúncula uretral ocorre em mulheres de meia-idade e idosas, onde aparece como uma pápula eritematosa solitária no meato uretral **(Figs. 7.15 e 7.16)** (4). Estas carúnculas têm menos de 1 cm de diâmetro e geralmente ocorrem como lesões pedunculadas ou em forma de cúpula. A maioria está localizada no lábio posterior da uretra. A superfície é friável, e, por esta razão, geralmente chamam a atenção do paciente por causa da hematúria leve ou da presença de sangue no papel higiênico após a limpeza. Carúnculas uretrais diferem de prolapso uretral, já que as primeiras são focais, e o último é circunferencial. As características microscópicas incluem dilatação vascular e a infiltração de neutrófilos num estroma formado por tecido conjuntivo frouxo. A causa é desconhecida, mas como ocorrem quase inteiramente em mulheres na pós-menopausa, suspeita-se de deficiência de estrogênio. Lesões pequenas assintomáticas podem ser deixadas sem tratamento. Se for desejável tratamento, vale a pena tentar terapia com estrogênio tópico, embora mesmo quando bem-sucedida, são comuns recorrências, quando a terapia é interrompida. Se a terapia tópica não for bem-sucedida, a lesão pode ser removida por excisão na base da lesão. Eletrocirurgia cuidadosa pode ser necessária para atingir hemóstase e prevenir recorrência. O espécime removido deve ser submetido a exame histológico para excluir outros tipos de tumores uretrais.

Prolapso Uretral

O prolapso da uretra é visto somente no sexo feminino e ocorre preponderantemente em meninas na pré-menarca, negras, afro-americanas e africanas e em mulheres brancas

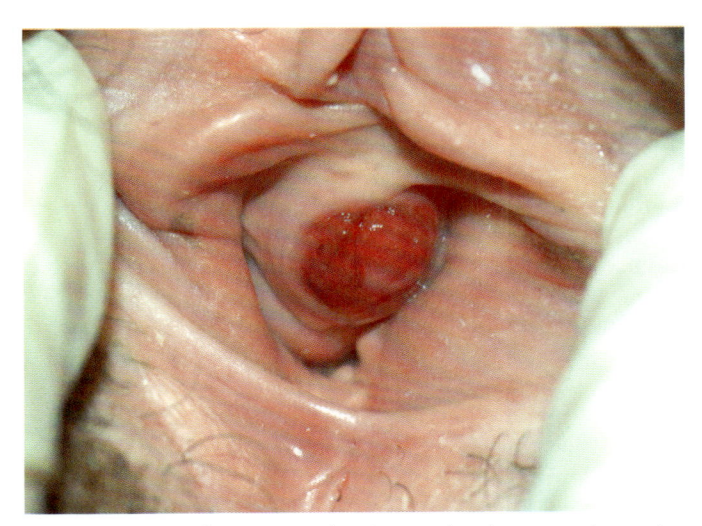

Fig. 7.16. Ocasionalmente, a carúncula uretral pode ser grande e muito eritematosa.

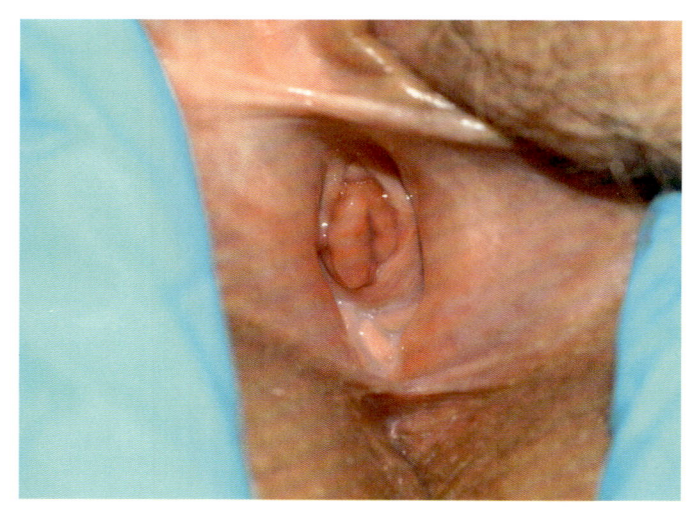

Fig. 7.17. Embora prolapso uretral se pareça com uma carúncula uretral, o nódulo eritematoso é circunferencial em torno do meato, desta forma configurando uma forma de rosquinha com a abertura uretral no centro.

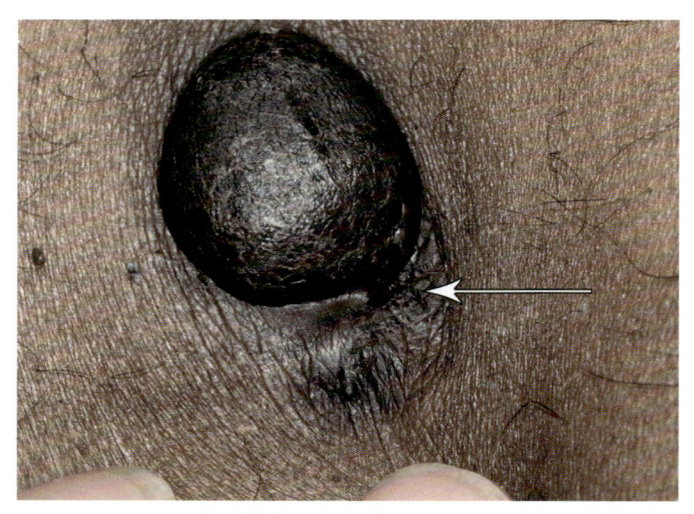

Fig. 7.18. Este grande nódulo crônico de endometriose era macio e, como a paciente era de compleição escura, sua aparência era marrom em vez de eritematosa. O diagnóstico foi sugerido por sangramento mensal de uma área (*seta*), que coincidia com a menstruação.

na pós-menopausa (5). Apresenta-se como uma massa edematosa eritematosa, geralmente circundando completamente o meato uretral **(Fig. 7.17)**. Esta condição pode ser assintomática em crianças, mas em mulheres adultas, disúria e sintomas de desconforto local (especialmente ao andar) estão frequentemente presentes. Em casos mais graves com edema acentuado, as pacientes podem ter dificuldade para urinar. Raramente é necessário biópsia, porém, se realizada, as características histológicas são um epitélio uretral normal com uma quantidade variável de inflamação subjacente. A causa do prolapso uretral é desconhecida. Como ocorre predominantemente em meninas na pré-puberdade e em mulheres na pós-menopausa, suspeita-se de deficiência de estrogênio. Raramente, ocorre como uma anormalidade congênita, mas, na maioria dos casos, parece estar relacionada com esforço pélvico, especialmente naquelas pacientes com sobrepeso. Terapia com estrogênio tópico (5) e redução manual do prolapso frequentemente apresentam sucesso, mas é comum reincidência. Excisão cirúrgica, ligação ou destruição eletrocirúrgica é algumas vezes necessária.

Endometriose Vulvar e Perineal

Apresentação Clínica

Endometriose cutânea é uma condição rara que apresenta pápulas ou nódulos de tamanho e cor variáveis. Geralmente, apenas uma lesão solitária está presente, mas raramente pode haver várias. Estas estão mais frequentemente localizadas no vestíbulo vulvar (onde é provável que sejam confundidas com um cisto no ducto de Bartholin), nos grandes lábios formados por epitélio queratinizado e no períneo em mulheres que fizeram uma episiotomia (6). Lesões superficiais menores ocorrem como pápula ou nódulo rosado, vermelho, violáceo, marrom ou da cor da pele, com superfície lisa. O tamanho médio é de aproximadamente 2 cm. Lesões maiores e mais profundas geralmente são da cor da pele, azuis ou violáceas **(Fig. 7.18)**.

Diagnóstico

O reconhecimento geralmente é fácil, porque, caracteristicamente, estes nódulos aumentam e se tornam dolorosos na época da menstruação. Então ocorre regressão após a menstruação. A biópsia irá confirmar um diagnóstico suspeito clinicamente. As condições incluídas no diagnóstico diferencial compreendem hidradenoma papilífero, granuloma piogênico, tumores vasculares e cistos inflamados. Outros tumores secundariamente inflamados podem simular endometriose vulvar.

ENDOMETRIOSE	Diagnóstico
• Geralmente uma lesão solitária localizada dentro da vulva. • Cor variável. • Superfície intacta. • Aumento ou aumentada durante a menstruação; regressão depois disso.	

Fisiopatologia

Endometriose vulvar se desenvolve quando o tecido endometrial é acidentalmente implantado na vulva na hora do parto ou durante procedimentos cirúrgicos. Ainda mais raramente, pode ocorrer implantação se estiverem pressentes lesões vulvares durante o fluxo menstrual. O desenvolvimento de endometriose vulvar clinicamente visível ser posterior à implantação endometrial em meses a anos.

Tratamento

Excisão cirúrgica ampla geralmente é adequada para pequenas lesões, mas recorrências e lesões de endometriose maiores ou mais espalhadas podem requerer a supressão hormonal da ovulação.

Pápulas e Nódulos Vermelhos

ENDOMETRIOSE	Tratamento

- Excisão cirúrgica.
- Ablação por *laser* é possível depois da biópsia.
- Esperar uma taxa alta de recorrência.
- Supressão hormonal da ovulação para doença extensa.

Hematoma

Hematomas representam uma coleção loculada de sangue. Ocorrem muito facilmente dentro da vulva e escroto por causa do tecido conjuntivo distensível nestes locais e da localização dependente dos genitais. Geralmente ocorrem depois de trauma acidental, incidental ou sexual **(Fig. 7.19)**. Desenvolvem-se mais frequentemente depois de uma lesão extensa. Hematomas vulvares podem ocorrer depois de parto vaginal ou depois de episiotomia (7). A aparência clínica é de edema agudo ou subagudo acompanhado por coloração púrpura sem branqueamento, pouco demarcada. Depois dos primeiros dias, a cor púrpura é substituída por tonalidades de amarelo, verde e marrom.

Dependendo da natureza e da severidade do trauma, a possibilidade de ruptura uretral e dano ao tecido intrapélvico deve ser considerada. Em uma forma diferente de hematoma, ocorre loculação não traumática de sangue em hematocolpo, em que o sangue menstrual é aprisionado dentro da vagina por um hímen imperfurado. O tratamento de hematoma genital é geralmente expectante e conservador. Banhos de imersão e controle da dor podem ser úteis. Incisão cirúrgica e evacuação de um coágulo podem ser necessárias em casos de hematomas que aumentam rapidamente.

Hidradenoma Papilífero (Adenoma de Glândulas Mamárias-Símile)

O hidradenoma papilífero é uma neoplasia anexial rara da área anogenital das mulheres (8). Desenvolve-se primariamente em mulheres de meia-idade e idosas e aparece clinicamente como um nódulo hemisférico, pequeno (15 a 30 mm) e solitário, geralmente localizado no sulco interlabial. A lesão é mais frequentemente rosada, eritematosa ou da cor da pele (ver o Capítulo 5). Alguns parecem císticos, e outros parecem sólidos. A superfície pode ser lisa, mas cerca de um terço ulcera com sangramento concomitante e dor **(Fig. 7.20)**. A maioria das lesões intactas é assintomática. O diagnóstico pode ser suspeitado clinicamente, mas é necessária a biópsia para confirmação.

O hidradenoma papilífero foi originalmente considerado um tumor de glândula apócrina, mas estudos recentes sugerem que ele é um adenoma derivado de glândulas anogenitais mamárias-símile (9). O hidradenoma papilífero é uma neoplasia benigna, embora muitos deles tenham mutações oncogênicas relacionadas e tem havido alguns casos de carcinoma ductal na biópsia (8). O tratamento é excisão cirúrgica, e recorrências são infrequentes após a remoção. O hidradenoma papilífero deve ser diferenciado de outra neoplasia anexial nomeada igualmente, o siringocistadenoma papilífero, que está localizado principalmente na face e couro cabeludo.

Sarcoma de Kaposi

Sarcoma de Kaposi é uma malignidade de baixo grau com origem nos vasos sanguíneos. As lesões do sarcoma de Kaposi são pápulas, nódulos ou placas em forma de cúpula, com coloração vermelho-escura, marrom ou púrpura **(Figs. 7.21 e 7.22)**. A cor pode ser vermelho-escura ou violácea. Há várias

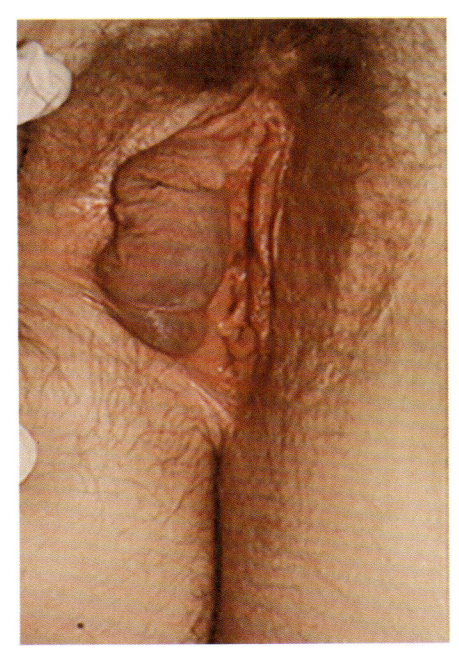

Fig. 7.19. Este hematoma de cor púrpura do lábio menor direito ocorreu depois de um trauma relativamente pequeno, a queda de um menino da bicicleta.

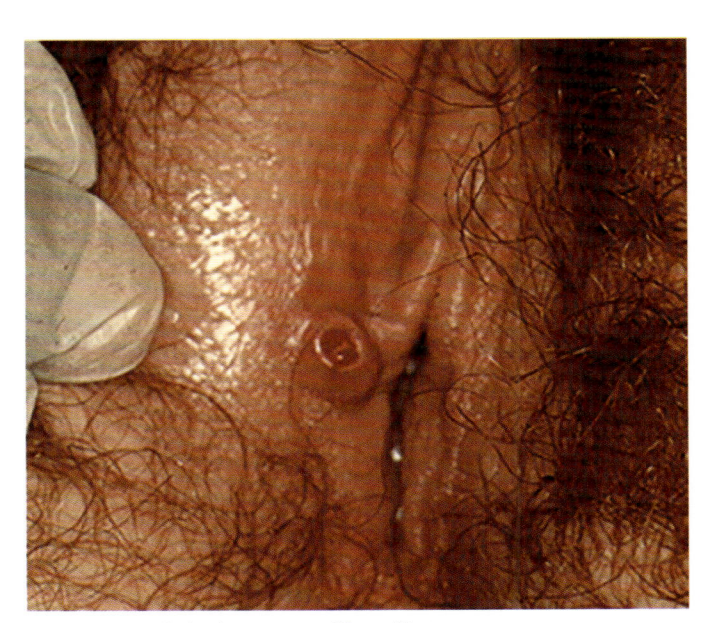

Fig. 7.20. Este hidradenoma papilífero clássico se apresenta como um nódulo vermelho com uma ulceração central. (Cortesia de Raymond Kaufman.)

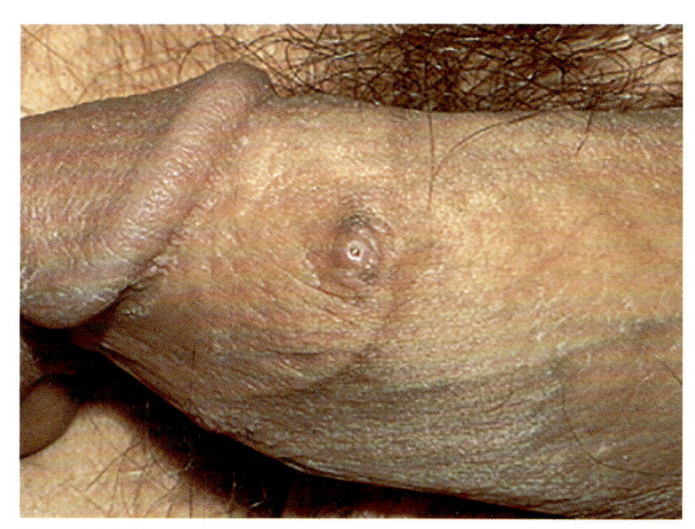

Fig. 7.21. Embora sarcoma de Kaposi seja uma malignidade vascular, frequentemente aparece como um nódulo vermelho-escuro violáceo, ou mesmo marrom, como visto aqui na haste do pênis.

formas de sarcoma de Kaposi, todas as quais parecem ser causadas por herpes-vírus associada a sarcoma de Kaposi, que também é conhecido como herpes-vírus humano tipo 8. O tipo mais comum de sarcoma de Kaposi encontrado em países ocidentais é o que está associado à supressão imune grave, especialmente como em pacientes com HIV-AIDS. Não é de causar surpresa que a prevalência de sarcoma de Kaposi tenha diminuído em cerca de 90% desde o advento de terapia antirretroviral altamente ativa.

Nesta forma de sarcoma de Kaposi, as lesões são mais comumente encontradas no tronco e nas superfícies mucosas da boca. Não há predileção particular pela área genital, mas ocasionalmente ocorrem lesões nessa localização. Existem apenas alguns relatos de caso envolvendo os genitais femininos, mas possivelmente porque sarcoma de Kaposi em geral ocorre mais frequentemente em homens, o envolvimento peniano é muito mais comum. De fato, no espaço de 6 anos, foram identificados 132 casos no estado da Califórnia (10). É desnecessário tratamento para tumores pequenos, mas se for desejável terapia, lesões individuais podem ser tratadas com crioterapia, excisão cirúrgica ou vimblastina ou vincristina intralesional. Radioterapia também é muito efetiva. Quimioterapia sistêmica para sarcoma de Kaposi está fora do escopo deste livro.

Pseudoverrugas (Dermatite das Fraldas de Jacquet, Granuloma Glúteo Infantil)

As entidades listadas no título, juntamente com aquelas conhecidas como dermatite das fraldas erosiva e pápulas pseudoverrucosas, são provavelmente variantes menos importantes de um único transtorno (11). As lesões nesta condição ocorrem como pápulas e nódulos discretos e planos ou em forma de cúpula, rosados, eritematosos ou violáceos em áreas do tecido anogenital que são cobertas por fralda. A maioria tem cerca de 1 cm de diâmetro, mas lesões maiores também são comuns. Como a superfície é composta por um estrato córneo espesso que é acentuadamente hidrofílico, elas podem até mesmo ter aparência branca quando estão úmidas e maceradas. Frequentemente estas lesões têm superfície erosada. Esta condição possivelmente surge como uma reação protetiva, semelhante a uma calosidade, à irritação crônica da umidade continuamente presente. Por essa razão, as lesões ocorrem quase unicamente em bebês que usam fraldas e em homens e mulheres idosos incontinentes (e geralmente com fraldas e acamados) (12). Condições como infecção pelo HPV (verrugas), condiloma plano e prurigo nodular devem ser consideradas na lista dos diagnósticos diferenciais. Colonização secundária ou infecção com *Candida* sp. é comum.

O tratamento requer melhora no ambiente local, notadamente obtido a redução na quantidade e duração da urina, suor e fezes retidas. Produtos de proteção à pele, como pomada com óxido de zinco ou sucralfato, são modestamente úteis. Há controvérsias quanto à utilidade de esteroides tópicos, pois alguns clínicos acreditam que estes agentes na realidade pioram o problema e podem até atuar na sua etiologia. Este autor, no entanto, identificou que o uso por tempo limitado de esteroides tópicos de alta potência é útil. Raramente são necessários esteroides sistêmicos, administrados por via oral ou intramuscular. Terapia antiCandida concomitante geralmente é recomendável.

Furunculose

Furúnculos se desenvolvem como uma forma profunda de foliculite bacteriana e geralmente surgem como um nódulo solitário, vermelho e em forma de cúpula **(Figs. 7.23 e 7.24)**. A maioria deles mede 2 a 4 cm de diâmetro. São dolorosos, quentes e macios ao toque. Na palpação, podem ser firmes ou têm uma área central macia de flutuação. O termo "abscesso" é usado para infecções semelhantes, apresentando uma aparência similar e ocorrendo em uma área não folicular. Lesões não tratadas podem sofrer necrose, rompendo a pele sobrejacente e drenando pus.

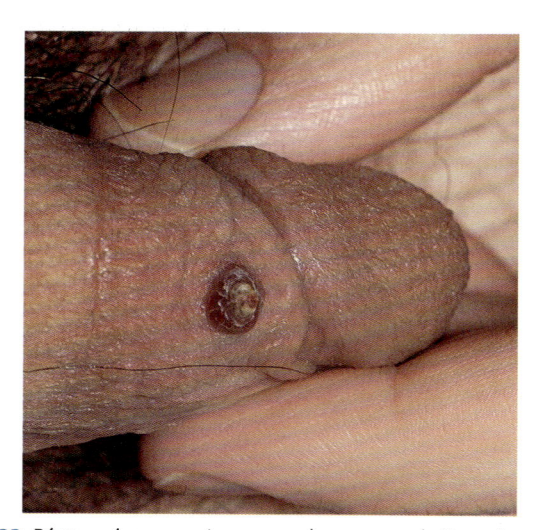

Fig. 7.22. Púrpura é a cor mais comum de sarcoma de Kaposi em um paciente branco. A coexistência do HIV torna o diagnóstico muito mais fácil.

Pápulas e Nódulos Vermelhos | 119

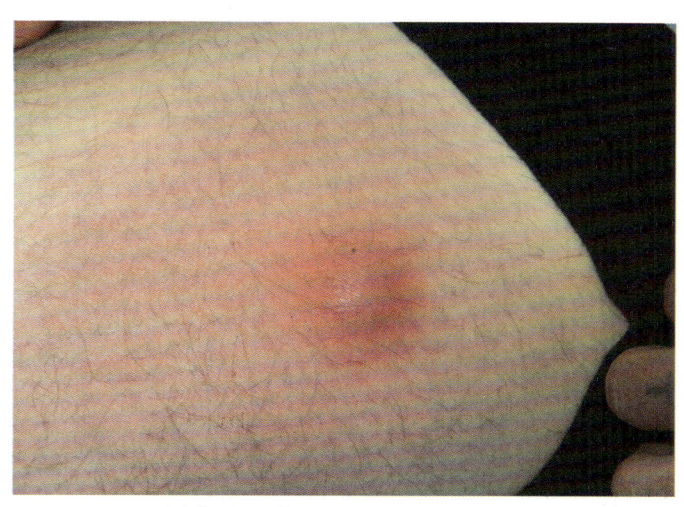

Fig. 7.23. Este nódulo vermelho macio com rubor eritematoso periférico plano ao redor é a aparência típica de um furúnculo.

Furúnculos e abscessos são quase sempre causados por infecção por *Staphylococcus aureus*, e estas bactérias, pelo menos nos Estados Unidos, são quase sempre *Staphylococcus aureus* resistentes à meticilina (MRSA). Além disso, mais uma vez nos Estados Unidos, estes organismos estafilococos quase sempre são portadores do fator de virulência à leucocidina Panton-Valentine (PVL). Este fator causa lise dos neutrófilos e a liberação de enzimas lisossômicas, o que consequentemente favorece o desenvolvimento de necrose do tecido (13). O ambiente quente e úmido da área anogenital facilita o desenvolvimento destas lesões, assim como a atividade sexual e outras formas de trauma por fricção. Debilidade, comprometimento imunológico, diabetes, alcoolismo, higiene pessoal insuficiente e esteroides tópicos e sistêmicos atuam como cofatores na gênese. Indivíduos que são portadores nasais crônicos de *S. Aureus* tendem a ter lesões de ocorrência frequente e recorrente.

Os nódulos inflamatórios de hidradenite supurativa (HS) são normalmente confundidos com furúnculos, mas a presença de múltiplos nódulos, a localização em múltiplas áreas ao longo da linha do leite, a recuperação de mais de uma espécie de bactéria e a falha em responder rápida e completamente à terapia com antibiótico permitem a identificação correta de HS. Cistos inflamados também são de aparência semelhante a furúnculos. Para estes cistos, geralmente há história de um nódulo não inflamado preexistente nesse mesmo local. Este fragmento da história, juntamente com uma resposta fraca à terapia com antibiótico, permite a identificação correta de cistos inflamados. Outras condições a serem consideradas na lista de diagnósticos diferenciais incluem cisto pilonidal e doença de Crohn. Se a lesão for muito grande, celulite e o primeiro estágio de fascite necrotizante também devem ser considerados.

O diagnóstico geralmente é feito com base clínica; é possível a confirmação por meio de cultura bacteriana se a lesão for flutuante e for incisada ou aspirada. Lesões pequenas e relativamente assintomáticas podem-se recuperar espontaneamente. Lesões maiores devem ser tratadas com antibióticos orais que são efetivos contra MRSA. A sensibilidade dos antibióticos varia de região para região, portanto, não é possível uma recomendação global para um produto específico. Pequenas lesões firmes não se beneficiam de incisão e drenagem, mas lesões maiores e flutuantes sim. Embora compressas úmidas quentes sejam recomendadas com frequência, há poucas evidências factuais que apoiem seu uso.

Cistos Inflamados

A maioria dos cistos que ocorrem na região anogenital não é inflamada e, portanto, são da cor da pele e assintomáticos. Como tal, a discussão principal sobre estas lesões pode ser encontrada no Capítulo 5. No entanto, algumas vezes estes cistos se tornam dolorosamente inflamados. Nesta situação, um paciente pode apresentar pela primeira vez um nódulo macio e vermelho. Uma inflamação que ocorre dentro ou em volta de um cisto se desenvolve como resultado de vazamento na parede cística ou ruptura com liberação do conteúdo do cisto no tecido conjuntivo circundante. Este conteúdo do cisto a seguir induz reação inflamatória tipo corpo estranho. Deve ser observado que muitos clínicos falam destes cistos inflamados como se fossem infectados, mas na verdade, infecção é um evento muito improvável para cistos intactos. No entanto, pode ocorrer infecção depois que um cisto sofreu necrose e drenou para a superfície da pele.

Cistos não inflamados geralmente são assintomáticos, mas cistos inflamados geralmente são macios e dolorosos. Quando um paciente apresenta inicialmente um cisto inflamado, a primeira consideração geralmente é de um furúnculo ou celulite. Entretanto, o diagnóstico de um cisto inflamado geralmente é possível com base na história de uma lesão da cor da pele, de consistência firme, preexistente. Esta observação, juntamente com um tamanho imutável em 10 dias ou mais e

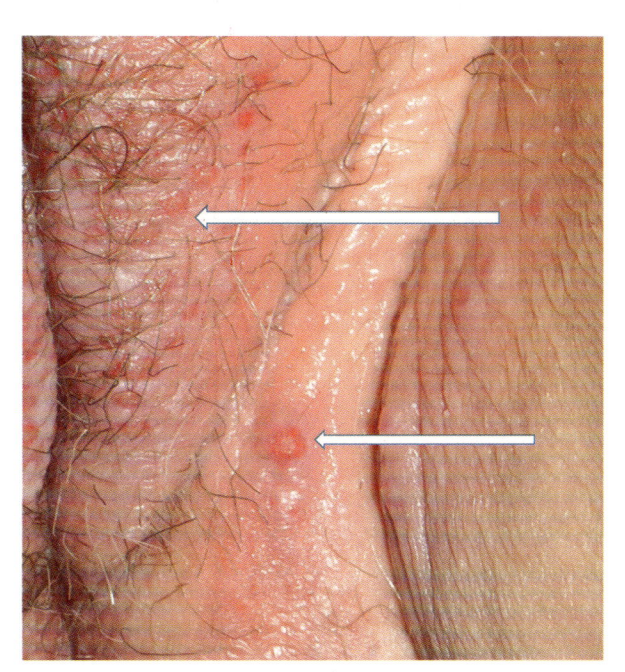

Fig. 7.24. O aparecimento repentino de um nódulo vermelho doloroso (*seta fina*) e uma cultura mostrando um crescimento intenso de *Staphylococcus aureus* diferencia este furúnculo de uma lesão maior de hidradenite supurativa (*seta grossa*).

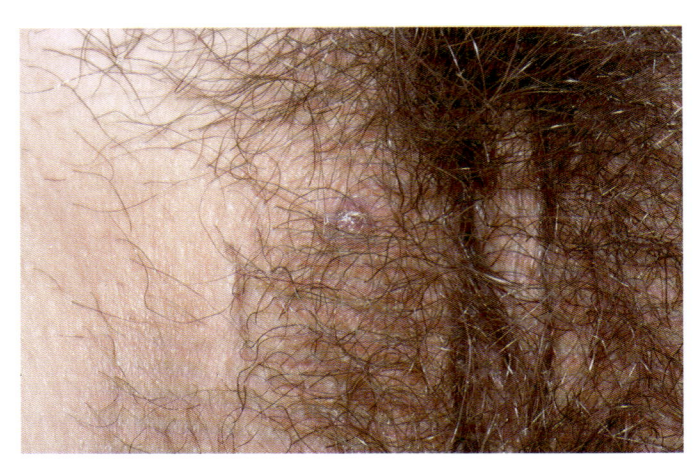

Fig. 7.25. Um cisto epidérmico inflamado é morfologicamente indistinguível de um furúnculo, mas há história de um nódulo precedente; cistos inflamados geralmente são lesões solitárias.

não respondendo rápida e completamente à terapia com antibiótico possibilita a identificação clínica correta. Os tipos de cistos mais prováveis de se tornar inflamados incluem os cistos epidermoides ("sebáceos") **(Fig. 7.25)**, cistos pilonidais e cisto no ducto de Bartholin **(Fig. 7.26)**. Outras condições a serem consideradas na lista dos diagnósticos diferenciais incluem doença de Crohn cutânea e HS.

O tratamento de cistos inflamados depende em parte do tipo de cisto envolvido. Porém, na maioria dos casos, incisão e drenagem com cultura bacteriana dos conteúdos são um primeiro passo aconselhável. Se a cavidade do cisto for muito grande, preenchê-lo com gaze iodoforme estéril pode ser necessário. Antibióticos são administrados com frequência, embora raramente esteja presente infecção em cistos intactos. Com frequência ocorre alguma melhora com antibióticos, mas isto provavelmente está mais relacionado com a propriedade anti-inflamatória da maioria dos antibióticos e não com algum efeito antimicrobiano direto. Imersões e banhos de assento com água morna são frequentemente recomendados, mas há poucos dados para apoiar seu uso.

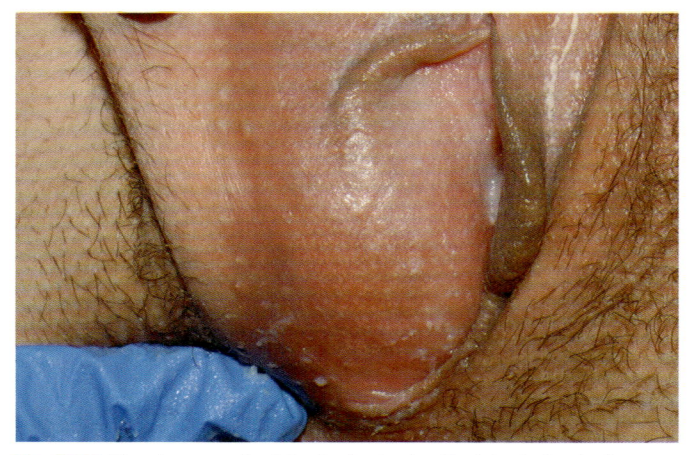

Fig. 7.26. Um abscesso de cisto do ducto da glândula de Bartholin se apresenta como um edema vermelho, doloroso e difuso da vulva subjacente ao vestíbulo posterior e lábio maior. (Cortesia de Raymond Kaufman.)

Nem todos os cistos precisam ser completamente excisados, embora a taxa de recorrência seja bastante alta se isto não for realizado. De qualquer modo, a excisão completa e definitiva do cisto é adiada até que a inflamação inicial tenha regredido, já que isto leva à redução do tamanho da lesão a ser removida. A excisão do cisto pilonidal e de Bartholin requer habilidade especial, e a discussão deste tópico vai além do escopo deste livro.

Hidradenite Supurativa (Acne Inversa)

HS é uma doença desfigurante crônica que é difícil de tratar com sucesso. Frequentemente é acompanhada por dor, drenagem e odor. Como tal, ela tem o potencial para reduzir materialmente a qualidade de vida dos pacientes por ela afetados. Inúmeras revisões muito minuciosas desta doença foram publicadas recentemente. Elas incluem um suplemento de 88 páginas do Journal of the American Academy of Dermatology, publicado, em 2015, e uma edição de 128 páginas do Dermatology Clinics, publicado, em janeiro de 2016 (14,15). Além disso, e apesar da ênfase no tratamento neste título, ainda há outras boas revisões gerais de todos os aspectos de HS (16).

Apresentação Clínica

HS é um problema relativamente comum, com prevalência estimada de aproximadamente 1% a mais de 4% em vários países (17). Afeta as mulheres consideravelmente com mais frequência do que homens, porém a severidade da doença, quando ocorre em homens, pode ser maior. Nas mulheres, desenvolve-se mais comumente depois da menarca, geralmente durante a segunda e terceira décadas de vida. Novo início após a menopausa é raro, e a atividade da doença tende a decrescer lentamente com o tempo. Fumar cigarros e obesidade são fatores predisponentes para o desenvolvimento da doença. A maioria dos clínicos acredita que HS é mais comum em africanos e afro-americanos, mas não há dados para apoiar essa suposição. Uma história familiar positiva de HS (ou para acne conglobata facial equivalente) é encontrada em uma minoria significativa dos pacientes.

HS começa com nódulos eritematosos dolorosos, muitos dos quais eventualmente se rompem para formar tratos sinusais com drenagem crônica **(Figs. 7.27 a 7.31)**. Os nódulos inflamatórios se parecem muito com furúnculos e com frequência inicialmente são diagnosticados erroneamente como tal. Menos frequentemente, desenvolvem-se úlceras crônicas. Tanto os tratos sinusais quanto as úlceras tendem a cicatrizar com cicatrizes espessas semelhantes a cordões. Comedões são normalmente encontrados na região em torno das lesões inflamatórias (18). Estes comedões são maiores do que o normal. A presença de dois comedões separados por 1 a 2 mm de pele normal (comedões "gêmeos") é suficientemente distintiva para representar um sinal patognomônico da doença. Estas cabeças pretas gêmeas ocorrem como resultado de uma saída folicular anatomicamente bifurcada, sugerindo que as anormalidades foliculares anatômicas congênitas desempenham um papel no desenvolvimento da doença.

Pápulas e Nódulos Vermelhos

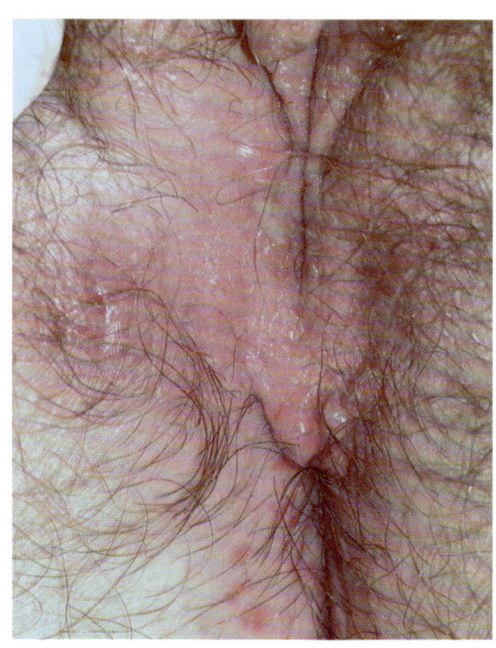

Fig. 7.27. Hidradenite supurativa é algumas vezes denominada acne inversa e consiste em cistos tipos inflamados de acne que evoluem para seios com drenagem crônica.

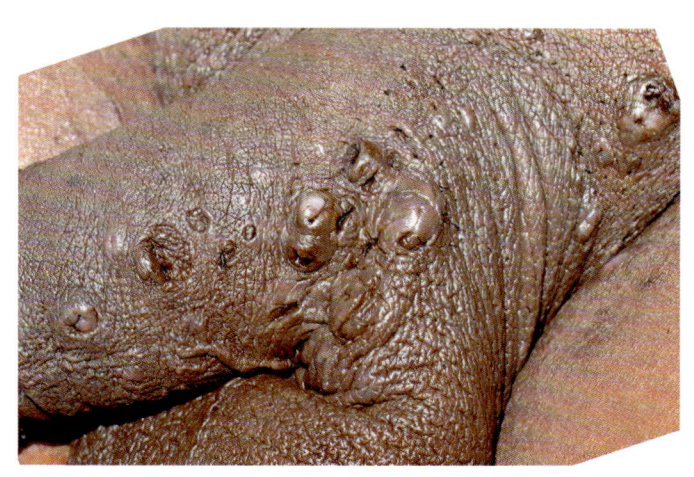

Fig. 7.29. Estas pápulas de hidradenite supurativa podem ser confundidas com furunculose. No entanto, o grande número de lesões e culturas revelando múltiplas espécies de bactérias serve para identificá-las como HS.

As lesões inflamatórias de HS ocorrem quase unicamente nos locais que possuem o tipo de folículos pilosos com glândulas apócrinas associadas. Por causa da relação entre as glândulas mamárias e glândulas apócrinas, não é de causar surpresa que quase todas as lesões de HS irão ocorrer ao longo da "linha do leite", que corre das axilas até a área mamária e se estende até as áreas púbica, inguinal, genital, perineal e perianal. Lesões difusas (possivelmente relacionadas com folículos relacionados com as glândulas apócrinas de localização ectópica) podem ser encontradas nas nádegas e coxas. As axilas são as localizações mais frequentemente afetadas e, em muitos casos, representam a área de comprometimento inicial antes de ser observada maior disseminação. Foram propostos dois sistemas para avaliar a gravidade de HS: os sistemas de estadiamento de Hurley e de Sartorius (19). Ambos são para fins de estudos clínicos, mas geralmente é desnecessário utilizar qualquer um deles na prática clínica rotineira.

Diagnóstico

O diagnóstico de HS é feito com base clínica. As características clínicas que levam ao diagnóstico incluem (a) a presença de múltiplas lesões bilaterais, (b) a localização das lesões ao longo da linha do leite, (c) recorrência no mesmo local, (d) longa duração (semanas a meses) das lesões individuais,

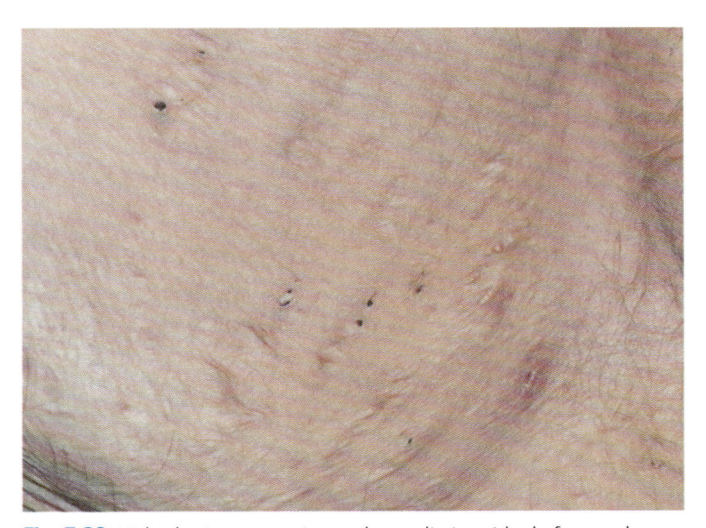

Fig. 7.28. Hidradenite supurativa pode ser distinguida de furunculose pela presença de comedões que podem ser sutis ou acentuados, além da resposta fraca aos antibióticos e cultura não diagnósticos.

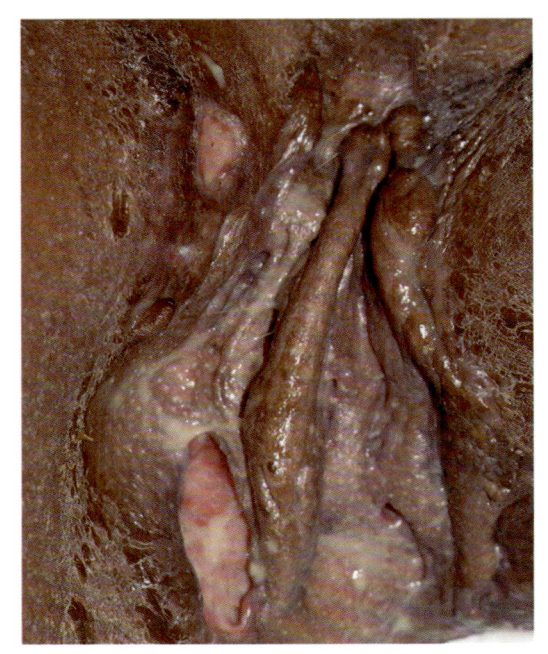

Fig. 7.30. Hidradenite supurativa varia desde um cisto inflamado desagradável ocasional até nódulos, seios e úlceras com drenagem constante, dolorosos e com mau odor.

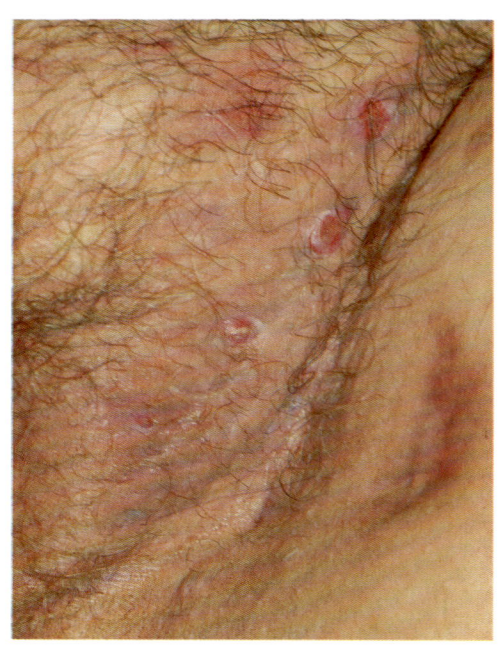

Fig. 7.31. Hidradenite supurativa extensa produz cicatrizes mutiladoras, e a inflamação constante deve ser monitorada quanto à transformação maligna.

| HIDRADENITE SUPURATIVA | Diagnóstico |

- Múltiplas lesões estão presentes.
- Lesões localizadas dentro da linha do leite.
- Recorrência de lesões no mesmo local.
- Longa duração com pouca regressão espontânea.
- As culturas são estéreis ou contêm múltiplas espécies de bactérias.
- Resolução lenta e incompleta com antibióticos.

(e) culturas bacterianas que são negativas ou demonstram a presença de múltiplas espécies bacterianas e (f) não respondem rápida e completamente à terapia com antibiótico. Foi proposto um algoritmo diagnóstico que inclui muitas destas características (19). Biópsia é raramente indicada e, em razão da inflamação inespecífica que é encontrada, geralmente ela não é útil se for realizada.

Duas doenças comuns devem ser consideradas na lista dos diagnósticos diferenciais. Furunculose é a condição com a qual HS é mais frequentemente confundida. Várias características clínicas são úteis na identificação de furunculose: (a) apenas um ou dois nódulos geralmente estão presentes num determinado momento; (b) lesões adicionais, caso ocorram, são encontradas em regiões aleatórias em vez de preponderantemente na linha do leite; (c) a cultura revela apenas uma espécie bacteriana, S. aureus e (d) há uma resposta completa à terapia com antibiótico dentro de 7 a 10 dias. Doença de Crohn anogenital pode-se parecer muito com HS. Uma história de sintomas e sinais intestinais, ausência de lesões nas axilas, presença de fístulas anais, ausência de comedões gêmeos e achados histológicos mais distintivos na biópsia apontariam para um diagnóstico de doença de Crohn. Observe, contudo, que mesmo que pareçam ser entidades inteiramente separadas, há vários relatos indicando que as duas doenças coexistem com uma maior frequência do que seria esperado pelo acaso (20). HS também pode ser encontrada em associação à acne conglobata e celulite dissecante do couro cabeludo. Estas três condições clínicas formam a tríade de retenção folicular. Uma extensa lista de outras doenças raras que podem estar associadas à HS está disponível (21). Outros transtornos que podem apresentar lesões que simulam HS com cistos inflamatórios incluem micoses profundas (especialmente nos imunossuprimidos), infecções micobacterianas, granuloma inguinal e cistos inflamados de vários tipos.

Fisiopatologia

Embora as lesões inflamatórias de HS ocorram nos folículos pilosos associados à glândula apócrina, HS não é propriamente uma doença da glândula apócrina. Em vez disso, as lesões surgem por causa da obstrução anatômica ou queratinocítica do ducto apócrino e/ou folículo piloso (19). Depois que o bloqueio estiver instalado, a atividade da glândula apócrina leva a um efeito de barragem com a subsequente dilatação folicular e, eventualmente, vazamento ou ruptura folicular. Isto resulta no extravasamento do conteúdo folicular no tecido conjuntivo circundante, onde induz resposta inflamatória do tipo corpo estranho. Esta resposta inflamatória, consistindo em neutrófilos, linfócitos e macrófagos, cria um abscesso estéril. Se a necrose relacionada com o abscesso romper a superfície da pele, pode ocorrer colonização bacteriana secundária e/ou infecção. Este processo pode ser visto como análogo à fisiopatologia da acne cística, e, consequentemente, o nome alternativo para HS é "acne inversa".

Fatores ambientais, como obesidade com fricção intertriginosa concomitante e retenção de suor, possivelmente contribuem para a oclusão dos folículos relacionados com a glândula apócrina. A ocorrência frequente de casos familiares é mais bem explicada por um padrão herdado de folículos pilosos anatomicamente malformados relacionados com a glândula apócrina. Este tipo de malformação também é sugerido pela presença regular de comedões anormais em pacientes com HS. Fatores hormonais indubitavelmente atuam, conforme evidenciado pela maior incidência em mulheres, o início usual após a menarca melhora durante a gravidez, a diminuição gradual da intensidade em mulheres na pós-menopausa e a resposta a terapias antiandrogênicas (22). Entretanto, deve ser observado que medidas dos vários hormônios sexuais não demonstraram anormalidades consistentes.

As anormalidades associadas à síndrome metabólica (obesidade, hipertrigliceridemia, níveis baixos de colesterolemia das lipoproteínas de alta densidade e hiperglicemia) estão muito frequentemente presentes em pacientes com HS (22). Anormalidades nos mediadores inflamatórios, possivelmente imunologicamente relacionados, como níveis elevados de interleucina (IL-1b, IL-17, IL-23 e TNF-alfa), são especialmente encontradas em pacientes com HS (23). Finamente, existe uma associação inequívoca entre tabagismo e o desenvolvimento de HS. O mecanismo que explica esta relação permanece desconhecido, e aparentemente a cessação do tabagismo tem pouco ou nenhum efeito benéfico no curso da doença.

Tratamento

HS é uma doença extraordinariamente crônica que se estende por muitos anos ou mesmo décadas. Quando HS não é tratada ou é tratada inadequadamente, os *abscessos que não drenam* eventualmente regridem espontaneamente durante o curso de vários meses. Lamentavelmente, com frequência ocorre recrudescência nos mesmos lugares. Os *seios que drenam* permanecem ativos por ainda mais tempo, algumas vezes por anos. E, é claro, as cicatrizes dessas lesões, frequentemente com contraturas, duram a vida toda. De um modo geral, no estado não tratado, há tendência de o processo se estender localmente. Isto provavelmente ocorre por causa da liberação de citocinas inflamatórias com a resultante extensão da destruição dos folículos adjacentes relacionada com a inflamação. Eventualmente, depois de anos de atividade, a cicatrização causa obliteração dos folículos pilosos relacionados com a glândula apócrina, e o processo gradualmente "se esgota".

A qualidade de vida para pacientes com HS é muito seriamente prejudicada, talvez mais do que para pacientes com alguma outra doença dermatológica comum (16). Os pacientes são prejudicados socialmente e no trabalho em razão do odor e drenagem. A intimidade social se torna impossível para muitos pacientes. Alguns pacientes são rejeitados até mesmo pelos médicos a quem recorrem para terapia. Desenvolve-se uma grave incapacidade psicológica, e a maioria dos pacientes com doença moderada a intensa desenvolve ansiedade e/ou depressão debilitante.

As sequelas clínicas de doença de longa data incluem cicatrizes hipertróficas semelhantes a cordões, distorção arquitetônica do tecido envolvido (especialmente dos genitais) e limitação moderada à significativa na mobilidade dos membros. Pode ocorrer edema vulvar e escrotal massivo persistente. Além do mais, e por analogia com o desenvolvimento de carcinoma em úlceras de estase de longa data (úlceras de Marjolin), carcinoma de células escamosas cutâneas, ocorrendo principalmente na área anogenital, foi descrito em quase 100 pacientes com HS (24). O prognóstico de tais pacientes é muito reservado.

A terapia médica, apesar das suas limitações, representa a abordagem inicial para quase todos os pacientes. Uma discussão excelente de tal tratamento, incluindo um algoritmo para tratamento, foi publicada recentemente (17). Melhorar o ambiente local através de redução na retenção de suor e perda de peso é modestamente útil, embora difícil de atingir. Pacientes com abscesso que *não drenam* podem ser tratados com soluções de antibiótico tópico em longo prazo, como clindamicina 1% ou eritromicina 2%. Abscessos isolados podem ser injetados via intralesional com triancinolona acetonida (Kenalog) na concentração de 5 a 10 mg/mL. Pequenos nódulos irão requerer 0,1 a 0,5 mL, e os maiores podem-se beneficiar com 0,5 a 1,0 mL.

Pacientes com numerosas lesões devem ser colocados em terapia com antibiótico oral de longo prazo. Este tratamento, bem como a terapia com antibiótico tópico mencionada anteriormente, utiliza as propriedades anti-inflamatórias dos antibióticos em vez do seu efeito antimicrobiano direto. Os produtos mais frequentemente usados são igualmente efetivos e incluem tetraciclina 250 mg 4× dia, doxiciclina 100 mg 2× dia, e minociclina 100 mg 2× dia. Terapia com antibiótico geralmente provoca apenas uma leve à moderada e geralmente ocorre recaída quando a terapia com antibiótico é interrompida.

A terapia hormonal pode ser considerada para mulheres com HS, embora sejam insuficientes os dados publicados referentes à sua eficácia. Isto é iniciado com contraceptivos orais (especialmente com aqueles que incorporam drospirenona ou ciproterona como agente progestacional) e é seguido, se necessário, pela adição de espironolactona ou finasterida. Pacientes com HS mostram probabilidade aumentada de diabetes tipo 2 e síndrome dos ovários policísticos (SOP). Metformina, em doses progressivas até 1,5 mg uma vez ao dia, parece ser surpreendentemente efetiva, mesmo em pacientes com HS que não têm estas condições (25).

Retinoides orais têm valor limitado no tratamento de HS (17). Isto é, de certa forma inesperado, pelo efeito altamente benéfico na acne cística. Provavelmente, esta ausência de eficácia relativa é decorrente do efeito mínimo dos retinoides na atividade da glândula apócrina. Atualmente, é grande o entusiasmo pelo uso de agentes biológicos anti-inflamatórios (26). De fato, em uma revisão sistemática Cochrane recente, infliximabe e adalimumabe foram as duas únicas terapias de qualquer tipo que provaram ser efetivas com evidências de "qualidade moderada" (27). Entretanto, esta eficácia deve ser comparada a seu alto custo e aos efeitos adversos desconhecidos destes agentes. Além disso, deve ser observado que tem havido relatos esparsos de que estes agentes biológicos aparentemente poderiam levar ao surgimento de HS em alguns pacientes tratados para outras doenças inflamatórias (28). Outras terapias pontualmente efetivas incluem dapsona, ciclosporina, gluconato de zinco e esteroides sistêmicos (17).

Levando-se em consideração as limitações significativas da terapia médica, muitos clínicos consideram HS como uma doença, onde a cirurgia representa a melhor abordagem. Múltiplos procedimentos cirúrgicos já foram usados (29). Incisão e drenagem das lesões individuais oferecem pouco valor em longo prazo e não é mais recomendado. A marsupialização ("exposição do conteúdo"), embora bastante efetiva, é um procedimento com cicatrização prolongada e algumas cicatrizes relacionadas com o procedimento. É usada com menos frequência do que anos atrás. Entretanto, a excisão cirúrgica com fechamento primário é extremamente efetiva quando existem áreas limitadas da doença. Este procedimento mostra menos sucesso para doença disseminada, onde o aparecimento de novas lesões nas margens da excisão ocorre com alguma frequência. Quando é realizada cirurgia excisional para doença extensa, há controvérsias quanto à melhor técnica a ser usada. Alguns preferem cirurgia com enxerto, outros permitem a regeneração por 2ª intenção, e ainda outros preferem a remoção progressiva com fechamentos primários.

Lamentavelmente, muitos cirurgiões são hesitantes em realizar cirurgia para HS em função de duas inquietudes. Primeiro, eles temem o desenvolvimento de infecção na ferida por causa do pus que é drenado dentro e em torno do campo cirúrgico. Segundo, eles veem o desenvolvimento de novas lesões na margem cirúrgica como uma falha cirúrgica. Em resposta a estas questões, deve ser observado que o pus é geralmente estéril e não há aumento reportado em infecções nas feridas além do que poderia ocorrer em um campo "limpo". Além do mais, as novas lesões que ocorrem na margem cirúrgica geralmente representam "novas" lesões e não "recorrências", e estas podem ser excisadas posteriormente "quando necessário". Sobretudo, a satisfação do paciente com os procedimentos cirúrgicos para HS é realmente muito alta e, em séries descritas, quase sempre é mais alta do que a satisfação expressada pelos cirurgiões. Terapia com *laser*, seja ablativa ou destruição localizada do folículo piloso, tem alguns incentivadores entusiásticos, mas a discussão desta terapia vai além do escopo deste livro (30).

HIDRADENITE SUPURATIVA — **Tratamento**

- Esteroides intralesionais para lesões em pequeno número ou tamanho.
- Antibióticos orais prolongados por seu efeito anti-inflamatório.
- Considerar terapia hormonal para mulheres.
- "Agentes biológicos" como adalimumabe ou infliximabe para doença extensa.
- Excisão cirúrgica das áreas envolvidas, se possível e disponível.

Pápulas e Nódulos Vermelhos Variados

Histiocitose das Células de Langerhans

Existem duas variedades desta condição. O tipo mais comum disseminado (doença de Letterer-Siwe) ocorre na infância e frequentemente atinge a área anogenital. Isto é discutido no Capítulo 14. Na forma em adultos menos comum, pápulas, nódulos e placas, frequentemente com úlceras lineares, como "cortadas à faca", podem-se desenvolver na área genital. Podem surgir no contexto de doença sistêmica já existente ou podem ocorrer como primários na pele. Entretanto, alguns dos casos reportados considerados primários posteriormente desenvolveram doença sistêmica. Dos aproximadamente 30 casos considerados primários na área genital, cerca de 25 ocorreram na vulva (31) e aproximadamente 5 ocorreram no pênis. As lesões são de aparência muito pleomórfica. A avaliação e tratamento desta condição estão fora do escopo deste capítulo.

Sarcoidose

Aproximadamente 25% dos pacientes com sarcoidose sistêmica têm ou irão desenvolver lesões cutâneas. Não é de causar surpresa que um punhado de casos tenha sido descrito com ocorrência nos genitais (32). As lesões cutâneas de sarcoidose podem ocorrer como pápulas, nodos e placas de superfície plana. Raramente, podem ulcerar. Estas lesões podem ser da cor da pele, eritematosas, marrom-eritematosas ou mesmo de pigmentação escura. Sarcoidose que ocorre de forma primária na pele, sem envolvimento sistêmico, foi reportada em localizações extragenitais, mas os casos reportados com ocorrência nos genitais parecem ser secundários à disseminação de doença sistêmica. Entretanto, é possível que a forma de edema genital idiopático com formação de granuloma (granulomatose de Melkersson-Rosenthal), conforme discutido no Capítulo 12, seja um exemplo de sarcoidose não reconhecida confinada à pele (33).

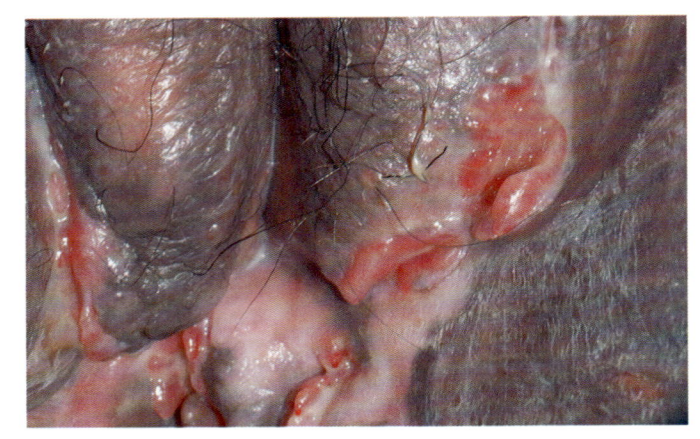

Fig. 7.32. Doença de Crohn ocorreu nesta menina de 13 anos com um lábio maior direito indolor, aumentado e endurecido. Durante os anos seguintes ela desenvolveu manchas cutâneas fibróticas perianais e fístula perianal.

Doença de Crohn

A doença de Crohn na área anogenital geralmente apresenta úlceras (frequentemente lineares), fístulas e edema **(Figs. 7.32 e 7.33)**. Entretanto, misturadas com estas lesões, pode haver marcas na pele perianal eritematosa e pápulas e nódulos eritematosos friáveis. Estas últimas lesões são frequentemente de aparência semelhante às de HS, das quais precisam ser diferenciadas. A discussão principal desta doença se encontra na seção sobre úlceras do Capítulo 11.

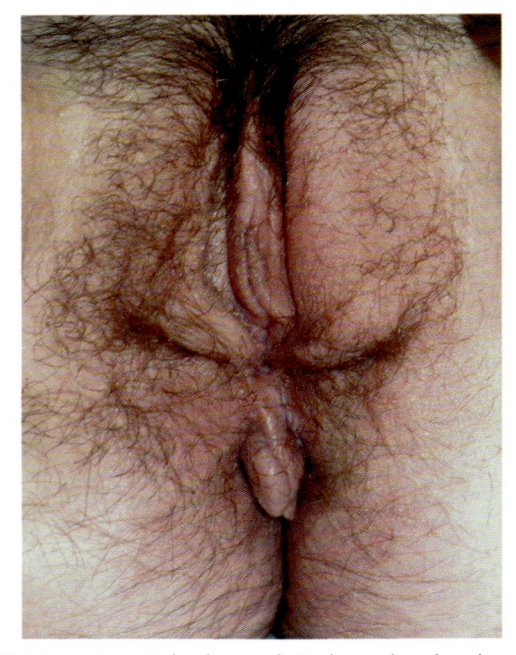

Fig. 7.33. Esta paciente tinha doença de Crohn conhecida e desenvolveu edema assintomático leve do lábio maior esquerdo, que na biópsia mostrou alterações consistentes com doença de Crohn cutânea.

REFERÊNCIAS

1. Hwang S, Schwartz RA. Keratosis pilaris: a common follicular hyperkeratosis. Cutis. 2008;82:177-180.
2. Macdonald JR, Macdonald B, Golitz LE, et al. Cutaneous adverse effects of targeted therapies. Part II: inhibitors of intracellular molecular signaling pathways. J Am Acad Dermatol. 2015;72:221-236.
3. Suh KS, Han SH, Lee KH, et al. Mites and burrows are frequently found in nodular scabies by dermoscopy and histopathology. J Am Acad Dermatol. 2014;71:1022-1023.
4. Chiba M, Toki A, Sugiyama R, et al. Urethral caruncle in a 9-year-old girl: a case report and review of the literature. J Med Case Rep. 2015;9:71-74.
5. Olumide A, Olusegun AK, Babatola B. Urethral mucosa prolapse in an 18-year-old adolescent. Case Rep Obstet Gynecol. 2013;Article ID 231709:3 pages.
6. Li J, Shi Y, Zhou C, et al. Diagnosis and treatment of perineal endometriosis: review of 17 cases. Arch Gynecol Obstet.2015;292:1295-1299.
7. Ernest A, Knapp G. Severe traumatic vulva hematoma in a teenage girl. Clin Case Rep. 2015;3:975-978.
8. Goto K, Maeda D, Kudo-Asabe Y, et al. PIK3CA and AKT1 mutations in hidradenoma papilliferum. J Clin Pathol. 2017;70(5):424-427.
9. Scurry J, van der Putte SC, Pyman J, et al. Mammary-like gland adenoma of the vulva: a review of 46 cases. Pathology. 2009;41:372-378.
10. Woldrich JM, Silberstein JL, Saltzstein SL, et al. Penile Kaposi sarcoma in the state of California. Can J Urol. 2012;19:6178-6182.
11. Maruani A, Lorette G, Barbarot S, et al. Re-emergence of papulonodular napkin dermatitis with use of reusable diapers: report of 5 cases. Eur J Dermatol. 2013;23:246-249.
12. Isogai R, Yamada H. Factors involved in the development of diaper-area granuloma of the aged. J Dermatol. 2013;40:1038-1041.
13. Demos M, McLeod MP, Nourii K. Recurrent furunculosis: a review of the literature. Br J Dermatol. 2012;167:725-732.
14. Alavi A, Jemec GBE, eds. Hidradenitis Suppurativa (HS): advances in diagnosis and treatment. J Am Acad Dermatol. 2015;73(suppl 1):A1-A-A8, S1-S188.
15. Jemec GBE, ed. Hidradenitis suppurativa. Dermatol Clin. 2016;34:1-128.
16. Zooboulis CC, Desai N, Emtestam L. European S1 guideline for the treatment of hidradenitis suppurativa/acne inverse. J Eur Acad Dermatol Venereol. 2015;29:619-644.
17. Woodruff CM, Charlie AM, Leeslie KS. Hidradenitis suppurativa: a guide for the practicing physician. Mayo Clin Proc. 2015;90:1679-1693.
18. Micheletti RG. Natural history, presentation and diagnosis of hidradenitis suppurativa. Semin Cutan Med Surg. 2014;33(3 suppl):S51-S53.
19. Alikhhan A, Lynch PJ, Eisen DB. Hidradenitis suppurativa: a comprehensive review. J Am Acad Dermatol. 2009;60:539-561.
20. Kamal N, Cohen BL, Buche S, et al. Features of patients with Crohn's disease and hidradenitis suppurativa. Clin Gastroenterol Hepatol. 2016;14:71-79.
21. Scheinfeld N. Diseases associated with hidradenitis suppurativa: part 2 of a series on hidradenitis. Dermatol Online J. 2013;19:18558.
22. Karagiannidis I, Nikolakis G, Zouboulis CC. Endocrinologic aspects of hidradenitis suppurativa. Dermatol Clin. 2016;34:45-49.
23. Kelly G, Prens EP. Inflammatory mechanisms in hidradenitis suppurativa. Dermatol Clin. 2016;34:51-58.
24. Pena ZG, Sivamani RK, Koiaa TH, et al. Squamous cell carcinoma in the setting of chronic hidradenitis suppurativa; a report of a patient and update of the literature. Dermatol Online J. 2015;21(4).
25. Verdolini R, Clayton N, Smith A, et al. Metformin for the treatment of hidradenitis suppurativa: a little help along the way. J Eur Acad Dermatol Venereol. 2013;27:1101-1108.
26. Lee R, Eisen DB. Treatment of hidradenitis suppurativa with biologic medications. J Am Acad Dermatol. 2015;73:S82-S88.
27. Ingram JR, Woo PN, Chua SL, et al. Interventions for hidradenitis suppurativa: a Cochrane systematic review incorporating GRADE assessment of evidence quality. Br J Dermatol. 2016;174(5):970-978. doi:100.1111/bjd 14418.
28. Faivre C, Villani AP, Aubin F, et al. Hidradenitis suppurativa (HS): an unrecognized paradoxical effect of biologic agents (BA) used in chronic inflammatory diseases. J Am Acad Dermatol. 201674(6):1153-1159.
29. Janse I, Bieniek A, Horvath B, et al. Surgical procedures in hidradenitis suppurativa. Dermatol Clin. 2016;34:97-109.
30. Saunte DM, Lapins J. Lasers and intense pulsed light hidradenitis suppurativa. Dermatol Clin. 2016;34:111-119.
31. Zudaire T, Guarch R, Valcavo A, et al. Primary Langerhans cell histiocytosis of the vulva: case report and review of the literature. Int J Gynecol Pathol. 2017;36:111-114.
32. Pereira IB, Khan A. Sarcoidosis rare cutaneous manifestations: Vulval and perianal involvement. J Obstet Gynecol. 2017;37(4):539–540. doi:10.1080/01443615.2016.1256964.
33. Al-Hamad A, Porter S, Fedele S. Orofacial granulomatosis. Dermatol Clin. 2015;33:433-446.

8

Lesões Brancas

LIBBY EDWARDS

A coloração branca pode ocorrer na pele em diversas circunstâncias diferentes, e com várias implicações diferentes. No passado, a coloração branca de uma membrana mucosa era denominada "leucoplasia", e acreditava-se que fosse uma lesão pré-cancerosa. Embora carcinoma de células escamosas e displasia escamosa sejam com frequência brancos, de forma alguma todas as doenças brancas conferem risco aumentado de transformação maligna.

Pode ocorrer cor branca decorrente de diminuição na produção de melanina. Outra causa comum de pele branca é uma epiderme espessa com camada espessa de escamas/queratina que é hidratada. Assim como as palmas das mãos e as plantas dos pés se tornam brancas quando expostas à água por um período estendido, a pele espessa de verrugas ou a liquenificação são frequentemente brancas quando úmidas. Algumas vezes a queratina abundante da pele espessa não está na superfície, mas presa abaixo da pele, como ocorre com um cisto epidérmico, que pode ter aparência branca. O exsudato na base de uma úlcera algumas vezes tem aparência branca.

Manchas e Placas Brancas

Vitiligo

Vitiligo é a única condição adquirida que consiste na perda completa de pigmento, ou despigmentação, da pele, em vez de hipopigmentação, a perda parcial da cor. Algumas vezes, esta distinção é difícil de julgar. A luz de Wood diferencia estes dois estados, com a despigmentação com aparência branco brilhante e a hipopigmentação mostrando pouca diferença comparada à pele circundante não afetada. Esta é uma condição comum, ocorrendo em 1 a 2% da população no mundo todo, embora seja muito mais facilmente reconhecida em indivíduos de compleições naturais mais escuras. Além das preocupações estéticas desta condição, há um enorme estigma associado às manchas brancas em algumas culturas, onde a hanseníase (lepra) pode apresentar áreas brancas.

Apresentação Clínica

O vitiligo é caracterizado por pele branca leitosa sem evidências de alteração na textura. Não há enrugamento, aspereza, escamas, liquenificação, maciez ou brilho **(Figs. 8.1 a 8.3)**. As bordas da pele despigmentada são algumas vezes hiperpigmentadas. Os pacientes geralmente apresentam lesões extragenitais nos meses do verão quando as áreas ardem ou se tornam mais perceptíveis por causa do bronzeado da pele circundante não afetada. Há predileção por localizações no corpo que estão frequentemente irritadas ou lesionadas (denominado fenômeno de Köebner), como a genitália externa, a pele sobre as articulações metacarpais e em volta da boca. A perda de pigmento pode ser fragmentada ou extensa e confluente. Os pelos nas áreas afetadas podem perder seu pigmento e permanecer brancos mesmo depois da recuperação espontânea da pele.

Os últimos melanócitos a desaparecer e os primeiros a reaparecer estão na base dos folículos pilosos, de modo que máculas da cor da pele, relativamente castanhas, são aparentes dentro das manchas **(Fig. 8.4)**. No vitiligo ativo pode ocorrer despigmentação, cor da pele normal, hipopigmentação e hiperpigmentação, produzindo vitiligo tricrômico **(Fig. 8.5)**. Vitiligo generalizado pode ser difícil de diferenciar de hiperpigmentação **(Fig. 8.6)**.

Há duas formas de vitiligo, *segmentar*, que é unilateral ocorrendo em idade precoce, e *não segmentar*, que é generalizado, bilateral, seguindo um curso crônico e imprevisível. Pacientes com vitiligo generalizado exibem maior número de doenças autoimunes, especialmente doenças da tireoide, e têm mais autoanticorpos circulantes em geral.

Fisiopatologia

Embora haja várias teorias para a origem do vitiligo, a etiologia autoimune é a mais proeminente, com fatores genéticos. O vitiligo está associado a hipotireoidismo autoimune, alopecia areata, líquen escleroso e halo nevo, todas elas condições autoimunes, além de anticorpos aumentados comparados a indivíduos não afetados. Foi sugerida citotoxicidade pelos neurotransmissores e até mesmo deficiência de vitamina D (1,2).

Vitiligo ocupacional pode ocorrer na área genital em homens como resultado da destruição de melanócitos pela exposição a butilfenol *paraterciário*, uma substância encontrada em resinas para adesivos na indústria automobilística.

Diagnóstico

O diagnóstico de vitiligo é feito clinicamente pela presença de despigmentação e a ausência de alterações na textura. Uma biópsia pode ser necessária em alguns casos.

Lesões Brancas 127

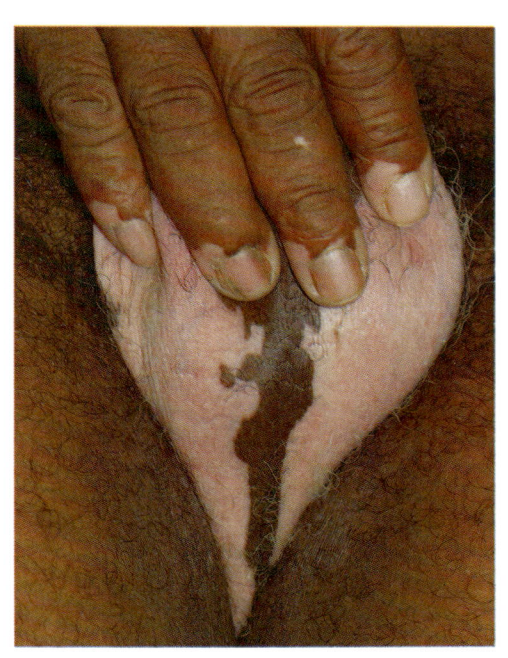

Fig. 8.1. Este homem com vitiligo no escroto também tem despigmentação na ponta dos dedos. As manchas são bem demarcadas e consistem em alteração apenas na cor.

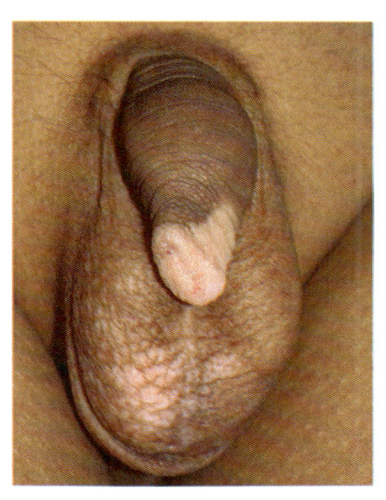

Fig. 8.3. Vitiligo é comum em crianças, como visto nesta criança com manchas penianas e máculas coalescentes no escroto.

Na histopatologia, há ausência de melanócitos e melanina na epiderme. Isto pode ser difícil de discernir na coloração hematoxilina-eosina, mas a incubação com 3,4-diidroxifenilalanina 0,01% (também denominada dopa) colore de preto os melanócitos enzimaticamente ativos na camada basal, e a microscopia eletrônica pode demonstrar a perda dos melanócitos. Também há infiltrado linfocítico dérmico de brando a moderado nas bordas de algumas lesões, e os melanócitos nesta área frequentemente parecem grandes com longos dendritos contendo melanina.

Pode ocorrer confusão de vitiligo com hipopigmentação pós-inflamatória, particularmente nas primeiras lesões de vitiligo. Esta pode ser uma diferenciação especialmente difícil em pacientes negros com hipopigmentação como uma sequela pós-inflamatória da condição inflamatória original, por exemplo, eczema ou psoríase. Algumas vezes, a inflamação de doenças cutâneas e lesão pelo ciclo coceira-coçadura podem precipitar vitiligo em pacientes predispostos, tornando o diagnóstico mais difícil no contexto de doença cutânea adicional. O principal diagnóstico diferencial na área anogenital é o líquen escleroso. Ele exibe cor de mármore branco similar, mas as alterações na textura da pele com líquen escleroso ajudam a diferenciar essas condições. Além disso, sabe-se que vitiligo e líquen escleroso ocorrem juntos. As manchas hipopigmentadas antiestéticas da hanseníase também podem-se parecer com vitiligo, mas o teste de sensibilidade dentro da

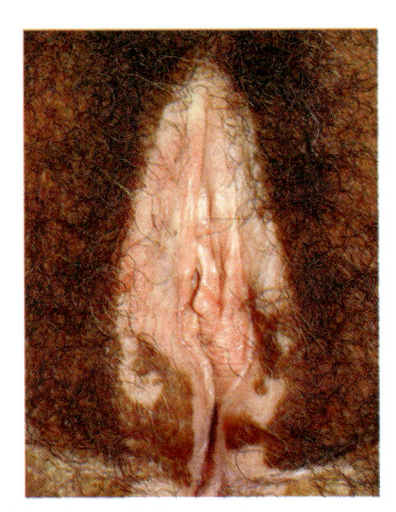

Fig. 8.2. Quando estão envolvidas membranas mucosas modificadas, há suspeita de líquen escleroso; no entanto, não há alteração na textura, perda da arquitetura ou sintomas de prurido ou dor.

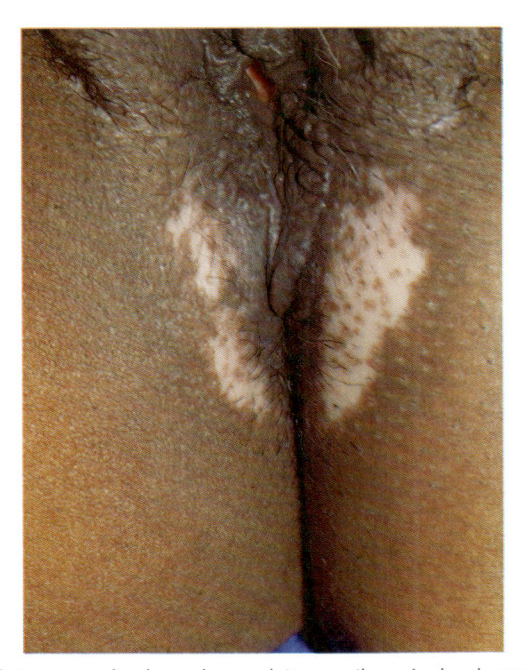

Fig. 8.4. Esta mancha de cor branca leitosa exibe máculas da cor da pele de cor castanha desde a base dos folículos, os últimos melanócitos a serem afetados e os primeiros a se recuperarem.

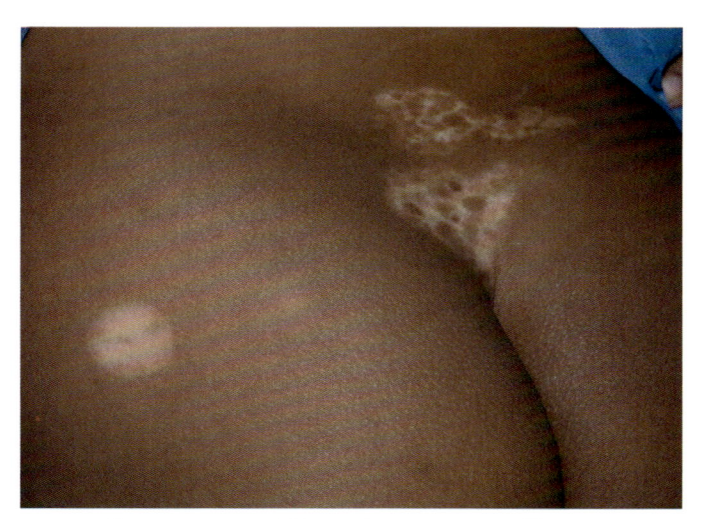

Fig. 8.5. Algumas vezes, o vitiligo pode aparecer com diferentes estágios de despigmentação. Denominado vitiligo tricrômico.

pele branca é normal no vitiligo. A alteração semelhante a vitiligo pode ser induzida pelo creme imunomodulador tópico, imiquimode, usado para tratar verrugas genitais (3).

> **VITILIGO — Diagnóstico**
> - Manchas brancas, bem demarcadas, despigmentadas.
> - Sem escamas, alterações na superfície ou alteração de qualquer tipo na textura.
> - Biópsia geralmente não é necessária, e a histologia de rotina é frequentemente normal; pode requerer coloração pelo dopa para confirmar a ausência de melanócitos.

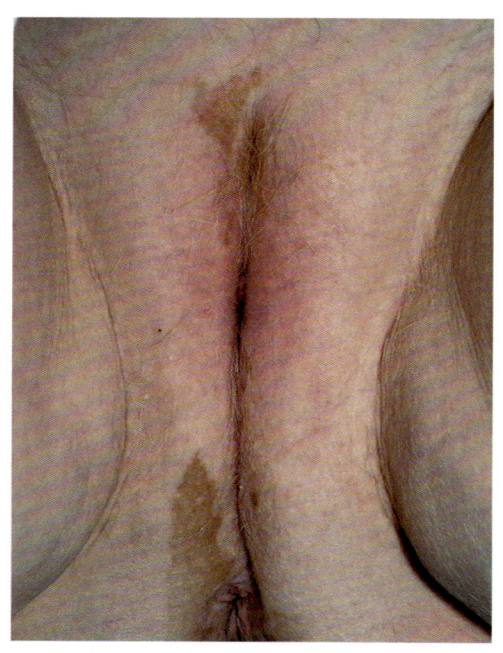

Fig. 8.6. Ocasionalmente, a despigmentação do vitiligo é tão extensa que a cor da pele normal remanescente pode ser confundida com hiperpigmentação.

Tratamento

O tratamento do vitiligo na genitália geralmente não é solicitado pelos pacientes, e repigmentação bem-sucedida na genitália é incomum. O tratamento para encorajar a repigmentação em vitiligo inclui terapias médicas e cirúrgicas. O tratamento médico inclui um ensaio de um corticosteroide potente (isto é, propionato de clobetasol ou propionato de halobetasol) por não mais de 8 semanas em um ciclo (4). Quando ocorre alguma repigmentação com esta terapia, podem ser usados ciclos de um corticosteroide, como, por exemplo, alternando a cada 6 semanas. Deve ser tomado cuidado, particularmente nas pregas genitocrurais, parte interna superior das coxas e escroto, já que essas áreas são suscetíveis à atrofia por esteroide. Muitos profissionais também usam um inibidor de calcineurina tópico, tacrolimus (Protopic) ou pimecrolimus (Elidel) duas vezes ao dia, frequentemente em combinação com o corticosteroide tópico. Estas medicações caras frequentemente não são cobertas pelo seguro para este propósito, mas não possuem os efeitos colaterais de atrofia ou dermatite por esteroide (5). Elas podem levar a sensação de ferroadas na aplicação e contêm em sua caixa o alerta da Food and Drug Administration dos Estados Unidos para os eventos improváveis de carcinoma de células escamosas e linfoma. Calcipotriol tópico, um análogo da vitamina D, também é usado algumas vezes (6). As terapias mais agressivas que não são usadas rotineiramente incluem enxertos epidérmicos por bolhas de sucção (7), dermoabrasão (8) (que corre o risco de piorar o vitiligo por causa do fenômeno de Köebner) e fototerapia (4) (que confere risco aumentado para cânceres cutâneos induzidos pela radiação ultravioleta). O *laser excimer* 308-nm tem sido usado, mas parece ser menos efetivo do que os inibidores da calcineurina (9). Uma revisão Cochrane mostrou que muitos relatos derivam de ensaios mal projetados, e somente corticosteroides e fototerapia apresentam benefício real (4).

Pacientes com vitiligo algumas vezes experimentam repercussões psicológicas graves, e estes indivíduos frequentemente se beneficiam com aconselhamento. Pessoas com vitiligo generalizado ou esteticamente desfigurante podem ser tratadas por terapia de despigmentação, onde monobenzil éter de hidroquinona a 20% é usado para despigmentar o restante da pele normal. Apoio e tranquilização são geralmente o curso mais efetivo para vitiligo genital.

> **VITILIGO — Tratamento**
> - Sem terapia satisfatória para repigmentação da área genital, mas as seguintes são ocasionalmente úteis, isoladamente ou em associação:
>   - Pomada corticosteroide ultrapotente tópica aplicada 2× dia em pulsos de 6 a 8 semanas.
>   - Tacrolimus ou pimecrolimus aplicado 2× dia com uso contínuo.
>   - Calcipotriol (calcipotrieno) creme aplicado 2× dia.
>   - Luz ultravioleta não é prática ou segura para a genitália e confere risco de malignidade.
> - Quando grandes áreas do corpo são afetadas, a pele normal remanescente pode ser despigmentada permanentemente com 20% monobenzil éter ou hidroquinona aplicada 2× dia para uniformizar a cor da pele.

Hipopigmentação Pós-Inflamatória

Apresentação Clínica

Lesão ou inflamação da pele pode produzir hiperpigmentação ou hipopigmentação. A hipopigmentação pode ser discreta ou acentuada, e geralmente existe uma história de um evento precedente. Hipopigmentação pouco demarcada ocorre na distribuição da inflamação ou lesão precedente **(Fig. 8.7)**. A perda de pigmento é com frequência sutil, e geralmente não há hiperpigmentação periférica associada. Quando a lesão é intensa, as bordas podem ser bem demarcadas.

Diagnóstico

O diagnóstico geralmente pode ser determinado pelo padrão de hipopigmentação em associação à existência passada ou presente de doença ou lesão da pele. Entretanto, os pacientes com frequência se esquecem de eventos prévios ou não têm conhecimento deles, assim sendo a ausência de uma história consistente é comum. Apenas ocasionalmente é necessária a biópsia, e apresenta quantidade diminuída de melanina nos queratinócitos basais, mas melanócitos estão presentes. Macrófagos repletos de pigmento podem estar presentes na derme subjacente.

A palidez do líquen escleroso, líquen plano e líquen simples podem ser semelhantes ou coexistem com hipopigmentação pós-inflamatória, porém as alterações na textura e as cicatrizes ajudam a distinguir esses transtornos. Vitiligo decorrente da despigmentação pode simular hipopigmentação pós-inflamatória, e o exame com lâmpada de Wood geralmente consegue fazer a diferenciação entre as duas.

Fisiopatologia

Uma dermatose ou lesão inflamatória pode deixar hipopigmentação ou hiperpigmentação residual nas áreas afetadas.

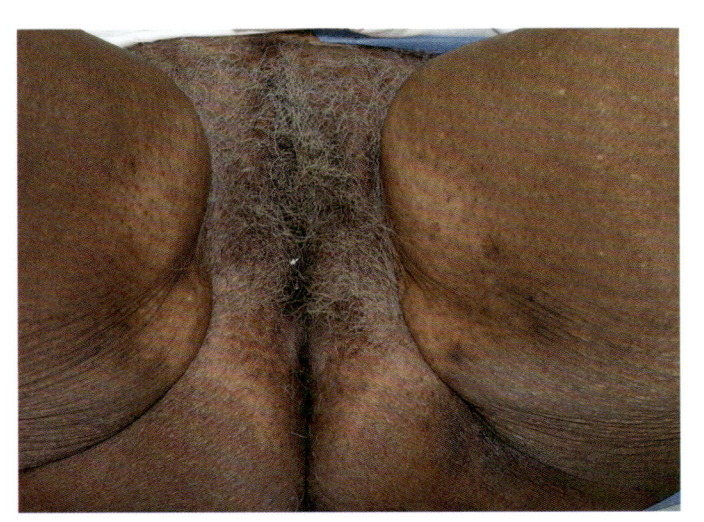

Fig. 8.7. Hipopigmentação pós-inflamatória apresenta cor mais clara, mas não a ausência de cor vista com vitiligo. Isto corresponde à área de líquen simples crônico prévio tratado com corticosteroides tópicos, coloca em questão a possibilidade adicional de hipopigmentação devida a corticosteroides tópicos.

A causa subjacente de hipopigmentação pós-inflamatória é lesão ou destruição dos melanócitos. Geralmente, isso tem curta duração, e os melanócitos se recuperam. Ocasionalmente, ocorre cicatrização, e a alteração da cor é permanente. Hipopigmentação permanente também é uma sequela de tratamentos destrutivos em que os melanócitos podem ser mais suscetíveis a danos, conforme visto depois de crioterapia ou radioterapia.

> **HIPOPIGMENTAÇÃO PÓS-INFLAMATÓRIA** — Diagnóstico
> - Padrão de hipopigmentação que se correlaciona com inflamação ou lesão passada conhecida ou comum; dermatite das fraldas, líquen simples crônico, trauma decorrente de terapia para verrugas etc.
> - Manchas claras, hipopigmentadas.
> - Sem escamas ou alterações na superfície, exceto as associadas a algum processo inflamatório etiológico subjacente concomitante.
> - Biópsia geralmente não é necessária para o diagnóstico; colorações podem mostrar a presença de melanócitos.

Tratamento

Não há tratamento para hipopigmentação pós-inflamatória além de tratamento ou prevenção de dermatose ou lesão adicional. Com o tempo, a pigmentação normal da pele retorna espontaneamente para a maioria dos pacientes.

> **HIPOPIGMENTAÇÃO PÓS-INFLAMATÓRIA** — Tratamento
> - Controle de um processo inflamatório subjacente concomitante.
> - De outra forma, autorresolução; nenhuma terapia acelera a repigmentação.

Líquen Escleroso

O líquen escleroso é uma doença relativamente comum com predileção pela pele anogenital, especialmente em mulheres na pós-menopausa. Um pequeno levantamento recente em pessoas em um retiro para aposentados encontrou 2,3% com líquen escleroso (10). Os termos craurose vulvar e balanite xerótica obliterante foram usados no passado, geralmente para descrever líquen escleroso avançado.

Apresentação Clínica

As épocas de pico de apresentação do líquen escleroso são a infância e idade avançada, particularmente após a menopausa. O sintoma de apresentação clássico é prurido, que pode ser excruciante, frequentemente associado à dor com erosões na pele frágil por causa do ciclo coceira-coçadura ou trauma

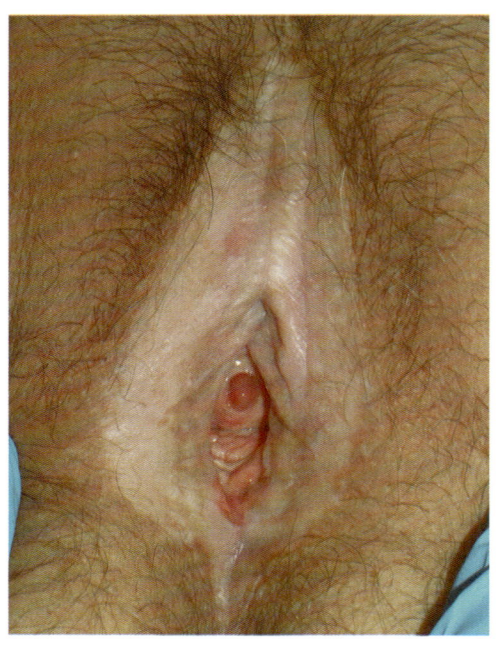

Fig. 8.8. Esta placa bem demarcada de líquen escleroso mostra pele de cor branca, brilhante, enrugada e, perda dos pequenos lábios e edema do capuz clitoriano.

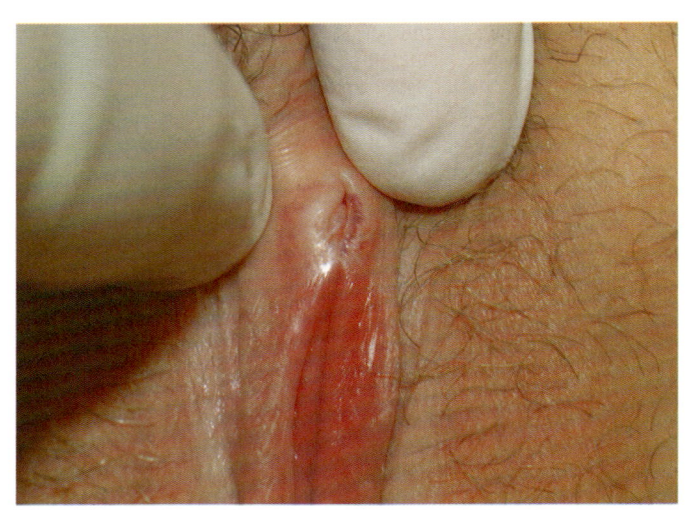

Fig. 8.10. Líquen escleroso começa na maioria das vezes em torno do capuz clitoriano e corpo perineal e frequentemente resulta em cicatriz no capuz do clitóris.

menor de outra forma inconsequente, incluindo atividade sexual. Com frequência, líquen escleroso é assintomático até que um evento como infecção por leveduras produza sintomas que dão início à irritação com a resultante coceira-coçadura que perpetua a inflamação e a lesão.

Constipação é uma queixa comum apresentada em meninas pré-púberes porque o líquen escleroso em torno do canal retal causa fissuras e defecação dolorosa com a consequente retenção anal. Raramente ocorre envolvimento perianal em pacientes do sexo masculino.

Os achados clássicos de líquen escleroso consistem em pápulas e placas brancas que geralmente são muito bem demarcadas **(Figs. 8.8 e 8.9)**. Em mulheres, o líquen escleroso afeta primeiro e mais proeminentemente a área do clitóris e o corpo perineal **(Fig. 8.10)**, com as membranas mucosas modificadas e a pele perianal estando envolvidas em algumas mulheres, o que muitos clínicos visualizam como um padrão em forma de oito. Nos homens, isto ocorre na glande e no prepúcio do pênis e menos comumente na haste **(Figs. 8.11 e 8.12)**. Ocasionalmente, o escroto é afetado **(Fig. 8.13)**. Embora ocorra hipopigmentação em muitas doenças cutâneas, a textura do líquen escleroso é um forte indício diagnóstico. A superfície da pele classicamente mostra rugas finas, um sinal sugestivo de líquen escleroso **(Fig. 8.14)**. Algumas vezes, a pele pode ser brilhante e macia, cerosa ou hiperqueratótica e áspera, mas sempre há alterações na textura **(Figs. 8.15 a 8.17)**.

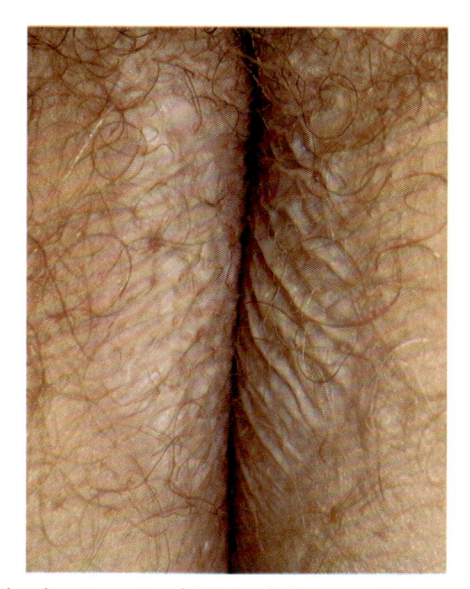

Fig. 8.9. A localização perianal é típica de líquen escleroso em mulheres, embora seja incomum em homens. A textura enrugada é clássica e diagnóstica.

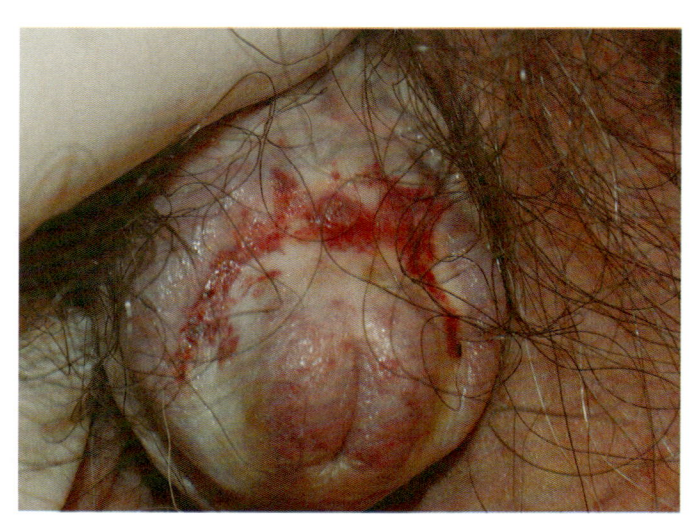

Fig. 8.11. A glande é a área mais comum para líquen escleroso em homens, e as cores branca e púrpura são patognomônicas.

Lesões Brancas **131**

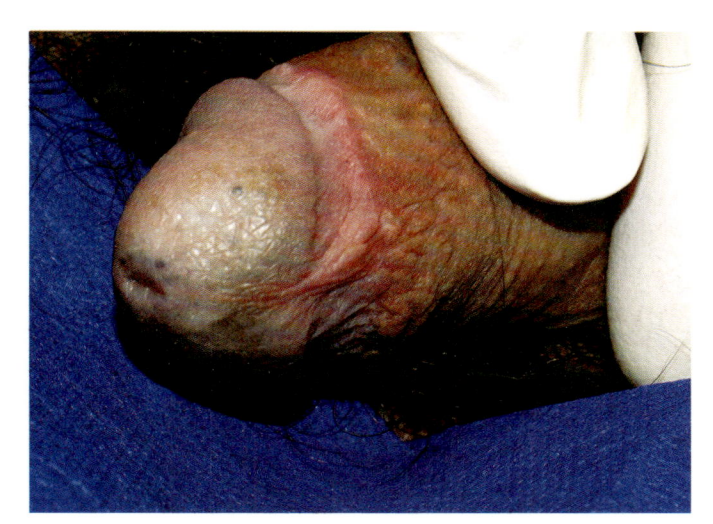

Fig. 8.12. Líquen escleroso menos grave pode ser sutil, mas a hipopigmentação e linhas da pele enrugadas são características desta condição.

Equimoses, quando vistas, são extremamente sugestivas de líquen escleroso, porque a parte superior da derme é substituída por uma substância hialinizada que é frágil e não produz proteção para os vasos sanguíneos **(Fig. 8.18)**. Essas equimoses podem ser confundidas com evidências de abuso em meninas. Sinais adicionais incluem erosões e ulceração decorrente da fragilidade do líquen escleroso. Às vezes ocorrem placas hiperqueratóticas, algumas vezes como resultado de fricção e arranhadura e algumas vezes espontaneamente, o que é preocupante para neoplasia intraepitelial vulvar diferenciada

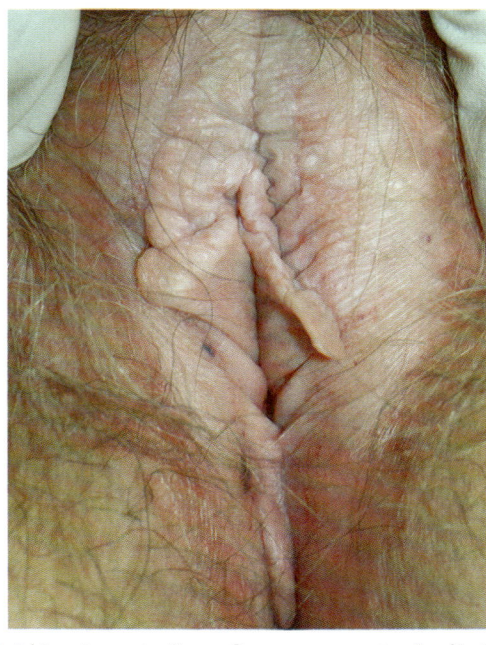

Fig. 8.14. A hipopigmentação e o fino enrugamento são clássicos para líquen escleroso; esta mulher também tem sobreposta liquenificação espessa de líquen simples crônico por causa da fricção e arranhadura, uma ocorrência comum.

incipiente (d-NIV ou carcinoma de células escamosas *in situ*) **(Fig. 8.19)**.

Em meninos, o líquen escleroso frequentemente apresenta fimose, sendo uma causa importante de circuncisões médicas. O líquen escleroso frequentemente não é reconhecido

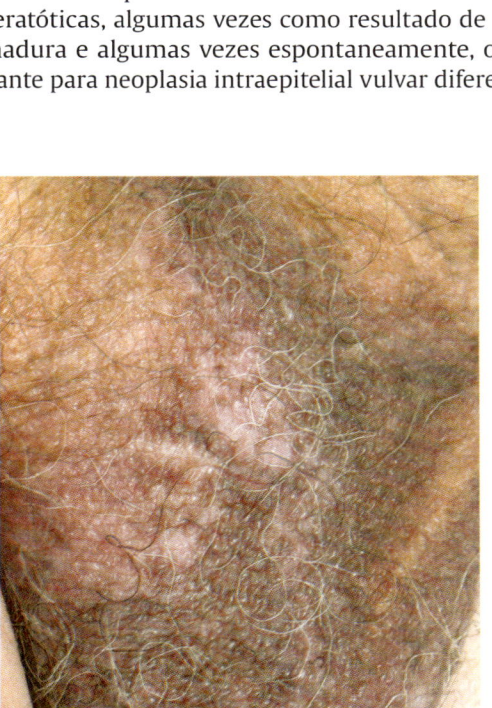

Fig. 8.13. Líquen escleroso algumas vezes afeta o escroto, mas ao contrário de líquen escleroso em mulheres, a pele perianal raramente está envolvida.

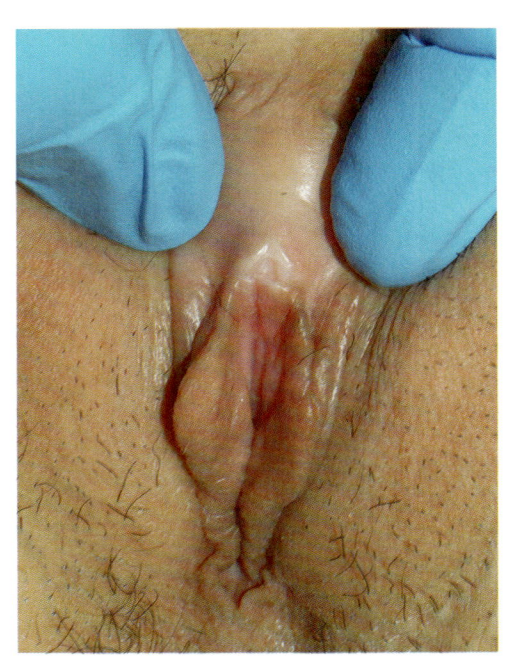

Fig. 8.15. A alteração na textura decorrente de líquen escleroso é algumas vezes uma consistência cerosa e macia.

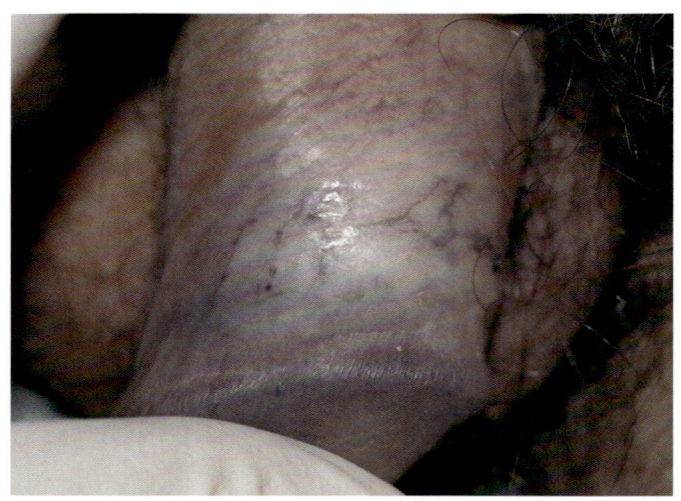

Fig. 8.16. Pele fina e brilhante é outra alteração característica na textura em alguns pacientes com líquen escleroso.

até que o prepúcio excisado seja examinado histologicamente. Líquen escleroso em homens ocorre quase exclusivamente em pacientes não circuncidados. Observam-se pápulas brancas na glande e no prepúcio ventral, produzindo as mesmas placas brancas frágeis que exibem púrpura. A haste do pênis também pode estar afetada. Geralmente está ausente envolvimento da pele perianal.

A formação de lesões atróficas é comum na doença mais avançada; em mulheres, isto é manifestado pela reabsorção dos lábios menores e cicatriz do capuz do clitóris até o clitóris, com eventual vedação do capuz do clitóris, ou prepúcio, ocultando a glândula clitórica abaixo **(Fig. 8.20)**. Algumas vezes, a bolsa formada abaixo do capuz clitoriano é impactada com resíduos de queratina dos queratinócitos presos provenientes da superfície do epitélio, formando um pseudocisto **(Fig. 8.21)**. Embora geralmente assintomáticos, esses pseudocistos

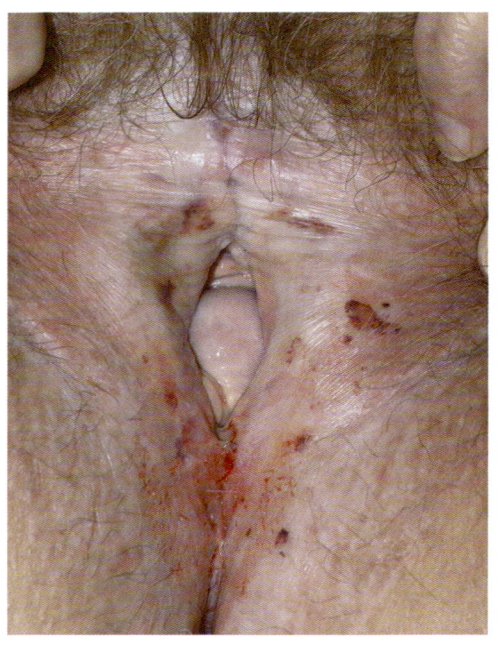

Fig. 8.18. Líquen escleroso avançado exibe púrpura decorrente da fragilidade da pele, além da reabsorção da arquitetura vulvar manifestada pela perda dos lábios menores e cicatrização do capuz do clitóris sobre o clitóris.

podem produzir desconforto pela distensão e redução na sensibilidade do clitóris por causa da queratina acumulada entre o clitóris e a superfície cutânea. Finalmente, a ruptura dos pseudocistos produz uma forma de reação de corpo estranho, resultando num nódulo vermelho e doloroso que pode se romper e drenar queratina e pus.

Aderências na linha mediana produzem estreitamento do introito, mas estreitamento acentuado no introito não é comum. Líquen escleroso poupa o epitélio mucoso estratificado não cornificado da vagina, porém algumas vezes há

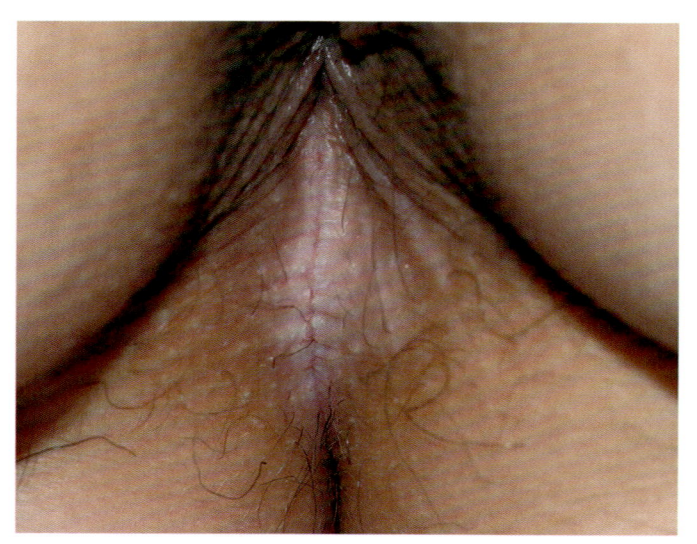

Fig. 8.17. Algumas vezes, o líquen escleroso apresenta pele hiperqueratótica espessa; esta pele frágil espessa tende a se romper em vez de curvar, produzindo fissuras.

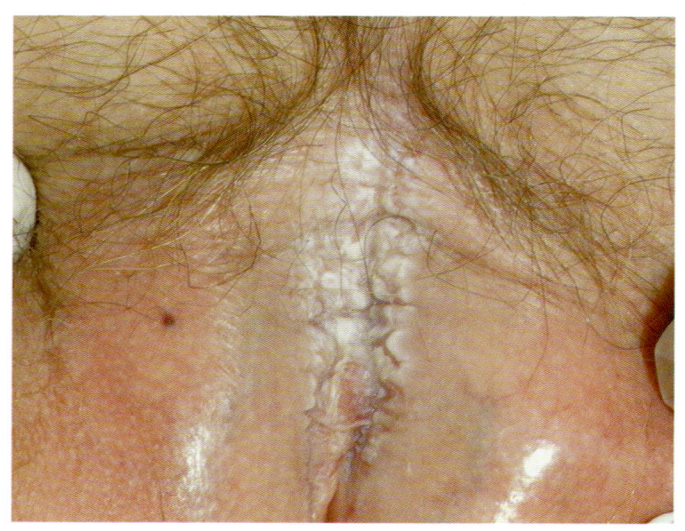

Fig. 8.19. Hiperqueratose branca localizada é relativamente comum com líquen escleroso antigo e algumas vezes é um precursor para carcinoma de células escamosas.

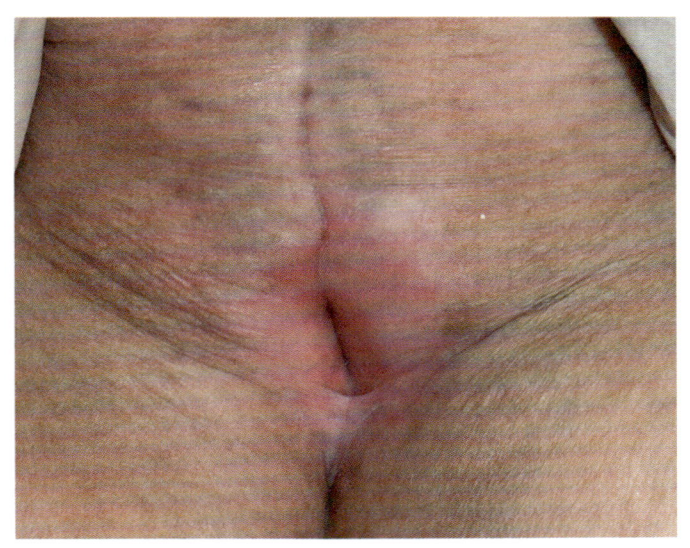

Fig. 8.20. Líquen escleroso não tratado regularmente produz lesões cicatriciais ao longo dos anos, e não há sinal remanescente de pequenos lábios ou de capuz clitoriano e clitóris nessa vulva; uma terapia contínua para líquen escleroso previne esta recorrência.

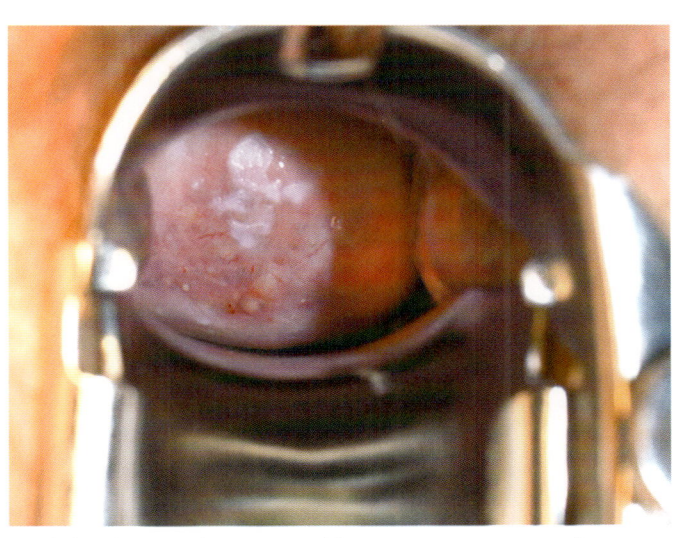

Fig. 8.22. Líquen escleroso vaginal é muito raro, mas ocorre algumas vezes na superfície de uma retocele ou cistocele exposta.

acometimento da membrana mucosa modificada nas zonas de junção, como o vestíbulo. No passado, acreditava-se que líquen escleroso nunca afetasse a vagina. No entanto, além do relato de um caso na literatura, este autor tem seis pacientes com líquen escleroso da vagina clínica e histologicamente confirmado **(Fig. 8.22)**. Isto ocorre geralmente, mas nem sempre, suprajacente a um cistocele ou retocele proeminente exposto em uma área de metaplasia escamosa.

Como é mais provável que o líquen escleroso afete homens não circuncidados, a formação de cicatrizes leva à restrição gradual do prepúcio e eventualmente à fimose. O sulco coronal também pode ficar obliterado com adesões **(Fig. 8.23)**. Líquen escleroso algumas vezes envolve o epitélio cornificado que circunda o meato uretral e a parte inferior da uretra.

Líquen escleroso extragenital em homens é raro, mas ocorre em até um terço das mulheres. No entanto, uma revisão de 250 das pacientes deste autor com líquen escleroso, todas as quais receberam exame cutâneo geral, apresentou apenas 6% das pacientes com líquen escleroso extragenital. Isto está correlacionado com a minha impressão clínica em geral. As localizações extragenitais ocorrem mais frequentemente na parte superior das costas, axilas e porções volares dos pulsos e em áreas expostas à fricção, como as áreas dos ombros e inframamárias. A distribuição das lesões nas zonas

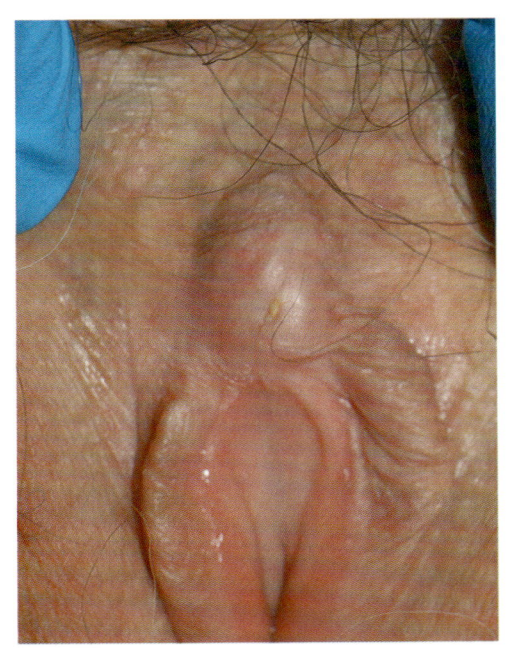

Fig. 8.21. A saída do capuz clitoriano se fundiu, aprisionando resíduos de queratina abaixo do capuz e formando um pseudocisto com um ponto na minúscula abertura remanescente.

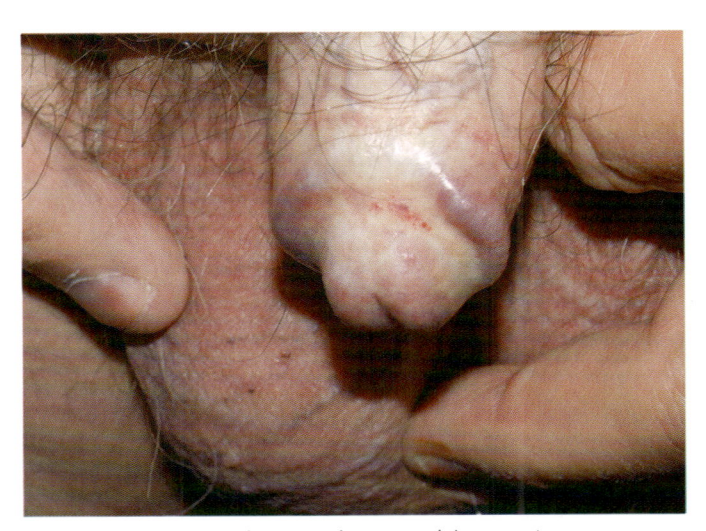

Fig. 8.23. Homens com líquen escleroso também experimentam lesões cicatriciais; a mais comum é fimose e estenose uretral; este homem exibe uma glande esclerótica, contraída e branca com perda da definição clara da coroa.

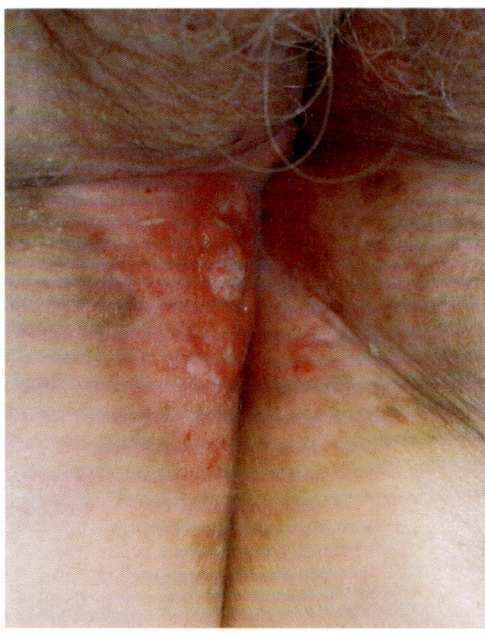

Fig. 8.24. Esta placa ulcerada e infiltrada no contexto de líquen escleroso revelou ser um carcinoma de células escamosas invasivo.

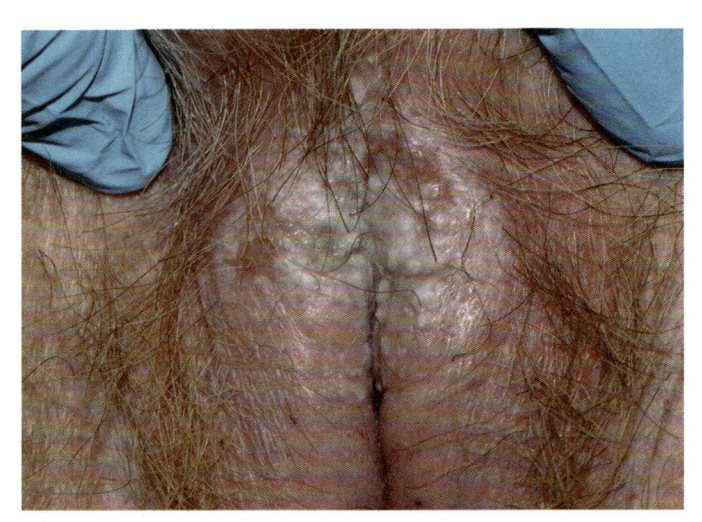

Fig. 8.25. Pápulas ou placas brancas e hiperqueratóticas que não respondem à terapia com corticosteroide superpotente devem ser biopsiadas para excluir d-NIV e carcinoma de células escamosas. Esta biópsia confirmou d-NIV.

de fricção pode ser parcialmente explicada pelo fenômeno de Köebner. Casos muito raros na face, couro cabeludo, unhas e boca foram descritos. Lesões orais de líquen escleroso são extremamente incomuns, e este autor, que examina a boca de todas as pacientes com lesões vulvares, nunca encontrou líquen escleroso oral. A maioria destas lesões da mucosa consiste em localizações friccionais, que podem se tornar cornificadas, as mucosas bucais, a porção dorsal da língua e as gengivas associadas (11,12).

Existe uma associação aos outros transtornos mediados por linfócitos, como líquen plano e morfeia, e alguns pacientes podem desenvolver todas as três condições. Vitiligo também pode acompanhar líquen escleroso.

Existe um risco pequeno, menos de 4%, de alteração neoplásica e do desenvolvimento de um carcinoma de células escamosas no líquen escleroso antigo não tratado **(Figs. 8.24 e 8.25)**.

Diagnóstico

Embora um diagnóstico de líquen escleroso possa ser feito clinicamente em casos típicos, líquen plano ou outras dermatoses erosivas cicatriciais, ou líquen simples crônico algumas vezes simulam líquen escleroso. Esses pacientes devem ser submetidos a uma biópsia para confirmar o diagnóstico. Entretanto, a hialinização do líquen escleroso é alterada se foi usado um esteroide tópico potente. A pele que exibe rugas fins ou equimose é o local ideal para biópsia. Aqueles pacientes sem lesões cutâneas clássicas com frequência apresentam resultados inconclusivos na biópsia. Pacientes com lesões clássicas não requerem biópsia, mas é recomendada documentação fotográfica para prevenir que no futuro outros profissionais não acreditem no diagnóstico e suspendam a terapia.

No líquen escleroso não complicado, a biópsia mostra epiderme hiperqueratótica, afinada e apagada. A epiderme cobre uma faixa de hialinização na derme superior com infiltrado linfocítico misto imediatamente abaixo dela **(Fig. 8.26)**. Em algumas áreas, são encontrados pequenos focos de alteração liquenoide, onde o infiltrado está limítrofe à junção dermoepidérmica. Raramente, a epiderme exibe as características histológicas de hiperplasia de células escamosas, ou seja, ela é espessa (acantótica). Isto é importante, pois parece haver uma associação a este tipo de alteração e o desenvolvimento de carcinoma de células escamosas.

A palidez, a atrofia e a perda das características anatômicas normais associadas ao líquen escleroso bem estabelecido

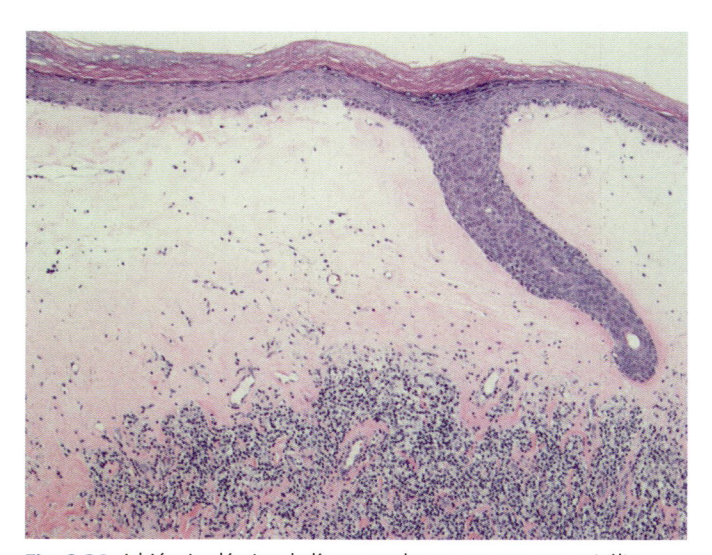

Fig. 8.26. A biópsia clássica de líquen escleroso mostra um epitélio afinado e plano com uma camada dérmica superior pálida e homogênea. Células inflamatórias crônicas estão presentes na derme inferior.

suscita um diagnóstico diferencial de outras doenças que produzem um quadro comum do estágio final, mais notadamente líquen plano, penfigoide cicatricial (benigno das membranas mucosas) e morfeia. Prurido perianal com líquen simples em crianças também levanta a possibilidade de infestação por oxiúrio.

> **LÍQUEN ESCLEROSO** — **Diagnóstico**
> - Placas brancas, enrugadas ou brilhantes
> - Envolvimento dos lábios menores, da pele periclitorial, lábios maiores mediais, corpo perineal e pele perianal de mulheres, glande do pênis e prepúcio ventral de homens.
> - Cicatrizes frequentemente proeminentes.
> - Confirmado por biópsia que mostra infiltrado inflamatório crônico na derme superior, hialinização da derme superior e ruptura da membrana basal.

Fisiopatologia

Esta é uma dermatose inflamatória crônica mediada por linfócitos com crescentes evidências de que seja um transtorno autoimune mediado. Existe forte associação a outras doenças autoimunes, particularmente doença da tireoide em mulheres e autoanticorpos circulantes (13). O papel etiológico do agente infeccioso *Borrelia burgdorferi* na doença extragenital é discutido, mas a preponderância das evidências mostra que este não é um fator significativo (14). Algumas famílias exibem uma forte predisposição genética. A localização na pele é importante; a excisão do líquen escleroso anogenital com inserção de enxerto de pele de uma localização extragenital está associada à recorrência na pele enxertada.

Entretanto, líquen escleroso vulvar que foi enxertado no dorso apresentou regressão do líquen escleroso. Alguns levantam a hipótese de que existem aspectos hormonais porque o início é mais comum em mulheres antes da puberdade e depois da menopausa, possivelmente associado à deficiência de estrogênio.

Tratamento

A educação do paciente em relação à doença, prognóstico, expectativas e à natureza crônica de líquen escleroso é uma intervenção inicial. Evitar o uso de irritantes, como sabão ou absorventes irritantes é importante para muitos. Aqueles que têm prurido intenso devem receber sedação durante as horas de sono para minimizar o ciclo coceira-coçadura durante o sono. Mulheres com sintomas no introito e deficiência de estrogênio devem receber algum tipo de reposição de estrogênio; estradiol ou creme com estrogênio equino conjugado a uma dose de ½ g duas a três vezes por semana é uma opção comum bem tolerada e segura.

Historicamente, o tratamento de escolha típico para homens com líquen escleroso tem sido a circuncisão, que é considerada curativo. Mais recentemente, falhas de circuncisão foram observadas, de modo que circuncisão é recomendada naqueles que não tiveram sucesso com terapia médica (15).

O tratamento de primeira linha para eliminação do líquen escleroso em mulheres é uma pomada de corticosteroide tópico ultrapotente (isto é, propionato de clobetasol 0,05%, propionato de halobetasol 0,05%, dipropionato de betametasona em veículo aumentado 0,05% ou diflorasona 0,05%) **(Fig. 8.27A, B)**. Todos os ensaios controlados randomizados, realizados unicamente em mulheres, examinaram o efeito de clobetasol unicamente, embora a experiência e o senso comum sugiram, mas certamente não provam, que

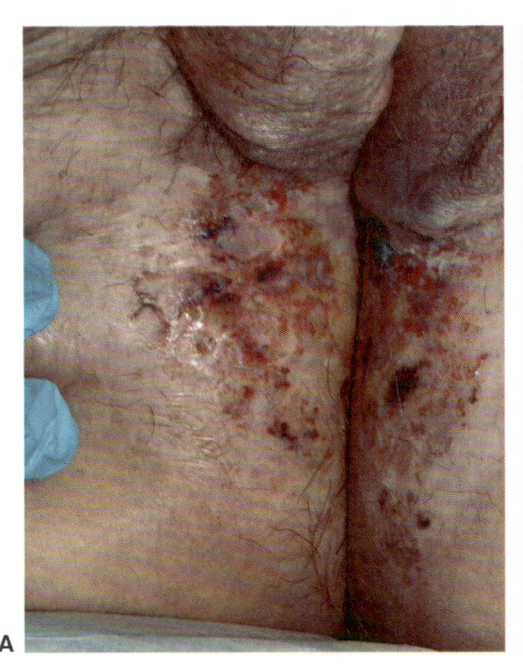

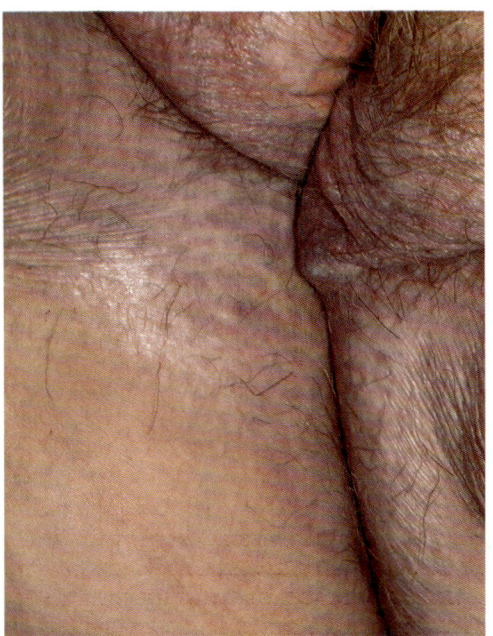

Fig. 8.27. (A) Esta vulva com líquen escleroso exibe pele branca com púrpura e bolhas cheias de sangue. **(B)** Após 1 mês de aplicação diária de um corticosteroide tópico superpotente, não só o paciente fica muito mais confortável, como também a púrpura e as bolhas se recuperaram.

um corticosteroide ultrapotente deve ser benéfico. Portanto, também não há dados que apoiem um esteroide ultrapotente em detrimento de outro.

Como com outras dermatoses genitais, é preferível uma pomada por ser menos irritante, especialmente em face das fissuras e erosões dolorosas. Inicialmente, uma quantidade muito pequena desta medicação, muito menos do que o tamanho de uma ervilha, é aplicada uma ou duas vezes ao dia. Os pacientes respondem em ritmos variados, e diferentes áreas da pele da vulva e perianal também melhoram em ritmos diferentes. Portanto, a terapia deve ser individualizada, sendo reavaliada a cada 4 a 6 semanas quanto à melhora e aos efeitos colaterais, e reduzindo a potência ou a frequência da aplicação quando as áreas são desobstruídas. Os pacientes devem ser tratados não de acordo com os sintomas, mas de acordo com as evidências clínicas da doença. O desconforto desaparece muito antes de serem resolvidas as alterações cutâneas do líquen escleroso, e a terapia guiada pelos sintomas resulta em mais cicatrizes e maior risco de transformação em carcinoma de células escamosas. Em geral, a aplicação diária pode ser reduzida para terapia de manutenção de longo prazo depois de 3 ou 4 meses. Quinze gramas de pomada devem durar 6 meses para o tratamento inicial.

A terapia não deve ser interrompida quando os sintomas diminuírem ou a pele normalizar. Isto normalmente resulta em recorrência, e algumas vezes na formação progressiva e silenciosa de cicatrizes, além de risco maior de carcinoma (16).

Não existem dados referentes ao tipo e frequência da terapia de manutenção. A maioria dos vulvologistas impede a recorrência com uma pomada corticosteroide de média potência diariamente ou uma pomada corticosteroide ultrapotente, uma vez, três vezes por semana (como, por exemplo, às segundas, quartas e sextas pela manhã ou à noite).

Os pacientes que não melhoram devem ser avaliados para assegurar que estejam usando a medicação corretamente e nas áreas corretas. Muitos pacientes obesos e idosos não conseguem ver bem ou alcançar as áreas afetadas e não aplicam nas áreas corretas. Aqueles que desenvolveram neoplasia intraepitelial diferenciada associada (carcinoma de células escamosas in situ histológico) não experimentam resposta nessas áreas. Uma vagina atrófica algumas vezes produz sintomas de irritação ou dor, e dermatite de contato, geralmente decorrente de um irritante, pode causar sintomas similares a líquen escleroso.

Outros Tratamentos Médicos

Propionato de testosterona tópico não é mais usado para o tratamento de líquen escleroso. Os inibidores tópicos de calcineurina, tacrolimus e pimecrolimus têm sido usados para líquen escleroso resistente a corticosteroides tópicos ou em casos onde houve efeitos colaterais causados por esteroides, mas devem ser usados com cautela (17). Eles produzem ardência com a aplicação na maioria dos pacientes, são caros e frequentemente não são cobertos pelo seguro, e são de uso controlado pela Food and Drug Administration nos Estados Unidos com alerta para os eventos improváveis de carcinoma de células escamosas e linfoma. A melhora em líquen escleroso é muito mais lenta do que ocorre com corticosteroides (18).

No entanto, para pacientes que não podem aplicar a medicação nas quantidades corretas e nos locais corretos, um inibidor de calcineurina pode ser útil, e o paciente pode aplicar qualquer quantidade na área inteira.

Os retinoides tópicos (19) podem ser úteis, mas geralmente não são tolerados por causa da irritação. Análogos da vitamina D também foram descritos como úteis em relatos de casos raros. Fototerapia também foi tentada (20), mas não é indicada no líquen escleroso genital em razão do risco de carcinoma de células escamosas. A terapia fotodinâmica também se mostra promissora (21).

Mais recentemente, a terapia com células-tronco recebeu publicidade como terapia potencial. No momento, não há estudos publicados, e as suas especificidades são segredos cuidadosamente resguardados pelos poucos clínicos que estão usando esses tratamentos (22).

Cirurgia na forma de circuncisão é o tratamento de escolha para homens, mas nem sempre é curativa e ocorrem estenoses uretrais em aproximadamente um em cada cinco meninos depois da circuncisão (23). Um novo ensaio sugere que injeções locais de polidesoxirribonucleotídeo são promissoras (24). Evidências sugerem que corticosteroides intrauretrais algumas vezes são usados com sucesso para estenoses (25). Com frequência é necessária cirurgia para estenoses (26), e se os resultados da cirurgia para mulheres puderem ser extrapolados para os homens, o controle da doença cutânea antes da cirurgia para estenose uretral pode minimizar a recorrência. Cirurgia raramente é indicada para mulheres. As exceções incluem cirurgia no líquen escleroso tratado com sucesso com remanescente estreitamento do introito em mulheres que interfere na função sexual, em pseudocisto de clitóris sintomático, ou na paciente ocasional com fimose de clitóris que deseja o clitóris destapado (27). Obviamente, é necessária a cirurgia imediata para carcinoma de células escamosas ou neoplasia intraepitelial.

Outrora se acreditava que meninas pré-púberes experimentavam regressão de líquen escleroso na puberdade. Sabemos agora que, embora os sintomas de líquen escleroso geralmente melhorem, provavelmente por causa do aparecimento do estrogênio, a doença apenas algumas vezes regride. Um estudo prospectivo recente mostrou que 25% das meninas experimentaram remissão (28). Este autor oferece cessação da terapia na puberdade com acompanhamento trimestral por 2 anos para aquelas meninas sem sinais de líquen escleroso. Não há informações referentes à recorrência de líquen escleroso na menopausa nessas meninas que parecem desobstruídas na puberdade.

É indicado acompanhamento de longa duração duas vezes ao ano para a maioria dos pacientes com líquen escleroso bem controlado para avaliar o controle permanente, os efeitos colaterais e os sinais iniciais de transformação maligna. Quanto mais tempo um paciente tem líquen escleroso, mais alto o risco de carcinoma de células escamosas secundário. Um estudo grande mostrou um aumento de 1,4% das mulheres com líquen escleroso por 24 meses desenvolvendo carcinoma de células escamosas para 36,8% das mulheres com duração da doença aos 300 meses (29). Entretanto, este estudo não relatou tratamento e controle do líquen escleroso. Portanto, o clínico não deve desenvolver uma falsa sensação de segurança em mulheres que ficam bem durante anos.

| LÍQUEN ESCLEROSO | Tratamento |

- Correção da infecção, deficiência de estrogênio local, dermatite de contato por irritante etc.
- A circuncisão para homens geralmente é curativa, caso contrário, conforme descrito a seguir para mulheres.
- Pomada corticosteroide ultrapotente tópica (propionato de clobetasol 0,05% etc.).
  - Uma ou duas vezes ao dia até textura normal.
  - Depois, uma vez, três vezes por semana contínuo, ou corticosteroide de média potência (triancinolona 0,1% etc.) diariamente para manter o controle.
- Tacrolimus ou pimecrolimus aplicado 2× dia é a terapia de segunda linha.
- Acompanhamento cuidadoso, mensalmente até que a doença esteja controlada e depois duas vezes por ano para avaliar os efeitos colaterais da medicação, para controle da doença e para alterações de malignidade.

Líquen Plano

Líquen plano é discutido principalmente no Capítulo 9, além dos Capítulos 6 e 15; somente a morfologia branca é discutida aqui. Líquen plano é uma doença inflamatória, autoimune, mediada por linfócitos com morfologia variável. A doença nas membranas mucosas consiste classicamente em erosões ou estrias brancas reticuladas, embora as alterações brancas sejam algumas vezes aquelas de epitélio branco mais uniforme.

Apresentação Clínica

A morfologia das lesões brancas de líquen plano inclui pápulas planas de coloração vermelho-escura com estrias brancas sobrejacentes, denominadas estrias de Wickham, estrias rendilhadas nas membranas mucosas e pápulas anulares **(Figs. 8.28 a 8.30)**. Pápulas brancas semelhantes à samambaia ou com reticulado típico são a morfologia mais comum de líquen plano na boca, mas são um achado menos frequente na pele anogenital **(Fig. 8.31)**. Pode ocorrer um epitélio confluente uniforme e esbranquiçado que simula líquen escleroso, embora rugas e equimoses estejam ausentes **(Figs. 8.32 e 8.33)**. Cicatrizes geralmente estão ausentes ou são mínimas, porém as lesões brancas de líquen plano estão frequentemente associadas à doença erosiva que produz cicatrizes.

A forma erosiva discutida no Capítulo 11 afeta predominantemente as superfícies mucosas e está frequentemente associada a lesões brancas adjacentes **(Fig. 8.34)**. Na síndrome de Hewitt e Pelisse, também conhecida como síndrome gengival vulvovaginal, as áreas afetadas são a gengiva, a vagina e o vestíbulo vulvar. As áreas envolvidas mostram um eritema brilhante característico ou são francamente erosadas e delimitadas por uma borda de epitélio hiperqueratótico esbranquiçado. Esta borda é a melhor localização para biópsia, já que com frequência as áreas de eritema brilhante, particularmente no vestíbulo, não apresentam os aspectos característicos de líquen plano, e muitas são descritas como uma mucosite de células plasmocitárias.

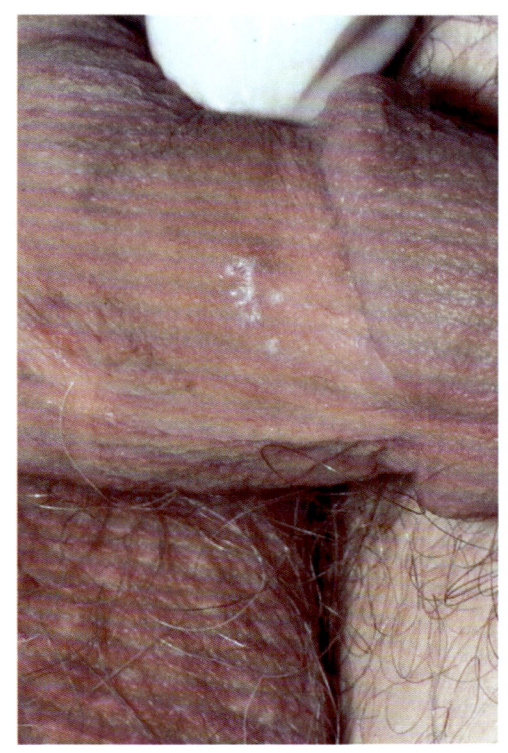

Fig. 8.28. Em geral, líquen plano manifestado por estrias brancas é menos sintomático e mais facilmente tratado do que líquen plano erosivo.

O líquen plano anogenital pode ser assintomático, mas os pacientes geralmente se queixam de dispareunia, dor e coceira.

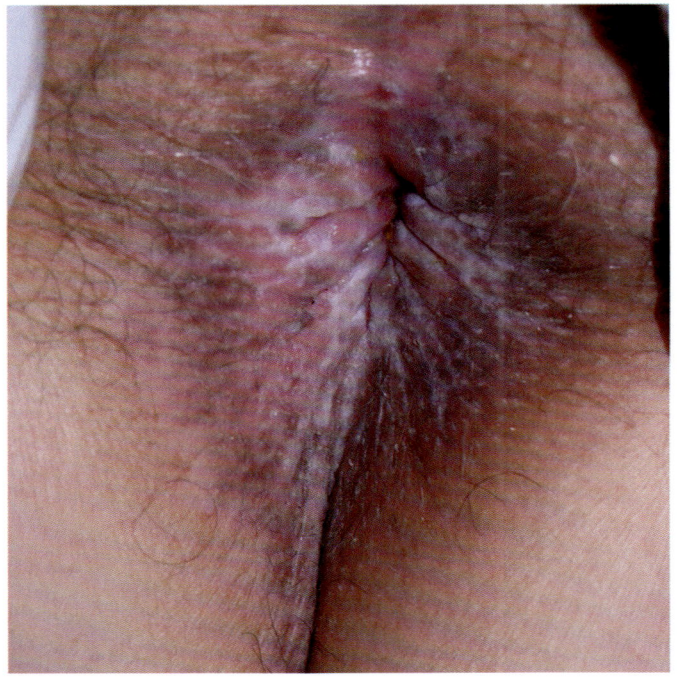

Fig. 8.29. As estrias brancas entrelaçadas são patognomônicas de líquen plano; uma biópsia é desnecessária.

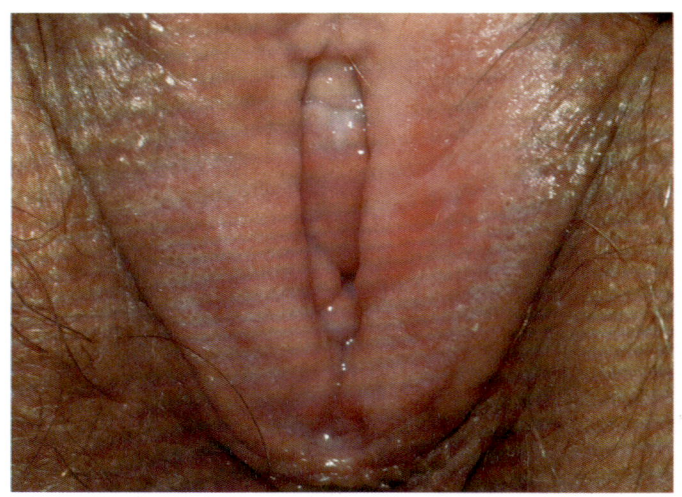

Fig. 8.30. Estas pápulas minúsculas, brancas, distintas, anulares e interligadas são clássicas para líquen plano em uma membrana mucosa ou membrana mucosa modificada. Pequenas erosões sutis são visíveis, e lesões brancas de líquen plano em mulheres estão mais frequentemente associadas à doença erosiva mais desconfortável.

Diagnóstico

Quando estrias reticuladas ou semelhantes ao padrão da samambaia estão presentes, o diagnóstico é clínico e não é necessária a biópsia. No entanto, aqueles pacientes com epitélio branco sólido geralmente requerem uma biópsia para diferenciar de líquen escleroso e, algumas vezes, líquen simples crônico. A forma clássica de líquen plano exibe afinamento e acantose irregular da epiderme com um padrão em "dentes de serra" das cristas epidérmicas. A camada granulosa é proeminente, e há infiltrado linfocítico denso ao longo da junção dermoepidérmica atacando a camada basal. A zona da membrana basal se torna vacuolada com a formação de células disqueratóticas com os corpos coloidais encontrados na epiderme inferior e ocasionalmente a derme superior. Também pode haver um grau de incontinência pigmentar na derme subjacente. As formas hipertróficas crônicas e lesões na membrana mucosa geralmente não possuem características histológicas distintivas, desta forma tornando o diagnóstico muito difícil.

Na ausência de estrias brancas, pápulas brancas de líquen plano algumas vezes levantam a possibilidade de candidíase ou as pápulas brancas vistas nas membranas mucosas

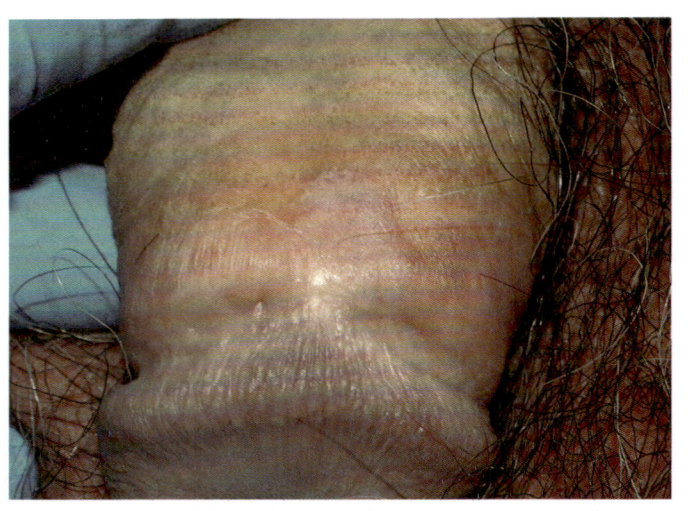

Fig. 8.32. Uma morfologia alternativa de líquen plano na genitália é a de pápulas ou placas brancas sólidas sugestivas de líquen escleroso.

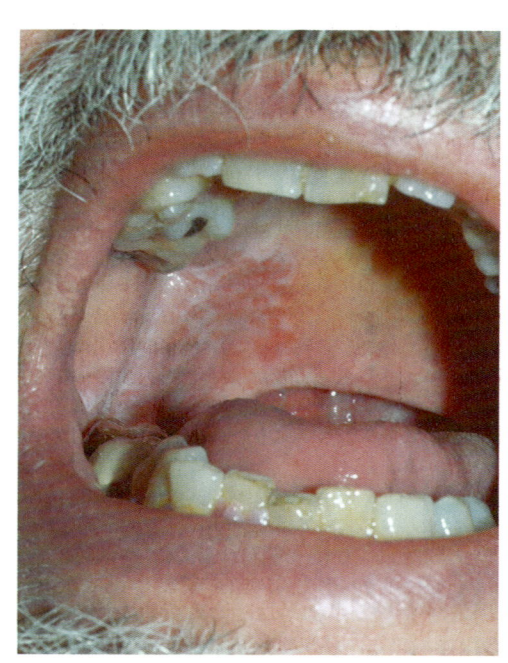

Fig. 8.31. Homens e mulheres com líquen plano anogenital geralmente também exibem líquen plano oral.

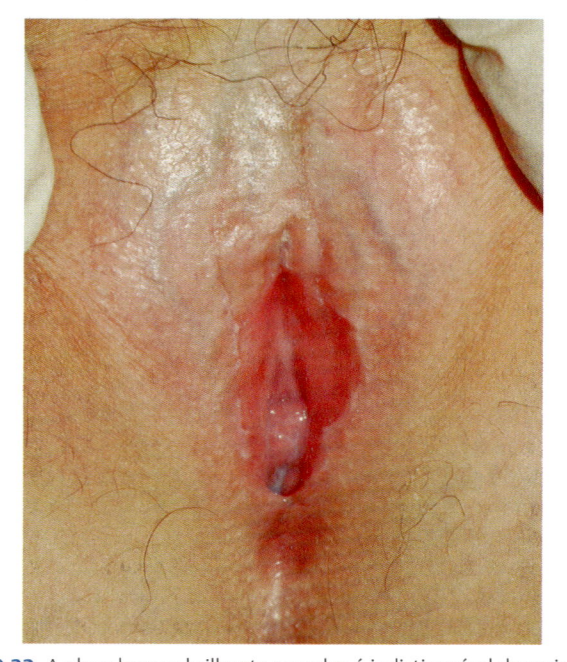

Fig. 8.33. A placa branca brilhante na vulva é indistinguível da variante macia de líquen escleroso. A presença de líquen plano oral, erosão superficial do introito e a biópsia compatível com líquen plano levou ao diagnóstico correto.

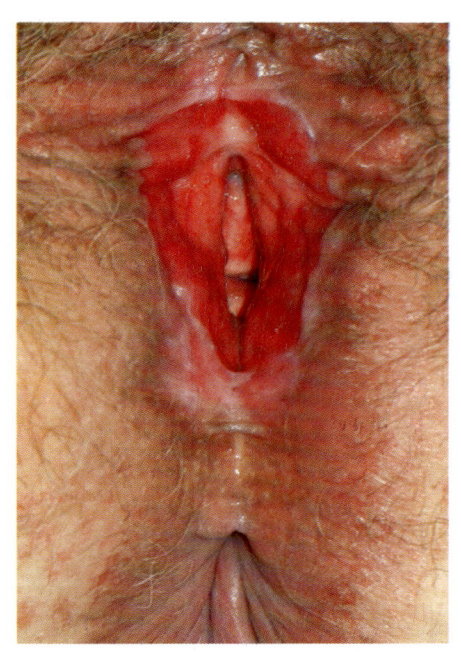

Fig. 8.34. Líquen plano é facilmente suspeitado nesta paciente com erosões das membranas mucosas modificadas e o vestíbulo rodeado por uma borda de epitélio hipopigmentado.

modificadas na doença de Reiter. Lúpus eritematoso é raro nas peles anogenitais, porém as lesões são muito semelhantes a líquen plano. Estudos imunofluorescentes devem ajudar na diferenciação. Quando o líquen plano se apresenta como pápulas ou placas de epitélio branco uniforme, deve ser feita uma diferenciação do líquen plano com líquen simples, líquen escleroso, psoríase macerada ou eczema, doença de Hailey-Hailey, infecção fúngica e vitiligo. Em doença de longa duração, particularmente a forma hipertrófica em que há perda completa da arquitetura vulvar, líquen plano é indistinguível de líquen escleroso em estágio final, morfeia ou penfigoide cicatricial.

LÍQUEN PLANO (MORFOLOGIA BRANCA) — Diagnóstico

- Mulheres: estrias reticuladas brancas, ou epitélio branco, frequentemente rodeando as erosões; erosões vaginais e secreções vaginais inflamatórias comuns.
- Homens: estrias brancas reticuladas ou anulares, pápulas brancas planas mais comuns na glande. Menos frequentemente, erosões com epitélio branco circundante.
- Mulheres e homens, líquen plano oral com estrias brancas é comum, +/- erosões na mucosa bucal ou gengival.
- Confirmado por biópsia que mostra infiltrado inflamatório crônico dérmico superior limítrofe e rompendo a membrana basal, células disqueratóticas. Com frequência, a biópsia é interpretada como "dermatite liquenoide" inespecífica, de modo que o diagnóstico é feito pela correlação clínica.

Tratamento

O tratamento de primeira linha do líquen plano consiste em corticosteroides tópicos, geralmente uma pomada superpotente, como propionato de clobetasol ou de halobetasol, medicações que geralmente produzem resposta suficiente. Os inibidores de calcineurina tópicos tacrolimus ou pimecrolimus podem ser acrescentados para melhora inadequada, com os mesmos alertas que os observados anteriormente para os casos de líquen escleroso e vitiligo (30). O tratamento de doença erosiva mais resistente e o envolvimento oral ou vaginal são discutidos no Capítulo 11.

LÍQUEN PLANO (MORFOLOGIA BRANCA) — Tratamento

- Correção de infecção, deficiência de estrogênio local.
- Homens: circuncisão se suficientemente grave, caso contrário, como para as mulheres.
- Mulheres: pomada de corticosteroide ultrapotente tópica (propionato de clobetasol 0,05% etc.) uma ou duas vezes ao dia até atingir a textura normal; depois diminuir a frequência tanto quanto possível para manter o controle.
- Tacrolimus ou pimecrolimus aplicado 2× dia é terapia de segunda linha; pode ser usado com um corticosteroide para benefícios adicionais, quando necessário.
- Acompanhamento atento, mensalmente, inicialmente para avaliar os efeitos colaterais da medicação, o controle da doença e para alterações da malignidade.

Líquen Simples Crônico

Líquen simples crônico mais frequentemente se apresenta como placas vermelhas liquenificadas, e isto foi discutido principalmente com outras placas vermelhas no Capítulo 6.

Esta doença cutânea produzida por fricção ou arranhadura é geralmente caracterizada por pele inflamada e espessa, frequentemente com escoriações. A pele anogenital é úmida, já que é um local fechado que retém a umidade, que por sua vez branqueia a pele hiperqueratótica liquenificada **(Figs. 8.35 a 8.37)**. Além disso, a lesão por coceira-coçadura algumas vezes produz hipopigmentação pós-inflamatória, e essa lesão pode desencadear vitiligo no paciente predisposto.

O diagnóstico geralmente pode ser feito com base na história de prurido intenso e prazer ao coçar, a presença de liquenificação e a ausência de lesões cicatriciais genitais. No entanto, líquen simples crônico sobreposto extenso pode ocultar líquen escleroso subjacente e, menos frequentemente, psoríase ou dermatite de contato. Caso exista essa suspeita, deve ser realizada uma biópsia. Embora a presença de líquen escleroso possa em geral ser detectada subjacente a líquen simples crônico, as alterações sobrepostas do líquen simples crônico que atrapalham o diagnóstico morfológico também podem confundir o quadro histológico. Microscopicamente, uma biópsia de líquen simples crônico mostra hiperqueratose acentuada sobrejacente a um epitélio irregular psoriasiforme e hiperplásico com uma camada

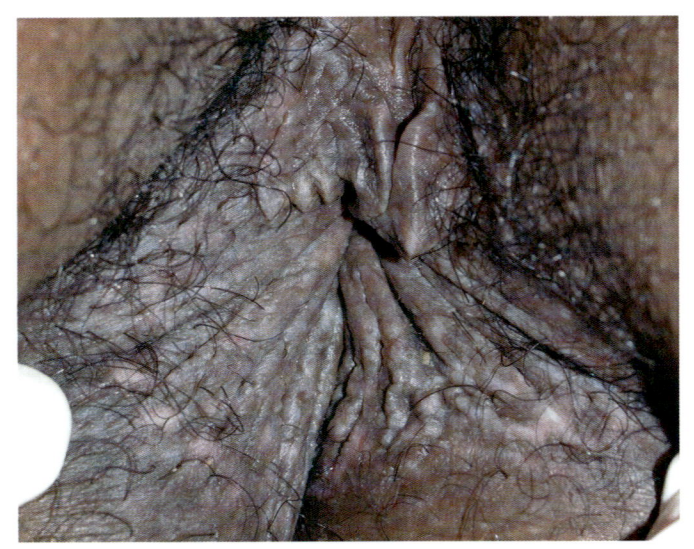

Fig. 8.35. Esta placa espessa liquenificada de líquen simples crônico tem aparência branca porque a pele é úmida.

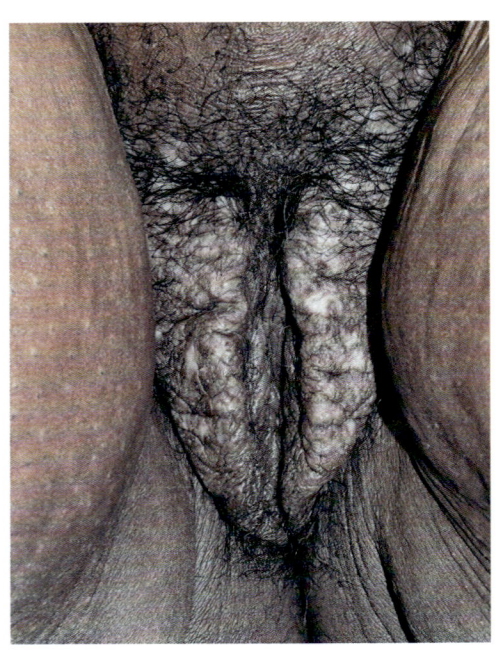

Fig. 8.37. A hipopigmentação de líquen simples crônico acentuadamente espesso é mais evidente em pacientes que são de compleição naturalmente escura, apresentando maior contraste.

proeminente de células granulosas. Pode haver infiltrado perivascular de linfócitos e eosinófilos, e fibrose lamelar é vista com frequência.

Doença de Hailey-Haley (pênfigo familial benigno), psoríase, doença de Paget extramamária e as formas hipertróficas de líquen plano e líquen escleroso podem-se parecer com líquen simples crônico.

O tratamento consiste em corticosteroides tópicos ultrapotentes, evitar irritantes, e sedação durante as horas de sono para ajudar a romper com o ciclo coceira-coçadura. Um corticosteroide tópico de potência mais baixa ou uma dosagem menos frequente da preparação ultrapotente podem ser substituídos quando o paciente melhorar.

Candidíase

Embora as lesões primárias de candidíase sejam placas vermelhas e erosões, a candidíase intertriginosa ou nas membranas mucosas, especialmente quando intensa, pode exibir epitélio branco ou uma superfície coberta por um exsudato branco aderente, que pode ser removido pela raspagem da área **(Figs. 8.38 e 8.39)**. Outros pacientes exibem pápulas brancas coalescentes que representam pústulas frágeis com bolhas maceradas no teto **(Fig. 8.40)**. Esta condição foi discutida em mais detalhes no Capítulo 6 (placas vermelhas) e no Capítulo 15 (vaginite e balanite). O agente causal da candidíase caracterizada por lesões brancas é geralmente *Candida albicans* ou, menos frequentemente, *C. tropicalis*. Embora outras cepas, como *C. (Torulopsis) glabrata* e *C. parapsilosis,* também possam causar sintomas vulvovaginais, estas formas de *Candida* geralmente produzem apenas irritação da pele e membranas mucosas da vagina e introito, em vez de lesões brancas da pele exterior queratinizada.

As lesões brancas de candidíase vulvar ou peniana são vistas mais frequentemente em pacientes que são obesos, diabéticos ou imunossuprimidos.

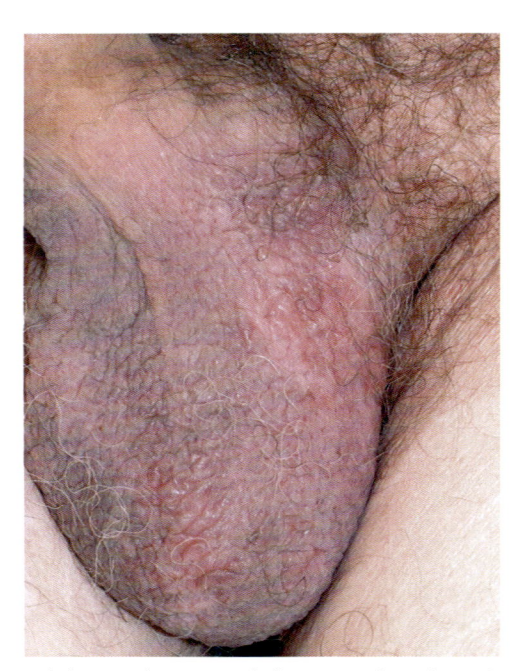

Fig. 8.36. Pele branca decorrente de líquen simples crônico é menos comum no pênis e no escroto, que são mais secos do que a pele da vulva e perianal.

Lesões Brancas 141

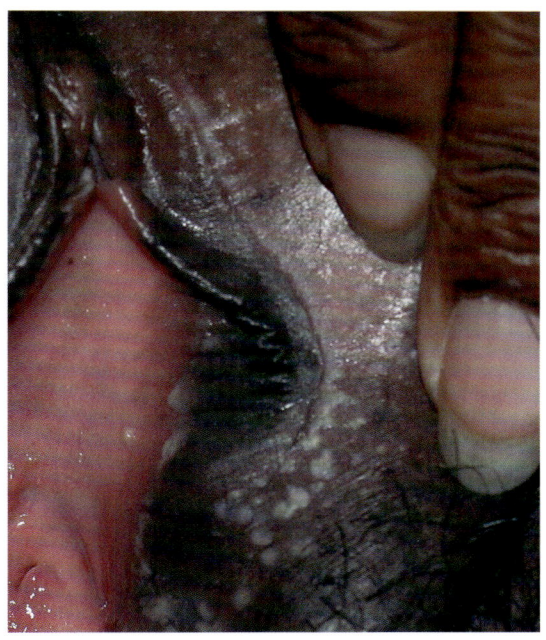

Fig. 8.38. Estas pápulas brancas de candidíase são removidas enxugando gentilmente com lenço de papel ou um aplicador com ponta de algodão.

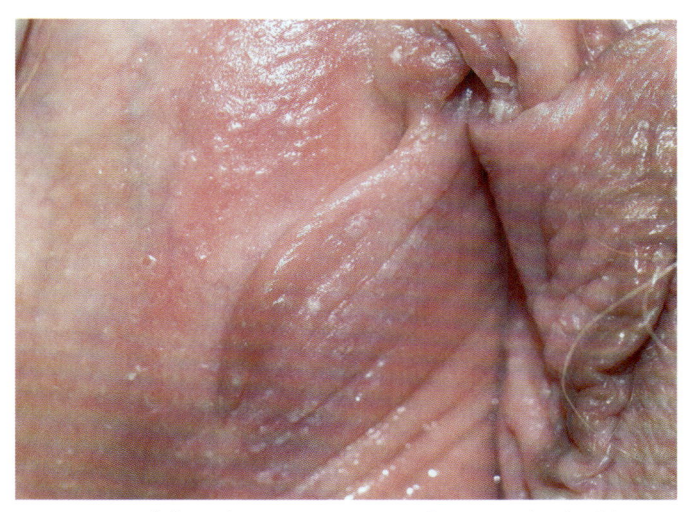

Fig. 8.40. Candidíase algumas vezes se manifesta por pústulas frágeis; estes tetos com bolhas têm aparência branca.

A maioria das vulvites é encontrada associada à candidíase vaginal, e o termo vulvovaginite seria uma descrição mais acurada do problema.

Homens que não são circuncidados podem adquirir candidíase genital pelo contato com parceiros sexuais afetados ou por colonização do intestino com *Candida*, especialmente quando existe dermatose, obesidade ou incontinência subjacente. As localizações preferidas são a superfície interna do prepúcio ou a glande do pênis. Embora as manchas geralmente sejam eritematosas e erosadas, a lesão inicial pode ser pustulosa ou pode exibir epitélio branco macerado semelhante ao que é visto em algumas mulheres. O diagnóstico geralmente é feito pela identificação de pseudo-hifas e hifas de *Candida* sp. no microscópio direto ou por uma cultura fúngica.

Muitas dermatoses podem ser confundidas com vulvite provocada por *Candida*, particularmente psoríase, eczema/líquen simples crônico e Hailey-Hailey (pênfigo familial benigno) **(Fig. 8.41)**. O epitélio macio e hidratado das bolhas e a pele hiperqueratótica afetada por pênfigo vegetante podem-se parecer com infecção por *Candida*. Ocasionalmente, erosões brancas de infecção pelo vírus herpes *simplex* são praticamente indistinguíveis de candidíase.

CANDIDÍASE	Diagnóstico

- Pápulas vermelhas, algumas vezes com exsudato branco, particularmente na membrana mucosa ou membranas mucosas modificadas da vulva, glande do pênis ou dobras cutâneas.
- Preparação fúngica ou cultura mostrando levedura.
- Biópsia não é necessária.

Agentes tópicos antiCandida, incluindo creme com azóis e pomada com nistatina, são terapias efetivas, porém os cremes frequentemente causam ardência com a aplicação. Além disso, a vagina deve ser avaliada ou tratada em mulheres, já que a maioria das mulheres tem candidíase vaginal associada. Fluconazol oral também é efetivo. Como candidíase intertriginosa com frequência é recorrente por causa de fatores predisponentes de obesidade, diabetes, incontinência etc., os pacientes podem receber medicação tópica para usar nas recorrências, ou com frequência diária para prevenir o reaparecimento de candidíase.

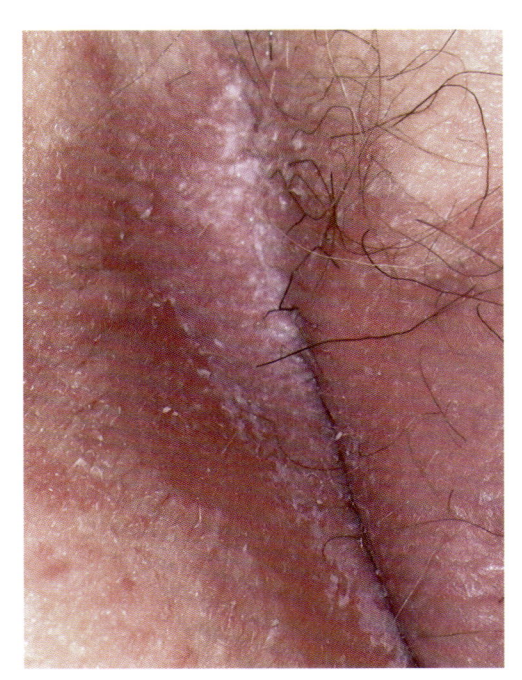

Fig. 8.39. Candidíase intertriginosa geralmente faz parte de uma dermatite intertriginosa, e a maceração úmida com pele morta é branca.

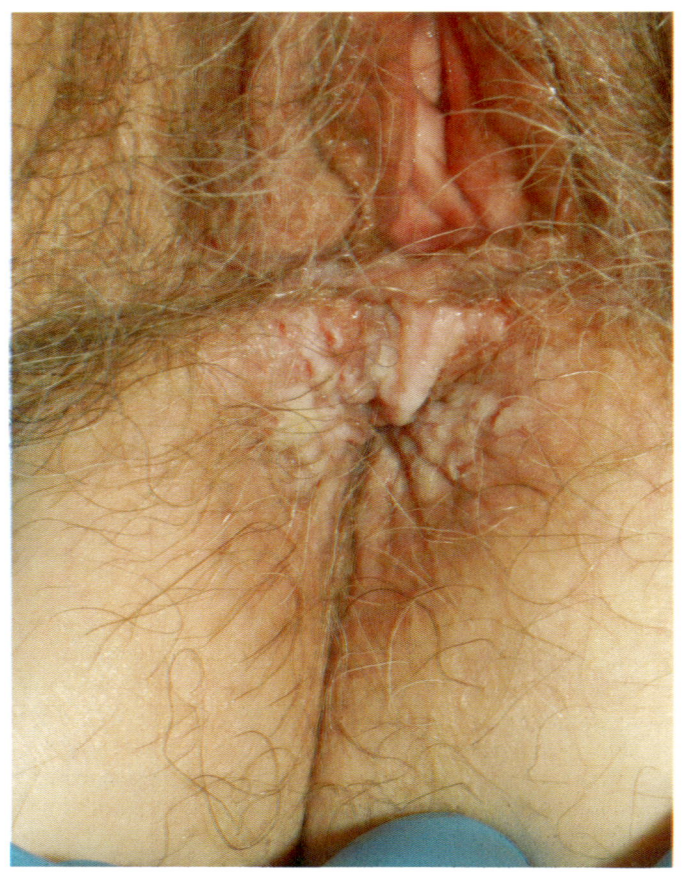

Fig. 8.41. A doença de Hailey-Hailey frequentemente tem aparência branca porque suas minúsculas vesículas rompidas exibem a cor branca quando hidratadas. Essas fissuras curtas, lineares e superficiais são um forte indicador desta condição.

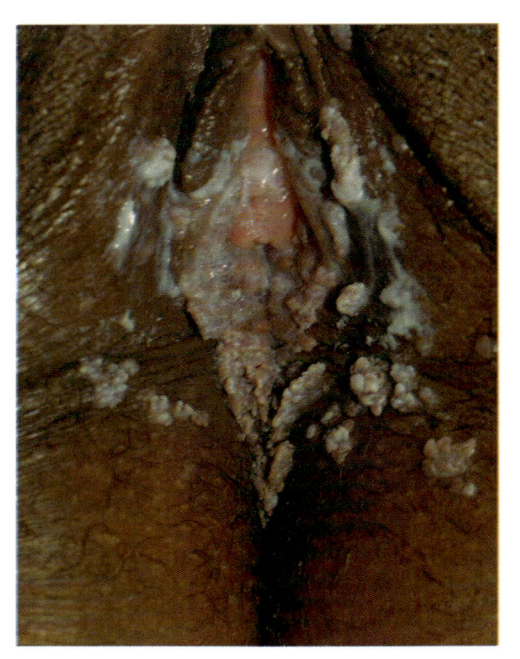

Fig. 8.42. Embora a maioria das verrugas genitais seja da cor da pele, estas lesões hiperqueratóticas acuminadas são brancas com a exposição à pele úmida da genitália.

ou podofilox; e a promoção da imunidade da pele local com cremes moduladores da resposta imune, como imiquimode. As novas vacinas que estão disponíveis atualmente constituem uma medida preventiva útil.

Lesões Intraepiteliais Escamosas de Alto Grau

As lesões intraepiteliais escamosas de alto grau (HSIL), anteriormente chamadas de neoplasia intraepitelial, papulose

CANDIDÍASE	Tratamento
• Fluconazol oral, ou algum azol tópico, e nistatina. • Controle de algum processo subjacente (antibióticos, imunossupressão, incontinência).	

Verrugas Genitais

Verrugas genitais estão mais frequentemente presentes como pápulas da cor da pele ou castanhas e foram discutidas principalmente no Capítulo 5, Lesões da Cor da Pele. Entretanto, quando ocorrem em uma pele úmida, a superfície hiperqueratótica das verrugas é frequentemente branca por causa da hidratação **(Figs. 8.42 e 8.43)**.

As verrugas genitais são tumores epidérmicos benignos (condiloma acuminado) produzidos por um dos vários tipos de papilomavírus humano (HPV). Os tipos 6 e 11 do HPV são responsáveis pela maior parte das verrugas genitais e são reconhecidos como vírus de *baixo risco*, uma vez que a transformação maligna seja rara. Os tipos 16, 18, 31 e 33 do HPV são de *alto risco* e estão relacionados com gênese de neoplasia intraepitelial e carcinoma de células escamosas. As terapias incluem a destruição física por nitrogênio líquido, eletrocautério e *laser*; a destruição química por ácido tricloroacético

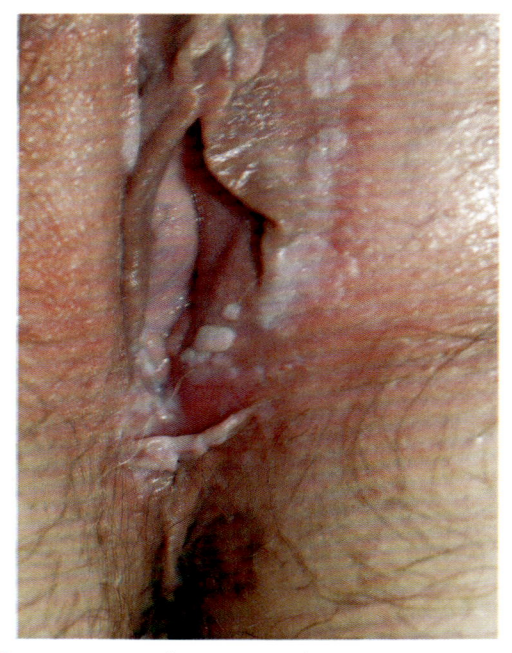

Fig. 8.43. Estas verrugas planas nas membranas mucosas e nas membranas mucosas modificadas são habitualmente brancas.

Lesões Brancas **143**

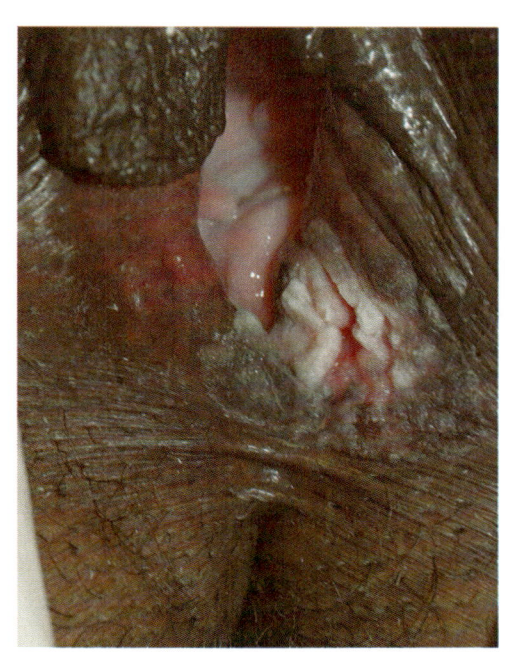

Fig. 8.44. Não só as verrugas genitais são algumas vezes brancas, mas as lesões intraepiteliais escamosas de alto grau resultantes podem ser brancas e difíceis de diferenciar de verrugas. Verrugas brancas muito grandes ou irregulares devem ser submetidas à biópsia.

bowenoide e carcinoma de células escamosas *in situ*, consistem em displasia de espessura total do epitélio produzida por infecção pelo HPV. Isto foi discutido principalmente no Capítulo 5, Lesões da Cor da Pele. Assim como para as verrugas anogenitais, as lesões de HSIL têm aparência branca quando ocorrem na pele úmida, de modo que a pele hiperqueratótica hidratada confere uma aparência branca **(Fig. 8.44)**.

Neoplasia Intraepitelial Diferenciada

Displasia epitelial de espessura total ocorrendo em associação a líquen escleroso e líquen plano em vez de infecção pelo HIV é atualmente denominada neoplasia intraepitelial diferenciada. Isto foi discutido principalmente no Capítulo 5. Apresenta-se como pápulas e placas planas, bem demarcadas, brancas, vermelhas ou da cor da pele **(Fig. 8.45)**. O diagnóstico de neoplasia intraepitelial é feito pela aparência morfológica com confirmação na biópsia, que mostra displasia de espessura total. O diagnóstico diferencial para lesões de neoplasia intraepitelial branca inclui líquen plano, líquen escleroso e carcinoma basocelular.

Doença de Paget Extramamária

A doença de Paget extramamária (ver o Capítulo 6) é uma malignidade muito rara da pele anogenital, mais frequentemente manifestada por placas vermelhas mal demarcadas em um contexto de hiperqueratose hipopigmentada **(Fig. 8.46)**. Frequentemente confundida com eczema, líquen simples crônico ou neoplasia intraepitelial vulvar diferenciada, ela é diagnosticada por biópsia.

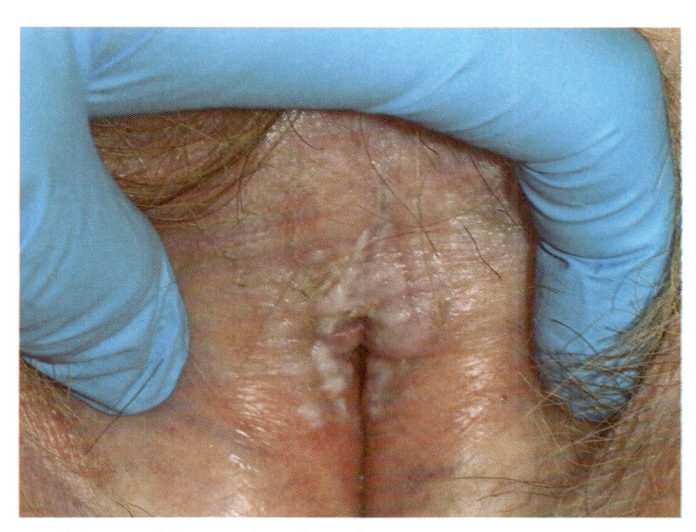

Fig. 8.45. NIV diferenciada pode ser branca, marrom ou vermelha; quando é branca, geralmente é espessa.

Pápulas e Nódulos Brancos

Milia e Cistos Epidérmicos (Inclusão Epidérmica, Epidermoide)

Cistos epidérmicos são nódulos benignos comuns que ocorrem quando os folículos pilosos são obstruídos, e a porção profunda do folículo é gradualmente expandida pelas células descamadas eliminadas do epitélio folicular (ver também o Capítulo 5). Eles são tão comuns que configuram um achado normal. No entanto, ocasionalmente um paciente pode apresentar um grande número de cistos no escroto ou nos lábios maiores.

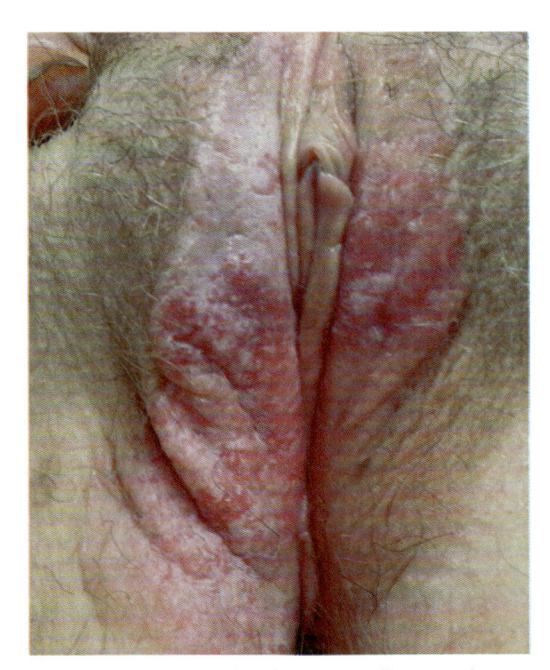

Fig. 8.46. Doença de Paget exibe placas vermelhas, geralmente com epitélio branco e espesso adjacente e classicamente exibindo pequenas "ilhas" de pele branca espessa.

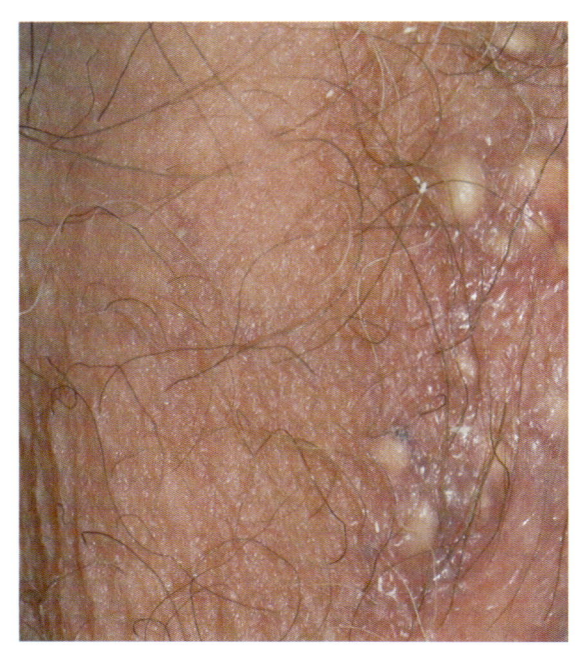

Fig. 8.47. Cistos epidérmicos consistem em queratina retida presa em um folículo, e esta queratina hidratada é branca.

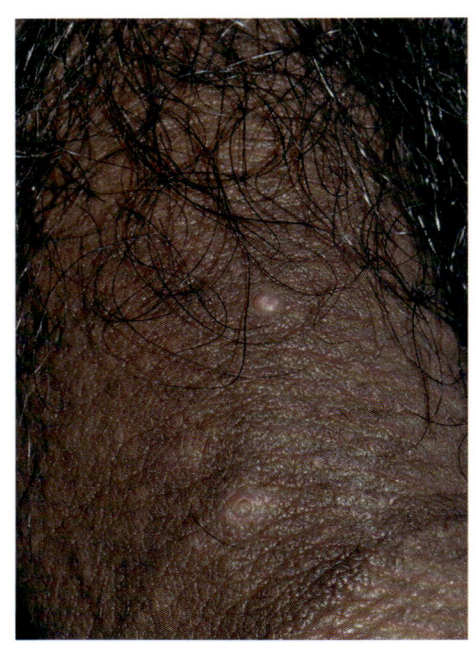

Fig. 8.48. Moluscos contagiosos geralmente são da cor da pele ou rosados e podem simular vesículas; no entanto, algumas vezes são brancos e difíceis de diferenciar de milia, cistos epidérmicos brancos minúsculos. A depressão central na lesão na haste do pênis é típica de um molusco contagioso.

Os cistos epidérmicos podem ocorrer em qualquer idade, mas surgem com maior frequência na metade da vida e aparecem principalmente nos grandes lábios, pequenos lábios, haste do pênis, escroto e área perianal. Não ocorrem no vestíbulo e geralmente não na glande do pênis. Os cistos aparecem como pápulas ou nódulos em forma de cúpula, com coloração branca, amarela ou da cor da pele, geralmente com uma rolha ceratósica central. Geralmente são assintomáticos, mas podem inflamar e ficar sensíveis por causa de uma reação de corpo estranho à queratina quando um cisto se rompe. Infecção verdadeira é incomum. Pápulas muito pequenas de 1 a 2 mm são referidas como milia **(Fig. 8.47)**. Lesões antigas podem-se tornar calcificadas.

O diagnóstico é feito clinicamente, e é facilmente confirmado se for extraído material grumoso. As características histológicas são uma parede cística composta de epitélio escamoso estratificado circundando uma cavidade que contém queratina birrefringente e pelos.

Os nódulos brancos que podem simular cistos epidérmicos incluem manchas de Fordyce, esteatocistoma, cisto eruptivo de pelos velos e lesões de molusco contagioso. Os cistos vestibulares devem ser considerados, mas estes geralmente são azulados, da cor da pele ou mais amarelos e estão localizados no vestíbulo vulvar.

Geralmente não é necessária terapia para a maioria dos casos, porém lesões maiores que são incômodas podem ser excisadas, e cistos e milia menores podem ser extirpados, cauterizados ou retirados com *hifrecator*.

Molusco Contagioso

Moluscos contagiosos são lesões cutâneas produzidas por um poxvírus e geralmente são transmitidos sexualmente quando ocorrem na genitália de adultos. Eles são discutidos principalmente no Capítulo 5, Lesões da Cor da Pele. Os moluscos podem ser pápulas da cor da pele, rosadas ou brancas em forma de cúpula **(Fig. 8.48)**. Classicamente, pelo menos algumas lesões exibem uma cavidade ou depressão central. Estas lesões são encontradas na pele queratinizada e, em pessoas imunocompetentes, são autolimitadas e regridem sem tratamento. Essas lesões regridem espontaneamente depois de um trauma, o que inclui a extirpação com um pau de laranjeira afiado, curetagem, crioterapia delicada, eletrocoagulação e cantaridina. O creme com imiquimode tópico (Aldara) atua na modulação da resposta imune também é efetivo no tratamento de lesões extensas, particularmente em crianças que não irão tolerar outros métodos.

Carcinoma Verrucoso

Apresentação Clínica

Estes tumores raros ocorrem em pacientes idosos, frequentemente na oitava ou nona década, mas são casos eventuais descritos em pacientes mais jovens. A lesão aparece como um nódulo verrucoso ou papilomatoso de crescimento lento, mais comumente referido nos grandes lábios **(Fig. 8.49)**, na glande do pênis ou na pele perianal. Os carcinomas verrucosos também foram descritos na vagina e no colo do útero, pênis, escroto, reto e bexiga, além de localizações extragenitais (isto é, na nasofaringe e esôfago).

Diagnóstico

O diagnóstico de carcinoma verrucoso geralmente é difícil por causa de sua histologia um tanto discreta, particularmente na diferenciação com um condiloma acuminado gigante. As alterações histopatológicas não são marcantes e incluem

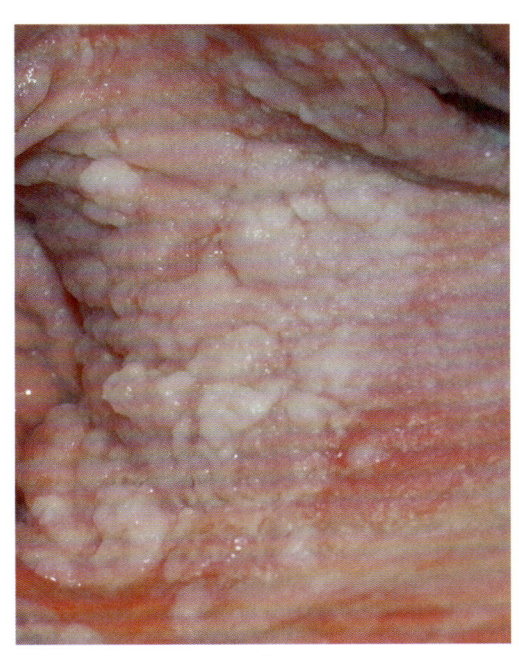

Fig. 8.49. Um carcinoma verrucoso frequentemente se parece com uma verruga muito grande.

hiperqueratose e acantose acentuadas com cristas epidérmicas de penetração profunda, redondas emergentes. A camada basal está intacta e é claramente definida, e há notável ausência de atipia celular em todo epitélio. Um infiltrado inflamatório inespecífico está localizado em torno e abaixo do tumor. Uma camada granulosa proeminente com células coilocitóticas é um achado frequente.

Além de uma verruga grande, a principal doença a ser diferenciada de carcinoma verrucoso é o carcinoma de células escamosas típico. A análise histológica deve diferenciar as duas doenças.

CARCINOMA VERRUCOSO	Diagnóstico

- Nódulo verrucoso ou papilomatoso.
- Mais frequentemente nos grandes lábios, na glande do pênis ou na pele perianal.
- Biópsia necessária, mas frequentemente banal e inespecífico, requerendo um alto índice de suspeita e diagnóstico empírico e terapia.

Fisiopatologia

Carcinoma verrucoso é atualmente considerado uma variante de carcinoma de células escamosas bem diferenciado. Apesar da sua aparência histológica enganosamente benigna, o crescimento do tumor é destrutivo e invasivo localmente. Em alguns casos, têm havido evidências de infecção pelo HPV, história de verrugas genitais e algumas vezes a coexistência com líquen escleroso. Geralmente não é encontrado HPV nestas lesões (31).

Tratamento

Excisão cirúrgica é o tratamento de escolha, e linfadenectomia é raramente indicada porque metástases nos linfonodos são muito raras. Radioterapia não é usada porque muitos tumores não são radiossensíveis. Um retinoide oral já foi usado com sucesso em um caso.

CARCINOMA VERRUCOSO	Tratamento

- Excisão cirúrgica.

REFERÊNCIAS

1. Falabella R, Barona MI. Update on skin repigmentation therapies in vitiligo. Pigment Cell Melanoma Res. 2008;22:42-45.
2. Upala S, Sanguankeo A. Low 25-hydroxyvitamin D levels are associated with vitiligo: a systematic review and meta-analysis. Photodermatol Photoimmunol Photomed. 2016;32(4):181-190.
3. Serrao VV, Paris FR, Feio AB. Genital vitiligo-like depigmentation following use of imiquimod 5% cream. Eur J Dermatol. 2008;18:342-343.
4. Whitton M, Pinart M, Batchelor JM, et al. Evidence-based management of vitiligo: summary of a Cochrane systematic review. Br J Dermatol. 2016;174(5):962-969.
5. Sisti A, Sisti G, Oranges CM. Effectiveness and safety of topical tacrolimus monotherapy for repigmentation in vitiligo: a comprehensive literature review. An Bras Dermatol. 2016;91:187-195.
6. Sharma CK, Sharma M, Aggarwal B, et al. Different advanced therapeutic approaches to treat vitiligo. J Environ Pathol Toxicol Oncol. 2015;34:321-334.
7. Jeong HS, Vandergriff T, Pandya AG. Use of suction blisters for noncultured epidermal suspension grafting in patients with vitiligo. Dermatol Surg. 2016;42:688-691.
8. Ashique KT, Kaliyadan F, Iqbal S. Dermabrasion of the eyelids in vitiligo surgery. Dermatol Surg. 2016;42:691-692.
9. Bae JM, Hong BY, Lee JH, et al. The efficacy of 308-nm excimer laser/light (EL) and topical agent combination therapy versus EL monotherapy for vitiligo: a systematic review and metaanalysis of randomized controlled trials (RCTs). J Am Acad Dermatol. 2016;74:907-915.
10. Deo MS, Kerse N, Vandal AC, et al. Dermatological disease in the older age group: a cross-sectional study in aged care facilities. BMJ Open. 2015;5(12):e009941.
11. Liu Y, Hua H, Gao Y. Oral lichen sclerosus et atrophicus—literature review and two clinical cases. Chin J Dent Res. 2013;16:157-160.
12. Chaudhry SI, Morgan PR, Neill SM. An unusual tongue. Clin Exp Dermatol. 2006;31:831-832.
13. Kreuter A, Kryvosheyeva Y, Terras S, et al. Association of autoimmune diseases with lichen sclerosus in 532 male and female patients. Acta Derm Venereol. 2013;93:238-241.
14. Zollnger T, Mert KD, Schmid M, et al. Borrelia in granuloma annulare, morphea and lichen sclerosus: a PCR-based study and review of the literature. J Cutan Pathol. 2010;27:571.
15. Bunker CB, Shim TN. Male genital lichen sclerosus. Indian J Dermatol. 2015;60:111-117.
16. Lee A, Bradford J, Fischer G. Long-term management of adult vulvar lichen sclerosus: a prospective cohort study of 507 women. JAMA Dermatol. 2015;151:1061-1067.

17. Chi CC, Kirtschig G, Baldo M, et al. Systematic review and metaanalysis of randomized controlled trials on topical interventions
18. for genital lichen sclerosus. J Am Acad Dermatol. 2012;67:305-312.
19. Funaro D, Lovett A, Leroux N, et al. A double-blind, randomized prospective study evaluating topical clobetasol propionate 0.05% versus topical tacrolimus 0.1% in patients with vulvar lichen sclerosus. J Am Acad Dermatol. 2014;71:84-91.
20. Borghi A, Corazza M, Minghetti S, et al. Topical tretinoin in the treatment of vulvar lichen sclerosus: an advisable option? Eur J Dermatol. 2015;25:404-409.
21. Terras S, Gambichler T, Moritz RK, et al. UV-A1 phototherapy vs clobetasol propionate, 0.05%, in the treatment of vulvar lichen sclerosus: a randomized clinical trial. JAMA Dermatol. 2014;150:621-627.
22. Criscuolo AA, Schipani C, Cannizzaro MV, et al. New therapeutic approaches in the treatment of anogenital lichen sclerosus: does photodynamic therapy represent a novel option? G Ital Dermatol Venereol. 2017;152:117-121.
23. Giuseppina Onesti M, Carella S, Ceccarelli S, et al. The use of human adipose-derived stem cells in the treatment of physiological and pathological vulvar dystrophies. Stem Cells Int. 2016;2016:2561461. doi: 10.1155/2016/2561461.
24. Homer L, Buchanan KJ, Nasr B, et al. Meatal stenosis in boys following circumcision for lichen sclerosus (balanitis xerotica obliterans). J Urol. 2014;192:1784-1788.
25. Zucchi A, Cai T, Cavallini G, et al. Genital lichen sclerosus in male patients: a new treatment with polydeoxyribonucleotide. Urol Int. 2016;97(1):98-103.
26. Potts BA, Belsante MJ, Peterson AC. Intraurethral steroids are a safe and effective treatment for stricture disease in patients with biopsy proven lichen sclerosus. J Urol. 2016;195(6):1790-1796. doi: 10.1016/j.juro.2015.12.067.
27. Patel CK, Buckley JC, Zinman LN, et al. Outcomes for management of lichen sclerosus urethral strictures by 3 different techniques. Urology. 2016;91:215-221.
28. Flynn AN, King M, Rieff M, et al. Patient satisfaction of surgical treatment of clitoral phimosis and labial adhesions caused by lichen sclerosus. Sex Med. 2015;3:251-255.
29. Smith SD, Fischer G. Childhood onset vulvar lichen sclerosus does not remit at puberty: a prospective case series. Pediatr Dermatol. 2009;26:725-729.
30. Micheletti L, Preti M, Radici G, et al. Vulvar lichen sclerosus and neoplastic transformation: a retrospective study of 976 cases. J Low Genit Tract Dis. 2016;20:180-183.
31. Samycia M, Lin AN. Efficacy of topical calcineurin inhibitors in lichen planus. J Cutan Med Surg. 2012;16:221-229.
32. del Pino M, Bleeker MC, Quint WG, et al. Comprehensive analysis of human papillomavirus prevalence and the potential role of low-risk types in verrucous carcinoma. Mod Pathol. 2012;25:1354-1363.

LEITURAS SUGERIDAS

Bunker CB, Shim TN. Male genital lichen sclerosus. Indian J Dermatol. 2015;60:111-117.

Chi CC, Kirtschig G, Baldo M, et al. Systematic review and metaanalysis of randomized controlled trials on topical interventions for genital lichen sclerosus. J Am Acad Dermatol. 2012;67:305-312.

Gawkrodger DJ. Guideline for the diagnosis and management of vitiligo. Br J Dermatol. 2008;159:1051-1076.

Iannella G, Greco A, Didona D, et al. Vitiligo: pathogenesis, clinical variants and treatment approaches. Autoimmun Rev. 2016;15:335-343.

Lee A, Bradford J, Fischer G. Long-term management of adult vulvar lichen sclerosus: a prospective cohort study of 507 women. JAMA Dermatol. 2015;151:1061-1067.

Whitton M, Pinart M, Batchelor JM, et al. Evidence-based management of vitiligo: summary of a Cochrane systematic review. Br J Dermatol. 2016;174(5):962-969. doi: 10.1111/bjd.14356.

9

Lesões de Coloração Escura: Distúrbios Dermatológicos Marrons, Azuis, Acinzentados ou Pretos

PETER J. LYNCH

As lesões pigmentadas estão presentes na pele da genitália em aproximadamente 10 a 12% das mulheres e em uma proporção ligeiramente menor em homens. A base etiológica dessas lesões pigmentadas inclui pigmentação fisiológica, hiperpigmentação pós-inflamatória, algumas infecções e neoplasias benignas e malignas. As cores castanha, marrom e preta surgem em consequência da pigmentação melânica. O pigmento de melanina é produzido dentro das organelas citoplasmáticas (melanossomos) nos melanócitos situados ao longo da membrana basal do epitélio. A quantidade de cor tanto na pele normal quanto nas várias lesões é determinada por vários fatores: densidade dos melanócitos, quantidade de melanina produzida por melanócito e taxa de transferência dos melanossomos melanizados para 30 queratinócitos, ou mais, que circundam cada melanócito. A densidade dos melanócitos, surpreendentemente, não varia de maneira considerável em pessoas de diferentes procedências étnicas, mas o local é variável. O tecido genital, por exemplo, tem cerca de 50% mais melanócitos por unidade da área do que a pele do tronco. O desenvolvimento de maior pigmentação depende em parte dos fatores genéticos (variabilidade em grupos raciais) e em parte de fatores adquiridos, como a luz ultravioleta, a presença de inflamação (especialmente que envolve dano à camada basal), alguns tipos de infecção (notavelmente infecção por HPV nas áreas genital e perigenital), e, em mulheres, seu estado hormonal. Uma maior pigmentação também ocorre quando há proliferação de queratinócitos normalmente melanizados (hiperplasia epitelial) e/ou quando há maior retenção de queratinócitos normalmente melanizados no estrato córneo. Em alguns distúrbios, neste capítulo, o pigmento heme em vez de melanina explica a presença de uma cor escura.

Hiperpigmentação Fisiológica

A hiperpigmentação fisiológica ocorre como um escurecimento assintomático simétrico, plano, de superfície lisa, da pele. Os locais afetados com mais frequência incluem a bolsa escrotal em pacientes do sexo masculino e os grandes lábios e bordas externas dos pequenos lábios em pacientes do sexo feminino (Fig. 9.1). A pele perianal em ambos os gêneros geralmente mostra algum grau de hiperpigmentação fisiológica (Fig. 9.2). Ocorre considerável variação de tonalidade entre os vários grupos étnicos e de um indivíduo a outro em um determinado grupo étnico. O grau de pigmentação pode ser tão discreto que dificilmente se nota, ou tão escuro que quase preto.

O diagnóstico de hiperpigmentação fisiológica é feito com base clínica. O diagnóstico diferencial inclui hiperpigmentação pós-inflamatória, mas esta tende a ser desigual, e geralmente sua distribuição é menos simétrica. Caso seja realizada biópsia de hiperpigmentação fisiológica em razão de preocupações do paciente ou do médico, o aumento da melanina será encontrado tanto nos melanócitos como nos queratinócitos que revestem a camada basal do epitélio. A hiperpigmentação genital ocorre em função da maior densidade de melanócitos na genitália, comparada à pele adjacente. Essas áreas de hiperpigmentação irão escurecer mais sob a influência de hormônios sexuais exógenos e endógenos. Isto é particularmente notável durante a gravidez. O escurecimento também ocorrerá por causa da presença do hormônio estimulante de melanócitos (MSH) aumentado em neonatos e nos pacientes com distúrbios, como a doença de Addison, por causa do acentuado distúrbio na função do eixo hipofisário-suprarrenal.

O tratamento não é necessário ou mesmo desejável. Entretanto, vale notar que a obsessão com a hiperpigmentação anogenital levou à prestação de serviços de branqueamento tanto de profissionais licenciados como não licenciados.

Acantose *Nigricans*

A prevalência de acantose *nigricans* (AN) varia com a cor da pele e está presente em cerca de 13% dos afro-americanos, 5% dos hispânicos e 1% dos caucasianos (1). A prevalência também varia com a obesidade e resistência à insulina relacionada com a obesidade (2). A acantose *nigricans* era um distúrbio raro há 50 anos, mas descobriu-se que sua frequência tem sido bem maior, nos últimos anos, por causa do aumento acentuado da obesidade especialmente em crianças. Em um estudo brasileiro, de 2012, com crianças e adolescentes cuidados em centro de obesidade, 58 e 43% dos participantes tiveram acantose

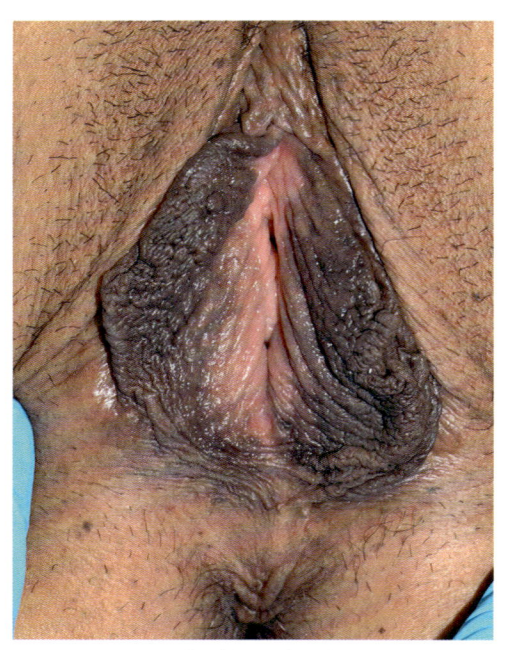

Fig. 9.1. Hiperpigmentação fisiológica da vulva é mais marcada nos pequenos lábios e, algumas vezes, na bifurcação posterior e corpo perineal.

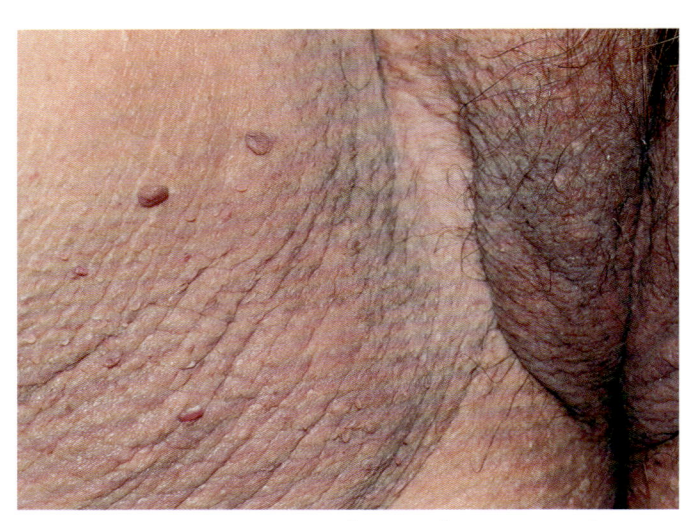

Fig. 9.3. Acantose *nigricans* se manifesta com hiperpigmentação nas dobras cutâneas, geralmente com aparência aveludada ou linear que mimetiza a liquenificação. Marcas na pele geralmente acompanham a acantose *nigricans*.

nigricans e resistência à insulina, respectivamente (3). Embora a acantose *nigricans* seja encontrada com mais frequência em indivíduos obesos, ela também ocorre em várias endocrinopatias, com malignidades, e com o uso de algumas medicações, como a niacina.

A acantose *nigricans* aparece como lesões mal demarcadas, de coloração marrom-clara a marrom-escura, ao redor do pescoço, nas axilas e nas virilhas **(Figs. 9.3 e 9.4)**. Raramente, desenvolve-se em outras áreas do corpo e na genitália. O fundo de hiperpigmentação pode ser plano, mas caracteristicamente, há cristas lineares elevadas que correm em paralelo. A superfície das lesões é ligeiramente "irregular" e geralmente é aveludada ou levemente áspera à palpação. A acantose *nigricans* é assintomática ou levemente prurítica, mas é muito embaraçosa para o paciente, porque sugere a aparência de pele suja. O diagnóstico é estabelecido clinicamente. O principal distúrbio a ser considerado na lista de diagnósticos diferenciais é o líquen simples crônico em que ocorreu hiperpigmentação pós-inflamatória.

O tratamento da acantose *nigricans* é problemático. Pode-se tentar o *peeling* com retinoides tópicos e ácido tricloroacético, mas geralmente, os efeitos colaterais são percebidos como piores que o distúrbio. Entretanto, pode-se melhorar a aparência com perda de peso ou tratamento de qualquer endocrinopatia associada. A avaliação de pacientes com AN geralmente é desejável em razão da presença, frequentemente associada, de resistência à insulina, homeostasia anormal da glicose, hipertensão e colesterol elevado (1). Muito raramente,

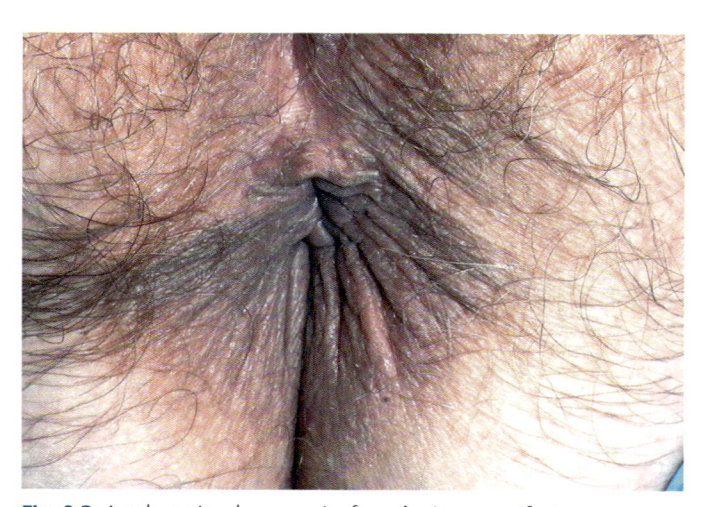

Fig. 9.2. A pele perianal com muita frequência se manifesta com a hiperpigmentação mal demarcada da hiperpigmentação fisiológica.

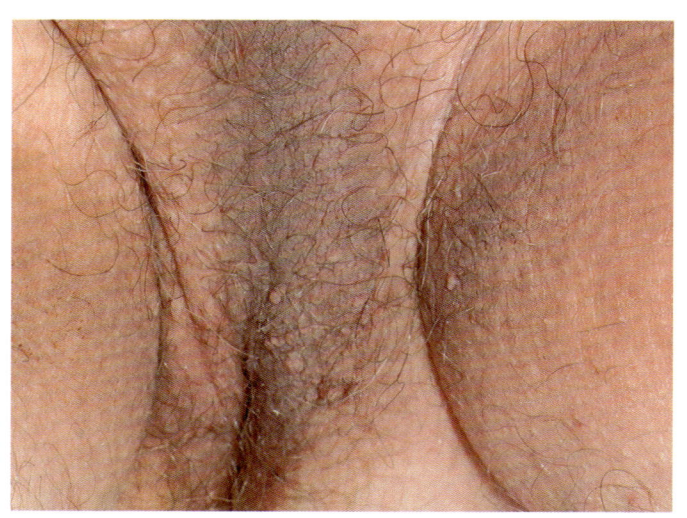

Fig. 9.4. Aparência papilomatosa da acantose *nigricans* geralmente encontrada em áreas de fricção, como o períneo desse homem, e em pacientes obesos que são de compleição naturalmente escura.

a acantose *nigricans* está associada ao desenvolvimento de malignidade, especialmente aquela afetando o trato gastrointestinal. Essa associação deve ser considerada naqueles adultos que não têm endocrinopatia, não são obesos e/ou têm história recente de perda de peso não intencional.

Hiperpigmentação Pós-Inflamatória

A inflamação afeta os melanócitos de duas maneiras. Quando gravemente danificados, os melanócitos interrompem a produção de melanina com resultante hipopigmentação, os melanócitos levemente danificados reagem com aumento da produção de melanina e hiperpigmentação. A hiperpigmentação pós-inflamatória desenvolve-se no local de uma inflamação anterior. O bronzeamento após leve queimadura solar pode ser considerado um exemplo de hiperpigmentação pós-inflamatória. A inflamação pode ser um componente inerente a uma doença dermatológica, ou pode-se desenvolver inflamação no local de um trauma, como após uma coçadura incessante, e com o uso de nitrogênio líquido ou ácido tricloroacético **(Fig. 9.5)**. A hiperpigmentação pós-inflamatória é clinicamente reconhecida como de cor marrom-clara à escura, máculas não palpáveis e placas que ocasionalmente exibem tonalidades de cinza, azul ou preto. A distribuição, localização e intensidade de hiperpigmentação são dependentes da causa de base.

Doenças, como líquen escleroso e líquen plano, em que a inflamação preferencialmente danifica a camada epitelial basal, estarão provavelmente associadas à pigmentação mais escura do que a ocorrida em outros distúrbios inflamatórios **(Figs. 9.6 e 9.7)**. Não surpreende que os pacientes com pele constitutiva mais escura tenham maior probabilidade de desenvolver hiperpigmentação pós-inflamatória exagerada.

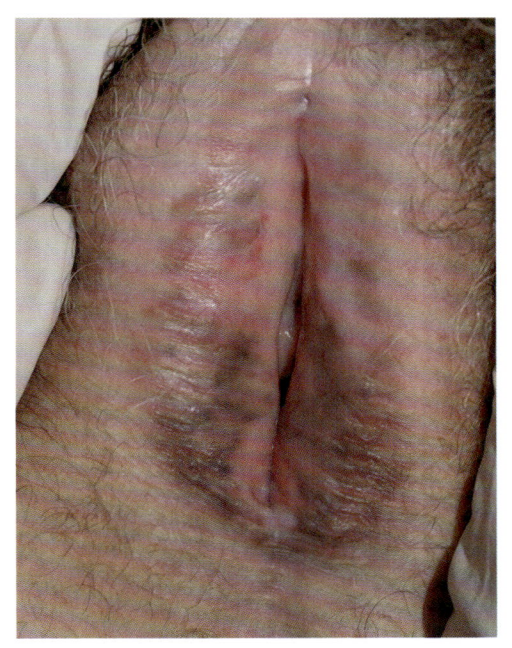

Fig. 9.6. O líquen escleroso algumas vezes produz hiperpigmentação mal demarcada, por causa do dano à camada basal resultante de fagocitose de grânulos de melanina pelos macrófagos na derme.

Similarmente, como a cor normal da genitália geralmente é mais escura do que a pele circundante, é particularmente provável que uma inflamação no tecido genital cause hiperpigmentação pós-inflamatória.

Um histórico de trauma ou inflamação anteriores constitui um indício diagnóstico importante, mas, algumas vezes, esse histórico não pode ser evocado. Isto é particularmente

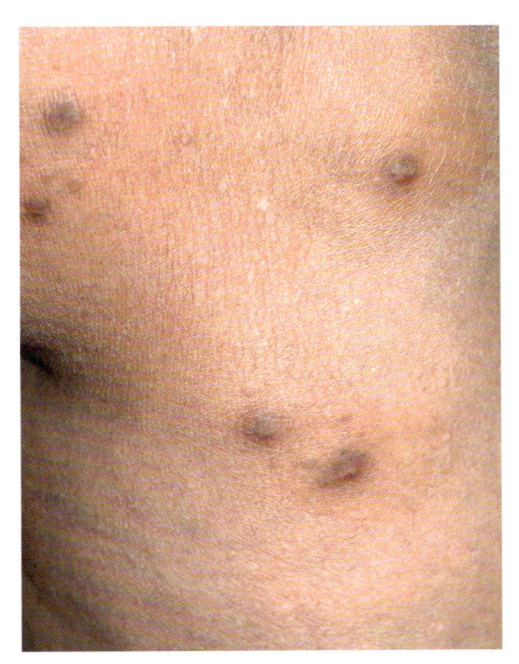

Fig. 9.5. Pode ocorrer hiperpigmentação pós-inflamatória após trauma, como se observa nos nódulos pruriginosos de pápulas espessas, escoriadas, desse paciente, produzidas por extração crônica.

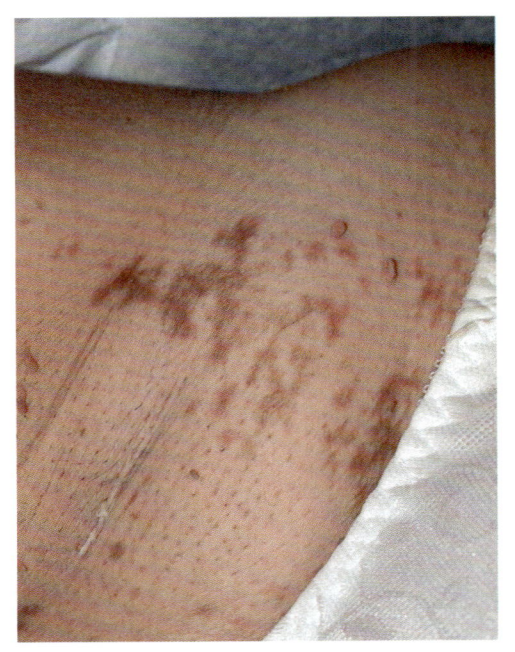

Fig. 9.7. O líquen plano é uma causa comum de hiperpigmentação pós-inflamatória; são evidentes pápulas vermelhas ativas, assim como pigmentação marrom deixada por lesões resolvidas.

verdadeiro no líquen plano e líquen escleroso anogenitais, em que a hiperpigmentação com duração extraordinariamente longa pode ser primeiramente notada muito tempo após a resolução de qualquer evidência clínica de inflamação. Em alguns casos, quando um histórico de inflamação anterior não pode ser obtido, será necessária biópsia para confirmar o diagnóstico de hiperpigmentação pós-inflamatória. Isto é particularmente verdadeiro no caso de máculas ou placas pigmentadas em que a densidade do pigmento é variável ou estão presentes tonalidades de cinza ou preto (ver as seções sobre melanose genital e nevos melanocíticos neste capítulo).

A hiperpigmentação pós-inflamatória geralmente regride ao longo de vários meses, por essa razão nenhum tratamento é necessário. Entretanto, algumas vezes, a presença de pigmentação obscurece uma contínua inflamação de baixo grau. Assim, se a pigmentação persistir por mais tempo que o esperado, deve-se obter biópsia para determinar se uma inflamação subclínica está ou não presente. Se presente, deve-se administrar o tratamento anti-inflamatório, como os esteroides tópicos. Agentes tópicos para o desaparecimento gradual, como a hidroquinona, podem melhorar a pigmentação localizada superficialmente na epiderme, mas são inúteis para o pigmento situado mais profundamente nos melanófagos dérmicos.

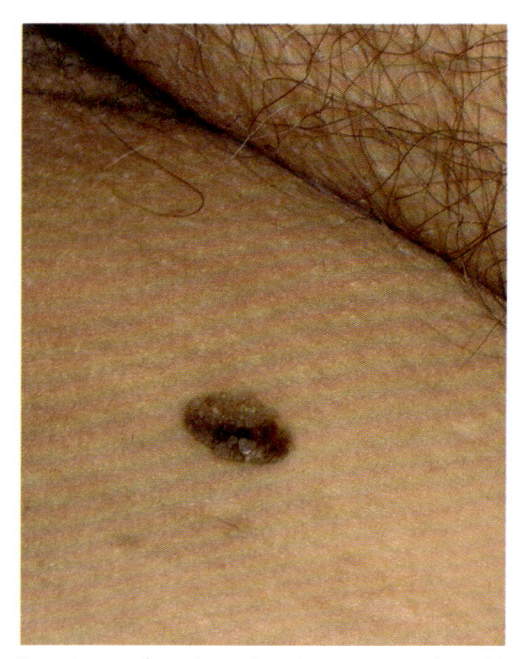

Fig. 9.9. Queratoses seborreicas mimetizam nevos melanocíticos e verrugas genitais.

Queratoses Seborreicas

Queratoses seborreicas são crescimentos benignos extremamente comuns. A maioria dos indivíduos com mais de 40 anos tem pelo menos uma ou duas lesões, e geralmente 50 a 100 lesões podem estar presentes. Em sua maior parte, estão localizadas no tronco, mas ocasionalmente, são notadas nos membros proximais e na área anogenital. As queratoses seborreicas apresentam-se como pápulas acastanhadas, marrons ou pretas, de bordas bem definidas, com 10 a 15 mm de largura e 2 a 10 mm de altura, na área do quadrado do ombro (**Figs. 9.8 e 9.9**). Essas características contribuem para a aparência típica de estar "grudada". A superfície geralmente é visivelmente descamativa e em geral é áspera à palpação. Entretanto, em alguns casos, a superfície é percebida como "cerosa" lisa, simulando uma gota de cera de vela na superfície da pele. Entretanto, nessas lesões lisas, a presença de escamas pode ser identificada, se a superfície for delicadamente raspada com uma lâmina perpendicularmente à parte superior da lesão.

A presença de escamas é um ponto muito útil na distinção entre queratoses seborreicas e nevos, lentigos e melanomas. Podem ser encontradas pequenas depressões características na superfície quando se emprega magnificação ao longo de um exame. Especificamente, ao fazer essa diferenciação, a dermatoscopia pode ser útil (4). Pode ser difícil diferenciar queratoses seborreicas genitais de verrugas genitais pigmentadas e neoplasia intraepitelial relacionada com o HPV. O número de lesões presentes é um indício útil. As queratoses seborreicas genitais são geralmente solitárias, enquanto as lesões relacionadas com o HPV quase sempre são mais numerosas. As queratoses seborreicas também podem-se assemelhar a carcinomas basocelulares pigmentados. Como a diferenciação entre queratoses seborreicas e todas essas lesões é muito importante, a maioria das queratoses seborreicas genitais deve ser submetida à biópsia.

A causa das queratoses seborreicas é desconhecida, mas padrões familiares frequentes referentes à idade de início e número de lesões sugerem que tanto os fatores genéticos como os de envelhecimento têm um papel. De considerável interesse é que sejam encontradas mutações nos oncogenes em 80% das queratoses seborreicas (5). Essas mesmas mutações são encontradas em outras lesões que se comportam de maneira maligna, ao passo que uma malignidade essencialmente nunca se desenvolve na queratose seborreica. As razões para isto não

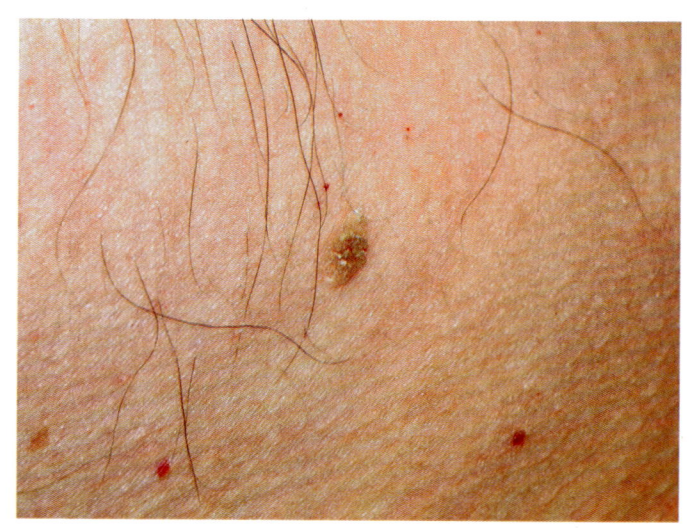

Fig. 9.8. Queratoses seborreicas variam da coloração castanha ou marrom-escura da pele, mas quase sempre têm uma superfície ligeiramente áspera ou superfície "verrucosa".

são completamente conhecidas, mas uma discussão adicional sobre esse tópico pode ser encontrada em outra parte (5,6). Existe muita controvérsia sobre um presumível papel do papilomavírus humano (HPV) no desenvolvimento de queratose seborreica anogenital, mas nós, e outros, acreditamos que não e que a controvérsia surge simplesmente em razão da dificuldade de diferenciação clínica entre queratose seborreica e verrugas anogenitais e a neoplasia intraepitelial relacionada com o HPV (7).

A biópsia é desejável em qualquer situação de incerteza em relação ao diagnóstico. Nenhuma terapia é necessária para queratoses seborreicas clinicamente típicas, ou histologicamente comprovadas. Lesões que são irritadas por vestuário e aquelas que são particularmente incômodas para o paciente podem ser tratadas com nitrogênio líquido ou excisão tangencial (*shave excisão*).

Verrugas Pigmentadas

Verrugas genitais do tipo que tem a parte superior achatada são frequentemente de cores acastanhada, marrom ou preta **(Figs. 9.10 e 9.11)**. Essas lesões foram abordadas junto com outros tipos morfológicos de verrugas no Capítulo 5.

Neoplasia Genital Intraepitelial

As neoplasias intraepiteliais vulvar, peniana e escrotal relacionadas com o HPV têm frequentemente colorações castanha, marrom ou preta **(Figs. 9.12 a 9.14)**. Essas condições foram primariamente discutidas no Capítulo 5.

Carcinoma Basocelular Pigmentado

Os carcinomas basocelulares normalmente têm a cor da pele, mas uma pequena proporção deles contém melanina suficiente para ser, pelo menos parcialmente, marrons, azuis ou pretas **(Fig. 9.15)**. Essas lesões foram abordadas primariamente no Capítulo 5.

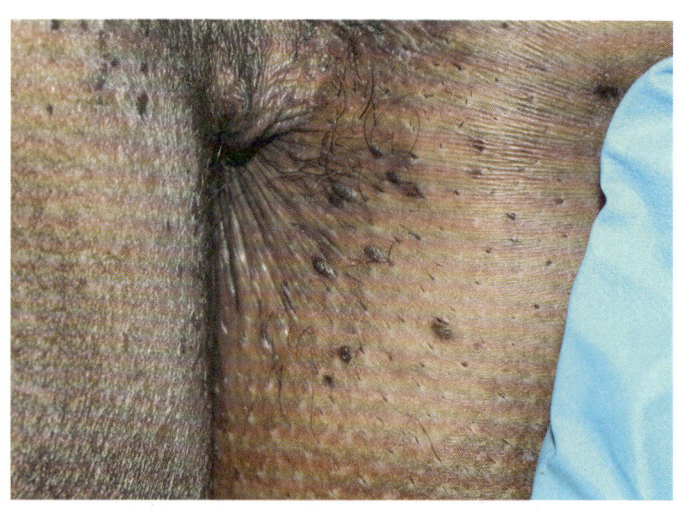

Fig. 9.11. Indivíduos com compleição naturalmente escura tipicamente exibem verrugas marrons.

Angioqueratomas

Os angioqueratomas genitais geralmente são de coloração clara a vermelho-escura, mas os que ocorrem na vulva algumas vezes são azuis, purpúreos ou pretos **(Figs. 9.16 e 9.17)** Essas lesões são abordadas primariamente no Capítulo 7.

Sarcoma de Kaposi

Os nódulos e placas do sarcoma de Kaposi, que ocorrem no tronco e genitália, geralmente têm coloração vermelha de média à escura. Com menos frequência, são de coloração mais

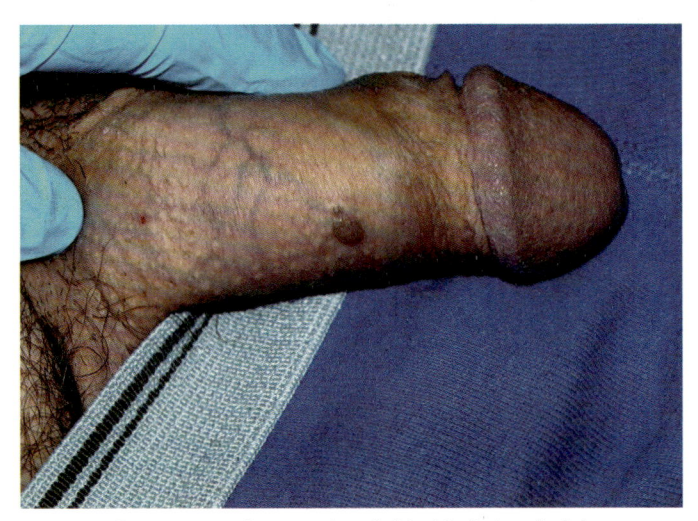

Fig. 9.10. Esta verruga pigmentada solitária é indistinguível de uma queratose seborreica; o diagnóstico foi feito por biópsia.

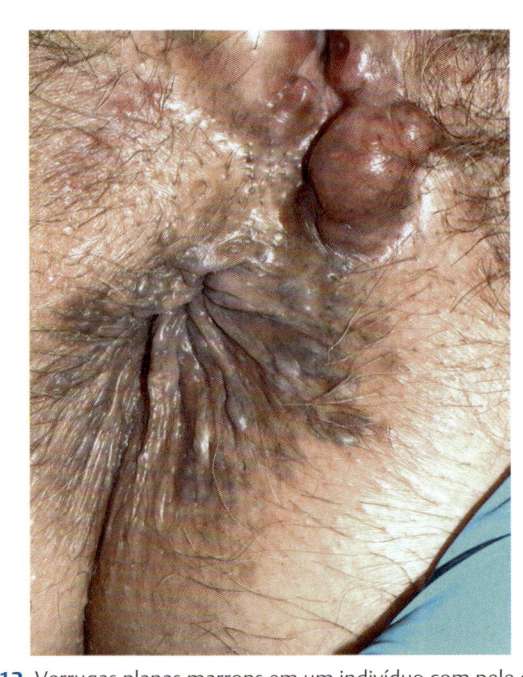

Fig. 9.12. Verrugas planas marrons em um indivíduo com pele clara provavelmente representam verrugas com atipia. Essas verrugas mostraram alto grau de lesões intraepiteliais escamosas de alto grau (HSIL), que anteriormente eram chamadas de neoplasia intraepitelial vulvar 3 (NIV 3) na biópsia. Algumas destas evoluíram para grandes carcinomas escamosos invasivos presentes no períneo e vulva.

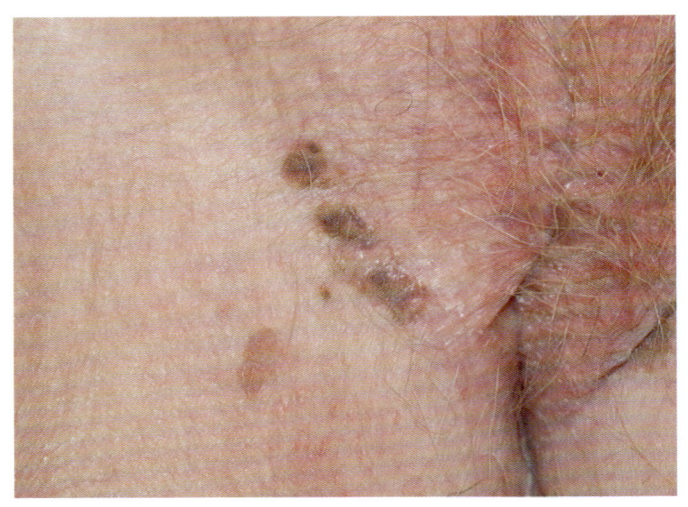

Fig. 9.13. Essas pápulas castanhas, de topo achatado, mostraram HSIL na biópsia. A cor marrom em uma pessoa clara, a morfologia plana e o padrão aglomerado motivaram a biópsia.

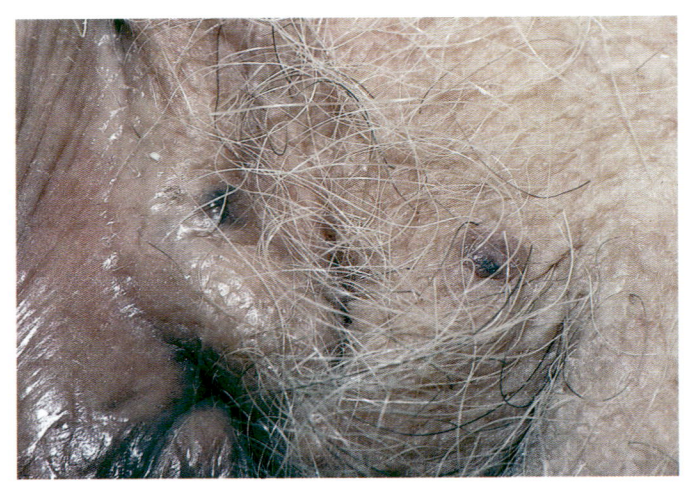

Fig. 9.15. Embora os carcinomas basocelulares com mais frequência sejam da cor da pele ou rosada, algumas vezes estes podem apresentar manchas pretas ou coloração azulada ou acinzentada como se observa nos múltiplos carcinomas basocelulares surgidos durante radioterapia nesta mulher.

escura, podendo ter tonalidades azuladas, purpúreas ou mesmo pretas **(Fig. 9.18)**. Essa neoplasia foi primariamente discutida no Capítulo 5.

Varicosidades Genitais

As varicosidades podem ser pequenas ou grandes. As lesões maiores são geralmente de coloração azulada **(Figs. 9.19 e 9.20)**. Grandes veias varicosas ocorrem na vulva com alguma frequência em mulheres grávidas e podem ou não se resolver após o parto (8,9). As varicosidades são bem menos comuns no pênis e bolsa escrotal. Vasos dilatados de diâmetros muito pequenos ("veias araneiformes") mais provavelmente exibem coloração vermelha amarronzada ou escura. Em geral, esses vasos telangiectásicos ocorrem na bolsa escrotal. Geralmente minúsculos angioqueratomas cobrem completamente esses pequenos vasos telangiectásicos vermelhos dilatados. As varicosidades são identificadas pelo desaparecimento após a compressão com uma lâmina de vidro (diascopia). Normalmente, nenhum tratamento é necessário, mas o sangramento após trauma pode necessitar de eletrocirurgia ou mesmo excisão.

Melanose Genital (Lentiginose)

Apresentação Clínica

Melanose genital e lentiginose genital são usados de maneira intercambiável pelos médicos, porém, em termos estritos, esta última denominação se aplica apenas às lesões que

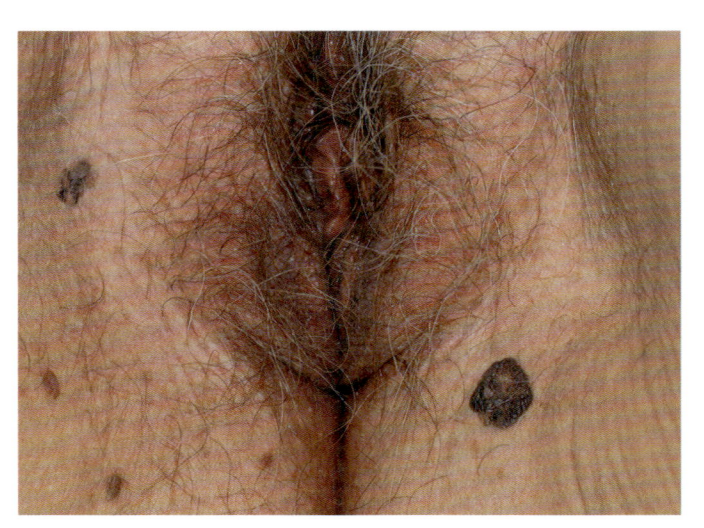

Fig. 9.14. Nem todas as lesões planas ou ligeiramente elevadas, hiperpigmentadas, associadas ao HPV são perigosas. A biópsia simplesmente mostrou verrugas genitais benignas.

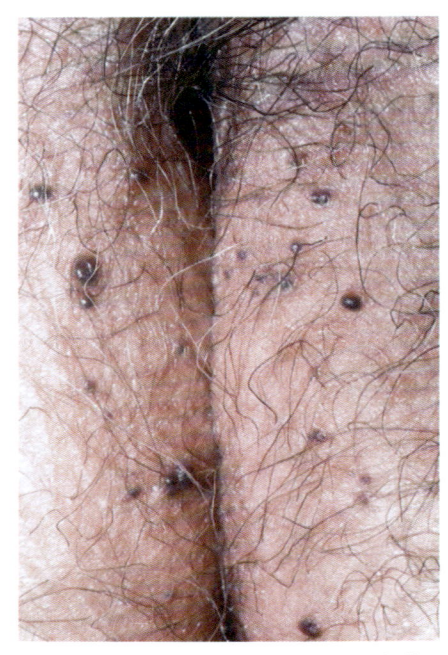

Fig. 9.16. Angioqueratomas são pápulas vasculares, brilhantes, em forma de domo, mas geralmente sua coloração purpúrea é tão escura que parece preta.

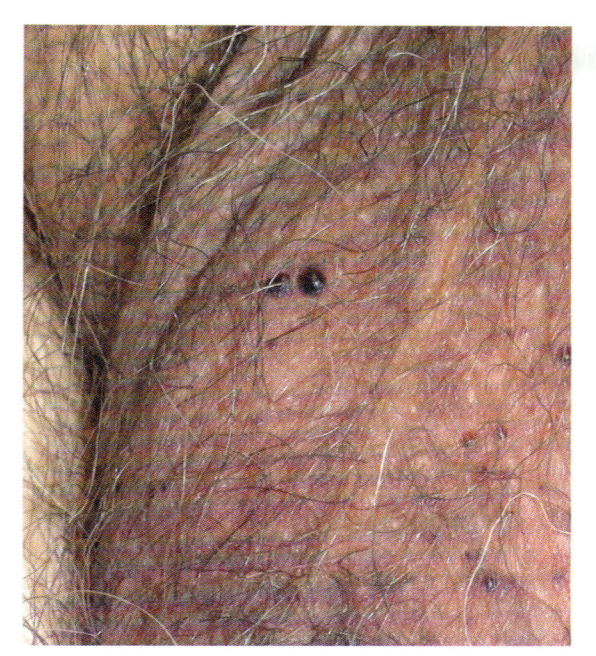

Lesões de Coloração Escura: Distúrbios Dermatológicos Marrons, Azuis, Acinzentados ou Pretos | **153**

Fig. 9.17. Quando solitário, um angioqueratoma deve ser diferenciado de um melanoma nodular; esta é uma distinção fácil de ser feita por avaliação com um dermatoscópio. Felizmente, também, este homem exibe lesões circundantes mais sutis.

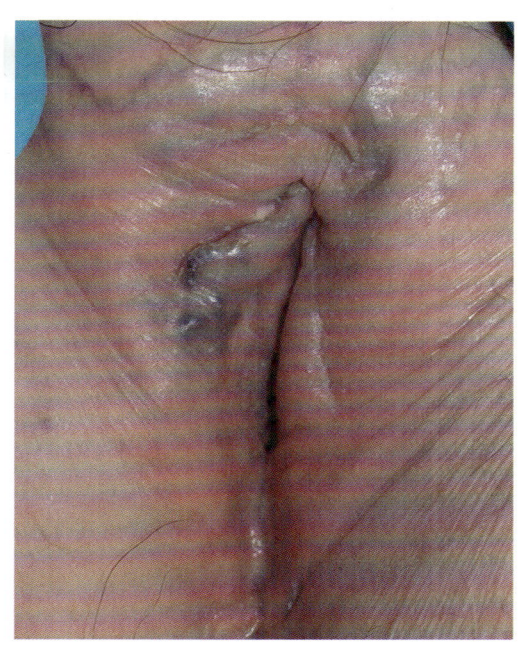

Fig. 9.19. Varicosidades geralmente são purpúreas, mas podem parecer azuladas, sugerindo o diagnóstico de lesão melanocítica em vez de vascular.

demonstram um padrão histológico semelhante ao do lentigo na biópsia. Como isto não está presente em todos os casos, preferimos o termo melanose genital. As lesões pigmentadas do tipo melanocítico são comuns na genitália com prevalência estimada em cerca de 10 a 15%, tanto em homens como em mulheres (4,10). Em mulheres, cerca de 60 a 70% de todas as lesões vulvares pigmentadas representam melanose vulvar (4,11), e isto provavelmente é verdadeiro também para homens (4).

A melanose genital consiste em máculas e placas não palpáveis, não elevadas de pigmentação **(Figs. 9.21 a 9.23)**. Essa pigmentação ocorre com mais frequência nas membranas mucosas ou membranas mucosas modificadas, mas pode surgir também em pele queratinizada. É particularmente provável que a melanose genital surja de um plano subjacente de líquen escleroso **(Fig. 9.24)**. As lesões de melanose podem ser solitárias ou multifocais, sendo mais frequente a ocorrência desta última. Há muitas variações de tamanho e coloração da pigmentação. As lesões podem ter apenas 5 mm, mas a maioria é de tamanho consideravelmente maior com diâmetros de até 2 cm. A assimetria na distribuição é comum, e às vezes a configuração é bastante angular. A pigmentação pode ser castanha, marrom, azul ou

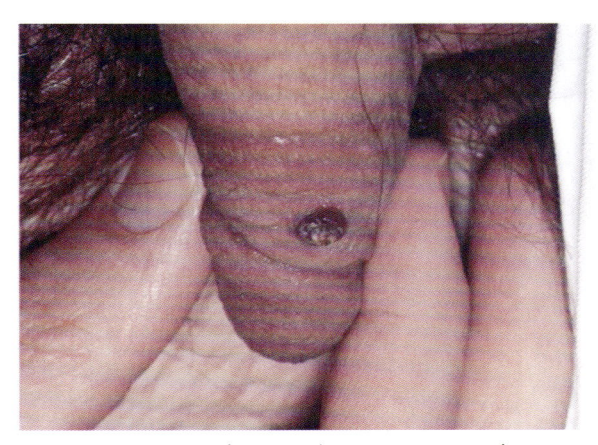

Fig. 9.18. O sarcoma de Kaposi é outro tumor vascular que pode parecer marrom em exame superficial.

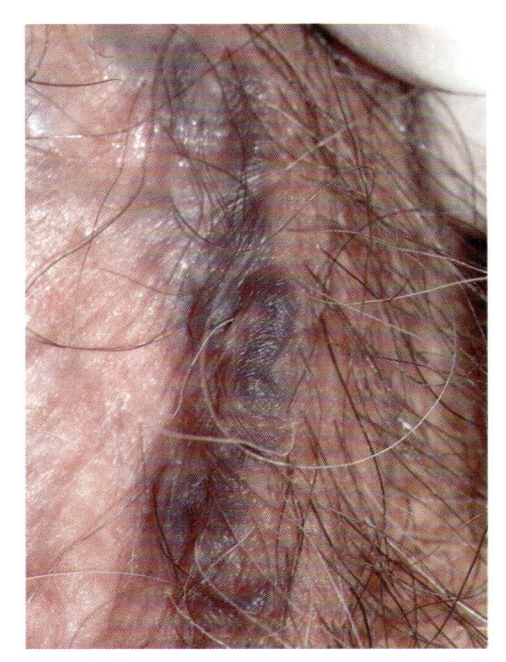

Fig. 9.20. O padrão linear, tortuoso, dessa varicosidade facilita o diagnóstico.

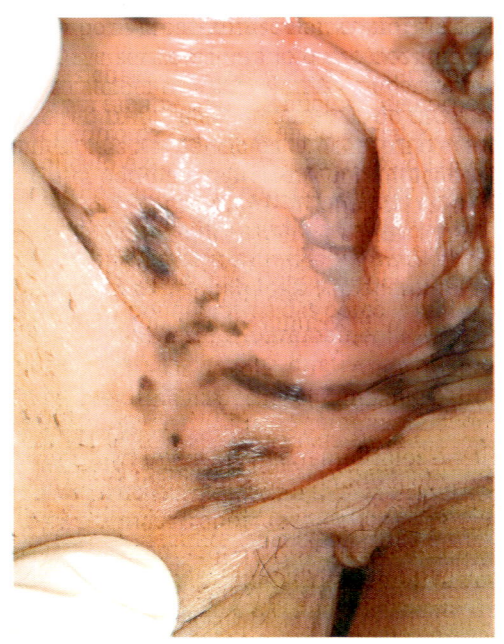

Fig. 9.21. A melanose genital se caracteriza por placas de cor marrom que geralmente são múltiplas e de formato irregular, com pigmentação variada e tonalidades de preto sugestivas de melanoma.

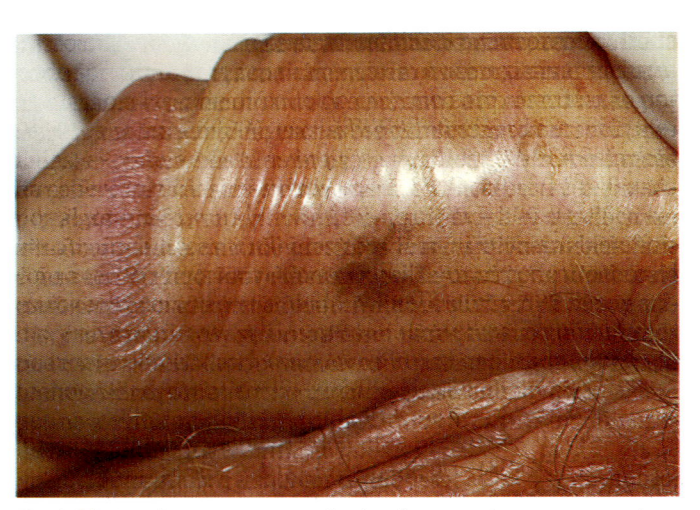

Fig. 9.23. A melanose ocorre na glande e haste penianas, e apesar de banal na fotografia, pode ser notável, às vezes, a irregularidade de cor e formato.

preta; geralmente, há considerável diversidade de pigmentos nas lesões. As bordas podem ser mal ou bem definidas. Em homens, por causa da imediata visibilidade do pênis, é comum um histórico de longa duração, com pouca ou nenhuma alteração na aparência, mas, em mulheres, a duração muitas vezes é desconhecida. Em mulheres, as placas pigmentadas são encontradas com mais frequência nos pequenos lábios (11). Os grandes lábios são atingidos com menos frequência, e muito raramente são encontradas lesões vaginais e perineais. Em homens, a maioria das lesões ocorre na glande e faces internas do prepúcio, mas é possível o envolvimento da haste peniana e do meato uretral (4).

A maioria dos casos de melanose genital desenvolve-se na vida adulta com relatos de média etária de cerca de 40 anos em mulheres, mas presumivelmente por causa de fácil visibilidade, essa média é ligeiramente mais precoce em homens (4). Quando pacientes jovens se apresentam com melanose genital, as membranas mucosas orais devem ser inspecionadas para a presença de pigmentação similar. Quando essa pigmentação é encontrada, deve ser considerada a possibilidade de qualquer das numerosas condições raramente encontradas como síndrome de Peutz-Jeghers, síndrome de Laugier-Hunziker, síndrome de Bannayan-Riley-Ruvalcaba, síndrome LEOPARD e as várias síndromes com lentigos e mixomas cardiocutâneos.

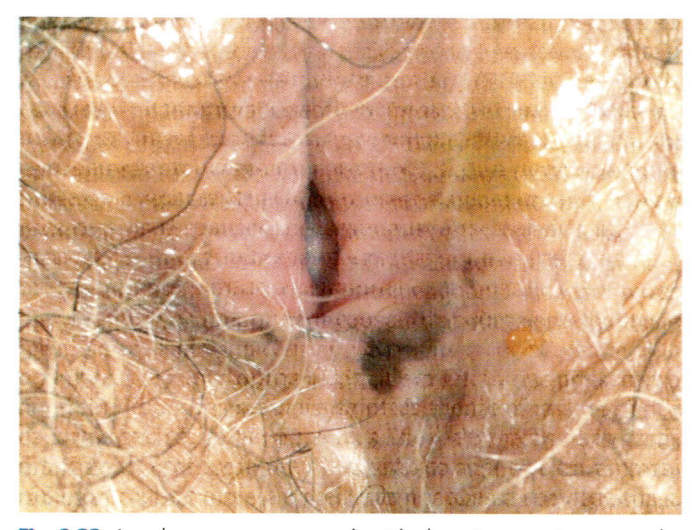

Fig. 9.22. A melanose nem sempre é notável e extravagante, mas pode ser em número limitado, e geralmente próxima à bifurcação posterior em mulheres.

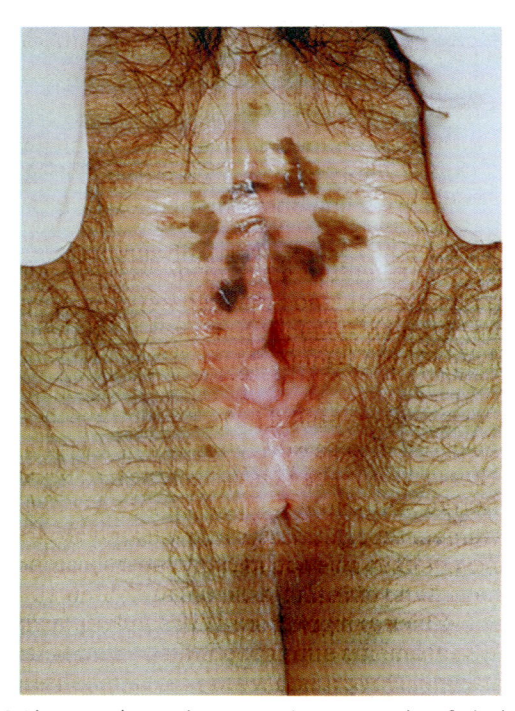

Fig. 9.24. Líquen escleroso é a associação comum identificável subjacente à melanose vulvar.

Diagnóstico

O diagnóstico pode ser feito com base clínica em muitos casos, mas, a não ser que exista uma longa história de aparência estável, deve-se fazer biópsia para descartar hiperpigmentação pós-inflamatória, neoplasia intraepitelial pigmentada, nevo displásico, lentigo maligno, melanoma maligno lentiginoso e melanoma expansivo superficial. Para quem é treinado em sua utilização, a dermoscopia e a microscopia confocal de reflectância podem auxiliar no diagnóstico clínico não invasivo (12).

MELANOSE — Diagnóstico

- Placa escura (geralmente preta), plana, lisa, de 5 a 25 mm.
- Configuração assimétrica ou angular.
- Localizado primariamente no tecido não queratinizado (mucosa).
- Aparência imutável, caso o paciente tenha percebido anteriormente a lesão.
- Biópsia incisional para descartar displasia e malignidade.

Histologicamente a maioria (mas nem todas) das amostras de melanose genital demonstra alongamento lentiginoso das cristas interpapilares ou da rede, com ligeira hiperproliferação de melanócitos de aparência benigna dentro da camada basal. Melanófagos pigmentados geralmente são encontrados na derme.

Fisiopatologia

Na maioria dos casos, a etiologia da melanose genital é desconhecida. Geralmente não há histórico de qualquer distúrbio precedente, mas em um pequeno número de casos, lentigos genitais surgiram em uma situação de líquen escleroso preexistente. Como observado anteriormente, lentigos genitais podem ocorrer em numerosos distúrbios hereditários.

Tratamento

Acredita-se que a melanose genital seja uma condição benigna sem tendência a progredir para melanoma apesar da má aparência clínica de algumas lesões. Depois de confirmado histologicamente o diagnóstico de melanose genital, não é necessária a terapia adicional. Essencialmente, todos os pacientes relatados permaneceram livres de malignidade durante o acompanhamento, mas por causa do pequeno número de pacientes e da duração relativamente curta do acompanhamento referido, deve-se concluir que a história natural dessas lesões permanece não esclarecida (13). Isto pode ser particularmente verdadeiro em pacientes cuja melanose surgiu no local de um líquen escleroso genital, uma vez que seja possível a existência de uma reação entre este e o melanoma (13,14). O acompanhamento em longo prazo desses pacientes parece recomendável, mas a realização periódica de biópsias não é necessária, a não ser que o paciente relate alteração da aparência ou esta seja observada pelo médico no momento do exame. A obtenção de fotografias clínicas a partir do primeiro diagnóstico pode ser útil nesse sentido.

MELANOSE — Tratamento

- Depende dos resultados da biópsia:
  - Se houver displasia ou malignidade, excisão de toda a lesão.
  - Se não houver displasia ou malignidade, a observação é apropriada.
- Expectativa de curso benigno com pouca ou nenhuma alteração.
- Mas como os dados da história natural são escassos, a observação periódica provavelmente é apropriada.

Nevo Melanocítico (Nevo, Nevo Pigmentado)

As lesões pigmentadas são encontradas na genitália em aproximadamente 10 a 15% em homens e mulheres (4,10,11). Destes, 25 a 50% são nevos melanocíticos (4,15). Esses nevos se enquadram em quatro categorias: nevos comuns, nevos displásicos, nevos genitais atípicos e nevos que surgem no líquen escleroso.

Apresentação Clínica

Nevo Comum

Os nevos comuns respondem por cerca de 90% dos nevos genitais. São encontrados mais frequentemente em mulheres do que em homens (4). Um nevo melanocítico benigno clássico aparece como uma mácula simétrica (nevos juncionais) ou pápula (nevos compostos e intradérmicos), com menos de 7 mm de diâmetro com bordas bem demarcadas e a cor acastanhada ou marrom homogênea **(Figs. 9.25 a 9.27)**. Com menos frequência, nevos papulosos do tipo intradérmico podem ser da cor da pele. Os nevos papulosos são regularmente macios à palpação, uma característica que ajuda a distingui-los das neoplasias mais nefastas. Ocasionalmente, pode estar presente uma única característica atípica como uma borda chanfrada ou ligeira diversificação do pigmento. Nevos comuns podem

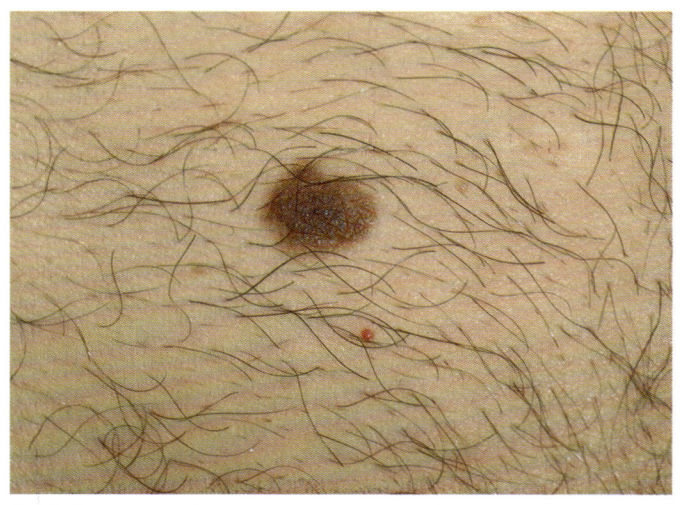

Fig. 9.25. Um nevo benigno mostra uma pápula ou mácula marrom, pequena, com pigmentação regular e bordas regulares bem definidas.

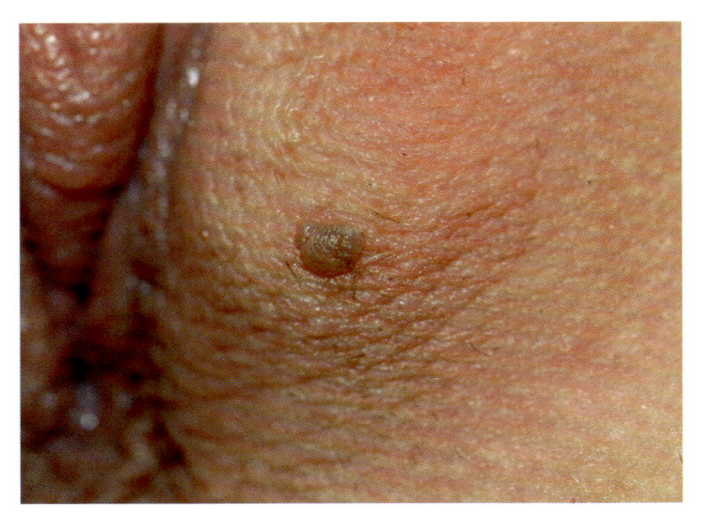

Fig. 9.26. Os nevos benignos podem ser muito exofíticos; desde que não sejam francamente grandes e mostram cor uniforme e bordas regulares, a natureza elevada é tranquilizante em vez de preocupante.

estar localizados na mucosa ou pele com pelos e podem estar presentes ao nascimento ou ser adquiridos em fase posterior da vida. Um subtipo interessante de nevos comuns é encontrado raramente em homens incircuncisos. Este é chamado nevo dividido (nevo *kissing*) que pode ocorrer na glande com um nevo em imagem espelhada presente na superfície interna do prepúcio (16).

Nevo Displásico

Nevos displásicos ocorrem em homens e mulheres e são responsáveis por cerca de 5% dos nevos na região anogenital. Note que quase todas essas lesões se localizam perigenitalmente e não na genitália. Com mais frequência, ocorrem em indivíduos que têm síndrome do nevo displásico em que múltiplos membros da família apresentam grandes números (mais de 60) de nevos com características clínicas atípicas. Esses nevos são planos ou apenas ligeiramente elevados e caracteristicamente

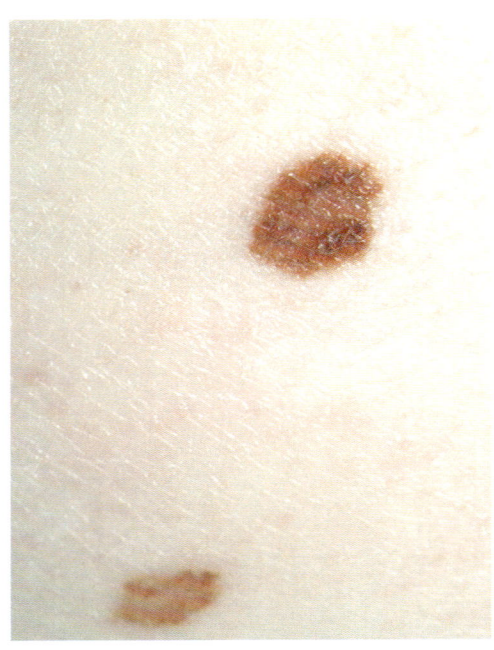

Fig. 9.28. Esta pápula enquadra-se na descrição de um nevo displásico, também chamado de nevo atípico, de grande tamanho, borda e cor irregulares, mas com anormalidades menos surpreendentes em comparação ao melanoma.

têm algum grau de assimetria, margens indistintas e variedade de densidade de pigmentação. Podem ser de coloração marrom ou pretos, e muitas vezes são observados com tons vermelhos, brancos e azulados **(Figs. 9.28 a 9.30)**. As lesões mais gravemente displásicas são grandes (7 a 15 mm).

Nevo Melanocítico Atípico do Tipo Genital

O nevo melanocítico atípico do tipo genital (*atypical melanocytic nevus of genital type*, AMNGT) foi identificado como um subtipo específico de nevo há cerca de 40 anos. Anteriormente, essas lesões muitas vezes eram consideradas erroneamente

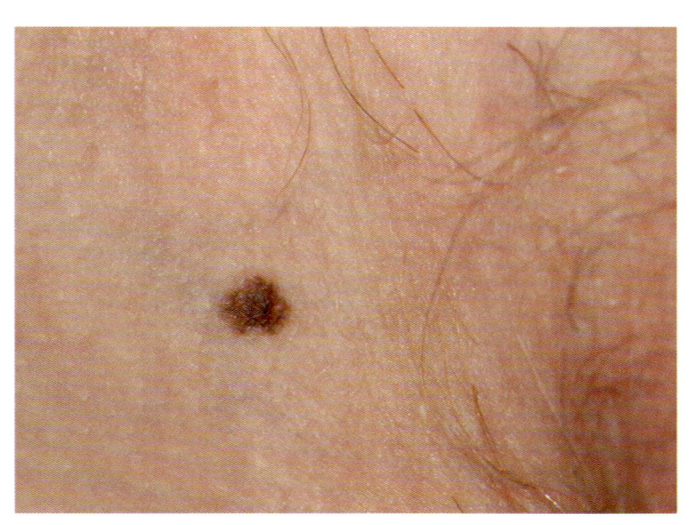

Fig. 9.27. Muitos nevos benignos exibem características ligeiramente atípicas, como a pigmentação variada dessa pequena lesão.

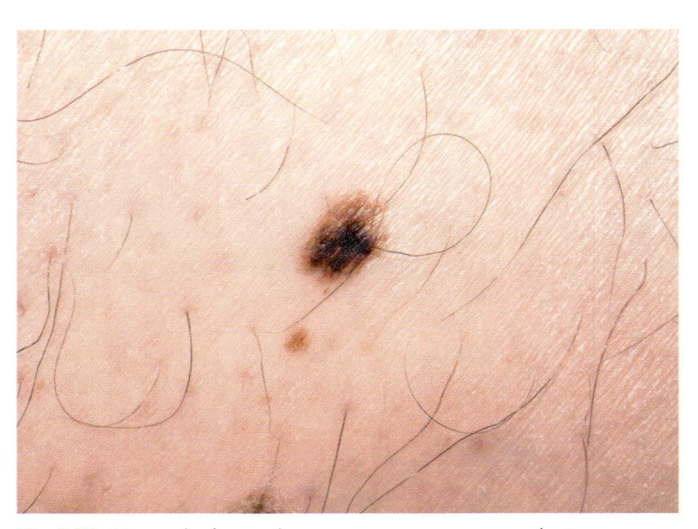

Fig. 9.29. Uma mácula que é menor, mas com surpreendente hiperpigmentação irregular e bordas irregulares, é característica de um nevo displásico.

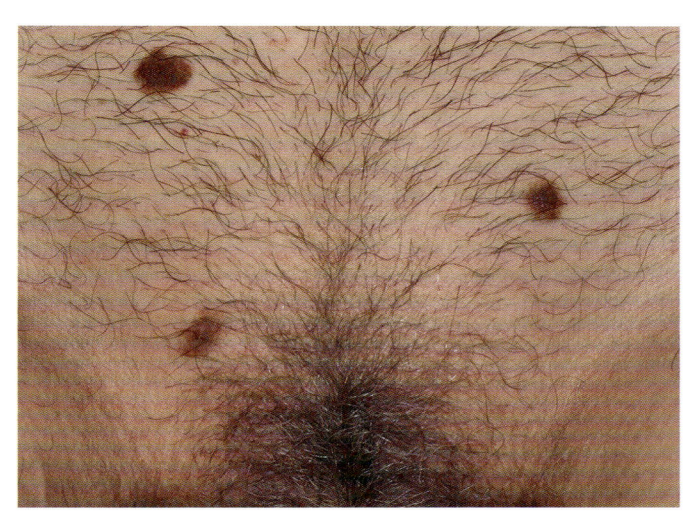

Fig. 9.30. Indivíduos com nevos displásicos geralmente exibem grandes nevos e múltiplas lesões. Exames regulares gerais da pele são indicados.

como melanomas, e algumas ainda são erroneamente diagnosticadas como tais (17). Apesar de seu nome, AMNGT não é restrito especificamente à genitália e pode ocorrer ao longo da linha anatômica do leite, com mais frequência nas axilas e nas mamas de mulheres. Essas lesões destinam-se a fins práticos restritos a mulheres, embora alguns casos tenham sido relatados em homens (4). Uma grande série de 56 pacientes com AMNGT foi publicada, em 2008. A informação nesse relato esclareceu muitos dos aspectos clínicos e histológicos dessas lesões incomuns (18). O AMNGT se desenvolve quase que apenas em mulheres jovens, iniciando na infância e continuando até cerca dos 30 anos. As lesões tendem a ser maiores (diâmetro médio de 6 mm) que as dos nevos comuns. Quase sempre são papulosas e podem ter uma superfície polipoide **(Fig. 9.31)**. Geralmente estão presentes características clínicas levemente atípicas, conforme notado anteriormente para nevos displásicos. Eles ocorrem tanto nas superfícies mucosas como na pele com pelos. A maioria dos AMNGT localiza-se nos pequenos lábios e maiores, mas as lesões podem ocorrer no monte pubiano, clitóris e períneo.

Nevos que Surgem no Líquen Escleroso

Há relatos de ocorrência de nevos em associação às lesões de líquen escleroso genital. A maioria dessas lesões é descrita com o líquen escleroso vulvar, mas algumas também ocorrem em homens. A maioria das lesões foi descrita como pequenas máculas (3 a 6 mm) pretas, mas também têm sido relatadas algumas lesões maiores **(Fig. 9.32)**. A coloração preta dessas lesões e o tipo de atipia histológica (similar ou idêntica à encontrada no AMNGT) geralmente sugerem a possibilidade de melanoma, e por essa razão, a biópsia excisional é essencial (19). Isto é particularmente importante, uma vez que parece haver uma associação entre o líquen escleroso e o desenvolvimento de melanoma do tipo mucoso (13,14).

Diagnóstico

Embora os nevos benignos comuns possam ser identificados clinicamente como tais, a situação referente à necessidade de biópsia das lesões genitais pigmentadas é controversa. Os dermatologistas podem ficar satisfeitos com um diagnóstico clínico de lesões que não são clinicamente atípicas, enquanto clínicos menos experientes em geral irão preferir a biópsia de todas as lesões pigmentadas. Para ambos os casos, a biópsia é provavelmente obrigatória para qualquer lesão que se apresente com características atípicas e para todos os pacientes com lesões pigmentadas que surgem dentro das áreas de líquen escleroso. Para profissionais experientes em seu uso, a dermoscopia e a microscopia confocal de reflectância podem ajudar a tomar a decisão de realizar ou não a biópsia (4,15).

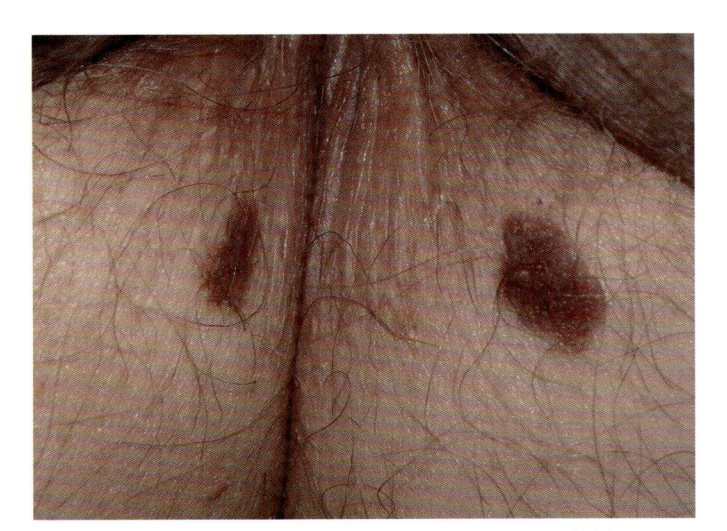

Fig. 9.31. A grande pápula marrom à esquerda no períneo/nádega esquerda com uma superfície polipoide e bordas minimamente irregulares é representativa de um AMNGT.

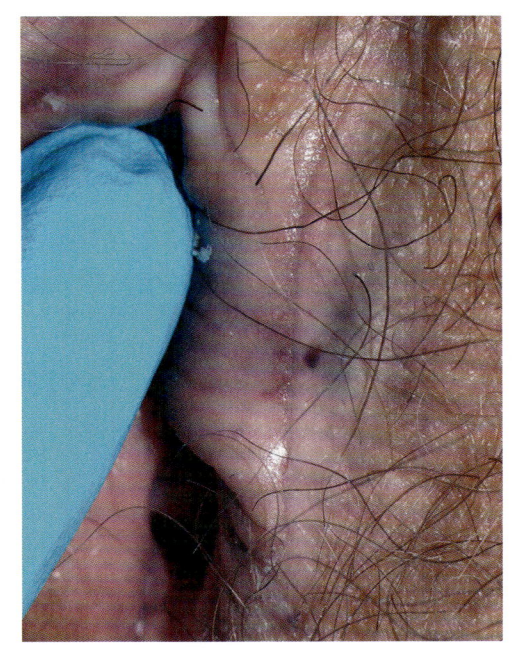

Fig. 9.32. O pequeno tamanho e a cor muito escura dessa lesão, dentro de uma placa brilhante de pele hipopigmentada, são características dos nevos que surgem dentro do líquen escleroso.

As características histológicas de nevos comuns e nevos displásicos são bem conhecidas pela maioria dos patologistas, e, portanto, as lesões submetidas à biópsia serão diagnosticadas corretamente. No entanto, a situação de AMNGT e dos nevos que surgem no líquen escleroso é diferente. A histologia de AMNGT revela muitas alterações regularmente presentes no melanoma, como a apreciável proliferação melanocítica juncional (em padrão lentiginoso ou raramente formando grandes ninhos ovais), a disseminação pagetoide dentro do mesoderma e apreciável atipia citológica. Uma situação similar ocorre com os nevos que surgem em pacientes com líquen escleroso genital. Nessa situação, a atipia histológica similar à que ocorre em AMNGT geralmente está presente e pode ser diagnosticada erroneamente como melanoma com facilidade (19).

O diagnóstico diferencial de nevos inclui melanoma, neoplasia intraepitelial pigmentada, melanose mucosa e hiperpigmentação pós-inflamatória.

NEVO MELANOCÍTICO	Diagnóstico

- Nevo comum
  - Mácula ou pápula castanha a marrom, de superfície lisa, de 3 a 10 mm.
  - As bordas são nítidas, a cor é uniforme, o formato é simétrico.
- Nevo displásico
  - Mácula ou pápula marrom, de superfície lisa, de 6 a 20 mm.
  - Uma ou mais características típicas: margens difusas; cor salpicada; tonalidades vermelhas, brancas ou azuis adicionais: assimetria.
- Nevo atípico, tipo genital
  - Similar ao nevo comum, mas geralmente maior (6 a 15 mm).
  - A superfície pode ser polipoide (mamilar, "irregular").
- Nevo que surge de um fundo de líquen escleroso
  - Mácula, placa ou pápula preta, de superfície lisa, de 5 a 20 mm.

Fisiopatologia

Acredita-se que os nevos sejam hamartomas do desenvolvimento ou proliferações benignas de melanócitos que têm alguma vantagem de crescimento em relação àquelas dos melanócitos normais. Entretanto, a exata razão para surgirem não é conhecida. Os fatores genéticos parecem ter um papel no desenvolvimento de nevos, uma vez que em geral haja um padrão familiar referente à aparência clínica e ao número. A exposição à luz ultravioleta tem um papel importante em nevos que surgem nas superfícies expostas ao sol, mas este claramente não é o caso dos nevos genitais. É provável que os fatores hormonais sejam importantes especialmente para o desenvolvimento de AMNGT, uma vez que essas lesões surjam quase que totalmente em mulheres e ocorram apenas dentro da área leitosa. Mutações em BRAF, geralmente, estão presentes no melanoma e em nevos que surgem na pele exposta ao sol, mas raramente são encontradas em nevos na pele não exposta ao sol e em melanomas genitais femininos (20). É surpreendente, porém, que tais mutações são encontradas regularmente nos nevos genitais tanto nos tipos comuns como em AMNGT (20). A ausência de mutações em BRAF em melanomas do trato genital feminino e sua presença em AMNGT podem ajudar a distinguir essas duas entidades microscopicamente similares.

Tratamento

Os nevos submetidos à biópsia com histologia benigna podem ser deixados adequadamente no local onde se encontram, uma vez que seja pequena a probabilidade de progressão para melanoma. É controverso se os nevos displásicos com identificação histológica como atípicos devem ou não ser excisados (21). Parece mais provável atualmente que a associação de nevos displásicos e desenvolvimento de melanoma seja com base simplesmente no grande número de nevos presentes, nesses indivíduos, do que a evolução de quaisquer nevos displásicos para melanoma (21). O AMNGT, apesar de sua aparência histológica suspeita, mostra baixa taxa de recorrência e não parece progredir para melanoma (18). Contudo, como as informações de acompanhamento nesse sentido são esparsas, recomenda-se a excisão com margens claras. Nevos que surgem no líquen escleroso, pelas razões discutidas anteriormente, devem ser excisados com margens claras.

NEVO MELANOCÍTICO	Tratamento

- Nevo comum
  - Se não forem clinicamente atípicos, nenhuma biópsia é necessária.
- Nevo displásico
  - Biópsia excisional, se for de tamanho pequeno, biópsia incisional se for grande.
- Nevo atípico, do tipo genital
  - Se o diagnóstico for documentado, é desejável biópsia excisional com margens claras.
- Nevo que surge de um plano subjacente de líquen escleroso
  - A biópsia excisional é necessária em crianças e mulheres jovens.
  - A biópsia excisional também é desejável em idosos.

Melanoma

A incidência de melanoma na região anogenital é muito baixa. A incidência de melanoma vulvar nos Estados Unidos é de cerca de 1,2 por 1.000.000 indivíduos, enquanto a do melanoma peniano é cerca de 10 vezes menos comum com uma incidência de cerca de 0,1 por 1.000.000 de indivíduos. O melanoma escrotal é até mais raro. O melanoma anorretal, tanto em homens como em mulheres, tem uma incidência de aproximadamente 0,4 por 1.000.000 indivíduos, sendo o único melanoma anogenital para o qual a incidência está se elevando progressivamente (22-24). No entanto, esses melanomas são discutidos aqui porque a precoce identificação tem um efeito muito positivo sobre o resultado que, de outra forma, seria muito sombrio.

Os melanomas anogenitais diferem dos melanomas cutâneos de múltiplas maneiras. Primeira, com exceção do melanoma anal, há diminuição em vez de aumento da incidência. Segunda, ocorrem em um grupo etário consideravelmente mais velho. Terceira, obviamente não são relacionados com dano ao DNA secundário à luz ultravioleta. Quarta, com menos frequência há uma associação a um nevo contíguo. Quinta, a proporção de melanomas amelanóticos é maior. Sexta, em uma grande proporção de casos, eles ocorrem nas superfícies lisas (mucosas), e assim, o padrão histológico com mais frequência é o do tipo melanoma mucoso e surpreendentemente similar ao que ocorre no melanoma lentiginoso acral. Sétima, o resultado, possivelmente relacionado com o diagnóstico atrasado, é consideravelmente pior. Oitava, melanomas cutâneos apresentam alta frequência de mutações no gene BRAF, enquanto nos melanomas mucosos, C-*KIT* é o gene que, com mais frequência, é mutado, mas não é o caso de BRAF. E nona, a proporção de melanomas anogenitais que são multicêntricos é muito maior do que a dos melanomas cutâneos.

Infelizmente, por causa da ocorrência infrequente de melanomas anogenitais, todos os relatos publicados consideram dentro de um único grupo os tumores que surgem na membrana mucosa (melanoma mucoso) e os que surgem na pele queratinizada (melanoma cutâneo). Parece provável que existem importantes diferenças entre esses dois tipos de melanoma anogenital, mas os dados de apoio a essa suposição não são bem estabelecidos nesse momento.

Apresentação Clínica

Melanoma Vulvar

Melanoma é a segunda malignidade mais comum que surge na vulva, entretanto, é responsável por cerca de 5% de todas as neoplasias vulvares malignas e de 3 a 5% de todos os melanomas que ocorrem em qualquer parte corporal em mulheres. A incidência de melanoma vulvar é estável ou a frequência está se reduzindo ligeiramente. É desproporcionalmente mais comum na população branca, com ocorrência predominante em mulheres idosas cuja média etária, ao diagnóstico, é a fase final da década dos 60 anos (23). É importante ressaltar que os poucos melanomas vulvares relatados que surgem em crianças e em mulheres muito jovens ocorreram quase inteiramente em situação de líquen escleroso (14). No entanto, note-se que alguns especialistas acreditam que essas últimas lesões podem ter sido AMNGT que foram diagnosticados erroneamente como melanomas.

A maioria dos melanomas vulvares tem aparência similar tanto aos nevos atípicos como aos melanomas que ocorrem em outros locais cutâneos. Características suspeitas incluem o grande tamanho; pigmentação preta intensa; pintas escuras de pigmento contra um fundo mais claro; a variação de cor diversifica-se em tons brancos e azulados; bordas mal definidas e a configuração assimétrica **(Figs. 9.33 e 9.34)**. Em contraste com os melanomas cutâneos, aproximadamente 20% dos melanomas vulvares são multifocais, 25% são amelanóticos **(Figs. 9.35 e 9.36)**, e 75% ocorrem em uma superfície lisa (mucosa). A maioria dos melanomas vulvares é assintomática, mas quando os sintomas e sinais estão presentes, é mais comum que incluam prurido, presença de uma lesão palpável, sangramento e alteração visual em uma lesão precedente. Os tumores com mais frequência são encontrados nos grandes e pequenos lábios, mas as localizações no clitóris e área periclitoriana também são bastante comuns (11). Refletindo seu grande tamanho e longa duração presumida antes da descoberta, ocorre ulceração da superfície com uma frequência considerável (25). No momento do diagnóstico, cerca de 50% das mulheres localizaram a doença sem evidência de disseminação regional ou distante (23). Os tipos de melanomas nodulares e lentiginosos são excessivamente representados comparados à frequência muito alta dos melanomas de disseminação superficial encontrados em outros locais cutâneos **(Figs. 9.37 e 9.38)**.

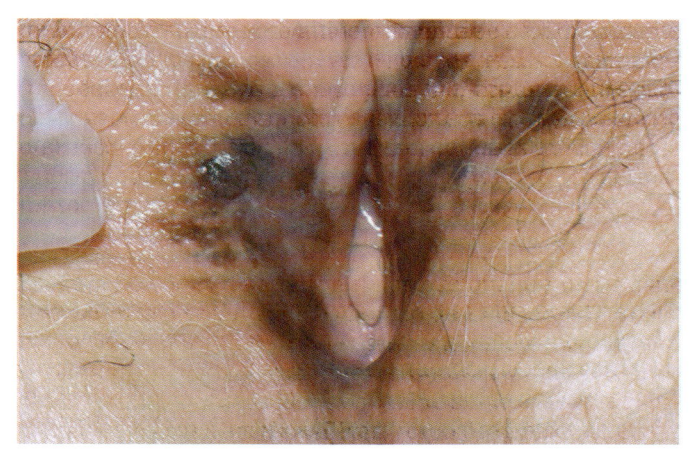

Fig. 9.33. O tamanho muito grande e a pigmentação estranhamente irregular são típicos do melanoma cutâneo. (Cortesia de Hope Haefner, MD.)

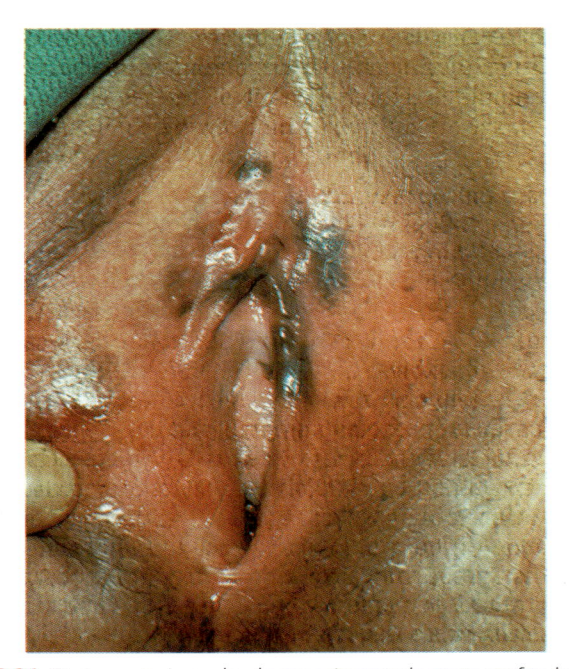

Fig. 9.34. O pigmento irregular de cor acinzentada-preta profunda na vulva é um sinal clássico de melanoma ou lentiginose genital — neste caso, melanoma. Esta fotografia exibe a natureza multicêntrica que é vista geralmente no melanoma vulvar, mas atípica, no melanoma extragenital. (Cortesia de Ron Jones, MD.)

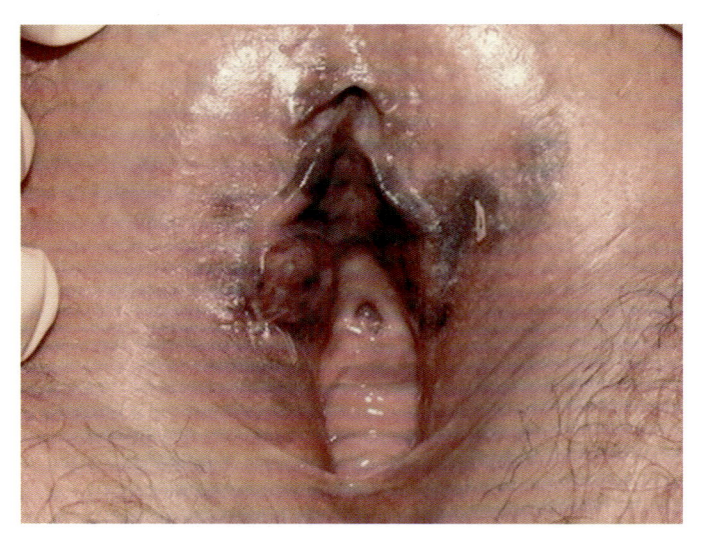

Fig. 9.35. Este melanoma é predominantemente uma placa irregular de hiperpigmentação, mas um nódulo amelanótico de melanoma se desenvolveu no lábio menor direito. (Cortesia de Sophie Berville-Levy, MD.)

Melanoma no Pênis e Escroto

Conforme observado anteriormente, os melanomas penianos são encontrados muito raramente. A média etária ao diagnóstico é de cerca de 60 a 65 anos. A maioria das lesões ocorre na glande e prepúcio interno, mas o envolvimento da haste peniana ou da uretra também é possível (26). As lesões podem ser planas ou elevadas, e muitas são polipoides. Cerca de 40% são ulceradas. Assim como é verdadeiro para o

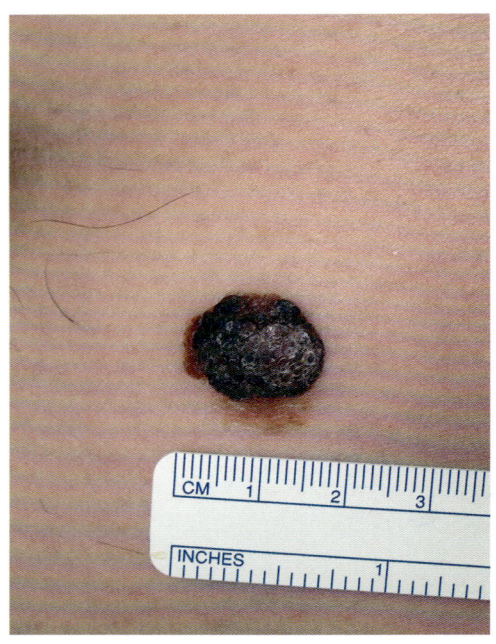

Fig. 9.37. Esse melanoma nodular quase foi diagnosticado como queratose seborreica por causa da aparente superfície queratótica. O pigmento "sangrante" macular, além do nódulo, e a configuração em formato de domo que são incomuns na queratose seborreica motivaram a biópsia, que revelou um melanoma muito espesso.

melanoma vulvar, parece que um número maior que o esperado de melanomas penianos é amelanótico. A maioria dos pacientes tem doença localizada no momento do diagnóstico (23). Melanomas no escroto ocorrem até mais raramente. Em uma grande revisão recente, os melanomas escrotais foram encontrados com frequência 50% menor em relação aos melanomas penianos (23).

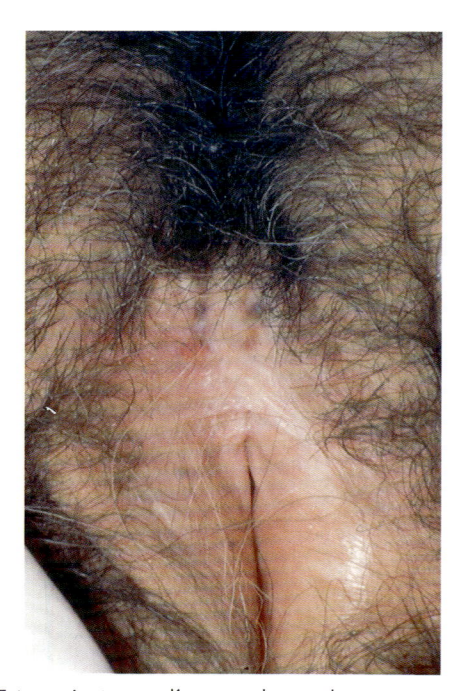

Fig. 9.36. Esta paciente com líquen escleroso demonstrou uma área espessa recalcitrante com pintas menores de pigmentação que representavam uma célula fusiforme, principalmente amelanótico, melanoma na biópsia.

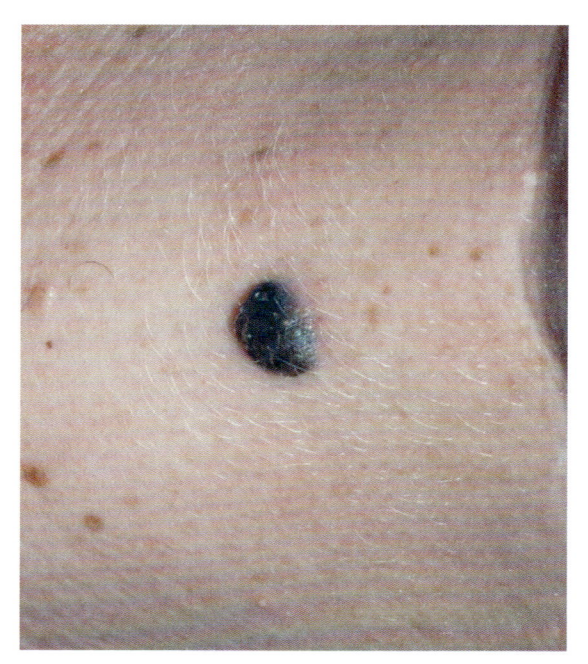

Fig. 9.38. Com mais frequência, melanomas nodulares exibem superfície preta brilhante.

Melanoma Anal

O melanoma anal ocorre raramente, mas o número de tumores pertinentes para os nossos leitores é incerto, porque os pacientes do grupo de uma série mais publicada com melanoma anal e aqueles com melanoma retal foram enquadrados na categoria única de melanomas anorretais. Provavelmente, cerca de um terço destes ocorre no ânus ou canal anal e, portanto, é provável que inicialmente sejam levados ao conhecimento dos médicos nos livros-texto (24). Os melanomas anorretais ocorrem mais em mulheres do que em homens revertendo-se a situação no caso de melanomas cutâneos (24). Assim como para o melanoma genital, também é verdadeiro para o melanoma anorretal a ocorrência predominante na população idosa com média etária de cerca de 70 anos no momento do diagnóstico (24). Como notado anteriormente, o melanoma anorretal é o único tipo de melanoma que ocorre na região anogenital a apresentar uma incidência crescente (23).

Os sintomas e sinais de apresentação mais frequentes foram o sangramento retal, dor anal e presença de uma massa (27,28). Com menos frequência, os pacientes notaram prurido ou alteração dos hábitos intestinais. Assim como é verdadeiro para os melanomas genitais, uma proporção considerável (cerca de 20%) desses melanomas é amelanótica. Outras informações, como a aparência clínica, tamanhos dos tumores, porcentagem dos que são ulcerados etc., não se encontram prontamente disponíveis em revisões publicadas recentemente. Somente um terço dos pacientes tem doença localizada no momento da apresentação; os outros dois terços apresentam metástases nodais ou distantes (24).

Diagnóstico

Os melanomas anogenitais podem ser planos, tipo placa, nodulares ou polipoides. O diagnóstico clínico geralmente é possível com uma base de pigmentação escura geralmente variada, podendo esta ser entremeada com outras tonalidades azuis, cinzentas, vermelhas ou brancas. Entretanto, tumores amelanóticos, responsáveis por cerca de 20% dos melanomas anogenitais, são omitidos com mais facilidade. Doenças a serem consideradas no diagnóstico diferencial incluem nevos atípicos, hemorroidas, tromboses vasculares, lentiginose, queratoses seborreicas, carcinomas basocelulares pigmentados e tanto as formas pigmentadas como não pigmentadas de carcinoma escamoso.

Um diagnóstico clínico suspeitado deve, evidentemente, ser confirmado por biópsia. A biópsia excisional é preferida, mas no caso de grandes lesões, biópsia incisional é adequada. O diagnóstico geralmente é aparente com a coloração de hematoxilina e eosina (H&E) de rotina. Entretanto, em alguns casos, em especial no caso de melanoma amelanótico, devem ser usadas técnicas especiais, sendo as mais comuns a imunocoloração para S100, HMB-45, MITF e Mart-1 (29). Presumivelmente, por causa da identificação retardada, a profundidade usual de Breslow de melanomas anogenitais é maior que 3 mm (22). Curiosamente, e em contraste com os melanomas cutâneos, um nevo contíguo essencialmente nunca é encontrado no exame microscópico de melanomas que surgem em membranas mucosas.

> **MELANOMA** — **Diagnóstico**
> - Paciente idoso (50 a 80 anos).
> - Características atípicas: basicamente pretos; alguma variedade de coloração (tonalidades vermelha, branca ou azul); considere melanoma amelanótica, se a cor for rosada ou vermelha.
> - Superfície pode ser friável ou ulcerada.
> - Sintomas (prurido, dor) e sinais (massa palpável, histórico de rápido crescimento) podem ou não estar presentes.
> - Biópsia de quais lesões para as quais haja mínima suspeita.

Fisiopatologia

Pouco se sabe sobre a razão para o desenvolvimento dos melanomas anogenitais. Certamente, não tem nada a ver com dano por luz solar, que muito claramente é um importante fator na causa de melanomas cutâneos. De fato, aqueles melanomas anogenitais que surgem no tecido liso (mucoso) são parte da família inteiramente diferente dos melanomas conhecidos como "melanomas do tipo mucoso" (MTM). Porém, alguns fatores genéticos são compartilhados com o melanoma cutâneo comum, enquanto outros não são. A maioria dos dados descritos adiante referentes aos fatores genéticos foi obtida do excelente e importante estudo publicado por Cazenave *et al.*, em 2013 (30).

As similaridades dos melanomas tipo mucoso com melanomas tipo cutâneo incluem o seguinte: o desenvolvimento de múltiplos melanomas primários está na mesma velocidade em ambos os grupos; os melanomas primários adicionais que se desenvolvem em ambos os grupos são do tipo melanoma cutâneo; e o número total de nevos cutâneos e a taxa de desenvolvimento de cânceres de pele não melanoma são os mesmos em ambos os grupos. As diferenças incluem histórico familiar mais frequente de melanoma no MTM (18 *vs.* 7,5%) e maior preponderância de mulheres com MTM (88 *vs.* 66%). Também existem outras diferenças não genéticas (30). Essas incluem idade avançada no diagnóstico de MTM (59 *vs.* 46), maior probabilidade de linfonodos regionais positivos no momento do diagnóstico de MTM (23 *vs.* 4%), maior espessura média de Breslow não diagnóstica do MTM (5,8 *vs.* 1,9 mm), maior probabilidade histológica de um padrão de melanoma lentiginoso *versus* padrão de disseminação superficial, e morte mais frequente relacionada com melanoma no MTM (32 *vs.* 10%).

Mutações genéticas têm sido estudadas em detalhes consideráveis nos melanomas cutâneos, mas bem menos se conhece sobre as mutações em melanomas anogenitais. Além disso, estudos realizados mostram que as mutações em melanomas mucosos vulvares podem ser diferentes daquelas encontradas em outros melanomas mucosos, incluindo aqueles que surgem na vagina e tecido anorretal. As mutações em KIT são as mutações genéticas mais comuns, encontradas no melanoma vulvar, que ocorrem em cerca de 20 a 30% dos pacientes (22,31,32). Entretanto, são muito mais comuns em outras formas de melanomas mucosos, como os melanomas vaginais e anorretais (31,32), e raramente são identificadas no melanoma cutâneo (33). Por outro lado, mutações em BRAF, encontradas em 50 a 60% dos melanomas cutâneos (33), estavam presentes em apenas 0 a 6% dos pacientes com melanoma vulvar (31,32). Mutações em NRAS de 10 a 20% foram aproximadamente as mesmas dos melanomas vulvares e cutâneos (31-33). Pacientes com formas familiares de melanoma e aqueles com múltiplos melanomas primários têm probabilidade de 10 a 20% de apresentar mutações nos genes CDKN2A e CDK4 (34).

É bem conhecida a presença de inflamação crônica no desenvolvimento de carcinoma escamoso. Isto tem sido amplamente demonstrado na situação dos líquens plano e escleroso. O melanoma parece ocorrer com uma frequência maior que a esperada em pacientes, especialmente crianças, com líquen escleroso vulvar (ver anteriormente), então isto também pode ser verdadeiro para o melanoma. A infecção por HPV parece ter um papel no desenvolvimento de melanomas anogenitais.

Tratamento

O tratamento do melanoma anogenital geralmente é realizado por médicos especializados na terapia para melanoma. Apesar disso, alguma discussão geral referente a prognóstico e terapia se justifica aqui. O estadiamento representa o primeiro passo no tratamento por ser capaz de determinar o estado de câncer num momento específico e estratificar o risco e a gravidade da morbidade. O estadiamento também informa sobre o prognóstico e ajuda a determinar a melhor abordagem à terapia (35), ele pode ser muito simples e prático quando se utiliza um sistema de três estágios: (a) para doença localizada, (b) para doença nodal regional, e (c) para metástases distantes. Mas isto representa uma ferramenta um tanto grosseira e que contém um número insuficiente de variáveis para oferecer uma abordagem completa e acurada.

Assim, para melanoma, a abordagem final é usar o sistema de estadiamento de melanoma altamente detalhado do American Joint Committee on Cancer (AJCC) (35). A discussão detalhada aqui talvez seja muito obscura para os prováveis leitores deste livro, mas seria apropriada e necessária para os médicos que se especializam em cuidados do câncer. Basta dizer que ela incorpora a abordagem ao tumor, nódulo e metástase (TNM) e incorpora informações para o componente tumoral (níveis de Breslow para espessura do tumor, taxa mitótica e ulceração do tumor) que influenciam de maneira mais direta o prognóstico e terapia de doença localizada (estádios I e II).

Múltiplos estudos demonstraram que uma ampla excisão local para todos os tipos de melanoma anogenital oferece resultados no mínimo tão bons quanto aqueles obtidos anteriormente com os procedimentos mais radicais realizados no passado. O mapeamento de linfonodos e biópsia de linfonodo-sentinela tem substituído quase completamente a linfadenectomia profilática para tratamento dos linfonodos regionais.

Avanços acentuados ocorreram recentemente no tratamento médico dos melanomas cutâneos com o uso de várias imunoterapias e agentes biológicos direcionados (36). Isto é especialmente notável com terapias direcionadas aos melanomas com mutações em BRAF. Como nos melanomas anogenitais essencialmente estão ausentes as mutações em BRAF (20), esses avanços podem ser muito menos aplicáveis aos melanomas discutidos neste capítulo.

Apesar de toda terapia, o resultado do melanoma anogenital ainda é muito precário. Para mulheres com melanoma vulvar, a sobrevida em 5 anos varia de cerca de 25 a 60% (11). Porém, no caso de pacientes com doença localizada, pode chegar a 70 a 75%. Mas a sobrevida diminui com o tempo. Em um estudo, as taxas de sobrevida em 1, 5 e 10 anos foram 85, 51 e 30%, respectivamente (25). A sobrevida para indivíduos com melanoma anorretal é até pior. Em uma revisão de 2.652 casos de melanoma anorretal, publicada, em 2012, a sobrevida em 5 anos variou de 5 a 33% para doença em estádio I (localizada), 10 a 23% para doença em estádio II (metástases em linfonodo regional) e 0% em todos os estudos para aqueles pacientes com doença em estádio III. Por serem raramente encontrados, os dados para homens com melanomas penianos e escrotais são limitados. Porém, a sobrevida parece ser melhor para esses homens do que para os pacientes com melanomas vulvar e anorretal. Em uma extensa revisão retrospectiva, os pacientes com melanomas penianos e escrotais gerais (cutâneos e mucosos) tiveram uma sobrevida de 69% em 5 anos (23). Em outra revisão razoavelmente grande, homens com melanoma limitado à glande mucosa e superfícies prepuciais tiveram sobrevida de 83% em 5 anos (37).

MELANOMA	Tratamento
• Realizar estadiamento (ver texto). • Considerar biópsia de nódulo sentinela em lesões com mais de 1 mm de invasão. • Local de excisão largo. • A cirurgia radical raramente é indicada.	

REFERÊNCIAS

1. Kutlubay Z, Engin B, Bairamov O, et al. Acanthosis nigricans: a fold (intertriginous) dermatosis. Clin Dermatol. 2015;33:466-477.
2. Napolitano M, Megna M, Monfrecola G. Insulin resistance and skin diseases. Sci World J. 2015;2015:479354. doi: 10.1155/2015/479354.
3. Kluczynik CE, Martz LS, Souza LC, et al. Acanthosis nigricans and insulin resistance in overweight children and adolescents. An Bras Dermatol. 2012;87:531-537.
4. Cengiz FP, Emiroglu N, Wellenhof RH. Dermoscopic and clinical features of pigmented skin lesions of the genital area. An Bras Dermatol. 2015;90:178-183.
5. Neel VA, Todorova K, Wang J, et al. Sustained Akt activity is required to maintain cell viability in seborrheic keratosis, a benign epithelial tumor. J Invest Dermatol. 2016;136:696-705.
6. Kato S, Lippman SM, Flaherty KT, et al. The conundrum of genetic "drivers" in benign conditions. J Natl Cancer Inst. 2016;108(8):Pli: djw036. doi: 10.1093/jnci/djw036.
7. Reutter JC, Geisinger KR, Laudadio J. Vulvar seborrheic keratosis: is there a relationship to human papillomavirus? J Low Genit Tract Dis. 2014;18:190-194.
8. Gearhart PA, Levin PJ, Schimpf MO. Expanding on earlier findings: a vulvar varicosity grew larger with each pregnancy. Am J Obstet Gynecol. 2011;204(1):89.e1-e2.
9. Verma SB. Varicosities of vulva (vulvar varices): a seldom seen entity in dermatologic practice. Int J Dermatol. 2012;51:123-124.
10. Jairath V, Jindal N, Sehrawat M, et al. Benign penile melanosis: a linear variant. Indian J Dermatol Venereol Leprol. 2015;81:655.

11. Murzaku EC, Penn LA, Hale CS, et al. Vulvar nevi, melanosis and melanoma: an epidemiologic, clinical, and histopathologic review. J Am Acad Dermatol. 2014;71:1241-1249.
12. Debarbleux S, Perrot JL, Erfan N, et al. Reflectance confocal microscopy of mucosal pigmented macules: a review of 56 cases including 10 macular melanomas. Br J Dermatol. 2014;170:1276-1284.
13. Haugh AM, Merkel EA, Zhhang B, et al. A clinical, histologic, and follow-up study of genital melanosis in men and women. J Am Acad Dermatol. 2016;76(5):836-840. pii: S0190-9622(16)31044-1; doi: 10.1016/jaad.2016.11.003.
14. Turnbull N, Shim T, Patel N, et al. Primary melanoma of the penis in 3 patients with lichen sclerosus. JAMA Dermatol. 2016;152:226-227.
15. Agozzino M, Buccini P, Catricala C, et al. Noninvasive assessment of benign pigmented genital lesions using reflectance confocal microscopy. Br J Dermatol. 2015;173:1312-1315.
16. Wang S, Zhou M, Qiao J. Kissing nevus of the penis. Report of two cases and review of the literature. An Bras Dermatol. 2014;89:329-331.
17. Quddus MR, Rashid LB, Sung CJ, et al. Atypical melanocytic nevi of genital type: a distinctive pigmented lesion of the genital
18. tract often confused with malignant melanoma. Dermatol Online J. 2010;16(2):9.
19. Gleason BC, Hirsch MS, Nucci MR, et al. Atypical genital nevi. A clinicopathologic analysis of 56 cases. Am J Surg Pathol. 2008;32:51-57.
20. Pinto A, McLaren SH, Poppas DP, et al. Genital melanocytic nevus arising in a background of lichen sclerosus in a 7-yearold female: the diagnostic pitfall with malignant melanoma. A literature review. Am J Dermatopathol. 2012;34:838-843.
21. Yelamos O, Merkel EA, Sholl LM, et al. Nonoverlapping clinical and mutational patterns in melanomas from the female genital tract and atypical genital nevi. J Invest Dermatol. 2016;136:1858-1865.
22. Rosendahl CO, Grant-Kels JM, Que SKT. Dysplastic nevus: fact and fiction. J Am Acad Dermatol. 2015;73:507-512.
23. Tacastacas JD, Braay J, Cohen YK, et al. Update on mucosal melanoma. J Am Acad Dermatol. 2014;71:366-375.
24. Sanchez A, Rodríguez D, Allard CB, et al. Primary genitourinary melanoma: epidemiology and disease-specific survival in a large population-based cohort. Urol Oncol. 2016;34:166e7-166e14.
25. Callahan A, Anderson WF, Patel S, et al. Epidemiology of anorectal melanoma in the United States: 1992 to 2011. Dermatol Surg. 2016;42:94-99.
26. Tcheung WJ, Selim MA, Herndon JF, et al. Clinicopathologic study of 85 cases of melanoma of the female genitalia. J Am Acad Dermatol. 2012;67:598-605.
27. Papeš D, Altarec S, Arsiani N, et al. Melanoma of the glans penis and urethra. Urology. 2014;83:6-11.
28. Falch C, Stoiadinovic A, Han-von-Weyhern C, et al. Anorectal malignant melanoma: extensive 45-year review and proposal for a novel staging classification. J Am Coll Surg. 2013;217(2):324-335.
29. Nam S, Kim CW, Baek SJ, et al. The clinical features and optimal treatment of anorectal malignant melanoma. Ann Surg Treat Res. 2014;87:113-117.
30. Xia J, Wang Y, Li F, et al. Expression of microphthalmia transcription factor, S100 protein, and HMB-45 in malignant melanoma and pigmented nevi. Biomed Rep. 2016;5:327-331.
31. Cazenave H, Maubec E, Mohamdi H, et al. Genital and anorectal mucosal melanoma is associated with cutaneous melanoma in patients and in families. Br J Dermatol. 2013;169:594-599.
32. Omholt K, Grafström E, Kanter-Lewensohn L, et al. KIT pathway alterations in mucosal melanoma of the vulva and other sites. Clin Cancer Res. 2011;17(12):3933-3942.
33. Aulmann S, Sinn HP, Penzel R, et al. Comparison of molecular abnormalities in vulvar and vaginal melanomas. Mod Pathol. 2014;27:1386-1393.
34. Xia J, Jia P, Hutchinson KE, et al. A meta-analysis of somatic mutations from next generation sequencing of 241 melanomas: a road map for the study of genes with potential clinical relevance. Mol Cancer Ther. 2014;13:1918-1928.
35. Potrony M, Badenas C, Aquilera P, et al. Update in genetic susceptibility in melanoma. Ann Transl Med. 2015;3(15):210.
36. Boland GM, Gershenwald JE. Principles of melanoma staging. Cancer Treat Res. 2016;167:131-148.
37. Luke JJ, Flaherty KT, Ribas A, et al. Targeted agents and immunotherapies: optimizing outcomes in melanoma. Nat Rev Clin Oncol. 2017 Apr 4. doi: 10. 1038/nrclinonc.2017.43. [Epub ahead of print].
38. Mehra T, Grözinger G, Mann S, et al. Primary localization and tumor thickness as prognostic factors of survival in patients with mucosal melanoma. PLoS One. 2014;9(11):e112535.

10
Doenças Bolhosas e Pustulosas

LIBBY EDWARDS

As bolhas são lesões de pele preenchidas com fluido; estas podem ser ampolas (grandes bolhas com fluido claro, cor de palha), vesículas (pequenas bolhas de fluido claro) ou pústulas (bolhas contendo pus). Entretanto, quando as bolhas ocorrem na pele frágil, como na área genital, elas perdem rapidamente a cobertura, formando erosões de tal forma que os vários distúrbios erosivos e bolhosos muitas vezes são morfologicamente indistinguíveis, quando ocorrem na pele genital; este capítulo aborda as doenças bolhosas e erosivas que se originaram como bolhas ou pústulas.

As erosões resultantes de uma bolha geralmente são bem demarcadas e redondas, ou, quando as bolhas coalescem antes da erosão, podem resultar erosões arqueadas. Geralmente, há bolhas na pele circundante ou extragenital, o que proporciona um indício sobre a natureza das bolhas.

Infecções Bolhosas

Infecções pelo Vírus Herpes *Simplex*

A infecção pelo vírus herpes *simplex* (*Herpes simplex virus*, HSV) é uma doença comum, sexualmente transmissível, que se manifesta por meio de vesículas dolorosas, agrupadas, recorrentes, que sofrem rápida erosão superficial, tornando-se erosões coalescentes.

Apresentação Clínica

Mais comum em jovens, a infecção por HSV é especialmente provável nos indivíduos que se encontram em alto risco de contágio por causa de muitos parceiros sexuais ao longo da vida. Essa doença sexualmente transmissível muito comum mostrou soroprevalência inalterada nos Estados Unidos entre 1999 e 2010 (1). Existem estimativas de que mais de 417 milhões de indivíduos estão afetados em todo o mundo, com números mais altos na África, e números expressivos também no sudeste da Ásia e no Pacífico ocidental (2). O HSV produz infecções primárias e recorrentes. A infecção primária por HSV geralmente é subclínica e não identificada, mas a infecção primária clássica por HSV é muito mais grave que os episódios recorrentes. A infecção primária por HSV genital segue-se à exposição por 2 a 7 dias e geralmente manifesta-se por febre, mal-estar, cefaleia associada e outros sintomas constitucionais. A linfadenopatia regional é usual; dor e edema podem causar retenção urinária. Inicialmente, as lesões ocorrem como vesículas pequenas (1 a 3 mm) dispersas e agrupadas, que ocorrem tipicamente na glande ou haste do pênis, ou nas membranas mucosas e na porção modificada das membranas mucosas da vulva, que algumas vezes se estendem para a pele queratinizada **(Figs. 10.1 a 10.9)**. Como as vesículas são frágeis e se rompem facilmente, erosões bem demarcadas, distintas, redondas e arqueadas (que indicam a coalescência das erosões redondas) geralmente são vistas além das vesículas intactas, especialmente na pele das membranas mucosas modificadas. A cicatrização pode ser complicada por infecção secundária e irritação por higiene excessiva ou agentes tópicos usados empiricamente por um paciente ansioso.

Após a infecção primária, o HSV permanece latente nas células neuronais localizadas nos gânglios nervosos. Subsequentemente, o vírus reativa-se de maneira intermitente, produzindo doença recorrente que em geral é mais branda, localizada e de duração mais curta. Infecções recorrentes por HSV genital também são associadas, com menos frequência, à febre, artralgias e cefaleia do que na doença primária. A maioria dos pacientes experimenta um pródromo de formigamento localizado, ardência ou disestesias antes do início das lesões cutâneas. O HSV recorrente é localizado com mais frequência na glande e haste do pênis, assim como nas membranas mucosas e na porção modificada das membranas mucosas da vulva, mas pode ocorrer em qualquer superfície epitelial, incluindo as nádegas, área sacral, bolsa escrotal, pele perianal e na porção dos grandes lábios que contém pelos. Os episódios recorrentes são caracterizados por vesículas agrupadas que se transformam rapidamente em erosões bem demarcadas, redondas e arqueadas. Na pele seca, queratinizada, como a haste peniana ou a porção dos grandes lábios que contém pelos, crostas redondas podem ser as lesões predominantes. As fissuras lineares podem aparecer como uma manifestação da infecção por HSV, que ocorre com mais frequência nas dobras da pele, como os sulcos interlabiais da vulva ou dentro das dobras de pele normais da haste peniana.

Como o episódio primário de infecção por HSV para muitos pacientes é subclínico, essas pessoas não percebem sua infecção. Assim, o primeiro episódio clínico de sua infecção exibe o agrupamento localizado de vesículas e erosões bem como o curso clínico mais brando da infecção recorrente por HSV. Como o surgimento deste primeiro episódio clínico não primário é tardio, o momento e as circunstâncias da transmissão não podem ser determinados; algumas vezes esse retardo em relação à infecção tem a duração de anos.

Doenças Bolhosas e Pustulosas   **165**

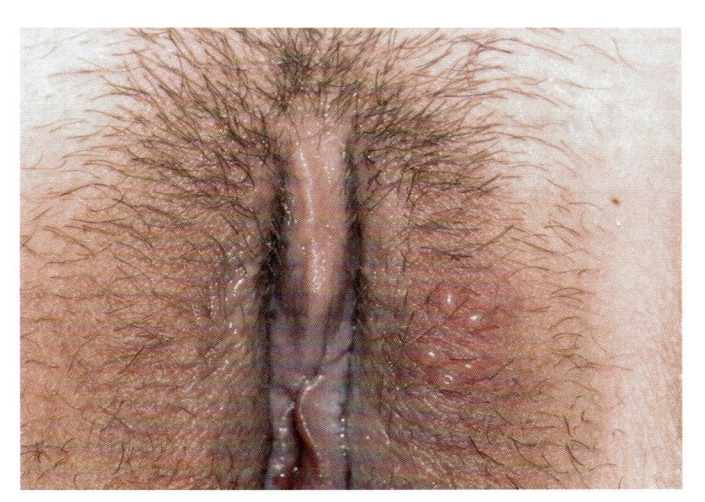

Fig. 10.1. Vesículas agrupadas são clássicas na infecção recorrente por HSV; a vesícula inferior possui a clássica depressão central de uma vesícula do herpes *simplex*.

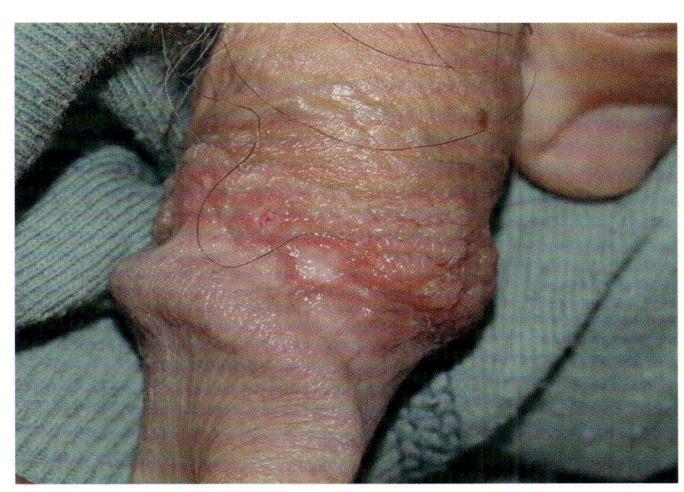

Fig. 10.4. Erosões redondas, superficiais, na genitália quase sempre produzidas pela infecção por HSV.

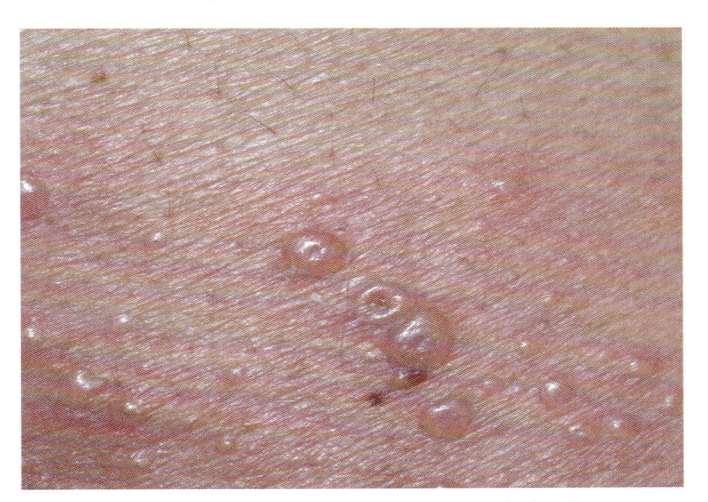

Fig. 10.2. Esta infecção primária por HSV mostra vesículas dispersas e mais generalizadas do que as da doença recorrente. Novamente, essas vesículas com uma depressão central são específicas da infecção por herpes *simplex* ou zóster.

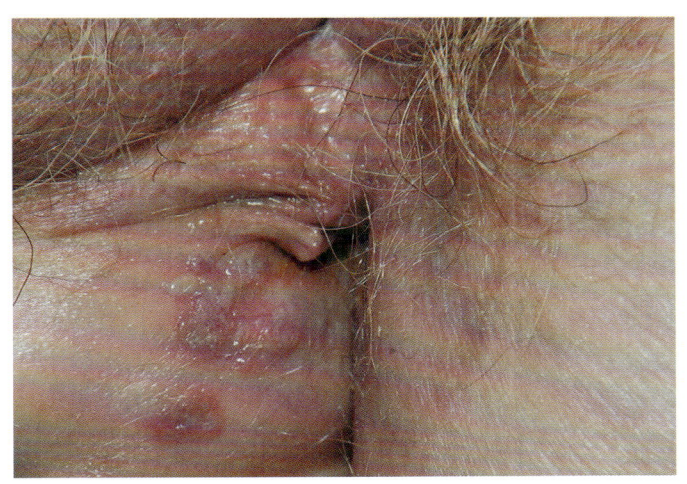

Fig. 10.5. Vesículas coalescentes de HSV exibem epitélio branco, frágil.

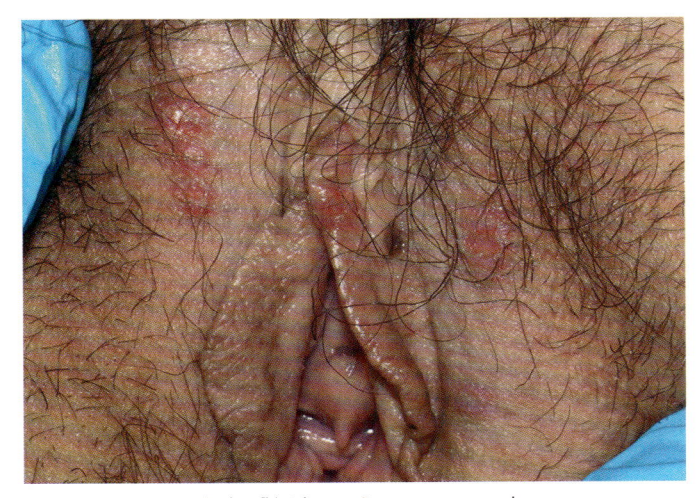

Fig. 10.3. Estas vesículas flácidas estão no processo de se romper em erosões.

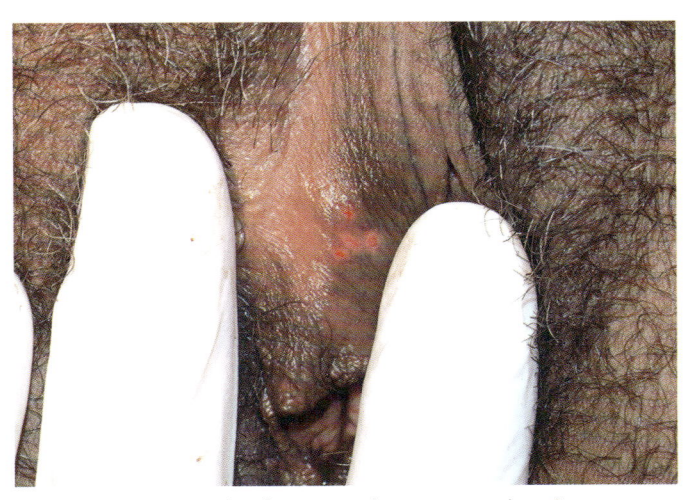

Fig. 10.6. Erosões minúsculas, agrupadas em agregados, são a manifestação mais comum do HSV na membrana mucosa ou membrana mucosa modificada.

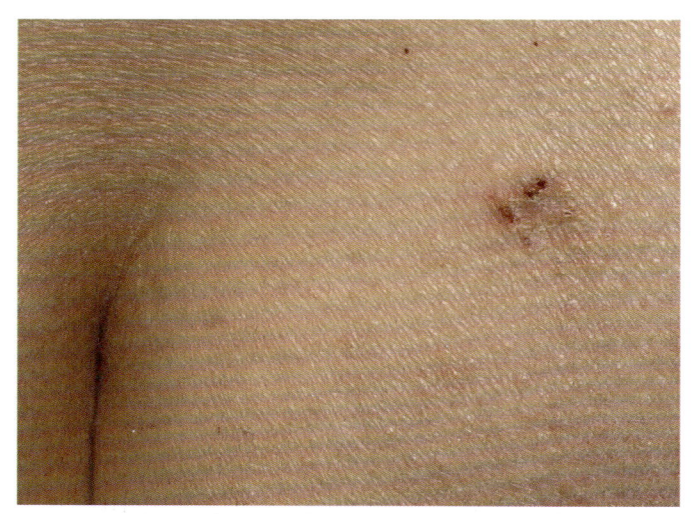

Fig. 10.7. O HSV sacral geralmente é pruriginoso, e a fricção resultante e arranhadura lhe conferem uma aparência eczematosa em vez de vesiculosa. Somente a natureza recorrente e a localização indicam o diagnóstico. Quando as vesículas do herpes se rompem, a natureza original de formação de bolhas é identificada pela natureza das erosões coalescentes e redondas.

As infecções por HSV muitas vezes estão associadas à acentuada morbidade em pacientes imunossuprimidos (ver Capítulo 16). Os pacientes com imunidade celular alterada, como aqueles com doença por HIV e os pacientes que recebem agentes imunossupressores, estão em maior risco de infecção ulcerativa e crônica por HSV **(Figs. 10.10 e 10.11)**. Além disso, ocorre um efeito sinergístico de HSV e HIV, assim, a associação de infecção por HSV causa progressão mais rápida da doença por HIV (3).

Além disso, o HSV demonstrou ser um fator de risco para vaginose bacteriana em mulheres (4). No passado, havia a preocupação de que o HSV pudesse agir como um cocarcinógeno de alguns tipos de HPV na produção de câncer cervical; isto não tem recebido apoio (5,6). No entanto, a associação à depressão, perda de autoestima e vergonha é bem reconhecida (7).

Diagnóstico

Embora o diagnóstico geralmente possa ser feito pelo surgimento de lesões cutâneas e histórico, a confirmação laboratorial de uma infecção genital por HSV é desejável por causa do impacto psicológico dessa doença sobre o paciente e seu

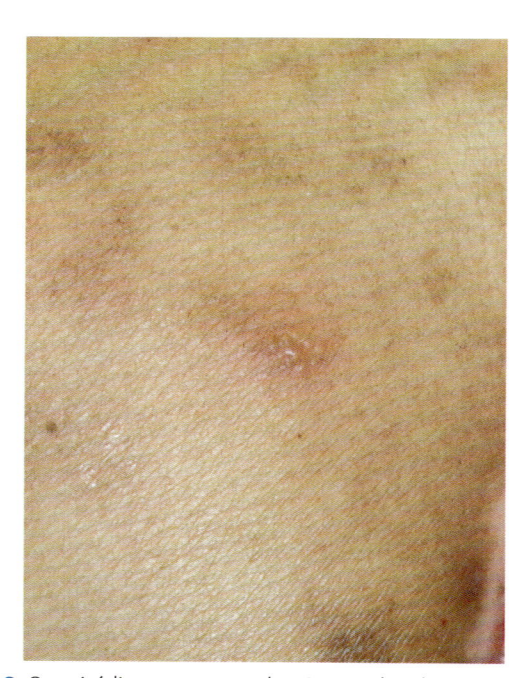

Fig. 10.8. Os episódios recorrentes de HSV sacral podem deixar placas de hiperpigmentação pós-inflamatória mal demarcada.

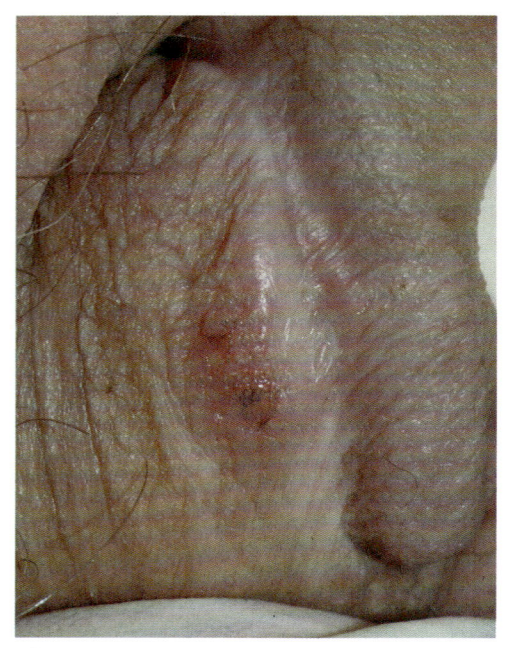

Fig. 10.9. Algumas vezes, estas erosões superficiais se tornam maceradas e perdem sua definição nítida que revelam as erosões redondas do HSV.

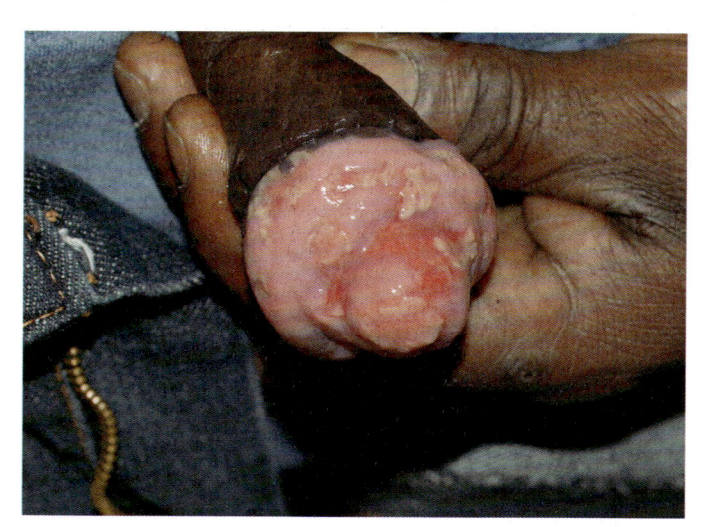

Fig. 10.10. O HSV em um paciente imunossuprimido não é autolimitado, mas aumenta inexoravelmente, perdendo toda a semelhança com sua natureza bolhosa original.

Doenças Bolhosas e Pustulosas

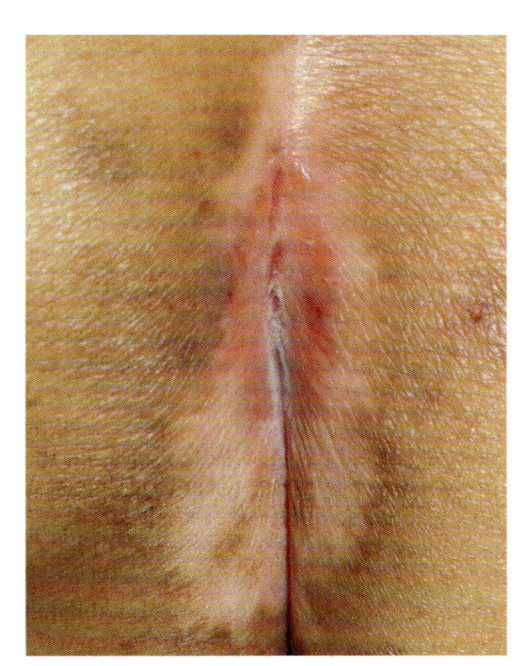

Fig. 10.11. Ocasionalmente, o HSV surge como uma fissura, geralmente dentro das linhas da pele. Geralmente, o exame cuidadoso mostra uma grande erosão ligeiramente oval, sugerindo uma vesícula sem cobertura.

parceiro. É comum a realização de cultura viral de um *swab* da base de uma erosão recente, mas não é o método mais sensível de detecção do HSV. Os resultados falso-negativos são uma ocorrência comum em muitos laboratórios, especialmente quando a amostra é obtida na fase tardia do surto ou a entrega da amostra para o laboratório sofre atraso. Portanto, uma cultura negativa não deve convencer um clínico em dúvida a eliminar o diagnóstico. As técnicas de *Western blot* e reação em cadeia da polimerase se encontram agora amplamente disponíveis e a custo razoável, assim são estes os testes de escolha. Embora mais desconfortável, a biópsia por *shave* da pele da borda de uma erosão, ou de uma vesícula intacta, é outro teste muito sensível para confirmar a presença de uma infecção por herpes-vírus, mas uma biópsia não diferencia entre HSV e o vírus da varicela-zóster (VZV). A citologia de Tzanck, apesar de muito rápida, é menos confiável, mesmo em mãos experientes. O teste de anticorpos fluorescentes diretos encontra-se disponível para diagnóstico mais rápido de HSV-1 e 2, embora uma amostra adequada seja da maior importância (8). O raspado da base da úlcera, com uma lâmina número 15, geralmente é suficiente para uma amostra celular adequada. A sorologia não é um meio adequado para diagnosticar um episódio de HSV. A IgG positiva para HSV varia de forma muito ampla, de acordo com o país, e ocorre em até 80% dos adultos; isto denota exposição, mas não doença atualmente ativa. A sorologia negativa indica que não houve infecção passada, mas não descarta um episódio primário, uma vez que sejam necessárias cerca de 6 semanas para a conversão.

A aparência histológica do HSV inclui a dermatite vesiculosa intraepidérmica formada por acantólise. Queratinócitos individuais mostram edema intracelular (balonização) e degeneração reticular (edema intracelular causando ruptura das paredes celulares). Os corpúsculos de inclusão intranucleares eosinofílicos podem estar presentes. Queratinócitos multinucleados são patognomônicos para infecções por herpes-vírus, mas não distinguem entre as infecções por HSV e VZV.

O HSV deve ser diferenciado das várias outras doenças pustulosas e vesiculosas. Ocasionalmente, a diferenciação entre a infecção genital por HSV e a infecção por VZV pode ser difícil, porque ambas exibem vesículas agrupadas ou erosões. Entretanto, a infecção genital por VZV geralmente ocorre no paciente idoso e cobre um padrão de distribuição em dermátomos, afetando também a coxa medial ou a nádega unilateralmente. A infecção por VZV ocorre apenas uma vez no paciente imunocompetente, em vez de ser recorrente, como é habitual na infecção por HSV. Outra doença com probabilidade de ser confundida com a infecção genital por HSV é a candidíase das membranas mucosas modificadas da vulva ou glande peniana não circuncisada, em que as leveduras podem causar coalescência das erosões, se ocorrer a ruptura das pústulas superficiais. Um esfregaço fúngico é positivo neste caso. A foliculite, tanto irritativa como estafilocócica, produz pápulas e pústulas com periferia eritematosa discreta que podem mimetizar o HSV. Eritema multiforme e síndrome de Stevens-Johnson tanto mimetizam como às vezes se seguem à infecção por HSV. A causa mais comum de eritema multiforme recorrente é a infecção recorrente por HSV no paciente com resposta imunológica aumentada a esse vírus. Esses pacientes geralmente exibem erosões intraorais e genitais menos bem demarcadas, embora o HSV não ocorra dentro da boca, com exceção do surto primário inicial. Além disso, a ocorrência de pápulas vermelhas, não descamativas, com topo achatado, nas palmas das mãos, plantas dos pés e algumas vezes de outras superfícies queratinizadas é comum. Finalmente, um eritema pigmentar fixo medicamentoso pode mimetizar a infecção por HSV, produzindo bolhas ou erosões recorrentes no mesmo lugar, mas as lesões geralmente são maiores do que as exibidas por pequenas vesículas ou erosões coalescentes.

INFECÇÃO PELO VÍRUS HERPES *SIMPLEX*	Diagnóstico

- Morfologia:
  - HSV primário, primeiro episódio com vesículas dispersas e agrupadas e erosões arredondadas na pele genital e perianal.
  - Recorrente com vesículas agrupadas ou erosões.
- Confirmação por biópsia, técnica de reação em cadeia da polimerase, ou anticorpo fluorescente direto.

Fisiopatologia

Os HSV tipos 1 e 2 são vírus DNA de dupla fita (*Herpesvirus hominis*) capaz de produzir doença mucocutânea vesicular e erosiva. A doença mucocutânea oral e ocular é produzida por HSV-1 na maioria dos casos, ao passo que a infecção genital por HSV é causada pelo HSV-2 na maioria dos pacientes afetados. A proporção de HSV-1 que ocorre na pele genital está aumentando, presumivelmente por causa da maior atividade sexual oral-genital. De fato, em uma área do Canadá, uma publicação recente encontrou o HSV genital associado ao HSV-1, por meio de cultura, em mais indivíduos do que associado ao HSV-2 (9). Felizmente, a doença genital produzida pelo HSV-1 é menos grave e recorre com menos frequência do que a produzida por HSV-2; o HSV neonatal é menos problemático em mulheres com HSV-1.

Há evidência de que o estradiol pode ser de certa forma protetor contra o HSV genital, assim como contra as infecções por HIV por aumentar a imunidade antiviral da célula T CD4+ (10). Por outro lado, alguns contraceptivos hormonais podem acentuar a permeabilidade da mucosa, aumentando o risco de aquisição de HSV (11).

Tratamento

O tratamento da infecção por HSV começa com uma orientação adequada, sem julgamentos, do paciente. O paciente deve ser aconselhado em relação à natureza infecciosa da doença, sua natureza recorrente e sobre a importância de evitar a relação sexual quando estão presentes lesões abertas. A circuncisão e os preservativos demonstraram conferir modesta proteção contra a infecção. Os pacientes devem estar cientes de que ocorre a eliminação intermitente do vírus quando não há evidência de infecção ativa por HSV, e a infecção pode ser transmitida mesmo na ausência de bolhas e erosões. De fato, a maior parte da infecção por HSV é contraída durante os episódios assintomáticos. Essa eliminação também foi documentada em pacientes que recebem medicação antiviral supressora em longo prazo. Portanto, o uso de preservativo, mesmo quando não existam lesões evidentes, é prudente e confere significativa proteção (12). A possibilidade de transmissão de HSV para um recém-nascido durante o parto deve ser discutida para assegurar a proteção de futuros bebês contra a infecção materna, no entanto, a maioria das infecções neonatais por HSV ocorre por causa da infecção primária materna.

Tanto as infecções primárias como as primárias recorrentes por HSV diminuem com o tratamento imediato utilizando agentes antivirais orais específicos. Três escolhas atuais para o tratamento de HSV recorrente são: aciclovir 200 mg cinco vezes ao dia, por 5 dias (ou, para infecção primária por HSV, por 10 dias), fanciclovir 125 mg, duas vezes ao dia, e valaciclovir 500 mg duas vezes ao dia (1 g duas vezes ao dia por 10 dias para infecção primária por HSV). Essas terapias mostram eficácia equivalente, sendo as escolhas feitas com base no custo e conveniência da dosagem. Os efeitos colaterais de cada um deles são mínimos. O aciclovir tópico não é benéfico, e a vantagem do penciclovir tópico sobre o placebo para abreviar o curso da infecção por HSV é mínima (13).

O aciclovir intravenoso algumas vezes é necessário, se a doença for grave, em especial se o paciente for imunossuprimido ou a absorção gastrointestinal for um problema importante, como pode ocorrer no paciente HIV-positivo. A resistência do HSV aos medicamentos orais atualmente disponíveis ocorre apenas ocasionalmente e sempre em pacientes imunossuprimidos (ver Capítulo 16). Foscarnet é um tratamento alternativo, embora esteja disponível apenas para uso intravenoso. Vários outros agentes têm sido relatados como benéficos no caso de HSV resistente ao aciclovir, incluindo cidofovir intravenoso e tópico, trifluorotimidina tópica, interferon-α tópico em dimetilsulfóxido e imiquimode.

Para pacientes que apresentam episódios frequentes ou graves de infecção por HSV, o aciclovir profilático crônico, na dose de 400 mg, duas vezes ao dia; fanciclovir 250 mg; duas vezes ao dia, ou valaciclovir 500 a 1.000 mg/dia são um meio seguro, prático e eficaz de prevenir mais recorrências. A terapia antiviral oral supressora também diminui a eliminação assintomática e provavelmente, portanto, a infectividade, mas a eliminação assintomática do vírus não é interrompida. A transmissão da infecção por HSV ainda ocorre em pacientes que tomam essas medicações e não apresentam surtos clínicos.

Estão sendo investigadas vacinas terapêuticas para pacientes com infecções problemáticas por HSV e se mostram promissoras (14,15).

São cruciais para o tratamento da infecção por HSV anogenital o aconselhamento e o apoio. Esses pacientes mostram significativa ansiedade, depressão, medo e problemas de autoestima. Existem evidências constantes de que o estresse e a depressão aumentam a eliminação e a frequência dos surtos (16,17).

Alguns pacientes acreditam erroneamente que a infecção por HSV pode ser acompanhada de neuralgia pós-herpética. Felizmente, esta não é uma sequela dessa infecção; a neuralgia apenas se segue à infecção por herpes-zóster. A infecção primária por HSV pode produzir mal-estar e febre, e algumas vezes surtos podem causar dor radicular. Muito raramente, o HSV pode causar a encefalite por HSV.

INFECÇÃO PELO VÍRUS HERPES *SIMPLEX* — Tratamento

- Educação do paciente.
- Terapia antiviral:
  - Aciclovir 400 mg 3× dia ou 200 mg 5× dia por 5 dias (HSV recorrente) ou 7 a 10 dias (primária).
  - Valaciclovir 500 mg 2× dia por 5 dias (recorrente HSV) ou 1 g 2× dia por 7 a 10 dias (primária).
  - Fanciclovir 125 mg 2× dia por 5 dias (recorrente HSV) ou 250 2× dia por 7 a 10 dias (primária).
- Supressão com o medicamento crônico:
  - Aciclovir 400 mg 2× dia.
  - Valaciclovir 500 mg –1 g ao dia.
  - Fanciclovir 250 mg 2× dia.

Infecção por Vírus do Herpes-Zóster

O VZV causa duas doenças: herpes-zóster e varicela. Ambas afetam a genitália, mas se apresentam de modo muito diferente. O primeiro episódio de VZV (varicela, catapora ou "cobreiro") apresenta distribuição generalizada de pápulas vermelhas discretas, vesículas e crostas, porém há predileção pela pele genital e vagina. A varicela, o segundo episódio de VZV, é localizada, tipicamente muito dolorosa, e com mínimos sintomas constitucionais. A expectativa é que com a

Doenças Bolhosas e Pustulosas

disponibilidade das vacinas contra varicela e herpes-zóster, essas condições se tornem incomuns.

Apresentação Clínica

O herpes-zóster ocorre primariamente em pacientes com imunodeficiência decorrente da idade, doença ou medicamentos, mas ocasionalmente ocorre em indivíduos jovens e saudáveis. A prevalência dessa condição horrível deve diminuir uma vez que um número maior de pessoas idosas tenha recebido a vacina disponibilizada recentemente.

Muitos pacientes apresentam um pródromo localizado de dor, prurido, ardência ou dolorimento, seguido dentro em um ou em alguns dias por pápulas não descamativas rosadas e placas em distribuição dermatomal unilateral **(Figs. 10.12 e 10.13)** na área sintomática. Vesículas agrupadas sobrejacentes seguem-se rapidamente a essas placas vermelhas e então coalescem em bolhas maiores. Geralmente, as bolhas se tornam purpúreas ou cinzentas por causa da hemorragia dentro da vesícula. Durante as 3 semanas subsequentes, as bolhas formam crostas e cicatrizam. As bolhas que ocorrem nas membranas mucosas e membranas mucosas modificadas da genitália perdem rapidamente a cobertura por causa da fricção nessa pele úmida e muito fina, de modo que geralmente predominam as erosões. Igualmente, a fricção das dobras da pele e do vestuário muitas vezes rompe as coberturas das vesículas até na pele genital mais queratinizada. O herpes-zóster pode-se disseminar, tornando-se ulcerativo, crônico ou hiperqueratótico em pacientes imunossuprimidos (ver Capítulo 16).

Algumas vezes, a erupção é acompanhada de cefaleia leve, mal-estar e febre baixa. No entanto, a complicação primária da infecção por herpes-zóster é o desenvolvimento de neuralgia pós-herpética, em que persiste a dor crônica após a resolução da erupção. Isto é mais provável em indivíduos acima de 60 anos e em imunossuprimidos. Alguns clínicos teorizam que isso pode ser responsável por algumas síndromes de dor genital, como vulvodinia e escrotodinia, mas a infecção precedente por VZV afetando a genitália quase nunca é identificada em pacientes com síndromes de dor genital. Ao contrário do HSV, o VZV não recorre em pacientes imunocompetentes.

Atualmente, a varicela (catapora) é rara em razão da disponibilidade da vacina contra varicela, mas apresenta-se com febre e sintomas constitucionais e, em seguida, por uma erupção generalizada de vesículas. Esta erupção inicia como pequenas pápulas vermelhas e, em seguida, estas evoluem para vesículas com uma depressão central e então uma crosta central. Geralmente, as membranas mucosas são afetadas **(Fig. 10.14)**.

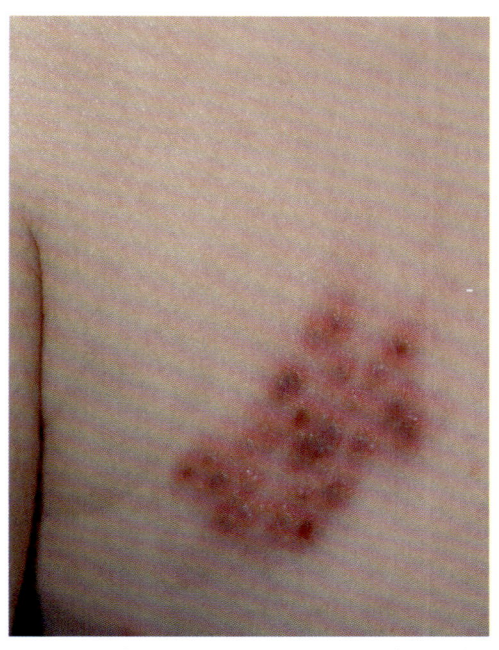

Fig. 10.13. As vesículas do herpes-zóster surgem de uma base eritematosa mais profunda ao contrário daquelas do HSV, e o sangramento dentro das vesículas do herpes-zóster algumas vezes lhes confere uma aparência acinzentada ou purpúrea.

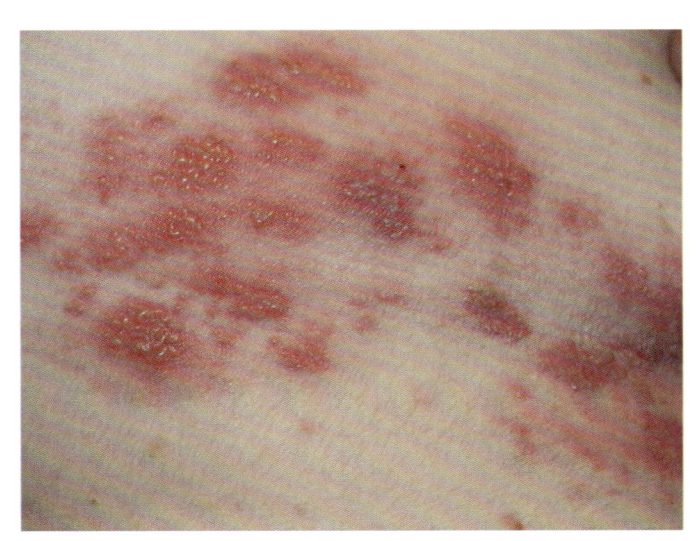

Fig. 10.12. Vesículas agrupadas e coalescentes em uma base vermelha, distribuídas ao longo de um dermátomo, são características do herpes-zóster.

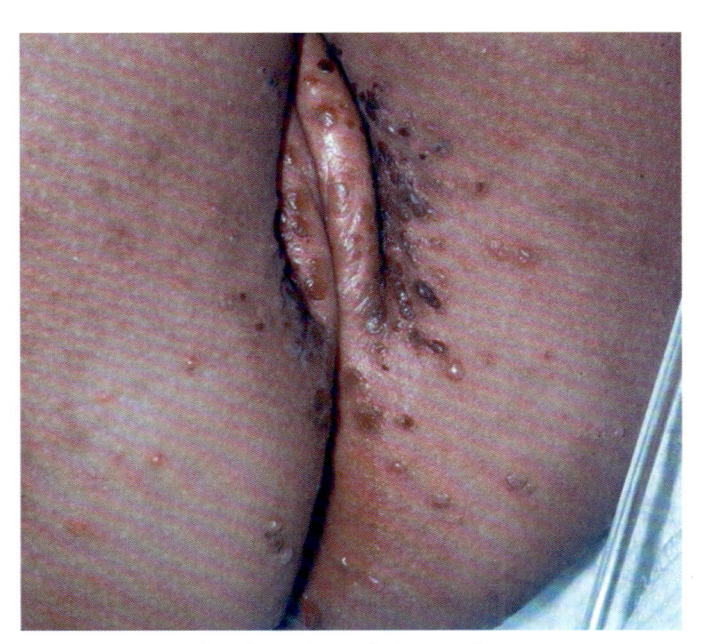

Fig. 10.14. A varicela exibe vesículas discretas e dispersas com predileção pela pele anogenital.

Diagnóstico

O diagnóstico definitivo de herpes-zóster geralmente é feito com base na apresentação e morfologia. Quando necessário, isto pode ser confirmado por uma cultura positiva ou identificação do DNA viral com a técnica de PCR. O vírus é bastante exigente para seu cultivo, assim às vezes as culturas são falso-negativas, mas a técnica de PCR é muito sensível e agora facilmente disponível. A citologia de Tzanck das células epiteliais raspadas da base de uma vesícula ou erosão exibe células gigantes, ao serem examinadas por microscópio, porém a validade desse teste é extremamente dependente do examinador, e os resultados são subjetivos. A biópsia é extremamente sensível, mas não faz a diferenciação entre infecção por HSV e VZV, uma distinção que geralmente pode ser feita com base clínica. A aparência histológica da infecção por VZV é idêntica à da infecção por HSV. Os queratinócitos incham e se rompem, e algumas células epiteliais formam células gigantes. Ocasionalmente, a vasculite leucocitoclástica é subjacente a alterações epiteliais, mas isto não indica um problema primário ou possivelmente sistêmico de vasculite.

A diferenciação entre o herpes-zóster e o herpes *simplex* genital pode ser difícil. O HSV produz uma doença recorrente, enquanto o VZV gera um evento único, exceto em pacientes significativamente imunossuprimidos. O herpes-zóster é unilateral, mas em ambas as doenças, inicialmente, as vesículas podem sofrer erosão. O impetigo bolhoso e o penfigoide bolhoso podem, às vezes, mimetizar o herpes-zóster, mas estes são geralmente bilaterais e não são particularmente dolorosos. O penfigoide bolhoso geralmente exibe lesões distantes que excluem o diagnóstico de herpes-zóster, e o impetigo pode ser diferenciado por meio de cultura.

INFECÇÃO PELO VÍRUS HERPES-ZÓSTER — Diagnóstico

- Morfologia das placas de vesículas agrupadas em distribuição por dermátomos.
- Confirmação por PCR, se necessário.

Fisiopatologia

O herpes-zóster é uma doença bolhosa resultante da reativação do VZV que esteve latente nos gânglios nervosos desde um episódio remoto de varicela. Essa condição ocorre com mais frequência em indivíduos idosos, cujo sistema imune é menos eficiente, ou em pacientes imunocomprometidos.

Tratamento

Para a maioria dos pacientes com herpes-zóster, o controle da dor é o aspecto mais importante dos cuidados. Geralmente é necessária a analgesia narcótica da dor nas primeiras semanas. O diagnóstico precoce e o tratamento (dentro de 72 horas, mas especialmente em 48 horas) com uma terapia antiviral oral reduzem de certa forma a duração de uma infecção aguda. Esta melhora não surpreende, desse modo a terapia é opcional em pacientes jovens e saudáveis. O tratamento após esse período não afeta o curso da doença em curto ou longo prazos. Entretanto, idosos imunossuprimidos ou os indivíduos muito idosos devem ser tratados. Alguns estudos demonstraram redução discutivelmente significativa da neuralgia pós-herpética em pacientes tratados precocemente.

As opções terapêuticas incluem aciclovir 800 mg cinco vezes ao dia, fanciclovir, 500 mg três vezes ao dia, e valaciclovir 1 g a cada 8 horas. A vantagem do valaciclovir e do fanciclovir mais caros é o esquema de dosagem que é menos frequente.

Esses pacientes que experimentam neuralgia pós-herpética merecem medicamento para a dor neuropática, incluindo amitriptilina, gabapentina, pregabalina, venlafaxina ou duloxetina (ver Capítulo 5). Algumas vezes, é necessário o encaminhamento para uma clínica de dor.

De outra forma, o melhor tratamento atual é a prevenção. Uma vacina para a prevenção do herpes-zóster encontra-se disponível atualmente, aprovada pela Food and Drug Administration, para pessoas com mais de 60 anos de idade.

INFECÇÃO PELO VÍRUS HERPES-ZÓSTER — Tratamento

- Educação do paciente.
- Terapia antiviral:
  - Aciclovir 800 mg 5× dia por 7 a 10 dias.
  - Valaciclovir 1 g a cada 8 h por 7 a 10 dias.
  - Fanciclovir 500 mg 3× dia por 7 a 10 dias.
- Controle da dor.

Impetigo

Impetigo é uma infecção bacteriana da superficial epiderme capaz de produzir bolhas e erosões. Alguns tipos de fago de *Staphylococcus aureus* provocam a clivagem do estrato córneo, seguindo-se a rápida perda da cobertura dessa vesícula frágil. Erosões bem demarcadas, redondas, com colaretes, são típicas **(Fig. 10.15)**. Na infecção por *Streptococcus* α-hemolítico, geralmente ocorrem erosões e formação de crostas em vez de vesículas. O impetigo muitas vezes se associa à foliculite bacteriana, a infecção, que se estende para os folículos pilosos nas proximidades, produz discretas pápulas eritematosas, pústulas e pequenas erosões e crostas. Suspeita-se do diagnóstico pela morfologia, sendo confirmado por cultura bacteriana e resposta à terapia. O tratamento consiste em um antibiótico eficaz contra espécies de *S. aureus* e *Streptococcus*, como cefalexina, eritromicina, dicloxacilina, clindamicina e sulfametoxazol-trimetoprim. Infelizmente, o *S. aureus* resistente se tornou comum de modo que a terapia empírica geralmente é ineficaz, e um antibiograma se torna importante. Apesar de uma pronta resposta à terapia, algumas vezes as lesões recorrem após a terapia. Isto ocorre com mais frequência em pacientes que são portadores nasais de *S. aureus*, e esses pacientes se beneficiam com a administração de mupirocina creme, ou pomada, intranasal, quatro vezes ao dia durante 1 semana, a cada mês, durante vários meses para minimizar o estado de portador.

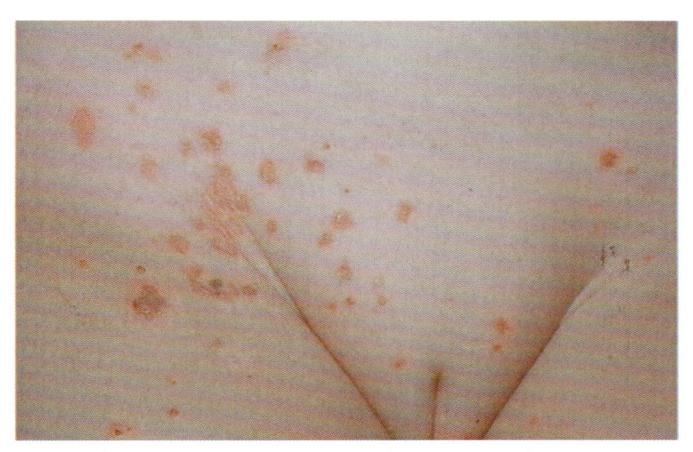

Fig. 10.15. O impetigo bolhoso se manifesta por vesículas extremamente frágeis e pequenas bolhas que se rompem rapidamente. Antes da ruptura, o fluido é cor de palha e claro, porque a bolha é produzida por uma toxina que causa uma divisão na pele em vez de uma pústula decorrente de infecção direta.

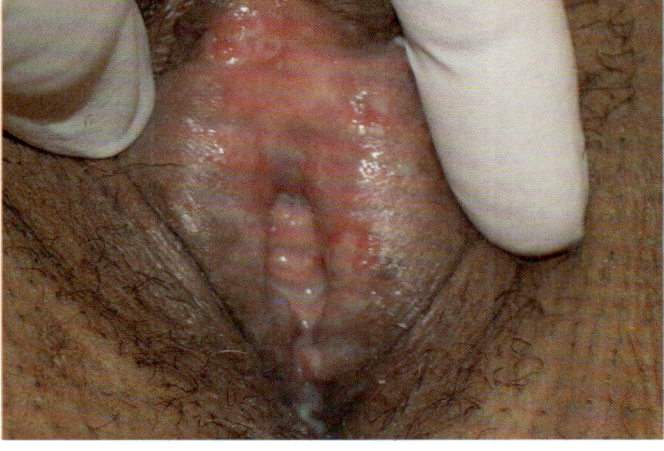

Fig. 10.16. Estas frágeis bolhas de pênfigo vulgar nas membranas mucosas e membranas mucosas modificadas romperam-se em erosões superficiais com aparência anular e arqueada por causa da borda de epitélio macerado da borda das bolhas.

Erupções Bolhosas Não Infecciosas

As doenças bolhosas não infecciosas consistem primariamente em reações autoimunes ou hipersensibilidade, ou trauma químico ou térmico. Elas cursam com a formação de bolhas e erosões na pele e superfícies mucosas, incluindo a genitália.

Nas doenças bolhosas autoimunes, autoanticorpos são direcionados contra os antígenos-alvo que estão envolvidos em auxiliar as células epiteliais a aderir entre si ou à membrana basal. Esses anticorpos se fixam ao antígeno-alvo e deflagram a ativação do complemento através da via clássica. Como nos processos bolhosos, as lesões das membranas mucosas e membranas mucosas modificadas são tão frágeis que as bolhas são muito transitórias a ponto de não serem notadas, e a apresentação normal é a erosão. No entanto, a maioria dos pacientes também exibe bolhas nas superfícies queratinizadas da pele, indicando a natureza bolhosa da doença de pele.

A histologia é essencial para um diagnóstico correto. As biópsias podem ser obtidas de sítios cutâneos ou mucosos na borda de uma bolha ou de uma erosão, para realização da histologia de rotina, e do epitélio normal adjacente para estudos imunofluorescentes diretos.

Pênfigo

Apresentação Clínica

O pênfigo afeta a pele e as membranas mucosas nas pessoas de meia-idade e idosas (meia-idade é a sexta década). Os casos na infância são raros.

O pênfigo vulgar (pênfigo comum) é responsável por 80% das ocorrências em todos os pacientes com pênfigo. Destes, sessenta por cento apresentam lesões orais que provocam extensas erosões, podendo transcorrer meses antes que se formem lesões cutâneas queratinizadas. Mais de 90% dos pacientes com pênfigo vulgar apresentam acometimento mucoso, em algum momento, durante o curso da doença; o comprometimento genital é comum, e ocorre em cerca de 41% dos pacientes; e em 35% das mulheres a citologia de Papanicolaou apresenta acantólise e inflamação compatíveis com pênfigo, embora esses achados isoladamente não denotem esse diagnóstico (18). As áreas de mucosa descritas incluem nariz, faringe, esôfago, conjuntiva, cérvice, vagina e reto, e as membranas mucosas modificadas afetadas incluem a vulva. As bolhas de pênfigo que ocorrem nessas áreas sofrem rápida erosão, de modo que as primeiras lesões identificadas geralmente são erosões bem demarcadas, discretas, inespecíficas e uniformes **(Figs. 10.16 a 10.18)**. Embora

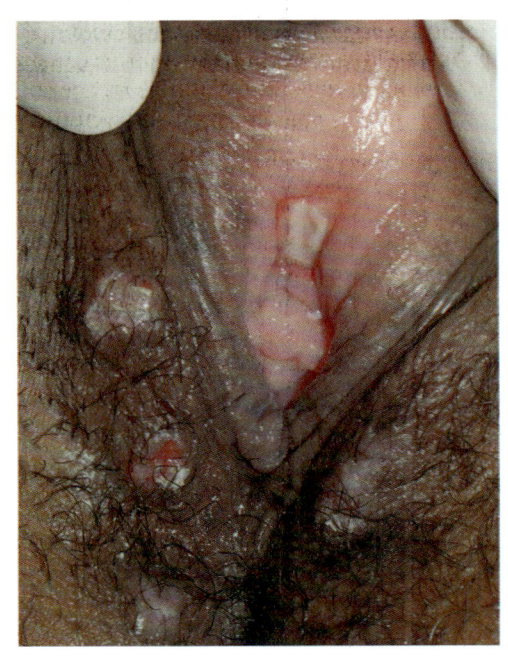

Fig. 10.17. Uma grande erosão de pênfigo vulgar mostra uma base de fibrina amarelada, e as lesões que se estendem para a pele seca, queratinizada, têm uma cobertura bolhosa necrótica branca.

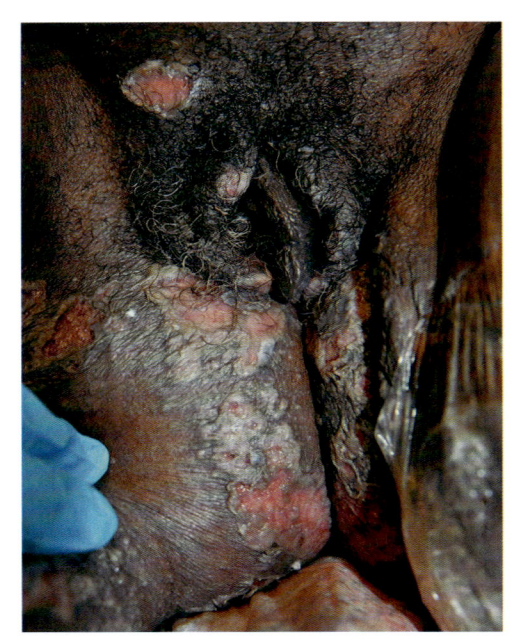

Fig. 10.18. Bolhas flácidas disseminadas e esfacelo são típicos do pênfigo vulgar.

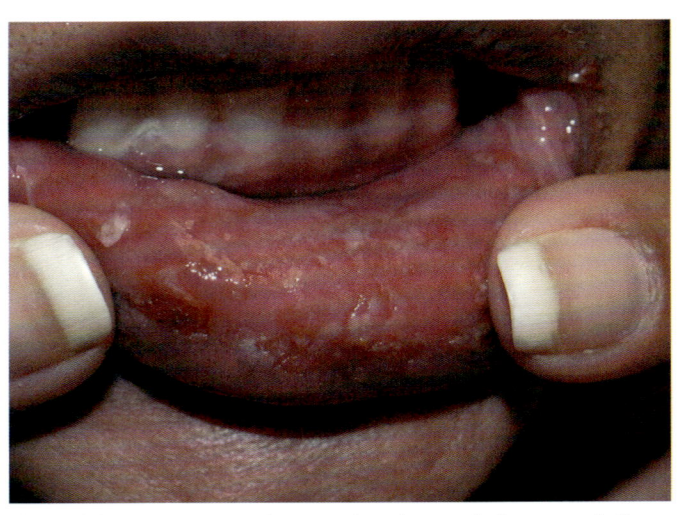

Fig. 10.20. Como encontrado em muitas doenças bolhosas, o pênfigo vulgar genital geralmente é acompanhado por doença oral, que se manifesta aqui por erosões do lábio.

geralmente o pênfigo seja uma doença não cicatricial, a vulva gravemente afetada pode exibir reabsorção dos grandes lábios, e o clitóris está coberto por cicatrizes, enquanto o pênis incircunciso pode desenvolver fimose **(Fig. 10.19)**.

O pênfigo vulgar do pênis é menos comum que o pênfigo da vulva, e quando presente ocorre com mais frequência na glande, mas a haste distal e a coroa também são locais afetados. A mucosa oral geralmente é afetada em homens e mulheres **(Fig. 10.20)**.

As bolhas na pele e não nas membranas mucosas são superficiais e flácidas e surgem na pele não inflamada. Com uma delicada tração na bolha, a tênue aderência da epiderme superior ao tecido subjacente permite que a bolha se estenda (sinal de Nikolsky). Mesmo na pele queratinizada, essas bolhas muito superficiais se rompem facilmente deixando grandes áreas de erosão, mas normalmente curam sem deixar cicatriz. Entretanto, as erosões do pênfigo vulgar na vulva produzem reabsorção dos pequenos lábios e capuz clitoriano, enquanto o pênfigo na glande peniana incircuncisa pode causar fimose. As comorbidades de hipotireoidismo e diabetes têm sido relatadas com o pênfigo (19).

O pênfigo vegetante é uma variante caracterizada por erosões com pústulas periféricas nas fases iniciais da doença. Posteriormente, ocorrem grandes placas, vegetantes e quase verrucosas **(Figs. 10.21 e 10.22)**.

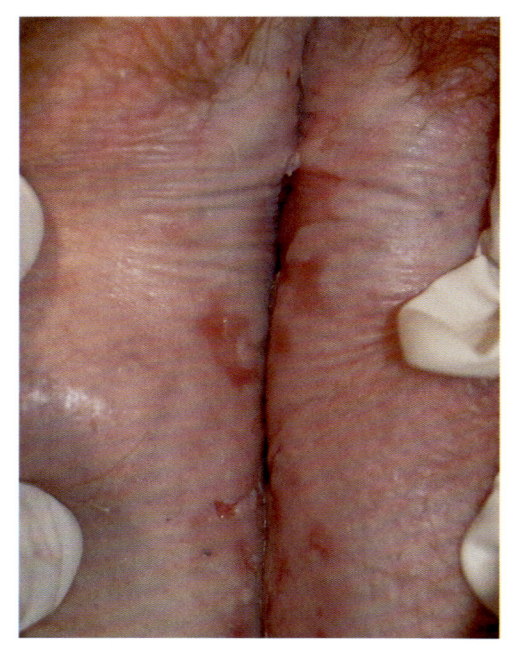

Fig. 10.19. Embora o pênfigo vulgar seja considerado uma doença bolhosa não cicatricial, quando ocorre na pele genital a formação cicatricial é típica. Em mulheres, há reabsorção dos pequenos lábios e formação cicatricial sobre o capuz clitoriano; em homens incircuncisos, pode ocorrer fimose.

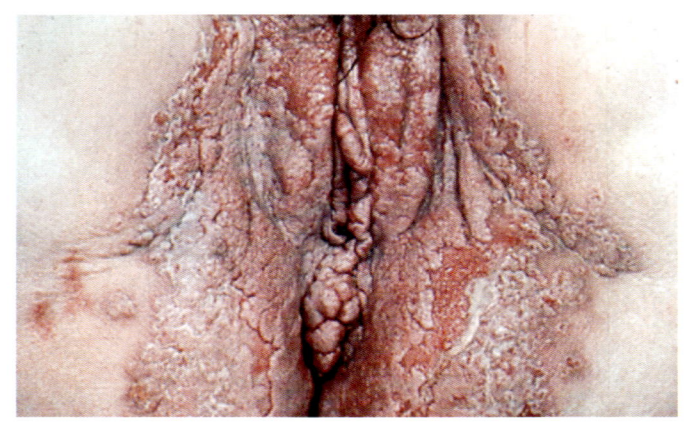

Fig. 10.21. Pênfigo vegetante produz espessas placas, hiperqueratóticas em áreas de erosão e formação de bolhas anteriores.

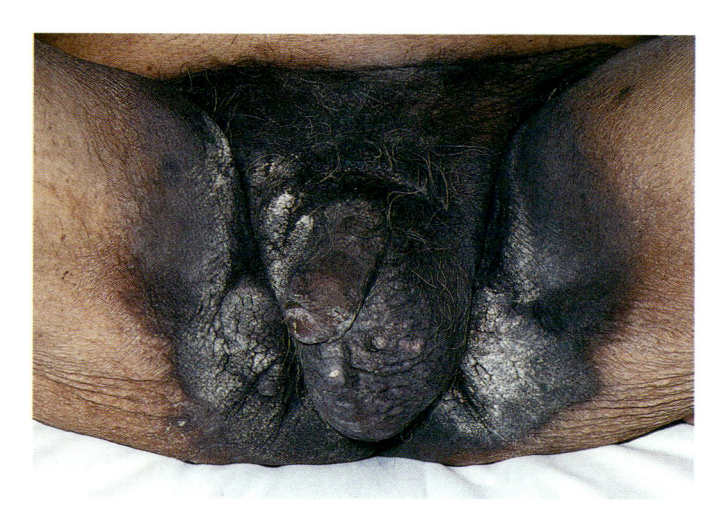

Fig. 10.22. Pênfigo vegetante mostrando espessas placas, hiperqueratóticas que mimetizam liquenificação.

O pênfigo foliáceo se apresenta em pacientes com placas crostosas superficiais, geralmente no tronco central e nas dobras da pele. A natureza bolhosa pode ser identificada, por um observador cuidadoso, pelas bordas bem demarcadas e arqueadas, assim como pela percepção de que geralmente as crostas são um sinal de formação bolhosa. Em geral, essa forma de pênfigo poupa as membranas mucosas, sendo então mais provável que seja afetada a pele seca e queratinizada da genitália do que a superfície úmida das membranas mucosas.

Diagnóstico

O diagnóstico é feito por alterações histológicas características nas biópsias para microscopia de rotina e imunofluorescência direta. Uma biópsia de pele mostra uma bolha intraepidérmica. O pênfigo vulgar e o pênfigo vegetante inicial exibem uma bolha localizada logo acima da camada basal. As células basais aderem à membrana basal, mas não entre si, ou às células sobrejacentes, produzindo assim um cenário similar ao de uma fileira de lápides. Além disso, dentro da cavidade da bolha, há células epidérmicas desprendidas que, com a perda de coesão com as células circundantes, têm aparência arredondada e são chamadas de células acantolíticas. As biópsias por imunofluorescência direta obtidas da pele com aparência normal, próxima a uma bolha ou erosão, mostram deposição de imunoglobulina G (IgG) na substância intercelular epidérmica. Além disso, é característico nessa doença que a imunofluorescência indireta do soro dos pacientes mostre anticorpos ligados às superfícies da célula epidérmica. O soro dos pacientes contém autoanticorpos IgG direcionado contra as glicoproteínas desmogleína e desmocolina nos desmossomos do epitélio escamoso estratificado.

Biópsias do pênfigo vegetante geralmente mostram, também, inflamação neutrofílica produzindo abscessos intraepiteliais. Nestes últimos, a forma hiperqueratótica do pênfigo vegetante revela hiperplasia escamosa e hiperplasia pseudoepiteliomatosa na biópsia, além da bolha suprabasilar característica. O pênfigo foliáceo mostra uma bolha muito superficial formada por acantólise na epiderme mais superior.

O pênfigo pode ser confundido com a maioria das outras doenças bolhosas. O pênfigo vulgar geralmente começa com erosões das mucosas indistinguíveis das ocorridas no líquen plano erosivo. As biópsias de rotina geralmente diferenciam as duas doenças, e o pênfigo vulgar progride para produzir bolhas e erosões na pele queratinizada, ao contrário do líquen plano. O pênfigo vulgar pode mimetizar o penfigoide de membrana mucosa, em ambos são produzidas erosões inespecíficas da mucosa. A ocorrência de um eritema pigmentar fixo medicamentoso mais brando e intermitente e o início explosivo de formas bolhosas do eritema multiforme, síndrome de Stevens-Johnson e necrólise epidérmica tóxica (NET) geralmente distinguem essas doenças do pênfigo.

PÊNFIGO VULGAR — Diagnóstico

- Morfologia das erosões da mucosa, bolhas flácidas de pele seca, queratinizada.
- Confirmação por biópsias de rotina e imunofluorescência direta.

Fisiopatologia

O pênfigo é um grupo de doenças bolhosas intraepidérmicas autoimunes, produzidas por autoanticorpos para as células epidérmicas de superfície. Isto acaba causando a perda de adesão dessas células, levando a uma bolha superficial dentro da epiderme. A forma mais comum e perigosa de pênfigo, o pênfigo vulgar, é produzida pela perda de adesão das células basais da epiderme. Como o pênfigo vulgar, o pênfigo vegetante é produzido por uma divisão na epiderme logo acima da camada das células basais, mas se caracteriza pelo desenvolvimento tardio de pele hiperqueratótica espessada. O pênfigo foliáceo ocorre quando as células na epiderme superior perdem a coesão e formam uma bolha tão superficial que a natureza bolhosa geralmente é diagnosticada clinicamente de modo errôneo como descamativa ou crostosa.

Tanto o pênfigo induzido por fármaco como o pênfigo paraneoplásico são relatados. As medicações implicadas com mais frequência são a penicilamina e os inibidores da enzima conversora da angiotensina, captopril e enalapril (20,21). Algumas vezes, uma lesão também tem precipitado o pênfigo (22,23). Uma forma de pênfigo, o pênfigo familiar benigno (também chamado de doença de Hailey-Hailey), é autossômico dominante em vez de origem autoimune, sendo discutida posteriormente neste capítulo.

Tratamento

O pênfigo genital geralmente não é controlado com terapia tópica. Esta doença geralmente disseminada é tratada primariamente de maneira sistêmica. A terapia básica do pênfigo é realizada com corticosteroides sistêmicos, com o uso de prednisona ou seu equivalente iniciando com 60 a 80 mg/dia.

Em razão do risco dos corticosteroides sistêmicos em longo prazo, a terapia adjuvante que poupa esteroides tem um papel importante no tratamento do pênfigo, pelo menos reduzindo o risco de recaída. Os medicamentos atuais usados incluem azatioprina, micofenolato de mofetila, ciclofosfamida, ciclosporina, imunoglobulina intravenosa, plasmaférese e infliximabe (24).

Rituximabe intravenoso, imunoglobulina intravenosa e uma combinação de ambos são mais recentes, mais estimulantes e, de longe, os mais caros, mas têm produzido remissão prolongada em numerosos pacientes (25-27).

Para a área genital, a área local é importante para conforto e prevenção de formação cicatricial. A terapia com corticosteroide tópico além da terapia sistêmica pode ser útil. O rituximabe intralesional é referido como útil (28). Medidas para prevenir a infecção secundária, bacteriana e por *Candida* também são importantes. Ao contrário de muitas doenças de pele em homens, o pênfigo não regride com a circuncisão e requer terapia médica. Mulheres com acometimento vaginal devem inserir dilatadores regularmente para prevenir adesões vaginais, e os homens incircuncisos devem retrair o prepúcio diariamente e aplicar petrolato (geleia mineral) para prevenir fimose.

O prognóstico do pênfigo vulgar melhorou significativamente desde o uso de corticosteroides. No passado, a própria doença ou a infecção secundária fulminante levava inexoravelmente à morte na maioria dos casos. O tratamento diminuiu a mortalidade para 10%, e agora a morbidade com mais frequência resulta de reações adversas do medicamento. Geralmente, após o pênfigo ser controlado, os medicamentos podem ser progressivamente reduzidos até doses menores. Ocasionalmente, os fármacos podem até ser suspensos. Entretanto, a recorrência é comum e pode ocorrer após vários anos de remissão.

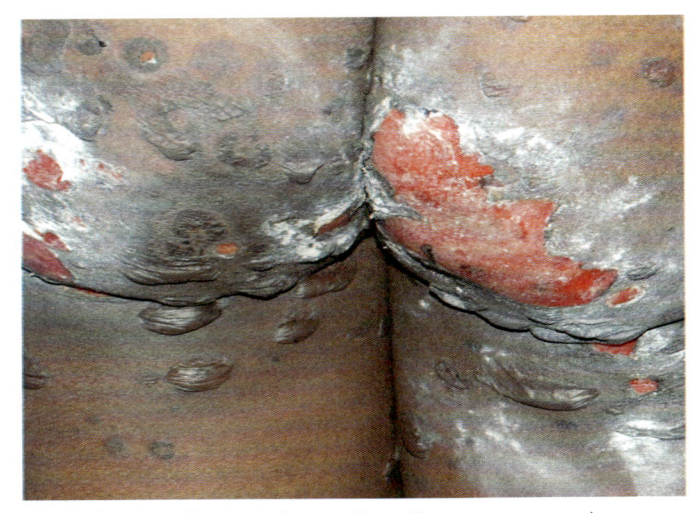

Fig. 10.23. O penfigoide bolhoso exibe bolhas tensas que podem coalescer em grandes lesões que laceram, deixando áreas desnudas.

PÊNFIGO VULGAR	Tratamento

- Prednisona de 40 a 60 mg/dia inicialmente.
- Medicamento adjuvante que poupa esteroide
  - Ciclofosfamida, azatioprina, metotrexato, micofenolato de mofetil.
  - Infliximabe.
  - Rituximabe.
  - IVIG.
- Cuidados locais para prevenir a formação de cicatrizes.

Penfigoide Bolhoso

Apresentação Clínica

O penfigoide bolhoso é a doença bolhosa autoimune mais comum. Ocorre em qualquer idade, porém com mais frequência apresenta-se em adultos acima de 60 anos. Homens e mulheres são afetados igualmente. O acometimento genital é relativamente incomum, ocorrendo em cerca de 10% dos pacientes, sendo mais provável que o epitélio queratinizado seja mais afetado do que as membranas mucosas.

O prurido é intenso e pode preceder as bolhas em meses. Além disso, antes de ocorrer bolhas clinicamente evidentes, muitos pacientes exibem placas rosadas que mimetizam a urticária. Subsequentemente, pequenas vesículas e, em seguida, bolhas surgem das placas inflamadas. Clinicamente, o comprometimento pode ser menor ou muito extenso. As áreas com mais probabilidade de envolvimento são as que contêm cabelo na parte interna das coxas, prega inguinal e períneo. As bolhas são tensas e preenchidas com fluido cor de palha e, ocasionalmente, fluido hemorrágico (**Figs. 10.23 a 10.25**). A formação de cicatrizes não ocorre na ausência de um evento complicador, como infecção secundária, uma vez que o penfigoide bolhoso não costuma afetar as membranas mucosas.

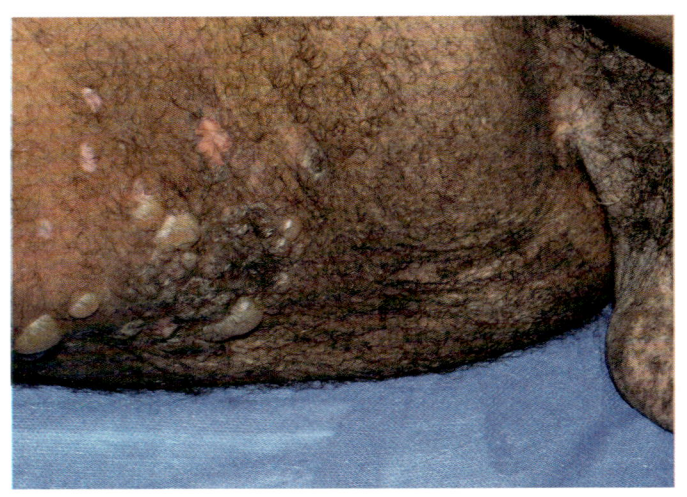

Fig. 10.24. O penfigoide bolhoso afeta a pele queratinizada, geralmente poupando as membranas mucosas e membranas mucosas modificadas da genitália.

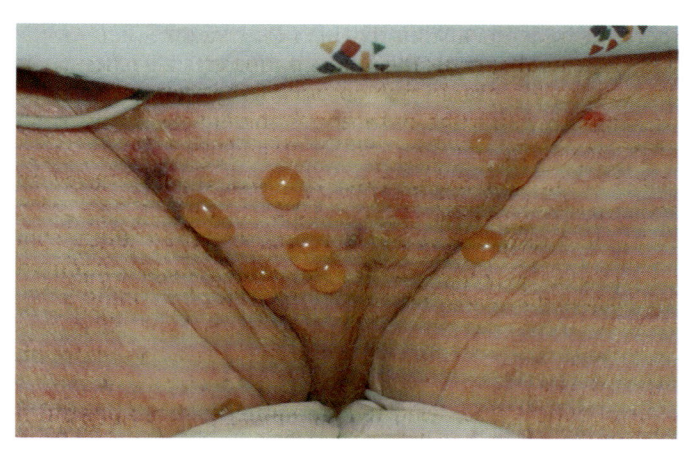

Fig. 10.25. As bolhas do penfigoide bolhoso ocorrem a partir de uma fenda mais profunda na pele, sob a epiderme, resultando em bolhas tensas, cor de palha, em vez de lesões flácidas. (Crédito a Errol Craig, MD.)

A associação de penfigoide bolhoso à doença neurológica, especialmente demência e doença de Parkinson, tem sido descrita (29). Existe uma associação controversa do penfigoide bolhoso à malignidade de base (30). Um estudo recente relatou que há mais malignidades hematológicas em pacientes com penfigoide bolhoso comparados a controles equiparados ($p < 0,0001$) (31). Outros relatos não encontram associação a malignidades (32).

Diagnóstico

Um diagnóstico provisório de penfigoide bolhoso pode ser feito com base na morfologia das lesões e início característico em pacientes idosos. Entretanto, a confirmação por biópsia para histologia de rotina e imunofluorescência direta é obrigatória. A biópsia de uma bolha nova mostra histologia característica; a formação de bolhas subepidérmicas com infiltrado dérmico inflamatório variável, incluindo eosinófilos, é usual. A biópsia para imunofluorescência direta da pele perilesional mostra deposição *in vivo* da IgG e componentes de complemento junto com a zona da membrana basal (ZMB). Um exame com imunofluorescência direta com técnica de *salt-split* (separação dermoepidérmica) da pele mostra que a ligação é da epiderme com a parte superior da bolha. Isto diferencia o penfigoide bolhoso da epidermólise bolhosa adquirida, a partir da ligação seja com a base ou o lado dérmico da bolha. Estudos de imunofluorescência indireta do soro dos pacientes com penfigoide bolhoso mostram a presença de IgG direcionada aos antígenos-alvo do penfigoide na lâmina lúcida da ZMB.

A maioria das outras doenças bolhosas pode ser considerada no diagnóstico diferencial de penfigoide bolhoso. Algumas vezes, é difícil distinguir entre síndrome de Stevens-Johnson e NET, mas estas essencialmente sempre exibem lesões mucosas, e o início geralmente é mais abrupto. Com exceção da ausência de formação de cicatrizes, o penfigoide bolhoso geralmente é indistinguível da EBA, tanto clínica quanto histologicamente. Um estudo de imunofluorescência direta com a técnica *salt-split* na pele é necessário para a absoluta diferenciação dessas duas doenças. O pênfigo vulgar, ao contrário do penfigoide bolhoso, geralmente afeta as membranas mucosas proeminentemente e se caracteriza por erosões e bolhas flácidas em vez de bolhas tensas. Com menos frequência, o impetigo bolhoso pode mimetizar o penfigoide bolhoso. Entretanto, as bolhas geralmente são em pequeno número e flácidas e de início recente. As membranas mucosas são poupadas.

Fisiopatologia

Esta doença bolhosa autoimune ocorre quando os autoanticorpos são direcionados na porção da ZMB, acabando por causar o desprendimento da epiderme da derme. Embora geralmente ocorra de maneira espontânea e sem um fator precipitante identificável, o penfigoide bolhoso às vezes está associado a fármacos específicos, como furosemida, penicilinas, psoralenos, ibuprofeno e alguns inibidores da enzima conversora de angiotensina. Além disso, algumas doenças sistêmicas parecem estar ligadas, como diabetes *mellitus* (talvez pela maior glicosilação dos componentes de ZMB), esclerose múltipla e artrite reumatoide. Estudos para estabelecer essas ligações são difíceis porque o penfigoide bolhoso é raro e afeta os idosos, em que é mais provável a doença concomitante. Embora uma associação de penfigoide bolhoso à malignidade interna tenha sido relatada no passado, estudos mais recentes não mostraram aumento, ou apenas um pequeno aumento, da malignidade em comparação aos controles de mesma idade e sexo.

Tratamento

Para a doença localizada e pré-bolhosa, algumas vezes o tratamento com esteroides tópicos potentes é suficiente, sobretudo em idosos e em indivíduos para os quais os corticosteroides sistêmicos são especialmente perigosos (33). Para o penfigoide bolhoso generalizado, os esteroides sistêmicos em geral são o tratamento de escolha, porém, necessários em doses que variam de 40 a 60 mg/dia, diminuindo progressivamente de acordo com a resposta. Os agentes imunossupressores que poupam esteroides, cujo efeito é mais retardado, geralmente são adicionados; estes incluem azatioprina, ciclofosfamida ou minociclina com nicotinamida. O metotrexato tem sido usado como um agente poupador de esteroide. Mais recentemente, medicamentos biológicos, incluindo omalizumabe, têm sido usados (34). Em relação ao pênfigo vulgar, IVIG e rituximabe são usados, e a combinação parece claramente superior (35). O custo astronômico é um limitador para o uso desta terapia não aprovada pela FDA, e, portanto, geralmente sem cobertura.

Além do tratamento específico para penfigoide bolhoso, os cuidados locais à genitália afetada são importantes. O controle da infecção e os corticosteroides tópicos podem minimizar o desconforto. Como as membranas mucosas raramente são afetadas, não ocorre sinéquia vaginal.

As lesões no penfigoide bolhoso não são cicatriciais, e o curso deste é autolimitado, ocorrendo a remissão nos pacientes tratados em 2 a 6 anos. Em parte, porque o penfigoide bolhoso ocorre primariamente em idosos, e por causa da toxicidade da terapia, a mortalidade geral por penfigoide bolhoso, no primeiro ano ou dois após o diagnóstico, é de 15 a 20% (36). Embora o tratamento não melhore significativamente a mortalidade, ele melhora a qualidade de vida, que pode ser afetada pelo prurido intratável e intenso. A condição pode recorrer, mas as recorrências geralmente são mais brandas que o surto inicial.

Penfigoide das Membranas Mucosas (Penfigoide Cicatricial)

Apresentação Clínica

O penfigoide das membranas mucosas é muito menos comum que o penfigoide bolhoso, porém é muito mais provável que esta forma de penfigoide afete as membranas mucosas da genitália, sendo em geral mais difícil de diagnosticar, uma vez que muitos pacientes não exibam bolhas intactas na pele extramucosa. A idade de início do penfigoide das membranas mucosas é da meia-idade à idade avançada, sendo mais comum nas mulheres em uma proporção de 1,5:1.

O penfigoide das membranas mucosas afeta primariamente as membranas mucosas com a resultante formação cicatricial. Afeta a pele queratinizada apenas em cerca de 30% dos casos. Como o diagnóstico é difícil na ausência de bolhas intactas na pele contendo pelos, ele pode ser retardado ou omitido. O penfigoide das membranas mucosas geralmente começa com irritação, bolhas discretas e erosões na boca, olhos e genitália. O acometimento genital é visto em 50% dos casos de penfigoide da membrana mucosa. Os homens relatam lesões penianas, disúria e dificuldade na retração do prepúcio. As mulheres relatam dor, prurido e disúria. Morfologicamente, o penfigoide das membranas mucosas genital se caracteriza por erosões dolorosas e formação de cicatrizes **(Figs. 10.26 a 10.29)**. As bolhas precedentes em geral têm vida curta, e a natureza bolhosa subjacente da doença é omitida. Essas erosões nas membranas mucosas podem progredir rapidamente para produzir a formação de cicatrizes com morbidade considerável. As erosões iniciais, inespecíficas, que aumentam de tamanho, produzem formação cicatricial na doença mais desenvolvida. Os homens podem desenvolver estenose meatal e fimose, enquanto as mulheres podem experimentar estenose uretral, fusão dos lábios, sepultamento do corpo clitoridiano e estenose do introito.

A erosão dolorosa na boca é habitual. Eritema e erosões da gengiva podem levar à formação cicatricial e retração com resultante doença dental secundária. A mucosa nasal, a laringe e a faringe também podem ser afetadas, podendo resultar

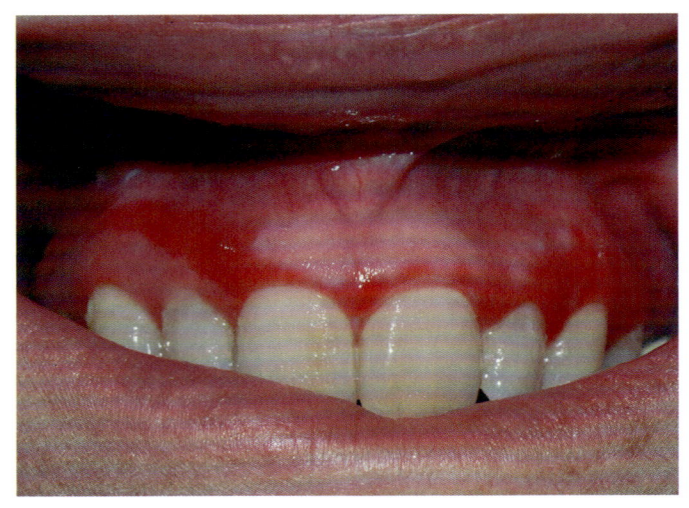

Fig. 10.27. Gengivite descamativa indistinguível da gengivite do pênfigo vulgar e, em alguns casos, de líquen plano erosivo, geralmente é vista em pacientes com penfigoide das membranas mucosas.

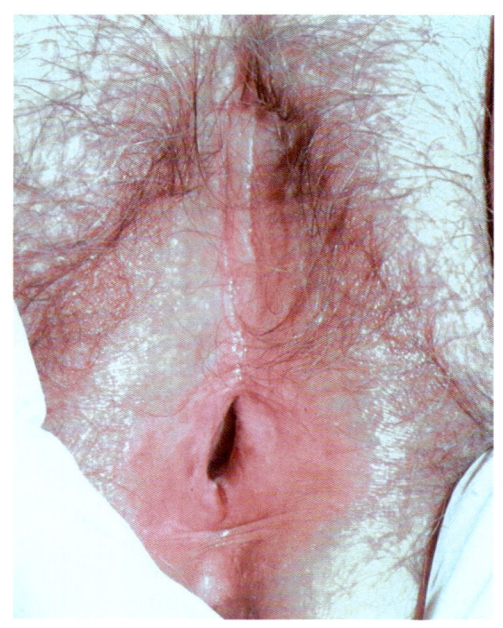

Fig. 10.26. Erosões e perda da arquitetura vulvar são típicas do penfigoide das membranas mucosas, mas estes achados e a pele hipopigmentada circundante são inespecíficos; mas as biópsias de rotina e por imunofluorescência direta são necessárias ao diagnóstico.

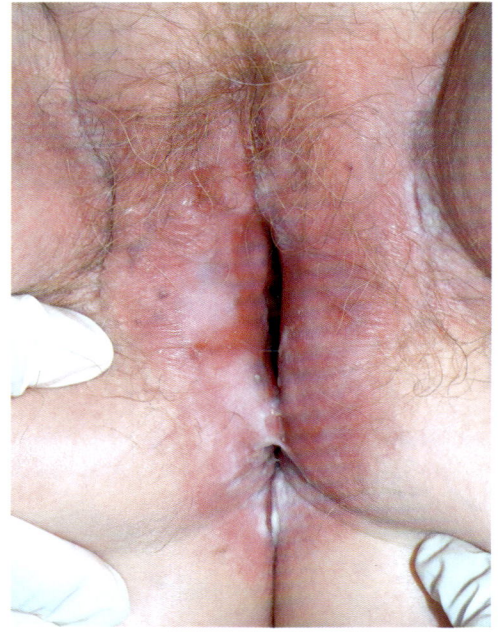

Fig. 10.28. Notável formação cicatricial com perda da arquitetura vulvar no quadro de erosões é característica de penfigoide das membranas mucosas, assim como líquen plano e pênfigo vulgar.

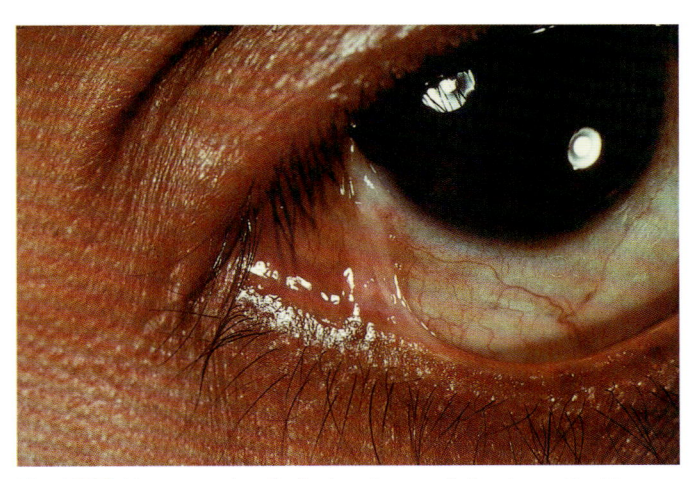

Fig. 10.29. Um ponto de referência patognomônico de penfigoide de membrana mucosa é a formação cicatricial das conjuntivas, com sinéquias precisas entre as conjuntivas palpebral e bulbar.

idênticos histologicamente, e alguns antígenos-alvo no penfigoide das membranas mucosas (BP180 e BP200) são idênticos aos do penfigoide bolhoso, embora outros envolvam a laminina 5, a integrina $ß_4$ e outros antígenos ainda desconhecidos. Como as bolhas muitas vezes não são aparentes nos pacientes com penfigoide das membranas mucosas, outras doenças cicatriciais, como o líquen plano erosivo ou o líquen escleroso erosivo, estão no diagnóstico diferencial do penfigoide das membranas mucosas genital.

PENFIGOIDE DAS MEMBRANAS MUCOSAS — Diagnóstico

- Bolhas, erosões nas membranas mucosas.
- Geralmente, bolhas tensas de pele seca e queratinizada.
- Confirmação por meio de biópsias por imunofluorescência direta de rotina.

em estridor ou disfagia. Os olhos, apesar da sensação arenosa e de secura, podem parecer normais inicialmente, mas o exame oftalmológico detecta as anormalidades iniciais: lacrimejamento reduzido ou aderência da conjuntiva bulbar à palpebral. Posteriormente, a formação cicatricial mais extensa pode causar graves adesões, entrópio e formação de cicatrizes na córnea com cegueira.

As lesões que não são nas membranas mucosas, quando presentes, são muito úteis por demonstrar a natureza bolhosa subjacente do processo. As lesões consistem em pequenas bolhas cor de palha que podem cicatrizar.

Diagnóstico

O diagnóstico é suspeitado pelas inúmeras irritações e erosões oculares, orais e genitais, e é confirmado por histologia típica de rotina de uma bolha ou erosão que também mostra evidência de outras doenças que mimetizam clinicamente o penfigoide das membranas mucosas. Em geral, o diagnóstico algumas vezes pode ser feito definitivamente por estudos de imunofluorescência. A histologia mostra uma bolha subepidérmica, infiltrado misto inflamatório e formação cicatricial dérmica. As biópsias por imunofluorescência direta podem ser negativas mas, quando positivas, são as mesmas do penfigoide bolhoso. Há deposição linear de IgG, IgA e C3 na ZMB. Estudos por imunofluorescência com a técnica *salt-split* da pele mostram que os anticorpos estão na porção da cobertura (epidérmica) da bolha, embora alguns estejam localizados na porção do assoalho (dérmica) da bolha. Múltiplas biópsias incluindo amostras orais e conjuntivais aumentam a detecção positiva.

Todas as doenças erosivas das membranas mucosas devem ser consideradas inicialmente nos pacientes com penfigoide das membranas mucosas. As doenças bolhosas que podem mimetizar o penfigoide das membranas mucosas incluem o pênfigo vulgar e a epidermólise bolhosa adquirida. Embora as duas doenças sejam clinicamente diferentes, o penfigoide das membranas mucosas e o penfigoide bolhoso parecem

Fisiopatologia

O penfigoide das membranas mucosas é um fenótipo de um grupo de doenças bolhosas subepidérmicas autoimunes imunoquimicamente distintas. Como ocorre no penfigoide bolhoso estritamente relacionado, os anticorpos são direcionados contra os componentes da membrana basal, incluindo a laminina 5, resultando em perda de adesão da epiderme à derme e subsequente formação de bolhas.

Tratamento

O tratamento geralmente é difícil, e alguns subtipos são mais recalcitrantes que outros. A atividade da doença flutua naturalmente, e a maioria dos tratamentos modifica a atividade da doença, mas não produz a sua supressão. O objetivo primário de terapia é a prevenção da formação de cicatrizes oculares e a cegueira. Prednisona sistêmica, 50 a 80 mg/dia, e reduzida de acordo com a resposta, pode ser útil para a doença de pele, mas é menos útil para a doença da mucosa. Fármacos poupadores de esteroide são o padrão, sendo a dapsona, oral ou a terapia pulsada com ciclofosfamida e a azatioprina as escolhas clássicas. Mais recentemente, a imunoglobulina intravenosa se mostrou promissora no tratamento dessa doença (37). O anticorpo anti-CD20, rituximabe, proporciona benefício em alguns pacientes, especialmente quando adicionado a um protocolo historicamente padrão (38). Existem casos clínicos que descrevem o sucesso com micofenolato de mofetil e plasmaférese (39,40).

As lesões genitais podem melhorar com esteroides tópicos potentes, algumas vezes em combinação com um antibiótico de ação anti-inflamatória, como a tetraciclina. A solução de tacrolimus, que requer uma farmácia de manipulação, é referida como útil para doença local, razoavelmente utilizada como adjuvante à terapia sistêmica (41). Uma prescrição consiste em uma cápsula de 1 g de tacrolimus dissolvida em 500 mL de água, um medicamento econômico. Além disso, cuidados locais das membranas mucosas por múltiplas especialidades e a prevenção de infecção secundária são essenciais. Cirurgia e dilatação podem ser necessárias para aliviar a formação de cicatrizes, quando a doença cutânea é controlada.

O penfigoide das membranas mucosas é uma doença crônica, embora a atividade possa flutuar. Cuidados contínuos são necessários. Não existe uma ligação comprovada com malignidade interna, mas a ocorrência de carcinoma no paciente envolvido é descrita, possivelmente por causa da erosão crônica e tratamento imunossupressor.

PENFIGOIDE DAS MEMBRANAS MUCOSAS — **Tratamento**

- Prednisona de 40 a 60 mg/dia inicialmente
  - Ciclofosfamida, azatioprina, metotrexato, micofenolato de mofetil.
  - Doxiciclina ou minociclina 100 mg, 2× dia.
  - Infliximabe.
  - Rituximabe.
  - IVIG.
- Cuidados locais para prevenir formação de cicatrizes.

Dermatose Bolhosa por IgA Linear

Epidemiologia e Morfologia Clínica

A dermatose bolhosa por IgA linear (DBIL) apresenta-se em qualquer idade, sendo o pico de incidência acima dos 60 anos. Cerca de um terço dos casos ocorre em crianças, por isso era chamada anteriormente "doença bolhosa crônica da infância".

A apresentação inicial de DBIL consiste em placas vermelhas anulares, eritematosas, não descamativas, com formação de bolhas periféricas **(Figs. 10.30 e 10.31)**. Essas placas se tornaram gradualmente mais generalizadas. Pode ocorrer o acometimento das mucosas com formação de cicatrizes. As crianças apresentam bolhas genitais e periorais, sugerindo a possibilidade de abuso sexual. As placas cicatriciais podem mostrar pigmentação pós-inflamatória.

No passado, relatava-se que a DBIL estava associada a uma série de doenças autoimunes, especialmente doença da tireoide, vitiligo, artrite reumatoide, lúpus eritematoso sistêmico e anemia perniciosa. No entanto, estudos com um grande número de adultos com DBIL mostraram maior incidência de autoanticorpos, porém uma incidência mais alta de doença autoimune. Em pacientes com DBIL a incidência de doença linfoproliferativa é definitivamente maior.

Diagnóstico

Esta doença é suspeitada pela morfologia das lesões cutâneas, sendo confirmada por biópsia de rotina, assim como por biópsia para imunofluorescência direta, e soro para imunofluorescência indireta. No entanto, particularmente na DBIL induzida por medicamentos, os estudos por imunofluorescência podem ser negativos (42). Uma resposta extremamente rápida à terapia com dapsona é um teste diagnóstico menos sofisticado. A histologia mostra uma bolha subepidérmica com infiltrado neutrofílico. As biópsias para imunofluorescência direta mostram uma banda linear de deposição de IgA na ZMB. Os estudos por imunofluorescência com a técnica *salt-split* da pele mostram que a deposição de IgA é epidérmica, e os ensaios por imunofluorescência indireta do soro mostram anticorpos IgA em todas as crianças e na maioria dos adultos.

As placas anulares rosadas iniciais podem ser confundidas com urticária, e depois da ocorrência a formação de bolhas, o penfigoide bolhoso, a síndrome de Stevens-Johnson e a NET devem ser considerados. Porém, as clássicas placas bolhosas anulares são exclusivas da DBIL.

Fisiopatologia

A doença linear da IgA (DBIL) é uma doença bolhosa autoimune adquirida que reage a múltiplos antígenos-alvo resultando

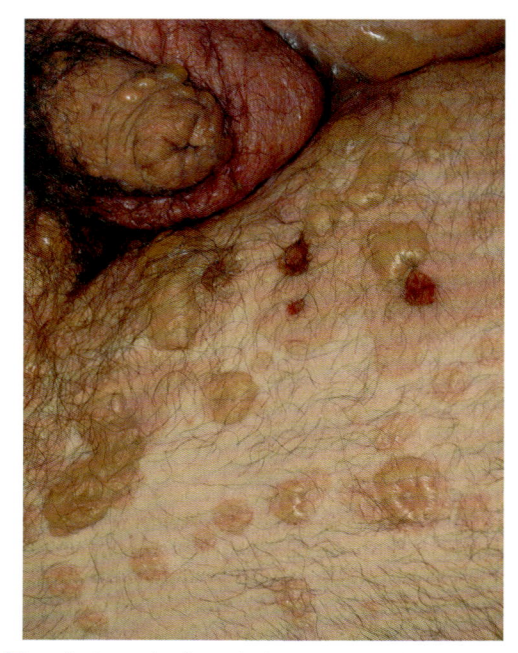

Fig. 10.30. As lesões individuais da doença por IgA linear assemelham-se às do penfigoide bolhoso, com bolhas tensas, cor de palha.

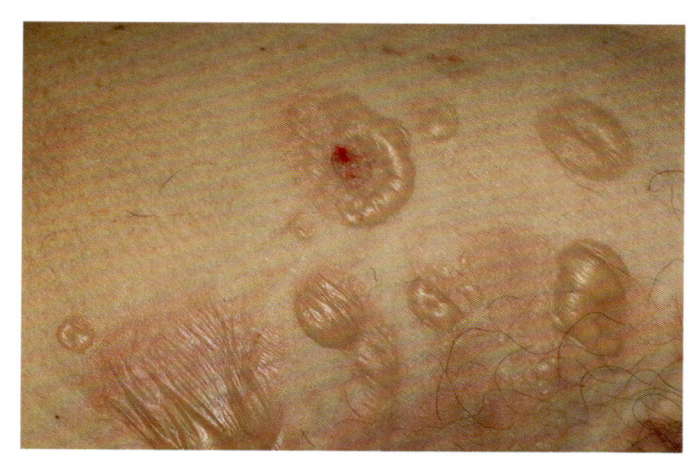

Fig. 10.31. As bolhas características da doença por IgA linear são anulares, mostrando ampolas periféricas.

em dano tecidual (43). Amiodarona, os antibióticos, vancomicina e amoxicilina/ácido clavulânico, assim como lítio e anti-inflamatórios não esteroides demonstraram que induzem DBIL. Embora a gravidez melhore a doença, uma recidiva é comum em 3 meses de pós-parto. Essas doenças, fármacos e alterações hormonais podem modificar a capacidade de ligação da IgA ao antígeno. Ocasionalmente, a DBIL localizada pode ocorrer em sítios de trauma cutâneo como uma queimadura. Pode haver maior incidência após infecção ou administração de antibiótico, e, em uma série, um número significativamente maior de pacientes com DBIL foi exposto em seu trabalho de construção nos 3 meses antes do início da doença do que a população em geral.

Tratamento

A terapia sistêmica é necessária para o controle de DBIL. O tratamento com dapsona ou sulfonamidas promove melhora nos pacientes com DBIL dentro de 48 horas. Para pacientes alérgicos à sulfa, corticosteroides sistêmicos geralmente são usados, mas às vezes colchicina, talidomida, ciclosporina e niacinamida são relatadas como úteis. Minociclina com nicotinamida, ou azatioprina com dapsona são tentadas, algumas vezes, com sucesso em indivíduos recalcitrantes, ou combinações de dapsona e corticosteroides sistêmicos. Cuidados às membranas mucosas, prevenção de infecção secundária e uso de esteroides tópicos também são importantes no tratamento.

Sessenta por cento dos adultos experimentam remissão, geralmente dentro de 3 anos. Os depósitos imunes são perdidos a partir da pele. A doença é autolimitada em crianças, ocorrendo mais remissões antes da puberdade. As lesões das membranas mucosas podem ser mais recalcitrantes.

Nesses pacientes com doença incomumente grave é maior a probabilidade de ocorrer o tipo antiepiligrina da doença. Isto pode ser importante porque os fármacos imunossupressivos usados para o penfigoide das membranas mucosas podem acelerar a atividade de qualquer adenocarcinoma de base que é mais provável de ocorrer com essa forma de penfigoide.

Pênfigo Familiar Benigno (Doença de Hailey-Hailey)

Apresentação Clínica

A apresentação, em adultos jovens, da doença de Hailey-Hailey é autossômica dominante, ocorrendo em cerca da metade dos membros de uma família com a doença, em graus variáveis de gravidade. As lesões cutâneas da doença de Hailey-Hailey são caracterizadas por pequenas bolhas recorrentes, geralmente sutis, e erosões crostosas que ocorrem com base eritematosa, principalmente em zonas intertriginosas e pele perianal **(Figs. 10.32 a 10.34)**. Essas bolhas resultam em placas vermelhas, espessas, maceradas, que exibem características fissuras lineares, pequenas e irregulares. A exsudação é comum, e as vesículas podem-se tornar pústulas. Pode haver placas eritematosas expansivas, com descamação periférica nas axilas, virilhas e períneo, semelhantes à infecção fúngica. Não ocorrem lesões nas membranas mucosas.

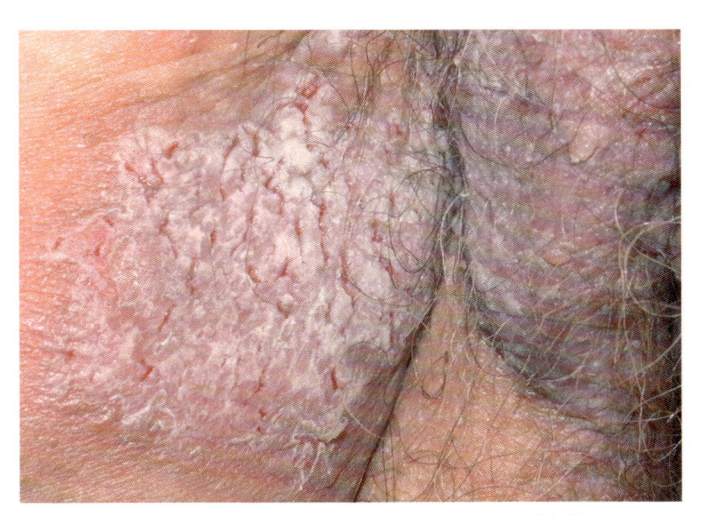

Fig. 10.32. A doença de Hailey-Hailey consiste em pele frágil que, nas pregas de pele, apresenta-se como pele espessa, esbranquiçada, com pequenas fissuras lineares por causa das vesículas superficiais fraturadas, com maceração sobrejacente.

Diagnóstico

O diagnóstico é feito com base na morfologia, histórico familiar e biópsia de rotina. A histologia revela bolhas suprabasais com acantólise e áreas de clivagem intraepidérmica. A imunofluorescência é negativa.

A morfologia mais comum, a de placas vermelhas exsudativas e descamativas, pode-se assemelhar à *tinea cruris*, eczema e psoríase. Quando pústulas estão presentes, a candidíase como diagnóstico ou fator complicante deve ser considerada. Além disso, o HSV pode mimetizar minúsculas erosões dentro de placas. Às vezes, a infecção por HSV pode

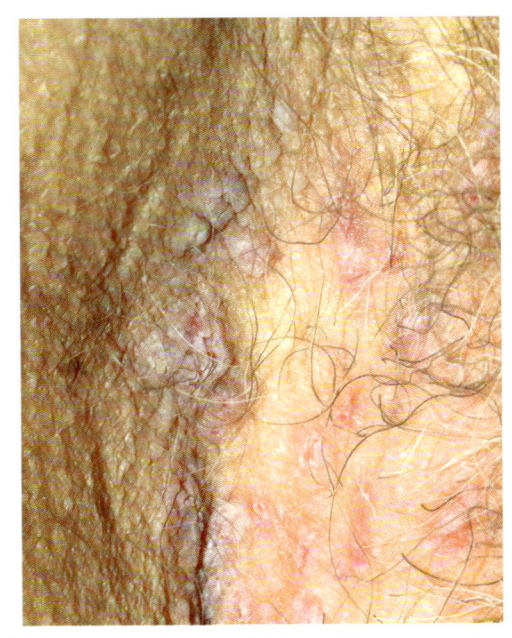

Fig. 10.33. Vesículas moles, superficiais, úmidas, coalescentes, da doença de Hailey-Hailey, mostram a típica superfície branca decorrente da hidratação do epitélio necrótico.

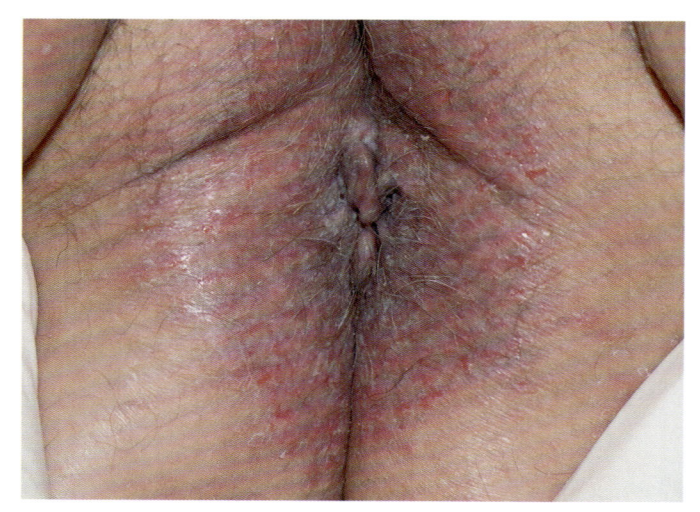

Fig. 10.34. A doença de Hailey-Hailey geralmente se desenvolve em placas vermelhas de erosão superficial que se assemelham ao eczema ou líquen simples crônico. A biópsia pode ser necessária ao diagnóstico.

Além disso, um antiperspirante pode reduzir a fricção, que se agrava com a sudorese, assim como a formação de bolhas e maceração subsequentes. Entretanto, os antiperspirantes podem produzir acentuado ardor e irritação quando aplicados à pele que sofreu erosão ou maceração, assim os agentes devem ser usados somente como terapia de manutenção em pele relativamente bem controlada. Se a "força clínica" de antiperspirantes comerciais de até 12% não for adequadamente eficaz, pode-se utilizar uma prescrição de cloreto de alumínio forte. Relata-se que a toxina botulínica tipo A é útil para alguns pacientes com doença de Hailey-Hailey, presumivelmente por causa da eliminação de suor (45). No entanto, utilizei essa terapia com resultados variáveis.

Corticosteroides tópicos suprimem parcialmente as manifestações de doença de Hailey-Hailey, mas são necessárias preparações de alta potência, sendo comuns sintomas de rebote na redução da dose. O tacrolimus tem sido benéfico para alguns pacientes, mas é irritante para a maioria dos pacientes com doença ativa. Dapsona e metotrexato têm sido usados com sucesso em alguns pacientes. Terapia a *laser* de dióxido de carbono, terapia fotodinâmica, fluorouracil tópico e dermoabrasão se mostraram benéficos para alguns pacientes com doença recalcitrante, provavelmente em razão do dano de superfície e formação de cicatrizes que podem romper as glândulas sudoríparas (46,47). Todas estas são terapias muito desconfortáveis e não devem ser de primeira linha. O *laser* de corante pulsado de 595 nm é referido como útil, uma vez que contenha glicopirrolato oral, um medicamento anticolinérgico normalmente injetável, usado antes de procedimentos cirúrgicos (48,49). O feixe de elétrons também é relatado como útil (50). Os retinoides, como a acitretina, podem regular a diferenciação e dar conforto a alguns pacientes. O curso da doença consiste em exacerbações e remissões espontâneas. Geralmente é pior nos meses quentes do verão, quando a sudorese agrava a condição. Não há tendência à melhora com o envelhecimento.

DOENÇA DE HAILEY-HAILEY	Diagnóstico

- Placas úmidas, geralmente brancas, com pequenas fissuras lineares nas pregas da pele, como as da pele perianal e pregas crurais.
- Histórico familiar de condições de pele similares.
- Confirmado por biópsia de rotina, se não houver histórico familiar.

Fisiopatologia

A doença de Hailey-Hailey é uma doença autossômica dominante que resulta em um defeito na adesão normal entre os queratinócitos. Essa condição está associada a várias mutações no gene ATP2C1 (44). Fricção, calor, perspiração, colonização bacteriana e por leveduras, e a infecção mais acentuada nas dobras de pele precipitam a separação entre epiderme e derme e as erosões resultantes. A infecção por HSV algumas vezes também tem um papel.

Tratamento

Não existe uma terapia satisfatória, específica para a doença de Hailey-Hailey. Cuidados de suporte são importantes, incluindo o imediato tratamento da infecção secundária. A formação de bolhas pode ser minimizada pela supressão das bactérias cutâneas mediante administração em longo prazo de antibióticos tópicos, como clindamicina ou eritromicina em solução, ou medicação oral, como doxiciclina ou clindamicina. infectar secundariamente a doença de Hailey-Hailey (erupção variceliforme de Kaposi), assim uma doença refratária deve ser avaliada para essa possibilidade. No entanto, as erosões da candidíase e HSV geralmente são redondas ou arqueadas em decorrência das bolhas coalescentes, ao passo que as pequenas erosões da doença de Hailey-Hailey são caracteristicamente lineares e angulares.

DOENÇA DE HAILEY-HAILEY	Tratamento

- Controle do suor
  - Antiperspirantes.
  - Toxina botulínica A.
  - Terapias destrutivas que interrompem a sudorese, como *laser* de CO_2, terapia fotodinâmica.
- Antibióticos tópicos, como a clindamicina, para minimizar a irritação decorrente dos organismos colonizadores.
- Corticosteroides tópicos, como a pomada ou o creme de triancinolona a 0,1%, 2× dia.

Síndrome de Stevens-Johnson, Necrólise Epidérmica Tóxica

Apresentação Clínica

A síndrome de Stevens-Johnson (SJS) e NET são, algumas vezes, reações catastróficas de hipersensibilidade a medicamentos ou infecção recorrente por HSV existentes em um espectro que varia desde pápulas bolhosas discretas (SJS) até esfacelo epidérmico disseminado (NET). Isto afeta regularmente as

Doenças Bolhosas e Pustulosas

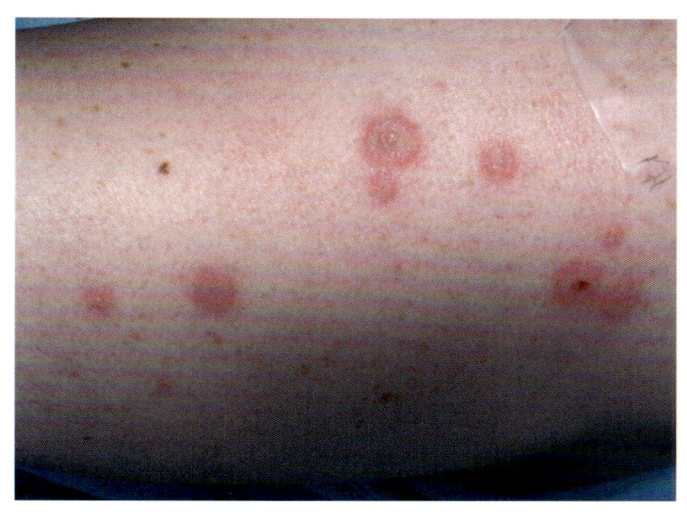

Fig. 10.35. A síndrome de Stevens-Johnson apresenta-se como pápulas vermelhas com formação de bolhas centrais ou erosões em um quadro que inclui erosões da membrana mucosa.

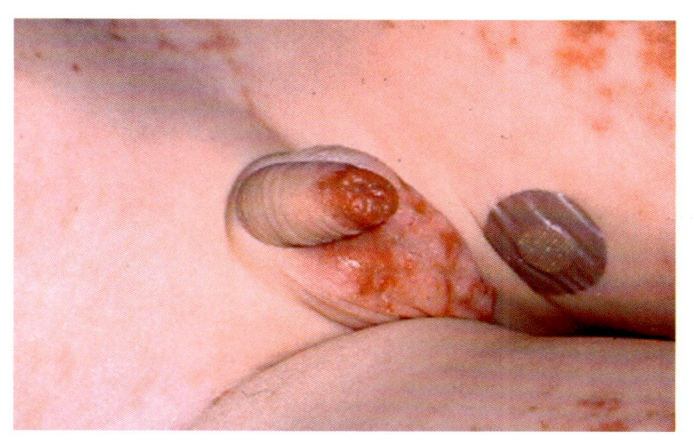

Fig. 10.37. Esta criança com SJS mostra erosões cutâneas dispersas e lesões coalescentes no meato uretral.

membranas mucosas e a pele genital. A SJS apresenta-se com início súbito de pápulas eritematosas com uma bolha central, ou um epitélio necrótico que simplesmente necrosa, levando a erosões **(Figs. 10.35 a 10.37)**. NET ocorre como uma área de pele avermelhada e dolorosa disseminada, que evolui rapidamente para lâminas de epitélio que se desprende **(Figs. 10.38 a 10.41)**.

Geralmente, as lesões surgem abruptamente e são generalizadas na superfície da pele. Entretanto, algumas vezes, a SJS afeta preferencialmente apenas as palmas das mãos, plantas dos pés e membranas mucosas. SJS/NET geralmente acometem múltiplas membranas mucosas, e essas bolhas sobre as frágeis membranas mucosas e membranas mucosas modificadas se rompem quase instantaneamente, produzindo erosões em vez de bolhas intactas. Geralmente, as bolhas nunca são identificadas clinicamente por causa da sua natureza de vida curta.

Ainda que as lesões cutâneas geralmente cicatrizem rapidamente após a retirada do agente incitante, ou após tratamento, a formação de cicatrizes na genitália e olhos pode ser grave. As lesões vaginais ocasionalmente resultam em sinéquias, e homens incircuncisos podem apresentar fimose e parafimose.

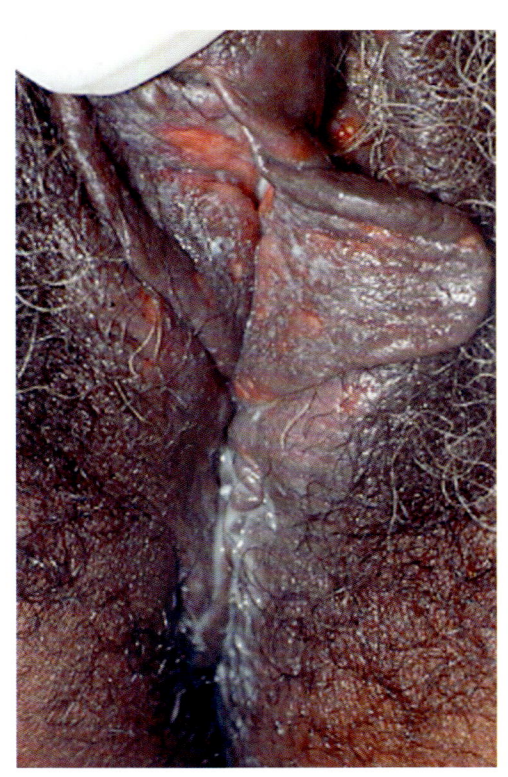

Fig. 10.36. Bolhas do eritema multiforme nas membranas mucosas geralmente se tornam erosões imediatas inespecíficas.

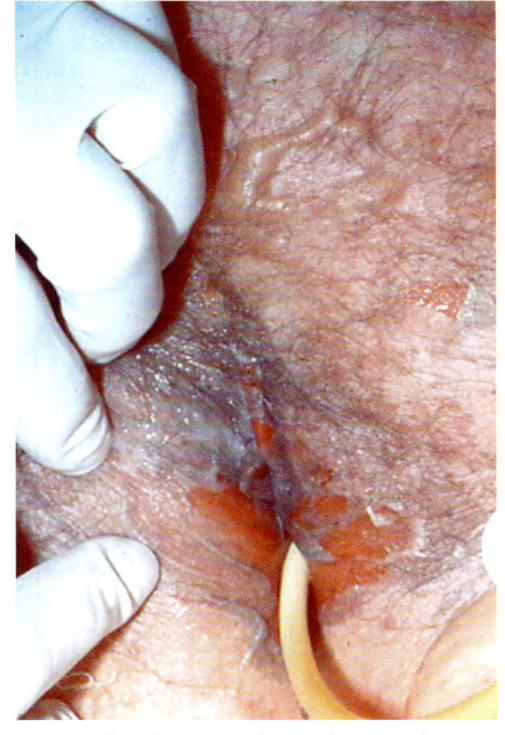

Fig. 10.38. Esta mulher de 85 anos desenvolveu NET decorrente de um anti-inflamatório não esteroide, resultando em erosão das membranas mucosas modificadas da vulva.

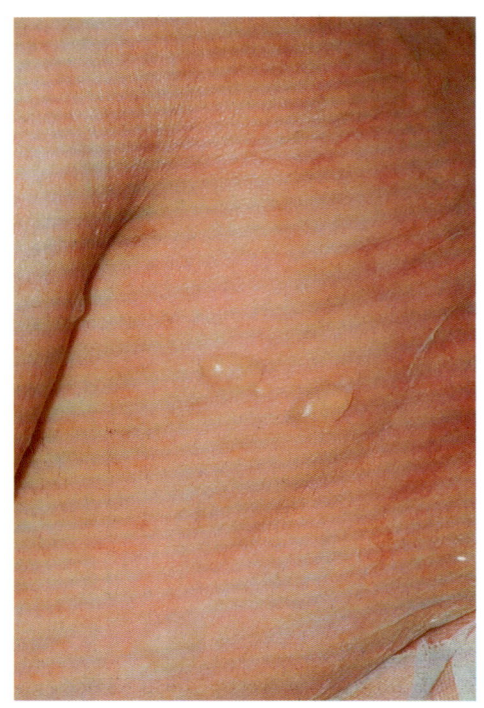

Fig. 10.39. O paciente da **Figura 10.38** também mostra eritema disseminado e desprendimento do epitélio.

Os pacientes com lesões disseminadas estão toxêmicos, exibem risco acentuado de infecção secundária e instabilidade da temperatura, e geralmente apresentam as mesmas complicações dos pacientes queimados.

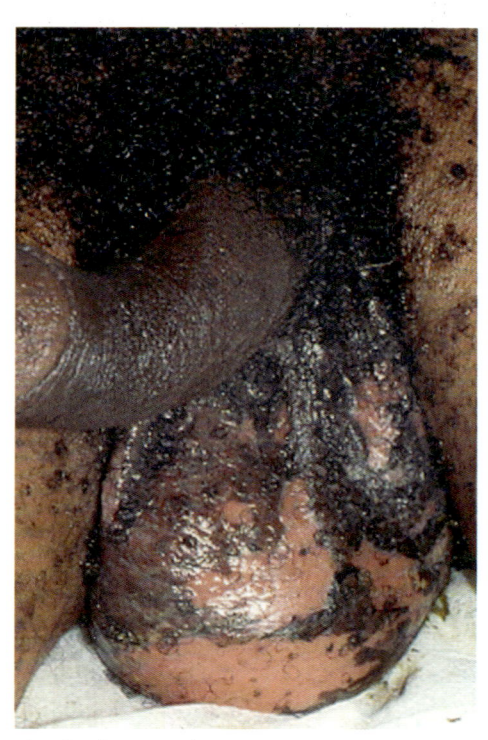

Fig. 10.40. O esfacelo escrotal era apenas a menor parte da formação bolhosa generalizada e reação erosiva à fenitoína desse paciente.

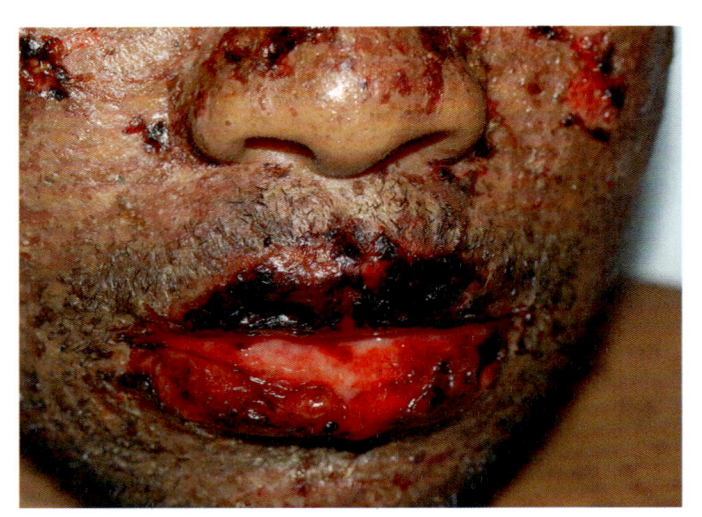

Fig. 10.41 A face e os lábios do paciente da **Figura 10.40** mostram crostas e erosões.

Diagnóstico

O diagnóstico de SJS/NET é feito pelo início abrupto e aparência clínica em uma pessoa que recebe uma medicação conhecida por produzir essa reação. O diagnóstico deve ser confirmado por biópsia para descartar outras doenças, como pênfigo vulgar ou penfigoide das membranas mucosas, que geralmente não ocorrem de forma tão rápida, mas são tratadas de modo diferente. A mortalidade pela doença disseminada é de cerca de 40%.

As anormalidades histológicas mais surpreendentes das formas bolhosas de SJS/NET são epidérmicas. As lesões iniciais mostram grupos de queratinócitos necróticos, e a doença mais avançada mostra degeneração por liquefação da camada basal com extensa necrose epidérmica. A inflamação dérmica mononuclear perivascular crônica é usual.

O pênfigo vulgar pode ser quase indistinguível da NET disseminada, embora geralmente seja mais lento no início. O penfigoide bolhoso pode ser similar, mas geralmente poupa as membranas mucosas, enquanto o penfigoide das membranas mucosas caracteristicamente produz lesões genitais similares. Um eritema pigmentar fixo medicamentoso parece muito semelhante, porém o número de lesões geralmente é menor.

SÍNDROME DE STEVENS-JOHNSON, NECRÓLISE EPIDÉRMICA TÓXICA — **Diagnóstico**

- Início abrupto.
- Presença de erosões da membrana mucosa.
- Pápulas vermelhas achatadas com bolhas centrais (SJS) ou esfacelo generalizado (NET).
- Confirmado por biópsia, quando necessário.

Fisiopatologia

SJS/NET são reações alérgicas a medicamento ou, no caso da síndrome de Stevens-Johnson, reação à infecção recorrente por HSV **(Tabela 10.1)**. Embora haja relatos de que quase todos

Tabela 10.1
Medicamentos comuns que causam síndrome de Stevens-Johnson e necrólise epidérmica tóxica

Antibióticos
   Penicilinas
   Sulfonamidas
   Fluoroquinolonas
Medicamentos anticonvulsivantes
   Carbamazepina
   Barbitúricos
   Fenitoína
   Lamotrigina
Medicamentos cardiovasculares
   Hidroclorotiazida
   Furosemida
   Procainamida
Outros
   Alopurinol
   Todos os medicamentos anti-inflamatórios não esteroides

os medicamentos disponíveis produzem reações medicamentosas bolhosas, sulfas, anticonvulsivantes e lamotrigina são os fármacos mais associados a esse evento. O genótipo HLA tem aparentemente uma associação significativa ao risco de SJS/NET.

Ao contrário de outras reações medicamentosas, a formação de bolhas dessas doenças é precedida pela presença de níveis aumentados do ligante solúvel Fas sérico, que interage com Fas nos queratinócitos afetados. O recente progresso na elucidação da patogênese dessas doenças fornece indícios para o desenvolvimento de terapias mais eficazes.

Tratamento

O tratamento inclui a interrupção do fármaco ofensor. Nos pacientes onde a infecção recorrente por HSV causa SJS deve-se manter terapêutica supressiva com medicamento antiviral constante, como o aciclovir 400 mg, duas vezes ao dia; fanciclovir 250 mg, duas vezes ao dia, ou valaciclovir 500 mg ou 1 g/dia, para prevenir futuras recorrências. O tratamento agudo da infecção por HSV não é benéfico, porque a SJS segue-se à infecção, e os fármacos antivirais geralmente são úteis para a infecção recorrente por HSV somente quando iniciados de imediato.

Os cuidados de suporte são o segundo aspecto mais importante da terapia. A identificação agressiva e o tratamento de qualquer infecção secundária e perda de fluido são essenciais. O encaminhamento para uma unidade de queimados dos pacientes com doença disseminada é necessário em muitos casos. Os cuidados locais à genitália com abundante lubrificação e retração regular da glande, em homens incircuncisos, podem ajudar a prevenir a formação de cicatrizes, e da mesma forma a inserção diária de um dilatador vaginal em mulheres com envolvimento vaginal. Infecções locais por leveduras são especialmente comuns nesse quadro comum de uso frequente de imunossupressivo e antibiótico concomitante.

Não existem estudos controlados sobre a terapia para SJS/NET (51). A terapia com imunoglobulina intravenosa tem sido relatada como benéfica no tratamento de SJS/NET. O uso de corticosteroides sistêmicos é muito controverso, e muitos consideram os corticosteroides como contraindicados. Embora alguns clínicos acreditem que a instituição precoce de corticosteroides possa limitar a formação de bolhas, o uso prolongado de corticosteroides sistêmicos bem como seu uso após ter ocorrido a formação de bolhas não melhora a condição, podendo piorar o prognóstico e aumentar o risco de reação adversa ao esteroide. Há relatos de que imunoglobulinas intravenosas são úteis às vezes, mas nem todos os pacientes apresentam bons resultados com essa terapia. Ciclosporina, infliximabe e plasmaférese também são utilizados.

SÍNDROME DE STEVENS-JOHNSON, NECRÓLISE EPIDÉRMICA TÓXICA — Tratamento

- Interrupção do medicamento ofensor.
- Controle de infecção, dor e reposição hídrica.
- Desbridamento da pele necrótica para ajudar a prevenir infecção.
- Possivelmente corticosteroides sistêmicos quando iniciados antes da formação disseminada das bolhas.
- Possivelmente IVIG quando iniciada antes da formação disseminada das bolhas.
- Possivelmente ciclosporina quando iniciada antes da formação disseminada das bolhas.
- Considere a unidade de queimados, quando grave.

Eritema Pigmentar Fixo Medicamentoso

Apresentação Clínica

O eritema pigmentar fixo medicamentoso é uma reação peculiar a um medicamento que consiste em lesões cutâneas recorrentes no mesmo local, que ocorrem em qualquer indivíduo sensibilizado, independente do gênero ou idade. Após a exposição ao medicamento causador, o paciente nota uma ou muitas lesões. Na pele queratinizada, estas lesões se apresentam como placas eritematosas redondas, edematosas, bem demarcadas, que podem se tornar bolhosas. As lesões nas membranas mucosas, como na mucosa oral, na pele da membrana mucosa modificada da vulva ou a glande peniana, normalmente formam bolhas, mas sofrem rápida erosão antes da identificação das bolhas **(Figs. 10.42 e 10.43)**. Neste epitélio mais fino e úmido, as lesões individuais em geral são de formato mais irregular. Essas lesões muitas vezes são acompanhadas por sensação de queimação. Outras exposições ao medicamento causador produzem subsequentes lesões fixas nos locais anteriormente afetados, embora cada exposição também possa estar associada a novas lesões. As lesões desaparecem quando o fármaco é suspenso, embora seja residual, a hiperpigmentação pós-inflamatória é comum.

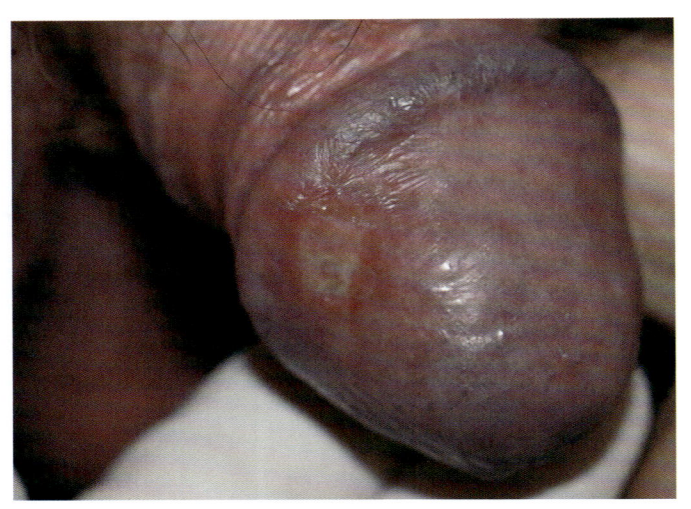

Fig. 10.42. O eritema pigmentar fixo medicamentoso se apresenta como uma ou algumas erosões que ocorrem a cada exposição à medicação e, historicamente podem ser diagnosticadas erroneamente como infecção recorrente por HSV.

Diagnóstico

O diagnóstico do eritema pigmentar fixo medicamentoso é feito pelo início abrupto de erosões orais e/ou genitais, geralmente com bolhas ou placas redondas edematosas na pele queratinizada, na presença da história de ingestão de um medicamento recente conhecido por causar essa erupção cutânea. Geralmente, a história também revela que lesões recorrentes, na mesma localização, ocorreram no passado. Embora, muitas vezes, as erosões da membrana mucosa decorrentes do eritema pigmentar fixo medicamentoso sejam inespecíficas, lesões cutâneas queratinizadas geralmente são muito úteis quando presentes, e placas redondas, bem demarcadas, de hiperpigmentação pós-inflamatória profunda dos episódios passados são patognomônicas. Quando necessário, uma biópsia normalmente é característica. Os achados histológicos incluem degeneração por liquefação da camada basal, com incontinência de pigmento dérmico superior. Os queratinócitos disqueratóticas e a separação da epiderme da derme produzem espaços vesiculosos. A necrose epidérmica com neutrófilos é característica.

O histórico de erosões genitais e orais recorrentes, nas mesmas localizações, geralmente sugere um diagnóstico de infecção recorrente por HSV, mas a morfologia não sugere uma coalescência de pequenas erosões de vesículas. O tamanho das lesões é mais compatível com as de uma doença bolhosa imunobolhosa ou trauma. As lesões individuais são sugestivas de eritema bolhoso multiforme, mas o número de lesões geralmente é bem menor.

ERITEMA PIGMENTAR FIXO MEDICAMENTOSO	Diagnóstico

- Bolhas/erosões recorrentes, no mesmo lugar, em geral surpreendentemente redondas.
- Identificado o medicamento provavelmente ofensor.
- Biópsia confirmatória, se necessário.

Fisiopatologia

O eritema pigmentar fixo medicamentoso é incomum, uma reação peculiar de hipersensibilidade a quaisquer dos vários medicamentos possíveis. A erupção pode ocorrer como resultado de ativação de células T efetoras de memória dentro da epiderme da pele lesionada. Os fármacos causadores incluem tetraciclinas, sulfonamidas, analgésicos, sedativos, contraceptivos orais, metronidazol, assim como fenolftaleína "oculta" em alguns laxativos comerciais **(Tabela 10.2)**. A reatividade cruzada

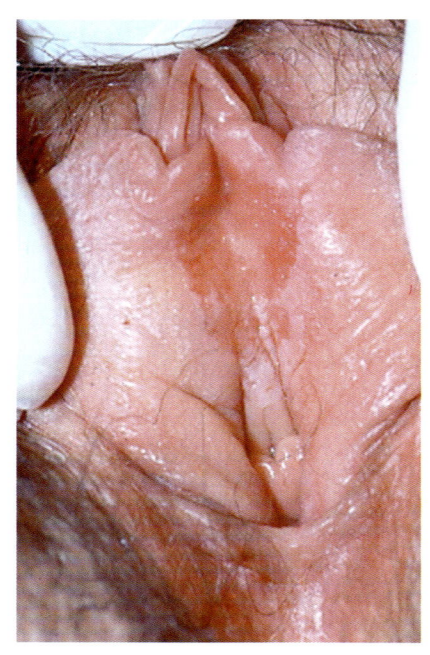

Fig. 10.43. A erosão recorrente do eritema pigmentar fixo medicamentoso ocorre exatamente no mesmo local, como é o caso do vestíbulo anterior visto aqui, embora novas áreas também possam surgir com subsequentes exposições.

Tabela 10.2

Medicamentos comuns que produzem eritema pigmentar fixo medicamentoso

Acetaminofeno
Alopurinol
Barbitúricos
Carbamazepina
Furosemida
Griseofulvina
Metronidazol
Medicamentos anti-inflamatórios não esteroides
Medicamentos contraceptivos orais
Penicilinas
Fenolftaleína
Fenitoína
Tetraciclinas
Sulfonamidas

de um medicamento com outro produz a erupção cutânea e pode tornar o diagnóstico mais difícil. Ocasionalmente, um medicamento ofensor não pode ser identificado.

Tratamento

Os aspectos mais importantes do tratamento são a identificação e eliminação do medicamento ofensor. Por outro lado, a terapia é de suporte apenas. Compressas úmidas, controle de infecção e medicamento para dor são os fundamentos.

ERITEMA PIGMENTAR FIXO MEDICAMENTOSO	Tratamento

- Interrupção do medicamento ofensor.
- Emolientes brandos, pastas de barreira.

Trauma e Distúrbios Iatrogênicos e Artificiais

Apresentação Clínica

A morfologia das bolhas decorrentes de trauma assim como o grau e momento em que ocorre o desconforto dependem da lesão, muitas das quais produzem dor imediata. Os líquidos geralmente produzem um padrão de gotejamento, enquanto as bolhas provocam uma erosão redonda.

Diagnóstico

O diagnóstico geralmente é feito com facilidade, porque a lesão é imediatamente dolorosa. Além disso, o formato da erosão é sugestivo para o diagnóstico.

As doenças bolhosas autoimunes são ocasionalmente confundidas com lesões traumáticas. No entanto, um exame de outras áreas geralmente mostra evidência dessas outras doenças, e a biópsia pode ser útil em casos difíceis.

Fisiopatologia

Podem ocorrer erosões e bolhas por trauma em decorrência de muitos tipos diferentes de lesões. Uma causa comum das erosões genitais é uma queimadura química, particularmente decorrente de terapias para verrugas, como podofilina, ácidos tricloroacético e bicloroacético, e fluorouracil. Com menos frequência, podofilox aplicado ao paciente ou imiquimode produzem erosões. Podem ocorrer queimaduras térmicas nessa área, mas estas são incomuns, enquanto as bolhas e erosões da crioterapia para verrugas ou displasia são reações usuais ao tratamento. Outros traumas infligidos para propósitos médicos que causam erosões incluem a cirurgia a *laser* e o eletrocautério.

Tratamento

Emolientes brandos, compressas úmidas, medicamento para dor e controle de infecção são importantes. O prognóstico depende da causa do trauma.

Dermatite de Contato

A dermatite de contato pode resultar de um agente irritante ou um alérgeno específico (ver também Capítulos 6 e 11). A dermatite de contato por irritante é produzida por uma substância que danifica a pele de maneira direta e não imunológica. Uma reação irritativa suficiente para produzir erosões ou bolhas geralmente é chamada de queimadura química (ver discussão de trauma anteriormente) **(Figs. 10.44 e 10.45)**.

A dermatite de contato alérgica é uma reação alérgica mediada por células tipo IV a um alérgeno específico, que ocorre no ponto de contato. Os alérgenos sensibilizantes comuns incluem cremes tópicos contendo o antibiótico neomicina, o conservante etilenodiamina, propilenoglicol, os anestésicos locais benzocaína e difenidramina e alguns corticosteroides tópicos. O paciente deve ser sensibilizado para o alérgeno. Um ou dois dias após a exposição subsequente ao alérgeno, desenvolve-se erupção cutânea. Uma dermatite de contato alérgica

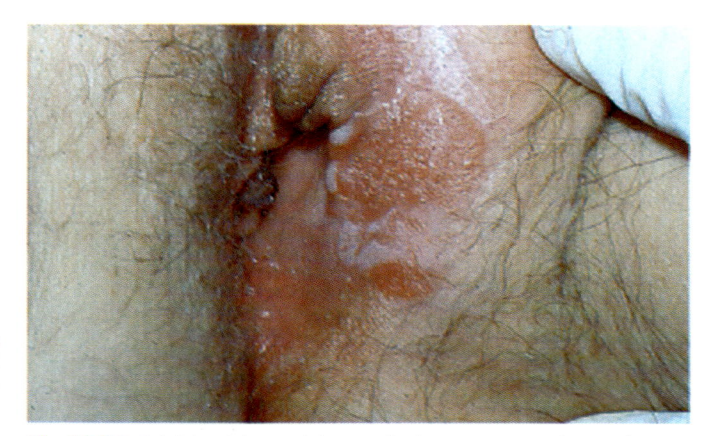

Fig. 10.44. O ácido tricloroacético produziu uma queimadura química que se manifestou por meio de bolhas flácidas e erosão.

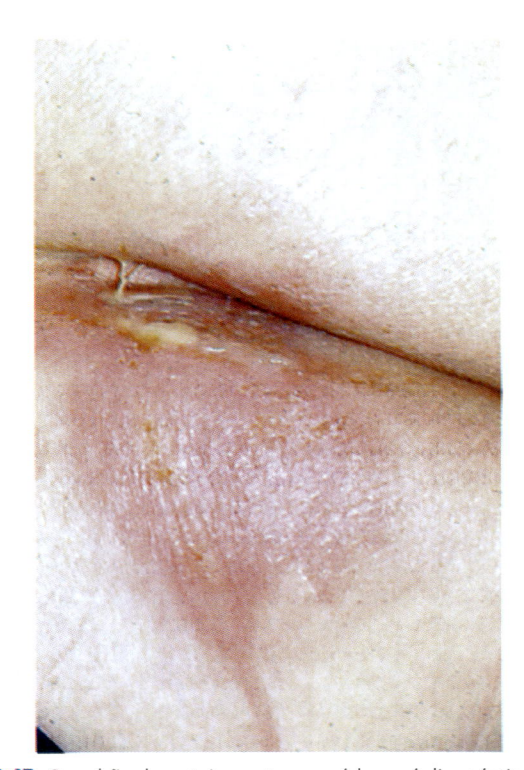

Fig. 10.45. O padrão de gotejamento nas nádegas é diagnóstico de uma dermatite por irritante aguda, embora a causa não tenha sido identificada.

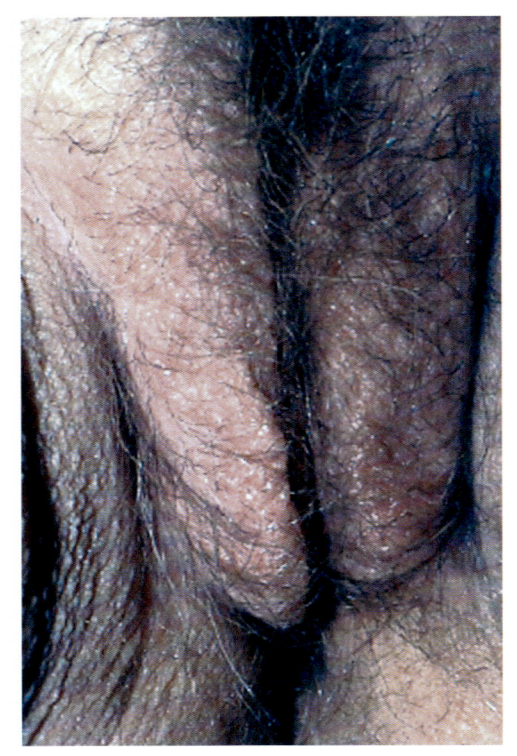

Fig. 10.46. Pequenas vesículas monomórficas, estranhamente pruriginosas, ocorreram em consequência de uma dermatite de contato alérgica aguda à difenidramina tópica.

aguda, forte, consiste em pequenas vesículas confluentes, firmes e pruriginosas. Essa erupção pode persistir por 2 semanas. Na genitália, isto geralmente se apresenta como erosões e bolhas em um fundo de eritema **(Fig. 10.46)**. O diagnóstico pode ser confirmado por teste de contato (*patch test*) na pele normal com o alérgeno suspeito. O tratamento envolve a eliminação das substâncias alergênicas responsáveis. A aplicação de corticosteroides tópicos leves, uso de pomadas emolientes e o resfriamento com compressas com água fria causam alívio rápido. A dermatite de contato alérgica erosiva apresenta significativa melhora com prednisona oral, 40 a 60 mg, a cada manhã, por 5 a 10 dias.

Condições Pseudovesiculares

Molusco Contagioso

Embora o molusco contagioso tenha, com mais frequência, a aparência esbranquiçada ou da cor da pele e sólida, essas lesões algumas vezes são brilhantes o suficiente para parecerem vesiculosas, levando ao termo leigo "verrugas d'água" **(Fig. 10.47)**. Essa condição é discutida primariamente no Capítulo 5.

Hidradenoma Papilífero

Esses pequenos tumores císticos são clássicos na vulva e geralmente têm aparência vesicular com drenagem intermitente do material mucoide claro do ponto sobrejacente **(Fig. 10.48)**. Entretanto, com mais frequência esses tumores são solitários e sólidos ao tato. Ver também Capítulos 11 e 12.

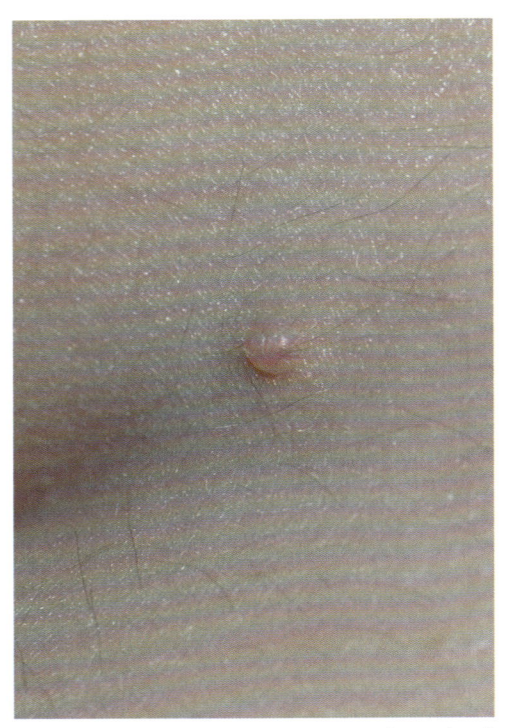

Fig. 10.47. Moluscos contagiosos algumas vezes são chamados de "verrugas d'água" por causa de sua semelhança com uma vesícula.

Linfangiectasia e Linfangioma Circunscrito

A linfangiectasia ocorre quando um edema firme obstrui o retorno linfático, e vasos linfáticos dilatados se distendem sendo visíveis através da epiderme afinada **(Figs. 10.49 e 10.50)**. Linfangioma circunscrito primário refere-se a uma malformação vascular dos vasos linfáticos com a mesma aparência clínica superficial. Geralmente, um componente profundo resulta em vasos linfáticos protuberantes, dispersos de maneira bastante ampla, multiloculados agrupados que se projetam da superfície. Essas anormalidades não apenas mimetizam vesículas, mas também podem-se assemelhar a verrugas genitais em formato de framboesa.

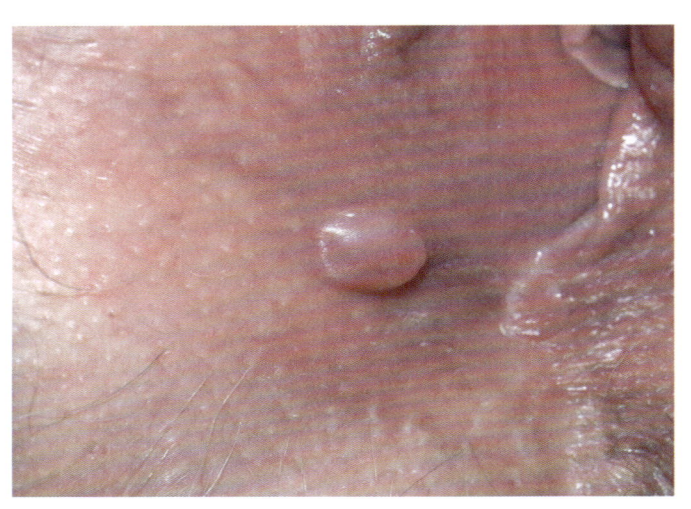

Fig. 10.48. O hidradenoma papilífero é um tumor raro encontrado com mais frequência na vulva e que mimetiza uma bolha.

Doenças Bolhosas e Pustulosas

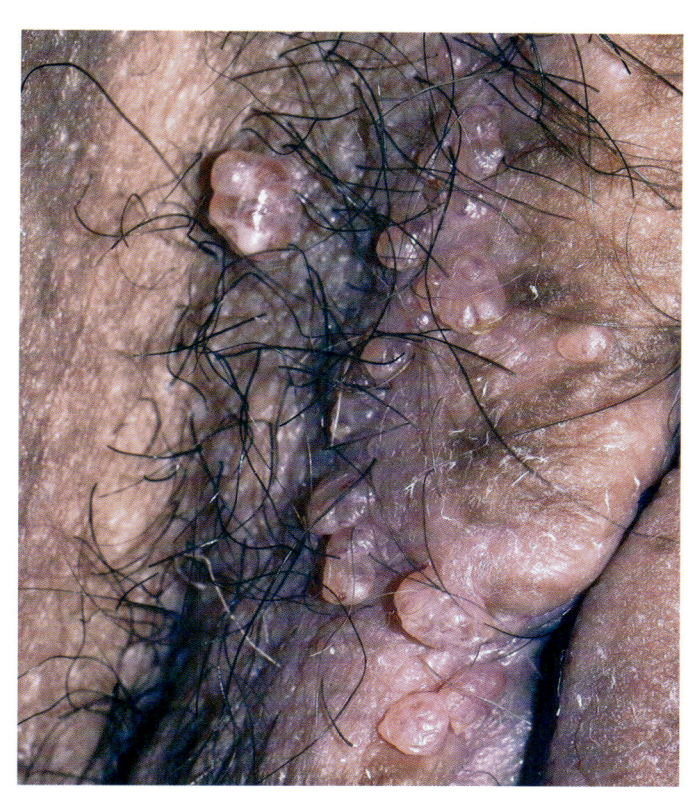

Fig. 10.49. Linfangiectasia, às vezes chamada de linfangioma circunscrito secundário, causada por edema crônico, pode ser indistinguível de vesículas, a não ser que seja palpada; estas são firmes e não frágeis.

Carcinoma Basocelular

Os carcinomas basocelulares estão associados, classicamente, a locais de exposição solar, mas 10% ocorrem em locais não expostos e são responsáveis por 5% dos cânceres genitais (ver Capítulo 5). Ocorrem com mais frequência em homens e mulheres de pele clara do que naqueles de pele escura. Os carcinomas basocelulares são mais comuns com o avanço da

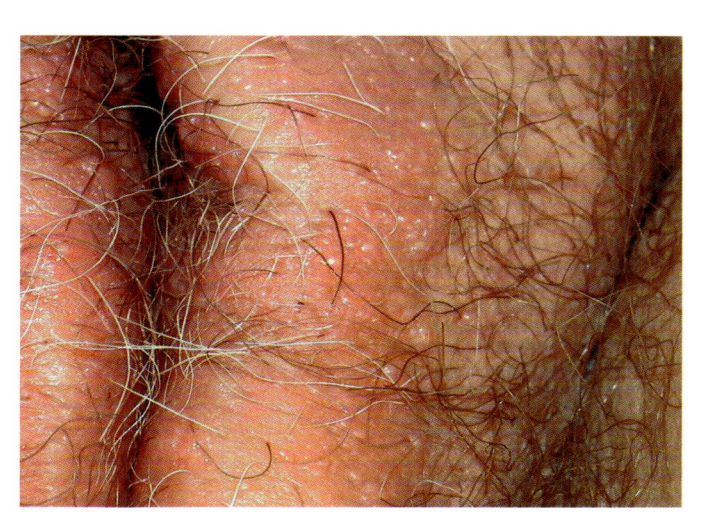

Fig. 10.50. Pequenas vesículas profundas nos grandes lábios ocorreram por causa de linfangiectasia em áreas de edema crônico da doença de Crohn.

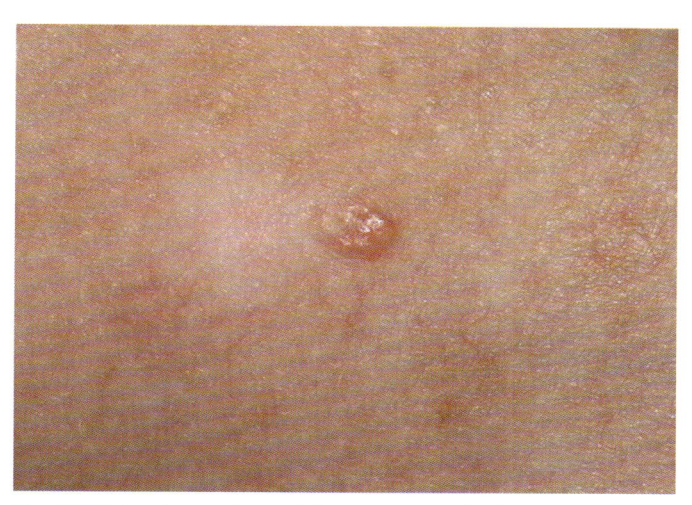

Fig. 10.51. Carcinomas basocelulares mostram classicamente uma aparência perolácea que pode mimetizar uma bolha.

idade e muitas vezes se apresentam com prurido, mas somente com dor menor ou dolorimento. As lesões geralmente exibem borda tipicamente perolácea, arredondada, com depressão central ou erosão necrótica **(Fig. 10.51)** daí o termo "úlcera roedora". Invadem localmente, mas quase nunca emitem metástases. Ainda, invasão local e a necrose de tumores não tratados causam significativo dano tecidual.

Diagnóstico e tratamento são afetados por excisão local conservadora. Aqueles situados em locais mais difíceis podem ser tratados com radioterapia.

Pústulas e Pseudopústulas

As pústulas são vesículas preenchidas com pus. Algumas vezes, o estrato córneo descamado, hidratado, que obstrui ou distende os folículos, forma *milia* com aparência um tanto amarelada e mimetiza pústulas, ou cistos contendo muco que exibem cor amarelada.

Doenças Pustulosas Verdadeiras

Foliculite

Foliculite é uma erupção pustulosa comum resultante da inflamação ou infecção da porção superficial dos folículos pilosos **(Figs. 10.52 a 10.55)**, esta pode ser bacteriana, fúngica ou irritativa.

Apresentação Clínica

A foliculite ocorre em todos os grupos etários, e a população afetada depende da etiologia subjacente. A foliculite irritativa ocorre com mais frequência em mulheres que depilam a área e nos indivíduos com sobrepeso com áreas de compressão proeminente, fricção e umidade crônica. Não existe um paciente específico em risco de foliculite estafilocócica, enquanto a foliculite da banheira quente é encontrada em indivíduos expostos a banheiras quentes, tratadas de maneira inadequada, ou naqueles que usam panos ou esponjas de limpeza que não estão completamente secos entre os usos. A foliculite fúngica ocorre primariamente na meia-idade ou em homens idosos, especialmente naqueles com infecção fúngica na unha do pé.

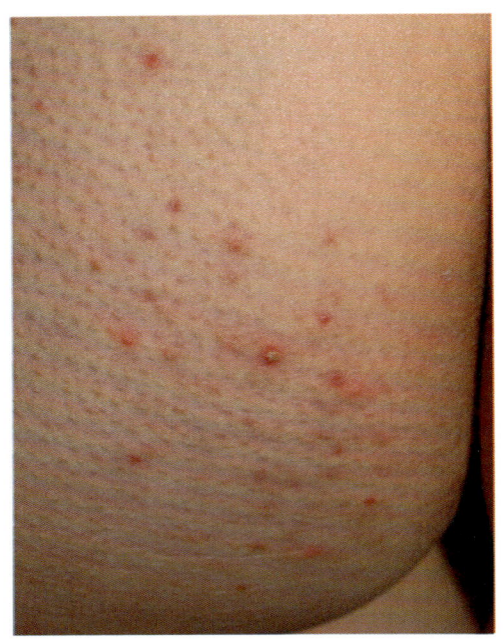

Fig. 10.52. Pápulas e pústulas vermelhas são características da foliculite; as nádegas são uma localização comum de foliculite irritativa por oclusão decorrente da posição sentada.

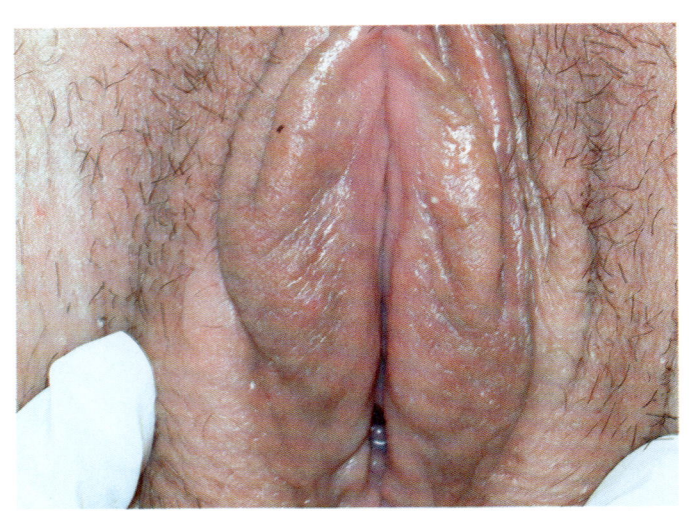

Fig. 10.54. Foliculite ocorre até mesmo nos pequenos lábios, onde a inflamação de folículos vestigiais produziu pápulas vermelhas mal demarcadas e uma pústula.

A foliculite não infecciosa, irritativa, com mais frequência é assintomática, mas, às vezes, é um problema cosmético. Pequenas pústulas dispersas ou pápulas vermelhas, circundadas por uma fina margem de eritema, caracterizam essas lesões quase onipresentes. Estas lesões ocorrem principalmente nas áreas de fricção e compressão, como na porção medial das coxas e nas nádegas. A foliculite pós-barba (também chamada de pseudofoliculite da barba) é uma forma muito comum de foliculite irritativa, uma vez que números cada vez maiores de mulheres depilem a vulva. Isto consiste em pápulas foliculares e, à magnificação, os pelos podem ser vistos geralmente curvando-se para trás e para dentro da pele.

A foliculite por *Staphylococcus aureus* em geral se apresenta com sintomas de sensibilidade leve e prurido. Ao exame, há pápulas vermelhas e números variáveis de pequenas pústulas amarelas com tamanhos de 1 a 3 mm com rubor circundante. A pústula tem vida curta e deixa uma pápula vermelha residual com crosta ou um fino colarete descamativo. As lesões individuais cicatrizam dentro de 7 a 10 dias. Alguns pacientes apresentam furunculose associada, representando uma infecção mais profunda do folículo. Esses nódulos vermelhos, sensíveis, geralmente supuram e drenam. Os locais frequentes incluem o monte pubiano, nádegas e coxas.

A foliculite por *Pseudomonas* apresenta-se como pápulas vermelhas, sensíveis, não descamativas, e pústulas ocasionais

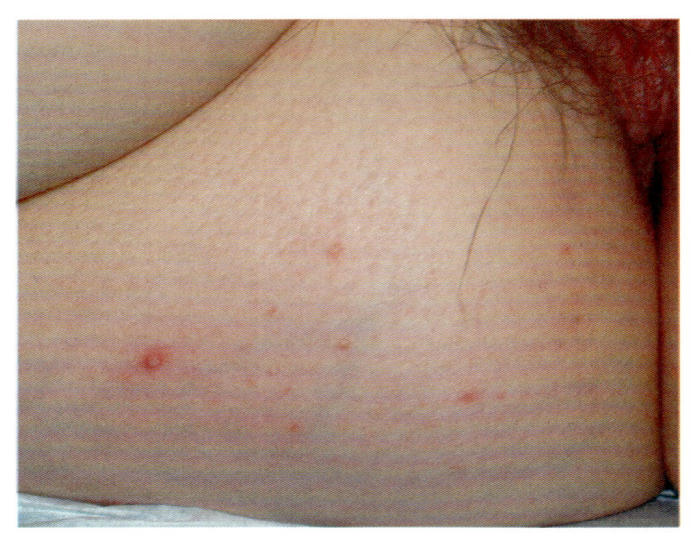

Fig. 10.53. Embora a foliculite classicamente exiba um pelo no centro de cada pústula, geralmente este é inaparente.

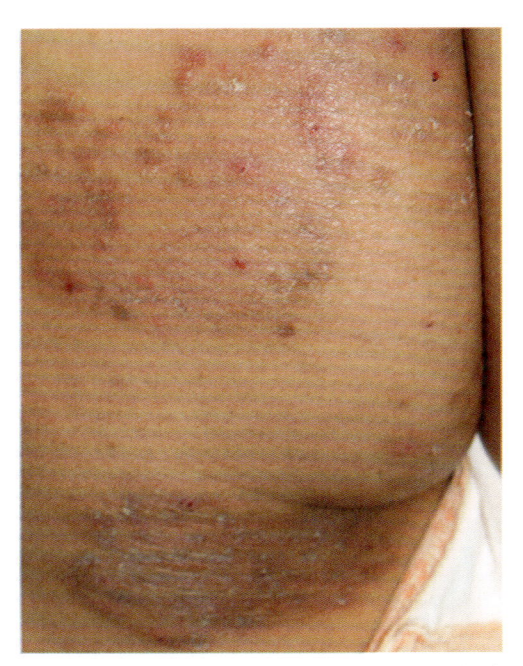

Fig. 10.55. A foliculite fúngica ocorre geralmente como pápulas crostosas ou pústulas dentro de uma placa descamativa de *tinea*.

concentradas em áreas onde água contaminada foi mantida em contato com a pele, como na pele intertriginosa e roupa de natação úmida. Algumas vezes, os pacientes exibem sintomas constitucionais, como febre, mal-estar, dores de ouvido e de garganta.

As pústulas foliculares dentro de placas vermelho-rosadas, descamativas, anulares, da *tinea cruris*, caracterizam-se por foliculite fúngica. No entanto, algumas vezes, mulheres com *tinea pedis* desenvolvem pápulas ou pústulas dispersas, isoladas, de foliculite fúngica na parte inferior das pernas e coxas, causada por fungos inoculadores dentro de folículos quando depilam as pernas.

Diagnóstico

O diagnóstico de foliculite em geral é feito clinicamente. Uma cultura bacteriana ou fúngica geralmente é útil para identificar quaisquer organismos causais e para guiar o curso do tratamento. Algumas vezes, a preparação de hidróxido de potássio revela hifas na foliculite dermatofítica. A histopatologia mostra neutrófilos dentro do folículo piloso com formação de abscesso. Colorações especiais podem revelar os organismos causais.

A foliculite pode ser confundida com escabiose (sarna), miliária pustulosa, infecção por *Candida*, picadas de artrópodes, queratose pilar e infecção por HSV.

FOLICULITE — **Diagnóstico**

- Morfologia de pápulas vermelhas, pústulas e crostas, algumas vezes com um pelo perfurando uma lesão ocasional.
- Cultura mostrando organismo causal, ou preparação fúngica mostrando hifas ramificadas devem revelar causas infecciosas.

Fisiopatologia

A foliculite bacteriana é causada com mais frequência por *S. aureus*, mas pode ser causada por bactérias Gram-negativas, especialmente *Pseudomonas aeruginosa*, que é a causa de foliculite da banheira quente. A foliculite também pode ser causada por dermatófitos e com mais frequência é vista em homens em associação à *tinea cruris*. A foliculite irritativa resulta de oclusão por pressão, fricção e umidade, podendo esta ser exacerbada por sobrepeso e roupas oclusivas. A foliculite da barba ocorre quando o pelo barbeado, curto, ondulado, curva-se para trás e perfura a pele, produzindo uma reação inflamatória, ou as pontas proeminentes de folículos são removidas por navalha, causando novamente uma reação irritativa.

Tratamento

O tratamento de foliculite depende da etiologia. A foliculite estafilocócica pode ser tratada com antibióticos orais e tópicos. Os antibióticos orais com cobertura previsível, no passado, incluem dicloxacilina e cefalexina 500 mg, duas vezes ao dia, por 7 a 10 dias. Atualmente, uma grande proporção de *S. aureus* adquirido na comunidade se tornou resistente à meticilina, dicloxacilina e cefalexina. Cerca de 4 (França) a 76% (Carolina do Norte) do *S. aureus* adquirido na comunidade é resistente à meticilina (1,2). A clindamicina 150 mg, duas vezes ao dia, é provavelmente um pouco mais eficaz, enquanto sulfametoxazol-trimetoprim em dose dobrada quase sempre é eficaz. Linezolida, daptomicina e tigeciclina são agentes avançados disponíveis para a infecção ocasional resistente a antigos medicamentos orais. O tratamento com clindamicina a 1%, solução tópica, duas vezes ao dia em conjunto com sabões antibacterianos também é útil. Mupirocina creme e pomada são extremamente eficazes na primeira semana de uso, mas a resistência ocorre rapidamente. Dados recentes sugerem a emergência de novas cepas de *S. aureus* resistentes à mupirocina.

A recorrência de foliculite estafilocócica é comum. O estado de portador estafilocócico nasal é uma explicação em alguns desses indivíduos com foliculites crônica e recorrente. Esses pacientes se beneficiam com a aplicação de mupirocina pomada na porção anterior das narinas, duas vezes ao dia, por 5 dias. Como os portadores geralmente apresentam colonização recorrente de *S. aureus* dentro de suas narinas, alguns médicos recomendam que esses pacientes apliquem o tratamento com mupirocina por 5 dias, a cada 1 a 6 meses, indefinidamente, para prevenir a foliculite recorrente.

A foliculite por *Pseudomonas* (foliculite da banheira quente) não necessita de tratamento pois se regride quando cessa a exposição. Portanto, a identificação da fonte do organismo e a prevenção da reinoculação são mais importantes. O esvaziamento e limpeza do *spa* ou banheira quente, assim como a manutenção adequada de produtos químicos bactericidas também são importantes. Entretanto, esses pacientes que exibem sintomas constitucionais podem melhorar mais rapidamente se receberem ciprofloxacino oral 500 mg, duas vezes ao dia, ou levofloxacino 500 mg/ dia. Os pacientes devem ser aconselhados a deixar secar completamente os panos de limpeza e esponjas de chuveiro ou banheira, entre os usos, para minimizar o crescimento de *Pseudomonas*.

A foliculite fúngica requer terapia oral porque o organismo se estende para o interior do folículo onde os cremes antifúngicos tópicos não podem penetrar. Terbinafina oral, 250 mg/ dia, até a pele ficar limpa é eficaz, e é a solução mais barata. Alternativamente, pode-se também prescrever fluconazol ou itraconazol oral, nas doses de 100 mg/dia, por via oral, durante 15 dias ou até a resolução da foliculite. Griseofulvina oral, 500 mg, com alimentos gordurosos, duas vezes ao dia, até a erupção regredir, também é eficaz. Após o tratamento, o uso diário de um creme antifúngico, ou em pó, na área inguinal ajuda a prevenir recorrências.

A foliculite irritativa pode melhorar com a minimização dos irritantes. Evitar a depilação elimina a foliculite; a remoção a *laser* dos pelos pode ser preferível. Roupas frescas, não oclusivas, perda de peso e pós podem prevenir a umidade crônica, a pressão e a fricção. Por outro lado, a administração crônica de antibióticos anti-inflamatórios, como doxiciclina ou minociclina, 100 mg 2× dia, ou clindamicina, 150 mg 2× dia, pode melhorar a foliculite irritativa, embora a melhora geralmente leve cerca de um mês e exija administração contínua.

| FOLICULITE | Tratamento |

- Depende da causa de base:
  - Foliculite bacteriana: trate de acordo com resultados da cultura. No caso de suspeita de foliculite estafilocócica, doxiciclina oral 100 mg 2× dia, clindamicina 150 mg 2× dia, sulfametoxazol-trimetoprim, dose dobrada, 2× dia.
  - Foliculite fúngica: terbinafina 250 mg ao dia, fluconazol 100 a 200 mg ao dia, ou itraconazol 200 mg/dia, ou griseofulvina 500 mg 2× dia até a resolução.
  - Foliculite irritativa: minimizar irritantes. Suspenda o barbeamento/raspagem; adicione pós para reduzir a fricção e a umidade. Quando necessário, antibióticos anti-inflamatórios crônicos, como doxiciclina 100 mg 2× dia, podem ser tomados de maneira crônica.

Furunculose

Enquanto a foliculite se caracteriza por inflamação da porção superficial do folículo piloso, a furunculose é uma infecção bacteriana que envolve o folículo de forma mais profunda, produzindo um "furúnculo" vermelho.

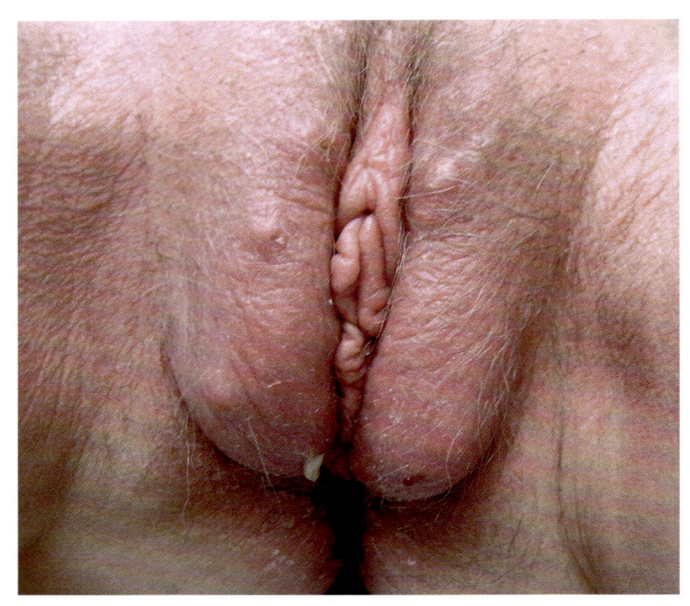

Fig. 10.56. Furúnculos consistem em infecção bacteriana, quase sempre por *S. aureus*, que ocorre nas porções mais profundas do folículo, produzindo abscessos e nódulos profundos.

Apresentação Clínica

A furunculose ocorre em todas as populações de pacientes. É um pouco mais comum em pacientes imunossuprimidos ou diabéticos, ou que mostram dermatoses descamativas que provavelmente são colonizadas por *S. aureus*.

O furúnculo é um nódulo vermelho, geralmente doloroso, que tipicamente supura e drena **(Fig. 10.56)**. Os pacientes apresentam lesões que evoluem, e enquanto alguns deles surgem, outros se curam. Geralmente, há uma foliculite estafilocócica associada. Raramente, os pacientes desenvolvem febre e mal-estar associados.

Diagnóstico

O diagnóstico é feito com base clínica, e é confirmado por uma cultura que geralmente produz *S. aureus*. Geralmente não é realizada biópsia, mas esta revela um abscesso dérmico e subcutâneo com celulite circundante. Colorações especiais mostram organismos compatíveis com *S. aureus*.

Um furúnculo que ocorre na área genital é indistinguível de um cisto epidérmico inflamado ("sebáceo"). Cistos da área genital, quando recorrentes, devem-se à hidranite supurativa (HS), que é uma forma de acne cística profunda. No entanto, os furúnculos não são confinados às áreas genital e axilar, como na HS, e a hidranite supurativa geralmente também exibe comedões e formação cicatricial proveniente de abscessos drenantes recorrentes. Culturas de HS geralmente mostram os organismos normais da pele ou inúmeras bactérias, incluindo organismos entéricos. Pode ocorrer confusão adicional no diagnóstico em relação a outros cistos inflamados, como o cisto inflamado do ducto da glândula de Bartholin ou um cisto vestibular. Ocasionalmente, tumores inflamados, como o carcinoma basocelular, podem mimetizar um furúnculo.

| FURUNCULOSE | Diagnóstico |

- Pela morfologia e início agudo de nódulos vermelhos dolorosos, geralmente com ruptura e drenagem.
- Confirmado por cultura mostrando um único patógeno e resposta completa à terapia.

Fisiopatologia

A furunculose representa uma infecção bacteriana, geralmente por *S. aureus*, da porção profunda do folículo, com um nódulo inflamatório resultante.

Tratamento

Antibióticos antiestafilocócicos orais são eficazes na resolução da furunculose. Medicamentos anteriores de primeira linha, como cefalexina, dicloxacilina e meticilina, muitas vezes são ineficazes por causa do aumento de *S. aureus* meticilina-resistente adquirido na comunidade (ver anteriormente). Sulfametoxazol-trimetoprim, em dose dobrada, ou antibióticos, de acordo com os resultados de cultura, são preferíveis. Infelizmente, algumas vezes ocorre a doença recorrente após a suspensão do medicamento. Um raro paciente necessitará de terapia prolongada oral, além da inserção de mupirocina pomada na porção anterior das narinas, duas vezes ao dia, nos primeiros 5 dias de terapia, para reduzir o estado de portador. A lavagem com antissépticos, como solução de povidona-iodo ou clorexidina, também pode diminuir a taxa de recorrência, mas estes geralmente são bastante irritantes.

> **FURUNCULOSE — Tratamento**
>
> - Cultura para descartar S. aureus meticilina-resistente.
>   - Antibióticos orais, escolha feita por antibiograma. As escolhas iniciais incluem clindamicina 300 mg 2× dia, sulfametoxazol-trimetoprim, em dose dobrada 2× dia; cefalexina/dicloxacilina/meticilina, 500 mg 2× dia, não é mais uma boa escolha na maioria das áreas por causa da alta resistência.
> - Imersões quentes, incisão e drenagem, se flutuante.
> - Para a doença recorrente, aplique mupirocina pomada ou creme no nariz, duas vezes ao dia, por 5 dias ao mês, durante 3 a 6 meses, para eliminar o estado de portador.

Hidradenite Supurativa (Acne Inversa) *(discutida primariamente no Capítulo 7)*

Esta erupção relativamente comum em geral é diagnosticada erroneamente como furunculose, mas, na realidade, representa acne cística das dobras da pele e não um processo infeccioso.

Apresentação Clínica

A hidradenite supurativa é uma condição inflamatória das dobras da pele que apresenta notável variabilidade na gravidade. Os pacientes com HS exibem doença que varia desde um comedão ocasional até cicatrizes confluentes, firmes, com nódulos dolorosos, ulcerados, tratos sinusais crônicos e drenagem com mau odor **(Figs. 10.57 e 10.58)**. Essa doença está associada à síndrome metabólica e pioderma gangrenoso (52,53).

A hidradenite supurativa ocorre geralmente após a puberdade, e esta condição é agravada em indivíduos com sobrepeso. Há também uma forte associação ao tabagismo. Nódulos vermelhos firmes, dolorosos, ocorrem nas axilas e/ou na área genital, incluindo a prega crural, porção proximal interna das coxas, bolsa escrotal, nádegas e vulva. Ocasionalmente, as nádegas e a porção inferior do abdome podem estar envolvidas. Esses nódulos se tornam flutuantes e drenam, e alguns tratos de drenagem se tornam crônicos. Um exame cuidadoso geralmente produz alguns comedões e folículos com mais de uma saída para a superfície.

Diagnóstico

O diagnóstico é feito com base em histórico de nódulos drenantes crônicos ou recorrentes, localizados nas axilas e/ou virilha, e presença de comedões. A biópsia, que não é indicada, revela um folículo distendido com inflamação circundante que consiste em neutrófilos, linfócitos e histiócitos. Os abscessos se formam e destroem unidades pilossebáceas, resultando em tecido de granulação e tratos sinusais epitelizados.

A furunculose estafilocócica é a doença confundida mais facilmente com HS. Entretanto, a furunculose é aguda, geralmente não limitada às axilas e virilha, produz o crescimento puro de um patógeno na cultura, e responde rapidamente aos antibióticos apropriados. Além disso, comedões não são vistos em associação à furunculose. Um cisto epidérmico solitário, inflamado, pode mimetizar a HS branda e, de fato, pode representar a HS branda.

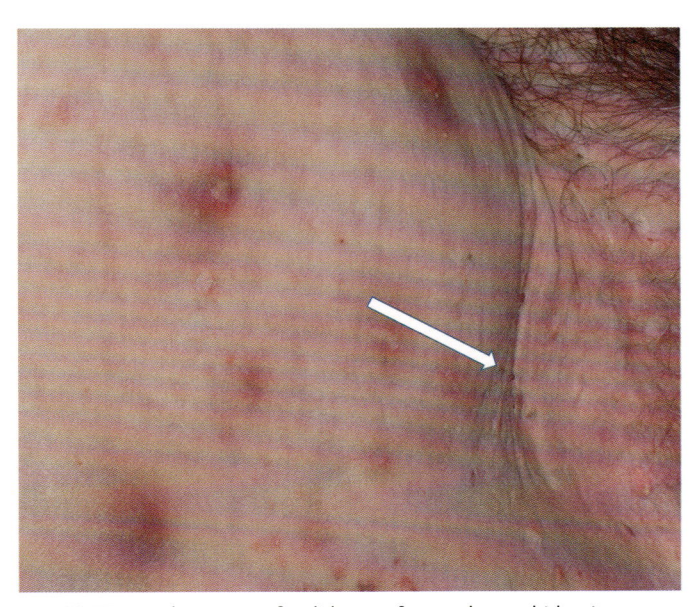

Fig. 10.57. Geralmente confundida com furunculose, a hidranite supurativa é crônica, mostra culturas negativas e não regride com antibióticos. Além disso, a hidranite supurativa é acompanhada por comedões (*seta*).

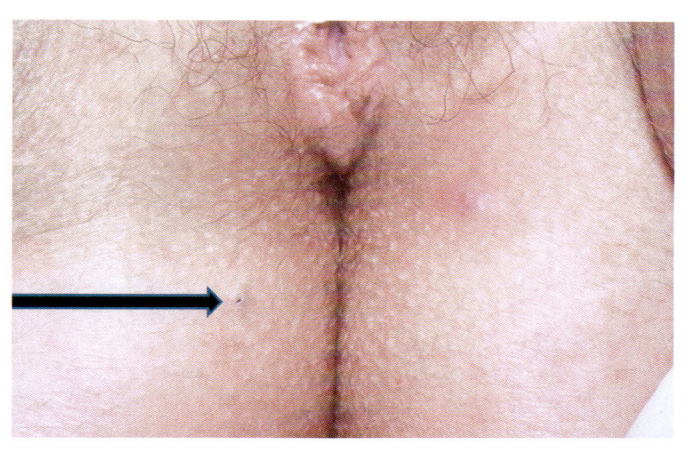

Fig. 10.58. Esta paciente com hidranite supurativa leve mostra um cisto inflamado e um comedão (*seta*).

> **HIDRADENITE SUPURATIVA — Diagnóstico**
>
> - Morfologia de nódulos inflamados, comedões, formação cicatricial na genitália e/ou axilas; bolsa escrotal, vulva, pregas crurais, pele perianal; algumas vezes parte medial das coxas e nádegas.
> - Localização de virilha, nádegas, partes mediais das coxas, vulva, bolsa escrotal, parte inferior do abdome, áreas da mama e/ou axilas.
> - Cronicidade.
> - Culturas que mostram flora normal da pele ou bactérias mistas e entéricas.
> - Resposta incompleta aos antibióticos.

Fisiopatologia

Algumas vezes chamada de acne inversa, ou acne apócrina, a HS representa uma reação inflamatória de corpo estranho à queratina dentro da derme. A lesão inicial é um comedão, em que o folículo é obstruído por resíduos de queratina do estrato córneo descamado do epitélio folicular. Isto ocorre primariamente nas pessoas que, por uma característica herdada, exibem folículos com várias saídas para a superfície em áreas contendo glândulas apócrinas. Depois de obstruído, o folículo então é distendido por queratina das porções mais profundas do folículo, formando um cisto epidérmico. Eventualmente, as paredes finas e estiradas do folículo se rompem, permitindo a extrusão de queratina na derme circundante e produz uma reação inflamatória.

As culturas geralmente revelam múltiplos organismos, e embora alguns médicos acreditem que as bactérias tenham um papel patogênico, outros acreditam que esses organismos agem como irritantes.

A influência hormonal também tem um papel, com rara ocorrência de hidradenite antes da puberdade, e às vezes ocorrem agudizações na época pré-menstrual e no pós-parto. Obesidade e tabagismo também são fatores, e a HS está associada à síndrome metabólica e aumento da mortalidade (52).

Tratamento

A perda de peso pode ser útil em muitos pacientes (54), e a interrupção do tabagismo é importante.

Embora a incisão e a drenagem de lesões tensas, flutuantes, deixem o paciente mais confortável, essa abordagem proporciona apenas melhora temporária de lesões individuais. A injeção intralesional de triancinolona acetonida 3 mg/mL em nódulos agudamente inflamados pode produzir significativa melhora, embora temporária.

Antibióticos orais com efeitos anti-inflamatórios diretos podem inibir o surgimento de novos nódulos. Esses antibióticos incluem doxiciclina ou minociclina 100 mg, clindamicina 150 mg, ou sulfametoxazol-trimetoprim, em dose dobrada, para todos é prescrita a administração duas vezes ao dia em longo prazo. Mais recentemente, há relatos de que a combinação de clindamicina e rifampina é benéfica (55). Os bloqueadores do fator de necrose tumoral (TNF) alfa são úteis para HS, e adalimumabe recebeu aprovação recentemente da Food and Drug Administration para esta indicação na dose de 40 mg semanalmente. Essa medicação não comprovou produzir acentuada melhora em pacientes com doença grave na experiência deste autor. Ironicamente, esses bloqueadores de TNF-alfa podem produzir HS quando usados para outras finalidades, da mesma forma os bloqueadores TNF-alfa, usados para tratar psoríase, podem causar erupções semelhantes à psoríase em alguns pacientes (56).

Outras terapias utilizadas incluem retinoides orais, como isotretinoína, que são usados primariamente para acne cística da face e tronco. Embora um curso de 4 a 5 meses de isotretinoína normalmente induz a remissão da acne em longo prazo, a eliminação incompleta e a recidiva imediata de HS são usuais.

Quando a doença é recalcitrante, a remoção cirúrgica da pele afetada deve ser considerada, quando prática, e este procedimento tem a melhor taxa de controle. A excisão é o modo mais comum de remoção, mas a HS que ocorre na virilha pode ser muito extensa para excisão. As alternativas incluem a ablação a *laser* de dióxido de carbono com cicatrização por segunda intenção (57), excisão somente das áreas mais afetadas, excisão de fístulas individuais. Além disso, a remoção da cobertura de cistos individuais e tratos sinusais é realizada por alguns (58).

Algumas vezes, mulheres com hidranite obtêm benefício com a terapia hormonal. Contraceptivos orais com alto teor de estrogênio, como aqueles com etinilestradiol, 0,035 mg ou acima, e antiandrógenos, como a espironolactona, algumas vezes podem ser úteis. Produtos lácteos foram implicados por, pelo menos, um especialista no tratamento de hidradenite.

HIDRADENITE SUPURATIVA — Tratamento

- Doença leve (geralmente, múltiplos medicamentos concomitantes)
  - Modificações no estilo de vida: perda de peso, descontinuação do tabagismo.
  - Tratamento de síndrome metabólica.
  - Antibióticos anti-inflamatórios orais: doxiciclina ou minociclina 100 mg 2× dia, clindamicina 150 mg 2× dia, sulfametoxazol-trimetoprim, em dose dobrada, 2× dia.
  - Injeção de corticosteroide intralesional em novos cistos inflamados individuais.
  - Contraceptivos orais com alto teor de estrogênio (mulheres).
  - Espironolactona, 50 a 200 mg, como antiandrógeno (mulheres).
  - Antibióticos anti-inflamatórios tópicos: solução de clindamicina ou eritromicina 2 dia.
  - Antiperspirantes.
- Doença grave, adicione
  - Cirurgia; excisão, remoção da cobertura do cisto.
  - Adalimumabe 40 mg SC por semana.

Candidíase Mucocutânea *(ver primariamente os Capítulos 6 e 15)*

A candidíase cutânea ocorre em mulheres com candidíase vaginal grave, mas também em homens e mulheres com sobrepeso, diabéticos e/ou incontinentes de modo que há um ambiente úmido e quente. A imunossupressão pode ser um importante fator.

Embora seja dito que a candidíase cutânea geralmente se apresenta como uma placa vermelha com pústulas satélites circundantes, as pústulas na realidade são observadas apenas raramente **(Figs. 10.59 e 10.60)**. A natureza extremamente superficial das pústulas e o caráter frágil das membranas mucosas modificadas, que cobrem parte da genitália externa, resultam em ruptura das pústulas quase tão rapidamente quanto se formaram. Portanto, a morfologia usual é a de colaretes superficiais ou erosões redondas que circundam a placa vermelha intertriginosa típica. A vaginite por *Candida* geralmente acompanha a doença de pele em mulheres. Em homens, a candidíase intertriginosa apresenta-se com placas vermelhas,

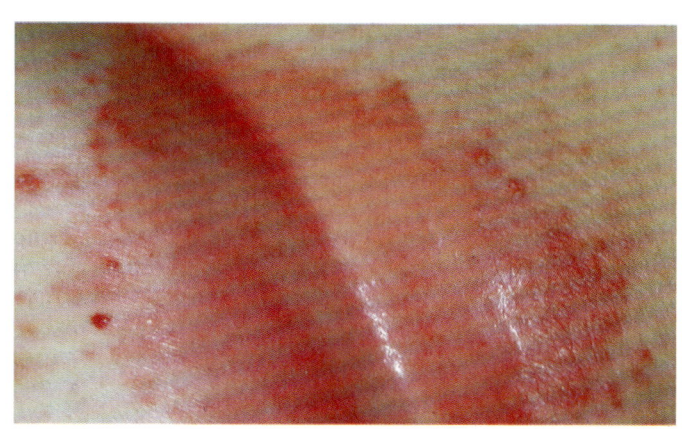

Fig. 10.59. O intertrigo por *Candida* se manifesta por placa vermelha úmida nas pregas de pele, embora possam ser vistas pústulas como estas, com mais frequência as frágeis pústulas se rompem e deixam erosões descamativas.

bem demarcadas, na prega crural e múltiplas papulopústulas satélites de 1 a 3 mm, erosões ou colaretes na periferia. Eventualmente, a doença pode-se disseminar para a bolsa escrotal e porções proximais, mediais das coxas. Homens incircuncisos podem desenvolver balanite ou balanopostite com pústulas achatadas, delicadas, branco-amareladas, discretas, de 1 mm e erosões superficiais na glande peniana.

O diagnóstico de candidíase é confirmado por exame microscópico direto de raspados de pele ou exsudato purulento, usando hidróxido de potássio ou uma cultura fúngica.

A candidíase intertriginosa pode ser indistinguível da psoríase invertida. Outras condições que podem ser confundidas com candidíase cutânea incluem dermatite seborreica, *tinea cruris* e foliculite. A dermatite intertriginosa pode mimetizar e coexistir com candidíase.

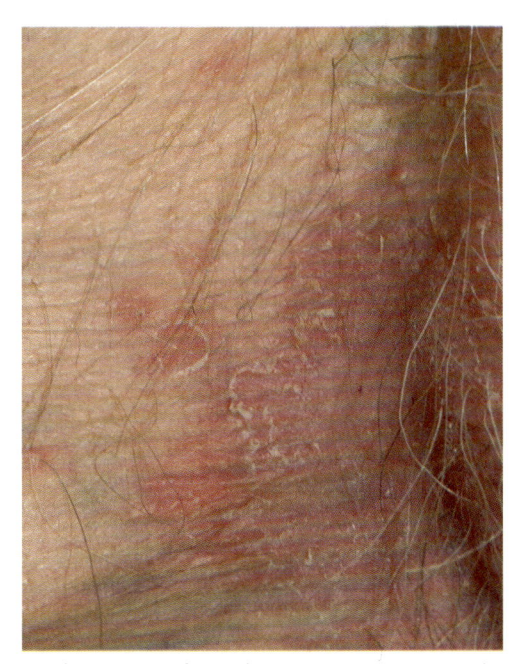

Fig. 10.60. Colaretes superficiais descamativos são característicos da candidíase intertriginosa.

A maceração e a exsudação são tratadas inicialmente com compressas frias. A água da torneira é adequada para isto, é barata, e não contém alérgenos ou irritantes. Embora azóis tópicos, como miconazol, clotrimazol, terconazol, econazol e cetoconazol, sejam os agentes *antiCandida* prescritos com mais frequência, os pacientes que exibem pústulas, erosões, ou formação de crostas podem experimentar irritação local ou maceração com esses cremes tópicos, contendo álcool. Nistatina é disponibilizada na forma de pomada mais suave.

Fluconazol 150 mg, uma vez ao dia, é o único medicamento oral que tem aprovação para indicação da U.S. Food and Drug Administration para o tratamento de candidíase vulvovaginal. Os pacientes com acometimento proeminente da pele queratinizada podem necessitar mais de uma terapia de dose única, e 100 mg ao dia por vários dias até a pele estar limpa ou cicatrizada o suficiente, de modo que uma terapia tópica possa ser substituída é um regime comum. A inflamação aguda e o prurido podem melhorar rapidamente com a adição de pomada de hidrocortisona tópica a 1 ou 2,5% duas vezes ao dia nos primeiros 2 ou 3 dias.

O tratamento da candidíase intertriginosa recorrente requer secagem da pele através de minimizar a oclusão, aplicação de pós-antifúngicos secantes e separação das dobras de pele dos pacientes obesos com um pano macio. O fluconazol oral administrado semanalmente também pode ajudar a controlar esse problema nos pacientes com doença recalcitrante. Depois da resolução, os antiperspirantes ajudam a manter a secura nas dobras da pele, e pós-antifúngicos minimizam as recorrências.

Psoríase Pustulosa

Psoríase é uma doença que exibe várias morfologias muito discrepantes. Essa doença é discutida primariamente no Capítulo 6; a patogênese e as terapias são similares para todas as variedades de psoríase.

Apresentação Clínica

A psoríase pustulosa ocorre quando a inflamação neutrofílica é acentuada o suficiente para se agregar em pequenos abscessos clinicamente aparentes, transformando o caráter morfológico das placas vermelhas clássicas, descamativas, bem demarcadas, em placas de pústulas. A psoríase pustulosa ocorre em duas categorias amplas: uma forma localizada, que algumas vezes é incapacitante, podendo seguir um curso crônico, e uma forma aguda, generalizada, associada a sintomas constitucionais. A forma de psoríase pustulosa que mais provavelmente provoca problemas diagnósticos e terapêuticos na área genital é a doença localizada, porque a psoríase generalizada geralmente fornece mais indícios para o diagnóstico e requer terapia sistêmica que eventualmente limpa a área genital.

A psoríase pustulosa localizada ocorre geralmente nas palmas das mãos e plantas dos pés, algumas vezes acompanhada por acometimento genital. Ocorrem grupos de pústulas dentro de placas vermelhas, bem demarcadas, mas estas placas se rompem rapidamente para produzir erosões coalescentes, bem demarcadas, descamativas ou crostosas **(Figs. 10.61 e 10.62)**.

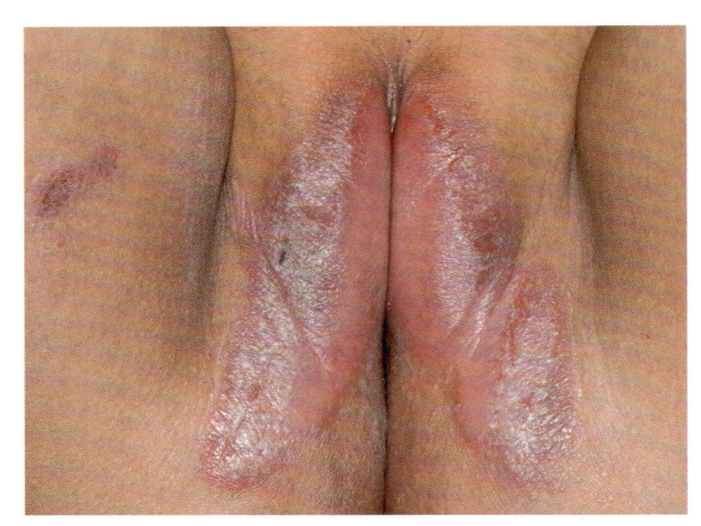

Fig. 10.61. Psoríase pustulosa consiste em pústulas coalescentes sobrejacentes a uma placa vermelha.

A psoríase pustulosa generalizada é caracterizada por placas psoriáticas eritematosas, confluentes, mais disseminadas, cobertas com pústulas que se rompem para formar escamas ou crostas. Dentro da pele eritematosas, minúsculas pústulas surgem em grupos e se tornam lagos confluentes de pus amarelo. A psoríase pustulosa grave, generalizada, pode ser uma doença potencialmente fatal, acompanhada por astenia, leucocitose, perda de peso, mialgia, febre, calafrios e hipocalcemia.

A psoríase pustulosa genital se manifesta em grupos de pústulas subcórneas, superficiais, que geralmente se rompem de imediato, deixando erosões coalescentes, redondas, descamativas/crostosas e colaretes periféricos. Pústulas individuais ou colaretes têm diâmetro de cerca de 1 a 10 mm. Na pele seca, queratinizada, as pústulas rotas se tornam placas crostosas com escamas amarelas. Também ocorrem lesões maceradas

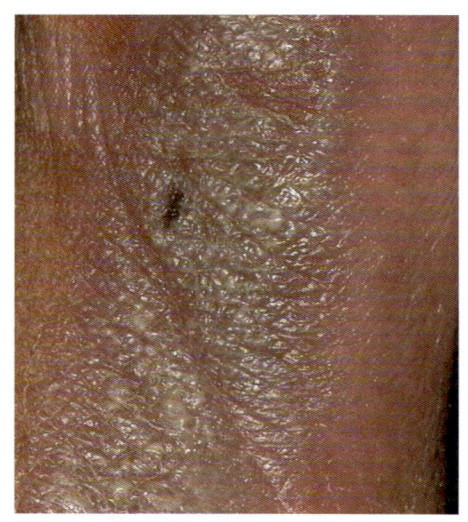

Fig. 10.62. Vista próxima de psoríase pustulosa destaca a natureza pustulosa.

na glande do pênis incircunciso, ao passo que a descamação ocorre na glande circuncisada. Às vezes, ocorrem pápulas arqueadas brancas/amarelas na glande, mimetizando balanite circinada da doença estritamente relacionada, a artrite reativa (doença de Reiter). Nas dobras de pele, ocorrem placas vermelhas, com pápulas e pústulas satélites que mimetizam a candidíase.

A psoríase está associada à obesidade, ansiedade e depressão, alcoolismo, artrite e síndrome metabólica, particularmente naqueles indivíduos que exibem doença disseminada ou grave.

Diagnóstico

O diagnóstico geralmente é suspeitado pela aparência clínica, e é confirmado por esfregaços microscópicos e culturas negativos para infecção e por biópsia. A biópsia mostra neutrófilos que se acumulam na parte superior da derme papilar e migram para dentro da epiderme para formar degeneração espongiforme com numerosos neutrófilos. Abscessos neutrofílicos acumulam-se exatamente embaixo do estrato córneo. A acantose psoriasiforme é usual na doença desenvolvida.

A psoríase pustulosa localizada geralmente não pode ser distinguida morfológica ou histologicamente da artrite reativa estritamente relacionada. A diferenciação está na ocorrência mais comum de artrite, alterações oculares inflamatórias e uretrite em pacientes com artrite reativa. Entretanto, essas anormalidades podem ocorrer também na psoríase pustulosa, e essas doenças estritamente relacionadas existem em um espectro. A psoríase pustulosa localizada também deve ser distinguida da *tinea cruris* com acometimento folicular pustuloso, impetigo e candidíase aguda. A dermatose pustulose exantemática aguda é morfologicamente idêntica à psoríase pustulosa generalizada, mas ocorre de maneira aguda em resposta a medicamentos, geralmente um antibiótico. A dermatose pustulosa subcórnea assemelha-se à psoríase pustulosa e pode, de fato, representar uma forma de psoríase. Pústulas discretas maiores com "lagos de pus" que exibem um nível de pus fluido caracterizam a dermatose pustulosa subcórnea.

A *tinea cruris* com acometimento folicular e candidíase pode ser diferenciada pela identificação de organismos fúngicos em esfregaços microscópicos ou cultura e pela completa resolução com a terapia.

Fisiopatologia

A causa de base da psoríase é desconhecida, embora fatores imunológicos e hereditários tenham um papel (ver também o Capítulo 6). Os fatores precipitantes agudos incluem vários fármacos, como corticosteroides, antagonistas do TNF, diltiazem, lítio, medicamentos anti-inflamatórios não esteroides, β-bloqueadores, terbinafina e hidroxicloroquina. Infecções agudas como as infecções respiratórias dentais e superiores, assim como a infecção crônica da síndrome imunodeficiência adquirida (AIDS), também são bem conhecidas por deflagrar a psoríase. A gravidez está associada ao início de psoríase em alguns pacientes.

Tratamento

A presença de infecção sobreposta deve ser investigada no início, porque a terapia específica para psoríase geralmente é imunossupressora e pode exacerbar uma infecção não identificada e não tratada. Além disso, aqueles pacientes com doença exsudativa extremamente inflamada geralmente se beneficiam com a terapia antimicrobiana oral profilática até que a pele comece a melhorar. Fluconazol 150 mg/semana, assim como a administração de um antibiótico de amplo espectro, como cefalexina, duas vezes ao dia, geralmente previne infecções secundárias quando é adicionada à terapia com corticosteroide tópico.

Pacientes com doença localizada branda podem ser tratados com um corticosteroide tópico de média potência ou alta potência, como triancinolona a 0,1% ou fluocinonida a 0,05% com uma medida variável de melhora imediata. Porém, um benefício satisfatório e de longa duração para psoríase pustulosa significativa proveniente de corticosteroides tópicos é raro, sendo geralmente necessária uma terapia sistêmica específica. Calcipotrieno (Dovonex) creme tópico e calcipotriol (Vectical) pomada, com duas aplicações ao dia, podem melhorar a pele, e a combinação dos medicamentos calcipotrieno e dipropionato de betametasona pomada aplicada diariamente pode ser útil. Outras terapias tópicas padrão antipsoríase, incluindo alcatrões, retinoides e antralina, são muito irritantes para uso na área genital.

Existem várias terapias sistêmicas para psoríase pustulosa. Esses medicamentos são bastante eficazes, mas porque exibem importantes reações adversas, elas devem ser usadas somente com grande cuidado e por médicos informados sobre seu uso e necessário monitoramento. Acitretina (Soriatane) é um retinoide aromático oral muito útil para numerosos pacientes com psoríase eritrodérmica ou pustulosa. Esse medicamento produz rápida cessação de novas pústulas com limpeza substancial da pele dentro de algumas semanas. No entanto, esse medicamento potente possui muitas reações adversas importantes. É um formidável teratógeno que pode ser armazenado durante anos na gordura humana se for ingerido com álcool. Além disso, os retinoides elevam os níveis de triglicérides séricos e algumas vezes produzem exostoses. Os sintomas mais comuns, e algumas vezes incapacitantes, mas reversíveis, são a fragilidade, secura da pele e artralgias. A dose usual de acitretina é de 0,5 a 1,0 mg/kg/dia, geralmente administrada de 25 a 50 mg uma vez a dia.

O metotrexato é um análogo do ácido fólico que geralmente é muito eficaz para psoríase pustulosa, mas o início da melhora é mais retardado. Tem a vantagem sobre a acitretina de melhorar, em vez de exacerbar, a artrite. Este antimetabólito tem potente toxicidade aguda sobre a medula óssea, mas não nas doses usadas para psoríase e em indivíduos sob outros aspectos saudáveis. Ocasionalmente produz doença hepática fibrosante, quando administrado em longo prazo, primariamente em pacientes que ingerem álcool regularmente ou têm outros fatores de risco para doença hepática. Ocorrem náusea e fototoxicidade algumas vezes. Metotrexato é contraindicado em mulheres grávidas ou lactantes e em pacientes com cirrose, abuso de álcool, insuficiência renal crônica, hepatite ou outra doença hepática, ou em alguns pacientes com distúrbios plaquetários, leucocitários ou eritrocitários.

Os corticosteroides sistêmicos produzem melhora rápida e dramática da doença, mas a retirada dos corticosteroides pode precipitar agudização da doença. Portanto, esse medicamento deve ser utilizado com cuidado, e o paciente informado sobre essa possibilidade. A ciclosporina também é aprovada para o tratamento de psoríase, e este é um bom medicamento para uma rápida melhora. Entretanto, a nefrotoxicidade potencial determina que esse agente seja reservado para a doença grave, recalcitrante, ou para ganhar controle temporário, enquanto uma terapia mais segura, porém mais lenta, é iniciada. Novas terapias biológicas, incluindo infliximabe, etanercepte e adalimumabe, são medicamentos imunossupressores com potentes efeitos sobre a psoríase, mas o seguro nos Estados Unidos determina que esses medicamentos caros sejam terapias de segunda ou terceira linha.

A luz ultravioleta B ou ultravioleta A em combinação com psoraleno, um medicamento fotossensibilizante, não é particularmente útil para psoríase genital, em que a exposição à luz não é prática. Além disso, a luz ultravioleta está associada a aumento de carcinoma peniano.

A psoríase pustulosa generalizada pode ser uma doença potencialmente fatal. Os pacientes que estão toxêmicos devem ser hospitalizados para cuidados de suporte incluindo, às vezes, monitoramento cardíaco, antibioticoterapia e reposição hidreletrolítica. Um perfil químico completo é indicado porque podem ocorrer níveis anormalmente baixos de cálcio, albumina e zinco.

Síndrome de Reiter (Artrite Reativa)

Artrite reativa é uma espondiloartrite inflamatória que ocorre após infecção em um local distante, produzindo uma tríade de conjuntivite, uretrite não gonocócica e oligoartrite que geralmente está associada a lesões cutâneas idênticas às da psoríase pustulosa (ver também Capítulo 15).

Apresentação Clínica

Artrite reativa é uma condição que afeta predominantemente homens, em vez de mulheres, na proporção de 20:1. Esta ocorre com mais frequência nos pacientes positivos para o antígeno leucocitário humano (HLA)-B27, e é diagnosticada com mais frequência na terceira década. Estudos estimando a incidência são precários (59).

A artrite reativa é definida como artrite não infecciosa, uretrite e conjuntivite de pelo menos 1 mês de duração. No entanto, a maioria dos pacientes com artrite reativa inicialmente se apresenta sem todas essas características (artrite reativa incompleta), e o quadro se torna completo com o tempo. Lesões cutâneas são morfologicamente indistinguíveis das lesões da psoríase. Os pacientes com artrite reativa se apresentam com pápulas vermelhas bem demarcadas, descamativas, crostosas ou pustulosas, ou placas nas palmas das mãos e plantas dos pés, assim como na pele genital seca, queratinizada, contendo

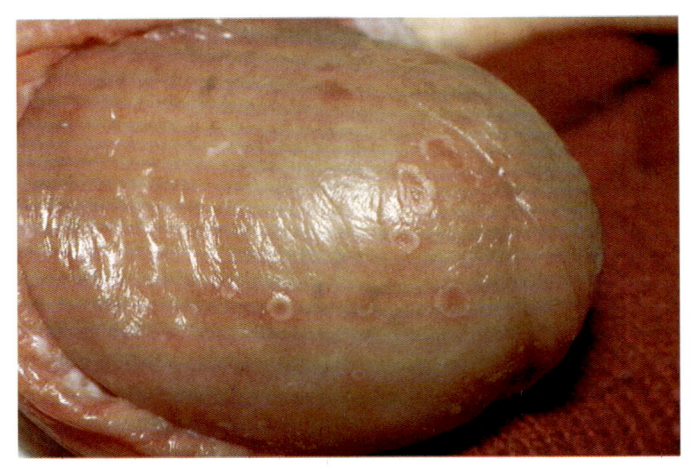

Fig. 10.63. A balanite circinada da artrite reativa em homem incircunciso consiste em pequenas pápulas anulares brancas.

pelos. À medida que as placas nas palmas das mãos e plantas dos pés se tornam crônicas, ocorre hiperqueratose, resultando em lesões típicas de queratoderma blenorrágico.

A glande peniana incircuncisa tipicamente mostra balanite circinada, com pápulas brancas, circinadas, bem demarcadas e erosões superficiais eritematosas **(Fig. 10.63)**. No raro caso de artrite reativa em mulheres, a pele hidratada dos pequenos lábios e o vestíbulo podem exibir erosões similares ou pápulas brancas, sólidas, anulares ou arqueadas. A pele vulvar que contém pelos e a pele seca do pênis exibem pápulas eritematosas, descamativas, crostosas, bem demarcadas, e placas. Outras características geniturinárias incluem uretrite, prostatite, vesiculite seminal, cistite hemorrágica e estritura uretral. A cérvice pode demonstrar pápulas brancas, arqueadas, entrelaçadas.

A artrite, da artrite reativa, é assimétrica e afeta as grandes articulações de suporte de peso, como coluna, joelho ou tornozelo. A dor no calcâneo decorrente da inflamação na inserção do tendão do calcâneo (de Aquiles) também é característica. Os pacientes podem desenvolver uveíte anterior, conjuntivite e irite que necessitam cuidadoso tratamento oftalmológico.

Diagnóstico

Um alto grau de suspeita é necessário para fazer o diagnóstico de artrite reativa, porque os pacientes geralmente não desenvolvem todas as características clínicas definidoras no início. A American Rheumatism Association adotou os critérios diagnósticos de artrite periférica com mais de 1 mês de duração em associação à uretrite e/ou cervicite e doença ocular inflamatória. Causas infecciosas dos sintomas, especialmente gonorreia, devem ser descartadas. Radiografias das articulações podem mostrar osteoporose periarticular e entesopatia, a combinação de erosões ao redor da inserção de tendões e ligamentos, e lucência óssea e nova formação óssea para incluir esporões. Estudos séricos para tipagem de HLA geralmente revelam a presença do antígeno HLA-B27 em pacientes com artrite reativa. As características histológicas de uma lesão estabelecida são análogas às da psoríase pustulosa. O estrato córneo é espesso e paraqueratótico, e há hiperplasia psoriasiforme da epiderme subjacente. Neutrófilos se acumulam na derme papilar, migram para o interior da epiderme, e formam abscessos subcórneos. Além disso, a inflamação dérmica crônica de base é usual.

As doenças de pele a serem diferenciadas da artrite reativa são a candidíase e a psoríase pustulosa. Psoríase é uma doença estritamente relacionada que existe em um espectro com artrite reativa, e essas duas doenças nem sempre podem ser distinguidas. O diagnóstico não pode ser feito pelas lesões cutâneas somente, e o médico deve seguir os critérios diagnósticos da American Rheumatism Association. *Candida* pode ser eliminada por cultura ou esfregaço microscópico, assim como pela não resposta à terapia. *Tinea cruris*, impetigo e eczema superinfectado também podem ser ocasionalmente confundidos com as lesões genitais da artrite reativa.

ARTRITE REATIVA (SÍNDROME DE REITER) — **Diagnóstico**

- Identificação de placas vermelhas de pústulas superficiais, descamação, crostas nas mãos, pés e genitália; glande peniana incircuncisa com pápulas coalescentes anulares, brancas.
- Artrite crônica, conjuntivite, uretrite ou cervicite associadas. Exames e culturas microscópicas negativos.
- Confirmado pela biópsia característica, quando necessário.

Fisiopatologia

A artrite reativa resulta de uma resposta imune reativa que é deflagrada em um indivíduo geneticamente suscetível. As infecções mais comuns relatadas como precipitantes de artrite reativa são aquelas por organismos que causam disenteria ou uretrite, como *Yersinia* enterocolítica, *Shigella flexneri*, *Neisseria gonorrhoeae*, *Chlamydia trachomatis*, *Ureaplasma urealyticum*, *Campylobacter fetus*, e, mais recentemente, *Borrelia burgdorferi* e HIV. É desconhecido se o HIV provoca diretamente a doença ou se alterações imunes associadas à síndrome da imunodeficiência humana fazem com que um indivíduo se torne mais suscetível à artrite reativa.

Artrite reativa e psoríase pustulosa compartilham muitas características comuns e existem em um espectro. A síndrome da artrite reativa é relatada ocasionalmente como familiar, sendo comum a positividade para HLA-B27.

Tratamento

A artrite reativa é uma doença crônica e difícil de tratar. O tratamento de qualquer infecção precipitante de base é muito importante. Todos os pacientes devem ser testados para HIV e *Chlamydia*, que são os agentes infecciosos mais notáveis. Quando a diarreia estiver presente, deve-se fazer cultura fecal, avaliando-a para esses organismos que sabidamente precipitam artrite reativa e causam diarreia. Devem-se fazer culturas das secreções vaginais e das lesões brancas aderentes para detecção de leveduras, ou examinadas por hidróxido de potássio microscopicamente para descartar uma infecção sobreposta por *Candida*.

Metotrexato é o tratamento de escolha tanto para artrite reativa como para psoríase pustulosa, especialmente se houver um componente da artrite (ver anteriormente). A acitretina oral também produz excelentes resultados. No entanto, geralmente ela exacerba a artrite, e é um teratógeno que deve ser evitado em mulheres com potencial reprodutivo.

ARTRITE REATIVA **Tratamento**
(SÍNDROME DE REITER)

- Doença branda
  - Tratamento de qualquer infecção prévia.
  - Corticosteroide tópico em pomada.
- Doença moderada à grave
  - Adicione metotrexato ou ciclosporina oral, ou
  - Adicione um medicamento biológico (infliximabe, etanercepte, adalimumabe).

Lesões Sólidas que Algumas Vezes Parecem Pustulosas

Queratose Pilar

Queratose pilar é uma condição comum que consiste em tampões superficiais de queratina que ocorrem primariamente na porção lateral dos braços e nádegas (ver no Capítulo 7 uma discussão completa). Porém, as porções anteriores das coxas e até as bochechas às vezes são afetadas. Esse problema geralmente é assintomático, mas produz uma textura áspera e arenosa da pele. Com mais frequência, as lesões individuais são pequenas pápulas acuminadas, cor da pele **(Fig. 10.64)**. No entanto, ocorre eritema folicular associado em alguns pacientes, e este achado com um tampão de queratina associado assemelha-se a uma pústula. Além disso, algumas vezes, os pacientes apresentam inflamação secundária significativa e pústulas reais **(Fig. 10.65)**.

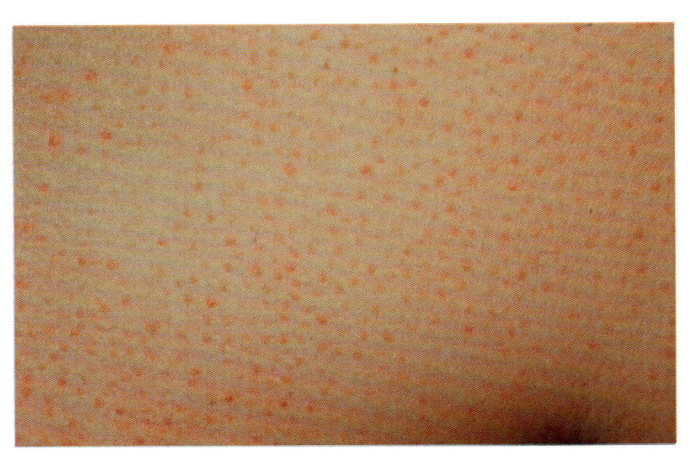

Fig. 10.64. Queratose pilar consiste em minúsculas pápulas foliculares com um tampão central de queratina que pode mimetizar uma pústula.

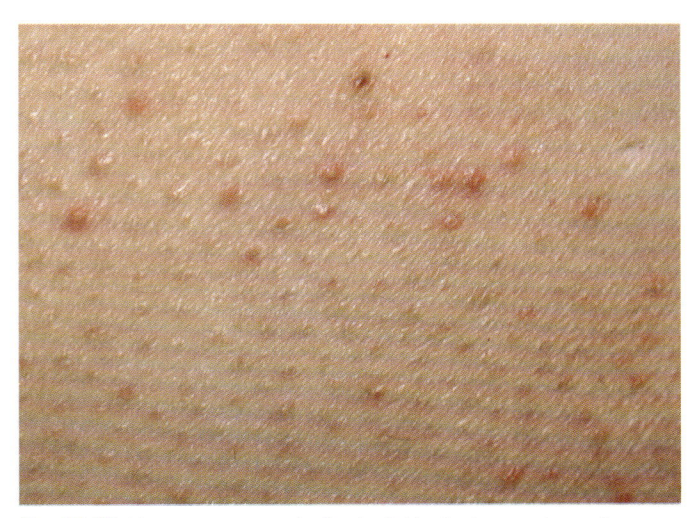

Fig. 10.65. Algumas vezes, as lesões individuais de queratose pilar podem-se tornar inflamadas e produzir uma pústula.

A terapia não é necessária, e é insatisfatória. Os pacientes que desejam tratamento por razões cosméticas podem amolecer os tampões de queratina imergindo-os em água quente, e subsequentemente podem friccioná-los com uma esponja abrasiva. Loção de ácido láctico a 12%, loções salicílicas ou tretinoína creme a 0,025% podem ajudar a dissolver esses tampões em alguns pacientes, mas esses também podem ser irritantes.

Manchas de Fordyce (Glândulas Sebáceas Ectópicas)

Numerosas glândulas sebáceas ectópicas aparecem na face medial dos pequenos lábios e com menos frequência na superfície lateral dos pequenos lábios, nos grandes lábios, prepúcio do clitóris, ou prepúcio e haste do pênis. Surgem como pápulas minúsculas, lobulares e/ou planas, irregulares, cor da pele ou amareladas que podem ser dispersas ou confluentes **(Figs. 10.66 e 10.67)**. A abundância de grandes glândulas

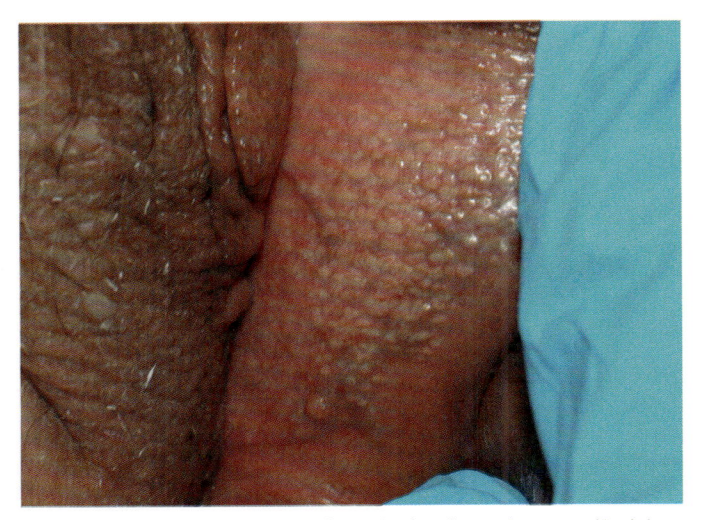

Fig. 10.66. As pápulas amarelas dos grânulos de Fordyce, ou glândulas sebáceas ectópicas, podem ser às vezes confundidas com pústulas.

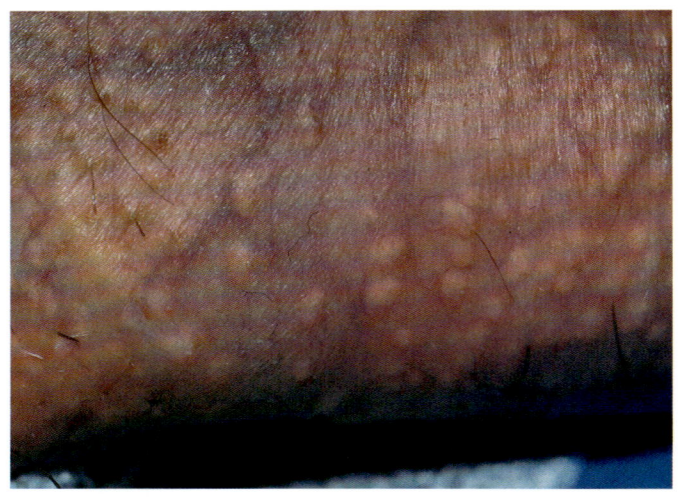

Fig. 10.67. Glândulas sebáceas amarelas ocorrem na haste peniana, assim como na vulva.

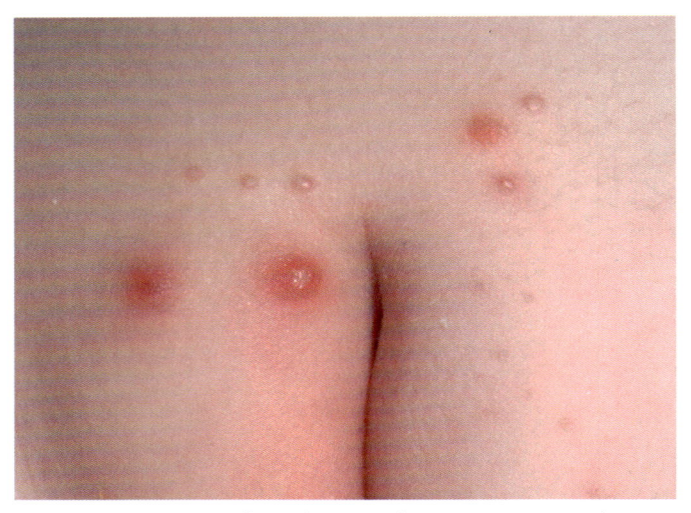

Fig. 10.68. A resposta inflamatória ao molusco contagioso geralmente produz pústulas vermelhas que podem ser confundidas com infecção.

sebáceas, chamadas de condição de Fordyce, é uma variante normal e assintomática, embora se acreditasse no passado que este achado provocasse prurido.

O diagnóstico é feito com base na localização e aparência morfológicas. A biópsia raramente é necessária. Se os grânulos de Fordyce forem examinados por biópsia descuidadamente, a histologia revela glândulas sebáceas aumentadas, mas normais. Normalmente, as glândulas sebáceas estão associadas a folículos pilosos e secretam dentro deles, porém nos pequenos lábios, onde os pelos são escassos, abrem-se livremente na superfície.

Os grânulos de Fordyce podem ser facilmente confundidos com condilomas acuminados, minúsculos cistos epidérmicos ou *mílio* e molusco contagioso. Ao contrário das verrugas, os grânulos de Fordyce são amarelados e não cor da pele, e sua distribuição é simétrica. Mílios geralmente são mais esbranquiçados do que amarelados, mais dispersos, em menor número e mais firmes. Além disso, ao contrário dos mílios, os grânulos de Fordyce individuais em geral são sutilmente multilobulares. O molusco contagioso é mais discreto, menos simétrico, brilhante e mais nodular e em formato de cúpula.

Essas glândulas sebáceas ectópicas são estruturas normais, porém um tamanho maior pode estar relacionado com influências hormonais. Os grânulos de Fordyce visíveis na genitália feminina raramente ocorrem antes da puberdade ou após a menopausa.

Glândulas sebáceas ectópicas são uma variante anatômica normal, e o tratamento médico ou cirúrgico não se justifica.

Molusco Contagioso Inflamado *(ver também no Capítulo 5 uma discussão completa)*

Esta doença altamente infecciosa é encontrada em duas grandes populações: crianças pequenas e indivíduos jovens sexualmente ativos. As crianças exibem lesões em qualquer superfície cutânea, mas quando ocorrem na genitália, as lesões não implicam contato sexual. Molusco contagioso em adultos com mais frequência é uma doença sexualmente transmissível, sendo as lesões encontradas primariamente na vulva, pênis, bolsa escrotal, porções proximais, mediais das coxas e pele perineal. Os moluscos individuais geralmente são pápulas cor da pele ou esbranquiçadas em formato de cúpula, algumas com uma minúscula depressão central. Porém, algumas vezes, eles podem parecer ligeiramente amarelos ou até se tornar inflamados e francamente pustulosos **(Fig. 10.68)**. No entanto, os moluscos contagiosos geralmente são lesões pustulosas assintomáticas, inflamadas e, muitas vezes, pruriginosas.

O diagnóstico geralmente é feito com base na aparência clínica, mas quando o diagnóstico não é claro, um exame microscópico da lesão curetada com citologia de Tzanck geralmente demonstra típicos corpúsculos de inclusão de Henderson-Patterson, também chamados de corpos de molusco. Moluscos contagiosos podem mimetizar tumores, grânulos de Fordyce, mílios ou verrugas genitais. Quando inflamados, podem ser confundidos com foliculite, mas a presença usual de lesões circundantes típicas geralmente indica o diagnóstico.

O molusco contagioso é causado por um DNA poxvírus. A imunodeficiência celular como se observa na AIDS está associada a grandes lesões recrudescentes, recalcitrantes (ver Capítulo 16).

Moluscos contagiosos em um indivíduo imunocompetente regridem espontaneamente. A presença de lesões pustulosas pode indicar uma resposta imunológica do hospedeiro à infecção com erradicação iminente do vírus. Por outro lado, crioterapia, curetagem, resina de podofilina, podofilox, ácido tricloroacético, cantaridina e preparações de ácido salicílico têm sido utilizados com sucesso. Relata-se que imiquimode também é benéfico. Mesmo o *laser* de corante pulsado é referido como útil. Muitos clínicos acreditam que a aplicação diária de tretinoína creme a 0,05% ajuda a minimizar recorrências e elimina gradualmente as lesões pequenas.

Cistos Epidérmicos

Cistos epidérmicos, algumas vezes chamados erroneamente de cistos sebáceos, são extremamente comuns nos grandes lábios e bolsa escrotal (ver também Capítulos 1, 5 e 8). Cistos epidérmicos surgem de folículos pilosos que se tornaram obstruídos e distendidos com queratina. A queratina hidratada

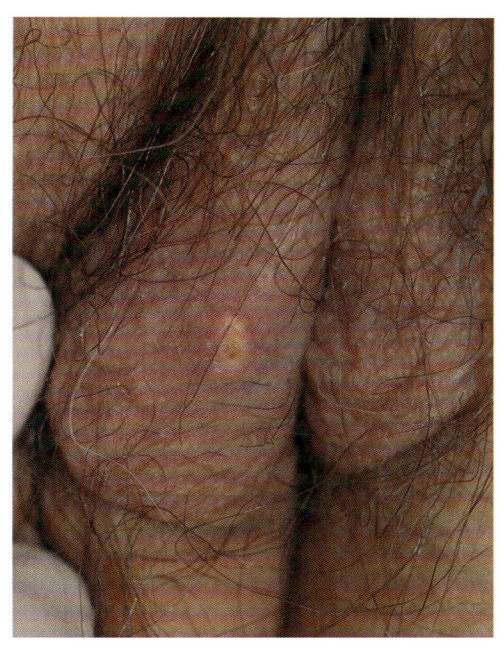

Fig. 10.69. Os cistos epidérmicos algumas vezes podem parecer amarelos, sugerindo erroneamente uma pustulação.

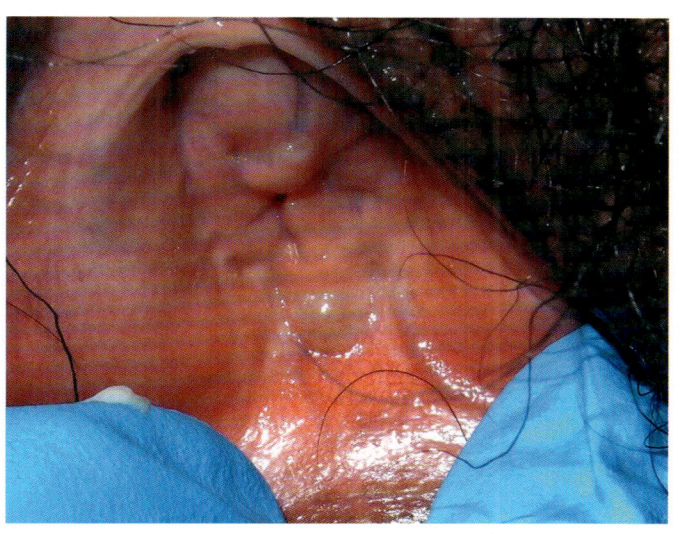

Fig. 10.70. Os cistos vestibulares às vezes são amarelos.

dentro do cisto confere à lesão sua cor branco-amarelada **(Fig. 10.69)**. Essa queratina hidratada é um material gorduroso, caseoso, fragmentado e fétido. Muitos desses cistos demonstram uma abertura folicular que se manifesta como um pequeno ponto ou ponto preto central na superfície do cisto. Se o cisto sofrer trauma, a queratina estravasa, através de sua cápsula de epitélio folicular, na derme, produzindo assim uma rápida resposta inflamatória. O nódulo se torna doloroso e purulento em consequência dessa resposta a corpo estranho em vez de infecção. Algumas vezes, especialmente nas membranas mucosas modificadas da vulva, ocorrem múltiplos cistos epidérmicos minúsculos (mílios) e podem estar inflamados de maneira frequente e recorrente.

Um cisto epidérmico inflamado com mais frequência é confundido com furunculose, uma infecção folicular profunda por *S. aureus*. Porém, um cisto inflamado geralmente é uma lesão inflamatória isolada, e, ao contrário da furunculose bacteriana, o eritema geralmente é limitado ao nódulo e não se estende para a pele circundante distante. Múltiplos cistos inflamados crônicos ou recorrentes representam HS. Mulheres com inflamação frequente de mílios são diagnosticadas erroneamente com facilidade como tendo foliculite supurativa.

Os cistos epidérmicos não necessitam de terapia, exceto por razões cosméticas ou se houver inflamação. Os cistos inflamados são tratados melhor com 0,1 a 0,3 mL de triancinolona acetonida, 3 a 5 mg/mL injetados por via intralesional antes de se tornarem flutuantes. Depois de se tornarem flutuantes, incisão e drenagem podem proporcionar algum conforto ao paciente, mas a recorrência é comum. A terapia definitiva consiste em excisão, mas os cistos não devem ser excisados enquanto inflamados. Quando inflamados, as bordas do cisto são indistintas e edematosas, exigindo uma excisão maior e mais cicatricial do que estaria na ausência de inflamação.

Os antibióticos geralmente não são úteis de forma aguda. Contudo, os pacientes com nódulos de cisto inflamados de maneira recorrente (HS) ou mílios frequentemente inflamados se beneficiam com a administração em longo prazo de antibióticos anti-inflamatórios, como doxiciclina ou minociclina, 100 mg, administrados duas vezes ao dia, clindamicina 150 mg, ou sulfametoxazol-trimetoprim, em dose dobrada.

Cistos Vestibulares

Cistos vestibulares ou mucosos da vulva são cistos relativamente comuns que surgem de epitélio sinusal urogenital persistente ou decorrente da obstrução das glândulas vestibulares menores (ver também Capítulo 5). Os cistos vestibulares são nódulos, de 2 mm a 2 cm, que podem ser cor da pele, amarelos ou azulados **(Fig. 10.70)**. Geralmente, são translúcidos, e essas lesões, se rotas, emitem muco claro. Esses cistos geralmente são assintomáticos, mas se forem grandes raramente causarão dispareunia ou obstrução do trato urinário. O diagnóstico em geral é feito clinicamente, e o diagnóstico diferencial contém primariamente apenas outros tipos de cistos benignos. A diferenciação entre cistos vestibulares e outros cistos locais não é importante. A terapia raramente é necessária, mas os cistos vestibulares podem ser excisados por cirurgia, se forem sintomáticos.

Outras Doenças que Podem Ter Aparência Amarelada ou Produzir Crostas

Quaisquer doenças que provoquem ulceração, erosão ou bolhas, quando ocorrem na pele seca, causam crostas. Estas são geralmente as mesmas doenças que produzem erosões quando ocorrem no epitélio mais frágil da membrana mucosa, como a vagina, ou na membrana mucosa modificada, como na glande peniana e na pele da vulva que clinicamente não contém pelos. As erosões nessas superfícies epiteliais geralmente exibem uma base amarela de fibrina.

As infecções por HSV geralmente são classificadas como vesiculosas ou erosivas. No entanto, assim como qualquer

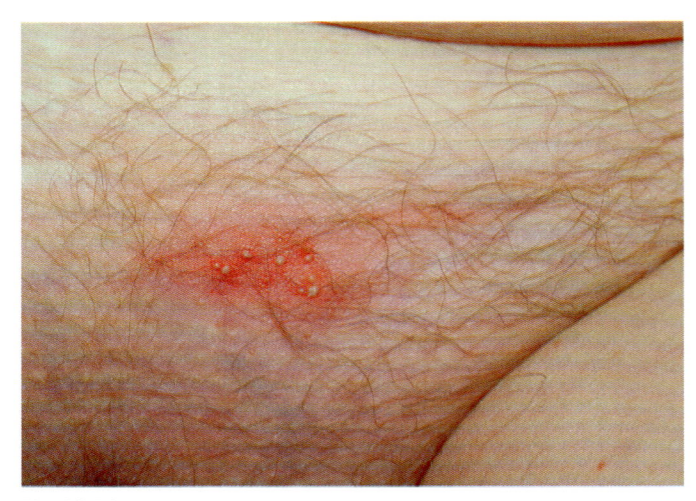

Fig. 10.71. Qualquer doença bolhosa, incluindo essas vesículas por HSV, parecem pustulosas depois de vários dias da apresentação. No entanto, a perfuração da bolha revela fluido seroso em vez de pus espesso.

erupção vesicular, essa infecção viral pode exibir uma morfologia amarela em várias situações **(Fig. 10.71)**. Primeiramente, à medida que as vesículas na pele queratinizada se rompem, exsudação e secura produzem uma crosta amarelada capaz de mimetizar impetigo. Além disso, as vesículas das infecções por HSV geralmente se tornam secundariamente turvas quando ocorrem na pele queratinizada, onde a pele é menos frágil, e as vesículas não se desintegram rapidamente. Finalmente, erosões na membrana mucosa e na pele da membrana mucosa modificada frequentemente desenvolvem um coágulo amarelo na base. É especialmente provável que os pacientes imunossuprimidos adquiram infecção papular por HSV, à medida que pápulas coalescentes, aderentes, de fibrina amarela se formam nas erosões.

REFERÊNCIAS

1. Bradley H, Markowitz LE, Gibson T, et al. Seroprevalence of herpes simplex virus types 1 and 2—United States, 1999–2010. J Infect Dis. 2014;209:325-333.
2. Looker KJ, Margaret AS, Turner KM, et al. Global estimates of prevalent and incident herpes simplex virus type 2 infections in 2012. PLoS One. 2015;10:e114989.
3. Munawwar A, Singh S. Human herpesviruses as copathogens of HIV infection, their role in HIV transmission, and disease progression. J Lab Physicians. 2016;8:5-18.
4. Esber A, Vicetti Miguel RD, Cherpes TL, et al. Bacterial vaginosis among women with herpes simplex virus type 2 infection: a systematic review and meta-analysis. J Infect Dis. 2015;212:8-17.
5. Castellsagué X, Pawlita M, Roura E. Prospective seroepidemiologic study on the role of Human Papillomavirus and other infections in cervical carcinogenesis: evidence from the EPIC cohort. Int J Cancer. 2014;135:440-452.
6. Cao S, Gan Y, Dong X, et al. Herpes simplex virus type 2 and the risk of cervical cancer: a meta-analysis of observational studies. Arch Gynecol Obstet. 2014;290:1059-1066.
7. Mark H, Gilbert L, Nanda J. Psychosocial well-being and quality of life among women newly diagnosed with genital herpes. J Obstet Gynecol Neonatal Nurs. 2009;38:320-326.
8. Majewska A, Romejko-Wolniewicz E, Zareba-Szczudlik J, et al. Laboratory diagnosis of genital herpes—direct immunofluorescence method. Ginekol Pol. 2013;84:615-619.
9. Garceau R, Leblanc D, Thibault L, et al. Herpes simplex virus type 1 is the leading cause of genital herpes in New Brunswick. Can J Infect Dis Med Microbiol. 2012;23:15-18.
10. Anipindi VC, Bagri P, Roth K. Estradiol enhances CD4+ T-cell anti-viral immunity by priming vaginal DCs to induce Th17 responses via an IL-1-dependent pathway. PLoS Pathog. 2016;12:e1005589.
11. Quispe Calla NE, Vicetti Miguel RD, Boyaka PN, et al. Medroxyprogesterone acetate and levonorgestrel increase genital mucosal permeability and enhance susceptibility to genital herpes simplex virus type 2 infection. Mucosal Immunol. 2016;9(6):1571-1583. doi: 10.1038/mi.2016.22.
12. Stanaway JD, Wald A, Martin ET, et al. Case-crossover analysis of condom use and herpes simplex virus type 2 acquisition. Sex Transm Dis. 2012;39:388-393.
13. Heslop R, Roberts H, Flower D, et al. Interventions for men and women with their first episode of genital herpes. Cochrane Database Syst Rev. 2016;8:CD010684.
14. Dutton JL, Woo WP, Chandra J, et al. An escalating dose study to assess the safety, tolerability and immunogenicity of a herpes simplex virus DNA vaccine, COR-1. Hum Vaccin Immunother. 2016;12(12):3079-3088.
15. Johnston C, Gottlieb SL, Wald A. Status of vaccine research and development of vaccines for herpes simplex virus. Vaccine. 2016;34:2948-2952.
16. Goldmeier D, Garvey L, Barton S. Does chronic stress lead to increased rates of recurrences of genital herpes—a review of the psychoneuroimmunological evidence? Int J STD AIDS. 2008;19:359-362.
17. Strachan E, Saracino M, Selke S, et al. The effects of daily distress and personality on genital HSV shedding and lesions in a randomized, double-blind, placebo-controlled, crossover trial of acyclovir in HSV-2 seropositive women. Brain Behav Immun. 2011;25:1475-1481.
18. Kavala M, Topaloğlu Demir F, Zindanci I, et al. Genital involvement in pemphigus vulgaris (PV): correlation with clinical and cervicovaginal Pap smear findings. J Am Acad Dermatol. 2015;73(4):655-659.
19. Heelan K, Mahar AL, Walsh S, et al. Pemphigus and associated comorbidities: a cross-sectional study. *Clin Exp* Dermatol. 2015;40:593-599.
20. Yoshimura K, Ishii N, Hamada T, et al. Clinical and immunological profiles in 17 Japanese patients with drug-induced pemphigus studied at Kurume University. Br J Dermatol. 2014;171:544-553.
21. Pietkiewicz P, Gornowicz-Porowska J, Bowszyc-Dmochowska M, et al. A retrospective study of antihypertensives in pemphigus: a still unchartered odyssey particularly between thiols, amides and phenols. Arch Med Sci. 2015;11:1021-1027.
22. Daneshpazhooh M, Fatehnejad M, Rahbar Z, et al. Traumainduced pemphigus: a case series of 36 patients. J Dtsch Dermatol Ges. 2016;14:166-171.
23. Badri T, Hammami H, Lachkham A, et al. Radiotherapyinduced pemphigus vulgaris with autoantibodies targeting a 110 kDa epidermal antigen. Int J Dermatol. 2011;50:1475-1479.
24. Atzmony L, Hodak E, Leshem YA, et al. The role of adjuvant therapy in pemphigus: a systematic review and meta-analysis. J Am Acad Dermatol. 2015;73:264-271.

25. Wang HH, Liu CW, Li YC, et al. Efficacy of rituximab for pemphigus: a systematic review and meta-analysis of different regimens. Acta Derm Venereol. 2015;95:928-932.
26. Svecova D. IVIG therapy in pemphigus vulgaris has corticosteroid-sparing and immunomodulatory effects. Australas J Dermatol. 2016;57:141-144.
27. Ahmed AR, Nguyen T, Kaveri S, et al. First line treatment of pemphigus vulgaris with a novel protocol in patients with contraindications to systemic corticosteroids and immunosuppressive agents: preliminary retrospective study with a seven-year follow-up. Int Immunopharmacol. 2016;34:25-31.
28. Vinay K, Kanwar AJ, Mittal A, et al. Intralesional rituximab in the treatment of refractory oral pemphigus vulgaris. JAMA Dermatol. 2015;151:878-882.
29. Brick KE, Weaver CH, Savica R, et al. A population-based study of the association between bullous pemphigoid and neurologic disorders. J Am Acad Dermatol. 2014;71:1191-1197.
30. Balestri R, Magnano M, La Placa M, et al. Malignancies in bullous pemphigoid: a controversial association. J Dermatol. 2016;43:125-133.
31. Schulze F, Neumann K, Recke A, et al. Malignancies in pemphigus and pemphigoid diseases. J Invest Dermatol. 2015;135:1445-1447.
32. Ong E, Goldacre R, Hoang U, et al. Associations between bullous pemphigoid and primary malignant cancers: an English national record linkage study, 1999–2011. Arch Dermatol Res. 2014;306:75-80.
33. Schwartz RA, Janniger CK. Topical high potency steroid proclaimed optimal therapy for bullous pemphigoid in the elderly. Dermatol Ther. 2017;30:e12378.
34. Balakirski G, Alkhateeb A, Merk HF, et al. Successful treatment of bullous pemphigoid with omalizumab as corticosteroid sparing agent: report of two cases and review of literature.
35. J Eur Acad Dermatol Venereol. 2016;30(10):1778-1782. doi: 10.1111/jdv.13758.
36. Ahmed AR, Kaveri S, Spigelman Z. Long-term remissions in recalcitrant pemphigus vulgaris. N Engl J Med. 2015;373:2693-2694.
37. Försti AK, Jokelainen J, Timonen M, et al. Risk of death in bullous pemphigoid: a retrospective database study in Finland. Acta Derm Venereol. 2016;96:758-761.
38. Aoki N, Nakajima K, Shiga T, et al. A case of anti-BP180 type mucous membrane pemphigoid treated with intravenous immunoglobulin. J Dermatol. 2014;41:557-559.
39. Maley A, Warren M, Haberman I, et al. Rituximab combined with conventional therapy versus conventional therapy alone for the treatment of mucous membrane pemphigoid (MMP). J Am Acad Dermatol. 2016;74:835-840.
40. Raffin D, Delaplace M, Roussel A, et al. Anti-p200 pemphigoid: remission under mycophenolate mofetil (Cellcept®). Ann Dermatol Venereol. 2013;140:784-787.
41. Kusunoki T, Ikeda K. A case of cicatricial pemphigoid of the larynx successfully treated with plasmapheresis therapy. Ear Nose Throat J. 2013;92:E31.
42. Al-Shehhi F, Balakirski G, Baratli J, et al. Localized oral mucous membrane pemphigoid: successful topical treatment with 1% tacrolimus solution as steroid-sparing therapy. J Eur Acad Dermatol Venereol. 2016. doi: 10.1111/jdv.13894.
43. Winn AE, Spillane EL, Peterson DJ, et al. False-negative direct immunofluorescence testing in vancomycin-induced linear IgA bullous dermatosis: a diagnostic pitfall. J Cutan Pathol. 2016;43:802-804.
44. Li X, Tsuchisaka A, Qian H, et al. Linear IgA/IgG bullous dermatosis reacts with multiple laminins and integrins. Eur J Dermatol. 2015;25:418-423.
45. Micaroni M, Giacchetti G, Plebani R, et al. ATP2C1 gene mutations in Hailey-Hailey disease and possible roles of SPCA1 isoforms in membrane trafficking. Cell Death Dis. 2016;7:e2259.
46. Ho D, Jagdeo J. Successful botulinum toxin (onabotulinumtoxinA) treatment of Hailey-Hailey disease. J Drugs Dermatol. 2015;14:68-70.
47. Hochwalt PC, Christensen KN, Cantwell SR, et al. Carbon dioxide laser treatment for Hailey-Hailey disease: a retrospective chart review with patient-reported outcomes. Int J Dermatol. 2015;54:1309-1314.
48. Lobato-Berezo A, Imbernón-Moya A, Aguilar-Martínez A. Refractory Hailey-Hailey disease that responded well to photodynamic therapy. Actas Dermosifiliogr. 2015;106:852-854.
49. Hunt KM, Jensen JD, Walsh SB, et al. Successful treatment of refractory Hailey-Hailey disease with a 595-nm pulsed dye laser: a series of 7 cases. J Am Acad Dermatol. 2015;72:735-737.
50. Kaniszewska M, Rovner R, Arshanapalli A, et al. Oral glycopyrrolate for the treatment of Hailey-Hailey disease. JAMA Dermatol. 2015;151:328-9.
51. Graham PM, Melkonian A, Fivenson D. Familial benign chronic pemphigus (Hailey-Hailey disease) treated with electron beam radiation. JAAD Case Rep. 2016;2:159-161.
52. Creamer D, Walsh SA, Dziewulski P, et al. U.K. guidelines for the management of Stevens-Johnson syndrome/toxic epidermal necrolysis in adults 2016. Br J Dermatol. 2016;174:1194-1227.
53. Egeberg A, Gislason GH, Hansen PR. Risk of major adverse cardiovascular events and all-cause mortality in patients with hidradenitis suppurativa. JAMA Dermatol. 2016;152(4):429-434. doi: 10.1001/jamadermatol.2015.6264.
54. Zivanovic D, Masirevic I, Ruzicka T, et al. Pyoderma gangrenosum, acne, suppurative hidradenitis (PASH) and polycystic ovary syndrome: coincidentally or aetiologically connected? Australas J Dermatol. 2016. doi: 10.1111/ajd.12438.
55. Thomas CL, Gordon KD, Mortimer PS. Rapid resolution of hidradenitis suppurativa after bariatric surgical intervention. Clin Exp Dermatol. 2014;39:315-317.
56. Scheinfeld N. Hidradenitis suppurativa: a practical review of possible medical treatments based on over 350 hidradenitis patients. Dermatol Online J. 2013;19:1.
57. Faivre C, Villani AP, Aubin F, et al. Hidradenitis suppurativa (HS): an unrecognized paradoxical effect of biologic agents (BA) used in chronic inflammatory diseases. J Am Acad Dermatol. 2016;74(6):1153-1159. pii: S0190-9622(16)00066-9. doi: 10.1016/j.jaad.2016.01.018.
58. Crocco EI, Dalapicola MC, Suzuki NM, et al. Surgical treatment of chronic hidradenitis suppurativa: CO2 laser stripping-second intention technique. Dermatol Surg. 2016;42:429-431.
59. Lin CH, Chang KP, Huang SH. Deroofing: an effective method for treating chronic diffuse hidradenitis suppurativa. Dermatol Surg. 2016;42:273-275.
60. Denison HJ, Curtis EM, Clynes MA, et al. The incidence of sexually acquired reactive arthritis: a systematic literature review. Clin Rheumatol. 2016;35(11):2639-2648.

LEITURAS SUGERIDAS

Atzmony L, Hodak E, Leshem YA, et al. The role of adjuvant therapy in pemphigus: a systematic review and meta-analysis. J Am Acad Dermatol. 2015;73:264-271.

Carlin E, Flew S. Sexually acquired reactive arthritis. Clin Med (Lond). 2016;16:193-196.

Creamer D, Walsh SA, Dziewulski P, et al. U.K. guidelines for the management of Stevens-Johnson syndrome/toxic epidermal necrolysis in adults 2016. Br J Dermatol. 2016;174:1194-1227.

Gnann JW Jr, Whitley RJ. Clinical practice. Genital herpes. N Engl J Med. 2016;375:666-674.

Hammers CM, Stanley JR. Mechanisms of disease: pemphigus and bullous pemphigoid. Annu Rev Pathol. 2016;11:175-197.

http://www.cdc.gov/std/tg2015/herpes.htm

http://www.dermnetnz.org/topics/stevens-johnson-syndrometoxic-epidermal-necrolysis/

Johnston C, Corey L. Current concepts for genital herpes simplex virus infection: diagnostics and pathogenesis of genital tract shedding. Clin Microbiol Rev. 2016;29:149-161.

Petukhova TA, Maverakis E, Ho B, et al. Urogynecologic complications in Stevens-Johnson syndrome and toxic epidermal necrolysis: presentation of a case and recommendations for management. JAAD Case Rep. 2016;2:202-205.

Ruocco V, Ruocco E, Caccavale S, et al. Pemphigus vegetans of the folds (intertriginous areas). Clin Dermatol. 2015;33:471-476.

Taylor J, McMillan R, Shephard M, et al. World Workshop on oral medicine VI: a systematic review of the treatment of mucous membrane pemphigoid. Oral Surg Oral Med Oral Pathol Oral Radiol. 2015;120:161-171.

Taylor-Robinson D. European guideline for managing sexually acquired reactive arthritis. Int J STD AIDS. 2016;27:80.

11
Erosões e Úlceras

LIBBY EDWARDS E PETER J. LYNCH

Embora muitos médicos não diferenciem erosões de úlceras, essa distinção é muito útil para o diagnóstico de uma etiologia de base. As condições que causam erosões são diferentes das que provocam úlceras.

Erosões e úlceras ocorrem quando há perda de tecido da superfície cutânea. Elas são diferenciadas com base na profundidade. A perda tecidual limitada ao epitélio produz erosões, ao passo que a perda tecidual que se estende para o interior, ou seja, pela derme, é chamada de úlcera (ver, no Capítulo 2, outra discussão sobre essa terminologia). A base de uma erosão pode ser avermelhada ou coberta por uma crosta amarela, frouxamente aderente, enquanto a base de uma úlcera, por outro lado, pode ser eritematosa ou coberta por crosta com pigmentos da heme vermelhos, azuis ou pretos decorrentes de destruição de vasos sanguíneos dentro da derme. As crostas que cobrem as úlceras também podem conter quantidade considerável de fibrina e, por essa razão, são aderentes e tenazes; sendo algumas vezes chamadas de escaras.

Há sobreposição entre doenças erosivas e ulcerativas, uma vez que as fases inicial e cicatricial das úlceras sejam erosivas, e as erosões, secundariamente infectadas ou manipuladas, podem ulcerar.

Erosões

Muitas vezes, as doenças erosivas e bolhosas, quando ocorrem na pele genital, são morfologicamente indistinguíveis. Quando ocorrem na pele frágil, por exemplo na área genital, as bolhas perdem rapidamente a cobertura, produzindo uma erosão superficial. Geralmente, a natureza bolhosa é avaliada pelo formato arredondado da erosão, ou pela configuração arqueada das bolhas coalescentes. Essas doenças causadas por bolhas sem cobertura são discutidas no Capítulo 10.

Erosões também resultam de trauma, necrose epitelial provocada por inflamação intensa ou necrose tumoral. As erosões resultantes de trauma, como a escoriação, geralmente são lineares ou angulares. As doenças de pele erosivas podem ser infecciosas, imunomediadas, ou malignas, ou surgir de escoriações por arranhadura, como em algumas dermatoses vulvares.

Líquen Plano Erosivo

O líquen plano é uma doença de pele com morfologia variável na pele genital. O líquen plano erosivo é a condição erosiva não infecciosa mais comum que ocorre na vulva, porém, é menos comum no pênis e quase inexistente em homens circuncidados. Pápulas eritematosas (ver Capítulo 7) são mais comuns que as erosões em homens, e a pele úmida geralmente exibe lesões cutâneas brancas (ver Capítulo 8). Muitos pacientes apresentam mais de uma forma de líquen plano. Existem poucos dados sobre o líquen plano genital. Como a maioria dos pacientes com líquen plano genital também apresenta o líquen plano oral, que é mais bem estudado, esses estudos são referenciados neste capítulo.

Apresentação Clínica

O líquen plano vulvovaginal erosivo afeta apenas adultos e, de longe, mulheres são as mais afetadas pela forma erosiva, particularmente nos Estados Unidos, onde a circuncisão é realizada regularmente na maioria dos meninos recém-nascidos. A ampla maioria das mulheres com líquen plano genital não apresenta acometimento de áreas extragenitais extramucosas. As pacientes geralmente relatam prurido genital, mas nenhum prazer em coçar, e as queixas predominantes são: queimação, irritação, "sensação de ferida aberta", disúria, dispareunia e sangramento após as relações sexuais. Muitas pacientes com líquen plano genital erosivo também relatam dor na boca, especialmente com alimentos duros, como *chips*, e alimentos condimentados e ácidos.

Embora o líquen plano se manifeste com muitas aparências morfológicas diferentes, as lesões clássicas na pele queratinizada são as pápulas pruriginosas, violáceas, com a parte superior achatada (ver Capítulo 7). No entanto, nas membranas mucosas, as apresentações mais comuns são as erosões ou pápulas e placas brancas reticuladas (ver Capítulo 8). As lesões brancas, que sofreram erosão, podem-se apresentar em associação ou separadamente. Em 1982, Pelisse *et al.* descreveram a síndrome gengival vulvovaginal, introduzindo o líquen plano erosivo como um subgrupo distinto em mulheres. Caracteristicamente, essas pacientes sofrem erosões na vulva, vagina e mucosa oral, em especial nas gengivas. O acometimento das membranas

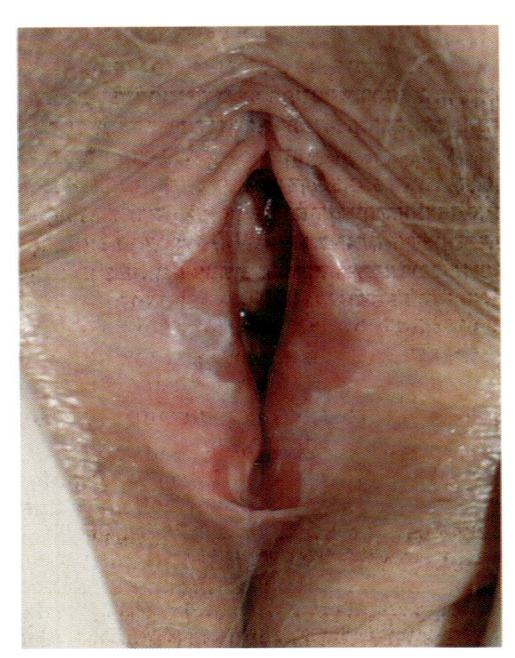

Fig. 11.1. Esta fotografia ilustra a morfologia mais comum do líquen plano: uma erosão inespecífica, bem demarcada do vestíbulo com epitélio branco circundante.

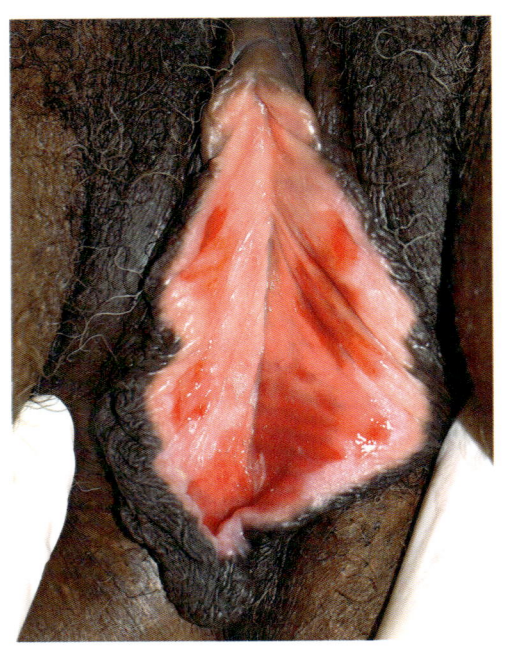

Fig. 11.3. Erosões crônicas, razoavelmente bem demarcadas, em placas, estatisticamente quase sempre representam o líquen plano erosivo, mas este é morfologicamente indistinguível do pênfigo vulgar e penfigoide benigno das membranas mucosas (cicatricial).

mucosas modificadas da vulva é usual, com epitélio fino, vermelho brilhante, e erosões mais acentuadas no vestíbulo. Estas erosões podem ser inespecíficas, mas circundam o epitélio branco e, algumas vezes, placas reticuladas brancas revelam o diagnóstico de líquen plano **(Figs. 11.1 a 11.5)**. O líquen plano erosivo crônico resulta em formação cicatricial **(Fig. 11.6)**. A reabsorção labial e a formação cicatricial do capuz clitoriano sobre o clitóris são comuns. O estreitamento do introito também é uma complicação frequente.

Erosões vaginais são comuns no líquen plano erosivo vulvar **(Fig. 11.7)**. Mesmo quando o líquen plano vulvar é papuloso, em vez de erosivo, é comum a vaginite inflamatória associada causada pelo líquen plano (ver Capítulo 15). O líquen plano vaginal erosivo produz secreções vaginais, purulentas que provocam dermatite de contato por irritante no vestíbulo. Na doença grave, ocorrem adesões vaginais, que às vezes provocam obliteração do espaço vaginal, o que impossibilita as relações sexuais ou a introdução de um espéculo.

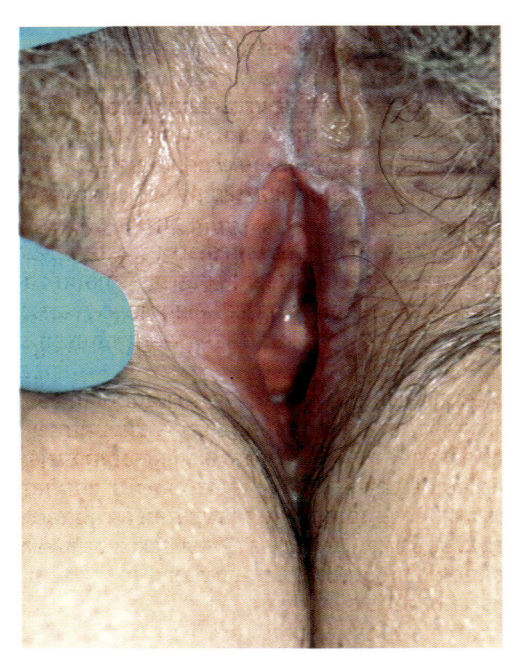

Fig. 11.2. Esta erosão também mostra uma fina margem de hipopigmentação, mas o epitélio branco se estende para as dobras da pele, mostrando que a hipopigmentação não é simplesmente reativa a uma erosão adjacente.

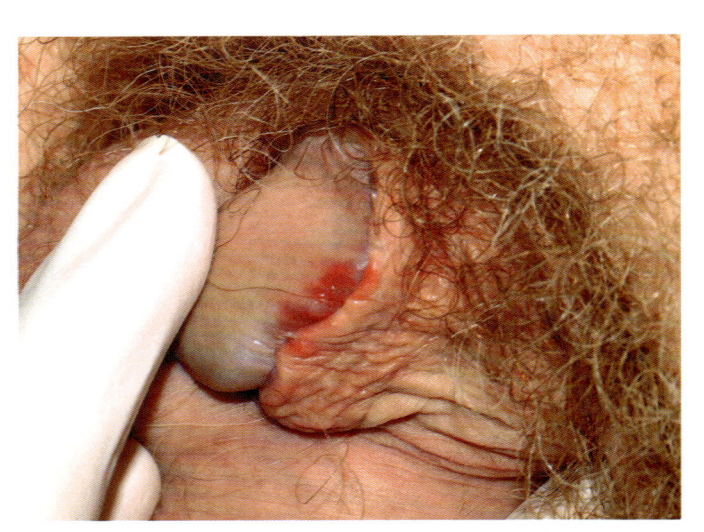

Fig. 11.4. Similar às erosões na vulva, o líquen plano genital erosivo, masculino, geralmente é localizado nas membranas mucosas modificadas da glande e prepúcio ventral; o líquen plano erosivo é muito mais comum em homens incircuncisos do que em homens circuncidados.

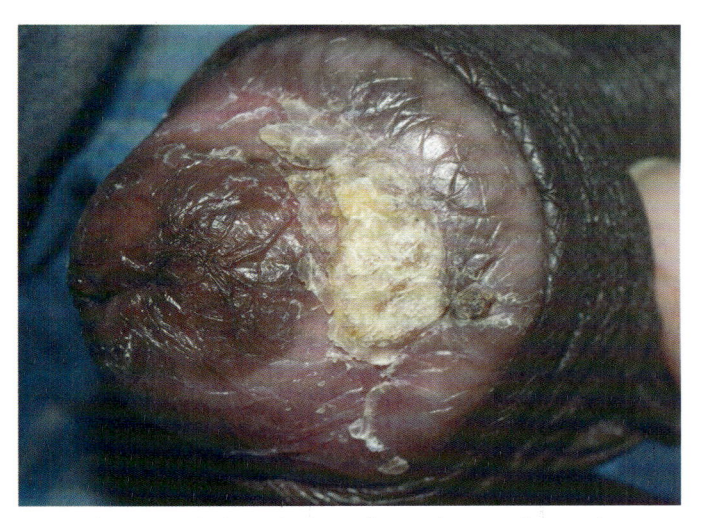

Fig. 11.5. Homens incircuncisos com líquen plano erosivo geralmente exibem encrostação em vez de erosões, porque a pele é mais seca.

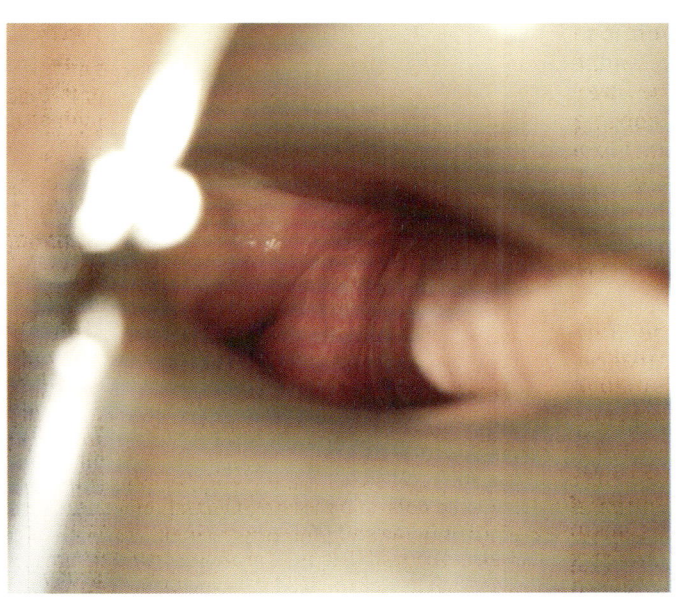

Fig. 11.7. Ao contrário do líquen escleroso, o líquen plano geralmente afeta a vagina, o que se manifesta por eritema ou erosões generalizadas na mucosa, e no exame de citologia vaginal do esfregaço vaginal, o padrão é inflamatório, com células parabasais.

O líquen plano peniano está associado, com mais frequência, ao líquen plano em outros sítios cutâneos do que o líquen plano vulvovaginal. São menos frequentes as lesões com erosões, mas quando estas ocorrem são muito dolorosas **(Figs. 11.8 e 11.9)**. Essas erosões podem estar associadas a lesões orais e apresentam curso clínico prolongado, similar ao observado em mulheres (1). Homens com líquen plano erosivo peniano também apresentam formação cicatricial, com fimose, se incircuncisos, ou perda de uma nítida distinção entre a glande e a haste do pênis circuncidado. As lesões perianais ocorrem, algumas vezes, em ambos os sexos **(Fig. 11.10)**.

As lesões gengivais podem ser localizadas ou generalizadas, manifestando-se primariamente por erosões sensíveis e gengivite descamativa, algumas vezes com pápulas sólidas ou reticuladas brancas circundantes **(Fig. 11.11)**. Muitas vezes, pápulas lineares reticuladas ou erosões ocorrem na mucosa bucal, em geral também com acometimento da língua **(Figs. 11.12 e 11.13)**. O líquen plano esofágico está sendo cada vez mais identificado, e é mais comum do que sugere a literatura. Estrituras que produzem disfagia e perda de peso são sugestivas desse acometimento, e o carcinoma escamoso do esôfago é uma complicação séria (2). Podem ocorrer lesão conjuntival e formação de cicatrizes no ducto lacrimal (1).

O carcinoma escamoso algumas vezes ocorre no líquen plano oral, vulvar e peniano. Devem ser realizadas biopsias das erosões endurecidas e das úlceras, assim como das áreas hiperqueratóticas crônicas.

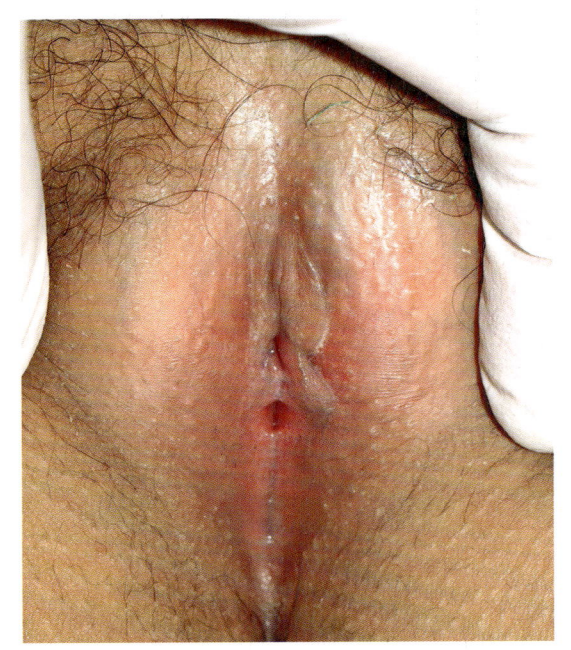

Fig. 11.6. A formação cicatricial na base do líquen plano pode ser notável, algumas vezes produzindo fechamento completo da vagina e do introito, que é problemático para a paciente.

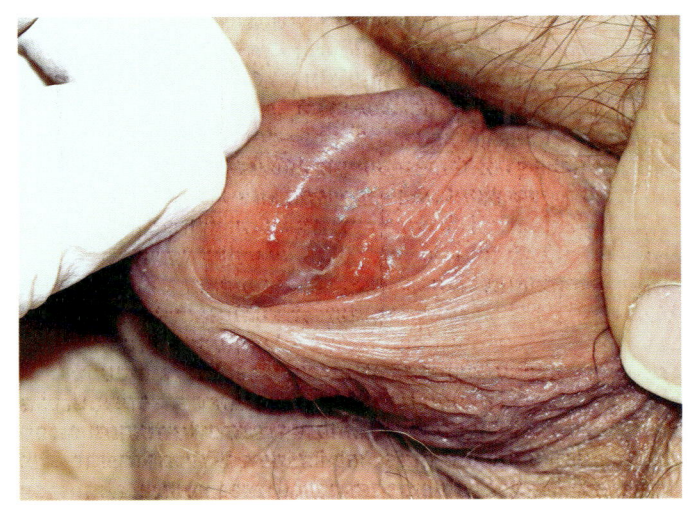

Fig. 11.8. Esta erosão típica de líquen plano na glande e parte interna do prepúcio mostra risco de produzir fimose.

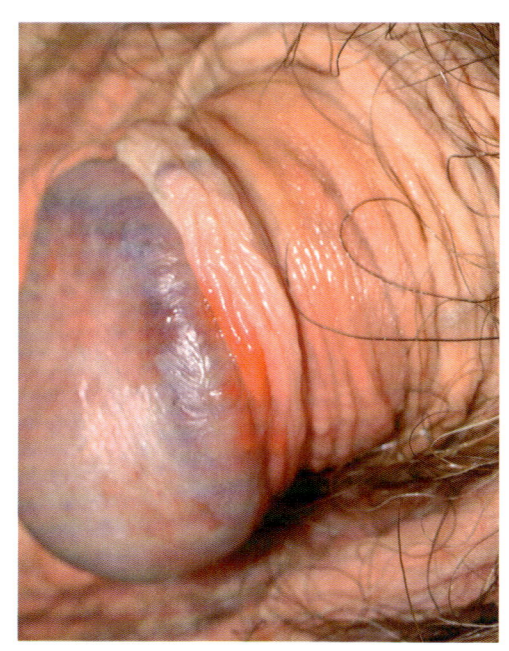

Fig. 11.9. Até mesmo erosões pequenas podem produzir acentuada irritação e dispareunia.

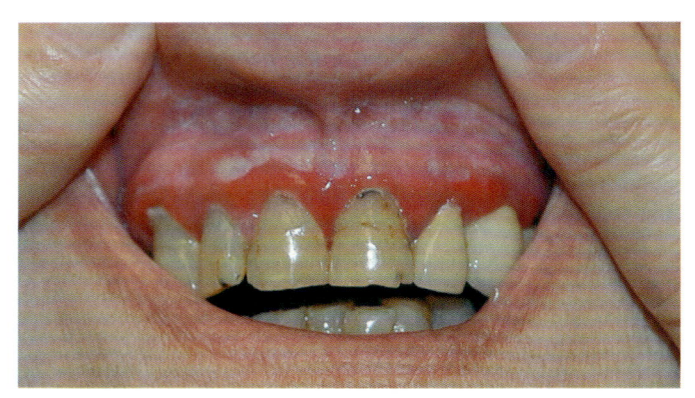

Fig. 11.11. O líquen plano gengival é comum e clássico em mulheres com líquen plano vulvar e vaginal, e se manifesta por eritema inespecífico cor de carne, algumas vezes com hiperqueratose branca.

Diagnóstico

O diagnóstico de líquen plano pode ser feito de maneira confiável, quando as erosões são acompanhadas de pápulas brancas, reticuladas, ou em formato de folha de samambaia, na genitália ou boca. Por outro lado, uma biópsia é necessária, embora com mais frequência o resultado da histologia seja "dermatite liquenoide" compatível com líquen plano, mas não é diagnóstico desta afecção. O líquen plano e a reação liquenoide a medicamentos podem produzir quadros clínico e histológico idênticos. A biópsia deve ser obtida da borda, e não do centro de uma erosão, e ser submetida à histologia de rotina. Se a biópsia for muito inespecífica ou sugestiva de doença bolhosa autoimune, como o penfigoide benigno das membranas mucosas, ou pênfigo vulgar, é necessária uma biópsia adicional submetida à imunofluorescência direta. Essa biópsia deve ser obtida da pele normal, perilesional, e armazenada em meio de transporte em vez de formol.

Há muitos anos são feitos relatos da ocorrência mais frequente de líquen plano em pacientes com hepatite C, e da mesma forma há relatos descartando essa associação. Uma pesquisa recente da literatura sugere a associação estatisticamente significativa com a hepatite C em pacientes com líquen plano oral (3,4). Mais recentemente, um estudo notou uma associação entre líquen plano oral e hipotireoidismo (5).

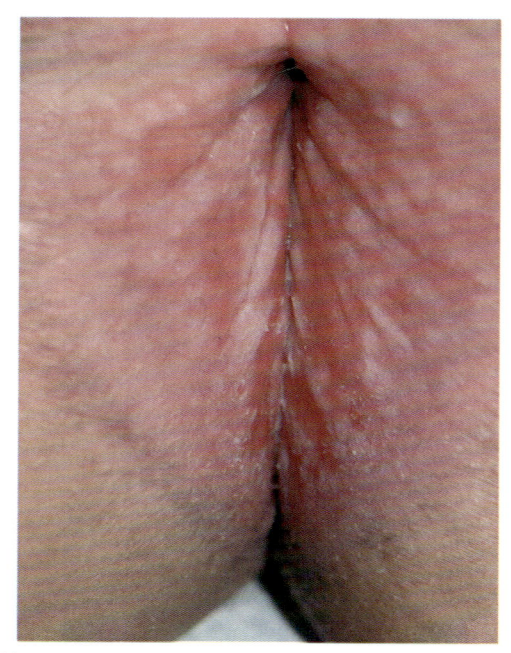

Fig. 11.10. O líquen plano geralmente afeta a pele perianal de homens e mulheres; uma biópsia é necessária para diferenciar esse líquen plano perianal de líquen escleroso com erosões ou líquen simples crônico.

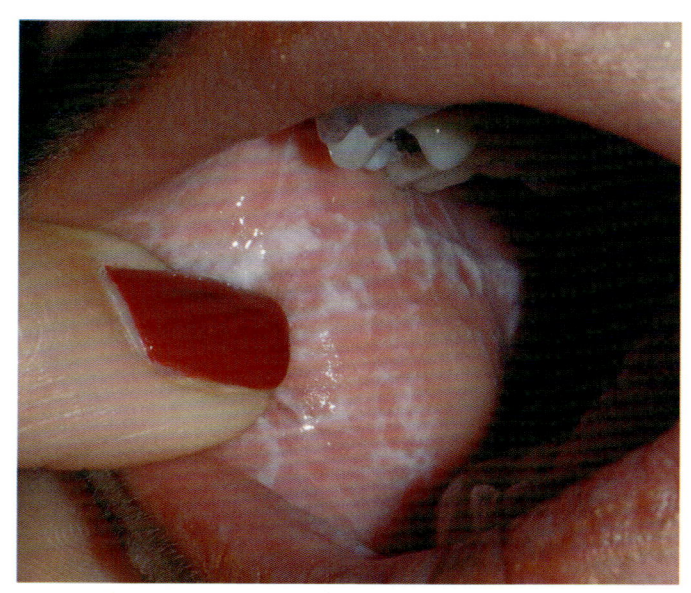

Fig. 11.12. Estas estrias brancas, entrelaçadas na mucosa bucal são patognomônicas de líquen plano da mucosa e a manifestação mais comum de líquen plano oral.

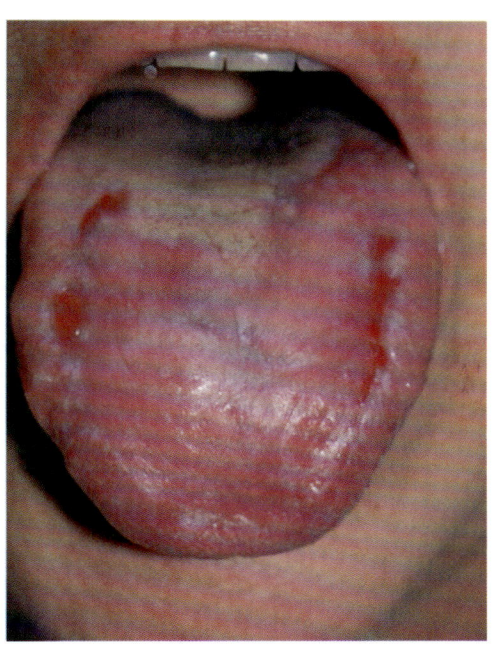

Fig. 11.13. O líquen plano genital erosivo, algumas vezes, está associado ao líquen plano das porções dorsal e lateral da língua. Esta pode se encontrar lisa, com perda de papilas, erosiva ou hiperqueratótica.

As características histológicas do líquen plano erosivo incluem infiltrado linfocítico dérmico denso, em faixa, que se estende para a camada basal, e a danifica **(Fig. 11.14)**. Uma camada proeminente de células granulosas, hiperqueratose e acantose é comum, mas o líquen plano erosivo das membranas mucosas geralmente exibe atrofia e achatamento do epitélio. A biópsia de pele que sofreu erosão, e que não inclui o epitélio, não pode demonstrar um diagnóstico de líquen plano, portanto, a amostra para biópsia deve incluir a borda epitelizada de uma erosão. Corpos coloides e de Civatte são vistos frequentemente na epiderme inferior e na derme superior, e uma biópsia para imunofluorescência direta permitirá a visualização mais fácil desses corpos.

Doenças de pele erosivas crônicas estão no diagnóstico diferencial de líquen plano erosivo genital. Pênfigo vulgar e penfigoide benigno das membranas mucosas podem ser quase indistinguíveis, mas estas doenças são bem menos comuns, e em geral seu diagnóstico é estabelecido com mais facilidade por biópsia de rotina e biópsia para imunofluorescência direta. Geralmente, o epitélio branco circundante sugere o diagnóstico de líquen plano erosivo, mas qualquer erosão crônica pode induzir um epitélio branco inespecífico circundante. Algumas vezes, esse epitélio branco pode-se assemelhar ao líquen escleroso, mas este raramente afeta a vagina, e mostra uma textura sinuosa característica, ou ocasionalmente uma textura cerosa, ao contrário da apresentada pelo líquen plano. Necrólise epidérmica tóxica, candidíase erosiva grave e dermatite de contato por irritante causada por um agente, como a resina podofilina, podem mimetizar o líquen plano erosivo, mas estas condições são agudas, em vez de crônicas, no início. Da mesma forma que o líquen plano erosivo, a mucosite plasmocitária também exibe pápulas eritematosas, úmidas, brilhantes, e placas que podem surgir com erosão. A histologia diferencia o líquen plano da vulvite, ou balanite por plasmócitos, e das lesões genitais erosivas da doença enxerto *versus* hospedeiro que também pode estar associada a lesões liquenoides cutâneas.

LÍQUEN PLANO EROSIVO	Diagnóstico

- Erosões inespecíficas crônicas das membranas mucosas ou das membranas mucosas modificadas estatisticamente indicam o diagnóstico.
- Estrias patognomônicas brancas, reticuladas, circundantes confirmam o diagnóstico.
- Estrias brancas reticuladas, na boca, sugerem fortemente o diagnóstico.
- Na ausência de estrias brancas, reticuladas, ou um possível fármaco ofensor, a biópsia da borda de uma erosão relacionada com dermatite ou mucosite liquenoide fornece o diagnóstico presuntivo.

Fisiopatologia

O líquen plano é uma doença imunológica associada a distúrbio de um subgrupo de células T, apesar de serem pouco conhecidas as especificidades, e um estudo recente notou a presença de mastócitos (6). Múltiplos estudos examinaram vários aspectos de alterações mais específicas dos fatores imunes. Estas anormalidades podem ser uma condição heterogênea, sendo mais provável que os pacientes com o alelo HLA DQB1*0201 de classe II desenvolvam doença mais disseminada, incluindo acometimento esofágico, do ducto lacrimal e do canal extra-auditivo (7). O tratamento do líquen plano consiste primariamente no uso de medicamentos imunossupressores.

Tratamento

O tratamento do líquen plano erosivo geralmente é um desafio. Embora a maioria das doenças melhore substancialmente com

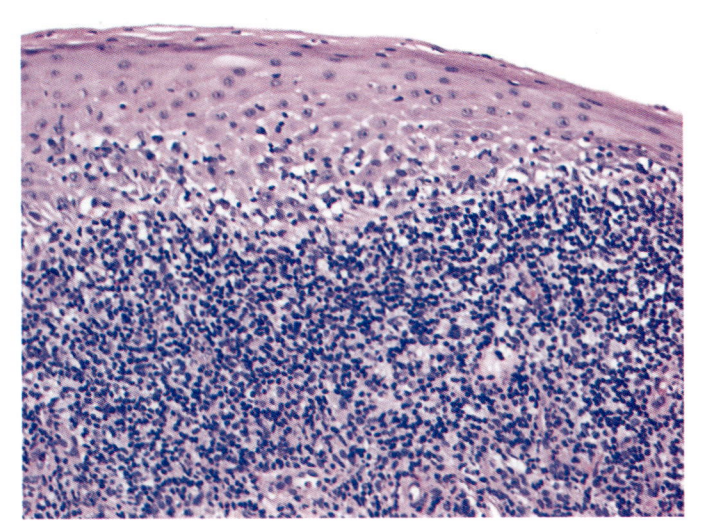

Fig. 11.14. A biópsia do líquen plano da mucosa geralmente mostra um liquenoide infiltrado de células inflamatórias crônicas na derme superior, confinando e destruindo a camada de células basais.

cuidados locais e corticosteroides superpotentes, a doença mais grave requer o uso sistêmico de antimetabólitos sistêmicos e de agentes imunossupressores, com sucesso variável. A circuncisão, algumas vezes, é curativa em homens (6). Os dados referentes ao benefício da terapia são pobres. Uma recente revisão do Cochrane Database não demonstrou evidência convincente sobre o benefício de quaisquer terapias (8); porém, os médicos observam melhora muito significativa em pacientes com o uso de algumas terapias, especialmente com corticosteroides. Apesar de incurável, o líquen plano, na maioria dos pacientes, é bem controlado com terapia imunossupressora tópica.

Terapia Inespecífica

É conveniente evitar irritantes, como sabão e lavagem excessiva, absorventes de uso diário e medicamentos tópicos desnecessários. Emolientes tópicos, à base de petrolato, assim como a adoção de medidas, como o uso de secagem corporal a ar e não com a toalha, são suavizantes. Como o líquen plano vulvovaginal ocorre principalmente no grupo etário pós-menopausa, a reposição de estrogênio tópico ou sistêmico pode ser crucial, evitando a causa adicional e facilmente corrigida de afinamento da mucosa.

Terapia Tópica

A terapia específica de primeira linha para o líquen plano consiste no tratamento com corticosteroides. Pomadas superpotentes com esteroide tópico (p. ex., propionato de clobetasol a 0,05%, propionato de halobetasol a 0,05%), aplicadas às lesões vulvares ou penianas, duas vezes ao dia, podem ser benéficas. O líquen plano da glande incircuncisa, que não responde adequadamente, pode ser tratado com corticosteroides sob a oclusão do preservativo, por curtos períodos, com cuidadoso acompanhamento. Cremes, géis, loções e soluções devem ser evitados em razão da irritação induzida pelos álcoois que esses veículos contêm regularmente.

Esses medicamentos também podem ser inseridos por via intravaginal, à noite, bem como o acetato de hidrocortisona, 25 mg, em supositórios retais ou espuma de hidrocortisona. A doença vaginal recalcitrante pode ser tratada com supositórios de hidrocortisona composta, 100 a 200 mg, ou com a inserção de corticosteroides potentes no interior da vagina. No entanto, pode ocorrer significativa absorção, portanto, novamente, um cuidadoso acompanhamento é necessário. Além disso, os corticosteroides intravaginais algumas vezes precipitam a candidíase vaginal, assim caso ocorra prurido súbito, é importante o uso de fluconazol semanalmente, ou a inserção de um creme antifúngico tópico, duas ou três vezes por semana, ou fazer ao paciente a recomendação para fazer contato telefônico com o médico.

A boca também deve ser tratada, e este autor constatou muitas vezes que o líquen plano oral representa um desafio maior que o líquen plano genital. Existem várias opções para a aplicação de corticosteroide à boca. A suspensão oral de nistatina e o elixir de dexametasona podem ser misturados a 50% cada, e depois usados à maneira de bochecho, sendo mantidos na boca por mais tempo possível, e depois expelidos. A nistatina ajuda a prevenir a candidíase facial causada pelo uso de corticosteroide. Alternativamente, o clobetasol gel, a 0,05%, pode ser aplicado às áreas da boca. Ambos são iniciados na dosagem de quatro vezes ao dia e depois esta é reduzida até à dosagem mínima frequente, necessária para o controle da doença.

A terapia de segunda linha consiste nos inibidores tópicos de calcineurina, pimecrolimus, creme, a 1%, e especialmente tacrolimus, pomada, a 0,1% com a advertência de que esses fármacos não aprovados pela U.S. Food and Drug Administration (FDA) para líquen plano, são caros, e muitas vezes provocam queimação inaceitável e prolongada, quando aplicados à pele genital inflamada (9,10). Além disso, a melhora é retardada, quando comparada aos corticosteroides tópicos, e recebem tarja preta da FDA pelo risco de produzir câncer e linfoma, o que é preocupante para os pacientes já em risco de transformação para carcinoma escamoso. Entretanto, a maioria dos dermatologistas genitais percebe que o líquen plano erosivo da mucosa não controlado acarreta um risco substancialmente maior de carcinoma escamoso do que o uso de um inibidor de calcineurina.

O desconforto com a aplicação e o custo podem ser minimizados com o uso de tacrolimus composto, diluindo-se uma cápsula de 1 mg deste fármaco, em um litro de água, e aplicando-o duas vezes ao dia; o uso desta medicação é feito à maneira de bochecho, mantendo-a na boca, e em seguida expelindo-a; inicialmente quatro vezes ao dia no caso de líquen plano oral. Supositórios de tacrolimus para a vagina também podem ser elaborados em formulação de manipulação, e as farmácias de manipulação possuem essas formulações.

LÍQUEN PLANO EROSIVO — **Tratamento**

Terapia tópica
- Corticosteroide superpotente, pomada, duas vezes ao dia.
- Inibidores da calcineurina (tacrolimus ou pimecrolimus), duas vezes ao dia.
- Para mulheres na pós-menopausa, com líquen plano vaginal – reposição de estrogênio.

Corticosteroides intralesionais
- Triancinolona acetonida, 10 mg/mL, dentro das lesões recalcitrantes.

Terapia sistêmica, ocasionalmente
- Hidroxicloroquina, 200 mg, via oral, duas vezes ao dia.
- Metotrexato, até 25 mg, via oral, semanalmente.
- Micofenolato de mofetil, até 1.500 mg, duas vezes ao dia.
- Bloqueadores do fator de necrose tumoral alfa.

Cuidados locais de suporte – dilatadores, controle da infecção, evitar irritantes.

Terapia Intralesional

Corticosteroides injetados em lesões recalcitrantes algumas vezes produzem melhora significativa (ver Capítulo 4). Triancinolona acetonida, 10 mg/mL, é a preparação usual, e a quantidade depende da área a ser injetada. Pode-se aplicar no epitélio oral um anestésico oral empregado por dentistas, para produzir anestesia imediata, e o resultado é uma injeção quase indolor. Entretanto, esse anestésico tópico deve ser evitado na pele genital, onde algumas vezes provoca necrose.

Terapia Sistêmica

Às vezes, terapias tópicas e intralesionais não promovem melhora adequada. Esses pacientes beneficiam-se com a adição de terapia imunossupressora sistêmica aos medicamentos tópicos.

Os corticosteroides sistêmicos (prednisona 40 a 60 mg/dia) produzem melhora significativa e rápida, na maioria dos pacientes, mas quando o medicamento é interrompido há recidiva da condição. O medicamento pode ser usado inicialmente em pacientes com erosões graves para limpar a pele o suficiente antes da transição para a terapia tópica. Alternativamente, os corticosteroides podem ser administrados por injeção intramuscular, por exemplo, com triancinolona acetonida, 40 a 80 mg. Um esquema terapêutico consiste numa injeção mensal por 3 meses, na tentativa de interromper o processo de doença e promover um benefício de longa duração ([comunicação pessoal, Lynette Margesson, MD], mas a gravidade dos efeitos colaterais, em longo prazo, impede que este seja um tratamento útil). Em geral, a recidiva é imediata após a suspensão da terapia com corticosteroide sistêmico.

O início do benefício de todos os outros tratamentos sistêmicos é lento, exigindo cerca de 3 meses para se produzir o efeito total, enquanto outras terapias melhoram o líquen plano de forma menos previsível. Cada tratamento deve ser utilizado na dose total nos 3 meses anteriores. Não existem estudos controlados sobre esses medicamentos, mas apenas relatos empíricos. Hidroxicloroquina, 200 mg, duas vezes ao dia, é a terapia mais barata, com um mínimo monitoramento laboratorial. Metotrexato, 25 mg, por semana, é outra terapia custo-efetiva semanal, mas apoiada apenas por relatos empíricos (11). Há alusões ao benefício dos retinoides orais, como a isotretinoína, 40 a 80 mg/dia, e a acitretina, cerca de 25 mg/dia, mas os efeitos colaterais, entre os quais a teratogenicidade, requerem cuidadoso monitoramento. Não os considero úteis. Outros tratamentos sistêmicos tentaram incluir griseofulvina oral, 500 mg, duas vezes ao dia; azatioprina, 75 mg, duas vezes ao dia, ciclofosfamida e micofenolato de mofetila, com benefício empírico em alguns pacientes; a familiaridade do clínico com esses medicamentos, para um monitoramento apropriado, é importante. Talidomida, 100 a 150 mg/dia, é uma terapia potencial teórica (12). Mais recentemente, antagonistas do fator de necrose tumoral (TNF) têm sido usados com alguns relatos de casos clínicos favoráveis, mas é maior o número de relatos sobre erupções liquenoides e psoriasiformes provocados por essa classe de medicamento (13). Nenhuma terapia é ideal, e poucas produzem melhora consistente sem riscos significativos ou efeitos colaterais. Constatei que metotrexato e adalimumabe oferecem alívio parcial, mas bem-vindo, para alguns pacientes com doença grave não controlada por medicamentos tópicos. Não observei melhora com o uso de outros medicamentos sistêmicos.

Cirurgia

A circuncisão é o único procedimento cirúrgico que, algumas vezes, melhora o líquen plano da mucosa. No entanto, a cirurgia ocasionalmente é necessária para separar adesões vaginais, reverter o estreitamento do introito ou descobrir um clitóris sepultado. O estreitamento do introito ocasionalmente progride para o fechamento completo, resultando em retenção urinária que requer cirurgia urgente. A doença cutânea deve ser controlada, logo que possível, antes de se contemplar uma cirurgia, tomando muito cuidado no pós-operatório para prevenir uma rápida formação cicatricial nova. O uso de esteroides tópicos e dilatadores é recomendável.

O líquen plano anogenital erosivo é crônico e doloroso, e não existem medidas padrão de tratamento que auxiliem todos os pacientes, nem existem quaisquer estudos controlados avaliando a terapia para líquen plano anogenital. Entretanto, a experiência sugere que existem várias terapias que auxiliam alguns pacientes. Ocasionalmente, o líquen plano anogenital erosivo entra em remissão, mas esta é uma exceção. Também, por causa do risco de carcinoma escamoso, os pacientes devem ser avaliados regularmente ao longo do curso da doença. Vulvologistas notaram dor residual, em mulheres tratadas com sucesso de líquen plano vulvovaginal erosivo, mostrando que o líquen plano pode desencadear vulvodinia.

Balanite e Vulvite Plasmocitária

A origem da balanite ou vulvite de Zoon (também chamada de balanite ou vulvite circunscrita plasmocelular, eritroplasia inflamatória) é desconhecida, embora alguns médicos acreditem que a vulvite e a balanite plasmocitária sejam relacionadas com o líquen plano. Essa condição foi discutida primariamente no Capítulo 6.

A apresentação da vulvite e balanite plasmocitária consiste em uma placa vermelho-brilhante, geralmente solitária, na glande peniana ou vulva. Embora estas placas geralmente pareçam erosivas, a lesão muitas vezes é atrófica e eritematosa, mas íntegra **(Figs. 11.15 e 11.16)**. Essa lesão pode ser assintomática ou se apresentar com ardência, irritação ou prurido. O diagnóstico é feito pela aparência e confirmada por biópsia.

Em homens, a circuncisão é curativa. Por outro lado, corticosteroides tópicos potentes oferecem algum alívio sintomático e melhora na aparência, em muitos pacientes, mas a recidiva é a regra à interrupção do tratamento. Tacrolimus, pimecrolimus e masoprocol tópicos têm sido úteis para alguns pacientes, mas os relatos sobre os resultados da terapia são conflitantes (14-16). Há relatos de que algumas vezes os corticosteroides tópicos associados a ácido fusídico, imiquimode, corticosteroides intralesionais e *laser* CO_2 são benéficos (17-20).

Há um relato de carcinoma escamoso *in situ* (neoplasia intraepitelial) em um paciente com balanite plasmocitária, de modo que é recomendada constante vigilância (21).

Fissuras das Dobras da Pele Genital

As fissuras das dobras da pele genital não são uma doença, mas uma apresentação clínica comum de várias doenças genitais. As fissuras genitais, especialmente as fissuras da vulva, produzem dor com ardência que as pacientes geralmente

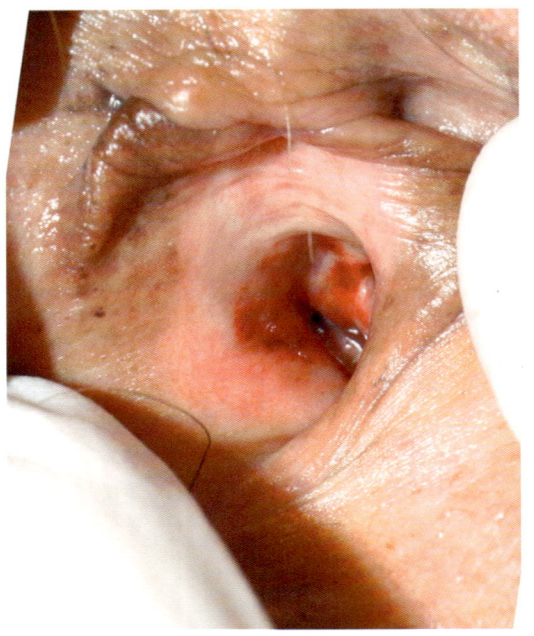

Fig. 11.15. Vulvite plasmocitária, também chamada de vulvite de Zoon, apresenta placas purpúreas, bem demarcadas, marrom-eritematosas ou vermelho brilhantes do vestíbulo ou lábios menores mediais.

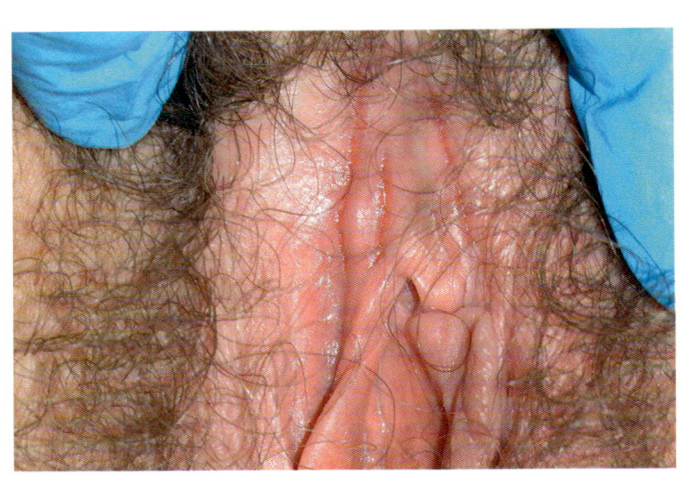

Fig. 11.17. A causa mais comum das fissuras agudas das dobras da pele é a candidíase vulvar.

referem como uma sensação de cortar papel. Essas erosões muitas vezes são recorrentes ou crônicas.

Apresentação Clínica

As fissuras das dobras da pele, em mulheres, consistem em erosões lineares no interior dessas dobras, especialmente as dobras interlabiais e bordas do capuz clitoriano; em homens e mulheres, no sulco coronal e dobras de pele da haste peniana, e dentro de linhas de pele normal do corpo perineal e da pele perianal **(Figs. 11.17 a 11.20)**. Essas fissuras são tão transitórias que o diagnóstico geralmente é estabelecido pelo histórico, em associação a linhas eritematosas e finas, nas áreas de fissuras, ou em função do retorno da paciente logo ao ocorrer a recidiva das fissuras. Algumas vezes, para a identificação, a magnificação é necessária. Em outras ocasiões, as fissuras são tão profundas que realmente representam úlceras.

Tanto as fissuras nas dobras da pele como na forqueta posterior apresentam-se com laceração, ardência, sensação de queimação. O ardor geralmente é acentuado quando urina, sêmen, cremes medicados ou até água entram em contato com a área. A paciente geralmente relata imediata cicatrização, mas ocorre recidiva com a atividade sexual, fricção ou coçadura.

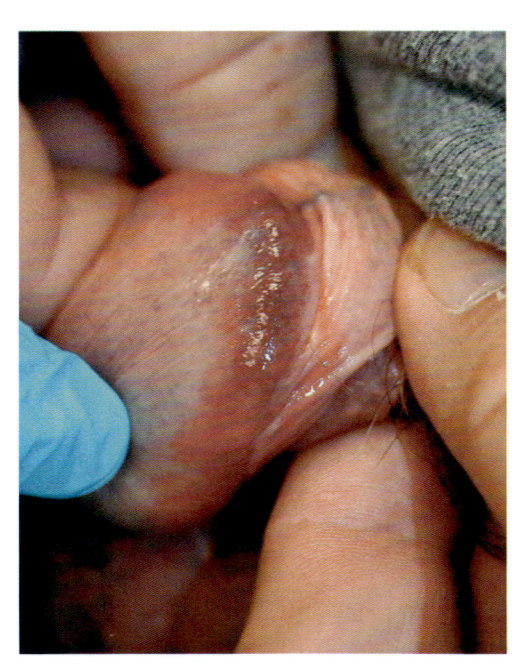

Fig. 11.16. A coloração alaranjada/ferruginosa desta placa eritematosa se deve ao ferro produzido pela púrpura.

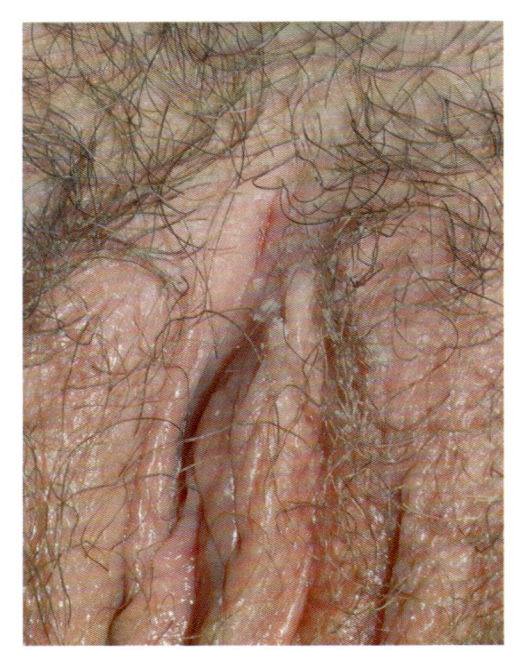

Fig. 11.18. Às vezes, essas fissuras podem ser muito sutis, mas dolorosas, e cicatrizam rapidamente, de modo que um cuidadoso exame, com boa iluminação, geralmente é necessário para a visualização.

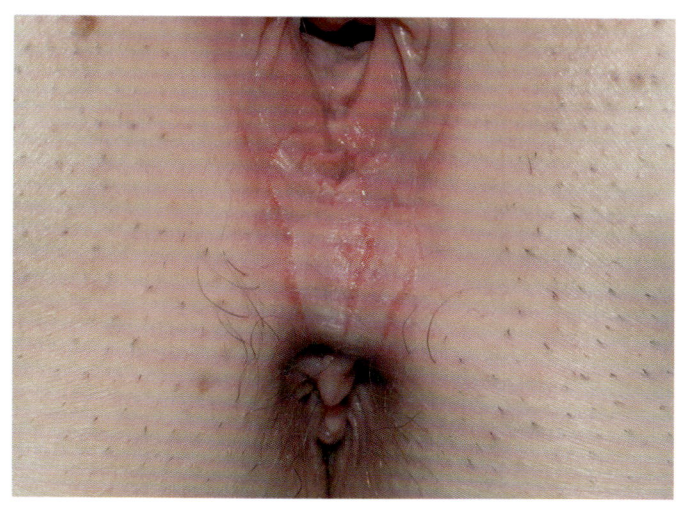

Fig. 11.19. Qualquer processo inflamatório pode produzir fissuras nas dobras da pele, particularmente o líquen escleroso, que se caracteriza por pele frágil e pruriginosa.

Diagnóstico

O diagnóstico de formação de fissuras nas dobras da pele é estabelecido por sua morfologia. O diagnóstico da causa de base é mais difícil e requer a eliminação, ou o tratamento, de cada causa individual. O diagnóstico da causa de base provoca um dilema diagnóstico nessa condição.

Fisiopatologia

As fissuras das dobras da pele são erosões lineares inespecíficas que ocorrem em qualquer irritação, muitas vezes exacerbadas, ou precipitadas, pela atividade sexual. O irritante de base mais comum, causador de fissuras, é a infecção por *Candida albicans*. Quando a levedura é a causa primária, a fenda glútea, em geral, é acometida de maneira proeminente.

A *tinea* crural muitas vezes não produz fissuras, por ser esta uma doença da pele seca, queratinizada, e não da vulva, pênis ou pele perianal. Outras infecções passíveis de causar fissuras são: infecção recorrente pelo vírus herpes *simplex* (HSV) e infecção bacteriana vulvar ou vaginal, com mais frequência por *Staphylococcus aureus* ou *Streptococcus*, *Streptococcus* α-hemolítico ou do grupo B. Embora o *Streptococcus* do grupo B quase sempre seja um colonizador normal assintomático, ocasionalmente, pode contribuir para a irritação e fissura vulvares.

Qualquer dermatose pruriginosa, como o eczema (líquen simples crônico), líquen escleroso, ou psoríase, pode produzir essas fissuras das dobras da pele, o que, por sua vez, aumenta o prurido, iniciando ou mantendo um ciclo de coceira-coçadura. A formação de fissuras no pênis tem sido notada em associação à neoplasia intraepitelial peniana (doença de Bowen).

Tratamento

Para as fissuras das dobras da pele, a identificação, tratamento e supressão da condição de base são cruciais. Quando nenhum fator subjacente é identificado, o tratamento com um antibiótico antiestafilocócico ou estreptocócico, como cefalexina, um corticosteroide tópico, pomada, como triancinolona acetonida a 0,1%, e uma terapia antifúngica, como fluconazol, 150 mg, a cada 4 a 7 dias (ou nistatina pomada, porque os cremes podem queimar a pele com erosão), geralmente produz significativo controle das fissuras. Depois de cicatrizada a pele, os medicamentos podem ser gradualmente descontinuados, embora a recidiva seja comum.

Fissuras Vulvares na Forqueta Posterior

Apresentação Clínica

As fissuras na forqueta posterior ocorrem mais em mulheres na pré-menopausa, e quase exclusivamente em indivíduos sexualmente ativos. O início geralmente é rápido, sem trauma ou infecção precedente; ocorrem queimação e divisão da forqueta posterior durante as relações sexuais. Sêmen, água e urina causam ardor. A área geralmente cicatriza rapidamente, mas a fissura recorre quase sempre às relações sexuais.

Ao exame clínico, ocorre uma erosão linear, na linha média da forqueta posterior, e pode ser fina e sutil, ou relativamente larga, evidente e quase ulcerativa **(Figs. 11.21 e 11.22)**. Algumas pacientes exibem eritema de duração prolongada na área após a cicatrização. As fissuras na forqueta posterior são vistas facilmente quando a paciente se apresenta dentro de um ou dois dias após uma relação sexual. Raramente, as mulheres sofrem erosões ou ulcerações não situadas na posição de 6 horas **(Fig. 11.23)**.

Algumas mulheres relatam dor ao redor da fissura, mas dentro do vestíbulo. Alguns clínicos postulam que as fissuras ocorrem em associação à vulvodinia, ou vestibulodinia (ver Capítulo 5).

Diagnóstico

O diagnóstico de uma fissura posterior recorrente é estabelecido facilmente por morfologia e histórico. As doenças a considerar no diagnóstico diferencial incluem vestibulodinia (síndrome da vestibulite vulvar) por causa do histórico de dor vestibular posterior às relações sexuais; o exame da paciente no dia subsequente à atividade sexual revela a

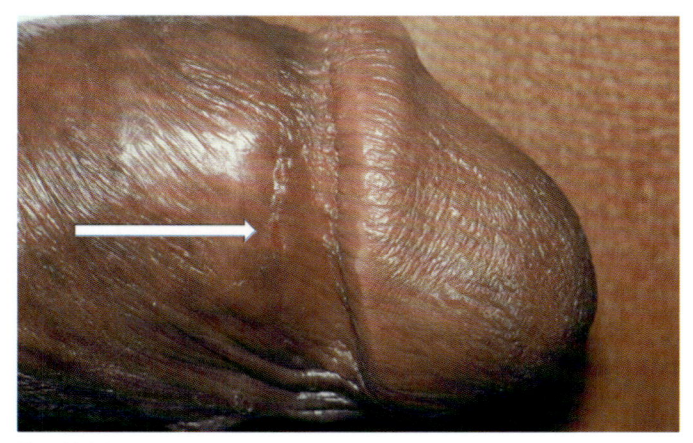

Fig. 11.20. Fissuras (*seta*) são bem menos comuns em homens. Este paciente sofreu irritação pelo lubrificante pessoal de sua parceira.

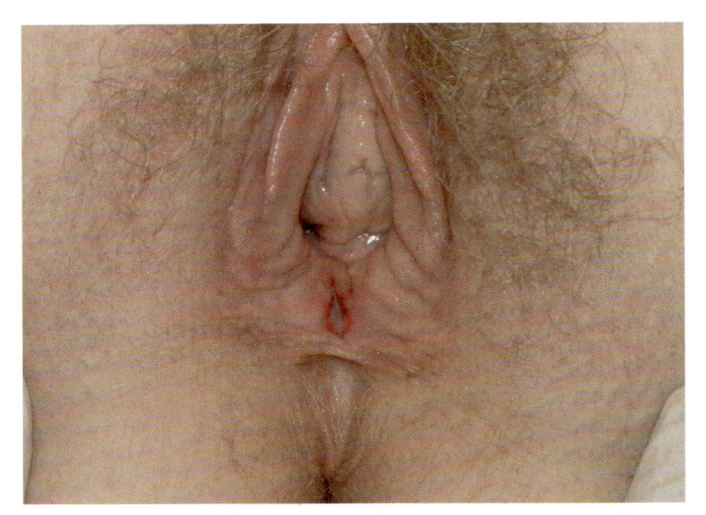

Fig. 11.21. Fissuras da forqueta posterior presentes com separação dolorosa previsível durante atividade sexual.

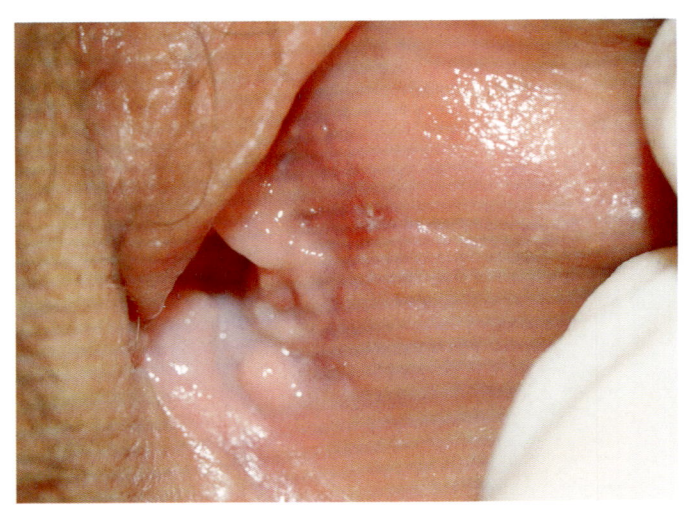

Fig. 11.23. Fissuras mecânicas nem sempre estão na posição de 6 horas; esta mulher apresenta fissuras recorrentes no vestíbulo, na posição de 3 horas, adjacentes ao anel himenal.

presença da fissura. Também deve ser considerada a infecção por HSV, pois este vírus pode apresentar-se como fissuras recorrentes. A localização e a ocorrência imediata com a atividade sexual geralmente sugerem o diagnóstico correto. A reação em cadeia da polimerase (PCR) para HSV pode ser realizada, se necessário.

FISSURAS VULVARES MECÂNICAS	Diagnóstico
• Tanto o histórico e a visualização de uma fissura no mesmo lugar imediatamente com a atividade sexual.	

Fisiopatologia

Embora alguns clínicos tenham implicado os baixos níveis de estrogênio como uma causa de fissuras na forqueta posterior, a adição de reposição de estrogênio oral ou tópico não é útil. Um relatório descreve a doença de pele geralmente detectada por biópsia (22), mas a biópsia da forqueta posterior, algumas vezes, leva à má cicatrização, assim é desejável uma amostra que evite a linha média. Algumas pacientes apresentam contração da pele na forqueta posterior, predispondo-as a essa condição. Contudo, um fator adicional provavelmente é necessário para permitir a súbita separação da pele, como as relações sexuais, visto que em muitas mulheres essa pele está contraída. Alguns acreditam que as anormalidades do assoalho pélvico contribuem para a vestibulodinia e fissuras na forqueta posterior, o que os ajuda a explicar uma possível associação entre essas duas condições. O líquen escleroso predispõe à formação de fissuras na forqueta posterior, e a resolução dessas fissuras ocorre com o tratamento do líquen escleroso. A maioria das mulheres simplesmente experimenta um início relativamente súbito de fissuras na forqueta posterior sem causa conhecida ou anormalidades associadas.

Tratamento

O tratamento das fissuras na forqueta posterior pode ser difícil. A abundante lubrificação durante atividade sexual, o uso de anestésicos tópicos, como a lidocaína gel, a 2%, e o posicionamento da mulher por cima são as terapias adequadas para algumas mulheres.

Uma opção de tratamento é pedir à paciente para produzir a fissura e, então, mantê-la aberta com a inserção frequente de um dilatador para que ocorra a reepitelização através da superfície da erosão.

Por outro lado, a excisão longitudinal simples, fechada com sutura da área de fissuras, não realiza a cura e, de fato, em geral piora a separação quando o calibre do introito está estreitado. Entretanto, a perineoplastia geralmente é curativa. A pele em torno da forqueta posterior é excisada cirurgicamente, e o epitélio vaginal é avançado para cobrir o defeito. O sucesso do procedimento depende principalmente da seleção da paciente. As mulheres devem ser avaliadas para a provável

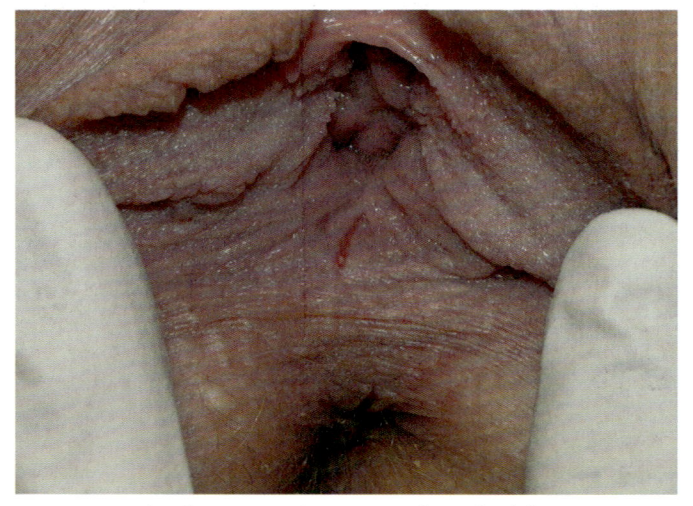

Fig. 11.22. Até as fissuras mecânicas muito finas são dolorosas, particularmente quando sêmen ou urina entram em contato com a área.

presença de vestibulodinia antes da cirurgia, uma vez que sua dor não passará totalmente se não for removido todo o vestíbulo, ou se não receberem tratamento médico e/ou fisioterapia para vestibulodinia aliado à cirurgia.

> **FISSURAS VULVARES MECÂNICAS — Tratamento**
> - Cuidadosa avaliação visual para doença de pele subjacente, como o líquen escleroso.
> - Reponha estrogênio, se o esfregaço vaginal, na citologia, mostrar vaginite atrófica.
> - Lubrificação antes da atividade sexual.
> - A paciente produz a fissura, então a mantém aberta com cuidadosa massagem perineal com petrolato gel e dilatadores, para permitir a reepitelização da fissura e a cicatrização na posição aberta.
> - Se não tiver sucesso, perineoplastia; evite a excisão simples com fechamento com sutura.

Líquen Escleroso Erosivo (Líquen Escleroso e Atrófico, Distrofia Hipoplásica)

O líquen escleroso é uma dermatose crônica frágil, caracterizada por placas brancas atróficas, que ocorrem com mais frequência na pele genital de ambos os sexos, apesar de haver preponderância feminina de 10:1 (ver no Capítulo 8 uma discussão primária). Embora o líquen escleroso não seja primariamente uma doença erosiva, o prurido intenso com resultante fricção dessa pele frágil geralmente produz erosões e púrpura. Há formação de fissuras, na linha média anterior, e de erosões vestibulares após atividade sexual.

O sintoma usual de apresentação do líquen escleroso é o prurido intenso, que geralmente leva a erosões dolorosas quando essa pele frágil é arranhada **(Fig. 11.24)**. Essas escoriações e outras erosões resultantes da fragilidade da pele podem ser muito dolorosas e predispor à infecção secundária. A pele atrófica fissura-se mais facilmente, então as pacientes podem-se apresentar com dor às relações sexuais; mulheres jovens geralmente sofrem de constipação resultante da dor das fissuras à defecação. O líquen escleroso caracteriza-se por pele pálida, fina, enrugada; a doença avançada geralmente está associada à reabsorção dos lábios menores, a um clitóris coberto com cicatrizes e ao estreitamento do introito. Púrpura e hiperqueratose são comuns, e o líquen escleroso pode-se disseminar para a pele perianal, em mulheres.

A erosão do líquen escleroso, algumas vezes, é indistinguível da erosão do líquen plano erosivo, e essas duas doenças são conhecidas por coexistirem em alguns pacientes. O líquen escleroso erosivo e com formação cicatricial também pode mimetizar outras doenças bolhosas erosivas crônicas, como o penfigoide benigno das membranas mucosas e o pênfigo vulgar, portanto, biópsia e exame das outras membranas mucosas e das superfícies cutâneas podem ser necessários para estabelecer o diagnóstico de líquen escleroso.

Em homens, geralmente, a circuncisão é curativa. Por outro lado, o principal tratamento é com um corticosteroide

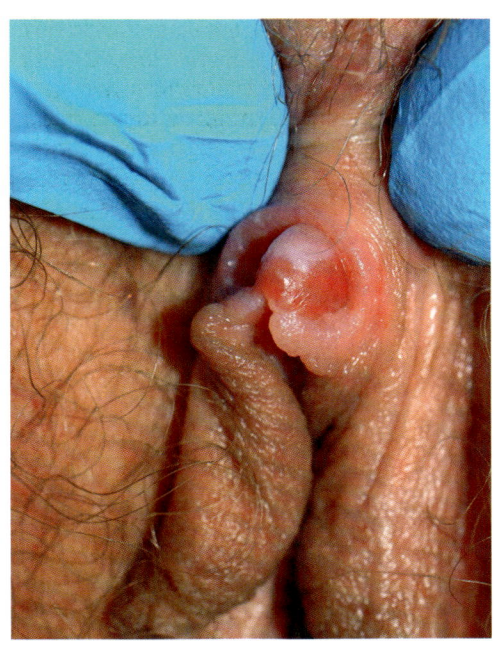

Fig. 11.24. Esta mulher apresenta líquen escleroso erosivo estritamente limitado ao clitóris. A biópsia da borda da erosão, incluindo algum epitélio branco produziu o diagnóstico correto.

tópico potente, em pomada, como o propionato de clobetasol a 0,05%, aplicada duas vezes ao dia até ocorrer melhora, e então a frequência é diminuída. O líquen escleroso erosivo tem mais probabilidade que a doença sem erosão de se apresentar com superinfecção bacteriana ou *Candida*, que deve ser tratada. Além disso, esses pacientes mais provavelmente irão desenvolver superinfecção após o início de um corticosteroide ultrapotente. A detecção e o tratamento precoces, ou até a profilaxia durante a primeira semana ou mais de terapia, até a pele melhorar, podem ser extremamente úteis.

Esta é uma dermatose crônica que requer terapia crônica com corticosteroide para o controle constante. Os pacientes devem estar sob contínua vigilância para avaliar a atividade da doença, os efeitos colaterais do medicamento e quaisquer sinais precoces de transformação maligna.

Líquen Simples Crônico (Eczema, Dermatite Atópica, Neurodermite)

Esta condição, que causa um prurido excruciante, exibe erosões apenas secundariamente, em consequência de escoriação (ver também o Capítulo 6). A tendência genética ao prurido na presença de irritação local inicia um ciclo de coceira-coçadura, caracterizado por alterações cutâneas produzidas por fricção (liquenificação, descamação e eritema) e coçadura (erosões lineares de escoriação) **(Figs. 11.25 e 11.26)**. O diagnóstico é geralmente identificado pelo histórico de coçadura e pela observação de erosões irregulares, ou lineares, compatíveis com escoriações na vulva ou bolsa escrotal. A terapia inclui corticosteroides tópicos, controle da infecção e sedação noturna para minimizar a coçadura durante o sono.

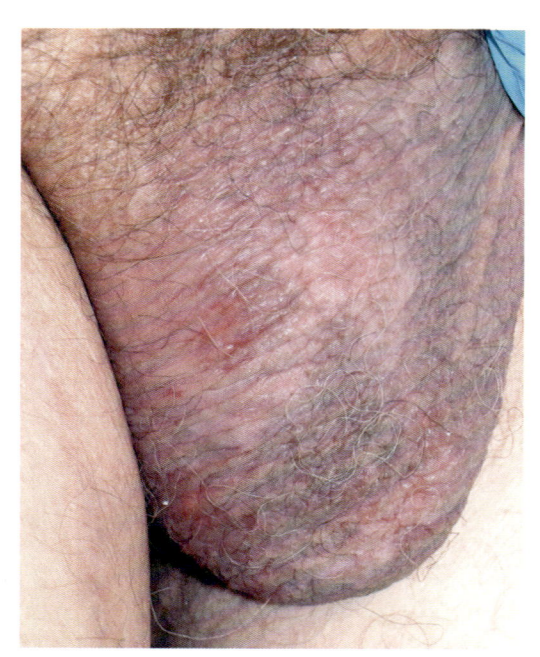

Fig. 11.25. A fricção produziu liquenificação, coloração branca da pele espessada, hidratada, e erosões da bolsa escrotal.

Dermatite de Contato

A dermatite de contato, especialmente a dermatite de contato por irritante, algumas vezes, apresenta-se com erosão. Um forte irritante produz queimação química que pode formar bolhas ou erosão. As erosões situam-se na distribuição da área de contato com o irritante, geralmente com eritema circundante **(Fig. 11.27)**. Como o irritante é forte, a identidade do agente original e a queimação com o contato são lembrados com mais frequência.

Eritema Pigmentar Fixo Medicamentoso

O eritema pigmentar fixo medicamentoso, discutido primariamente no Capítulo 10, é uma reação alérgica peculiar a medicamentos que produz bolhas no mesmo local, sofrendo erosão e que consistem em lesões bem demarcadas, geralmente redondas **(Fig. 11.28)**

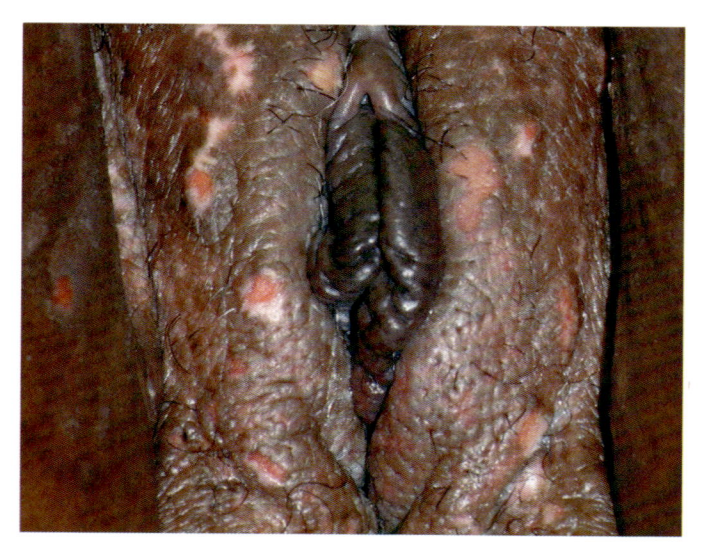

Fig. 11.26. Fricção e coçadura causaram liquenificação e erosões.

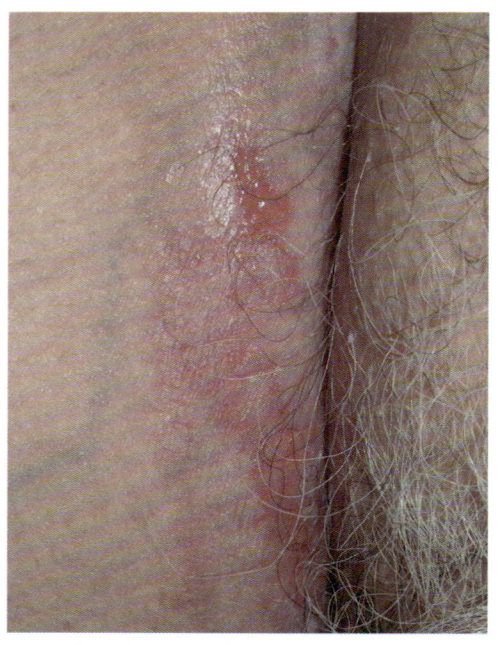

Fig. 11.27. Uma forte dermatite de contato por irritante atua como queimadura química, causando erosões. Esta paciente sofreu irritação por tacrolimus aplicado à sua psoríase.

Eritema Migratório Necrolítico

Esta é uma condição muito rara causada por um glucagonoma, um tumor de células α do pâncreas, que geralmente é maligno. Os níveis séricos de glucagon são elevados. Os pacientes

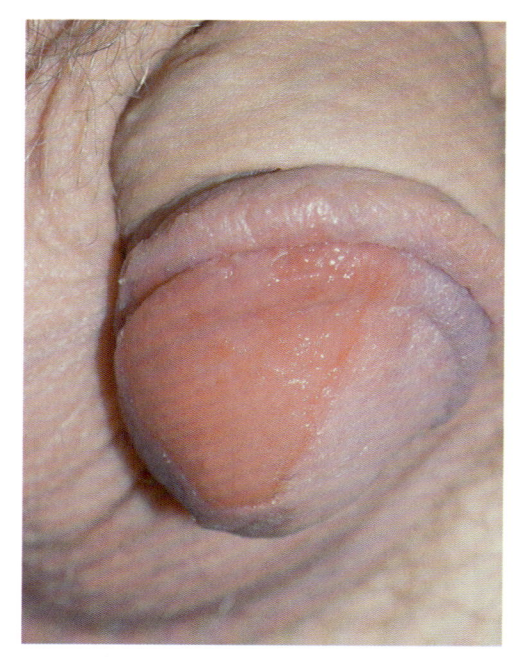

Fig. 11.28. Erosão bem demarcada, quase redonda, após uma bolha, de vida muito curta, decorrente de eritema pigmentar fixo medicamentoso por doxiciclina.

geralmente estão enfermos, apresentam perda de peso, diarreia, má absorção e diabetes.

A erupção cutânea (*rash*) inicia como pápulas eritematosas ao redor de orifícios e flexuras, incluindo a genitália. Essas pápulas coalescem em placas, e ocorrem erosões centrais e crostas, eventualmente produzindo um eritema migratório circinado.

A histologia da pele mostra necrólise superficial e infiltração de linfócitos. O tratamento consiste na remoção do tumor, se possível. Os esteroides tópicos podem aliviar os sintomas da erupção cutânea, mas não a resolvem.

Malignidades que se Apresentam como Erosões

Carcinoma Basocelular

Os carcinomas basocelulares estão associados, classicamente, a áreas de exposição solar, mas 10% ocorrem em áreas não expostas, sendo responsáveis por 5% dos cânceres genitais (ver Capítulo 5). Ocorrem mais frequentemente em homens e mulheres de pele clara do que naqueles de pele escura. Os carcinomas basocelulares são mais comuns com o avanço da idade e geralmente se apresentam com prurido, mais do que dor ou dolorimento intensos. As lesões geralmente exibem a típica borda perolada, roliça, com depressão central ou erosão necrótica **(Fig. 11.29)** daí o termo "úlcera roedora". A invasão dessas lesões é local, mas quase nunca produzem metástases. Ainda assim, a invasão local e a necrose nos tumores não tratados causam significativo dano tecidual.

O diagnóstico e o tratamento são afetados pela excisão local conservadora. Lesões em locais mais difíceis podem ser tratadas com radioterapia.

Carcinoma Escamoso Invasivo

Os carcinomas escamosos são responsáveis por mais de 90% dos cânceres genitais, surgindo geralmente em local de formação cicatricial ou inflamação crônica, como o líquen escleroso e líquen plano (ver no Capítulo 5 uma discussão primária) ou alguma infecção por papilomavírus humano **(Fig. 11.30)**. Os carcinomas escamosos ocorrem com mais frequência no grupo etário idoso (idade média de apresentação é acima dos 65 anos), mas podem-se apresentar em qualquer idade a partir dos 20 anos. As lesões apresentam-se como placas ou nódulos vermelhos ou cor da pele, que podem sofrer erosão ou ulcerar quando aumentam de tamanho. Podem estar associados à linfadenopatia inguinal. O diagnóstico é feito por biópsia, e o tratamento é cirúrgico.

Carcinoma Intraepitelial (Neoplasia Intraepitelial Diferenciada da Vulva/Pênis/Bolsa Escrotal/Ânus, Lesão Intraepitelial Escamosa de Alto Grau, Doença de Bowen, Papulose Bowenoide, Carcinoma Escamocelular *In Situ*, Eritroplasia de Queyrat)

O carcinoma escamoso histológico *in situ* é uma neoplasia intraepitelial diferenciada, quando associado ao líquen escleroso ou líquen plano, ou uma lesão intraepitelial escamosa de alto grau, quando associado à infecção por papilomavírus humano **(Fig. 11.30)** (ver no Capítulo 5 uma discussão primária). Essas condições podem-se apresentar com múltiplas morfologias, incluindo pápulas e placas cor da pele, brancas ou marrons. As aparências aqui ilustradas são erosivas e ulcerativas.

Doença de Paget Extramamária *(ver no Capítulo 6 uma discussão primária)*

A doença de Paget extramamária é uma neoplasia rara que surge das células do adenocarcinoma glandular secretor

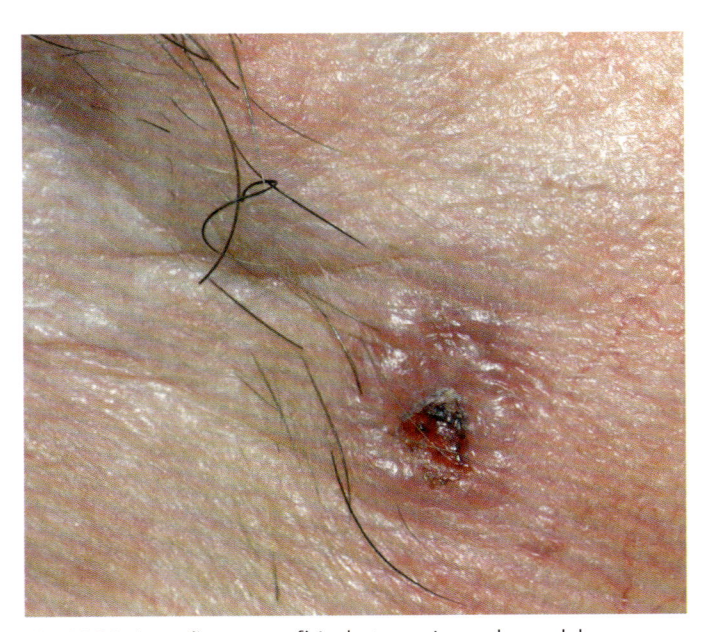

Fig. 11.29. A erosão na superfície deste carcinoma basocelular translúcido é típica, à medida que o tumor aumenta.

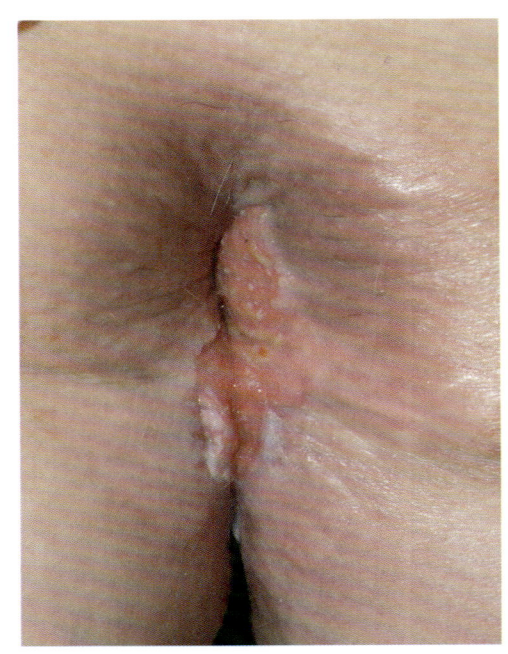

Fig. 11.30. Lesões intraepiteliais escamosas de alto grau associadas a erosões por HPV (anteriormente denominado AIN III) acabaram se tornando um carcinoma escamoso ulcerado inferiormente.

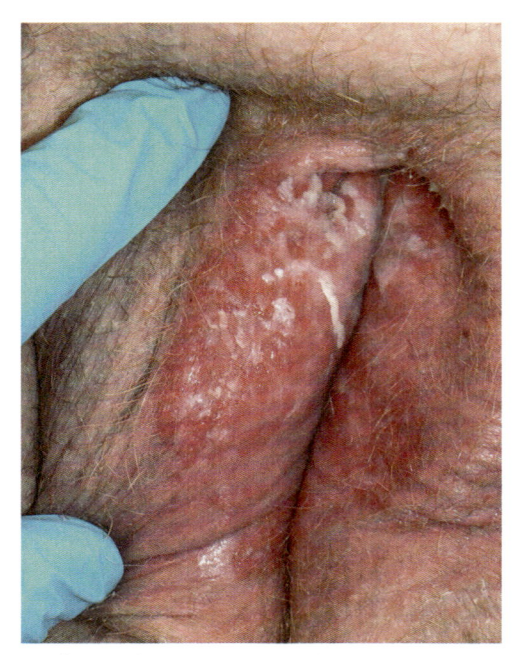

Fig. 11.31. A doença de Paget extramamária se caracteriza por uma placa eritematosa com erosões superficiais e ilhas hiperqueratóticas brancas de epitélio.

displásico que ocorre na epiderme anogenital, ou axilar, ou de carcinoma subjacente de origem urogenital (ver Capítulo 6). A doença de Paget anogenital com mais frequência não está associada à malignidade, mas em cerca de 15% dos pacientes há uma malignidade gastrointestinal ou geniturinária associada.

A doença de Paget extramamária geralmente se apresenta como placas eritematosas pruriginosas, erosivas, bem demarcadas, de crescimento lento **(Fig. 11.31)**. Quando o prurido é uma característica proeminente, a área pode-se tornar liquenificada e mimetizar uma dermatite benigna.

O diagnóstico é estabelecido por biópsia, e o tratamento é realizado por ampla excisão cirúrgica, devendo incluir investigações para encontrar um tumor local ou distante. As recorrências locais que requerem excisões repetidas são usuais.

Úlceras Infecciosas

Sífilis

Sífilis é uma infecção sexualmente transmissível caracterizada por períodos assintomáticos de duração variável, interrompidos por três estágios de doença clínica. Na sífilis primária, desenvolve-se uma úlcera indolor e insensível ("cancro"), com mais frequência na genitália e ânus, ou ao seu redor. A principal discussão da sífilis será encontrada neste capítulo com breve menção ao condiloma lato no Capítulo 5. Embora a sífilis seja um problema global, os dados deste capítulo referem-se primariamente à sífilis nos países ocidentais.

Apresentação Clínica

A taxa de sífilis primária e secundária, nos Estados Unidos, diminuiu significativamente de 1990 a 2000, momento em que a taxa da doença atingiu seu ponto mais baixo. A partir de então, a taxa aumentou de maneira constante, dobrando de 2000 a 2013 (22). Apesar de ter havido algum aumento da sífilis, em mulheres, este aumento foi maior em homens que mantêm relações sexuais com homens (MSM). Essa população responde agora por cerca de 65% de todos os casos de sífilis precoce nos Estados Unidos. A taxa é mais alta em homens hispânicos e afro-americanos do que nos de outras etnias. A sífilis ocorre com mais frequência entre as idades de 20 e 24 anos, em mulheres, e de 20 a 30 anos, em homens. Os dados da Europa, Reino Unido e países da antiga União Soviética são bastante similares aos encontrados nos Estados Unidos (22). As taxas na Ásia geralmente são mais altas que em outros locais, mas variam muito de um país a outro. A prevalência em países ocidentais se deve predominantemente a HSH, portanto, não surpreende que a coinfecção pelo vírus da imunodeficiência humana (HIV) seja encontrada frequentemente. No entanto, nos países em desenvolvimento, a sífilis é disseminada por meio do contato heterossexual (22).

Após um período de incubação de 9 a 90 dias (em média, 3 semanas), a lesão primária ocorre no local original da inoculação. Inicia como uma pequena pápula eritematosa que aumenta rapidamente e ulcera-se, formando uma úlcera indolor ("cancro") cujo diâmetro chega a até 2 cm. O cancro apresenta base limpa, vermelho brilhante **(Figs. 11.32 e 11.33)**. Uma pequena quantidade de exsudato aquoso, não purulento, pode estar presente. As bordas da úlcera mostram nítida demarcação e, caracteristicamente, se elevam ligeiramente e endurecem. O cancro é indolor e geralmente insensível. À palpação, sente-se uma base firme. A maioria dos pacientes se apresenta com úlcera solitária, mas pode haver duas ou até múltiplas lesões. Os cancros são localizados, com mais frequência, na extremidade distal do pênis, em homens, e nos lábios maiores

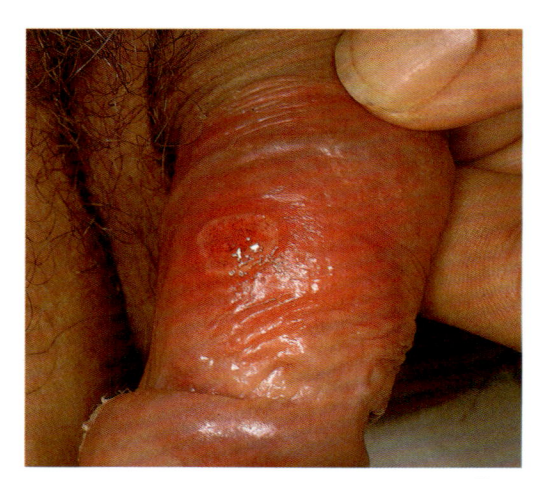

Fig. 11.32. Este cancro é uma úlcera firme, clássica, bem demarcada, com base brilhante.

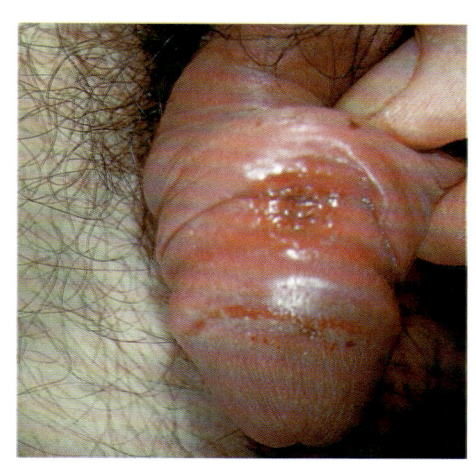

Fig. 11.33. Uma borda em relevo e uma secreção não purulenta são típicas de um cancro.

ou no vestíbulo, em mulheres. Porém, é provável que muitos cancros, em mulheres, nunca sejam observados por causa da localização no interior da vagina ou na cérvice. Por essa razão, é mais provável que a primeira apresentação clínica da sífilis, em mulheres, ocorra no estágio secundário, o que não é verdadeiro para homens. Indivíduos que mantêm relações sexuais anais receptivas podem desenvolver cancros no interior do ânus, ou ao seu redor, portanto, nesses casos, também, um cancro pode permanecer não descoberto. A infecção bacteriana secundária das lesões ulcerativas pode distorcer a apresentação clínica, causando sensibilidade e secreção purulenta. Em cerca de 1 semana da formação do cancro na área anogenital, desenvolve-se linfadenopatia inguinal regional, unilateral ou bilateral, como nódulos insensíveis, firmes, elásticos e móveis.

Diagnóstico

É muito provável que a presença de uma úlcera solitária, insensível, com base limpa e firme, represente a sífilis primária. Entretanto, o diagnóstico clínico deve ser confirmado por exames laboratoriais. Nos últimos anos, a confirmação mais rápida pode ser obtida por um exame de campo escuro realizado no local pelo clínico. Infelizmente, esse teste quase desapareceu completamente, por causa da ausência de microscopias de campo escuro nos consultórios médicos e diminuição do número de profissionais habilitados para a sua realização. Em alguns laboratórios altamente especializados, pode-se utilizar coloração com anticorpo fluorescente e/ou amplificação de DNA por PCR para identificação direta do *Treponema pallidum* (22). Vários exames "rápidos" foram desenvolvidos para uso em consultório do clínico, um dos quais (*Syphilis Health Check*) foi aprovado recentemente pela FDA para uso nos Estados Unidos (23). No entanto, todos esses exames exigem mais testes antes de sua utilização em base clínica regular (22).

Para fins práticos, os exames sorológicos são os tipos de testes usados para confirmação de um diagnóstico clínico suspeitado. Estes são divididos em dois tipos: testes *não treponêmicos* (TNT) (que identificam a cardiolipina liberada por células danificadas do hospedeiro e provavelmente também a liberada pelas espiroquetas) e testes *treponêmicos* (TT) (que identificam os anticorpos do hospedeiro para *T. pallidum*). Dois exames devem ser usados para confirmar ou descartar um diagnóstico de sífilis. No algoritmo tradicional, um TNT foi usado primeiro, seguido por um TT, e essa abordagem ainda é a recomendada pelo Centers for Disease Control and Prevention (CDC). Como o TT pode agora ser automatizado, muitos outros países ocidentais mudaram para o chamado algoritmo reverso em que um TT é o teste inicial seguido por um TNT. Recentemente, o European Centre for Disease Prevention and Control recomendou um terceiro algoritmo em que um TT inicial é seguido por um segundo e diferente TT. Existem prós e contras em cada uma dessas abordagens, embora se deva notar que as duas últimas têm melhor sensibilidade e especificidade que o algoritmo tradicional (23).

Os TNT sorológicos usados com mais frequência são o Venereal Disease Research Laboratory (VDRL) e reagina plasmática rápida (RPR), e ambos detectam os anticorpos para cardiolipina. Estes se encontram prontamente disponíveis, são baratos e confiáveis. Além disso, os resultados positivos podem ser titulados fornecendo uma ferramenta valiosa para determinação da resposta à terapia. Infelizmente, existem várias desvantagens nesses exames: (a) o teste pode não se tornar positivo até 1 ou 2 semanas após o surgimento do cancro; (b) exames falso-positivos ocorrem com alguma frequência; e (c) exames falso-negativos podem ocorrer por causa do fenômeno prozona, especialmente nos pacientes coinfectados por HIV.

Os TT usados com mais frequência são: anticorpo treponêmico fluorescente com absorção (FTA-ABS), o teste de aglutinação de partícula de *T. pallidum* (*T. pallidum* particle agglutination test, TPPA) e o ensaio de hemaglutinação de *T. pallidum* (*T. pallidum* hemagglutination assay, TPHA). Os dois últimos podem ser automatizados e estão substituindo lentamente o uso do exame FTA-ABS. Esses exames oferecem sensibilidade de quase 99% e especificidade de 99% (24). Os exames TT se tornam positivos antes dos do TNT, mas têm a desvantagem de não serem utilizáveis para determinar a resposta ao tratamento, uma vez que permanecem positivos por toda a vida e não podem ser titulados.

Se os resultados dos dois exames usados forem discordantes e permanecerem dúvidas sobre o diagnóstico de sífilis primária, pode-se considerar uma biópsia do cancro. A presença histológica de numerosos plasmócitos, seguida do uso de um corante de prata (p. ex., coloração de Warthin-Starry) para identificar a presença de espiroquetas, pode resolver o dilema diagnóstico. É provável que os pacientes com sífilis tenham sido expostos a outras doenças sexualmente transmissíveis. Por essa razão, eles devem ser examinados e testados para outras infecções, quando o diagnóstico de sífilis foi estabelecido.

As duas considerações principais na lista de diagnósticos diferenciais são as úlceras genitais aftosas e o herpes genital (HSV), especialmente quando a última ocorrer em um indivíduo imunossuprimido. O herpes genital que ocorre em pacientes imunossuprimidos pode-se apresentar com úlceras muito profundas, persistentes e relativamente menos dolorosas do que as erosões mais típicas, dolorosas, transitórias, vistas em indivíduos imunocompetentes. As úlceras aftosas individuais têm aparência similar à do cancro, mas, em contraste, várias úlceras aftosas geralmente estão presentes, são extremamente dolorosas e tendem a ocorrer em mulheres adolescentes. O cancroide é cada vez mais raro nos países ocidentais e está associado a uma base crostosa com dor e sensibilidade consideráveis. Ocorrem úlceras anogenitais na doença de Crohn, hidranite supurativa e granuloma inguinal, mas a morfologia e a histopatologia são diferentes.

SÍFILIS PRIMÁRIA	Diagnóstico

- Uma ou duas úlceras genitais relativamente indolores.
- A base da úlcera é limpa sem crosta ou escara.
- A base da úlcera é firme e insensível à palpação.
- RPR ou VDRL positivo; confirmado por FTA-ABS positivo.
- Se a sorologia for negativa, repita os exames em 1 semana ou biópsia.

Fisiopatologia

A sífilis é causada pela espiroqueta, *T. pallidum*. O nível de contágio da sífilis é muito alto; estimando-se que cerca de um terço dos indivíduos, que têm contato direto com um cancro, desenvolverá sífilis. A probabilidade de infecção é maior na presença de rupturas menores na pele, assim como no quadro de imunossupressão como a que ocorre na infecção por HIV. O inverso também é verdadeiro. Há maior risco de aquisição de HIV pelos pacientes com cancros. Estudos sugerem que a circuncisão em homens reduz a probabilidade de adquirir sífilis (24). O período de incubação após a exposição a *T. pallidum* é bastante variável, mas em média é de cerca de 3 semanas. Infelizmente, antes do final do período de incubação e, portanto, antes do desenvolvimento de um cancro, as espiroquetas já ganharam acesso aos linfonodos regionais. Por essa razão, a sífilis pode ser vista como uma infecção sistêmica desde o seu início.

Tratamento

Se não tratado, o cancro regride espontaneamente, sem formação cicatricial, dentro de 1 a 2 meses. Isto leva o paciente à concepção errônea de que o processo se curou, não sendo necessário procurar atenção médica. No entanto, como indicado anteriormente, a sífilis se torna uma infecção sistêmica logo após a inoculação inicial e, após um breve período de latência, será altamente provável o surgimento de lesões generalizadas de sífilis secundária. Raramente, lesões secundárias podem surgir, sem um período de latência, enquanto o cancro ainda está presente. Se os sintomas e sinais de sífilis secundária não forem identificados e o paciente permanecer não tratado, a doença entrará em outro período de latência, levando, alguns anos depois, à possibilidade de sífilis terciária.

Uma revisão sistemática, em 2014, do tratamento da sífilis concluiu que a penicilina benzatina G, 2,4 milhões de unidades, administrada por via intramuscular em dose única, continua a ser a terapia recomendada para sífilis primária e secundária (25). Note que Bicillin LA (contendo apenas penicilina benzatina) deverá ser usado, em vez de Bicillin CR, que contém uma combinação de penicilina benzatina e penicilina procaína de curta ação. Ainda não se notou resistência à penicilina. Atualmente, existem dados suficientes de apoio ao uso da mesma dosagem em pacientes coinfectados por HIV (26).

Para indivíduos alérgicos à penicilina, o CDC tem recomendado historicamente a dessensibilização, em vez do emprego de um tratamento de segunda linha com um produto não penicilínico. Porém, quando a dessensibilização não é viável, ou não preferida pelo paciente ou pelo médico que faz o tratamento, é adequado usar antibióticos alternativos, como doxiciclina (100 mg, via oral, duas vezes ao dia, por 14 dias), ceftriaxona (1 g ao dia, IM ou IV, por 10 dias), ou azitromicina (2 g, em dose única oral) (22). A necessidade de apenas uma dose aparentemente apoia o uso de azitromicina, mas relatos de resistência a este fármaco crescem constantemente, o que a torna uma terapia cada vez menos útil. As pacientes grávidas devem ser dessensibilizadas e tratadas com penicilina.

A reação de Jarisch-Herxheimer é uma reação febril aguda que pode ocorrer dentro de 24 horas do tratamento da sífilis, independentemente do regime de tratamento usado. Os sintomas incluem cefaleia, mal-estar, mialgia, artralgia e febre. Essa reação transitória ocorre em geral após o tratamento da sífilis inicial, e o tratamento requer apenas orientação, repouso no leito e antipiréticos.

Os pacientes tratados para sífilis primária ou secundária requerem registro de acompanhamento de resposta. Isto é realizado pela determinação do título dos anticorpos por RPR ou VDRL, a intervalos periódicos, até uma queda de, pelo menos, quatro vezes no título obtido. Geralmente, essa queda ocorre dentro de 6 a 12 meses. Note que, embora se possa utilizar RPR ou VDRL, o mesmo exame deve ser usado de maneira consistente, uma vez que os níveis dos títulos diferem entre os dois testes. Quase todos os pacientes com sífilis inicial eventualmente irão desenvolver RPR ou VDRL negativo, embora bem poucos permaneçam *serofast* (memória imunológica residual) e não haja queda dos quatro títulos (25). Infelizmente, testes treponêmicos específicos (ver anteriormente) não podem ser usados para determinar a resposta à terapia porque geralmente a positividade é vitalícia.

SÍFILIS PRIMÁRIA	Tratamento

- Penicilina benzatina (Bicillin LA), dose única, 2,4 milhões de unidades, IM.
- Considere repetição da dose, se o paciente for HIV-positivo.
- Dessensibilize se o paciente for alérgico à penicilina.
- Ou doxiciclina, 100 mg 2× dia por 14 dias, azitromicina, 2 g, dose única.
- Acompanhe o título de RPR ou VDRL até se tornar negativo.

Cancroide

Apresentação Clínica

O cancroide é encontrado raramente nas sociedades ocidentais, e tem havido grande declínio até em locais, como a África, onde, ainda hoje, mostra a maior prevalência (27). Este declínio está relacionado com múltiplos fatores como, primeiramente, a maior identificação das infecções genitais por

HSV, anteriormente diagnosticadas de maneira errônea como cancroide e, em segundo lugar, o tratamento "sindrômico" das úlceras genitais com "coquetéis" de antibióticos para cobertura da sífilis, cancroide e outras infecções genitais bacterianas (27). Em países ocidentais, como os Estados Unidos, são relatados menos de 25 casos ao ano. No entanto, mesmo que essas infecções genitais estejam diminuindo rapidamente, há maior identificação de *Haemophilus ducreyi* como uma causa não sexualmente transmissível de úlceras crônicas na pele da porção inferior da perna, em crianças residentes em países tropicais (27). O cancroide predispõe ao desenvolvimento da infecção por HIV, e é bem provável que os indivíduos com essa condição também tenham outras doenças sexualmente transmissíveis.

Após um breve período de incubação de 3 a 7 dias, uma pequena pápula ou pústula eritematosa surge no local de inoculação. Essa lesão inflamatória pode ser assintomática ou sensível. A área então evolui rapidamente para uma úlcera profunda irregular, extremamente dolorosa, com margens rotas, irregulares, suaves, escavadas **(Figs. 11.34 e 11.35)**. Em contraste com o cancro da sífilis, a induração não se encontra tipicamente presente. A base da úlcera é friável e geralmente é coberta com exsudato necrótico amarelo-acinzentado, fétido. A maioria dos pacientes apresenta-se com uma ou duas úlceras, porém, a formação de úlceras múltiplas ou gigantes não é rara. Cinquenta por cento dos pacientes desenvolvem linfadenite inguinal dolorosa, quase sempre unilateral. Linfonodos grandemente aumentados (formação de bubões) se desenvolvem em 25% dos casos e, quando não tratados, podem-se tornar flutuantes com ruptura espontânea e drenagem crônica.

Diagnóstico

Não existem testes diagnósticos facilmente disponíveis para cancroide. A bactéria causadora, *H. ducreyi*, é difícil de identificar nos esfregaços obtidos da úlcera. A cultura de *H. ducreyi* pode ser realizada apenas em meio especial, e infelizmente, esse meio não é disponibilizado comercialmente. Como resultado, a maioria dos laboratórios não oferece a possibilidade de realização da cultura dessa bactéria. A biópsia revela um

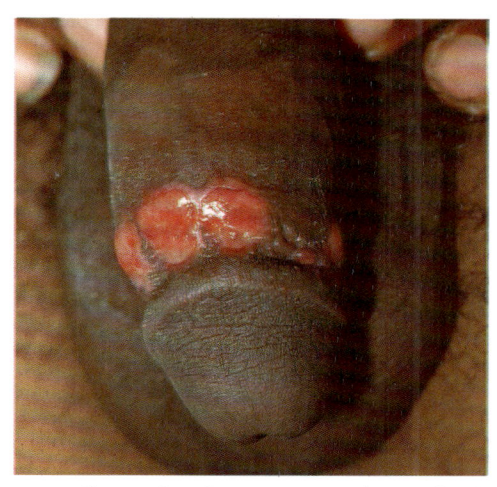

Fig. 11.35. Estas úlceras são atípicas no cancroide, com bordas redondas, bem demarcadas, demonstrando que um diagnóstico não pode ser feito definitivamente somente por morfologia.

padrão bem característico, que consiste em três zonas horizontais distintas com alterações vasculares distintivas. O assoalho da úlcera mostra necrose, hemácias, neutrófilos e fibrina. Subjacente a este cenário, há uma ampla área de formação nova de vasos com células endoteliais proliferativas que algumas vezes obstruem os lúmens. A porção mais profunda das alterações histológicas mostra um infiltrado inflamatório linfoplasmocitário. Recentemente, técnicas moleculares, como os ensaios de PCR, foram disponibilizadas (28).

Um diagnóstico clínico presuntivo pode ser estabelecido, se todos os critérios a seguir forem atendidos: (a) úlceras são dolorosas e sensíveis; (b) teste sorológico para sífilis, realizado pelo menos sete dias após o surgimento da úlcera, é negativo; (c) apresentação clínica, incluindo a linfadenopatia, é típica do cancroide; e (d) teste para HSV, realizado na úlcera, é negativo. A sífilis primária, infecção por HSV genital, linfogranuloma venéreo (LGV), granuloma inguinal, carcinoma ulcerado ou lesões traumáticas secundariamente infectadas podem todos mimetizar o cancroide.

CANCROIDE	Diagnóstico

- Úlcera única, algumas vezes, duas ou três úlceras dolorosas.
- A base de úlcera é coberta com uma crosta purulenta.
- A base é mole e bastante sensível à palpação.
- A linfadenopatia inguinal geralmente está presente.
- Biópsia, se a confirmação do diagnóstico for necessária.

Fisiopatologia

O cancroide é causado por uma bactéria persistente, Gram-negativa, *H. ducreyi*. É altamente contagiosa, e a transferência experimental de humano a humano é realizada com muita facilidade.

Tratamento

Se não tratada, a úlcera do cancroide dura cerca de 2 meses, antes de ocorrer a cura espontânea, geralmente com

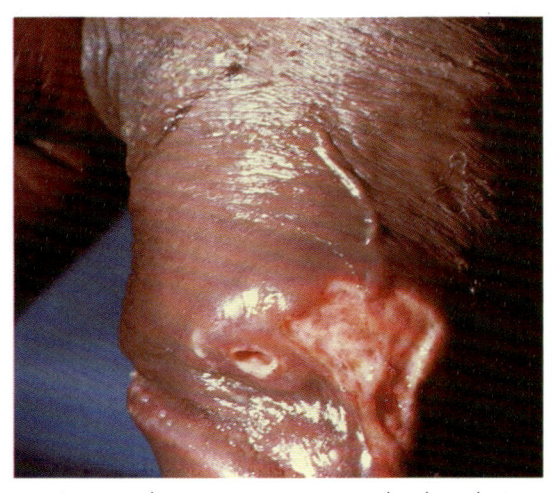

Fig. 11.34. O cancroide caracteriza-se por uma borda mole, irregular com base mais purulenta.

formação cicatricial. Ulceração e drenagem dos grandes linfonodos aumentados, se presentes, podem durar até mais tempo. Qualquer dos seguintes fármacos pode ser usado para o tratamento: azitromicina (1 g, via oral, dose única), ceftriaxona (250 mg, IM, dose única), ciprofloxacino (500 mg, via oral, duas vezes ao dia, por 3 dias) e eritromicina base (500 mg, via oral, três vezes ao dia, por 7 dias). Com qualquer desses tratamentos, a cicatrização da úlcera ocorre em cerca de 1 semana. A resposta do linfonodo ocorre de forma muito mais lenta. Linfonodos flutuantes, muito aumentados, podem necessitar de aspiração por agulha ou incisão e drenagem.

CANCROIDE	Tratamento

- Azitromicina 1 g, via oral, dose única ou
- Ceftriaxona, 250 mg, IM, dose única.
- Puncione e aspire, se o linfonodo for flutuante.
- Acompanhe para certificar-se da completa cicatrização.

Herpes Genital em Indivíduos Imunossuprimidos

A infecção por HSV causa *erosões* genitais superficiais que curam espontaneamente em pessoas com estado imune normal. A cobertura dessa apresentação do herpes genital, neste capítulo, é realizada no tópico "Erosões". Entretanto, em indivíduos imunossuprimidos, a infecção por HSV se torna mais grave localmente, refletindo no desenvolvimento de *úlceras* crônicas em vez de erosões transitórias.

Apresentação Clínica

Em circunstâncias normais, o controle da infecção por HSV depende, em grande parte, da presença de um sistema immune mediado por células intacto. Por essa razão, não é surpreendente que a evidência de infecção genital por HSV se torne mais prolongada e grave em pacientes com imunossupressão crônica por causa de um distúrbio, como a infecção por HIV, malignidade (especialmente de origem hematopoiética) ou que recebam medicamentos imunossupressivos, por tempo prolongado, por qualquer razão. A infecção por HSV, geralmente decorrente do HSV tipo 2, então se transforma de doença erosiva em ulcerativa. Lesões queratóticas, verrucosas, por HSV também podem ocorrer em pacientes imunossuprimidos (29).

Em pacientes imunossuprimidos, as lesões por HSV surgem com mais frequência por reativação da doença latente, preexistente, e não de uma infecção primária. Assim como é verdadeiro para a infecção por HSV, que ocorre em pacientes imunocompetentes, os pacientes imunossuprimidos descrevem dor associada (ainda que geralmente menos intensa), e em geral um cuidadoso questionamento revela episódios anteriores, mais típicos e recorrentes de herpes genital.

Os surtos de HSV, em pacientes imunossuprimidos, começam como grupos de vesículas sobre base eritematosa. As coberturas dessas vesículas se desintegram quase imediatamente, deixando erosões bem demarcadas, discretas. No entanto, ao contrário do quadro apresentado em pacientes imunocompetentes, as erosões podem não curar, mas coalescer

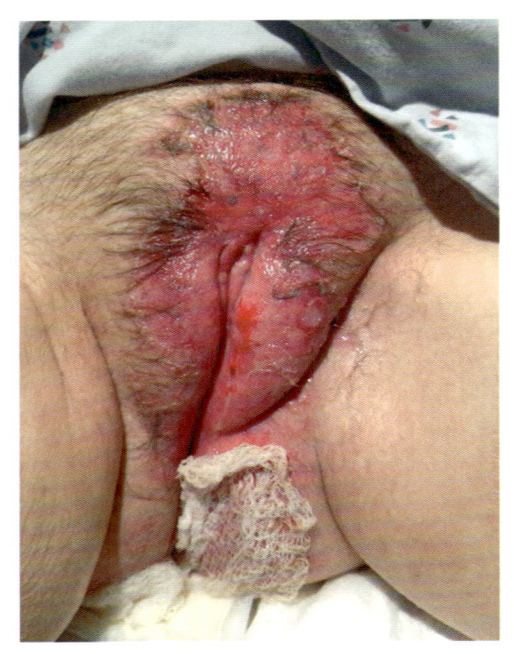

Fig. 11.36. Esta paciente imunossuprimida por causa de um transplante renal exibe ulceração decorrente de infecção crônica por HSV, que aumenta inexoravelmente, de modo que a natureza vesicular da infecção não é evidente.

e se aprofundar formando úlceras grandes, bem demarcadas ("salientes"), um tanto dolorosas e que não cicatrizam **(Figs. 11.36 a 11.38)**. Essas úlceras podem ser superficiais inicialmente, mas muitas vezes se tornam mais profundas. A infecção bacteriana secundária é possível, mas não ocorre frequentemente. A configuração das úlceras pode ser redonda, mas são comuns os formatos arqueados por causa da coalescência das úlceras expansivas em direção central **(Figs. 11.37 e 11.38)**. Em homens, as úlceras crônicas por HSV são encontradas geralmente em distribuição perianal, mas também ocorrem no pênis, bolsa escrotal ou virilha. Em mulheres, as úlceras podem envolver a porção mucosa da vulva, mas também podem-se estender para os lábios maiores e menores, para a virilha e

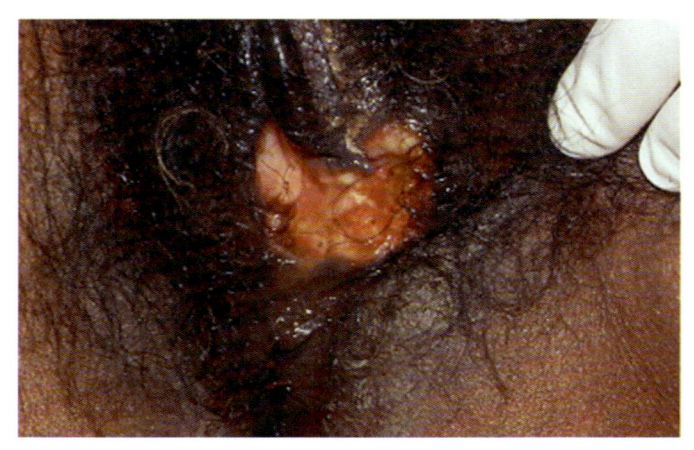

Fig. 11.37. Ulcerações bem demarcadas da infecção ulcerativa, crônica, por HSV, com bordas arqueadas e serpiginosas, indicando coalescência de lesões menores.

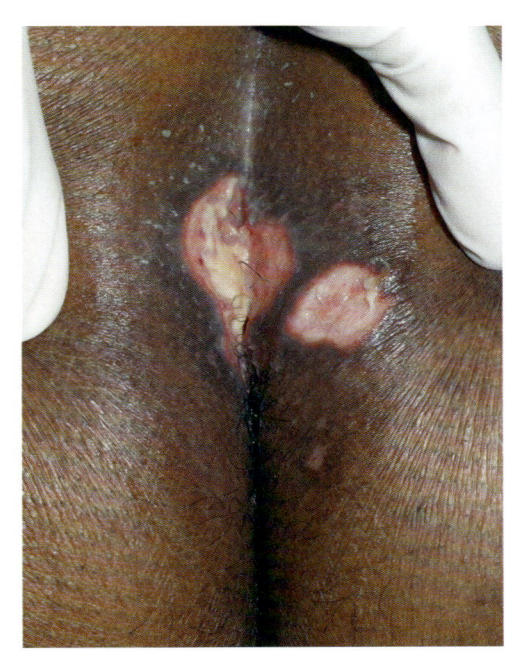

Fig. 11.38. Ulcerações coalescentes, limpas, da infecção crônica por HSV em um paciente imunossuprimido com leucemia; as bordas das úlceras coalescentes são ligeiramente arqueadas.

parte interna das coxas. A infecção por HSV também pode ocorrer em localização perianal. As lesões por HSV, em indivíduos imunocomprometidos, também podem surgir como pápulas ou nódulos erosivos, de cicatrização lenta ou que não cicatrizam, ou ulceradas, ao passo que as lesões por HSV, em indivíduos imunocompetentes, regridem sem formação cicatricial em 7 a 14 dias. As úlceras que descritas neste capítulo se tornam crônicas de forma excessiva, geralmente com duração de vários meses ou mais. Quando ocorre a resolução, seja de maneira espontânea ou com o tratamento, é provável o desenvolvimento de formação cicatricial.

Diagnóstico

Um alto índice de suspeita deve estar presente para infecção por HSV em qualquer úlcera crônica, que não cicatriza, em um paciente imunossuprimido. Uma cultura viral geralmente confirmará um diagnóstico sob suspeita clínica, mas o crescimento viral pode ser lento, e os resultados podem atrasar uma semana ou mais. O exame de um esfregaço corado, obtido da base da lesão (citologia de Tzanck), é menos confiável para o diagnóstico de uma infecção herpética ulcerativa crônica do que no caso de uma infecção por HSV em pacientes imunocompetentes. O teste de anticorpos por imunofluorescência direta encontra-se disponível na maioria dos laboratórios e oferece um rápido diagnóstico. Este é realizado por meio de raspado da base da úlcera, com uma lâmina número 15, e espalhando o material coletado em uma lâmina de microscópio. A lâmina então é submetida ao laboratório, e os resultados podem estar disponíveis dentro de uma ou duas horas. Algumas vezes, é difícil identificar as proteínas do HSV mesmo com esse teste. Se for este o caso, a biópsia da borda de uma úlcera poderá ser submetida à imuno-histoquímica, hibridização *in situ* ou estudos de PCR (29).

Os traços histológicos característicos na infecção por HSV incluem a degeneração por balonamento dos queratinócitos, degeneração reticular e formação de células gigantes queratinocíticas multinucleadas. Queratinócitos multinucleados são patognomônicos de infecções por herpes-vírus, mas não fazem a distinção entre infecção por HSV e por vírus varicela-zóster.

Embora a presença de múltiplas úlceras crônicas dolorosas, bem demarcadas, seja altamente sugestiva de infecção por HSV, várias outras infecções ulcerativas devem ser consideradas na lista de diagnósticos diferenciais. A sífilis produz uma ou mais úlceras indolores, sem crostas, relativamente firmes e de curta duração. O cancroide causa uma úlcera dolorosa, irregular, crostosa, podendo causar adenite inguinal dolorosa massiva. O granuloma inguinal consiste em uma ou mais úlceras genitais, geralmente de configuração linear, contendo tecido de granulação abundante. Raramente, relata-se que o citomegalovírus (CMV) causa úlceras necróticas grandes e profundas em pacientes imunossuprimidos, particularmente naqueles com síndrome da imunodeficiência adquirida (HIV-AIDS). Pode ser necessária confirmação por biópsia de infecção por CMV, porque pode ocorrer infecção por HSV concomitante com CMV e provocar supercrescimento CMV na cultura viral. Causas não infecciosas, como as úlceras aftosas e a doença de Crohn, também devem ser consideradas.

> **HSV EM IMUNOSSUPRIMIDOS — Diagnóstico**
> - O paciente está significativamente imunossuprimido.
> - Úlceras salientes ou nódulos ulcerados.
> - Configuração arqueada quando ocorre confluência de úlceras.
> - As lesões são variáveis em termos de dor.
> - Cultura de HSV, esfregaço para imunofluorescência ou biópsia para confirmação.

Tratamento

Se não tratadas, as úlceras por HSV, em pacientes imunossuprimidos, podem persistir indefinidamente. No entanto, a resposta completa à terapia médica geralmente é imediata. O tratamento inicial é realizado com aciclovir, 400 a 800 mg, via oral, cinco vezes ao dia, até se alcançar a resolução clínica. Fanciclovir (500 mg, via oral, duas vezes ao dia) ou valaciclovir (1,0 g, via oral, duas vezes ao dia) administrado por 5 a 10 dias também é eficaz. Raramente, o aciclovir intravenoso pode ser necessário, se houver uma resposta inadequada à terapia oral. É administrado na dose de 10 mg/kg, a cada 8 horas, por 2 a 7 dias, ou até alcançar a resolução clínica.

Relata-se a ocorrência de resistência ao aciclovir em indivíduos imunocomprometidos, sobretudo naqueles que receberam anteriormente terapia antiviral por tempo prolongado para suprimir surtos de HSV. Cepas resistentes ao aciclovir podem ou não ser resistentes a valaciclovir e fanciclovir. O tratamento recomendado atualmente para herpes anogenital, resistente ao aciclovir, é realizado com foscarnet, vidarabina ou cidofovir intravenoso (29).

| HSV EM IMUNOSSUPRIMIDOS | **Tratamento** |

- Inicie a terapia HAART, se o paciente for HIV-positivo e a Rx ainda não estiver em andamento.
- Aciclovir, 400 mg, via oral, 5× dia até a cicatrização das úlceras, ou
- Fanciclovir, 500 mg, 2× dia, ou
- Valaciclovir, 1 g, 2× dia.
- Foscarnet, 40 mg/kg, 3× dia, se a úlcera for resistente ao aciclovir.

Granuloma Inguinal (Donovanose)

O granuloma inguinal é uma infecção bacteriana crônica, ligeiramente contagiosa, com um curso lentamente progressivo e destrutivo. Existem quatro diferentes variantes clínicas da doença, e esta variabilidade pode resultar em ampla série de apresentações clínicas de difícil diagnóstico. Estas variantes incluem as formas ulcerogranulomatosas (as mais comuns), hipertrófica, necrótica e esclerótica da doença (30).

Apresentação Clínica

O granuloma inguinal é raramente encontrado na América do Norte e Europa, mas é endêmico em algumas áreas tropicais e subtropicais, como Caribe, África, Austrália, sul da Índia, América do Sul e sudeste da Ásia. Ocorre com mais frequência em indivíduos de classe socioeconômica baixa. A maioria dos casos é encontrada em adultos nos quais a transmissão ocorre sexualmente, mas é possível a transmissão não venérea, podendo esta ser responsável pela maioria dos casos relatados em bebês e crianças.

O período de incubação é amplamente variável, consistindo em alguns dias a vários meses, sendo a duração média de cerca de 50 dias. A forma ulcerogranulomatosa da doença é, de longe, a apresentação clínica mais comum. Nesse tipo de granuloma inguinal, o início é insidioso com formação de pápulas ou nódulos solitários ou múltiplos, indolores, firmes, no local da inoculação. Essas lesões então sofrem erosão formando úlceras moles, friáveis, indolores, que podem acometer as dobras da pele **(Figs. 11.39 e 11.40).** Nos locais das dobras da pele, caracteristicamente as úlceras têm morfologia linear, em "corte de faca", sua base em geral é limpa (não crostosa), com tecido de granulação de cor vermelho-carne. As margens são nítidas, e geralmente estão presentes as bordas subminadas. Em geral há aumento de volume de alguma porção das úlceras, enquanto outras porções estão em processo de cicatrização com fibrose e formação cicatricial. Na variante hipertrófica ou nodular da doença, encontrada com menos frequência, desenvolvem-se nódulos vermelhos moles e, algumas vezes, grandes massas vegetativas. A superfície dessas lesões sofre erosão e sangra com facilidade. Na terceira variante, desenvolve-se necrose, provocando úlceras profundas e fétidas. Na quarta variante, o tipo esclerótico de granuloma inguinal, ocorrem grandes áreas de fibrose e formação cicatricial mesmo que a úlcera continue a se expandir circunferencialmente (31).

As lesões, em homens, ocorrem com mais frequência nas áreas anal e perianal, mas também podem ser encontradas no sulco coronal ou na face interna do prepúcio em indivíduos incircuncisos. Em mulheres, a vulva é envolvida com mais frequência, mas raramente ocorrem lesões na cérvice. Em ambos os sexos, as lesões podem ser encontradas nas dobras intertriginosas da pele perigenital. Tipicamente, não ocorre linfadenopatia, mas a disseminação da infecção para áreas em torno dos linfonodos inguinais pode causar edema nodal e ulceração. Esse processo é denominado pseudobubão. O não aumento do linfonodo é característico o suficiente para auxiliar no diagnóstico clínico.

As complicações da doença crônica incluem a distorção da arquitetura e destruição da genitália, assim como fimose, linfedema e edema vulvar semelhante à elefantíase.

Diagnóstico

As lesões clinicamente suspeitas podem ser confirmadas pela demonstração histológica de bactérias agrupadas

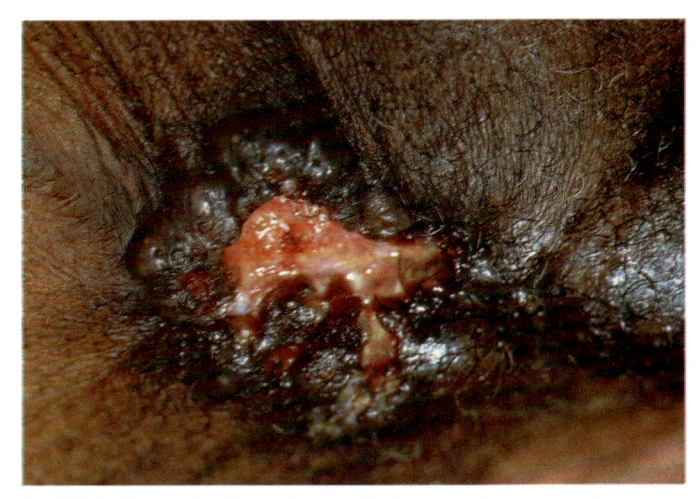

Fig. 11.39. As bordas "subminadas" desta ulceração do granuloma inguinal é típica da donovanose.

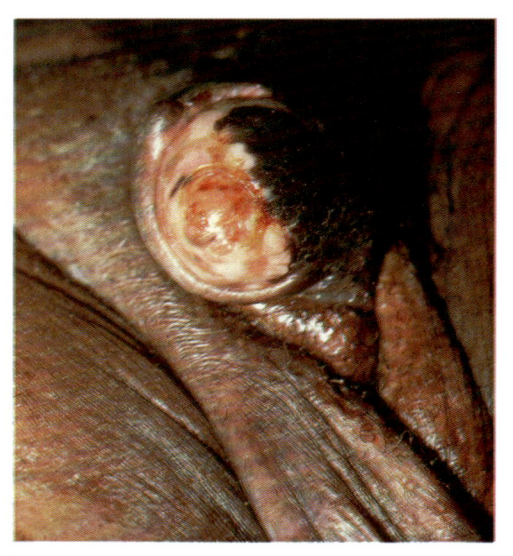

Fig. 11.40. Podem ocorrer ulcerações queratóticas no granuloma inguinal.

(corpúsculos de Donovan) localizadas nos macrófagos. Isto pode ser realizado com o uso de *swabs* ou, de preferência, de um fragmento de tecido de granulação obtido da base das úlceras. Esse tecido é prensado entre duas lâminas de vidro. Esse material então é fixado e corado, pela coloração de Wright ou Giemsa, e geralmente permite que corpúsculos de Donovan característicos possam ser identificados localizados dentro do citoplasma das células inflamatórias mononucleadas.

É difícil realizar a cultura das bactérias causadoras. Por essa razão, a biópsia será adequada, se os esfregaços de tecido forem negativos num paciente com lesões clinicamente suspeitas. A histologia da lesão mostra acantose e extenso infiltrado dérmico composto por plasmócitos e histiócitos. A coloração de Warthin-Starry ou Giemsa geralmente revela grandes macrófagos com vacúolos citoplasmáticos contendo bactérias (corpúsculos de Donovan). Seções ultrafinas, em plástico, podem ser superiores às seções em parafina processadas rotineiramente para a demonstração desse organismo no tecido.

Sífilis, cancroide, herpes genital, em imunossuprimidos, amebíase e LGV são infecções que podem ser confundidas com granuloma inguinal. As condições não infecciosas a serem consideradas são a doença de Crohn cutânea, hidranite supurativa e histiocitose das células de Langerhans. Ocasionalmente, a acentuada hiperplasia epitelial, vista no exame histopatológico, é interpretada erroneamente como carcinoma escamoso.

GRANULOMA INGUINAL	Diagnóstico

- Uma ou mais úlceras que aumentam lentamente de tamanho.
- A configuração pode ser arqueada ou linear.
- Úlceras lineares, em "corte de faca", nas dobras da pele são características.
- As bordas da úlcera são subminadas; a base tem aparência granulomatosa.
- Confirme pela presença de bactérias em macrófagos no esfregaço macerado ou biópsia.

Patogênese

A causa de granuloma inguinal é a bactéria *Klebsiella granulomatosis comb. nov* (30). Esta é uma bactéria Gram-negativa, diminuta, intracelular. Com mais frequência essa bactéria é transmitida sexualmente, mas a transmissão não sexual também é possível. Como indicado anteriormente, não é uma doença particularmente contagiosa, mas a probabilidade de infecção parece maior na presença de má higiene e/ou rupturas na pele.

Tratamento

Se não tratadas, as úlceras do granuloma inguinal cicatrizam lentamente durante meses a anos, deixando uma formação cicatricial residual e distorção ou destruição da arquitetura genital. O edema massivo crônico (elefantíase) da genitália se desenvolve com frequência. Esta ocorrência é particularmente provável no tecido vulvar. Azitromicina (1 g, via oral, por semana, até ocorrer a cicatrização completa) é o tratamento preferido, embora outros antibióticos, como doxiciclina (100 mg, via oral, duas vezes ao dia), ciprofloxacino (750 mg, via oral, duas vezes ao dia) e eritromicina base (500 mg, via oral, quatro vezes ao dia), também possam ser usados. A cicatrização geralmente ocorre após 3 semanas de tratamento.

GRANULOMA INGUINAL	Tratamento

- Doxiciclina, 100 mg, 2× dia, ou
- Azitromicina, 1,0 g, semanalmente, ou
- Ciprofloxacino, 750 mg, 2× dia.
- Trate até a cicatrização das úlceras, mas por pelo menos 3 semanas.

Linfogranuloma Venéreo

LGV é uma doença sexualmente transmissível causada por *Chlamydia trachomatis* (32). A lesão inicial pode ser uma pápula ou úlcera, mas essas lesões cicatrizam-se rapidamente de maneira espontânea, e os pacientes heterossexuais apresentam-se com linfadenopatia considerável em vez de uma úlcera. Por essa razão, a discussão primária dessa doença será encontrada no Capítulo 5. Nos HSH, a apresentação é quase sempre com proctite, um tópico que está além do âmbito deste livro.

Úlceras Associadas ao Vírus Epstein-Barr e ao Citomegalovírus

Ainda que as úlceras estejam associadas a esses vírus, elas são discutidas no próximo tópico porque sua aparência clínica é idêntica à das úlceras aftosas idiopáticas. E, em minha opinião, é provável que essas infecções virais simplesmente desencadeiem o desenvolvimento de aftas em vez de causar as úlceras por infecção tecidual direta.

Úlceras Não Infecciosas

Úlcera Aftosa e Aftose Complexa

As úlceras aftosas (sinônimos: aftas, estomatite aftosa, "aftas") são extremamente comuns na cavidade oral, mas raramente são encontradas na genitália. Os adjetivos "menor" (menos de 1 cm; cicatrizam rapidamente sem formação cicatricial), "maior" (mais de 1 cm; cicatrizam lentamente em geral com formação cicatricial) e "herpetiforme" (10 ou mais, muito pequenas, agrupadas) são usados na descrição morfológica das úlceras aftosas. O termo "aftose complexa" é usado geralmente para os pacientes com aftas orais e genitais recorrentes. As úlceras aftosas podem ser "primárias" (idiopáticas e não ocorrem em associação direta a outras condições) ou "secundárias" (associadas a algum outro distúrbio médico com mais frequência do que o esperado). Não há diferença na aparência clínica ou histológica entre as formas primária e secundária de úlceras aftosas. Nos 100 anos passados, Lipschutz descreveu úlceras vulvares do tipo aftosa idiopática que ocorrem em meninas virginais. Subsequentemente, essas úlceras eram chamadas de "*ulcus vulvae acutum*" (lesão genital de Lipschütz) e mais recentemente foram denominadas "úlceras genitais agudas". Os médicos mais experientes acreditam que esses termos sejam sinônimos de úlceras aftosas vulvares (33,34).

Apresentação Clínica

A incidência vitalícia de aftas *orais* primárias geralmente é de cerca de 30%, mas algumas estimativas chegam a 50% (35). Dados referentes à incidência das úlceras aftosas *genitais* primárias não estão disponíveis, mas devem ser inferiores a 1% por causa da escassez (cerca de 150 casos) de relatos publicados. Com base nesses relatos e em minha própria experiência, acredito, assim como muitos outros, que as úlceras aftosas *primárias* da genitália ocorrem quase que somente no sexo feminino e, na maioria das vezes, em meninas e mulheres com menos de 25 anos. No entanto, deve-se notar que, em uma série recente com 33 mulheres, a média etária era 29 anos, com uma variação de 10 a 79 anos (36). As poucas úlceras aftosas genitais que tenho visto em homens são *secundárias* e ocorrem no quadro de doença de Behçet. Rosman *et al.* (34) publicaram, em 2012, um resumo dos dados de suas próprias séries de 12 pacientes do sexo feminino, comparados aos dados das cinco maiores séries disponíveis na época. Grande parte do material a seguir é com base em informações do manuscrito.

Cerca de 50% dos pacientes com úlceras aftosas genitais também mostram um histórico de aftas orais. Pode-se, então, afirmar que esses pacientes têm aftose complexa. Podem ocorrer úlceras nesses dois locais, mas geralmente não de maneira sincrônica. As úlceras aftosas da vulva ocorrem primariamente dentro do vestíbulo vulvar, mas as lesões também podem-se desenvolver na superfície externa dos lábios menores, lábios maiores, períneo, porção distal da vagina e no introito vaginal. De modo interessante, e em contraste quase total com as aftas orais, aquelas que se desenvolvem na genitália geralmente ocorrem tanto no epitélio queratinizado como no mucoso. O diâmetro (até 2 cm; em média, cerca de 1 cm) e profundidade (até 1 cm) das úlceras genitais tendem a ser maiores que as que ocorrem na boca.

A maioria dos pacientes tem duas ou mais úlceras e, quando múltiplas, pode ocorrer sua confluência levando a úlceras muito grandes com bordas subminadas **(Figs. 11.41 e 11.42)**. A base das úlceras pode ter coloração vermelho brilhante ou ser cobertas por material necrótico cinzento, ou escara de cor escura **(Figs. 11.42 e 11.43)**. As úlceras genitais são extremamente dolorosas e sensíveis ao toque **(Fig. 11.44)** e, em 70% dos pacientes, seu surgimento é precedido ou acompanhado por um pródromo inespecífico de febre baixa, mal-estar, dor de garganta e/ou sintomas respiratórios. Grandes lesões genitais podem curar com formação cicatricial. As úlceras aftosas genitais em homens com doença de Behçet ocorrem na bolsa escrotal e/ou pênis, mas sob outros aspectos são similares às que ocorrem em mulheres **(Fig. 11.45)**.

Assim como é verdadeiro para as lesões orais, as úlceras genitais podem sofrer recidivas a intervalos periódicos, embora a taxa de recorrência aparentemente seja menor que nas úlceras orais. A taxa de recidiva é estimada em cerca de 30% dos pacientes, mas esta é provavelmente uma subestimativa, uma vez que a duração do acompanhamento foi muito breve em muitos dos pacientes relatados.

Diagnóstico

O diagnóstico é estabelecido com base clínica, uma vez que não existem anormalidades histológicas ou laboratoriais características. Alguns pacientes possuem anticorpos para o vírus Epstein-Barr (EBV) e/ou CMV, mas o papel desses vírus, se houver algum, na causa direta dessas úlceras genitais é controverso (ver adiante). A biópsia revela apenas as inflamações agudas e crônicas não diagnósticas, mas pode

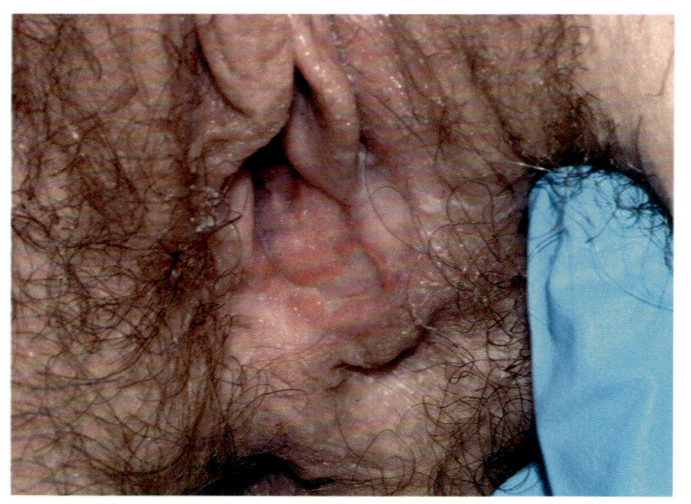

Fig. 11.41. Esta ulceração bem demarcada é típica de grandes úlceras aftosas genitais; as bordas são irregulares por causa da coalescência de úlceras menores.

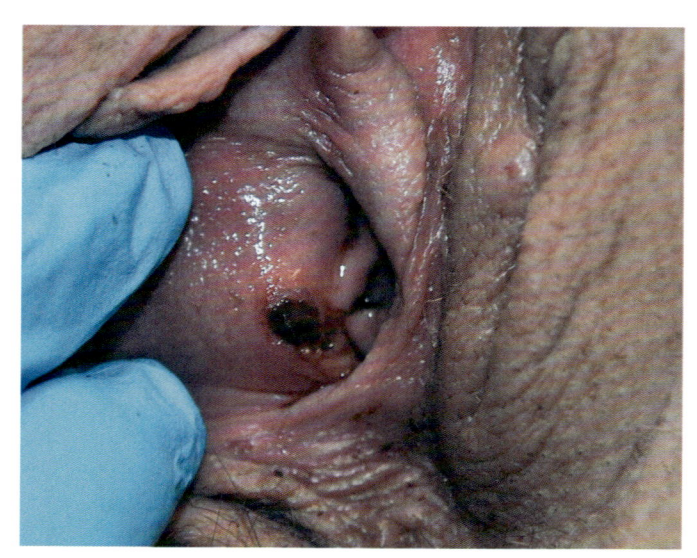

Fig. 11.42. Esta grande úlcera aftosa começou com uma escara negra que agora está necrosando, mostrando a base de fibrina branca.

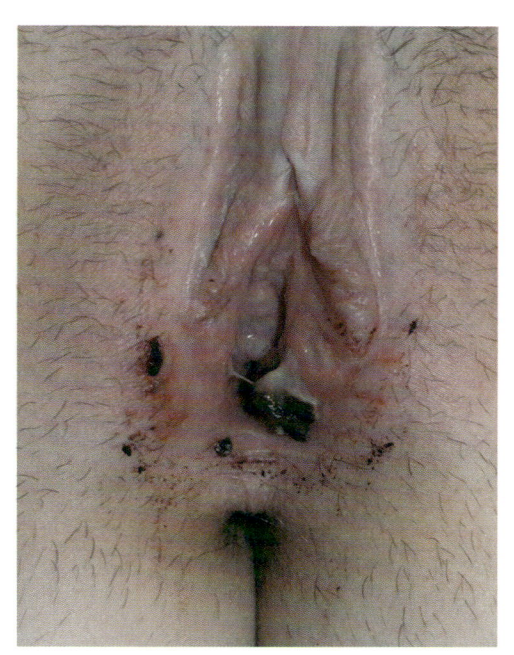

Fig. 11.43. Esta menina de 14 anos apresentou ulcerações aftosas iniciais muito menores, porém ainda muito dolorosas, 2 dias antes. Ela apresentava três úlceras adicionais no vestíbulo e lábios menores mediais.

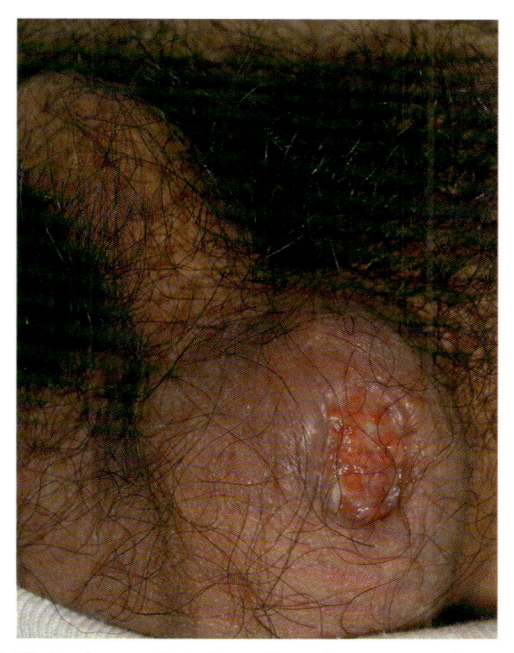

Fig. 11.45. As aftas genitais são muito mais raras em países ocidentais, industrializados, em homens.

ser desejável, ou até necessário, descartar outras causas de ulceração genital.

A maioria dos clínicos inicialmente acredita, de maneira incorreta, que os pacientes com úlceras aftosas genitais têm infecção por HSV. No entanto, a infecção por HSV em pacientes *imunocompetentes* leva apenas a erosões, e não às úlceras profundas encontradas na aftose complexa. Contudo, é apropriado obter culturas para HSV, testes de anticorpo imunofluorescente ou estudos de PCR para não omitir essa infecção comum e facilmente tratável. Sífilis primária e cancroide causam úlceras, mas é improvável que estas sejam confundidas com aftas por causa da ausência de dor na primeira e da linfadenopatia considerável no segundo.

Pode ser difícil distinguir entre úlceras aftosas primárias e secundárias, pois o surgimento de aftas pode preceder em meses, ou até anos, a evidência do desenvolvimento de um distúrbio associado. A doença que com mais frequência precisa ser considerada em uma lista de distúrbios secundários potencialmente ligados é a doença de Behçet. Úlceras orais e genitais são os dois achados mais comuns na aftose complexa e na doença de Behçet, e essas lesões têm aparência clínica idêntica nas duas condições **(Figs. 11.46 e 11.47)**. Infelizmente, não existem exames laboratoriais que identifiquem definitivamente a doença de Behçet. Assim, para estabelecer o diagnóstico de doença de Behçet, geralmente o paciente deve preencher os critérios clínicos diagnósticos definidos pelo International Study Group (ISG), em 1990, ou mais provavelmente, os critérios de 2010 revisados denominados International Criteria for Behçet Disease (ICBD) (37). Em estudos publicados, verificou-se que os primeiros têm maior especificidade, enquanto os últimos têm sensibilidade muito alta (37). Apesar desses estudos, alguns dermatologistas, incluindo este autor, acreditam que, com o seu uso, alguns pacientes com aftose complexa são superdiagnosticados, o que os torna quase inseguros e totalmente incertos sobre sua saúde futura. Especificamente, com os critérios ICBD, os pacientes com aftose complexa se qualificam automaticamente para o diagnóstico de doença de Behçet (37). Embora seja verdadeiro

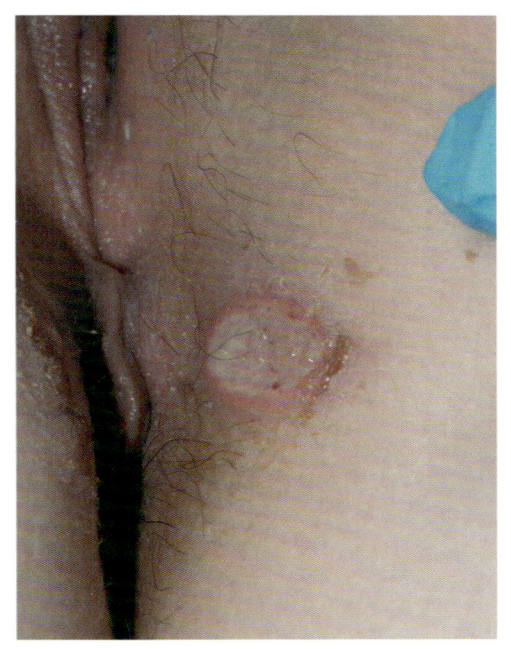

Fig. 11.44. Uma das várias lesões que estavam, principalmente, na pele queratinizada. Essas úlceras estavam extremamente sensíveis.

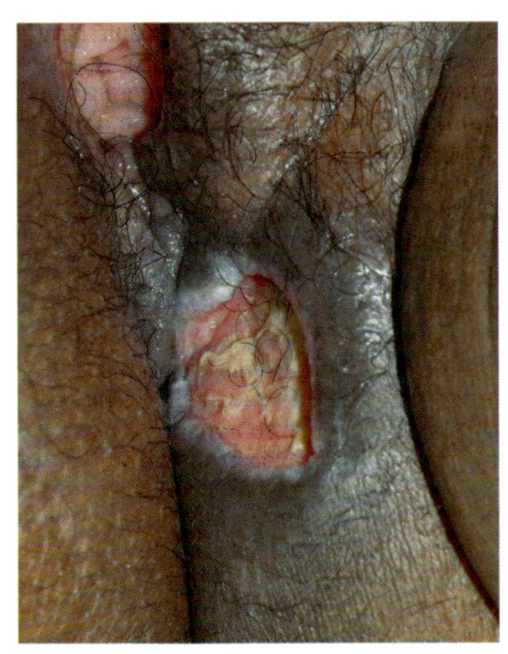

Fig. 11.46. Esta mulher tinha uma enorme afta que incluiu pele queratinizada e membranas mucosas modificadas da vulva e vagina; ela não apresentava sinais sistêmicos de inflamação sugestivos de doença de Behçet.

que uma pequena porcentagem de pacientes com aftose complexa desenvolverá doença sistêmica, em minha experiência, e nos estudos publicados, aparentemente isto parece ocorrer apenas raramente nos países ocidentais (34). No entanto, como

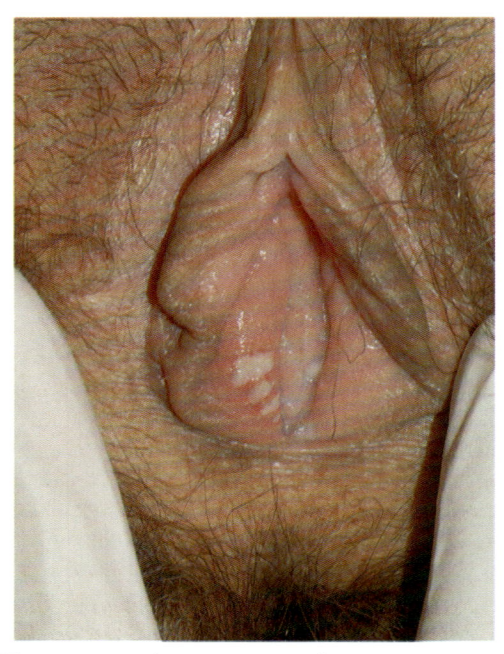

Fig. 11.47. Esta menina de 16 anos, com aftas orais e genitais recorrentes, mal-estar incapacitante, febre de grau baixo e vasculite linfocitária nos dedos do pé, foi diagnosticada com doença de Behçet.

os sintomas e sinais da doença de Behçet geralmente evoluem durante um período considerável, os pacientes com aftose complexa precisam ser acompanhados regularmente.

As úlceras aftosas secundárias ocorrem em várias outras condições, com mais frequência na doença intestinal inflamatória e HIV-AIDS. Raros distúrbios que são acompanhados de aftas incluem neutropenia cíclica, lúpus eritematoso, a síndrome MAGIC (*mouth and genital ulcers with inflamed cartilage* - úlceras bucais e genitais com inflamação da cartilagem), e síndrome PFAPA (*periodic fever, aphthae, pharyngitis, and adenitis* - febre periódica, aftas, faringite e adenite) (35).

ÚLCERAS AFTOSAS GENITAIS	Diagnóstico

- Ocorrência principalmente em meninas e mulheres jovens.
- Várias úlceras salientes muito dolorosas.
- Pródromo semelhante à gripe pode preceder ou acompanhar as úlceras.
- Configuração arqueada quando as úlceras se tornam confluentes.
- Descarte HSV, sífilis e cancroide.
- Procure por doença sistêmica associada, especialmente doença de Behçet e doença intestinal inflamatória.

Fisiopatologia

A causa das úlceras aftosas orais e genitais é desconhecida. Os casos familiares de aftas orais, mas não genitais, ocorrem com alguma frequência, sugerindo a possibilidade de predisposição genética. Outras possibilidades etiológicas incluem o desenvolvimento de uma resposta autoimune vigorosa, mediada por células, a um ou mais antígenos. Os antígenos considerados com mais frequência são os relativos às proteínas microbianas. A reação a esses antígenos pode causar reação cruzada dos autoantígenos através do processo de mimetismo molecular. Uma hipótese assemelhada baseia-se na frequente associação das úlceras aftosas à doença de Crohn. Na doença de Crohn, existem mutações em vários genes que têm relação com o processamento de bactérias, sugerindo que a imunodeficiência, e não a autoimunidade, seja uma via crítica através da qual se desenvolve essa doença intestinal inflamatória. Por essa razão, pode-se especular que, em razão da associação ocasional das úlceras aftosas a várias infecções virais, um mecanismo com alguma similaridade pode ter um papel no desenvolvimento das aftas. Além disso, há pelo menos três deflagradores bem reconhecidos que incluem os fatores nutricionais, o desenvolvimento de úlceras aftosas em locais de trauma (patergia), e às vezes de maior estresse psicológico. Todos esses fatores são bem discutidos na excelente revisão de Akintoye e Greenberg (35).

Não importa quais sejam os eventos iniciadores, o resultado é o desenvolvimento de um vigoroso influxo de células inflamatórias com a elaboração de citocinas inflamatórias, como interleucina-2 e TNF-alfa. A resultante inflamação grave leva à destruição vascular, indução de necrose tecidual localizada e, subsequentemente, à formação de úlcera.

Tratamento

Com a óbvia exceção das abordagens de "bochechar e engolir", o tratamento de aftas genitais é semelhante ao empregado para as úlceras aftosas orais. O alívio da dor, em curto prazo, pode ser alcançado com banhos de assento em banheira parcialmente cheia com água quente da torneira por 20 minutos. O alívio prolongado da dor pode ser alcançado com anestésicos de aplicação tópica, lidocaína a 5%, pomada, aplicada várias vezes ao dia. Se a dor não for controlada com essa abordagem, a terminação nervosa na úlcera poderá ser quimicamente destruída com a aplicação do bastão de nitrato de prata padrão. Esteroides de aplicação tópica, como o clobetasol a 0,05%, pomada, podem ter alguma utilidade nos casos leves, mas dependendo da tolerância do paciente, injeções intralesionais de triancinolona (Kenalog), 10 mg/mL, diretamente na base de cada úlcera são significativamente mais eficazes.

Uma abordagem tópica, usada isoladamente para as úlceras genitais, raramente é bem-sucedida. Por essa razão, geralmente, eu inicio a terapia com prednisona oral (40 mg, todas as manhãs, por 7 a 10 dias) na primeira visita. Esta terapia leva à cicatrização satisfatória na maioria dos pacientes e pode ser repetida, se necessário, caso ocorram episódios recorrentes de ulceração. Como uma alternativa à prednisona oral, a terapia com anti-inflamatórios não esteroides pode ser oferecida com antibióticos orais (doxiciclina ou minociclina, 100 mg, 2× ao dia), pentoxifilina (400 mg, 3× ao dia), colchicina (0,6 mg, 2 a 3× ao dia), ou dapsona (100 a 150 mg/dia). Outras discussões destas e outras terapias podem ser encontradas em várias revisões recentes (35,38). Infelizmente, quase todas as abordagens terapêuticas têm sido pouco estudadas, e basicamente nenhuma alcança níveis satisfatórios de evidência (39). Para uma minoria de pacientes, irresponsivos a essas abordagens relativamente seguras, podem ser consideradas as terapias descritas no próximo tópico sobre doença de Behçet.

ÚLCERAS AFTOSAS GENITAIS — Tratamento

- Lidocaína tópica a 5%, pomada.
- Aplicação leve de bastão de nitrato de prata.
- Prednisona, 40 mg, via oral, por 7 a 10 dias.
- Colchicina, 0,6 mg, 2 a 3× ao dia.
- Dapsona, 100 a 150 mg/dia.

Doença de Behçet

A doença de Behçet é um distúrbio raro, descrito pela primeira vez como uma tríade de úlceras aftosas orais, úlceras aftosas genitais e uveíte. Atualmente se reconhece que é uma doença multissistêmica com desenvolvimento potencial de problemas em muitos órgãos, como a pele, articulações, sistema cardiovascular, sistema nervoso central e trato gastrointestinal (40). Por ser uma doença que raramente será encontrada pelo possível leitor deste livro, somente uma breve discussão com ênfase na presença de aftas orais e genitais é incluída nessa seção.

A prevalência dessa doença é bastante alta nas áreas do Mediterrâneo, Oriente Médio e Japão. Dentre todos estes, a Turquia tem a maior prevalência, com taxa de 400/100.000 indivíduos. Em países ocidentais, a doença de Behçet é bastante rara, e sua prevalência é inferior a 10/100.000 (40). Em todos os países, exceto o Extremo Oriente, a doença é mais frequente em homens. Em todos os países, a gravidade da doença é maior em homens. Em ambos os sexos, a idade usual de início é entre 20 e 40 anos. Raramente se desenvolve na infância e após a meia-idade.

Úlceras aftosas orais recorrentes ocorrem em 97% dos pacientes com doença de Behçet, ao passo que as aftas genitais se desenvolvem em apenas 60 a 90%. Elas são idênticas sob todos os aspectos às úlceras vistas na aftose complexa, mas podem ser maiores, mais dolorosas e mais frequentes do que no caso de aftose complexa primária **(Fig. 11.47)**. Por causa dessas similaridades e ausência de achados laboratoriais patognomônicos, é difícil, e, algumas vezes, impossível, determinar com certeza se o diagnóstico correto é aftose complexa ou doença de Behçet.

A maioria dos clínicos ainda irá utilizar, em benefício da simplicidade, os critérios de 1990 do International Study Group (ISG) para o diagnóstico de doença de Behçet. Esses critérios requerem ulcerações orais recorrentes aliadas a qualquer dos dois critérios a seguir: ulceração genital recorrente, uveíte (ou outras anormalidades orbitais listadas), evidência de patergia, ou certos distúrbios cutâneos (37). Infelizmente, várias das condições cutâneas listadas (eritema nodoso, pseudofoliculite, lesões papulopustulosas e nódulos acneiformes) são muito comuns e inespecíficas. Os pacientes ocidentais com úlceras aftosas genitais preenchem regularmente dois dos critérios (úlceras orais e genitais recorrentes) e, em razão de sua idade relativamente jovem, a maioria também terá, ou desenvolverá, lesões papulopustulosas ou nódulos acneiformes. Assim, em termos estritos, esses pacientes atendem aos critérios do ISG para o diagnóstico de doença de Behçet ainda que quase todos não tenham, nem desenvolvam, os achados clássicos dessa doença grave e potencialmente fatal.

É mais provável, porém, que reumatologistas usem os critérios do ICBD mais recentes pela maior sensibilidade e especificidade igualmente boa. Esses critérios concedem dois pontos para a presença de aftas orais, aftas genitais e doença oftálmica. No caso de outro envolvimento sistêmico é concedido um ponto para cada órgão envolvido. O total de quatro ou mais pontos qualifica para o diagnóstico de doença de Behçet (37). Como se notou anteriormente, em países ocidentais, não parece apropriado atribuir esse diagnóstico aos pacientes com aftose complexa e nenhuma doença sistêmica, pois uma pequena porcentagem desses pacientes continuará a desenvolver alguns problemas sérios. Em vez disso, parece mais apropriado trabalhar com um diagnóstico de aftose complexa até estabelecer o diagnóstico, se for possível, de doença de Behçet, subsequentemente, e de forma incontestável.

Pode-se encontrar material cobrindo as manifestações clínicas extracutâneas, lista de diagnósticos diferenciais e patogênese de doença de Behçet em um artigo recente de revisão (40). O tratamento das úlceras mucocutâneas é o mesmo descrito anteriormente na seção sobre aftose complexa. A terapia sistêmica adicional está disponível para os pacientes em estado mais grave ou com doença resistente a tratamento. Esses agentes incluem, entre outros, azatioprina, ciclofosfamida, ciclosporina, metotrexato e inibidores do TNF-alfa (41).

Úlceras Genitais Aftosas Associadas a Infecções

Há relatos de que as úlceras genitais, idênticas sob todos os aspectos às úlceras aftosas, surgem em associação a várias infecções. O EBV tem sido diagnosticado em cerca de 10% dos pacientes com aftas genitais (34). Na maior parte, esse diagnóstico foi feito por via sorológica sem evidência de achado de EBV (na cultura ou PCR) nas próprias úlceras. Essas úlceras têm aparência idêntica, e a resolução ocorre como nas úlceras aftosas convencionais. Nenhum tratamento específico foi considerado necessário. Não há relatos de que essas úlceras genitais similares às aftosas, associadas ao EBV, ocorram em meninos ou homens.

Também há relatos de úlceras tipo aftosas em alguns pacientes *imunocompetentes* com infecção por CMV (33,36). Esses pacientes também eram mulheres jovens que se apresentaram com úlceras vulvares, desenvolvidas após um breve pródromo semelhante à gripe. O diagnóstico, também neste caso, foi estabelecido principalmente com base na sorologia demonstrando anticorpos IgM para CMV. Aparentemente não há relatos sobre úlceras genitais em homens imunocompetentes, mas a situação nos pacientes *imunocomprometidos* pode ser um pouco diferente. A maioria desses pacientes são homens que desenvolveram úlceras perianais aftosas. É possível que, nesses pacientes imunossuprimidos, o CMV tenha sido causado diretamente por inoculação como uma doença sexualmente transmissível. As úlceras aftosas, mais frequentes na boca, e raramente na área anogenital, ocorrem em alguns homens e mulheres com infecção por HIV (42). Também há relatos de disseminação de outras infecções (*Mycoplasma pneumoniae*, *influenza A* etc.) em associação a aftas genitais (33,36).

A relação entre essas infecções virais e o desenvolvimento das úlceras genitais tipo aftosas é controversa. A relativa falta de evidências indicando a presença de agentes infecciosos nas úlceras e o fato de que quase todos os pacientes são mulheres jovens levam-me a pensar que essas infecções simplesmente desencadeiam o desenvolvimento das úlceras aftosas convencionais e que as úlceras não são causadas por infecção local. Essa explicação seria análoga ao desencadeamento de eritema multiforme, em alguns pacientes com infecção por HSV, ou ao desenvolvimento de síndrome de Gianotti-Crosti em qualquer das várias doenças virais.

Úlceras Aftosas Associadas a Medicamentos

Nicorandil é um medicamento de uso amplo nos países europeus para o tratamento de angina. Não é aprovado para uso nos Estados Unidos. Tem um efeito vasodilatador que ocorre em consequência de sua ação sobre os canais de potássio. As úlceras orais aftosas ocorrem com alguma frequência em pacientes que tomam nicorandil. Úlceras vulvares, penianas, anais e perianais ocorrem com frequência um pouco menor (43). A morfologia das úlceras é similar à das úlceras grandes e profundas vistas na maioria das úlceras aftosas. A fisiopatologia para o desenvolvimento das úlceras é desconhecida, embora um fenômeno de "roubo vascular" seja a principal hipótese. As úlceras tendem a ocorrer em pacientes que tomam doses mais altas de nicorandil, mas nem todos os casos parecem se relacionar com a dose. A interrupção do fármaco é necessária para obter a cicatrização, e uma vez feito isto, a úlcera cicatriza espontaneamente em 2 a 10 semanas.

Foscarnet é um agente antiviral, administrado por via intravenosa aos pacientes com infecções por HSV e CMV resistentes a medicamentos. As úlceras penianas aftosas ocorrem com alguma frequência, mas quase todos os relatos são provenientes de publicações médicas antigas e não informam a incidência dos dados (44). As úlceras vulvares são extremamente raras. A razão para essa diferença não é conhecida. A fisiopatologia para o desenvolvimento dessas úlceras também é desconhecida. Elas regridem espontaneamente, se o foscarnet for suspenso. Também há relatos de que as úlceras genitais aftosas ocorreram em alguns pacientes que recebiam *terapia antirretroviral* para infecção por HIV.

Foi excluído o eritema pigmentar fixo medicamentoso, visto que a morfologia desse distúrbio consiste na formação de bolhas e erosão em vez de úlceras. O eritema pigmentar fixo medicamentoso é abordado em outra parte deste livro.

Doença de Crohn

A doença intestinal inflamatória consiste em colite ulcerativa (CU) e doença de Crohn (DC). Aparentemente, a CU não está associada ao desenvolvimento de lesões anogenitais e não será mais discutida aqui. A doença de Crohn é um processo inflamatório granulomatoso crônico que pode afetar qualquer região do trato intestinal. Está associada a várias manifestações extraintestinais, como lesões cutâneas, envolvimento articular e doença oftálmica. A extensão da doença intestinal para a pele perianal ou periestomal é bastante comum. A doença de Crohn "metastática" (lesões granulomatosas cutâneas separadas do intestino afetado por pele normal) ocorre com menos frequência.

Apresentação Clínica

A incidência da doença de Crohn é maior nos países desenvolvidos do que nos subdesenvolvidos, mas tanto a incidência como a prevalência estão aumentando em todo o mundo, à medida que o padrão de vida melhora. A incidência anual nos países ocidentais é de cerca de 10 a 20 por 100.000 pessoas-anos, com prevalência aproximada de 300 por 100.000 pessoas (45). A DC é uma doença de jovens, com cerca de 25% dos casos desenvolvendo-se durante as primeiras duas décadas de vida, e após os 45 anos são poucos os novos casos (45).

A doença de Crohn cutânea perianal ocorre em significativa proporção desses pacientes, e ainda que geralmente se desenvolva como extensão direta da doença de Crohn retal adjacente, poderá ocorrer a uma considerável distância dos focos da doença de Crohn em outra parte do trato intestinal. Raramente, a doença perianal precede o desenvolvimento da doença de Crohn identificada no intestino.

Caso se exclua a doença de Crohn perianal contígua à doença intestinal, a ocorrência da doença de Crohn "metastática" verdadeira, envolvendo a vulva, o pênis e a bolsa escrotal, é rara. De fato, somente 100 casos de envolvimento vulvar foram relatados até 2013 (46). É menor o número de casos relatados com envolvimento peniano ou escrotal. Entretanto, a minha experiência, e a de outros, sugere que, pelo menos no caso da vulva, esta é uma subestimativa considerável de sua incidência real. Assim como é verdadeiro para a doença de Crohn perianal, somente em uma porcentagem relativamente pequena de casos, o envolvimento "metastático" da genitália precede o desenvolvimento da doença de Crohn. Entretanto, esta representa provavelmente uma subestimativa por causa da relutância em aceitar a possibilidade de que a doença de Crohn possa surgir como "primária" na pele, além de uma compreensível relutância em obter imagens e/ou visualização endoscópica do trato intestinal em pacientes assintomáticos sob outros aspectos. Curiosamente, parece haver pouca relação entre a atividade e/ou a gravidade da doença de Crohn intestinal e o desenvolvimento de lesões cutâneas.

Novamente, excluindo a extensão direta para o tecido perianal, o edema da genitália, com ou sem alteração granulomatosa na biópsia, é o achado clínico mais comum em mulheres (46), e isto provavelmente também é verdadeiro para homens **(Fig. 11.48)**. Isto é discutido e descrito no Capítulo 12. Pode preceder, ocorrer em concomitância, ou seguir-se a um diagnóstico de doença intestinal. Em mulheres, o edema pode ser unilateral ou bilateral, e em alguns casos pequenas áreas de saculação edematosa podem conferir aos lábios menores um formato "multinodular" bastante característico. A biópsia desse tecido edematoso raramente é realizada, e por essa razão, não é possível expressar com que frequência a presença do edema é simplesmente passiva *versus* sua associação à inflamação granulomatosa. Deve-se notar, porém, que alterações granulomatosas inespecíficas geralmente estão presentes na vulva edematosa das mulheres com a condição conhecida como doença de Melkersson-Rosenthal (ver Capítulo 12) e formulou-se a hipótese de que essa condição representa uma *forma frustra* da doença de Crohn.

A doença de Crohn perianal ocorre em ambos os sexos e inclui os achados inespecíficos de marcas na pele edematosa e fissuras anais, assim como fístulas e abscessos muito mais característicos. Fístulas perianais desenvolvem-se em cerca de 20% dos pacientes com DC, e sua ocorrência é mais significativa em pacientes com a doença no intestino grosso do que nos pacientes com a doença no intestino delgado (47). A formação de abscessos tipicamente inicia-se com edema nodular eritematoso ou violáceo localizado. A progressão para ulceração é comum. Embora seja mais comum encontrar essas fístulas e abscessos em localização perianal, elas podem também ocorrer ao longo de toda a área anogenital. Fissuras lineares e úlceras lineares profundas ocorrem mais nas dobras da pele, representando as lesões cutâneas mais características da doença de Crohn anogenital **(Figs. 11.49 a 11.51)** De fato, nos países ocidentais, essas lesões são quase patognomônicas da doença. Essas úlceras lineares são descritas geralmente em mulheres, porém com menos frequência em homens (46).

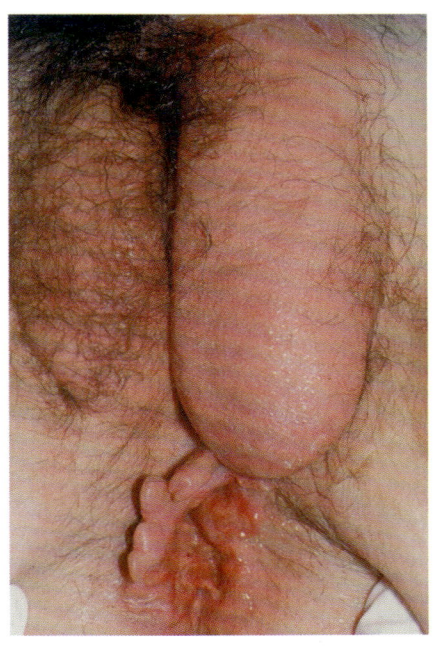

Fig. 11.48. Uma apresentação comum da doença de Crohn genital é o edema acentuado, e aqui o diagnóstico é fortemente sugerido pela ulceração e fístula perianal.

Diagnóstico

No quadro de doença de Crohn intestinal anteriormente diagnosticada, em geral é possível fazer um diagnóstico clínico de doença de Crohn cutânea, quando estão presentes fístulas anogenitais e/ou úlceras lineares das dobras da pele. Quando as lesões clínicas são menos características, ou na ausência de doença de Crohn intestinal identificada, é necessário realizar biópsia **(Fig. 11.52)**. Infelizmente, a inflamação granulomatosa da doença de Crohn cutânea parece ser menos características que as alterações microscópicas que ocorrem nas lesões intestinais. Isto, muitas vezes, resulta num limitado relato da patologia indicando simplesmente a presença de "inflamação granulomatosa". E lembre-se que os granulomas nem sempre estão presentes nas biópsias intestinais, e o mesmo é verdadeiro para as lesões anogenitais. Nessa situação, o diagnóstico é estabelecido por correlação clinicopatológica. Alternativamente, quando não houver um diagnóstico estabelecido de doença de Crohn intestinal, deve-se considerar fortemente um exame radiológico e/ou endoscópico, pois a doença de Crohn

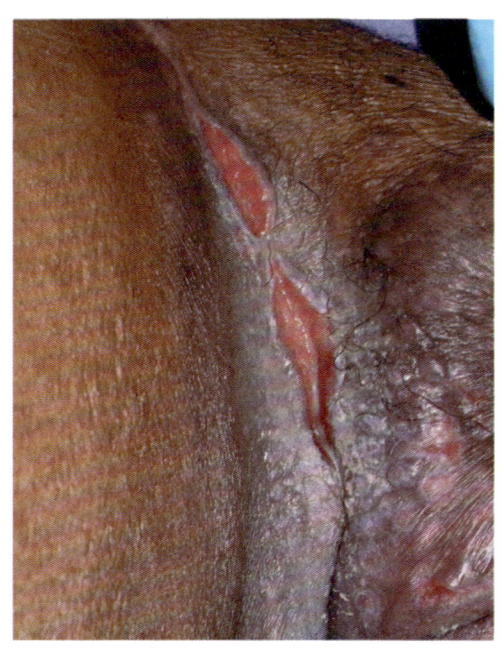

Fig. 11.49. Ulcerações lineares clássicas, em "corte de faca", situadas geralmente nas dobras da pele, são clássicas da doença de Crohn, embora úlceras lineares ocasionalmente sejam vistas também na piodermite gangrenosa.

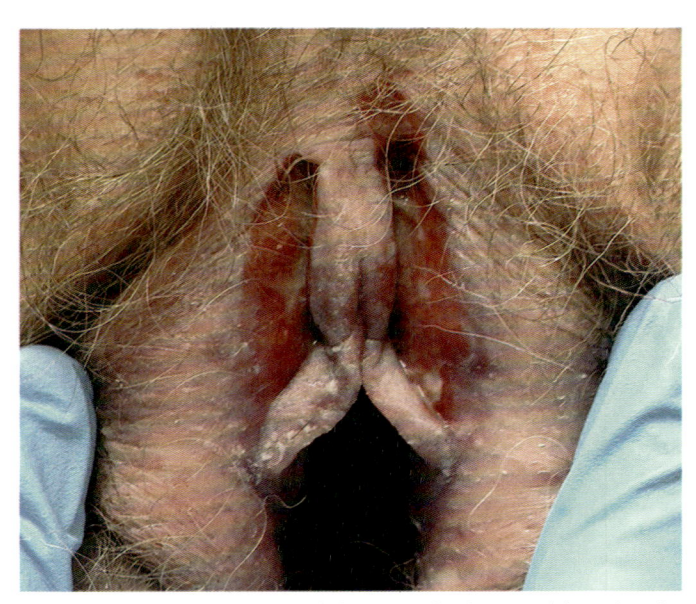

Fig. 11.51. Estas ulcerações verdadeiras, profundas, nas dobras da pele, em geral são facilmente diferenciadas das fissuras comuns, finas, nas dobras da pele, e erosões lineares que ocorrem em qualquer processo inflamatório, incluindo *Candida* cutânea e muitas dermatoses.

intestinal pode estar presente em alguns pacientes sob outros aspectos assintomáticos.

Vários distúrbios precisam ser considerados no diagnóstico diferencial da doença de Crohn. Como indicado anteriormente, o edema genital com evidência histológica de inflamação granulomatosa similar ao da doença de Crohn ocorre na condição denominada doença de Melkersson-Rosenthal (ver Capítulo 12). É controverso se essa doença é uma entidade distinta ou uma *forma frustra* da doença de Crohn. A hidranite supurativa (HS) é a doença confundida geralmente com a doença de Crohn cutânea. Os pacientes com HS anogenital podem-se apresentar com abscessos e fístulas muito similares aos encontrados na doença de Crohn. Na biópsia, essas lesões de HS geralmente mostram inflamação granulomatosa inespecífica que dificultam muito a diferenciação entre as duas doenças. A presença de abscessos nas axilas, ou em outra parte ao longo da "linha do leite", aliada à presença de comedões atípicos em qualquer dessas localizações, irá identificar corretamente a HS. Entretanto, deve-se notar que existem relatos de ocorrência mais frequente das duas doenças concomitantemente do que somente uma probabilidade poderia sugerir (48).

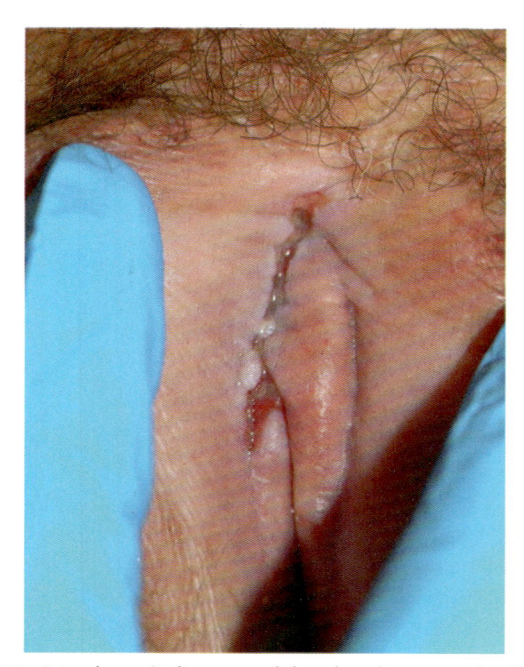

Fig. 11.50. Esta ulceração linear em dobra da pele, no quadro de edema, é quase patognomônica da doença de Crohn.

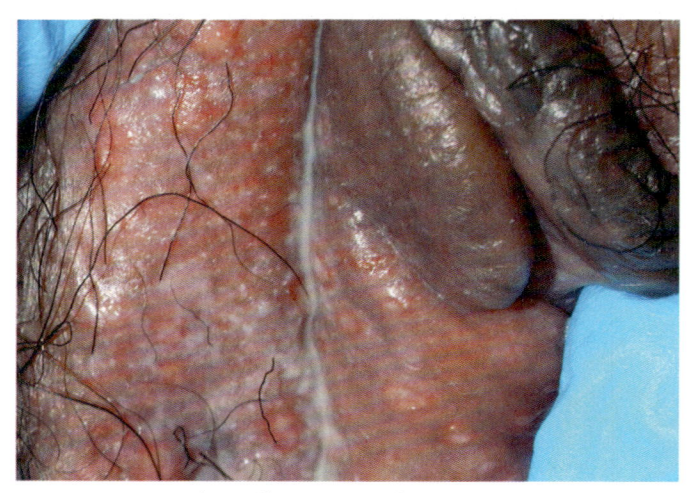

Fig. 11.52. Nem todas as úlceras associadas à doença de Crohn são lineares; lesões como estas exigem biópsia.

Úlceras lineares como as da doença de Crohn também ocorrem no granuloma inguinal e histiocitose das células de Langerhans. A biópsia permitirá a correta identificação dessas duas doenças. A doença de Behçet, o herpes genital em pacientes imunossuprimidos, a sífilis, o granuloma inguinal, o cancroide, as ulcerações traumáticas e o carcinoma ulcerado causam úlceras anogenitais, mas a probabilidade de que essas doenças sejam confundidas com a doença de Crohn a HS é menor do que no caso da HS.

DOENÇA DE CROHN	Diagnóstico

- Histórico de sintomas e sinais intestinais.
- Marcas da pele perianal e/ou edema genital.
- Abscessos e/ou fístulas.
- Úlceras lineares, em "corte de faca", nas dobras da pele.
- Biópsia para confirmação.

Fisiopatologia

A causa da doença de Crohn é desconhecida, mas claramente é multifatorial e envolve a relação entre a ruptura das camadas de barreiras genética, bacteriana, ambiental e mucosa e os mecanismos imunes desregulados. Estudo de associação genômica ampla revelou aproximadamente 100 lócus de risco genético, e a mais importante das mutações ocorreu no gene NOD2. Essas mutações levam ao comprometimento da resposta antibacteriana, provavelmente de redução, da produção de alfa-defensinas e/ou autofagia interrompida. Uma nova forma de *Escherichia coli*, *E. coli* aderente-invasiva, está presente na maioria dos pacientes. Uma barreira mucosa defeituosa permite que essas e outras bactérias entrem na parede intestinal, onde ativam citocinas inflamatórias como TNF-alfa. A DC é uma doença inflamatória do Th1 com alta expressão da resposta imune mediada por células. A ativação desse tipo de resposta ajuda a aumentar o nível de muitas citocinas inflamatórias, como IL-6, IL-12, IL-17 e IL-23. Essas citocinas têm sido fortemente implicadas em muitos distúrbios autoimunomediados. Uma discussão em maiores detalhes para todos esses fatores pode ser encontrada em uma extensa revisão recente (49).

Tratamento

Deve-se instituir uma terapia direcionada à doença intestinal para os pacientes não tratados, com sintomas e sinais intestinais ativos. Entretanto, o controle eficaz da doença intestinal pode ou não resultar em resolução da doença de Crohn cutânea. Historicamente, é usada uma abordagem "gradual" em que a terapia é iniciada com terapia anti-inflamatória não esteroide (como mesalazina, sulfasalazina e metronidazol), passando para os esteroides sistêmicos (budesonida, prednisona), antimetabólitos (azatioprina, mercaptopurina) e metotrexato com o objetivo de induzir a remissão, preservando ao mesmo tempo a segurança (50). Porém, a introdução notavelmente bem-sucedida dos produtos biológicos, principalmente os inibidores de TNF-alfa (infliximabe e adalimumabe) (51) e o agente anti-integrina, vedolizumabe (52), persuadiu

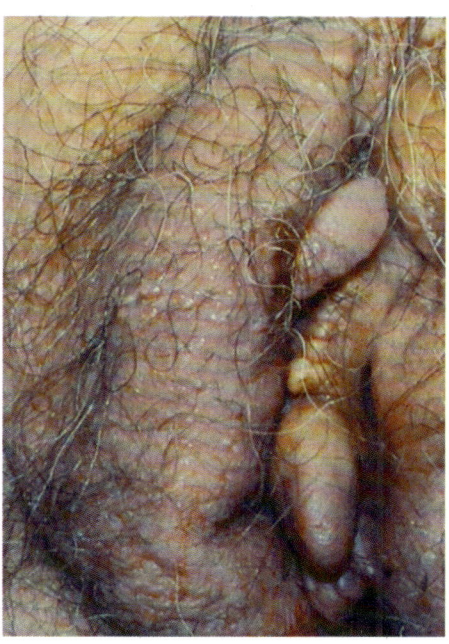

Fig. 11.53. O edema crônico da doença de Crohn pode resultar em pequenas bolhas linfáticas na superfície da pele. Excrescências firmes nos lábios menores e marcas na pele espessa e sólida também são sequelas de edema crônico, especialmente o edema associado à doença de Crohn.

mais clínicos a considerar o início de uma estratégia "de cima para baixo" (50).

Quando a doença intestinal é inativa, ou ausente, a terapia local pode ser implementada. Abscessos flutuantes devem ser incisados e drenados. Em lesões sólidas inflamatórias menores pode-se injetar triancinolona acetonida intralesionalmente (Kenalog), na concentração de 10 mg/mL. Áreas localizadas de edema persistente podem ser igualmente tratadas com injeções intralesionais de triancinolona. A cirurgia, que está além do âmbito deste livro, será necessária para fístula.

Em termos de prognóstico, o edema genital ("elefantíase"), que ocorre na doença de Crohn, é extremamente persistente e desfigurante **(Fig. 11.53)**. Da mesma forma, as úlceras, abscessos e fístulas são muito destrutivos e causam apreciável formação cicatricial e distorção da arquitetura. Assim como é verdadeiro para várias outras doenças genitais inflamatórias crônicas, como líquen escleroso, líquen plano e hidranite supurativa, existe a possibilidade de se desenvolver carcinoma escamoso em lesões que não cicatrizam (53).

DOENÇA DE CROHN	Tratamento

- Controle a doença intestinal associada; encaminhe, se necessário.
- Triancinolona intralesional, 10 mg/mL, para lesões sólidas.
- Puncione e aspire lesões flutuantes.
- Considere prednisona oral ou inibidores de TNF-alfa.
- Observe para possível desenvolvimento de carcinoma escamoso.

Pioderma Gangrenoso

O pioderma gangrenoso (PG) pertence ao grupo de doenças conhecido como dermatoses neutrofílicas. Esses distúrbios se caracterizam pelos grandes números de neutrófilos que ocorrem na ausência de infecção. O PG é o membro dessa família mais encontrado, contudo, são raros os relatos de que envolva a área anogenital. No entanto, como o PG pode estar associado a condições sérias, potencialmente fatais, é discutido neste capítulo.

Apresentação Clínica

A incidência anual geral de PG é de cerca de 1 por 100.000 pessoas. Com mais frequência, desenvolve-se no início da vida e na meia-idade. É igualmente comum em homens e mulheres. As úlceras do PG ocorrem geralmente na porção inferior das pernas, mas ocasionalmente as lesões se desenvolvem em outra parte, como nas mamas e locais periestomais. Menos de 25 casos de PG vulvar e cerca de 15 casos envolvendo o pênis e/ou bolsa escrotal são relatados (54-56). Há também relatos de casos dispersos de PG em locais perianais e perineais.

O PG inicia-se geralmente com uma ou mais pústulas, pápulas ou nódulos inflamatórios. A lesão inicial se torna violácea e, em seguida, se degenera, formando uma úlcera. Com menos frequência, o pioderma inicia-se como uma bolha hemorrágica ou placa que então também se degenera para formar uma úlcera. Classicamente, as úlceras de PG são profundas com bordas inflamatórias sobrepostas, escavadas, violáceas ou eritematosas **(Figs. 11.54 a 11.56)**. No entanto, essas lesões que se iniciam como bolhas hemorrágicas e placas podem-se apresentar com mais úlceras superficiais. Com mais frequência, está presente somente uma úlcera solitária, mas algumas vezes podem ser encontradas múltiplas lesões. Patergia, o desenvolvimento de uma lesão no local de um trauma, é encontrada em cerca de um quarto dos pacientes com PG, e nesses pacientes, esse fenômeno geralmente é responsável pelo local de formação da lesão.

Um distúrbio sistêmico subjacente, associado, é encontrado em cerca da metade dos pacientes. Mais frequentemente, esta é uma doença intestinal inflamatória, incluindo UC e doença de Crohn. Outras condições relacionadas incluem artrite reumatoide, lúpus eritematoso, malignidade hematopoiética e várias gamopatias.

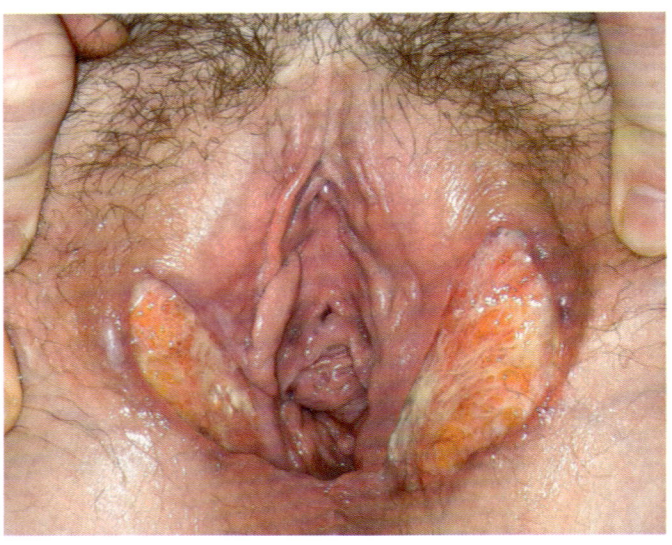

Fig. 11.55. Estas ulcerações exibem as bordas clássicas escavadas e violáceas do pioderma gangrenoso. Ela não apresentava uma condição subjacente predisponente.

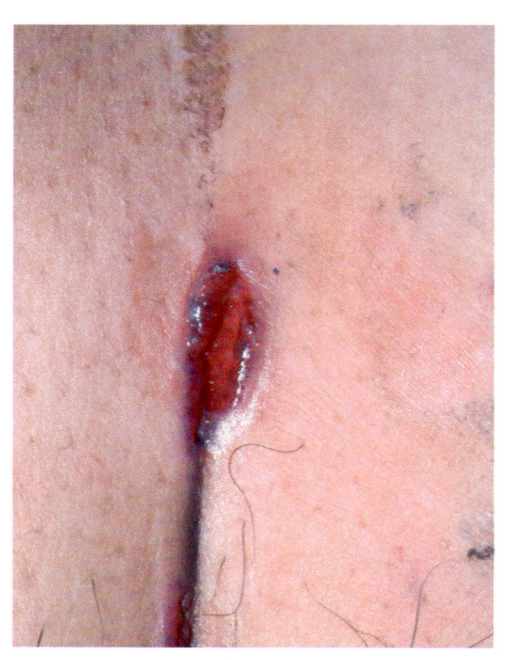

Fig. 11.54. As bordas muito violáceas, sobrepostas, do pioderma gangrenoso na dobra crural são típicas. Este homem, sob outros aspectos saudáveis, pode sofrer recidivas tratadas com dapsona e corticosteroides intralesionais a intervalos de alguns anos.

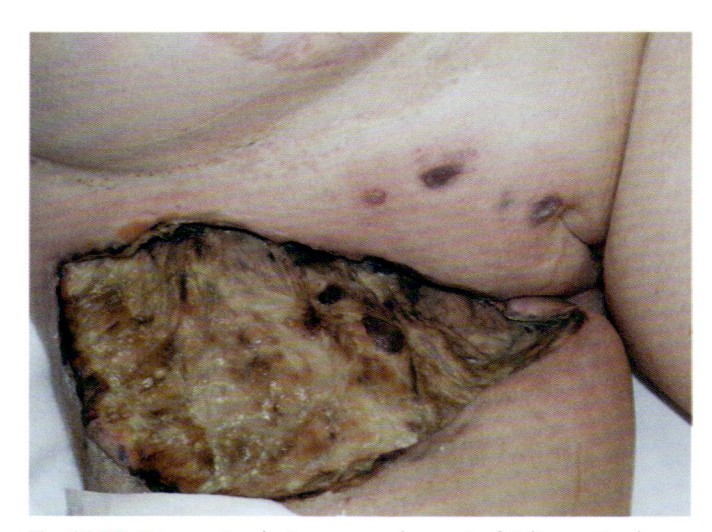

Fig. 11.56. Esta menina de 8 anos, com leucemia, foi diagnosticada incorretamente com gangrena de Fournier e tratada com repetido desbridamento antes de ser feito o diagnóstico correto de pioderma gangrenoso e ter iniciado corticosteroides sistêmicos. Lesões iniciais novas no monte púbico manifestam-se como bolhas preenchidas com sangue.

Diagnóstico

Se a lesão tiver a aparência clássica, o diagnóstico clínico será possível. Não há anormalidades laboratoriais características. Visto que o PG seja essencialmente um diagnóstico de exclusão, a biópsia é necessária em quase todos os casos para descartar as úlceras em consequência de outras causas. Deve-se obter biópsia de um tecido localizado, 5 a 10 mm da borda da úlcera. Se um denso infiltrado de neutrófilos estiver presente, a correlação clinicopatológica poderá levar ao diagnóstico correto. Porém, geralmente em úlceras antigas, apenas a inflamação inespecífica pode ser encontrada, neste caso, o diagnóstico poderá ser estabelecido somente descartando outras doenças, como a ulceração aftosa, a doença de Behçet e a doença de Crohn cutânea. A fascite necrotizante, denominada gangrena de Fournier quando a área anogenital está envolvida, mimetiza a aparência da forma bolhosa do PG hemorrágico e é uma forte consideração se estiverem presentes febre, mal-estar e leucograma elevado.

PIODERMA GANGRENOSO — Diagnóstico

- Rápido desenvolvimento de úlcera dolorosa com bordas purpúreas.
- A úlcera clássica é profunda com margens escavadas.
- A forma bolhosa hemorrágica é superficial com cobertura purpúrea da bolha sobre uma parte ou toda a úlcera.
- Biópsia para confirmação.
- Procure por doença associada, especialmente doença de Crohn, LE, artrite reumatoide e malignidade hematopoiética

---

Patogênese

A causa do PG é desconhecida. Aparentemente é uma resposta inflamatória reativa neutrofílica associada à disfunção dos neutrófilos e altos níveis de citocinas inflamatórias (57). Parece provável que também haja uma predisposição genética, indicada por sua ocorrência em várias síndromes hereditárias raras (57). A ruptura tecidual ocorre tanto em consequência da inflamação como da anóxia, quando os vasos sanguíneos são destruídos. O envolvimento vascular aparentemente não é uma forma de vasculite convencional.

Tratamento

O PG é uma condição crônica em que a cicatrização espontânea é improvável ou, pelo menos, significativamente retardada. A terapia é supostamente difícil por causa dos numerosos agentes usados no tratamento (58). Infelizmente, em razão da relativa raridade da doença, essencialmente não existem estudos randomizados, controlados. Corticosteroides sistêmicos representam a primeira linha de tratamento. Prednisona é administrada na dose de 60 mg/dia até se iniciar a cicatrização. No momento, a dose pode ser progressivamente reduzida, mas é provável que, mesmo na doença relativamente leve, sejam necessários 2 meses de terapia com esteroides. Triancinolona acetonida intralesional (Kenalog), na concentração de 10 a 20 mg/mL, pode ser usada sozinha, para as úlceras pequenas, ou como terapia adjuvante para as maiores. Outros agentes anti-inflamatórios orais não esteroides, como doxiciclina, minociclina, colchicina, dapsona e talidomida, podem ser usados isoladamente ou em combinação. Há também um papel para a ciclosporina e para os agentes citotóxicos. Produtos biológicos, especialmente os inibidores de TNF-alfa, vêm assumindo recentemente um papel cada vez mais importante no tratamento do PG (59). O tratamento de qualquer doença de base associada é útil, mas não leva necessariamente à resolução das úlceras.

A cicatrização ocorre quase sempre com formação cicatricial. Esta geralmente é cribriforme ou semelhante ao papel-pergaminho. Por outro lado, o prognóstico é o de possível presença de doença sistêmica em associação a PG.

PIODERMA GANGRENOSO — Tratamento

- Prednisona, 60 mg, via oral, todas as manhãs, diminuindo progressivamente, à medida que ocorre a cicatrização.
- Triancinolona intralesional, 10 mg/mL, como terapia adjuvante.
- Antibióticos orais e dapsona por seu efeito anti-inflamatório.
- Ciclosporina e/ou inibidores de TNF-alfa, se necessário.
- Trate qualquer doença de base presente.

Úlceras Decorrentes de Trauma Externo

O trauma externo pode levar ao desenvolvimento das úlceras. Um indício sugestivo de uma etiologia traumática muitas vezes é presença de uma configuração linear ou úlcera angular. As úlceras traumáticas surgem em vários contextos: (a) escoriação profunda ("cutucar"), (b) indução não intencional pelo paciente ou pelo médico, e (c) autoindução intencional, não reconhecida, pelo paciente.

Escoriação Crônica Profunda

A coçadura crônica profunda (ver também doença eczematosa na Seção A do Capítulo 6) com mais frequência no quadro de líquen simples crônico e esfoladura crônica ("escoriação psicogênica") representa a causa mais comum das úlceras genitais traumáticas. Essas úlceras geralmente se localizam na bolsa escrotal em homens e nos lábios maiores e região púbica em mulheres **(Fig. 11.57)**. Os pacientes podem reconhecer que sua coçadura está causando úlceras, mas em alguns casos (quando a coçadura ocorre em nível subconsciente ou enquanto o paciente está adormecido) o paciente pode não perceber sua participação na etiologia da úlcera. Estando ou não cientes da coçadura, os pacientes são incapazes de interromper a coçadura por sua própria vontade. Por essa razão, a admoestação do médico para que interrompam a coçadura não pode ser atendida e, em geral, é contraproducente. Muitas vezes, esses pacientes apresentam ansiedade e/ou depressão associadas. E ainda que não seja normalmente definida como tal em termos psiquiátricos, essa coçadura crônica e/ou esfoladura podem ser vistas como um transtorno obsessivo-compulsivo (obsessive–compulsive disorder, OCD) (60) e, portanto, muitas vezes será necessário o uso de

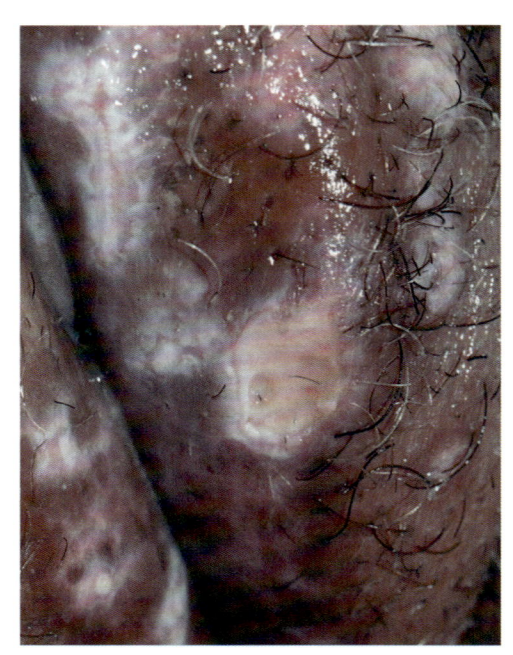

Fig. 11.57. Esta mulher com prurido excruciante apresenta profundas escoriações produzidas por coceira e coçadura.

um medicamento psicotrópico, como um inibidor seletivo da recaptação de serotonina (selective serotonin reuptake inhibitor, SSRI), para interromper o processo (61). A maioria dos SSRI é aprovada para tratamento de OCD e, por isso, podem ser razoavelmente usados no quadro de escoriação destrutiva habitual (ver Capítulos 3 e 6). A dose inicial normal deve ser utilizada, porém, muitas vezes o dobro ou o triplo dessa quantidade será necessário (61). Esses medicamentos podem ser tomados de manhã ou à noite. Prefiro a administração de manhã, visto que, na maioria dos casos, a terapia noturna com hidroxizina, 25 a 75 mg, ou doxepina, 25 a 75 mg também será necessária. Como indicado nos Capítulos 3 e 6, estes últimos agentes devem ser administrados 2 horas antes de dormir. Existe algum potencial para interação medicamentosa entre os SSRI e os tricíclicos, portanto, deve-se tomar cuidado quando da maximização da dose de ambos os agentes. O início de ação pode ser lento, devendo-se permitir um período de até 10 ou 12 semanas para determinar o nível de eficácia (61). Se o paciente ainda estiver "cutucando", nesse momento, o uso de um agente antipsicótico deverá ser considerado, uma vez que esses medicamentos sejam muito valiosos para a terapia de OCD resistente a SSRI, incluindo a terapia da escoriação crônica (62).

Trauma Externo Reconhecido

Os clínicos podem prescrever, ou aplicar, medicamentos que potencialmente causem erosões ou úlceras. Os três medicamentos geralmente responsáveis são o ácido tricloroacético, aplicado pelo clínico, e fluorouracil ou imiquimode aplicado pelo paciente. A reação cáustica a esses agentes não é imediata, e a destruição tecidual pode não ocorrer durante dias ou até por uma semana ou mais. Quando são feitas prescrições de imiquimode ou fluorouracil aos pacientes, eles devem ser informados que devem interromper as aplicações,

se a inflamação se tornar mais do que moderadamente grave. Da mesma forma, e não inesperadamente, podem também ocorrer úlceras após o uso de nitrogênio líquido e de terapia ablativa eletrocirúrgica e *laser*.

Os pacientes, especialmente mulheres, algumas vezes têm a percepção de que a área anogenital está "suja", e por essa razão, podem ser usadas abordagens de higiene extraordinárias. Podem friccionar a área com uma escova dura, aplicar água sanitária, ou usar excessivamente adstringentes que nunca se destinaram à aplicação na pele (Fig. 11.58). Pacientes incontinentes ou com secreção vaginal crônica podem ocluir de maneira persistente a área anogenital com fraldas ou protetores de calcinhas, respectivamente. A presença crônica de umidade pode então levar à ruptura da pele e à formação de erosões e úlceras (ver Seções sobre "Dermatite de contato por irritantes" e "Pseudoverrugas" nos Capítulos 7 e 14). Pacientes sem sensação dolorosa resultante de paralisia podem desenvolver úlceras ("escaras") em consequência de trauma posicional crônico (Fig. 11.59).

As úlceras genitais podem-se desenvolver em consequência de mutilação feminina ritualística, usada para prova de virgindade, ou circuncisão para reduzir a libido. Isto ainda é praticado em algumas sociedades africanas, mas também pode ser encontrado ocasionalmente nos países ocidentais (63).

Trauma Externo Não Reconhecido

Os pacientes com transtornos psiquiátricos podem mutilar a pele por meio de queimaduras, cortes, escoriação ou outras formas de automutilação. Isto pode ocorrer por temor de que algo anormal esteja presente na pele, como ocorre em delírios de parasitose e doença de Morgellons. Por essa razão, podem então se sentir compelidos a remover fisicamente esses

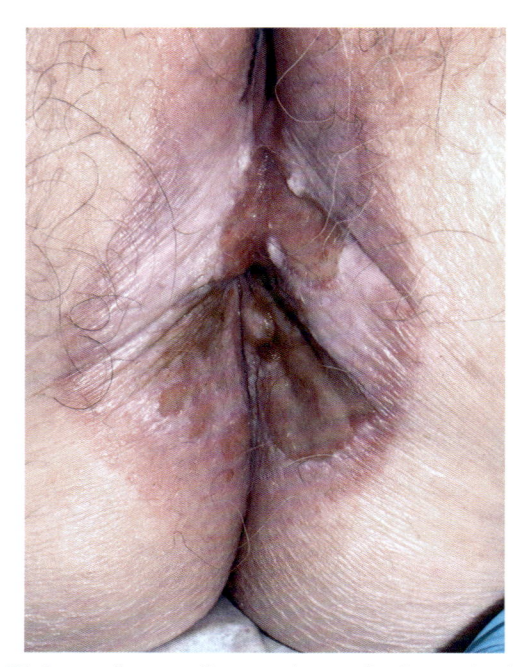

Fig. 11.58. Esta mulher com líquen escleroso não diagnosticado friccionou com álcool e água sanitária, na tentativa de eliminar seus sintomas de prurido que acreditava ser o resultado de levedura recalcitrante.

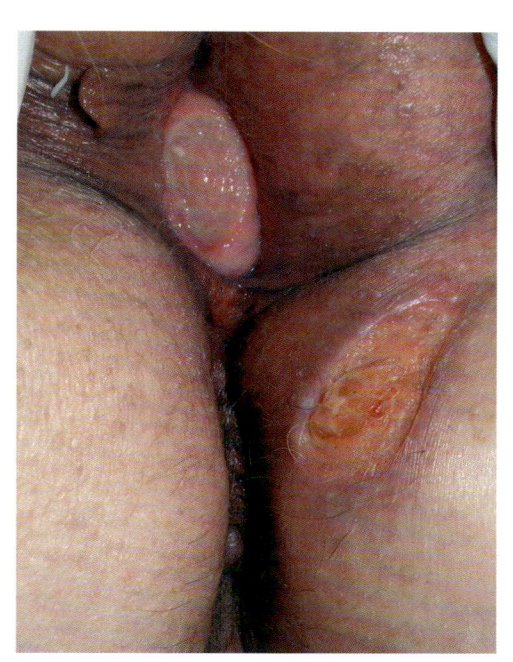

Fig. 11.59. Estas ulcerações, em retocele dentro da vagina e porção posterior da coxa, se devem à pressão por permanecer na posição sentada por tempo prolongado, em uma mulher com paraplegia e quadril deslocado. Úlceras similares em indivíduos paralisados são, algumas vezes, associadas à osteomielite de base.

"percevejos" ou "fibras" percebidos. Muitas vezes, negam que qualquer comportamento de sua parte seja o responsável pela ulceração repetida e persistente. Alternativamente, o autoabuso traumático, especialmente o corte ritualístico, pode representar um padrão comportamental psiquiatricamente anormal em adolescentes, particularmente em mulheres jovens (64). O corte envolve, com mais frequência, os braços, mas também são realizados cortes na genitália, na forma representada claramente no filme de 2001 movie, *O Professor de Piano*. Em homens, implantes penianos e outras formas de manipulação peniana, inclusive até a amputação peniana,

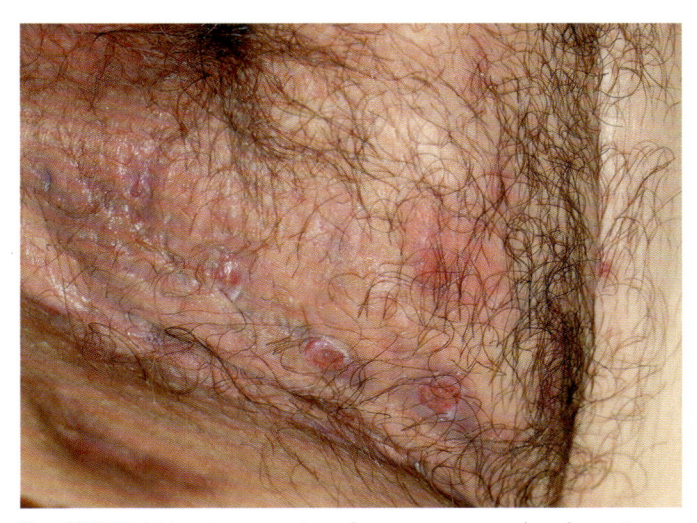

Fig. 11.60. A hidranite supurativa, algumas vezes, produz ulcerações quando a cobertura de nódulos inflamados necrosa para a superfície.

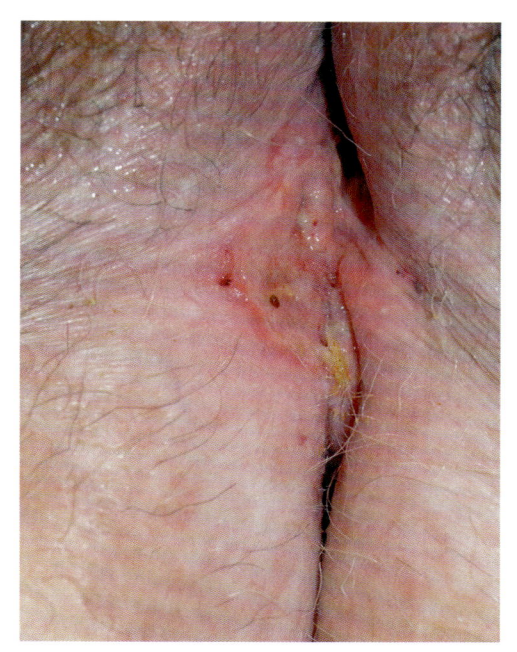

Fig. 11.61. Tumores malignos, como este carcinoma escamoso, eventualmente apresentam crescimento excessivo do suprimento sanguíneo, produzindo fragilidade e necrose.

podem ser realizados (65). Os pacientes que se automutilam têm problemas psicológicos extremamente sérios que requerem encaminhamento em vez de tratamento com dermatologistas e ginecologistas.

Úlceras Diversas

As úlceras podem surgir em um local onde originalmente havia erosões. Assim, algumas vezes, elas podem ocorrer em lesões erosivas de líquen escleroso e líquen plano **(Fig. 11.58)**. A hidranite supurativa geralmente apresenta abscessos e fístulas, mas ambos podem resultar em necrose crônica por causa do desenvolvimento de uma úlcera **(Fig. 11.60)**. As malignidades algumas vezes também ulceram, quando o crescimento tumoral é mais acelerado que o seu suprimento sanguíneo **(Fig. 11.61)**.

REFERÊNCIAS

1. Alaizari NA, Al-Maweri SA, Al-Shamiri HM, et al. Hepatitis c virus infections in oral lichen planus: a systematic review and
2. meta-analysis. Aust Dent J. 2016;61(3):282-287. doi: 10.1111/adj.12382.
3. Chandan VS, Murray JA, Abraham SC. Esophageal lichen planus. Arch Pathol Lab Med. 2008;132:1026-1029.
4. Shengyuan L, Songpo Y, Wen W, et al. Hepatitis C virus and lichen planus: a reciprocal association determined by a meta analysis. Arch Dermatol. 2009;145:1040-1047.
5. Webber NK, Setterfield JF, Lewis FM, et al. Lacrimal canalicular duct scarring in patients with lichen planus. Arch Dermatol. 2012;148:224-227.
6. Garcia-Pola MJ, Llorente-Pendás S, Seoane-Romero JM, et al. Thyroid disease and oral lichen planus as comorbidity: a prospective case–control study. Dermatology. 2016;232(2):214-219.

7. Firth FA, Friedlander LT, Parachuru VP, et al. Regulation of immune cells in oral lichen planus. Arch Dermatol Res. 2015;307:333-339.
8. Setterfield JF, Neill S, Shirlaw PJ, et al. The vulvovaginal gingival syndrome: a severe subgroup of lichen planus with characteristic clinical features and a novel association with the class II HLA DQB1*0201 allele. J Am Acad Dermatol. 2006;55:98-113.
9. Cheng S, Kirtschig G, Cooper S, et al. Interventions for erosive lichen planus affecting mucosal sites. Cochrane Database Syst Rev. 2012;15(2):CD008092.
10. Samycia M, Lin AN. Efficacy of topical calcineurin inhibitors in lichen planus. J Cutan Med Surg. 2012;16:221-229.
11. Chamani G, Rad M, Zarei MR, et al. Efficacy of tacrolimus and clobetasol in the treatment of oral lichen planus: a systematic review and meta-analysis. Int J Dermatol. 2015;54:996-1004.
12. Jang N, Fischer G. Treatment of erosive vulvovaginal lichen planus with methotrexate. Australas J Dermatol. 2008;49:216-219.
13. Sharma NL, Sharma VC, Mahajan VK, et al. Thalidomide: an experience in therapeutic outcome and adverse reactions. J Dermatolog Treat. 2007;18:335-340.
14. Jayasekera PS, Walsh ML, Hurrell D, et al. Case report of lichen planopilaris occurring in a pediatric patient receiving a tumor necrosis factor α inhibitor and a review of the literature. Pediatr Dermatol. 2016;33:e143-e146.
15. Kyriakou A, Patsatsi A, Patsialas C, et al. Therapeutic efficacy of topical calcineurin inhibitors in plasma cell balanitis: case series and review of the literature. Dermatology. 2014;228:18-23.
16. Virgili A, Mantovani L, Lauriola MM, et al. Tacrolimus 0.1% ointment: is it really effective in plasma cell vulvitis? Report of four cases. Dermatology. 2008;216:243-246.
17. Virgili A, Borghi A, Minghetti S, et al. Comparative study on topical immunomodulatory and anti-inflammatory treatments for plasma cell vulvitis: long-term efficacy and safety. J Eur Acad Dermatol Venereol. 2015;29:507-514.
18. Gunter J, Golitz L. Topical misoprostol therapy for plasma cell vulvitis: a case series. J Low Genit Tract Dis. 2005;9:176-180.
19. van Kessel MA, van Lingen RG, Bovenschen HJ. Vulvitis plasmacellularis circumscripta in pre-existing lichen sclerosus: treatment with imiquimod 5% cream. J Am Acad Dermatol. 2010;63:e11-e13.
20. Tseng JT, Cheng CJ, Lee WR, et al. Plasma-cell cheilitis: successful treatment with intralesional injections of corticosteroids. Clin Exp Dermatol. 2009;34:174-177.
21. Retamar RA, Kien MC, Chouela EN. Zoon' balanitis: presentation of 15 patients, five treated with a carbon dioxide laser. Int J Dermatol. 2003;42:305-307.
22. Starritt E, Lee S. Erythroplasia of Queyrat of the glans penis on a background of Zoon plasma cell balanitis. Australas J Dermatol. 2008;49:103-105.
23. Watts PJ, Greenberg HL, Khachemoune A. Unusual primary syphilis: presentation of a likely case with a review of the stages of acquired syphilis, its differential diagnoses, management, and current recommendations. Int J Dermatol. 2016;55(7):714-728. doi: 10.1111/ijd. 13206.
24. Morshed MG, Singh AE. Recent trends in the serologic diagnosis of syphilis. Clin Vaccine Immunol. 2015;22:137-147.
25. Hornfray V, Tanton C, Miller RF, et al. Male circumcision and STI acquisition in Britain: evidence from a national probability sample survey. PLoS One. 2015;10(6):e0130396. doi: 10.1371/journal.pone.0130396. eCollection 2015.
26. Clement ME, Okeke NL, Hicks CB. Treatment of syphilis: a systematic review. JAMA. 2014;312:1905-1917.
27. Ghanem KG. Management of adult syphilis: key questions to inform the 2015 Centers for Disease Control and Prevention sexually transmitted diseases treatment guidelines. Clin Infect Dis. 2015;61(suppl 8):S816-S836.
28. Gonzalez-Beiras C, Marks M, Chen C, et al. Epidemiology of Haemophilus ducreyi infections. Emerg Infect Dis. 2016;22:1-8.
29. Lewis DA. Epidemiology, clinical features, diagnosis and treatment of Haemophilus ducreyi—a disappearing pathogen? Expert Rev Anti Infect Ther. 2014;12(6):687-696. doi:10.1586/14787210.2014.892414.
30. Wauters O, Lebas E, Nikkels AF. Chronic mucocutaneous herpes simplex virus and varicella zoster virus infections. J Am Acad Dermatol. 2012;66:e217-e227.
31. O'Farrell N, Moi H. 2016 European guideline on donovanosis. Int J STD AIDS. 2016;27(8):605–607. pil: 0956462416633626.
32. O'Farrell N. Donovanosis. Sex Transm Infect. 2002;78:452-457.
33. Ceovic R, Gulin SJ. Lymphogranuloma venereum: diagnostic and treatment challenges. Infect Drug Resist. 2015;8:39-47.
34. Huppert JS. Lipschutz ulcers: evaluation and management of acute genital ulcers in women. Dermatol Ther. 2010;23:533-540.
35. Rosman IS, Berk DR, Bayliss SJ, et al. Acute genital ulcers in nonsexually active young girls: case series, review of literature, and evaluation and management recommendations. Pediatr Dermatol. 2012;29:147-153.
36. Akintoye SO, Greenberg MS. Recurrent aphthous stomatitis. Dent Clin North Am. 2014;58:281-297.
37. Vieira-Baptista P, Lima-Silva J, Beires J, et al. Lipschütz ulcers: should we rethink this? An analysis of 33 cases. Eur J Obstet Gynecol Reprod Biol. 2016;198:149-152.
38. Davatchi F, Sadeghi Abdollahi B, Chams-Davatchi C, et al. The saga of diagnostic/classification criteria in Behcet's disease. Int J Rheum Dis. 2015;18:594-605.
39. Altenburg A, El-Haj N, Micheli C, et al. The treatment of chronic recurrent oral aphthous ulcers. Dtsch Arztebl Int. 2014;111:665-673.
40. Taylor J, Glennny AM, Walsh T, et al. Interventions for the management of oral ulcers in Behçet's disease. Cochrane Database Stst Rev. 2014;9:CD011018. doi: 10.1002/14651858. CD011018.pub2.
41. Alpsoy E. Behcet's disease: A Comprehensive review with a focus on epidemiology, etiology and clinical features and management of mucocutaneous lesions. J Dermatol. 2016;43:620-632.
42. Ozguler Y, Hatemi G, Yazici H. Management of Behçet's syndrome. Curr Opin Rheumatol. 2014;26:285-291.
43. Bandow GD. Diagnosis and management of vulvar ulcers. Dermatol Clin. 2010;28:753-763.
44. Smith VM, Lyon CC. Results of an electronic survey of British Association of Dermatology members: nicorandil ulceration. Br J Dermatol. 2013;168:1136-1137.
45. Torres T, Fernandes I, Sanches M, et al. Foscarnet-induced penile ulceration. Acta Dermatovenerol Alp Pannonica Adriat. 2011;20:39-40.
46. Ye Y, Pang Z, Chen W, et al. The epidemiology and risk factors of inflammatory bowel disease. Int J Clin Exp Med. 2015;8:22529-22542.
47. Barret M, de Parades V, Battistella M, et al. Crohn's disease of the vulva. J Crohns Colitis. 2014;8:563-570.
48. Juncadellaa AC, Alame AM, Sands LR, et al. Perianal Crohn's disease: a review. Postgrad Med. 2015;127:266-272.
49. Deckers IE, Benhadou F, Koldijk MJ, et al. Inflammatory bowel disease is associated with hidradenitis suppurativa: results from a multicenter cross-sectional study. J Am Acad Dermatol. 2017;73:49-53.
50. Manuc T-EM, Manuc MM, Diculescu MM. Recent insights into the molecular pathogenesis of Crohn's disease: a review of emerging therapeutic targets. Clin Exp Gastroenterol. 2016;9:59-70.

51. Leitner GC, Vogelsang H. Pharmacological and non-pharmacological therapeutic approaches in inflammatory bowel disease in adults. World J Gastrointest Pharmacol Ther. 2016;7:5-20.
52. Levin AD, Wildenberg ME, van den Brink GR. Mechanism of action of anti-TNF therapy in inflammatory bowel disease. J Crohns Colitis. 2016;10(8):989–997.
53. Singh H, Grewal N, Arora E, et al. Vedolizumab: a novel antiintegrin drug for treatment of inflammatory bowel disease. J Nat Sci Biol Med. 2016;7:4-9.
54. Barral M, Dohan A, Allez M, et al. Gastrointestinal cancers in inflammatory bowel disease: an update with emphasis on imaging findings. Crit Rev Oncol Hematol. 2016;97:30-46. doi: 10.1016/jcritrevoncol.2015.08.005.
55. Satoh M, Yamamoto T. Genital pyoderma gangrenosum: report of two cases and published work review of Japanese cases. J Dermatol. 2013;40:840-843.
56. Chen J-R, Chen S-S, Chan Y-J. Rapid recovery of vulvar pyoderma gangrenosum in response to aggressive surgery and steroid treatment. Taiwan J Obstet Gynecol. 2014;53:97-100.
57. Ng E, Lee M, Dunglison N. Pyoderma gangrenosum of the penis: an important lesson. A N Z J Surg. 2015;85(1–2):91–92. doi: 10.1111/ans.12394.
58. Braswell SF, Kostopoulos TC, Ortega-Loayza AG. Pathophysiology of pyoderma gangrenosum (PG): an updated review. J Am Acad Dermatol. 2015;73:691-698.
59. Quist SR, Kraas L. Treatment options for pyoderma gangrenosum. J Dtsch Dermatol Ges. 2017;15:34-40.
60. Maalouf D, Battistella M, Bouaziz JD. Neutrophilic dermatosis: a disease mechanism and treatment. Curr Opin Hematol 2015;22(1):23–29. doi: 10.1097/MOH.0000000000000100.
61. Gladyn IA, Chidester J, Martin MC. The reconstructive challenges and approach to patients with excoriation disorder. J Craniofac Surg. 2015;26(3):824-825. doi: 10.1097/SCS.0000000000001514.
62. Brakoullias V. Managing obsessive compulsive disorder. Aust Prescr. 2015;38:121-123.
63. Albert U, Carmassi C, Cosci F, et al. Role and clinical implications of atypical antipsychotics in anxiety disorders, obsessive-compulsive disorder, trauma-related and somatic symptom disorders: a systematized review. Int Clin Psychopharmacol. 2016;31(5):249-258.
64. Jungari SB. Female genital mutilation is a violation of reproductive rights of women: implications for health workers. Health Soc Work. 2016;41:25-31.
65. Martorana G. Characteristics and associated factors of non-suicidal self injury among Italian young people: a survey through a thematic website. J Behav Addict. 2015;4:93-100.
66. Anand JS, Habrat B, Barwina M, et al. Repeated self-mutilation of testicles in the context of methamphetamine use—a case report and brief review of literature. J Forensic Leg Med. 2015;30:1-3.

doi: 10.1016/.flm.2014.12.003.

LEITURAS SUGERIDAS

Atzmony L, Reiter O, Hodak E, et al. Treatments for cutaneous lichen planus: a systematic review and meta-analysis. Am J Clin Dermatol. 2016;17(1):11-22.

Chamani G, Rad M, Zarei MR, et al. Efficacy of tacrolimus and clobetasol in the treatment of oral lichen planus: a systematic review and meta-analysis. Int J Dermatol. 2015;54:996-1004.

Cheng H, Oakley A, Rowan D, et al. Diagnostic criteria in 72 women with erosive vulvovaginal lichen planus. Australas J Dermatol. 2015. doi: 10.1111/ajd.12355.

Cheng S, Kirtschig G, Cooper S, et al. Interventions for erosive lichen planus affecting mucosal sites. Cochrane Database Syst Rev. 2012;(2):CD008092.

Clement ME, Okeke NL, Hicks CB. Treatment of syphilis: a systematic review. JAMA. 2014;312:1905-1917.

Edwards L. Vulvar fissures: causes and therapy. Dermatol Ther. 2004;17:111-116.

Lewis DA. Epidemiology, clinical features, diagnosis and treatment of *Haemophilus ducreyi*—a disappearing pathogen? Expert Rev Anti Infect Ther. 2014;12:6:687-696. doi: 10.1586/14787210.2014.892414.

Ozguler Y, Hatemi G, Yazici H. Management of Behçet's syndrome. Curr Opin Rheumatol. 2014;26:285-291.

Virgili A, Borghi A, Minghetti S, et al. Comparative study on topical immunomodulatory and anti-inflammatory treatments for plasma cell vulvitis: long-term efficacy and safety. J Eur Acad Dermatol Venereol. 2015;29:507-514.

Zendell K. Genital lichen planus: update on diagnosis and treatment. Semin Cutan Med Surg. 2015;34:182-186.

12
Edema

PETER J. LYNCH

O edema genital ocorre em consequência de acúmulo de fluido no tecido subcutâneo da genitália. O fluido pode estar relacionado com plasma ou linfa, sendo o primeiro denominado angioedema, e geralmente é transitório (edema genital agudo), enquanto o último é denominado linfedema, e é persistente (edema genital crônico). O termo *elefantíase* é usado geralmente para linfedema que é crônico e massivo. Em alguns casos, especialmente quando está presente uma inflamação que danifica vasos, o angioedema pode fazer a transição para linfedema, tornando indistinta a linha de identificação entre essas duas formas de edema.

Na maioria das vezes, a apresentação clínica em ambas as formas de edema é muito semelhante, já que o tecido da genitália se encontra distendido em maior ou menor grau. Porém, no edema agudo genital, o tecido está mais mole à palpação, "forma depressões" com mais facilidade e sua duração e extensão são mais variáveis **(Fig. 12.1)**. O linfedema crônico, por outro lado, é mais firme à palpação, forma depressões com menos facilidade, dura menos tempo, sendo mais provável que seja estável em termos de gravidade e extensão **(Fig. 12.2)**.

Ambas as formas de edema geralmente são assintomáticas, embora a súbita distensão e o estiramento do tecido possam induzir alguma dor. O edema genital agudo, que se deve a reações alérgicas, pode estar associado a vários graus de prurido.

Edema Genital Agudo (Angioedema)

A maioria dos casos de edema genital agudo decorre de reações alérgicas, que ocorrem em consequência de aplicações tópicas ou ingestão sistêmica de produtos aos quais o paciente, em razão de exposição anterior, desenvolveu reação imune. Esta forma de edema se desenvolve em minutos a horas, e evolui durante horas a dias. O tecido retorna a seu tamanho e aparência normal anteriores após cada episódio de edema.

Edema Agudo Mediado por Imunoglobulina E

As formas mais importantes e perigosas de edema genital agudo são as que ocorrem em consequência de reações por imunoglobulina E (IgE). Indivíduos com essas reações são potencialmente propensos a desenvolver anafilaxia. Os dois alérgenos mais comuns, causadores de reações genitais localizadas mediadas por IgE, são o látex e o sêmen.

Alergia ao Látex

A alergia ao látex ocorre em cerca de 4% dos profissionais da área de saúde e em cerca de 1% da população em geral. A conscientização sobre o problema causado pela alergia ao látex levou à redução do uso dos produtos de látex, notavelmentre luvas de exame contendo látex, e a prevalência das reações ao látex parece estar diminuindo. No entanto, o látex ainda está presente em alguns preservativos e em diafragmas contraceptivos, e, portanto, o edema genital causado por essas fontes ainda é um problema potencial. A confirmação de uma suspeita de que a alergia ao látex é causa de edema genital pode ser obtida por meio de teste radioalergoabsorvente (RAST) e testes cutâneos de punctura.

Alergia ao Sêmen

Existem apenas várias centenas de relatos de edema genital em mulheres que eram alérgicas ao sêmen de seu parceiro (plasma seminal), mas isto é provavelmente muito mais prevalente do que o sugerido por esses números. De fato, pode haver até 40.000 mulheres afetadas nos Estados Unidos (1). Deve-se suspeitar de alergia ao sêmen quando ocorrem sintomas vulvovaginais, especialmente os de edema vulvar, logo após relações sexuais desprotegidas. Em mulheres que desenvolvem reações sistêmicas, isto é parte de uma resposta da IgE ao fluido seminal, ao passo que o tipo de reação imune é consideravelmente menos claro em indivíduos que sofrem apenas reações locais (2). Um diagnóstico suspeitado em geral pode ser confirmado pela observação de que nenhuma reação ocorre após relações sexuais em que é utilizado um preservativo. A reação irritativa (traumática, relações sexuais prolongadas) e alérgica a *Candida sp.* deve ser considerada no diagnóstico diferencial de suspeita de alergia ao sêmen. O tratamento imunológico específico para esse problema está além do âmbito deste livro.

O edema genital, como parte de uma reação mais disseminada em que ocorre edema em outros locais, às vezes em associação à anafilaxia, também pode ocorrer na alergia alimentar por anticorpos IgE, como a alergia a amendoins e frutos do mar. O uso profilático e/ou terapêutico de anti-histamínicos orais pode ser de algum auxílio nessas reações mediadas por IgE, mas raramente é suficiente por si só. A consulta a um alergologista geralmente é desejável.

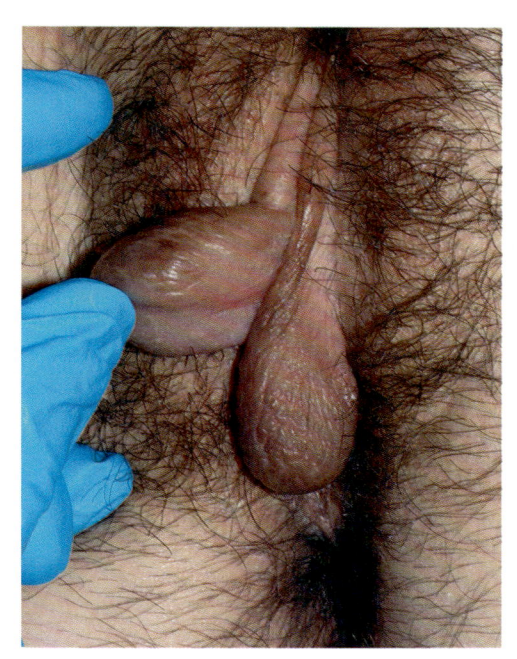

Fig. 12.1. A mulher apresentou início imediato de edema vulvar com atividade sexual, que cedeu gradualmente ao longo de vários dias. Havia um modesto edema dos lábios maiores, mas o edema dramático afetou os lábios menores.

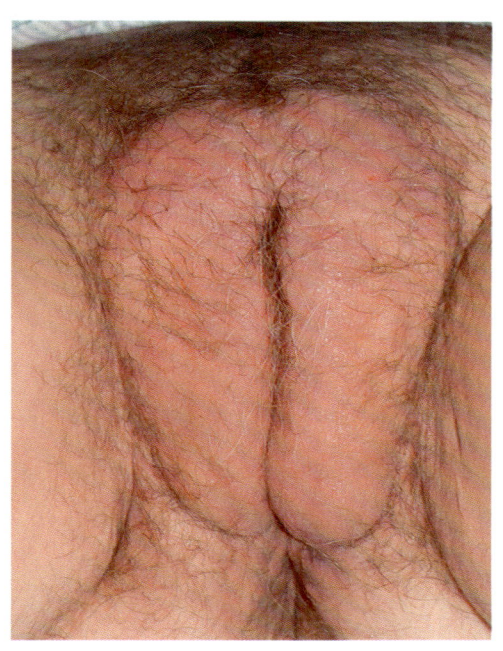

Fig. 12.2. Aumento de volume firme, fibrótico e estável de toda a vulva ocorreu gradualmente ao longo dos anos, como resultado de hidranite supurativa.

O edema genital pode estar relacionado com produtos de aplicação tópica. Este tipo de reação geralmente é uma resposta imune mediada por células tipo 4. Na maioria das vezes, esta reação se apresenta como uma forma de dermatite de contato com morfologia eczematosa associada, mas alguns casos de anafilaxia ocorrem em razão da aplicação dos antibióticos tópicos comuns, neomicina e bacitracina. Essas reações podem resultar em edema genital, mas diferem das reações por IgE, já que ocorrem muitas horas após a exposição, são acompanhadas de mais rubor, e podem ter uma aparência eczematosa, além de edema genital. Esses tipos de dermatite de contato alérgica e os produtos que com mais frequência a causam foram abordados na seção sobre doença eczematosa no Capítulo 6.

Edema Agudo Mediado pela via da Bradicinina

O edema genital também pode ocorrer em pacientes com reações alérgicas não IgE, mediadas pela via da bradicinina (3). Este tipo de edema ocorre com mais frequência em pacientes que recebem inibidores da enzima conversora da angiotensina. Esses pacientes compõem cerca de 30 a 40% dos pacientes em consulta por angioedema em prontos-socorros (4). O envolvimento genital ocorre em pequena porcentagem desses pacientes (5). Da mesma forma, o acometimento genital ocorre em alguns pacientes com o raro distúrbio, angioedema hereditário, outra condição mediada por bradicinina. O angioedema em ambas as situações responde bem ao icatibanto, um antagonista do receptor de bradicinina B2 (4).

Edema Genital Agudo Relacionado com a Infecção

O edema genital também pode ocorrer no quadro de infecção mais notavelmente celulite, em ambos os sexos, e em mulheres com candidíase vulvovaginal e em homens com epididimite **(Figs. 12.3 e 12.4)**. O edema genital de início agudo, acompanhado de mal-estar, calafrios, febre e elevação dos números de leucócitos, pode indicar os sintomas e sinais iniciais de fascite necrotizante (gangrena de Fournier). Isto representa uma emergência médica iminente e

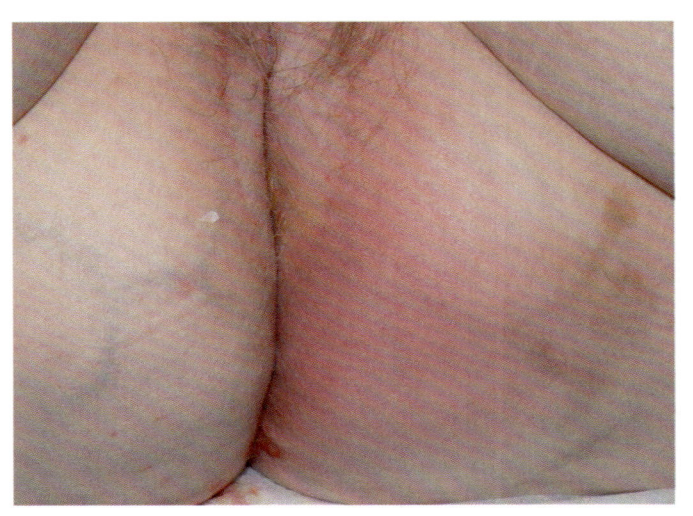

Fig. 12.3. Celulite da nádega esquerda provocou dor, rubor e edema.

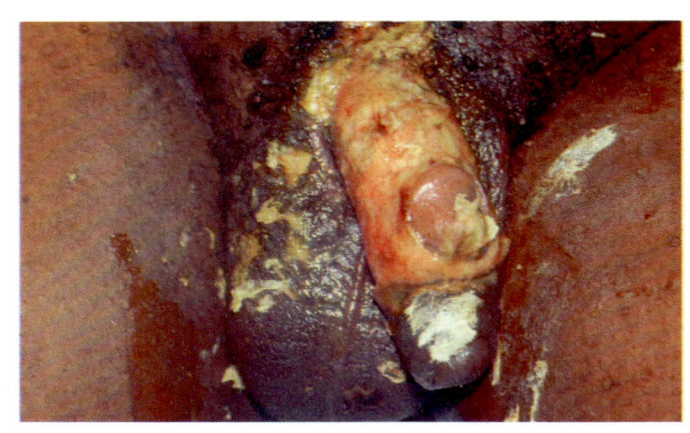

Fig. 12.4. Este homem com infecção necrotizante de tecido profundo, a gangrena de Fournier, apresentava notável edema escrotal, assim como necrose do tecido superficial do pênis.

potencialmente fatal, que deve induzir hospitalização e consulta imediata com especialistas.

Edema Genital Agudo Relacionado com Trauma

Raramente, o edema genital agudo ocorre nos quadros de trauma, notavelmente por causa dos longos passeios de bicicleta (6). O edema traumático geralmente é aparente pelo histórico, mas pode também resultar de "enrolamento do pelo" não identificado, com consequente "estrangulamento". Isto envolve, com mais frequência, o clitóris em mulheres e a glande peniana em homens. Outros casos de edema genital encontrados raramente agudo ocorrem durante procedimentos, como diálise peritoneal e paracentese (7,8). Os edemas vulvares agudo e subagudo ocorrem em mulheres na gravidez, especialmente na gravidez com pré-eclâmpsia, e no pós-parto depois de um parto difícil.

Edema Genital Agudo Idiopático

O edema escrotal idiopático agudo (AISE) é uma condição rara que ocorre em meninos e adolescentes relacionada principalmente na literatura urológica (9). Ocorre das fases média à tardia da infância e se apresenta com início agudo de rubor e edema assintomáticos da bolsa escrotal (10). O envolvimento é unilateral, na maioria dos casos, e todo o processo geralmente regride espontaneamente em alguns dias. Algumas vezes, o processo é recorrente (10). A causa é desconhecida, e não há uma terapia específica recomendada. Deve ser diferenciado da torção e epididimite testicular. Isto pode ser realizado geralmente por ultrassonografia (9).

Edema Genital Crônico (Elefantíase)

O edema genital crônico resulta de interrupção do fluxo linfático secundária à infecção, inflamação não infecciosa, cirurgia, radioterapia e anormalidades congênitas e como um processo aparentemente idiopático. Em todas essas situações, o processo é desfigurante e extraordinariamente problemático, para os pacientes, tanto física quanto psicologicamente. Infelizmente, o tratamento nunca é curativo e apenas raramente é significativamente útil.

Edema Genital Crônico Causado por Anormalidades Congênitas

A doença de Milroy é uma rara anormalidade congênita em que os vasos linfáticos da porção inferior do corpo não se desenvolvem corretamente, permitindo assim o acúmulo de fluido linfático **(Fig. 12.5).** Principalmente as pernas são afetadas, e o problema se torna clinicamente aparente tão rapidamente quanto após o nascimento, ou o início pode-se retardar até a infância ou adolescência (linfedema precoce). Curiosamente, o edema ocorre apenas raramente na genitália.

O linfangioma circunscrito (LC) é uma anormalidade congênita em que os sacos linfáticos embrionários não se conectam de maneira adequada aos vasos linfáticos. Ocorre em qualquer parte do corpo, mas algumas vezes surge na região inguinal onde pode acometer a genitália. No entanto, apenas 21 casos de LC primário, envolvendo a vulva, foram relatados na literatura, em 2013 (11). O linfedema associado da genitália pode, ou não, estar presente. Clinicamente, surge como pequenas vesículas superficiais agrupadas, localizadas, contendo fluido claro ou, às vezes, fluido sanguinolento. A terapia é difícil em razão do envolvimento dos vasos linfáticos profundos anormais. Consequentemente, a destruição das vesículas superficiais é seguida regularmente de recidiva dessas lesões. Os pacientes com esse processo são propensos ao

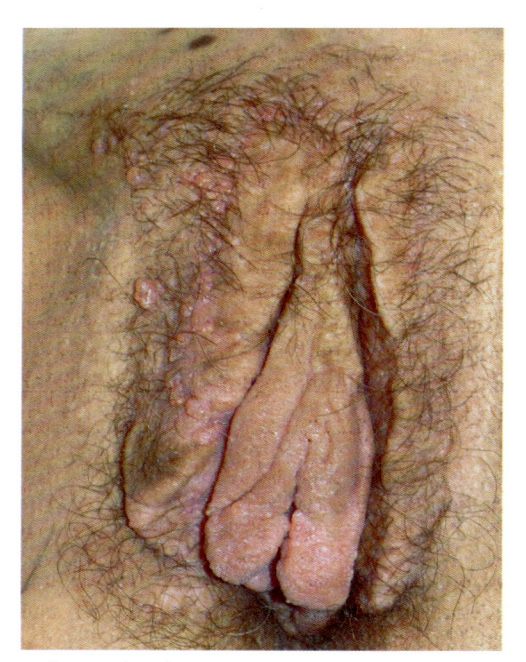

Fig. 12.5. A doença de Milroy causou aumento de volume crônico dos pequenos lábios, além de edema das pernas. Há pequenas pseudovesículas, mais acentuadas no lábio maior direito, que consistem em vasos linfáticos que se projetam acima da pele.

desenvolvimento de infecção bacteriana. Quando isto ocorre, o comprometimento dos vasos linfáticos é maior, e o edema genital, se já não estiver presente, provavelmente irá se desenvolver.

Uma forma adquirida de linfangioma circunscrito (mais apropriadamente denominada linfangiectasia) (12) ocorre como resultado de obstrução linfática crônica e pode surgir em qualquer quadro de edema crônico subjacente **(Figs. 12.5 a 12.7)**. Parece ocorrer com particular frequência em pacientes com doença de Crohn cutânea anogenital, hidranite supurativa anogenital e em pacientes com neoplasias pélvicas tratadas (12). As opções de tratamento incluem destruição a *laser*, escleroterapia e excisão, mas as recidivas são frequentes (13).

Secundário à Cirurgia e Radioterapia

A cirurgia envolvendo a porção inferior do abdome, pelve, áreas inguinal ou anogenital, pode resultar em ruptura de vaso linfático e edema **(Fig. 12.8)**. Isto é particularmente verdadeiro quando a cirurgia é extensa, como a cirurgia realizada para malignidade nessas áreas. A radiação, isoladamente, mas, sobretudo quando usada em conjunto com cirurgia, pode causar problemas similares. O linfedema crônico resultante poderá então se tornar um foco da infecção bacteriana recorrente que compõe o problema.

Infecção

Quando o linfedema está presente, há redução da resposta imune local à infecção bacteriana (14). Assim, o linfedema pode ser visto como um *local de resistência menor*. Quando se desenvolve celulite, como frequentemente é o caso, ocorre maior destruição dos vasos linfáticos e segue-se um ciclo vicioso **(Figs. 12.9 e 12.10)**. Surpreendentemente, a infecção

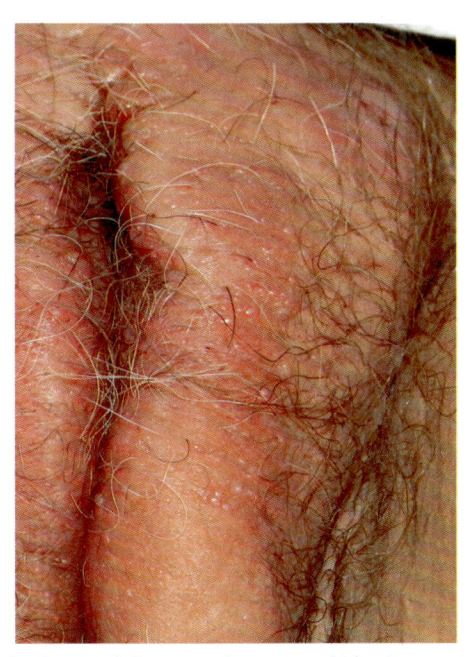

Fig. 12.7. O edema crônico causado por uma hidranite supurativa bastante branda, não identificada, produziu gradualmente fibrose e linfangiectasias (linfangiomas adquiridas) que inicialmente foram diagnosticadas de forma errônea e tratadas como verrugas.

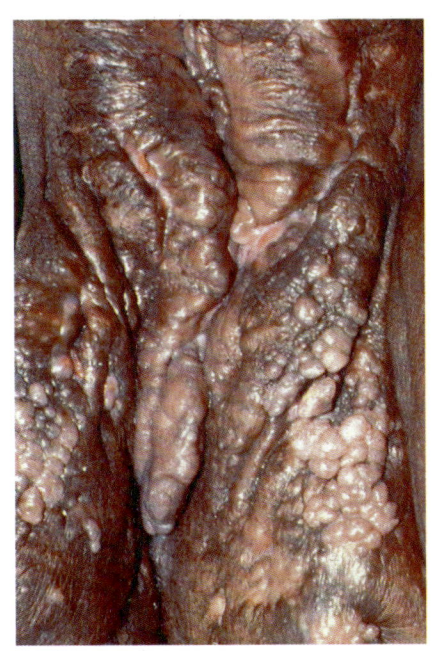

Fig. 12.6. As pseudovesículas decorrentes do edema crônico podem ser mais sutis, pois são vasos linfáticos aumentados na paciente com hidranite supurativa.

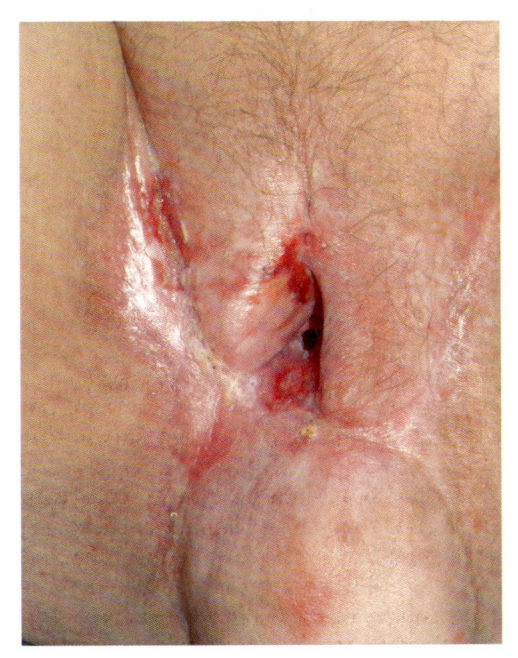

Fig. 12.8. A cirurgia, seguida de radioterapia, por um carcinoma escamoso associado a líquen escleroso, criou edema significativo e vulva fibrótica.

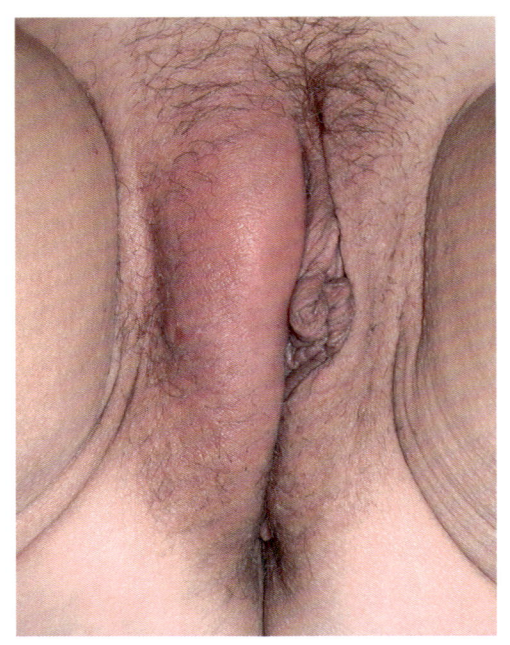

Fig. 12.9. Celulite do lábio maior direito causou edema doloroso. Esta celulite era recorrente e melhorava dentro de horas de antibioticoterapia empírica, a despeito de hemoculturas e culturas da ferida negativas. A cada episódio, o edema residual aumentava ligeiramente.

cutânea parece surgir espontaneamente sem necessariamente uma ruptura da pele sobrejacente, ou a presença de um trauma apreciável. Esses episódios recorrentes de celulite se devem principalmente à infecção estreptocócica. A área afetada se torna rosada e levemente sensível. Geralmente, não há sintomas e sinais sistêmicos; caso ocorram, serão muito brandos. Consequentemente, muitas vezes os pacientes não percebem que a área de linfedema está infectada de maneira recorrente. Infelizmente, a documentação da presença de infecção é difícil, uma vez que não exista uma maneira confiável de se obter culturas. A celulite responde muito bem a antibióticos, como dicloxacilina ou cefalexina, mas quando o tratamento é iniciado, já ocorreu outro ciclo de dano aos vasos linfáticos. Concordo com outros de que a melhor abordagem é administrar a esses pacientes profilaxia com antibióticos (15). Minha preferência é usar penicilina de longa ação oral ou intramuscular (Bicillin LA). Acredito que esse problema infeccioso é uma das causas mais frequentes e menos identificadas de edema genital crônico "idiopático".

Em países menos desenvolvidos, a infecção pelo nematódeo *Wuchereria bancrofti* causa filariose com resultante elefantíase da genitália masculina. A infecção crônica, não tratada, por *Chlamydia trachomatis* (linfogranuloma venéreo) e *Klebsiella granulomatis* (granuloma inguinal), leva regularmente a edema genital.

Inflamação Não Infecciosa

É notavelmente provável que dois distúrbios, *hidranite supurativa* (16) e *doença de Crohn* (17,18), quando ocorrem na área anogenital, causem inflamação genital crônica e edema genital significativo **(Figs. 12.11 a 12.14)**. Essas doenças são abordadas em outra parte deste livro, e a revisão dessas seções proverá informação sobre suas manifestações clínicas, prognóstico e terapia. A *sarcoidose* raramente é encontrada na área anogenital (19,20). Entretanto, quando ocorre nesta localização, pode ser confundida histologicamente com os granulomas vistos na doença de Crohn e, portanto, pode ser descrita erroneamente como uma causa de edema genital. Os granulomas, em alguns dos pacientes com *síndrome de Melkersson-Rosenthal*

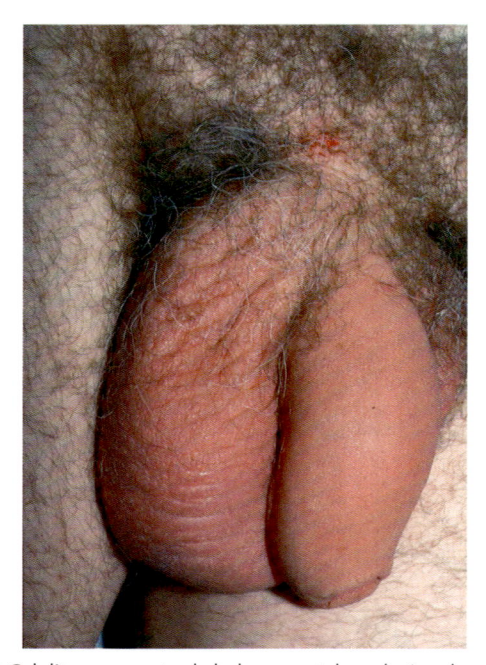

Fig. 12.10. Celulite recorrente da bolsa escrotal produziu edema permanente que persiste entre os episódios.

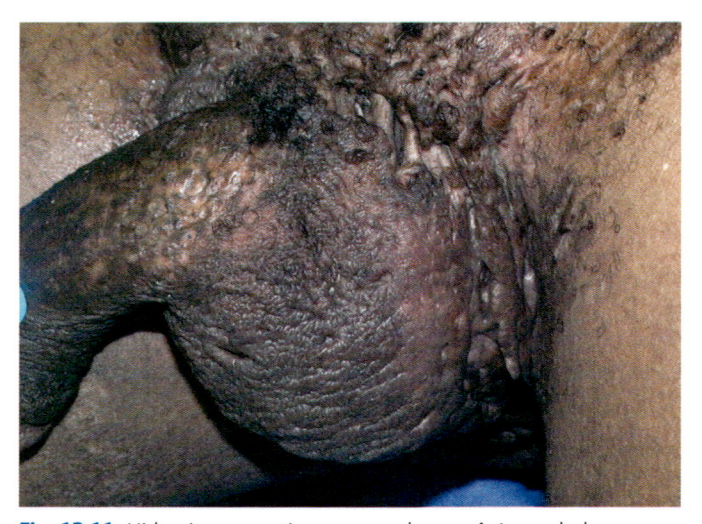

Fig. 12.11. Hidranite supurativa causou edema crônico na bolsa escrotal e, um pouco menos, no pênis.

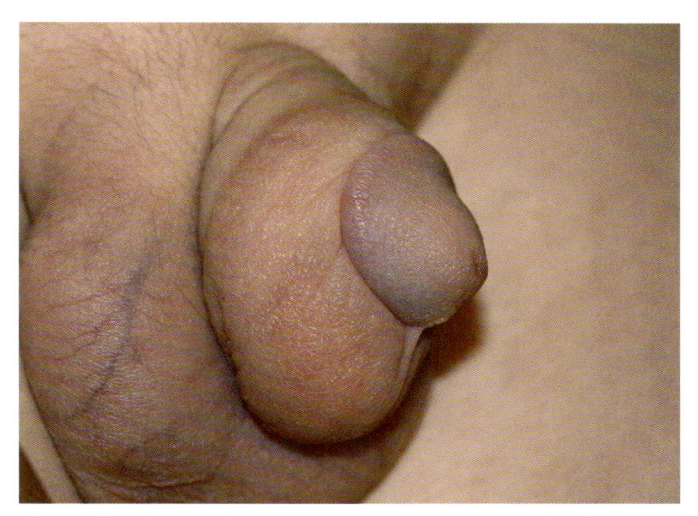

Fig. 12.12. Edema mole, crônico, associado a reagudizações da doença de Crohn de longa duração e, em seguida, diminuiu pouco antes da administração subsequente de infusão para a doença de Crohn do paciente.

(ver adiante), podem ser muito similares microscopicamente aos da sarcoidose e doença de Crohn.

Edema Genital Idiopático Crônico

A *síndrome de Melkersson-Rosenthal*, mais bem denominada granulomatose orofacial, foi descrita originalmente como uma síndrome que consiste em edema granulomatoso (geralmente unilateral) do lábio superior, língua fissurada e paralisia do nervo facial. Acredita-se que o edema granulomatoso assintomático do lábio, sem os dois outros componentes, seja uma forma monossintomática da doença, sendo denominado queilite de Miescher. Esta condição é encontrada apenas raramente. O edema granulomatoso, idêntico, afetando a genitália tem sido relatado em poucos pacientes. A maioria desses pacientes, descritos na literatura médica, são mulheres com comprometimento vulvar (21); são poucos os casos afetando a genitália masculina (22). A maioria dos pacientes tinha doença de Crohn, ou desenvolveu-a subsequentemente **(Fig. 12.14)**. Alguns desses pacientes também apresentavam envolvimento orofacial, sugerindo que a granulomatose orofacial e a doença de Crohn são distúrbios estritamente relacionados, se não idênticos. Quando essas alterações granulomatosas são encontradas no tecido genital, devem-se procurar evidências de doença de Crohn, ou menos provavelmente, de sarcoidose, uma vez que muitos desses pacientes tenham, ou desenvolverão, um ou outro distúrbio. Se não estiver presente qualquer evidência de sarcoidose ou doença de Crohn, pode-se dizer que o paciente tem doença de Melkersson-Rosenthal, que é um diagnóstico benigno, e não terá efeitos adversos do ponto de vista do seguro.

Uma terapia inicial, segura e eficaz para a forma de Melkersson-Rosenthal do edema granulomatoso genital são as injeções intralesionais repetidas de triancinolona acetonida (Kenalog) (23). Se esta abordagem for muito dolorosa, ou a melhora for apenas temporária, a administração de agentes anti-inflamatórios não esteroides, como dapsona, clofazimina, hidroxicloroquina, metronidazol ou metotrexato, pode ser tentada. Se esta abordagem falhar, prednisona oral ou inibidores do fator de necrose tumoral alfa (como infliximabe ou adalimumabe) podem ser considerados (23).

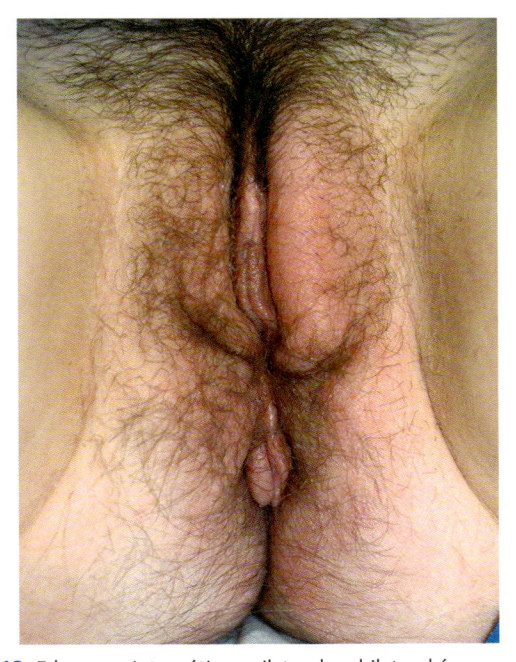

Fig. 12.13. Edema assintomático unilateral ou bilateral é uma característica bem reconhecida da doença de Crohn anogenital. As proeminentes marcas da pele perianal são um indício para o diagnóstico de doença de Crohn como causa.

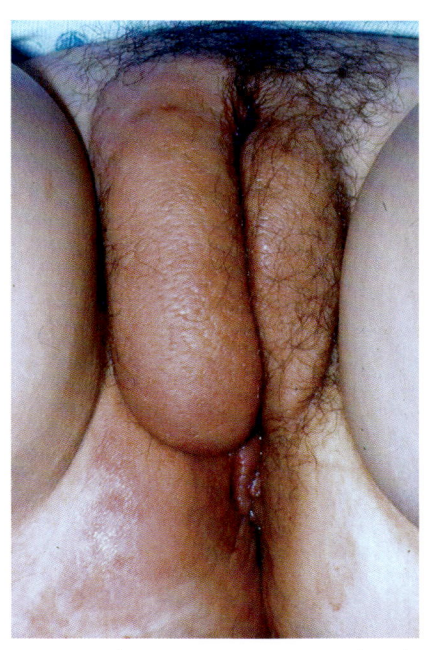

Fig. 12.14. Esta menina de 13 anos apresentou o início deste edema idiopático indolor, que foi diagnosticado como doença de Melkersson-Rosenthal, mas posteriormente ela desenvolveu doença de Crohn intestinal grave.

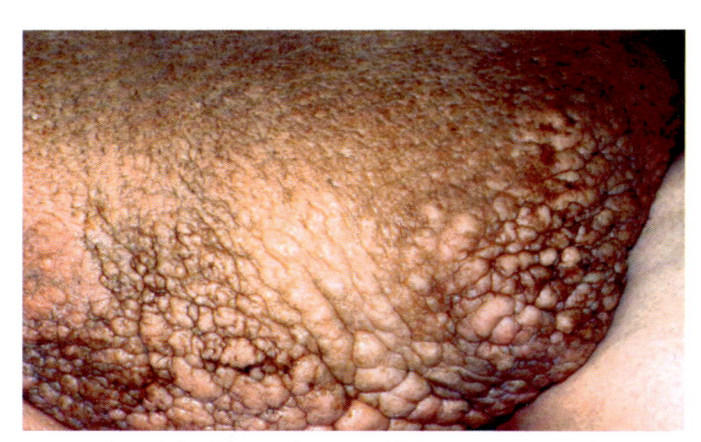

Fig. 12.15. A elefantíase consiste em nódulos verrucosos e pele espessada.

Linfedema Localizado

Esta forma de linfedema foi descrita originalmente como linfedema localizado *massivo*, era regularmente descrita como elefantíase **(Figs. 12.15 e 12.16)**. A discussão sobre as formas realmente massivas deste distúrbio está além do âmbito deste livro. Entretanto, na última década, foram descritas lesões menores que ocorrem primariamente na área anogenital. Duas séries de casos de porte razoável foram relatadas (24,25). A maioria desses casos envolvia a vulva, e um número menor ocorreu no pênis e/ou bolsa escrotal. A morfologia clínica descrita era polimorfa e incluiu um ou mais nódulos polipoides, placas papilomatosas e massas grandes "semelhantes à couve-flor". O diâmetro variou amplamente, de 1 a 30 cm, enquadrando-se a maioria na variação de 2 a 5 cm. A superfície, na maioria dos casos, foi descrita como "queratinosa" ou "verrucosa."

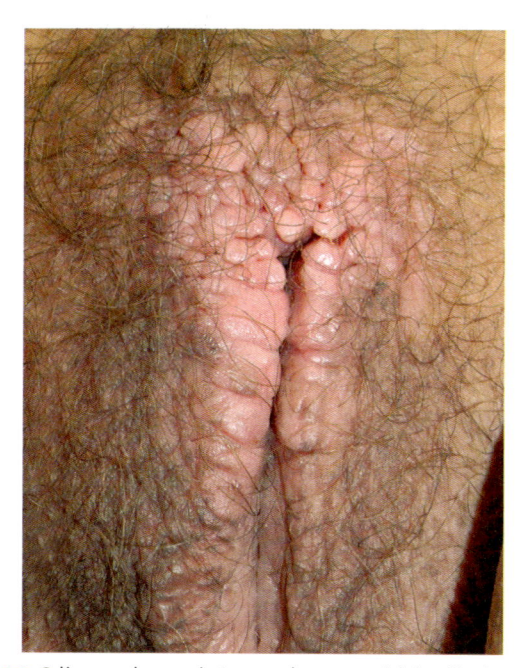

Fig. 12.16. O líquen plano crônico resultou em nódulos fibróticos, firmes, de elefantíase.

Assim como nos casos mais massivos, havia uma forte associação ao peso corporal. A maioria dos pacientes era referida como obesos, e cerca de 40% tinham obesidade mórbida (peso acima de 40 kg). Além da obesidade, não havia distúrbios associados de maneira consistente. A doença de Crohn estava presente em alguns casos. Uma minoria apresentava celulite possivelmente relacionada com a diminuição da resposta imune associada a linfedema localizado (14).

Histologicamente, as amostras demonstraram, de maneira consistente, edema dérmico acentuado, vasos linfáticos dilatados e fibroplasia significativa. Havia acantose e hiperqueratose na maioria dos casos. A patogênese é desconhecida, embora alguns acreditem que se relacione com a pressão compressiva, por causa dos glóbulos de gordura, com resultante obstrução do fluxo linfa. A excisão cirúrgica foi o tratamento de escolha, muito eficaz, com uma surpreendente ausência de recidivas.

REFERÊNCIAS

1. Sublett JW, Bernstein JA. Seminal plasma hypersensitivity reactions: an updated review. Mt Sinai J Med. 2011;78:803-809.
2. Ghosh D, Bernstein JA. Systemic and localized seminal plasma hypersensitivity patients exhibit divergent immunologic characteristics. J Allergy Clin Immunol. 2014;134:969-972.
3. Kaplan AP. Bradykinin-mediated diseases. Chem Immunol Allergy. 2014;100:140-147.
4. Bas M, Greve J, Stelter K, et al. A randomized trial of icatibant in ACE-inhibitor-induced angioedema. N Engl J Med. 2015;372:418-425.
5. Wagner JG, Bench EM, Plantmason L. An unusual case of angiotensin-converting-enzyme inhibitor-related penile angioedema with evolution to the oropharynx. West J Emerg Med. 2015;16:1185-1187.
6. Hermans TJ, Win RP, Winkens B, et al. Urogenital and sexual complaints in female club cyclists—a cross-sectional study. J Sex Med. 2016;13:40-45.
7. Jorge J, Haggerty SP. Acute genital edema during peritoneal dialysis: a review for surgeons. Ann Surg. 2015;81:1187-1194.
8. Blumberg C, Villaverde C, Gardner R. Postparacentesis genital edema. Am J Med. 2016;129(7):e65-e66. doi: 10.1016/j.amjmed.2016.02.019
9. Breen M, Murphy K, Chow J, et al. Acute idiopathic scrotal edema. Case Report Urol. 2013; article ID 829345, 3 pages.
10. Halb C, Eschard C, Lefebvre F, et al. Acute idiopathic scrotal oedema in young boys: a report of ten cases and a review of the literature. Ann Dermatol Venereol. 2010;137:775-781.
11. Kokcu A, Sari S, Kefeli M. Primary vulvar lymphangioma circumscriptum: a case report and review of literature. J Low Genit Tract Dis. 2015;19(1):e1-e5.
12. Chang MB, Newman CC, Davis MDP, et al. Acquired lymphangiectasia (lymphangioma circumscriptum) of the vulva: clinicopathologic study of 11 patients from a single institution and 67 from the literature. Int J Dermatol. 2016;55(9):e482-e487. doi: 10.1111/ijd. 13264
13. Puri N. Treatment options of lymphangioma circumscriptum. Indian Dermatol Online J. 2015;6:293-294.
14. Carlson JA. Lymphedema and subclinical lympho stasis (micro lymphedema) facilitate infection, inflammatory dermatoses, and neoplasia: a locus minoris resistentiae. Clin Dermatol. 2014;32:599-615.
15. Oh CC, Ko HC, Lee HY, et al. Antibiotic prophylaxis for preventing recurrent cellulitis: a systematic review and meta-analysis. J Infect 2014;69:26-34.

16. Alikhan A, Lynch PJ, Eisen DB. Hidradenitis suppurativa: a comprehensive review. J Am Acad Dermatol. 2009;60:539-561.
17. Barret M, de Pardes V, Battistella M, et al. Crohn's disease of the vulva. J Crohns Colitis. 2014;8:563-570.
18. Barrick BJ, Tollefson MM, Schoch JJ, et al. Penile and scrotal swelling: an underrecognized presentation of Crohn's disease. Pediatr Dermatol. 2016;33(2):172-177. doi: 10.1111/pde.12772
19. La Rochelle JC, Coogan CL. Urologic manifestations of sarcoidosis. J Urol. 2012;187:18–24.
20. Vera C, Funaro D, Bouffard D. Vulvar sarcoidosis: a case report and review of the literature. J Cutan Med Surg. 2013;17:287-290.
21. Ishida M, Iwai M, Yoshida K, et al. Metastatic Crohn's disease accompanying granulomatous vasculitis and lymphangitis in the vulva. Int J Clin Exp Pathol. 2013;6:2263-2266.
22. Chu Z, Liu Y, Zhang H, et al. Melkersson-Rosenthal syndrome with genitalia involved in a 12-year-old boy. Ann Dermatol. 2016;28:232-236.
23. Al-Hamad A, Porter S, Fedele S. Orofacial granulomatosis. Dermatol Clin. 2015;33:433-446.
24. Lu S, Tran TA, Jones DM, et al. Localized lymphedema (elephantiasis): a case series and review of the literature. J Cutan Pathol. 2009;36:1-20.
25. Plaza JA, Requena L, Kazakov DV, et al. Verrucous localized lymphedema of genital areas: clinicopathologic report of 18 cases of this rare entity. J Am Acad Dermatol. 2014;71:320-326.

13

Prurido e Dor

PETER J. LYNCH E LIBBY EDWARDS

Prurido

Prurido (sin., coceira) é geralmente definido como uma sensação desagradável que provoca o desejo de coçar. Existem várias discussões relacionadas com a frase anterior. Primeiro, observe que o prurido em inglês "*puritus*" é escrito com um final de "us" (nós) e não "is" (é), em segundo lugar, "coceira" não deve ser usado como sinônimo de "arranhar", embora os pacientes muitas vezes digam erroneamente "eu tenho coçado minha erupção cutânea.". Terceiro, observe que o prurido só provoca o "desejo" de coçar e que não resulta necessariamente em um ato de coçar.

A coçadura ou escoriação na presença de prurido existe em um espectro sem escoriações em uma extremidade (por exemplo, prurido aquagênico), uma pequena escoriação numa condição intermediária (por exemplo, urticária) e escoriações crônicas graves num outro extremo (por exemplo, dermatite atópica).

A ocorrência ou não de escoriações depende tanto da natureza da provocação envolvida no processo quanto da composição genética e psicológica da pessoa envolvida. Prurido específico para a região anogenital foi recentemente revisado (1).

O prurido é geralmente classificado em quatro grupos com base na neurofisiopatologia: (a) *prurido pruriceptivo* (prurido decorrente do contexto de doenças de pele reconhecíveis); (b) *prurido neuropático* (prurido decorrente de dano ou aprisionamento do nervo periférico); (c) *prurido neurogênico* (prurido decorrente de estimulação central secundária à doença sistêmica ou uso de certos medicamentos e ocorrendo na ausência de doença de pele); e (d) *prurido psicogênico* (prurido decorrente de fatores psicológicos) (2,3).

Apresentação clínica

O prurido *pruriceptivo* é abordado com os distúrbios mucocutâneos individuais, conforme discutidos ao longo deste livro. O prurido *neuropático* é localizado principalmente em áreas fora das áreas anogenitais (por exemplo, notalgia parestética, prurido braquiorradial), mas o prurido pode ocorrer na região genital com distúrbios, como neuralgia pós-herpética, outras neuropatias de pequenas fibras e prurido nas cicatrizes como resultado da reinervação do tecido cicatricial (4). O prurido *neurogênico* tende a ser generalizado e, portanto, pode afetar a região anogenital.

Esse tipo de prurido geralmente ocorre com medicamentos, como opiáceos, e com distúrbios, como linfoma de Hodgkin, doenças hepatobiliares crônicas (especialmente na presença de colestase), policitemia vera e outros distúrbios mieloproliferativos (4). O prurido *psicogênico* ocorre em pacientes com condições, como distúrbios obsessivo-compulsivos e naqueles com prurigo nodular e delírios de parasitose.

É difícil saber como acomodar dentro da classificação anterior algumas das doenças eczematosas (especificamente dermatite atópica, neurodermite e líquen simples crônico). Todos esses três distúrbios surgem da pele com aparência normal e não há evidências de neuropatia periférica precedente. Por esse motivo, eles não se encaixariam bem nos grupos pruriceptivo ou neuropático.

Certamente, existem aspectos psicológicos marcantes presentes em quase todos os pacientes que desenvolvem essas três condições, mas permanece muito controverso se esses fatores são a causa ou a consequência desses distúrbios. Talvez eles possam se encaixar dentro do grupo neurogênico com base na semelhança com a qual ocorre uma tendência genética para atopia.

De qualquer forma, nós os tratamos separadamente e os colocamos na seção intitulada "distúrbios eczematosos" que pode ser encontrada no Capítulo 6.

Independentemente da causa, a presença de prurido (principalmente se acompanhada de escoriações) leva a uma qualidade de vida (QV) muito reduzida e a distúrbios nos padrões de sono, e muitas vezes leva ao desenvolvimento ou agravamento da depressão e ansiedade (5,6)

Coçar enquanto a pessoa não tem consciência disso é comum durante o dia e também é comum durante o ato noturno, principalmente nos estágios mais leves do sono não REM (5).

Diagnóstico

A identificação da causa do prurido que ocorre na *presença* de lesões de pele depende da identificação morfológica do clínico do distúrbio cutâneo associado. A abordagem geral para fazer isso foi descrita no Capítulo 3. Depois que a doença é identificada, o médico pode localizá-la nas páginas deste ou de outros livros semelhantes e depois ler sobre quais medidas podem ser tomadas para confirmar o diagnóstico suspeito.

A situação é bem diferente e mais difícil para o prurido que ocorre na *ausência* de doenças de pele. Para identificar a causa do prurido, é necessário fazer um histórico detalhado do paciente, realizar um exame físico completo e obter estudos laboratoriais adequados. Esse processo é bem detalhado no excelente artigo de revisão de 2016 de Pereira *et al.* (4).

Como a maioria dos leitores deste texto tratará principalmente pacientes com lesões de pele e como o material sobre história, exame e testes laboratoriais é longo e detalhado, encaminho o leitor que precisar dessas informações diretamente para sua publicação.

Fisiopatologia do Prurido

Pouco se sabe sobre o(s) mecanismo(s) pelo qual ocorre a coceira no nível central (pruridos neurogênico e psicogênico). Muito mais é compreendido sobre a fisiopatologia pela qual a coceira ocorre no nível periférico (pruridos receptivo e neuropático).

Para esses últimos tipos de prurido, existem muitas semelhanças (e, é claro, algumas diferenças) entre a fisiopatologia do prurido e da dor (2,3). A maior parte do material sobre fisiopatologia contido nos parágrafos a seguir é com base em um recente artigo de revisão abrangente (3).

Vias Moduladoras dos Nervos Periféricos

Os nervos cutâneos que recebem e transmitem dor são denominados "nociceptores"; estes são constituídos por fibras de tipo Aδ de diâmetro estreito e levemente mielinizadas. Os nervos cutâneos que recebem e transmitem coceira são chamados de "pruriceptores"; eles são constituídos por fibras de tipo C não mielinizadas de diâmetro muito fino.

As fibras pruriceptoras representam um subconjunto muito pequeno das fibras nociceptoras. Se há ou não fibras C específicas que carregam coceira, mas não dor, permanece controverso. Os corpos celulares desses nervos relacionados com a dor e com a coceira estão localizados nos gânglios da raiz dorsal da medula espinal, e seus axônios terminam na derme papilar e intercalam entre as células da epiderme.

Mediadores e Receptores

Aproximadamente 20 mediadores e receptores mediadores foram identificados. A histamina é o mediador mais conhecido e atua nos receptores H1 e H4. O restante dos mediadores não depende de histamina, e alguns dos mais conhecidos incluem proteases, substância P, peptídeo relacionado com o gene da calcitonina e bradicinina.

Os opioides são um caso especial. Eles agem nos receptores μ e κ; opioides que são antagonistas μ e aqueles que são agonistas κ diminuem a coceira, enquanto os agonistas μ aumentam a coceira.

Vias Moduladoras Centrais

As fibras C periféricas terminam nos gânglios da raiz dorsal, e a sensação de coceira é então transmitida aos neurônios que expressam receptores peptídicos liberadores de gastrina (gastrin-releasing peptide receptors, GRPR) que cruzam para o lado contralateral e ascendem ao trato espinotalâmico até o tálamo. Curiosamente, também existem neurônios inibidores de coceira na medula espinal.

A partir do tálamo, a sinalização neuronal é transmitida para as regiões sensoriais corticais e subcorticais do cérebro. Acredita-se que a cronicidade do prurido esteja relacionada com o comprometimento das vias inibidoras da coceira, bem como com o desenvolvimento da sensibilização central de maneira análoga à que ocorre na dor crônica.

Manejo

O tratamento do prurido é praticamente o mesmo para o prurido que ocorre em qualquer um dos quatro tipos de prurido discutidos no segundo parágrafo deste capítulo. Os princípios básicos dessa abordagem recebem cobertura detalhada na seção sobre doenças eczematosas e liquenificadas (consulte o Capítulo 6) e não serão repetidos aqui. No entanto, existem algumas coisas que podem ser adicionadas no tratamento de distúrbios cutâneos não eczematoso e no prurido que ocorre na ausência de lesões cutâneas (3,4,7).

No grupo *pruriceptivo*, maior ênfase pode ser dada ao uso de anti-histamínicos sedantes e não sedantes para urticária e outros distúrbios do prurido mediados pela histamina. No grupo *neuropático*, os antiepiléticos, pregabalina e gabapentina, podem ser usados no tratamento do prurido que às vezes ocorre com neuropatias diabéticas e pós-herpéticas.

No grupo *neurogênico*, mirtazapina, naltrexona, naloxona, aprepitante e fototerapia com luz ultravioleta podem ser consideradas para o prurido associado à doença renal crônica, doença hepatobiliar, policitemia vera, leucemia e linfoma.

No grupo *psicogênico*, muito pode ser ganho com a intervenção psicológica clínica, bem como com a colocação de uma ênfase maior e mais precoce nos medicamentos psicotrópicos.

Dor Genital

Geralmente, as causas da dor anogenital diferem das causas do prurido anogenital. Certamente, algumas pessoas que coçam então esfregam e se escoriam a ponto de sentir dor, mas esses pacientes geralmente são muito conscientes e descrevem o prurido como sintoma predominante. Muitos negam a dor, mas descrevem ardência, sensibilidade, irritação, pinicação, exsudação, edema ou dor.

Para os propósitos deste capítulo, todas essas caracterizações de desconforto são denominadas dor. O prurido geralmente não é incluído neste diagnóstico diferencial. No entanto, ocasionalmente, alguns pacientes experimentam coceira em um ambiente que geralmente produz dor. A coceira mais crônica com arranhadura resulta de dermatoses.

A ardência superficial crônica, a sensibilidade e a dor, distintas da dor pélvica, podem resultar de várias condições. A International Society for the Study of Vulvovaginal Disease (ISSVD) relata que a dor vulvar ocorre por infecção, doença cutânea, síndromes neuropáticas específicas, como neuralgia pós-herpética e síndromes de dor anogenital, como vulvodinia, penodinia, escrotodinia e anodinia.

Essas síndromes dolorosas, em vez de anormalidades observáveis e específicas, representam a maior proporção desses pacientes, e a maioria das mulheres com dor vulvovaginal crônica autorreferida apresentou vulvodinia em avaliações posteriores (8). A dor vulvovaginal idiopática é extremamente comum, com até 1 em 20 a 1 em 50 mulheres a cada ano desenvolvendo dor vulvovaginal crônica e inexplicável (9,10). Embora existam muito poucos dados sobre síndromes de dor em homens, um relatório observa que a segunda condição mais comum observada em uma dermatologia genital masculina clínica foi "disestesia" (11).

O paciente que se apresenta com ardência, irritação e outros sintomas do tipo dor deve ser avaliado de forma organizada **(consulte a Tabela 13.1)**. A pele deve ser examinada cuidadosamente, usando uma lente de aumento simples, se necessário. Muitos pacientes que relatam sintomas de ardência ou queimação, irritação ou sensibilidade também relatam vermelhidão e, muitas vezes, edema. Eritema leve, mal demarcado e sem descamação ou espessamento está frequentemente dentro da normalidade, pois a pele genital é frequentemente vermelha em indivíduos assintomáticos **(Fig. 13.1)**. Um relato do paciente de eritema ou edema não indica doença ou infecção da pele; eritema clinicamente modesto é comum em mulheres assintomáticas.

Os pacientes que não têm nenhuma doença de pele observável *relevante* além de vermelhidão sem importância, nenhuma infecção e nenhuma anormalidade neurológica específica se enquadram na categoria da síndrome da dor genital: vulvodinia, penodinia, escrotodinia e anodinia. Às vezes, os pacientes apresentam doença ou infecção de pele objetiva, mas seu desconforto é desproporcional ao grau de doença de pele observado, a doença de pele está em um local diferente da dor ou a dor persiste após a infecção ou doença de pele ser eliminada. Esses pacientes têm uma síndrome de dor subjacente que não está associada à doença de pele ou é desencadeada por ela (apresentada no ISSVD World Congress, Paris, 2011). Portanto, a doença ou infecção da pele deve ser controlada, mas uma síndrome dolorosa pode ser diagnosticada e tratada concomitantemente.

Causas da Dor Genital

Muitos médicos e a maioria dos pacientes inicialmente assumem que a dor genital sem achados clínicos óbvios se deve à *infecção*, seja por fungos ou doença sexualmente transmissível **(Tabela 13.1)**. A dor crônica e incessante quase nunca ocorre por infecção em pacientes imunocompetentes, e culturas negativas e ausência de resposta à terapia antimicrobiana também significam um diagnóstico diferente. A doença fúngica, por levedura, a causa mais frequentemente implicada por pacientes e médicos, geralmente é uma condição pruriginosa ao invés de dolorosa, e *C. albicans* cura, pelo menos brevemente, com terapia.

Tabela 13.1
Causas de dor genital crônica

Infecção, especialmente herpes *simplex*, Candidíase eczematizada/escoriada, *Trichomonas* e fissuras associadas à infecção

Dermatoses (doença cutânea não infecciosa), especialmente líquen plano, líquen simples crônico escoriado/erosado ou líquen escleroso, dermatite de contato por irritante, penfigoide benigno das membranas mucosas, pênfigo vulgar, vaginite inflamatória descamativa, vaginite atrófica, fissuras não associadas à infecção e malignidades/tumores erosados

Neuropatia, incluindo neuropatia diabética, pós-herpética neuralgia, esclerose múltipla, neuralgia pudenda e hérnia de disco

Vulvodinia, *penodinia*, *escrotodinia* e *anodinia* – síndromes multifatoriais dolorosas

Alguns postulam que uma resposta inflamatória a baixos níveis de levedura pode causar dor (12). As doenças sexualmente transmissíveis geralmente não causam dor genital superficial (gonorreia, sífilis, clamídia, verrugas) ou produzem sintomas intermitentes com achados visíveis na pele (herpes simples). No entanto, *Trichomonas*, particularmente nas mulheres, certamente produz irritação e queimação, embora frequentemente acompanhada de coceira. Essas infecções podem ser descartadas facilmente por estudos moleculares.

A *doença cutânea* mais comum que causa sintomas de ardência é a dermatite de contato por irritante, principalmente por causa da higiene excessiva e medicamentos (ver Capítulos 6 e 11). A dermatite de contato alérgica produz mais comichão do que ardor e irritação (ver Capítulos 6 e 11). Dermatoses erosivas geralmente produzem dor e ardor, além de coceira. O líquen plano é frequentemente erosivo (Capítulo 11), assim como outras doenças vesiculares, como o pênfigo vulgar ou o penfigoide cicatricial (ver Capítulo 10). No entanto, dermatoses que são principalmente pruriginosas também podem ser dolorosas quando os pacientes esfregam e escoriam a pele; isto geralmente fica claro na história da coceira e nas descobertas de escoriações (ver Capítulo 6). Nas mulheres, as doenças cutâneas que causam queimação vulvar incluem doenças da pele da vagina.

Mesmo diante de culturas negativas, a inflamação vaginal (não a infecção) pode produzir sintomas no introito. As condições vaginais da pele que mais frequentemente produzem sintomas de dor são a vagina atrófica e a vaginite atrófica; o líquen plano erosivo e a vaginite inflamatória descamativa produzem secreções vaginais purulentas que irritam as membranas mucosas modificadas da vulva (ver Capítulo 15). Como a mucosa vaginal pode ser difícil de visualizar, especialmente no paciente com dor, a citologia por esfregaço pode ser crucial para descartar doenças vaginais inflamatórias.

O paciente com dor e erosões visíveis não apresenta dilema diagnóstico. No entanto, as erosões podem ser sutis às vezes; as erosões vaginais e introitais podem ser perdidas nas mulheres, e as fissuras são facilmente ignoradas nos homens e nas mulheres. Somente lesões cutâneas específicas que sejam mal demarcadas com eritema sem escamas, que não são diagnosticadas morfologicamente, devem ser biopsiadas.

Às vezes, *doenças neurológicas específicas* podem ser identificadas pela história. Por exemplo, um diabético com queixa de queimação nos pés e genitália provavelmente apresenta neuropatia diabética, e o paciente com herpes-zóster da área genital no passado tem neuralgia pós-herpética (13,14). A neuralgia pós-herpética segue apenas o herpes-zóster, não a infecção pelo vírus herpes *simplex*. A esclerose múltipla às vezes é associada a síndromes dolorosas.

A síndrome do aprisionamento do nervo pudendo é uma causa ocasional de dor anogenital (15). Isto pode ser difícil de diagnosticar, pelo menos em parte porque existem vários tipos e há uma variação individual considerável na anatomia e no curso desse nervo. Não existe um regime padrão de avaliação e diagnóstico. Esta condição é sugerida por anormalidades sensoriais na distribuição em sela do nervo pudendo. Há dor ou dormência na genitália e nas nádegas adjacentes, proximal, coxa medial e/ou área retal.

Classicamente, a dor é pior quando sentado e minimizada por ficar em pé ou deitado. O diagnóstico pode ser implicado ainda por um exame físico cuidadoso, exame de ressonância magnética realizado por especialistas nesta doença e neurografia por ressonância magnética. O manejo consiste em fisioterapia, medicamentos para dor neuropática e bloqueio de nervos, modificações comportamentais, descompressão cirúrgica do nervo pudendo, radiofrequência e estimulação da medula espinal (16).

Pacientes com pele genital normal, para incluir a vagina; culturas negativas; e nenhuma neuropatia diagnosticável específica é diagnosticada com *vulvodinia, penodinia, escrotodinia, penodinia ou anodinia*.

Vulvodinia

Vulvodinia é definida como desconforto vulvar na ausência de achados objetivos de doença de pele, infecção ou doença neurológica específica. O desconforto é mais frequentemente descrito como ardência, pinicação, sensibilidade, irritação, dor ou latejamento. Prurido não é um sintoma proeminente. Relatos contemporâneos anteriores se referiam a essa condição como "vaginite psicossomática". Na década de 1980, infecções fúngicas e "infecções subclínicas por papilomavírus humano" estavam implicadas. Mais recentemente, surgiram um número crescente de estudos explorando os fatores potenciais envolvidos na vulvodinia, bem como a epidemiologia dessa condição.

Tabela 13.2
Subconjuntos de vulvodinia

Localizada
    Vestíbulo (vestibulodinia)
    Clitóris (clitorodinia)
Generalizada (migratória ou que se estende além do vestíbulo ou clitóris)
Cada grupo pode ser espontâneo (não provocado), provocado por toque, fricção ou pressão (provocada), ou ambos (associados)

Adaptado e simplificado a partir da terminologia para vulvodinia do ISSVD

Muitos anos atrás, a ISSVD dividiu a vulvodinia em subconjuntos, com a premissa de que diferentes subconjuntos tinham epidemiologia diferente e etiologias subjacentes diferentes. Isto se tornou cada vez mais incerto, mas a divisão da vulvodinia em subconjuntos é crucial por dois motivos. Primeiro, a excisão do vestíbulo é um tratamento de escolha para mulheres cuja dor está localizada nessa área. Segundo, isto é útil para fins de pesquisa para garantir que condições diferentes não estejam sendo estudadas.

Na minha experiência e opinião (Libby Edwards), a distinção prática importante entre os subconjuntos é a identificação de vestibulodinia, onde a dor é estritamente localizada no vestíbulo, clitorodinia, onde a dor é localizada no clitóris e vulvodinia generalizada, onde a dor se estende além nessas áreas ou é migratório ou irreprodutível no exame ou no cuidadoso questionamento do paciente **(Tabela 13.2)**. Sinônimos anteriores de vestibulodinia incluem a síndrome da vestibulite vulvar, adenite vestibular e infecção das glândulas vestibulares menores. A terminologia foi alterada para eliminar "itis" porque não havia evidência de um papel para a inflamação na vulvodinia. A vulvodinia generalizada foi chamada vulvodinésia disestésica no passado.

No entanto, a subdivisão acadêmica vulvodinia inclui não apenas a localização do desconforto, mas também o papel do toque/pressão/fricção (provocação) na obtenção de dor. O Apêndice 3 relata a classificação revisada mais recentemente dos padrões reconhecidos de vulvodinia, juntamente com os fatores associados. Nesta classificação, permanecem dois padrões principais de vulvodinia: aqueles com dor vestibular (vestibulodinia) e aqueles pacientes que apresentam mais desconforto generalizado ou migratório (vulvodinia generalizada), com clitorodinia sendo uma ocorrência incomum, mas reconhecida. Acredito que história e exame cuidadosos geralmente mostram sobreposição entre os padrões de vulvodinia na maioria dos pacientes, com a dor sendo principalmente vestibular em quase todos os pacientes, mas com algum grau de desconforto localizado fora do vestíbulo. Vários estudos corroboram essa argumentação (17,18).

Apresentação Clínica

A vulvodinia é uma ocorrência extraordinariamente comum; o motivo pelo qual essa condição não é amplamente compreendida e discutida por mulheres e médicos é um mistério. Vários estudos relatam a incidência na vida de 10 a 17% e a prevalência atual de 3,8 a 7% (1,19,20).

Cerca de uma em cada 50 mulheres desenvolve vulvodinia a cada ano. Embora inicialmente se acredite ocorrer com maior frequência em caucasianos, esses estudos indicaram que pacientes de origem genética africana experimentam vulvodinia na mesma proporção que pacientes brancos, e os hispânicos podem ter risco aumentado de desenvolver essa doença. O risco nos indivíduos asiáticos não é conhecido.

A vulvodinia é mais frequentemente relatada após os 20 anos de idade, mas isto pode simplesmente se correlacionar com o aumento do número de pessoas sexualmente ativas nessa idade. No entanto, o aparecimento da vulvodinia também ocorre com bastante frequência após a menopausa, independentemente de alterações atróficas.

A vulvodinia ocorre, mas é incomum em meninas pré-púberes (21). Uma vez que se acredita ser uma condição crônica, com gravidade que aumenta e diminui, isto agora é conhecido por vezes ser recorrente, com cerca de uma mulher em cada 10 com vulvodinia experimentando remissão a cada ano (10).

As mulheres costumam relatar que os sintomas começaram com uma infecção por fungos, embora os sintomas vulvares idiopáticos sejam frequentemente diagnosticados como leveduras e raramente confirmados, de modo que essa suposição é infundada.

O sintoma mais comum e mais problemático para a maioria das mulheres é a dispareunia superficial, com a queimação como a principal qualidade da dor, embora picadas, rugas, irritações e sensações de exsudação sejam descritores comuns.

As mulheres negras são muito menos propensas a descrever queimação e são mais propensas a relatar dores, o que pode levar a o diagnóstico de vulvodinia ser esquecido (22). As mulheres hispânicas são ainda mais propensas do que as brancas a experimentar sensações de queimação e são mais propensas a relatar sintomas ao longo da vida do que adquiridos (23).

Geralmente, qualquer coisa que exerça pressão ou atrito na vulva, especialmente no vestíbulo, produz desconforto; roupas apertadas, *jeans*, limpeza após micção, tampões, exames ginecológicos e exercícios são ofensores comuns.

A maioria das mulheres indica o vestíbulo como a área de maior desconforto, embora a extensão, além do vestíbulo, seja por toque/pressão no consultório ou pelo histórico, seja muito comum. Com menos frequência, os sintomas da dor generalizam para os pequenos lábios, grandes lábios e pele perianal, ou a área de desconforto é migratória ou mal localizada.

Um exame físico não revela alterações na pele, exceto no eritema variável, especialmente no vestíbulo, e dor ao tocar com um aplicador com ponta de algodão que normalmente é limitado ou pior no vestíbulo **(Fig. 13.1)**.

Frequentemente, os pacientes relatam eritema e edema que, ao exame, estão dentro da faixa normal **(Fig. 13.2)**. Este é o exame típico para o subconjunto vestibulodinia da vulvodinia. Frequentemente, os pacientes descrevem um desconforto ou "sensibilidade" muito leve ao toque além do vestíbulo, mas param de chamar de dor.

Com menor frequência, os pacientes indicaram dor mais generalizada ou migratória; ou há dor na pressão da ponta Q no vestíbulo que é acompanhada por dor em outras áreas também ou, com muito menos frequência, não há dor ao toque. Isto é encontrado em pacientes com vulvodinia generalizada.

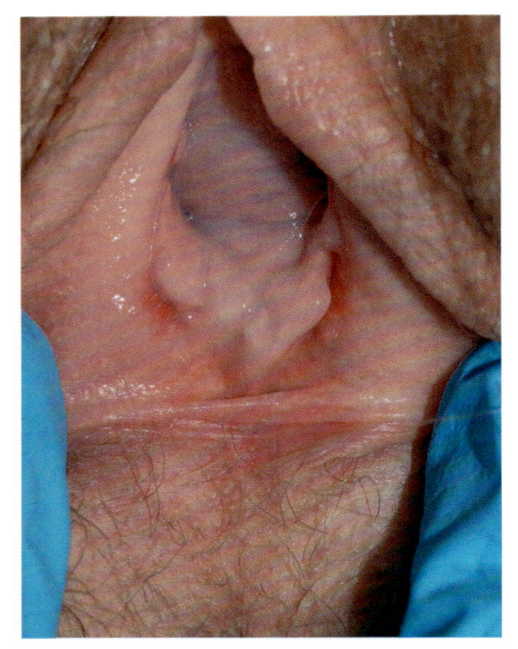

Fig. 13.1 Existem pequenas máculas vermelhas nos óstios das glândulas vestibulares, adjacentes aos carúnculos do hímen.

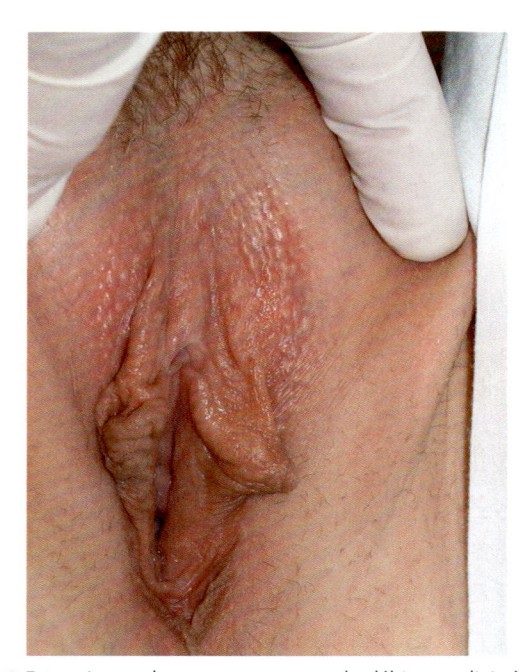

Fig. 13.2 Este eritema dos pequenos e grandes lábios mediais é normal, mas a paciente com vulvodinia generalizada percebe as alterações como uma inflamação grave.

A citologia do esfregaço vaginal e a preparação para fungos são normais, ou anormalidades são coincidentes. Na avaliação do assoalho pélvico, são comuns rigidez à inserção de um dedo, sensibilidade à palpação dos músculos do assoalho pélvico e fraqueza aparente geral desses músculos.

A vulvodinia geralmente ocorre em mulheres com outras dores crônicas ou síndromes do assoalho pélvico, incluindo dores de cabeça, fibromialgia, síndrome do intestino irritável, cistite intersticial e síndrome da articulação temporomandibular. Outros sintomas do assoalho pélvico também são comuns, incluindo incontinência, frequência, urgência e constipação. Depressão e ansiedade são geralmente proeminentes, e a disfunção sexual é universal.

Diagnóstico

O diagnóstico de vulvodinia é feito pela presença de dor na ausência de causas relevantes, objetivas e definíveis de dor vulvovaginal, além de, às vezes, eritema discreto, dor ao toque ou exames anormais do assoalho pélvico **(Tabela 13.3)**. Frequentemente, as mulheres que descrevem queimação ou irritação crônica apresentam anormalidades na avaliação, mas são irrelevantes, porque a anormalidade não é aquela que geralmente causa dor (como verrugas genitais), porque a dor está em um local diferente da anormalidade (como uma vagina atrófica em um contexto de queimação dos grandes lábios) ou por causa da persistência dos sintomas após a eliminação da anormalidade clínica. Portanto, todas as anormalidades clínicas não precisam ser eliminadas antes do diagnóstico da vulvodinia, e as mulheres com dor que parece desproporcional aos achados clínicos geralmente se beneficiam de uma breve orientação sobre a existência da vulvodinia e acompanhamento para garantir que esses sintomas desapareçam com o tratamento inicial da doença de pele ou infecção observada no consultório.

Um exame dos músculos do assoalho pélvico geralmente revela rigidez do introito com a inserção de um dedo ou espéculo (graus variáveis de vaginismo), mas com uma impressão geral de fraqueza no exame, incluindo a incapacidade de contrair-se voluntariamente firmemente e manter a contração. Frequentemente há sensibilidade à palpação dos músculos do assoalho pélvico.

Fisiopatologia

Embora, durante anos, não houvesse boas hipóteses em relação aos fatores que produzem vulvodinia, um número substancial de estudos de qualidade está agora disponível, mostrando anormalidades apropriadas que podem ter um papel **(Tabela 13.4)**. Além disso, estudos mais recentes estão investigando a possibilidade de um papel para a inflamação molecular.

Anormalidades musculares do assoalho pélvico foram recentemente reconhecidas como um fator crucial (24,25). O aperto introital e a dor à inserção de um espéculo, dedo, pênis ou tampão originalmente foram assumidos como sendo

Tabela 13.3
Avaliação do paciente com dor genital

História
    História neurológica; diabetes e herpes-zóster na distribuição genital
    Os agentes aplicados à pele genital incluem sabonetes, medicamentos e absorventes / revestimentos
    Frequência de higiene, produtos de limpeza etc.
    Status do estrogênio
Exame físico
    Avaliação do afeto
    Inspeção das membranas mucosas para evidências de sutil doença mucosa erosiva, especialmente líquen plano
    Exame neurológico geral para alodinia, dormência e parestesias da pele anogenital e das coxas mediais proximais
    Exame da genitália externa com ampliação, se necessário, para fissuras sutis, erosões, sinais de cicatrizes/aglutinação ou outras lesões específicas
    Avaliação da mucosa vaginal para vermelhidão, erosões etc.
Exame microscópico das secreções vaginais quanto a sinais de infecção, inflamação e deficiência de estrogênio (além de leveduras, avaliação de glóbulos brancos, células parabasais, falta de lactobacilos)
Cultura se o exame for suspeito de infecção
Biópsia de qualquer lesão cutânea específica; nenhuma biópsia de eritema isolado ou de área dolorosa na pele com aparência normal

Tabela 13.4
Fatores etiológicos na vulvodinia

Anormalidades dos músculos do assoalho pélvico
    Aumento da tensão muscular
    Irritabilidade muscular
    Fraqueza
    Dor miofascial
Dor neuropática
    Sensibilização central
    Dor regional referida de origem na bexiga ou intestinal
    Neuropatia periférica
    Síndrome da dor regional complexa
Fatores psicológicos
    Depressão de dor crônica, endógena ou situacional
    Ansiedade
    Questões psicossexuais, primárias ou secundárias de disfunção sexual induzida pela dor
Outros fatores possíveis
    Mediadores inflamatórios
    Influências do estrogênio na dor
    Genes de suscetibilidade à dor

apenas um reflexo esperado da dor e da sensibilidade. No entanto, esse aperto, que às vezes é mal interpretado como fraqueza quando os músculos não podem mais ser contraídos no exame, em combinação com irritabilidade muscular em estudos eletromiográficos, agora é considerado uma anormalidade constitucional que predispõe à vulvodinia. Esta observação é confirmada pela boa resposta da vulvodinia à fisioterapia do assoalho pélvico.

A dor neuropática parece ser um fator importante também na dor da vulvodinia (26,27). A maioria dos vulvologistas acredita que a vulvodinia resulta da sensibilização central, uma condição sistêmica em que existe um limiar generalizado de dor, explicando a tendência associada a dores de cabeça, fibromialgia, distúrbio da articulação temporomandibular etc.

Estudos que avaliaram o limiar de dor em mulheres com vulvodinia em comparação a controles normais demonstram esse limiar de dor diminuído (28). Além disso, foi relatado um aumento no número de fibras nervosas no vestíbulo, mas se isto causa hipersensibilidade ou resulta de dor não é conhecido (29,30).

Alguns acreditam que problemas hormonais sejam operativos em uma porção de pacientes. Claramente, pacientes com deficiência de estrogênio como único fator para dor não têm vulvodinia, mas sim, vagina/vaginite atrófica. No entanto, alguns médicos e pesquisadores acreditam que a insensibilidade aos níveis normais de estrogênio produz ou piora a queimação e a dor vulvar (31).

Embora a inflamação não tenha sido encontrada histologicamente em mulheres com vulvodinia em comparação aos controles, dados recentes sugerem que a substituição do termo vestibulodinia por vestibulite vulvar pode ter sido prematura.

Embora os sinais clínicos e histológicos de inflamação estejam ausentes, foram relatados aumentos nos mediadores inflamatórios (32–35). Constatou-se que os mastócitos estão variavelmente aumentados e normais (36,37).

Mesmo no nível celular, pode haver alterações da inflamação, com possível recrutamento de células T CD4 positivas e tecido vestibular linfoide (38,39). No entanto, terapias anti-inflamatórias não se mostraram úteis para a vulvodinia.

Finalmente, os pacientes com dor crônica experimentam ansiedade e depressão que pioram os sintomas, e isto é ampliado em mulheres com dor genital e o impacto adicional da dor com atividade sexual no isolamento, nos relacionamentos e na autoimagem.

Anormalidades psicológicas são reconhecidas em mulheres com vulvodinia (40,41). Uma minoria significativa de clínicos de vulvodinia, incluindo Peter Lynch, acredita que a disfunção psicossexual é o único fator etiológico (ver discussão no Capítulo 16.) (42,43). As evidências para isso consistem em estudos que relatam depressão e disfunção nessas mulheres e um estudo mostrando melhora igual em mulheres com vulvodinia que foram tratadas com cirurgia, *biofeedback* ou terapia cognitivo-comportamental.

Os vulvologistas concordam que as mulheres com vulvodinia experimentam depressão, ansiedade e disfunção sexual que devem ser tratadas para melhorar ao máximo. Se essa disfunção é a causa completa da dor, um aspecto presente em graus variados na patogênese ou é resultado de uma dor incessante e inexplicável é objeto, ainda hoje, de intensa discussão. A maioria dos vulvologistas acredita que a ansiedade e a depressão são apenas um pedaço da imagem da vulvodinia, embora muito grande e importante que exija atenção.

Teorias anteriores de etiologias para a vulvodinia foram geralmente desacreditadas; incluem infecção crônica por fungos, infecção subclínica por papilomavírus humano (28) e oxalúria (29). Fatores exacerbadores críticos e comuns em muitas mulheres com vulvodinia incluem dermatite de contato por irritante (e, mais raramente, alérgica) à higiene excessiva, medicamentos tópicos, lubrificantes, protetores de calcinhas e deficiência de estrogênio.

Manejo

Embora até 22% das pacientes num estudo de 2 anos tenham experimentado resolução espontânea dos sintomas, muitas mulheres apresentam sintomas permanentes e requerem terapia (10) **(Tabela 13.5)**. Existem três tratamentos específicos principais para a vulvodinia: fisioterapia do assoalho pélvico, medicamentos para síndromes de neuropatia/dor e atenção à ansiedade/depressão/disfunção psicossexual **(ver Tabela 13.4)**. Além disso, mulheres com padrão vestibulodínico de vulvodinia resistente a essas terapias de primeira linha podem ser tratadas com remoção cirúrgica da área de dor, geralmente com excelentes resultados. Além disso, existem terapias gerais inespecíficas que são importantes para todos os pacientes, incluindo educação do paciente, anestésicos tópicos e prevenção de substâncias irritantes. Finalmente, existem terapias alternativas anedóticas que podem ser úteis para a paciente intolerante ou que não responde às terapias-padrão.

A terapia ideal requer atenção a todos os fatores que produzem desconforto. A prescrição de um medicamento para dor neuropática sem atenção aos fatores psicológicos, interrupção de substâncias irritantes, tratamento de anormalidades associadas e educação sobre a vulvodinia raramente produz melhora adequada para a paciente que apenas toma o medicamento.

A atenção à *educação do paciente/fatores psicológicos* é fundamental. Vulvodinia não é um conceito no léxico do leigo comum. Um folheto (consulte o Apêndice 3) é extremamente útil não apenas para lembrar os fatos relacionados com a vulvodinia, mas também como uma confirmação escrita e concreta da natureza real da condição e como garantia de que a paciente não está sozinha em sua experiência com esta síndrome dolorosa. É importante uma breve discussão sobre anormalidades do assoalho pélvico, neuropatia e ansiedade/depressão como fatores principais, bem como a falta de importância de infecção, malignidades e doenças sexualmente transmissíveis. Deve-se aconselhar evitar fatores irritantes desnecessários, como sabão, medicamentos tópicos desnecessários, cremes em geral, protetores de calcinha, alguns lubrificantes irritantes e duchas, com uma apostila que lista esses fatores irritantes comuns. A correção de qualquer anormalidade pode melhorar os sintomas em algumas mulheres. Por exemplo, a supressão da deficiência de estrogênio, a eliminação da vaginite inflamatória e o controle de qualquer

Tabela 13.5
Terapia de vulvodinia/penodinia/escrotodinia/anodinia

Medidas gerais, não específicas
    Educação do paciente, apostilas
    Aconselhamento para a maioria
    Avaliação e correção de anormalidades coincidentes; dermatite de contato por irritante, deficiência de estrogênio, infecções etc.
    Lidocaína tópica 2% gelatina, 5% pomada (queimação variável com aplicação)
    Avaliação do assoalho pélvico e fisioterapia (não estudada em homens)
    Dor neuropática/síndrome da dor oral (ver folhetos individuais do paciente)
        Duloxetina, começando com 20 mg, com dose até 60 mg/dia
        Venlafaxina de libertação prolongada/prolongada, começando em 37,5 mg, chegando até 150 mg /dia
        Medicamentos tricíclicos com início em 5 a 10 mg, com dose até 150 mg /dia
        Gabapentina começando com 100 mg, titulando até 1.200 mg, 3 x dia
        Pregabalina começando com 25 mg, titulando até 300 mg, 2 x dia
    Aconselhamento
        Terapia cognitiva comportamental
        Aconselhamento psicológico
        Terapia sexual
        Terapia antidepressiva
Vestibulectomia em mulheres com vestibulodinia (dor estritamente localizada no vestíbulo)
Outras terapias (relatadas apenas em mulheres)
    Terapias tópicas
    Lidocaína 5% pomada no introito sob oclusões
    Creme de estradiol no introito sob oclusão
    Amitriptilina 2%/baclofeno 2% composto
    Amitriptilina 2%/baclofeno 2%/cetamina 2% composta
    Nitroglicerina 0,2% composta, 3 x semana e 5 a 10 minutos antes da atividade sexual
    Gabapentina composta
(Toxina botulínica, hipnoterapia, acupuntura usada por vulvodinia por alguns)

doença cutânea podem minimizar os sintomas de dor em pacientes com vulvodinia.

Todos as pacientes experimentam ansiedade e depressão associados ao seu desconforto, e os fatores psicossexuais são universais. Isto deve ser reconhecido, e a maioria das pacientes necessita de terapia, embora os pacientes frequentemente respondam melhor se esses problemas forem discutidos no final de uma visita, depois que um relacionamento for alcançado (44-46). Isto pode ser alcançado por encaminhamento para *aconselhamento profissional, terapia sexual e antidepressivos* que funcionam como remédio para dor neuropática (ver a seguir). A dor vulvovaginal que produz atividade sexual dolorosa não é o problema da mulher sozinha, mas também afeta seu parceiro. Além disso, a resposta de seu parceiro à dor afeta seu benefício com a terapia. O envolvimento da terapia com seu parceiro pode ser benéfico para ambos (47-49).

A fisioterapia do assoalho pélvico é uma terapia excepcionalmente útil para pacientes com vulvodinia (50,51). Este tratamento não apenas trata as anormalidades do assoalho pélvico, mas também fornece dessensibilização para os pacientes que têm medo da dor que ocorre com o toque e serve como suporte emocional para a paciente deprimida, ansiosa, assustada e isolada. O objetivo da fisioterapia inclui fortalecer os músculos do assoalho pélvico que, por sua vez, produzem um fundo muscular relaxado e tranquilo que não têm a irritabilidade encontrada em mulheres com vulvodinia. Há pouca pesquisa nesta área de fisioterapia do assoalho pélvico para vulvodinia, e os terapeutas individuais usam métodos diferentes para alcançar esses objetivos, com a individualização da terapia dependendo das necessidades do paciente e do treinamento e experiências do terapeuta. Algumas mulheres exibem rigidez muscular suficiente para que a terapia comece com técnicas de relaxamento dos quadris e de outras articulações antes mesmo de os músculos do assoalho pélvico serem abordados. Outros procedimentos incluem exercícios do assoalho pélvico para fortalecer o assoalho pélvico, o que também ajuda a treinar esses músculos para relaxar. Além disso, a mobilização de tecidos moles e a liberação miofascial da cintura pélvica, do assoalho pélvico e das estruturas associadas são utilizadas pela maioria. O retreinamento intestinal e da bexiga é usado em algumas pacientes.

A importância de se reunir regularmente com um fisioterapeuta compassivo por uma hora para benefício psicológico é enorme. Muitas mulheres não estão dispostas a procurar aconselhamento psicológico formal por causa de despesas, estigma e a implicação de que a dor não é real, mas sim psicossomática. Mas o benefício psicológico através da fisioterapia é geralmente aceitável para o paciente e muito útil.

Os vulvologistas geralmente consideram a *terapia oral para dor neuropática/síndromes dolorosas* muito úteis, mas faltam dados firmes de testes de qualidade, não apenas para a vulvodinia, mas também para a dor neuropática em geral. Esses medicamentos pertencem ao antidepressivo ou à classe de medicamentos anticonvulsivantes **(consulte a Tabela 13.6)**. A dosagem de cada um é normalmente iniciada baixa, e a dose é aumentada gradualmente para permitir que o corpo se acostume a esses medicamentos em uma população de pacientes que tende a ser intolerante ao medicamento. A melhora é retardada com esses medicamentos, pois eles não funcionam como supressores da dor, mas sim do manejo da neuropatia. A melhoria pode levar de 2 a 4 semanas após atingir a dose ideal. A melhoria parcial de um medicamento geralmente pode ser maximizada pela adição de um medicamento de uma classe diferente.

Tabela 13.6

Um algoritmo para o gerenciamento de síndromes de vulvodinia/dor genital

A vulvodinia é uma síndrome dolorosa genital definida como sensações de queimação crônica, irritação, sensibilidade e dor na ausência de doença cutânea objetiva relevante, dor neuropática específica, como neuralgia pós-herpética ou infecção. Acredita-se que a vulvodinia geralmente seja um sintoma multifatorial, ocorrendo como resultado da disfunção do assoalho pélvico que predispõe à dor neuropática, com problemas de ansiedade/depressão agravando os sintomas. Frequentemente, o desconforto é agravado pela aplicação de substâncias irritantes comuns (cremes antileveduras, protetores de calcinha, sabonetes, alguns anestésicos tópicos), e a deficiência de estrogênio é outro fator exacerbador comum em muitas mulheres mais velhas ou que estão amamentando. Os homens também podem experimentar síndromes dolorosas, e esse algoritmo pode ser modificado para tratá-las, incluindo a fisioterapia do assoalho pélvico.

Medidas inespecíficas são importantes no tratamento da vulvodinia e incluem a **eliminação de substâncias irritantes, a reposição de estrogênio nas mulheres** quando necessário, a **geleia de lidocaína 2%** tópico para maior conforto e antes da atividade sexual e tratamento de infecção documentada. As mulheres devem participar da National Vulvodynia Association (NVA.org), um ambiente excelente para obter informações sobre vulvodinia.

O manejo específico requer atenção à fraqueza e sensibilidade do assoalho pélvico, dor neuropática e ansiedade/depressão, e a **melhora geralmente requer pelo menos 3 meses.** Fisioterapeutas com experiência em vulvodinia geralmente podem ser identificados ligando para o centro de fisioterapia de incontinência para cuidados de saúde da mulher.

Fisioterapia do assoalho pélvico por fisioterapeuta de uma mulher com experiência no tratamento da vulvodinia. *Eu acredito que esta é a terapia mais útil, tanto para fortalecer e relaxar os músculos do assoalho pélvico e para o cuidado e a manutenção das mãos.*

Medicação oral para dor neuropática. A maioria das mulheres não tolera ou não melhora com o primeiro medicamento experimentado. Todos os medicamentos devem ser iniciados extraordinariamente em doses baixas, porque as mulheres com vulvodinia costumam ser incomumente sensíveis ao efeito colateral dos medicamentos. O medicamento deve ser aumentado até que o paciente esteja confortável, a dose-alvo é alcançada ou ela desenvolve efeitos colaterais limitantes. Os medicamentos que utilizo incluem, na ordem de minha preferência:

a. duloxetina (Cymbalta) a partir de 30 mg por dia, aumentando para 60 mg 2 × ao dia
b. venlafaxina (Effexor) a partir de 37,5 mg de liberação prolongada, aumentando até 150 mg ao dia
c. gabapentina (Neurontin) começando com 100 mg por dia, aumentando até 3.600 mg ao dia
d. amitriptilina ou desipramina, começando com metade de um comprimido de 10 mg e aumentando até 150 mg e liberação sustentada de imipramina, começando em 75 mg e aumentando até 150 mg
f. pregabalina (Lyrica, genérico ainda não disponível) a partir de 50 mg ao dia, aumentando até 150 mg 2 × ao dia
g. topiramato, começando em 25 mg, aumentando lentamente até 400 mg

As apostilas dos pacientes para qualquer um desses medicamentos podem ser encontradas em **libbyedwardsmd.com**; folhetos incluem horários de titulação e efeitos colaterais.

Outras terapias para desconforto recalcitrante às medidas anteriores incluem o seguinte:

1. **Supositórios de diazepam** 10 mg diariamente ou 1 a 2 horas antes da fisioterapia como relaxante muscular
2. As terapias tópicas aplicadas à vulva incluem o seguinte:
   a. **amitriptilina 2%** / **baclofeno 2%** aplicado 3 × ao dia (composto)
   b. **amitriptilina 2%** / **baclofeno 2%** / **cetamina 2%** aplicada 3 × ao dia (composto)
   c. **Gabapentina** tópica a **4%** aplicada 2 a 3 × ao dia (composto)
   d. A **pomada de lidocaína a 5%** aplicada ao introito para o padrão de vestibulodinia e mantida no local durante a noite com uma bola de algodão úmida. Alguns recomendam a adição de **estradiol** (Estrace) creme para a lidocaína
3. **Toxina botulínica** A injetada no elevador do ânus como relaxante muscular.

A maioria das farmácias de manipulação produz estas fórmulas sobre prescrição com esses agentes.

A terapia definitiva para pacientes com vestibulodinia (AKA vestibulite vulvar), ou dor sempre estritamente limitada ao introito (vestíbulo), é uma **vestibulectomia** por um cirurgião experiente. Muitos acham que uma vestibulectomia é mais bem-sucedida após fisioterapia no assoalho pélvico e medicação oral para dor neuropática.

Terapia cognitivo-comportamental e psicoterapia também foram relatadas benéficas em pacientes com vulvodinia, e isso é especialmente útil, pois pacientes com síndromes de dor genital geralmente apresentam outras síndromes de dor melhoradas com isso.

A terapia sexual/aconselhamento de casais é frequentemente necessária para que os pacientes se tornem confortavelmente ativos sexualmente.

Logicamente, após o diagnóstico da vulvodinia, o encaminhamento para uma clínica de dor para tratamento de medicamentos, bloqueios etc. deve ser suficiente. Se houver uma clínica de dor cuidadosa e flexível em sua área, isso é ideal.

A maioria dos surtos de sintomas são simplesmente surtos de vulvodinia e requerem apenas segurança e simpatia. O tratamento empírico das infecções deve ser evitado, pois isso permite que os pacientes se concentrem na infecção, e não nos fatores subjacentes e na terapia da vulvodinia, e medicamentos tópicos podem irritar a pele. As infecções recorrentes ou resistentes devem ser confirmadas na cultura e, em seguida, suprimidas com terapia oral em andamento, quando possível.

Embora não exista cura para a vulvodinia, cerca de 80% das mulheres experimentam melhorias acentuadas, para que as atividades da vida diária e a atividade sexual sejam confortáveis.

Geralmente começo com um medicamento da classe antidepressiva, e não anticonvulsivante, por várias razões. Primeiro, a dosagem é uma vez ao dia, e não a dosagem de três vezes ao dia do medicamento anticonvulsivante de primeira linha, gabapentina.

Segundo, o cronograma de titulação pode ser simples e geralmente rápido, dependendo do medicamento escolhido. Finalmente, esta classe de medicamentos acrescenta o "efeito colateral" de conferir efeitos antidepressivos e antiansiedade. O mais facilmente prescrito para aqueles da classe antidepressiva é o duloxetina (Cymbalta), inibidor da recaptação de serotonina e noradrenalina, porque é bem tolerado e barato e pode ser titulado rapidamente para uma dose efetiva, 20 mg ao dia durante uma semana, depois, 40 mg ao dia durante uma semana, em seguida, a dose-alvo de 60 mg ao dia. Este medicamento também tem a vantagem de ser aprovado pela Food and Drug Administration (FDA) para dor neuropática. A venlafaxina relacionada (Effexor) também é útil; é mais provável que produza náusea e síndrome de abstinência.

Os medicamentos tricíclicos, incluindo amitriptilina, desipramina e imipramina, têm o mais longo histórico de uso, com pelo menos revisões de prontuários descrevendo o benefício na dor neuropática (52,53).

Os efeitos colaterais são muito comuns e irritantes; incluem boca e olhos secos, sedação, constipação e aumento do apetite; com menos frequência, ocorrem flutuações de ansiedade, palpitações, tremores e insônia.

A amitriptilina exibe os efeitos mais sedativos e maior probabilidade de aumento do apetite. É mais provável que a desipramina produza tremor e ansiedade. A imipramina está disponível em uma preparação de liberação sustentada que é extremamente bem tolerada.

Embora, no passado, inibidores seletivos da recaptação de serotonina não tenham sido utilizados para dor neuropática, publicações recentes sugerem esses medicamentos como opções possíveis (54). Muitas mulheres se opõem a usar antidepressivos "por princípio".

Explicação cuidadosa dos motivos desses medicamentos (dor neuropática como objetivo principal e efeitos secundários fortuitos como antidepressivo) geralmente tranquiliza os pacientes de que o médico não está usando o medicamento tricíclico porque a dor é "tudo em sua cabeça".

Gabapentina (Neurontin) e pregabalina (Lyrica) são os medicamentos mais comumente usados para neuropáticos da classe anticonvulsivante e são aprovados pela FDA para neuralgia pós-herpética e neuropatia diabética. A gabapentina também é um medicamento usado regularmente para a vulvodinia (55). Os efeitos colaterais incluem fadiga e edema dependente, mas geralmente é muito mais bem tolerado do que os medicamentos tricíclicos. Se ineficaz ou não tolerada, a pregabalina é um medicamento semelhante que pode ser substituído.

Novamente, como os pacientes com vulvodinia geralmente não toleram bem os medicamentos, início com a dose de 100 mg ao dia e aumento até um máximo de 1.200 mg, três vezes ao dia. A pregabalina tem efeitos colaterais semelhantes, mas é tomada apenas duas vezes ao dia e iniciada com 50 mg ao dia, aumentando para 150 a 300 mg, duas vezes ao dia. Não existem outros dados além dos relatos de casos para o uso de pregabalina para a vulvodinia, mas dados não publicados do meu consultório em 28 pacientes mostraram que 10 interromperam a medicação por causa de efeitos colaterais, 12 experimentaram melhora na dor considerada por elas como cerca de dois terços melhorada, 4 não observaram melhora e 2 não tinham mais parceiros sexuais com os quais "testariam" sua dor (apresentado no Congresso Mundial ISSVD, agosto de 2007).

Dois medicamentos da classe anticonvulsivante usados para dor neuropática com ainda menos dados incluem topiramato e lamotrigina. Isto pode interferir na ação dos contraceptivos orais, e a lamotrigina, em particular, pode produzir síndrome de Stevens-Johnson/necrólise epidérmica tóxica especialmente grave.

Medicamentos tópicos são usados para vulvodinia; escolhas comuns são lidocaína 5% pomada aplicada todas as noites, amitriptilina 2%/baclofeno 2% composto em base aquosa e gabapentina 2 a 6%. O creme de amitriptilina a 2% produziu melhora em 56% dos pacientes (56).

Os corticosteroides tópicos não são úteis, e a testosterona tópica geralmente não é usada. Mais recentemente, alguns clínicos e fisioterapeutas acreditam que os supositórios vaginais compostos de diazepam, de 5 a 10 mg para induzir o relaxamento do assoalho pélvico, são úteis, embora um estudo controlado por dupla ocultação não tenha mostrado alterações na tensão ou dor muscular do assoalho pélvico (57). Estes podem ser inseridos uma hora antes da fisioterapia ou todas as noites.

Não há relatórios publicados sobre o risco de absorção sistêmica, dependência ou segurança para dirigir após o uso destes, mas os níveis séricos de diazepam 1 hora após a inserção de diazepam 10 mg em meu consultório mostraram níveis indetectáveis.

A *terapia injetável local* é usada em três situações. Primeiro, uma rara paciente com sensibilidade reprodutível ao ponto de tocar ou pressionar, um gatilho, geralmente se beneficia da injeção intralesional de corticosteroide, como a triancinolona acetonida (Kenalog), cerca de 0,2 a 0,3 mL no centro da área dolorida com uma agulha calibre 30. Se o conforto for alcançado, uma dose de manutenção pode ser útil.

Segundo, bloqueios nervosos administrados por ginecologista ou clínico de dor experiente podem produzir alívio para algumas mulheres.

Finalmente, a toxina botulínica A injetada nos músculos do assoalho pélvico é usada para relaxar os músculos do assoalho pélvico por alguns médicos. Este medicamento tem longo histórico de uso para a dor e há vários relatos de benefícios para a vulvodinia, utilizando uma grande variedade de doses e técnicas, com doses mais altas usadas com mais frequência, até 100 unidades (58).

A *vestibulectomia* é a terapia mais eficaz disponível para mulheres com vestibulodinia, vulvodinia estritamente localizada no vestíbulo, com melhora ocorrendo em 56 a 85% dos pacientes (59,60). A partir desses estudos, a vestibulodinia primária (ao longo da vida) não responde tão bem à cirurgia, e a técnica cirúrgica não parece crucial.

Felizmente, a cirurgia geralmente não é necessária, pois as terapias anteriores geralmente produzem controle suficiente da dor. Além disso, muitos médicos acreditam que o benefício é maior naqueles que tomam medicamentos para dor neuropática, tiveram aconselhamento e foram submetidos à fisioterapia no assoalho pélvico. Esta cirurgia consiste na excisão da área da dor para incluir o anel himenal, com o avanço da a vagina para cobrir o defeito.

Algumas terapias usadas para a vulvodinia, com o tempo, foram consideradas ineficazes. Estes incluem corticosteroides orais e tópicos, interferon alfa sistêmico e intralesional, medicamentos antifúngicos orais e tópicos na ausência de infecções por leveduras documentadas, ablação a *laser*, terapias para o papilomavírus humano e dieta com baixo teor de oxalato.

Quando as mulheres com vulvodinia experimentam uma série de sintomas, prescrever terapia para leveduras ou vaginose bacteriana é o caminho mais fácil para o profissional. No entanto, esses irritantes adicionais não são necessários, e isto apenas reforça a impressão da paciente de que seu problema subjacente é causado por infecções resistentes ou recorrentes. Em vez disso, recomenda-se a avaliação de outros fatores, como infecção ou dermatite de contato, seguida de tranquilização, emolientes leves, como vaselina, compressas frias e lidocaína tópica.

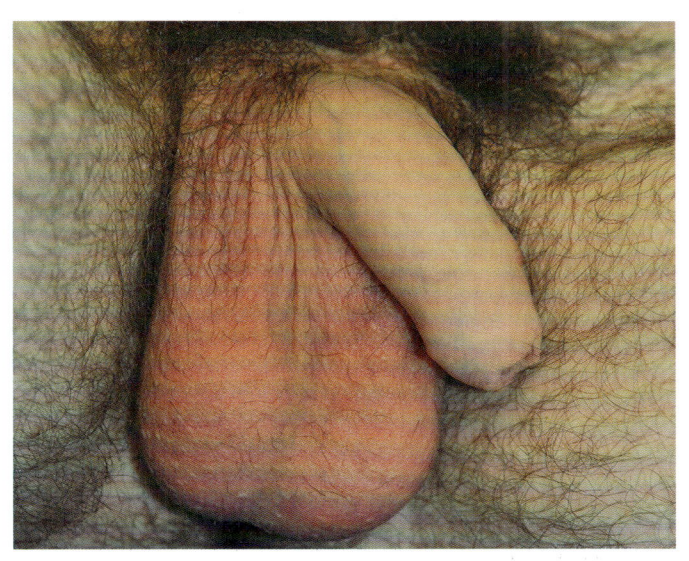

Fig. 13.3 O eritema escrotal é característico da escrotodinia e deve ser diferenciado da dermatite de contato.

Escrotodinia, Anodinia

Assim como a vulvodinia, a escrotodinia, a penodinia e a anodinia são definidas como sintomas de dor na ausência de doença cutânea relevante, infecção ou neuropatia definível, como neuralgia pós-herpética ou neuropatia diabética. Essa definição foi extrapolada da vulvodinia, porque a dor idiopática da genitália masculina é muito menos reconhecida e quase não existe informação disponível.
Às vezes, o termo "síndrome do escroto vermelho" é usado como sinônimo de escrotodinia, mas outros definem a síndrome do escroto vermelho como vermelhidão pelo uso excessivo de corticosteroide, também chamado de dependência de esteroides (61).

Escrotodinia e penodinia são geralmente consideradas equivalentes masculinos da vulvodinia. A apresentação é semelhante, e a maioria dos homens responde à terapia usada para a vulvodinia. Estas síndromes dolorosas são pouco descritas na literatura, e esta seção é com base na minha experiência e na de Peter Lynch com pacientes que relatam dor anogenital na ausência de achados físicos ou laboratoriais objetivos.

Manifestações Clínicas

A frequência de escrotodinia e penodinia não é conhecida, embora a disestesia genital tenha sido a segunda condição mais comum tratada em uma clínica de dermatologia genital masculina (11). Como as impressões iniciais da vulvodinia, a frequência da dor genital masculina provavelmente é sub-reconhecida. Penodinia e escrotodinia foram relatadas apenas em homens adultos. Os pacientes se queixam de dor ou edema no pênis ou escrotal, geralmente com percepção de eritema e queimação **(Fig. 13.3)**.
A qualidade do desconforto é a queimação, a picada, a dor, a dor ou a hipersensibilidade, mas geralmente não a coceira. Esses homens às vezes relatam alterações na textura de sua pele. Como as mulheres com vulvodinia, a pele perianal pode ser afetada. Isto geralmente interfere na atividade sexual e no exercício. Muitas vezes, o paciente consultou vários médicos e, como mulheres com vulvodinia, foi tratado com muitas terapias antifúngicas tópicas. Às vezes, corticosteroides tópicos têm sido utilizados, às vezes produzindo eritema da dermatite ou atrofia por esteroide, o que agrava os sintomas.

Peter Lynch sente fortemente que a escrotodinia e a penodinia são acompanhadas e produzidas por disfunções psicossexuais (ver discussão no Capítulo 16).

Ele relatou uma série de 13 homens que apresentaram um grau incomum de disfunção psicossexual. Esses homens variaram de 35 a 70 anos, com média de 50 anos. Oito nunca haviam sido casados, mas três dos quatro homens mais velhos eram casados. Quando a dor estava associada a um evento precipitante, o evento era na maioria das vezes um contato sexual que produzia sentimento de culpa ou ansiedade. Nove homens tiveram apenas dor peniana, enquanto dois tiveram apenas dor escrotal; dois tiveram os dois.

A dor peniana era única ou principalmente da glande em todos os pacientes. Todos os pacientes perceberam vermelhidão, embora a maioria exibisse graus normais de eritema no exame; vários que mostraram maior vermelhidão estavam usando esteroides tópicos.

Os pacientes melhoraram, mas não completamente com antidepressivos, incluindo amitriptilina. Vi 16 homens nos últimos 10 anos, e meus pacientes seguiram um padrão epidemiológico semelhante, com todos tendo sido atendidos por vários médicos e a maioria com dor no pênis.

Diagnóstico

O diagnóstico de escrotodinia e penodinia é, como a vulvodinia, feito pela presença de dor crônica na ausência de causas objetivas e definíveis da dor. Às vezes, o eritema de fundo está presente, e isto deve ser diferenciado da dermatite de contato por irritante. Dor genital mais profunda pode ser causada por anormalidades testiculares, prostatite ou hérnia inguinal, exigindo avaliação por um urologista.

Fisiopatologia

A fisiopatologia é desconhecida. Relatos de casos sugeriram disfunção psicossexual (62), dor neuropática (63) e uma forma de eritromelalgia (64). Peter Lynch acredita que todas as síndromes de dor genital são decorrentes da disfunção psicossexual e que homens com dor genital exibem disfunção mais grave do que a maioria dos pacientes com vulvodinia. Acredito que a escrotodinia e a penodinia provavelmente são produzidas pelos mesmos fatores neuropáticos e psicológicos que operam na vulvodinia, à medida que os pacientes melhoram com medicamentos, como gabapentina e medicamentos tricíclicos; no entanto, acredito que fatores psicológicos e físicos podem desencadear essa síndrome.

A questão das anormalidades do assoalho pélvico como causa de penodinia e escrotodinia não foi relatada, embora se saiba que a disfunção do assoalho pélvico é um fator na dor pélvica e nos sintomas crônicos da prostatite nos homens (65,66).

Manejo

O tratamento, como é verdade no diagnóstico, é extrapolado de nossas informações sobre vulvodinia, e detalhes podem ser obtidos na seção anterior. A educação do paciente, a interrupção de substâncias irritantes e o apoio psicológico são cruciais **(Tabela 13.4)**. Os medicamentos relatados como úteis nos relatos de caso incluem medicamentos tricíclicos, gabapentina e pregabalina (62–64). Eu uso esses medicamentos, bem como duloxetina e venlafaxina, além de uso de fisioterapia do assoalho pélvico.

Quanto às mulheres com vulvodinia, esses pacientes devem ser encaminhados para aconselhamento. As síndromes da dor genital podem arruinar a vida, e o cuidado cuidadoso e compassivo desses pacientes pode melhorar significativamente sua qualidade de vida e, pelo menos teoricamente, melhorar os sintomas em alguns pacientes.

Anodinia

Como escrotodinia, penodinia e vulvodinia, a anodinia é uma síndrome dolorosa. Não é habitualmente relatado, sendo visto com mais frequência em combinação com vulvodinia ou escrotodinia. As causas e o tratamento devem ser extrapolados a partir de informações derivadas da experiência com vulvodinia.

REFERÊNCIAS

1. Swamiappan M. Anogenital pruritus—an overview. J Clin Diagn Res. 2016;10(4):WE0-WE3.
2. Liu T, Ji RR. New insights into the mechanisms of itch: are pain and itch controlled by distinct mechanisms? Pflugers Arch. 2013;465(12):1671-1685.
3. Chuquilin M, Alghalith Y, Fernandez KH. Neurocutaneous disease: cutaneous neuroanatomy and mechanisms of itch and pain. J Am Acad Dermatol. 2016;74:197-212.
4. Pereira MP, Kremer AE, Mettang T, et al. Chronic pruritus in the absence of skin disease: pathophysiology, diagnosis and treatment. Am J Clin Dermatol. 2016;17(4):337-348.
5. Lavery MJ, Stull C, Kinney MO, et al. Nocturnal pruritus: the battle for a peaceful night's sleep. Int J Med Sci. 2016;17(3). Pii: E425. doi: 10.3390/ijms17030425.
6. Reich A, Medrek K, Szepietowski JC. Interplay of itch and psyche in psoriasis: an update. Acta Derm Venereol. 2016;96(217):55-57. doi: 10.2340/00015555-2374.
7. Ständer S, Weisshaar E, Raap U. Emerging drugs for the treatment of pruritus. Expert Opin Emerg Drugs. 2015;20(3):515-521. doi: 10.1517/14728214.2015.1051964.
8. Reed BD, Haefner HK, Harlow SD, et al. Reliability and validity of self-reported symptoms for predicting vulvodynia. Obstet Gynecol. 2006;108:906-913.
9. Sutton JT, Bachmann GA, Arnold LD, et al. Assessment of vulvodynia symptoms in a sample of U.S. women: a follow-up national incidence survey. J Women Health (Larchmt). 2008;17:1285-1292.
10. Reed BD, Haefner HK, Sen A, et al. Vulvodynia incidence and remission rates among adult women: a 2-year follow-up study. Obstet Gynecol. 2008;112:231-237.
11. Elakis JA, Hall AP. Skin disease of penis and male genitalia is linked to atopy and circumcision: caseload in a male genital dermatology clinic. Australas J Dermatol. 2016. doi: 10.1111/ajd.12485.
12. Falsetta ML, Foster DC, Woeller CF, et al. Identification of novel mechanisms involved in generating localized vulvodynia pain. Am J Obstet Gynecol. 2015;213:38.e1-38.e12.
13. Kalra B, Kalra S, Bajaj S. Vulvodynia: an unrecognized diabetic neuropathic syndrome. Indian J Endocrinol Metab. 2013;17:787-78.
14. Oaklander AL, Rossmiller JG. Postherpetic neuralgia after shingles: an under-recognized cause of chronic vulvar pain. Obstet Gynecol. 2002;99:625-628.
15. Khoder W, Hale D. Pudendal neuralgia. Obstet Gynecol Clin North Am. 2014;41:443-452.
16. Pérez-López FR, Hita-Contreras F. Management of pudendal neuralgia. Climacteric. 2014;17:654-656.
17. Edwards L. Subsets of vulvodynia: overlapping characteristics. J Reprod Med. 2004;49:883-887.
18. Masheb RM, Lozano C, Richman S, et al. On the reliability and validity of physician ratings for vulvodynia and the discriminant validity of its subtypes. Pain Med. 2004;5:349-358.
19. Harlow BL, Stewart EG. A population-based assessment of chronic unexplained vulvar pain: have we underestimated the prevalence of vulvodynia? J Am Med Womens Assoc. 2003;58:82-88.
20. Arnold LD, Bachmann GA, Rosen R, et al. Assessment of vulvodynia symptoms in a sample of US women: a prevalence survey with a nested case control study. Am J Obstet Gynecol. 2007;196:128.e1-128.e6.
21. Reed BD, Cantor LE. Vulvodynia in preadolescent girls. J Low Genit Tract Dis. 2008;12:257-261.
22. Brown CS, Foster DC, Bachour CC, et al. Presenting symptoms among black and white women with provoked vulvodynia. J Women Health (Larchmt). 2015;24:831-836.
23. Nguyen RH, Reese RL, Harlow BL. Differences in pain subtypes between Hispanic and non-Hispanic white women with chronic vulvar pain. J Women Health (Larchmt). 2015;24:144-150.
24. Thibault-Gagnon S, Morin M. Active and passive components of pelvic floor muscle tone in women with provoked vestibulodynia: a perspective based on a review of the literature. J Sex Med. 2015;12:2178-2189.

25. Witzeman K, Nguyen RH, Eanes A, et al. Mucosal versus muscle pain sensitivity in provoked vestibulodynia. J Pain Res. 2015;8:549-555.
26. Hampson JP, Reed BD, Clauw DJ, et al. Augmented central pain processing in vulvodynia. J Pain. 2013;14:579-589.
27. Yunus MB. Editorial review: an update on central sensitivity syndromes and the issues of nosology and psychobiology. Curr Rheumatol Rev. 2015;11:70-85.
28. Phillips N, Brown C, Bachmann G, et al. Relationship between nongenital tender point tenderness and intravaginal muscle pain intensity: ratings in women with provoked vestibulodynia and implications for treatment. Am J Obstet Gynecol. 2016;215(6):751.e1-751.e5. pii: S0002-9378(16)30392-1. doi: 10.1016/j.ajog.2016.06.047.
29. Bohm-Starke N. Medical and physical predictors of localized provoked vulvodynia. Acta Obstet Gynecol Scand. 2010;89:1504-1510.
30. Tommola P, Unkila-Kallio L, Paetau A, et al. Immune activation enhances epithelial nerve growth in provoked vestibulodynia. Am J Obstet Gynecol. 2016;215(6):768.e1-768.e8. pii: S0002-9378(16)30472-0. doi: 10.1016/j.ajog.2016.07.037.
31. Goldstein AT, Belkin ZR, Krapf JM, et al. Polymorphisms of the androgen receptor gene and hormonal contraceptive induced provoked vestibulodynia. J Sex Med. 2014;11:2764-2771.
32. Baker DA, Peresleni T, Kocis C. Inflammatory markers in vestibulodynia [4]. Obstet Gynecol. 2016;127(suppl 1):1S-2S.
33. Falsetta ML, Foster DC, Woeller CF, et al. A role for bradykinin signaling in chronic vulvar pain. J Pain. 2016;17(11):1183–1197. pii: S1526-5900(16)30181-X. doi: 10.1016/j.jpain.2016.07.007.
34. Seckin-Alac E, Akhant SE, Bastu E, et al. Elevated tissue levels of tumor necrosis factor-α in vulvar vestibulitis syndrome. Clin Exp Obstet Gynecol. 2014;41:691-693.
35. Jayaram A, Esbrand F, Dulaveris G, et al. Decreased concentration of protease inhibitors: possible contributors to allodynia and hyperalgesia in women with vestibulodynia. Am J Obstet Gynecol. 2015;212:184.e1-184.e4.
36. Regauer S, Eberz B, Beham-Schmid C. Mast cell infiltrates in vulvodynia represent secondary and idiopathic mast cell hyperplasias. APMIS. 2015;123:452-456.
37. Papoutsis D, Haefner HK, Crum CP, et al. Vestibular mast cell density in vulvodynia: a case-controlled study. J Low Genit Tract Dis. 2016;20:275-279.
38. Leclair CM, Leeborg NJ, Jacobson-Dunlop E, et al. CD4-positive T-cell recruitment in primary-provoked localized vulvodynia: potential insights into disease triggers. J Low Genit Tract Dis. 2014;18:195-201.
39. Tommola P, Bützow R, Unkila-Kallio L, et al. Activation of vestibule-associated lymphoid tissue in localized provoked vulvodynia. Am J Obstet Gynecol. 2015;212:476.e1-476.e8.
40. Iglesias-Rios L, Harlow SD, Reed BD. Depression and posttraumatic stress disorder among women with vulvodynia: evidence from the population-based woman to woman health study. J Women Health (Larchmt). 2015;24:557-562.
41. Jones GT. Psychosocial vulnerability and early life adversity as risk factors for central sensitivity syndromes. Curr Rheumatol Rev. 2016;12:140-153.
42. Micheletti L, Radici G, Lynch PJ. Provoked vestibulodynia: inflammatory, neuropathic or dysfunctional pain? A neurobiological perspective. J Obstet Gynaecol. 2014;34:285-288.
43. Mascherpa F, Bogliatto F, Lynch PJ, et al. Vulvodynia as a possible somatization disorder. More than just an opinion. J Reprod Med. 2007;52:107-110.
44. Flanagan E, Herron KA, O'Driscoll C, et al. Psychological treatment for vaginal pain: does etiology matter? A systematic review and meta-analysis. J Sex Med. 2015;12:3-16.
45. Anderson AB, Rosen NO, Price L, et al. Associations between penetration cognitions, genital pain, and sexual wellbeing in women with provoked vestibulodynia. J Sex Med. 2016;13:444-452.
46. Goldfinger C, Pukall CF, Thibault-Gagnon S, et al. Effectiveness of cognitive-behavioral therapy and physical therapy for provoked vestibulodynia: a randomized pilot study. J Sex Med. 2016;13:88-94.
47. Rancourt KM, Rosen NO, Bergeron S, et al. Talking about sex when sex is painful: dyadic sexual communication is associated with women's pain, and couples' sexual and psychological outcomes in provoked vestibulodynia. Arch Sex Behav. 2016;45(8):1933-1944.
48. Sadownik LA, Smith KB, Hui A, et al. The impact of a woman's dyspareunia and its treatment on her intimate partner: a qualitative analysis. J Sex Marital Ther. 2016:1-14.
49. Rosen NO, Bergeron S, Sadikaj G, et al. Daily associations among male partner responses, pain during intercourse, and anxiety in women with vulvodynia and their partners. J Pain. 2015;16:1312-1320.
50. Hartmann D, Sarton J. Chronic pelvic floor dysfunction. Best Pract Res Clin Obstet Gynaecol. 2014;28:977-990.
51. Polpeta NC, Giraldo PC, Teatin Juliato CR, et al. Clinical and therapeutic aspects of vulvodynia: the importance of physical therapy. Minerva Ginecol. 2012;64:437-445.
52. Leo R, Dewani S. A systematic review of the utility of antidepressant pharmacotherapy in the treatment of vulvodynia pain. J Sex Med. 2013;10:2497-2505.
53. Reed BD, Caron AM, Gorenflo DW, et al. Treatment of vulvodynia with tricyclic antidepressants: efficacy and associated factors. J Low Genit Tract Dis. 2006;10:245-251.
54. Lee YC, Chen PP. A review of SSRIs and SNRIs in neuropathic pain. Expert Opin Pharmacother. 2010;11:2813-2825.
55. Spoelstra SK, Borg C, Weijmar Schultz WC. Anticonvulsant pharmacotherapy for vulvodynia for generalized and localized vulvodynia: a critical review of the literature. J Psychosom Obstet Gynaecol. 2013;34:133-138.
56. Pagano R, Wong S. Use of amitriptyline cream in the management of entry dyspareunia due to provoked vestibulodynia. J Low Genit Tract Dis. 2012;16:394-397.
57. Crisp CC, Vaccaro CM, Estanol MV, et al. Intra-vaginal diazepam for high-tone pelvic floor dysfunction: a randomized placebo-controlled trial. Int Urogynecol J. 2013;24:1915-1923.
58. Pelletier F, Parratte B, Penz S, et al. Efficacy of high doses of botulinum toxin A for treating provoked vestibulodynia. Br J Dermatol. 2011;164:617-622.
59. Swanson CL, Rueter JA, Olson JE, et al. Localized provoked vestibulodynia: outcomes after modified vestibulectomy. J Reprod Med. 2014;59:121-126.
60. Tommola P, Unkila-Kallio L, Paavonen J. Surgical treatment of vulvar vestibulitis: a review. Acta Obstet Gynecol Scand. 2010;89:1385-1395.
61. Narang T, Kumaran MS, Dogra S, et al. Red scrotum syndrome: idiopathic neurovascular phenomenon or steroid addiction? Sex Health. 2013;10:452-455.

62. Hosthota A, Bondade S, Monnappa D, et al. Scrotodynia: diagnostic and therapeutic challenge. Skinmed. 2016;14:237–238.
63. Miller J, Leicht S. Pregabalin in the treatment of red scrotum syndrome: a report of two cases. Dermatol Ther. 2016;29:244-248.
64. Prevost N, English JC III. Case reports: red scrotal syndrome: a localized phenotypical expression of erythromelalgia. J Drugs Dermatol. 2007;6:935-936.
65. Anderson RU, Wise D, Sawyer T, et al. Equal improvement in men and women in the treatment of urologic chronic pelvic pain syndrome using a multi-modal protocol with an internal myofascial trigger point wand. Appl Psychophysiol Biofeedback. 2016;41:215-224.
66. Potts JM. Male pelvic pain: beyond urology and chronic prostatitis. Curr Rheumatol Rev. 2016;12:27-39.

LEITURAS SUGERIDAS

Ben-Aroya Z, Edwards L. Vulvodynia. Semin Cutan Med Surg. 2015;34:192-198.
Bergeron S, Likes WM, Steben M. Psychosexual aspects of vulvovaginal pain. Best Pract Res Clin Obstet Gynaecol. 2014;28:991-999.
Edwards L. Vulvodynia. Clin Obstet Gynecol. 2015;58:143-152.
Eppsteiner E, Boardman L, Stockdale CK. Vulvodynia. Best Pract Res Clin Obstet Gynaecol. 2014;28:1000-1012.
Haefner HK, Collins ME, Davis GD, et al. The vulvodynia guideline. J Low Genit Tract Dis. 2005;9:40-51.
Khoder W, Hale D. Pudendal neuralgia. Obstet Gynecol Clin North Am. 2014;41:443-452.
Parada M, D'Amours T, Amsel R, et al. Clitorodynia: a descriptive study of clitoral pain. J Sex Med. 2015;12:1772–1780.
Stockdale CK, Lawson HW. 2013 Vulvodynia Guideline update. J Low Genit Tract Dis. 2014;18:93-100.

14
Doença Genital Pediátrica

LIBBY EDWARDS

Embora muitas dermatoses que afetam as áreas genitais das crianças sejam as mesmas que afetam os adultos, os sintomas genitais nas crianças produzem problemas únicos.

As queixas genitais produzem ansiedade nos pacientes em geral, com receios de malignidade, funcionamento sexual, fertilidade e doenças sexualmente transmissíveis. Sintomas e anormalidades genitais em crianças deixam ainda mais ansiosos os pais, que sentem a responsabilidade pela doença de seu filho e não conseguem aliviá-la. Frequentemente, os provedores investigam a possibilidade de doenças sexualmente transmissíveis ou abordam o assunto de abuso sexual, produzindo ainda mais ansiedade, defensibilidade e raiva. Ou a atenção excessiva dos pais aos sintomas da criança pode levar à ansiedade por parte da criança ou ao gozo da atenção com a manipulação subsequente.

A terapia primária para pais de crianças com queixas genitais é tranquilização e palavras de cautela com relação às informações que encontrarão na Internet. Os folhetos impressos são de apoio, pois a palavra escrita é percebida como autorizada e garante aos pais que o problema é reconhecido e compartilhado por outros. O filho não está sozinho, e as informações e o tratamento da doença estão disponíveis. A garantia específica de que sua condição não é culpa dos pais e que não afetará a fertilidade, o funcionamento sexual ou o desenvolvimento de doenças malignas é crucial para muitas famílias.

Genitália Normal

A aparência da genitália externa pré-púbere varia com a idade da criança e com as diferenças normais entre os indivíduos. Geralmente, os médicos não inspecionam a genitália cuidadosamente após o exame do recém-nascido, a menos que haja questões de abuso ou doença. Portanto, a faixa do normal geralmente não é apreciada e, exceto no hímen, há pouca informação sobre as variantes normais e alterações na genitália externa.

Sexo Feminino

A genitália feminina recém-nascida reflete os efeitos dos hormônios maternos. A presença de estrogênio produz pequenos lábios generosos, que se estendem além dos grandes lábios edemaciados. A mucosa é rosada, elástica e úmida, com pregas himenais espessas cobrindo as pequenas aberturas vaginais e uretrais. Secreções leitosas e fisiológicas estão frequentemente presentes.

Às 8 semanas de vida, o efeito dos hormônios maternos diminui. Os grandes lábios perdem a aparência cheia e inchada, e os pequenos lábios subjacentes tornam-se vestigiais e geralmente representam apenas restos anteriores do frênulo do clitóris. A abertura vaginal é facilmente visualizada, sem a necessidade de separação dos pequenos lábios. O anel himenal fino está presente dentro da abertura vaginal. Existem várias variações normais da aparência e forma do hímen. A mucosa agora é fina e atrófica, geralmente com eritema que preocupa os pais. Fricção, urina, fezes, higiene excessiva, sabonetes etc. produzem irritação na pele frágil e atrófica. Os tecidos carecem de elasticidade na primeira infância, e isso contribui para rasgar o trauma.

Muitas crianças também experimentam aderências do capuz do clitóris ao clitóris simplesmente como resultado dessa leve irritação vulvar, assim como ocorrem aderências labiais da linha média. Ambos os processos geralmente se revertem mais tarde na infância. No entanto, um estudo recente relatou que um terço das mulheres universitárias exibe sinéquias de gravidade variável do clitóris ao capuz do clitóris (1).

Com o início da puberdade, ocorre espessamento de todos os tecidos vulvares e vaginais, e observa-se crescimento de pelos na linha média. Os grandes lábios ficam espessados com a deposição de gordura, e os pequenos menores alongam e engrossam em graus variáveis. O clitóris aumenta, e o hímen engrossa com o aumento da abertura central.

Como na infância, a mucosa fica rosada, macia, elástica e úmida. O corrimento branco é comum, pois os estrogênios endógenos estimulam as secreções vaginais, e o prurido ocorre em algumas meninas, como resultado da umidade constante e não acostumada.

Sexo Masculino

A influência dos hormônios maternos na genitália masculina é menos pronunciada. Os meninos recém-nascidos geralmente exibem edema do escroto resultante da coleta de líquidos na túnica vaginal durante o processo de nascimento ou uma hidrocele (consulte a seção "Hidrocele"). A hiperpigmentação do escroto e da haste peniana pode ser mais proeminente ao nascer, especialmente em raças com pigmentação escura. Um estudo com 10.421 recém-nascidos mostrou que todos exibiam pelo menos fimose parcial, com incapacidade de retrair o prepúcio (2). Na adolescência, apenas 6,8% dos meninos não conseguiam retrair o prepúcio.

Antes da puberdade, o pênis é curto e fino. A pigmentação é semelhante ao pigmento geral do corpo. O escroto é menos pendular, e a pele é macia, fina e rosa, com poucas rugas. Ambos os testículos são palpáveis como massas moles dentro do saco escrotal. Bebês prematuros são mais propensos a exibir testículos não descidos, que geralmente são unilaterais. Geralmente, estes descem aos 9 meses de idade. Às vezes, é necessária correção cirúrgica e os que não descem correm maior risco de malignidade, mesmo quando corrigidas. Mílios pequenos podem estar presentes no escroto.

Na puberdade, há aumento do falo em comprimento e circunferência, com espessamento e desenvolvimento da glande. O saco escrotal e os testículos também aumentam e se tornam mais pendentes. A pele do escroto escurece e engrossa, desenvolvendo uma textura grossa e dobrando-se em rugas na maioria, mas não em todos os homens. Os pelos pubianos são notados primeiro ao longo da base do eixo e depois se estendem para as pregas inguinais e para as coxas mediais, à medida que se tornam mais escuros, mais grossos e mais encaracolados.

Anomalias Congênitas

Hipospadia e *Chordee*

A hipospadia é uma anomalia do desenvolvimento onde a abertura da uretra é anormalmente posicionada na parte inferior do pênis. Também pode ocorrer em meninas, com o canal uretral se abrindo para a vagina. Cerca de 1 em 500 recém-nascidos é afetado com hipospadia.

A hipospadia pode ser discreta, com a abertura do meato uretral no aspecto ventral da glande, ou mais grave, com uma abertura maior mais proximalmente no eixo **(Fig. 14.1)**. Quando a abertura ocorre na junção penoscrotal, o pênis é curvado ventralmente, levando a encurvamento distal persistente (*Chordee*), e a uretra peniana é muito curta. Nos casos mais extremos de hipospadia, a uretra se abre para o períneo, o escroto é bífido, e o *Chordee* é extremo.

Os testículos não são descendentes em 10% dos meninos com hipospadia, e pode haver hérnia inguinal associada, mas outras anomalias do trato geniturinário são raras.

No entanto, casos graves de hipospadia podem ser confundidos com genitais ambíguos, principalmente masculinização de bebês do sexo feminino como resultado de hiperplasia suprarrenal congênita.

O tratamento para hipospadia e *Chordee* é cirúrgico e geralmente ocorre no primeiro ano de vida. Os casos leves são reparados por razões cosméticas e para permitir que a criança urine na posição de pé. No entanto, o reparo de hipospadia e *Chordee* graves é essencial para permitir a função sexual normal. Recém-nascidos com hipospadia não devem ser circuncidados, porque o prepúcio será usado para o procedimento reconstrutivo.

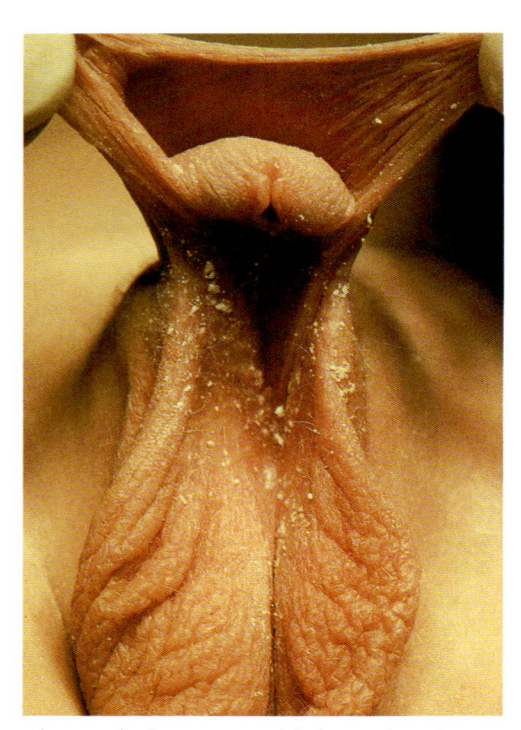

Fig. 14.1 A hipospadia é uma anormalidade congênita bem reconhecida em que a uretra sai proximal e ventral ao habitual meato uretral. Essa criança também exibe o *Chordee* frequentemente acompanhado, em que o eixo do pênis é curvado ventralmente.

Hidrocele

A hidrocele congênita é uma coleção de líquido no escroto ao redor dos testículos **(Fig. 14.2)**. Ocorre quando o processo vaginal permanece patente, conectando a cavidade abdominal à túnica vaginal no escroto. Se a conexão for estreita, apenas

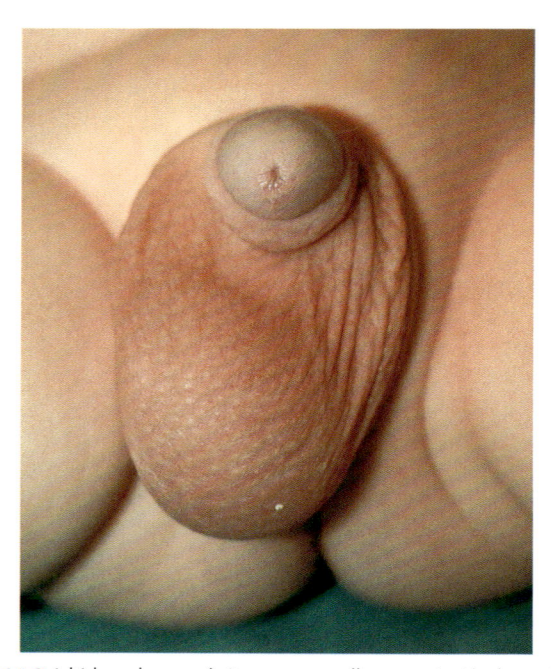

Fig. 14.2 A hidrocele congênita se assemelha a um testículo muito grande.

o líquido peritoneal se acumula na túnica vaginal, causando edema escrotal e dificultando a palpação do testículo. Se for grande, uma alça do intestino ou do omento pode entrar no processo vaginal, formando uma hérnia inguinal. Quando as vísceras herniadas se estendem para o escroto, uma hérnia inguinal indireta completa está presente. O edema escrotal resultante da hidrocele pode ser diferenciado da hérnia inguinal por transiluminação do escroto; o primeiro transilumina luminosamente, mas o último não.

Pequenas hidroceles geralmente desaparecem no primeiro ano de vida. Se a quantidade de líquido no escroto variar com o tempo, está presente um processo vaginal patente relacionado com a cavidade peritoneal. Isto requer correção cirúrgica, que geralmente é realizada no primeiro ano de vida. Hidroceles maiores que não variam em tamanho geralmente requerem correção cirúrgica também.

Adesões Labiais

Apresentação Clínica

As aderências labiais aparecem como fusão da linha média do introito. Esta é a forma mais comum de obstrução vaginal vista em meninas pré-púberes. As aderências são posteriores em 79 a 93% das meninas afetadas **(Fig. 14.3)**, às vezes, com aderências médias ou anteriores (3). Raramente, o vestíbulo vulvar se funde inteiramente, cobrindo a uretra **(Fig. 14.4)**. Meninas com aglutinação labial são assintomáticas, a menos que ocorra retenção urinária ou infecção por trás das aderências. Meninas com infecções recorrentes do trato urinário devem ser examinadas quanto à presença de aderências, pois a lise às vezes impede futuras infecções (4). Ocasionalmente, até aderências incompletas são incômodas, pois a urina pode ficar parcialmente presa acima das sinéquias, escorrendo quando a menina fica em pé.

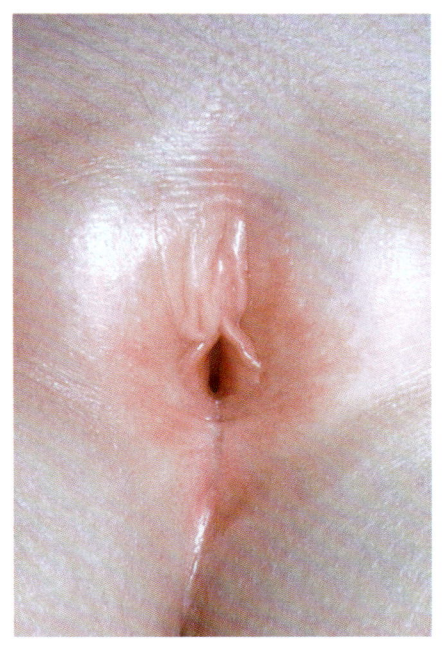

Fig. 14.3 A aglutinação labial ocorreu pela fusão da linha média do vestíbulo posterior.

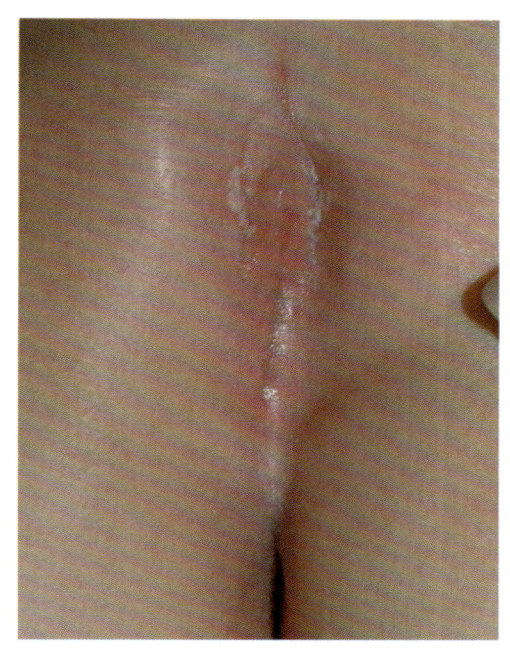

Fig. 14.4 Esta criança sofreu aglutinação labial quase completa, embora ainda não haja interrupção funcional.

Diagnóstico

O diagnóstico é feito pela aparência clínica. A superfície lisa e plana que cobre o introito pode sugerir a ausência da vagina, mas se distingue pela presença de uma fina linha translúcida central de tecido fibroso no local da fusão.

Fisiopatologia

As sinéquias geralmente ocorrem como resultado de inflamação crônica leve da pele vulvar, resultante de trauma mecânico, infecção ou doença cutânea, incluindo líquen escleroso ou dermatite por irritante. Alguns sugeriram que, como o estrogênio tópico geralmente lisa as aderências labiais, baixos níveis de estrogênio poderiam estar presentes na formação dessas aderências. No entanto, os níveis séricos de estrogênio em meninas com aderências labiais são os mesmos das meninas sem aderências (5). Ainda assim, o epitélio vulvar infantil normal e deficiente em estrogênio (comparado às meninas pós-púberes) é fino, facilmente irritável e com maior probabilidade formar cicatrizes em comparação à pele vulvar bem estrogenizada. O epitélio vulvar pode curar com cicatrizes facilmente em geral, e mais ainda na pele pré-puberal atrófica.

Manejo

Geralmente, nenhum tratamento além de uma orientação segura é necessário, pois as aderências regridem regularmente na puberdade. A terapia tradicional para aderências completas ou sintomáticas é a aplicação local de creme de estrogênio combinado com massagem suave e boa higiene. Dados mais recentes mostram que os corticosteroides tópicos são mais eficazes, embora quase todas as publicações compartilhem a desvantagem da ausência de informações precisas sobre a potência do medicamento utilizado; eles relatam "creme de betametasona", que abrange vários medicamentos, variando de medicamentos de potência média a superpotentes (6,7). As taxas de resposta são maiores e muito mais rápidas, com menos recorrências em comparação ao estrogênio tópico. Além disso, existem relatos de brotamento das mamas e sangramento vaginal com estrogênio tópico (7). Um estudo com 50 meninas, todas tratadas com estrogênio tópico, relatou aderências recorrentes em 74% (8). O uso de um corticosteroide tópico é crucial para o tratamento de meninas com aderências com base em doenças cutâneas, especialmente líquen escleroso, que podem causar lesões cicatriciais permanentes em outras estruturas se não forem tratadas adequadamente. A maioria dos vulvologistas trata a adesão labial sintomática com uma pomada tópica de corticosteroide superpotente (muito menos irritante que um creme), como propionato de clobetasol 0,05% ou pomada de dipropionato de betametasona em veículo aumentado ou otimizado 0,05%, aplicado, com muita moderação duas vezes ao dia, com acompanhamento mensal. As crianças com doença cutânea devem ser mantidas com pomada de corticosteroide de menor potência, como pomada de desonida, 0,05% diariamente ou medicamento superpotente três vezes por semana, durante várias semanas, além da lise de aderências ou, pelo menos, durante a puberdade, no caso do líquen escleroso.

Ocasionalmente, a separação cirúrgica é necessária por causa da dor, infecção ou retenção urinária. Em uma criança cooperativa, isto pode ser feito com anestesia tópica com lidocaína / prilocaína; a criança assustada é mais bem tratada sob anestesia geral / sedação consciente. Um relatório recente mostrou que o midazolam intranasal é uma alternativa útil e segura à anestesia geral (9). Às vezes, um cotonete bem lubrificado pode ser usado para separar os lábios. Uma cicatriz mais difícil pode ser resolvida pela dissecção romba das sinéquias após um corte na borda da linha de fusão com uma lâmina nº 15. Creme de estrogênio ou uma pomada de corticosteroide devem ser aplicados diariamente depois até a cura para evitar a recidiva das aderências que provavelmente ocorreriam imediatamente. A área deve ser reavaliada a cada poucos dias inicialmente pelo clínico para detectar recorrência precoce durante a cicatrização.

Placas e Pápulas Vermelhas

Dermatite da Fralda (Dermatite do babador [Napkin])

A dermatite da fralda é mais bem vista como uma combinação de dermatoses resultantes de um ambiente único da área da fralda. A dermatite da fralda deve ser diferenciada de outras doenças de pele que ocorrem preferencialmente nessa área. Uma das principais causas de angústia e dor nos dias passados de fraldas de pano velhas, as novas fraldas descartáveis e a nova geração de fraldas de pano tornaram a dermatite recalcitrante de fraldas menos comum.

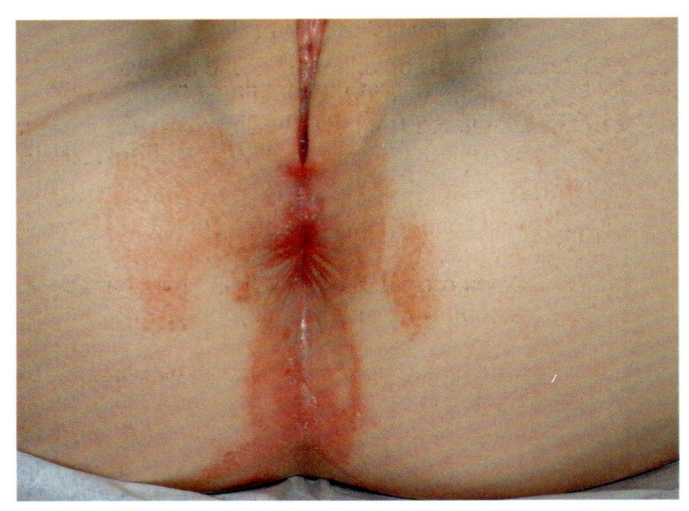

Fig. 14.5 A dermatite da fralda geralmente ocorre como uma dermatite de contato por irritante que, às vezes, é secundariamente infectada com *Candida*. Essa criança apresentou dermatite da fralda precipitada por diarreia que irritava a pele.

Apresentação Clínica

A dermatite da fralda é caracterizada por descamação, placas eritematosas que correspondem à área da fralda e que às vezes exibem maceração e erosão quando graves. Muitas vezes, existem vários fatores que produzem essa dermatite de oclusão, e os recursos dependem das causas que atuam nessa criança.

A causa mais comum de dermatite da fralda é a dermatite de contato por irritante produzida pelo contato com a urina e as fezes, caracterizada por dermatite nas superfícies mais convexas que entram em contato direto com a urina e fezes, e economia relativa dos sulcos da pele (**Figs. 14.5 e 14.6**). O períneo, as nádegas, o abdome inferior e as coxas estão mais afetados. Margem nítida onde a fralda termina é comum. A pele é rosada a vermelha brilhante, geralmente

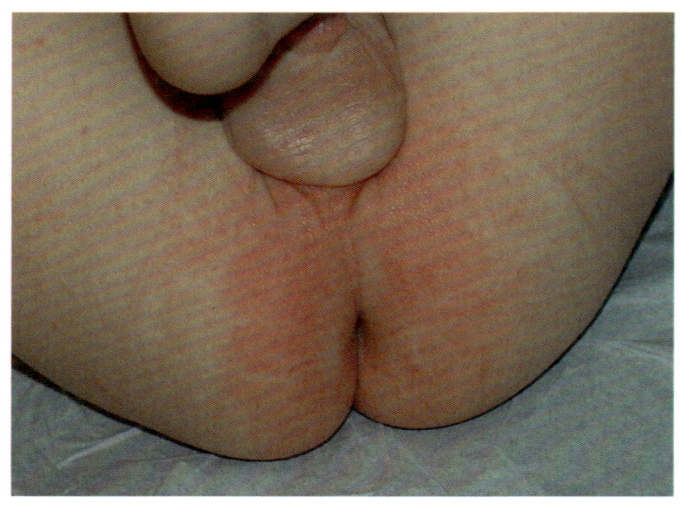

Fig. 14.6 Este garoto tem dermatite leve da fralda, novamente por causa dos efeitos extremamente irritantes das fezes contra a pele.

com edema e erosões superficiais que produzem uma aparência brilhante e vidrada. A pele erosada é sensível e dolorosa, especialmente quando está em contato com substâncias irritantes, como álcool ou propilenoglicol, que estão contidas nos lenços de fraldas.

Uma forma grave de dermatite por irritante é denominada dermatite da fralda de Jacquet, granuloma glúteo infantil ou pseudoverrugas (consulte a seção "Granuloma glúteo infantil"). Isto é caracterizado por nódulos eritematosos acentuadamente marginados, geralmente com erosão sobrejacente que confere aparência umbilicada. Normalmente, afetam os grandes lábios, a pele perianal e o períneo **(Figs. 14.7 e 14.8)**.

A dermatite de atrito é mais pronunciada na parte interna das coxas, nas abas de fixação, na cintura da fralda e em outras superfícies que esfregam contra a fralda. Consiste em eritema leve e pápulas que aumentam e diminuem e respondem rapidamente às trocas de fraldas com mais frequência, para que a umidade seja minimizada.

Intertrigo causado por umidade e fricção ocorre nas dobras cutâneas da área da fralda, mas também pode ocorrer nos vincos do pescoço, sob a axila e entre as pregas adiposas nas coxas. É observado um ponto de corte relativamente nítido onde a pele seca começa. As áreas afetadas podem estar exsudantes, maceradas e vermelhas. Descamação superficial da pele branca hidratada é comum.

Quando *Candida albicans* complica a dermatite da fralda, a infecção afeta preferencialmente as dobras da pele, com eritema profundo e brilhante mostrando as escamas periféricas circundantes **(Fig. 14.9)**. Colaretes satélites ou erosões redondas são características.

A aparência brilhante e lustrosa das nádegas e as pápulas e pústulas satélites coalescentes são características da dermatite da fralda por *Candida*. Isto é confirmado por exame microscópico, cultura ou resposta à terapia.

A psoríase é outra doença de pele que menos frequentemente contribui para a dermatite da fralda, porque a psoríase é uma dermatose precipitada por irritação e lesão, como ocorre na dermatite por irritante da fralda. Frequentemente, a psoríase na área da fralda não é acompanhada, pelo menos inicialmente, pela psoríase extragenital.

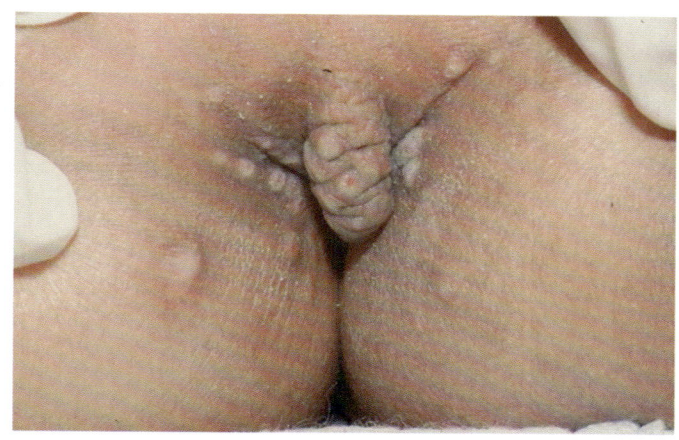

Fig. 14.8 Esta criança com genitália ambígua e incontinência crônica resultante tem uma aparência mais desenvolvida de granuloma glúteo infantil, com pápulas erosadas, infiltradas e com topo plano.

Diagnóstico

O diagnóstico de dermatite da fralda é feito pela presença de eritema e descamação, com ou sem erosões e macerações na área da fralda. Outras etiologias específicas, além de dermatite por irritante e candidíase, devem ser excluídas. Uma biópsia não é indicada, mas um exame micológico da pele afetada pode ajudar a elucidar o papel da *C. albicans*.

A resposta à terapia ajuda a confirmar o diagnóstico. Qualquer erupção da fralda que seja adequadamente tratada com cremes de barreira, trocas frequentes de fraldas, corticosteroides de baixa potência e agentes antifúngicos deve ser resolvida em uma a duas semanas.

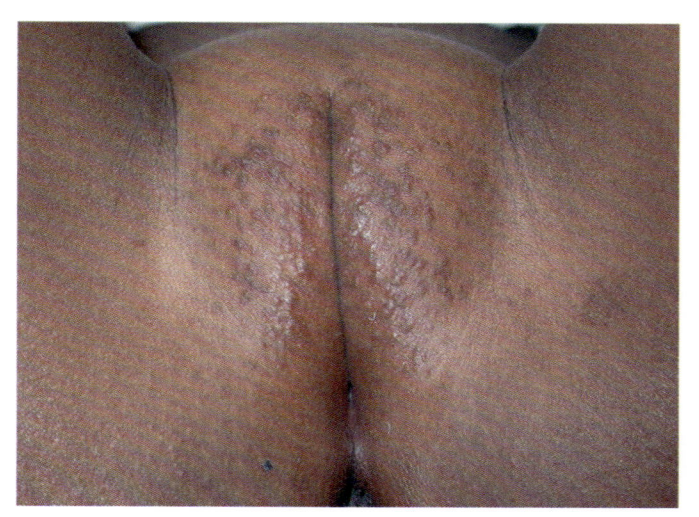

Fig. 14.7 Às vezes, a pele genital demonstra um padrão de reação incomum de pápulas discretas e infiltradas que podem ser vermelhas ou escuras. Esse padrão é chamado de dermatite de fraldas de Jacquet, pseudoverruga ou granuloma glúteo infantil.

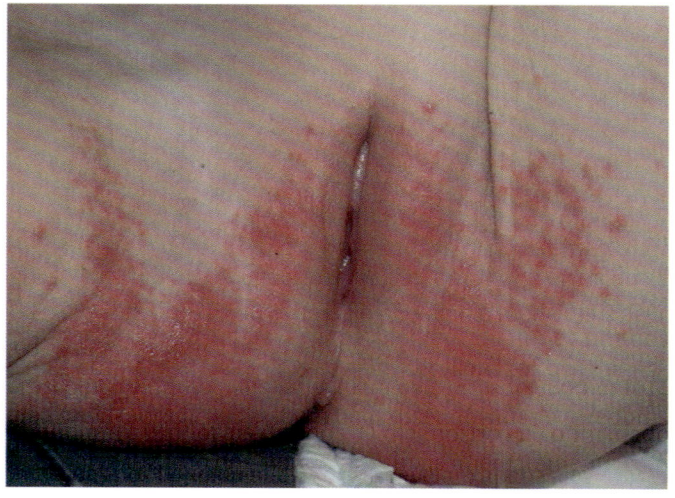

Fig. 14.9 A infecção por *Candida* é frequentemente caracterizada por erosões redondas e coalescentes e pápulas satélites ao redor da dermatite das fraldas vítrea brilhante.

A psoríase é sugerida por escamas prateadas em áreas mais secas e bordas bem demarcadas. A seborreia imita a dermatite da fralda, mas esses bebês também sofrem de doenças do couro cabeludo e, às vezes, eritema generalizado e escamas amareladas. A presença de liquenificação sugere dermatite atópica. A dermatite atópica da área da fralda é geralmente acompanhada de placas eczematosas pruriginosas nas bochechas, porção dorsal dos braços e pernas. A presença de vesículas sugere dermatite de contato alérgica, e a história de aplicação de um alérgeno em potencial, como lenços de fraldas, apoia esse diagnóstico.

A acrodermatite enteropática é uma doença rara que é uma manifestação da deficiência de zinco. Isto é caracterizado por diarreia, alopecia e placas vermelhas com crostas bem demarcadas da pele anogenital e da área perioral. A histiocitose das células de Langerhans e o granuloma glúteo infantil também ocorrem na área da fralda (consulte a seção "Granuloma glúteo infantil").

Um subtipo da doença de Kawasaki que exibe dermatite psoriasiforme da área da fralda foi descrito recentemente; esse diagnóstico deve ser considerado em crianças pequenas com essa distribuição na presença de febre inexplicável e linfadenopatia (10).

Fisiopatologia

A dermatite da fralda decorre de contato multifatorial, mas principalmente por irritante, às vezes acompanhada por candidíase **(Tabela 14.1)**. Os irritantes incluem umidade e fricção de uma fralda sobre a pele exposta à urina e fezes. Ocasionalmente, a dermatite atópica ou a psoríase desempenham um papel.

A dermatite de fralda de contato por irritante ocorre quando há contato prolongado da pele na área da fralda com substâncias irritantes, como urina e fezes. Trocas de fraldas pouco frequentes combinadas com calor e maceração da pele sob a fralda contribuem para a gravidade dessa dermatite.

Tabela 14.1
Dermatite da fralda: uma erupção multifatorial

Fatores incluem alguns ou todos:
- Dermatite de contato irritante
  - Urina
  - Fezes
  - Sabonete
  - Água
  - Lenços
  - Fragrâncias
  - Cremes
- Dermatite de fricção (fricção das fraldas e dobras da pele)
- Intertrigo (irritação das dobras da pele pelo calor, umidade do suor e excrementos e, às vezes, *Candida albicans*)
- Infecção por *C. albicans*

É frequentemente precipitado pelas fezes soltas e frequentes que acompanham doenças virais na infância.

A urina concentrada, as enzimas proteolíticas e o alto pH das fezes que ocorrem com a má absorção são particularmente problemáticos para a pele sensível. Além disso, esforços intensificados para limpar a área das fraldas usando sabões e detergentes agressivos expõem a pele já inflamada a mais irritações e podem criar um ciclo vicioso que é difícil de quebrar.

Intertrigo, dermatite por irritante causada por umidade crônica e atrito entre as dobras cutâneas, ocorre mais comumente em climas quentes e é frequentemente acompanhado por miliária ou brotoeja. Localiza-se nas dobras da pele, onde o suor e a umidade ficam retidos, causando maceração e exsudação.

Manejo

O tratamento da dermatite da fralda tem como objetivo principal alterar o ambiente para eliminar irritantes comuns e reavaliar a dermatite que permanece. Independentemente da causa, toda a dermatite da fralda melhora com a eliminação de substâncias irritantes e diminuição no atrito e maceração. Com o advento das fraldas descartáveis contendo gel, as assaduras tornaram-se muito menos problemáticas. Nos últimos 30 a 40 anos, essas fraldas descartáveis têm sido a opção preferida para bebês e crianças pequenas. As fraldas descartáveis foram anunciadas como mais convenientes, higiênicas e com menor probabilidade de causar dermatite do que uma fralda de algodão com uma cobertura de calça de vinil ou borracha. Esse núcleo de algodão e a camada externa impermeável ao vapor tendem a causar dermatite de contato por irritante, e muitas famílias acolheram com satisfação uma solução prontamente descartável. No entanto, o custo é alto, e as fraldas podem ficar por períodos prolongados. Nos últimos 15 anos, as fraldas de pano foram reformadas para criar uma opção reutilizável moderna que pode ser econômica, com menor probabilidade de produzir assaduras do que as fraldas de pano tradicionais e mais ambientalmente consciente.

Além de fraldas de alta qualidade e trocas frequentes de fraldas, a aplicação de creme de barreira nas áreas envolvidas é útil para proteger da urina e das fezes. As pastas contendo altas concentrações de óxido de zinco impermeável ou vaselina são mais eficazes (11). Quantidades abundantes devem ser aplicadas à pele a cada troca de fraldas, e é fundamental evitar irritações adicionais por sabonetes e lenços de fraldas que não sejam lenços novos que contenham apenas água (12). No entanto, é melhor remover as fezes aderentes enxaguando suavemente a área perianal com água morna e secando a pele. A aplicação de um creme de barreira na pele anogenital é mais eficaz do que a remoção agressiva de fezes por fricção ou o uso de produtos de limpeza agressivos. Preparações leves de corticosteroides, como pomada de hidrocortisona a 1% ou 2,5% (não creme), aceleram a resolução da inflamação quando aplicadas duas vezes ao dia e cobertas com creme ou pomada de barreira. Corticosteroides potentes não devem ser aplicados sob oclusão da fralda, o que aumenta o efeito do medicamento. Supressão suprarrenal e óbitos por imunossupressão foram relatados em vários lactentes tratados com corticosteroides ultrapotentes sob oclusão de fraldas (13). Agentes *antiCandida* devem ser adicionados se houver suspeita de levedura. A nistatina está disponível em uma base de pomada e é menos irritante do que os cremes azólicos. Quando a doença é grave e há erosões, a medicação antifúngica deve ser administrada por via oral até o início da cura.

A persistência da dermatite quando essas medidas são tomadas geralmente indica um processo irritante em andamento ou um diagnóstico alternativo. A diarreia crônica é uma causa comum de persistência da dermatite, e isto predispõe ao fungo. Uma avaliação da dieta e dos parâmetros de crescimento da criança e uma pesquisa de doenças subjacentes, como infecções ou má absorção, são indicadas. Na ausência de diarreia, uma biópsia de pele pode ser útil para identificar outras doenças cutâneas primárias.

Dermatite Seborreica

A dermatite seborreica é uma forma comum de dermatite em bebês, mas isto afeta apenas a área genital nos bebês com doença grave.

Apresentação Clínica

A dermatite seborreica ocorre primeiro com cerca de 4 a 6 semanas de vida, mas raramente após um ano de idade. A seborreia do couro cabeludo é comum após a puberdade, mas o envolvimento genital não ocorre. Nas crianças, as áreas mais comumente envolvidas são o couro cabeludo, a face, a área pós-auricular e as dobras intertriginosas, incluindo pescoço, axilas, área inguinal e entre as pregas adiposas. O couro cabeludo geralmente está afetado primeiro, com escamas oleosas e amarelas com mínima inflamação. A área da fralda é a segunda área mais comum a desenvolver erupções cutâneas. A dermatite seborreica na área da fralda consiste em placas descamativas eritematosas, com margens nítidas, com escamas maceradas e oleosas **(Figs. 14.10 e 5.26)**. A *Candida* frequentemente superinfecta a área. As pregas inguinais são mais intensamente afetadas, mas, em muitos casos, a virilha e o períneo estão envolvidos de maneira confluente. Difunde para outras áreas flexurais e até para o tronco, pois podem ocorrer placas escamosas isoladas. Ao contrário da dermatite atópica, a dermatite seborreica não é pruriginosa, embora os recém-nascidos não tenham a capacidade de coçar e escoriar.

Diagnóstico

O diagnóstico de dermatite seborreica é geralmente feito clinicamente em uma criança com couro cabeludo e eritema intertriginoso e escamas amareladas. A idade de início e a distribuição são as características clínicas mais úteis. Uma biópsia raramente é necessária para o diagnóstico, e as características histológicas da dermatite seborreica não são diagnósticas. São observadas espongiose com paraqueratose, acantose moderada e exocitose de neutrófilos. Existe infiltrado linfo-histiocitário perivascular superficial.

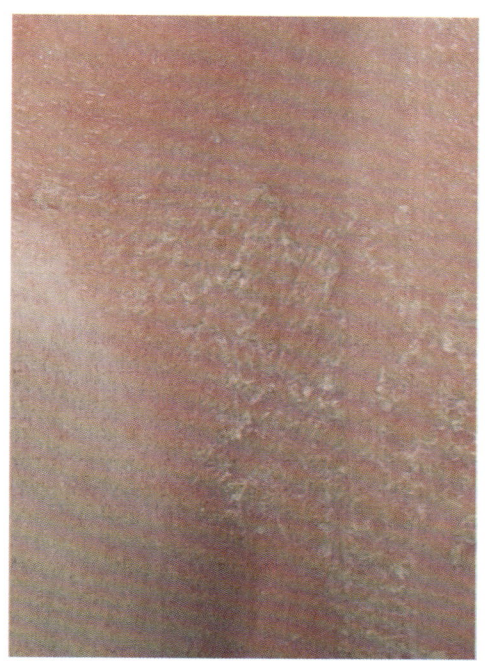

Fig. 14.10 A dermatite seborreica normalmente mostra escamas amareladas e é acentuada nas dobras da pele. A dermatite seborreica genital ocorre em associação à crosta láctea e seborreia generalizada, de modo que o diagnóstico geralmente não é um problema.

O diagnóstico diferencial da dermatite seborreica inclui dermatite atópica, intertrigo e histiocitose das células de Langerhans. A psoríase pode imitar a seborreia, exibindo placas escamosas bem demarcadas na virilha. O acometimento da área periumbilical e placas bem demarcadas no couro cabeludo posterior, em vez do envolvimento difuso do couro cabeludo, pode ajudar a distinguir essas duas entidades. A biópsia da dermatite seborreica pode ser semelhante à da psoríase e não é útil.

Fisiopatologia

A dermatite seborreica afeta as áreas da pele onde há abundância de glândulas sebáceas, incluindo o couro cabeludo, a face e as áreas pós-auriculares e intertriginosas. A causa da dermatite seborreica é desconhecida. Uma reação anormal na pele a uma levedura comensal, *Pityrosporum ovale*, tem sido implicada na patogênese dessa dermatite, porque o tratamento com antifúngicos tópicos e orais causa melhora, embora os corticosteroides tópicos sejam ainda mais eficazes. Não se sabe se os efeitos observados desses agentes resultam de suas propriedades anti-inflamatórias ou antifúngicas. A função prejudicada da enzima γ-6-dessaturase foi implicada na patogênese da dermatite seborreica infantil, causando uma alteração dos ácidos graxos essenciais.

Manejo

O tratamento da seborreia da área da fralda consiste em pomada de hidrocortisona de baixa potência e cremes ou pomadas de barreira. A terapia antifúngica pode ser útil no caso de candidíase secundária. O couro cabeludo deve ser tratado para melhora máxima; isto pode ser alcançado removendo as escamas com óleo mineral ou de bebê. Xampus antisseborreicos ou suaves para bebês e esteroides em soluções tópicas leves para o couro cabeludo, com hidrocortisona 1% ou 2,5% para reduzir a inflamação recorrente, também são úteis. A lavagem e xampus com ácidos e outros agentes queratolíticos devem ser desencorajados.

Dermatite Atópica

A dermatite atópica é uma erupção extremamente pruriginosa que ocorre quando a irritação precipita fricção e escoriações, que, por sua vez, causam eritema, liquenificação e escoriação **(Figs. 14.11 a 14.13)** (consulte o Capítulo 6). A área da fralda é relativamente poupada em bebês, porque a pele é coberta e permanece úmida, e a fralda ajuda a proteger a pele contra fricção e escoriações. O tratamento consiste em um corticosteroide tópico e a prevenção de irritantes.

Psoríase

A psoríase é uma condição da pele que é relativamente incomum em crianças na área genital (ver Capítulo 6). Esta é uma doença de pele caracterizada pelo aumento da renovação das células epidérmicas, tornando a pele mais espessa e coberta por densas escamas. Afeta preferencialmente a pele irritada ou lesionada, pelo que a genitália e a área das fraldas são frequentemente afetadas. As placas são eritematosas, bem demarcadas e espessadas **(Figs. 14.14 e 14.15)**. Frequentemente, a psoríase também afeta o umbigo, o couro cabeludo e o sulco interglúteo, e as unhas podem exibir pequenas cavidades. Muitas vezes, no entanto, não há sinais patognomônicos de psoríase. A psoríase das dobras cutâneas e da área das fraldas pode simular a dermatite seborreica e a candidíase cutânea,

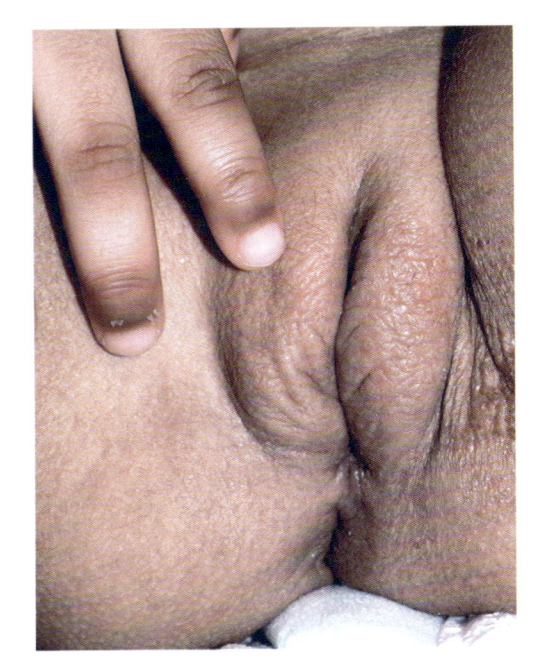

Fig. 14.12 Esta criança sente tanta coceira que não consegue parar de coçar a vulva liquenificada, mesmo durante o exame.

que geralmente é um fator secundário. A biópsia é característica, mas geralmente não é diagnóstica. Em casos pouco claros, o curso da doença eventualmente fornece um diagnóstico, porque a psoríase é crônica, e outras áreas da pele quase sempre são comprometidas eventualmente, mostrando lesões psoriáticas típicas. O tratamento consiste em cuidados locais minuciosos e corticosteroides tópicos. No caso de uma desafortunada criança ocasional com doença grave ou generalizada, poderá ser necessária terapia sistêmica.

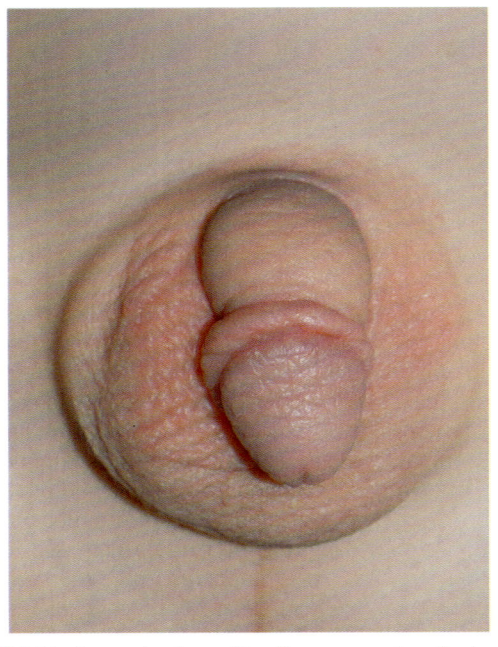

Fig. 14.11 A fricção produz liquenificação com acentuação das dobras cutâneas que caracteriza a dermatite atópica da pele genital.

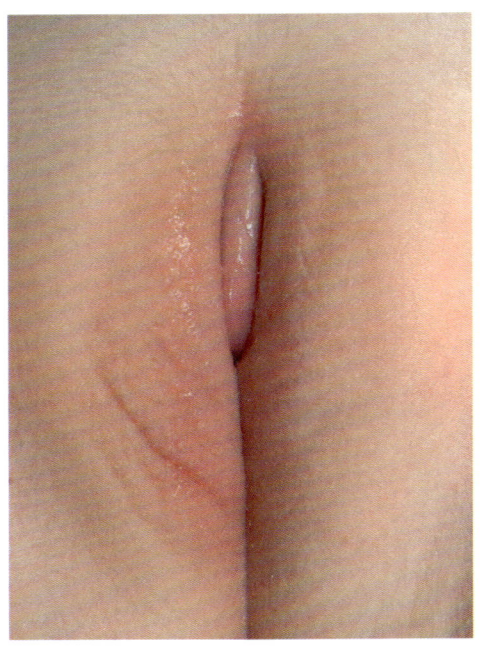

Fig. 14.13 A liquenificação e o eritema do grande lábio direito, bem como o edema da capa do clitóris, são evidentes em crianças destras.

Doença Genital Pediátrica   269

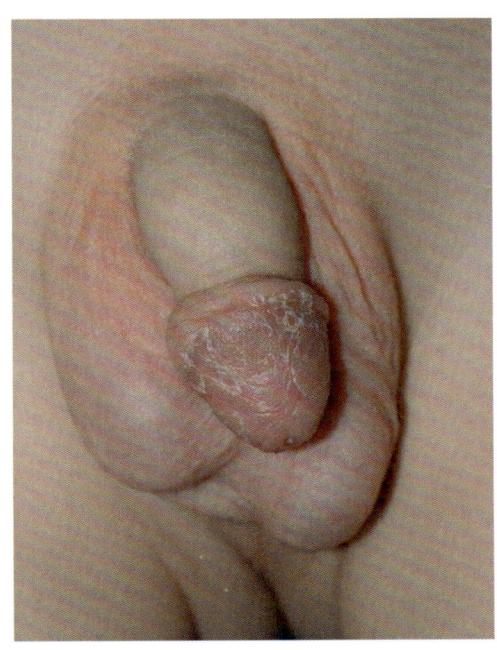

Fig. 14.14 A escama bem demarcada na glande é típica na psoríase. Não há liquenificação nem escoriações por fricção ou coçadura. Não havia outros sinais de psoríase.

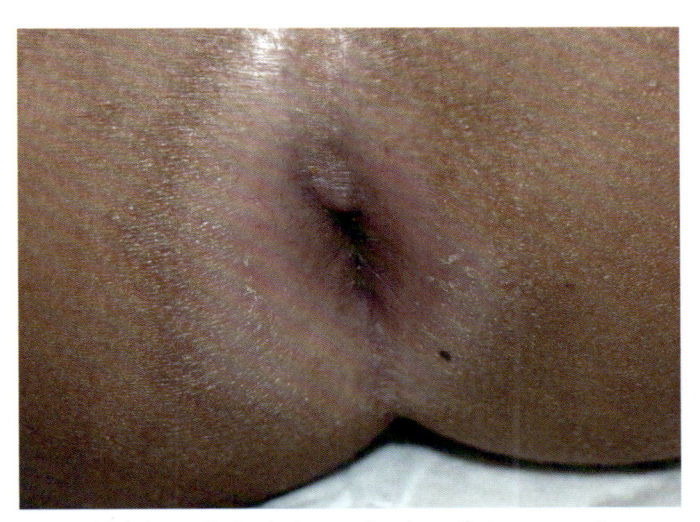

Fig. 14.16 A dermatite bacteriana perianal manifesta-se por eritema, escamas e fissura.

Dermatite Bacteriana Perianal (Dermatite Estreptocócica Perianal e Celulite Estreptocócica Perianal)

Originalmente denominada dermatite estreptocócica, *Staphylococcus aureus* recentemente foi documentado como uma causa comum dessa dermatite anogenital, indicando que um nome mais amplo é indicado (14). Embora seja principalmente uma doença infantil, isto também ocorre em adultos eventualmente (ver também o Capítulo 6).

Apresentação Clínica

A dermatite estreptocócica perianal geralmente ocorre em crianças de 3 a 5 anos de idade, e é mais comum em meninos do que em meninas. Na maioria das vezes, 2 a 3 cm de eritema se estendem para centrifugamente ao redor do ânus com induração mínima **(Figs. 14.16 e 14.17)**. Em outros indivíduos, esse eritema é acompanhado por fissura anal dolorosa e secreção mucoide que torna a defecação dolorosa. Constipação e retenção das fezes são comuns, e muitas vezes não está claro se a fissura foi produzida pela doença primária ou pela passagem de fezes duras. Finalmente, pode ocorrer dermatite bem demarcada, escamosa, eritematosa e crostosa, com maceração

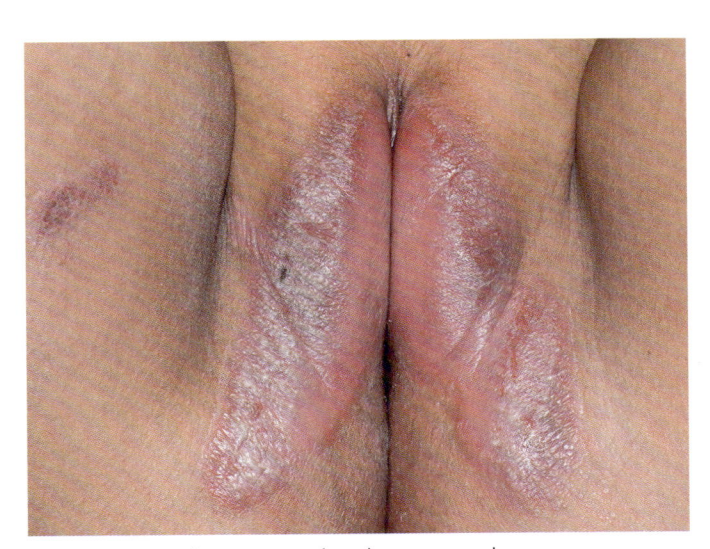

Fig. 14.15 Estas placas espessadas e bem margeadas, com escamas prateadas na pele irritada por sentar são características da psoríase. Estes achados cutâneos foram acompanhados apenas por depressões puntiformes nas unhas.

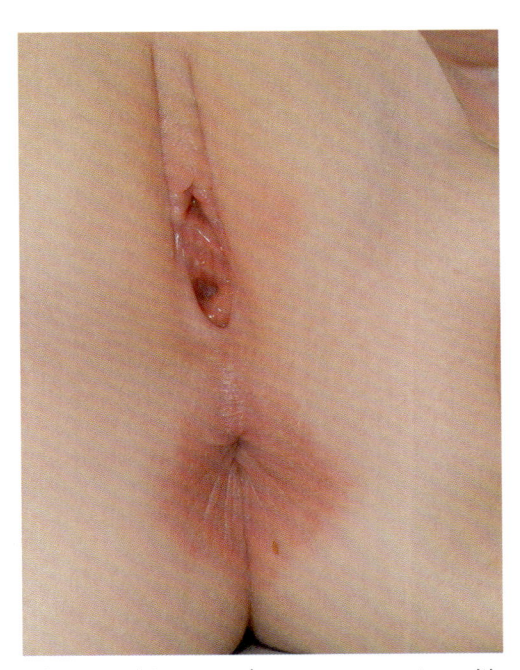

Fig. 14.17 São necessárias uma cultura e uma resposta positivas aos antibióticos para diferenciar essa pele eritemato-edematosa da dermatite bacteriana perianal do eczema e candidíase.

da borda anal. Além disso, pode ser observado endurecimento da pele perianal e placas com crostas satélites. Sangramento da área é comum. As meninas podem exibir envolvimentos vulvar e vaginal, e os meninos podem experimentar envolvimento peniano.

Em todas as formas de dermatite estreptocócica anogenital, são comuns prurido, escoriações e liquenificação por coçar e esfregar. Essas alterações eczematosas sobrepostas podem atrasar o diagnóstico.

Diagnóstico

O diagnóstico de dermatite bacteriana perianal é feito por elementos clínicos e confirmado por uma cultura de rotina de *Streptococcus*, na maioria das vezes estreptococos β-hemolíticos do grupo A em ágar sangue ou *S. aureus*. É importante pedir ao laboratório que cultive esses organismos, porque muitos laboratórios selecionam patógenos entéricos por *swabs* perianais. A cultura da garganta geralmente produz o mesmo organismo.

O diagnóstico diferencial da dermatite bacteriana perianal inclui infestação por vermes, dermatite por irritante ou por *Candida*, dermatite atópica, psoríase, doença inflamatória intestinal e abuso sexual. Arranhaduras e escoriações na pele resultantes do prurido são comuns e podem confundir o diagnóstico. Toda dermatite perianal deve ser cultivada para descartar um componente bacteriano.

Fisiopatologia

A infecção bacteriana cutânea da pele perianal ocorre com mais frequência pelo *Streptococcus* do grupo A, β-hemolítico ou *S. aureus*, embora outras bactérias produzam essa dermatite distinta em crianças. Muitos pacientes diagnosticados com *Streptococcus* perianal mostram culturas de garganta positivas para o organismo sem sintomas de faringite. Presumivelmente, a contaminação digital do ânus pela faringe infectada ou outro local do corpo é a fonte da infecção.

Manejo

O tratamento de escolha para a dermatite bacteriana perianal depende dos resultados da cultura. Um antibiótico que cubra o *Streptococcus* e a maioria dos *S. aureus* pode ser usado, enquanto se aguardam os resultados da cultura. Uma cefalosporina é muito superior à penicilina, macrolídeos e amoxicilina (15). A cefuroxima mostrou tal superioridade em relação à penicilina em um estudo com apenas *estreptococos* alfa-hemolíticos do grupo B perianal que o estudo foi encerrado (15).

Dermatite bacteriana perianal recorrente é comum; 32,1% das 81 crianças com doença perianal estreptocócica alfa-hemolítica do grupo B apresentaram recidiva (16). Como as recorrências são comuns, alguns médicos apoiam a antibioticoterapia por até 21 dias para permitir a cicatrização da pele antes da suspensão do medicamento (17).

A pomada de mupirocina aplicada duas a quatro vezes ao dia também pode minimizar as recorrências. Os amaciadores do bolo fecal podem ser úteis em crianças com defecação dolorosa por causa de inflamação e fissuras perianais, e a pomada de hidrocortisona 1% ou 2,5% pode minimizar a dor enquanto aguarda a melhora com o antibiótico.

Oxiuríase (Enterobiose)

A oxiuríase é uma causa comum de prurido perianal em crianças pequenas.

Apresentação Clínica

Os únicos sintomas de uma infestação de vermes geralmente são dermatite e prurido da pele perianal e/ou vulva. As escoriações costumam ser mais proeminentes do que a óbvia vermelhidão e descamação.

As queixas de prurido noturno são a maior queixa e podem ser graves o suficiente para acordar a criança. Ocasionalmente, uma criança descreve dor em vez de coceira. Incomum, os vermes migram para a vagina nas meninas e causam dermatite vulvar e corrimento vaginal ou produzem balanite nos meninos.

Uma complicação incomum é o acometimento do apêndice com vermes, uma causa de vermes concomitantes e dor abdominal (18). Isto geralmente não causa inflamação real na histologia, mas é responsável por cerca de 7% dos casos de apendicite na infância (19,20). A dor sem apendicite causada por vermes é geralmente prevista pela eosinofilia e uma contagem normal de glóbulos brancos com uma proporção normal de neutrófilos (20). Há relatos de casos de vermes produtores de doença inflamatória pélvica (21).

Diagnóstico

O diagnóstico de verminose é feito no contexto de um prurido perianal ou vulvar inexplicado, com ou sem dermatite leve, e é confirmado pela resposta à terapia. Os vermes são geralmente difíceis de encontrar para avaliação diagnóstica. À noite, os vermes adultos são vistos ocasionalmente no períneo ou no canal anal, quando é suavemente evertido.

Os ovos geralmente podem ser coletados usando uma fita transparente colocada sobre o ânus logo pela manhã, antes que os ovos sejam perturbados. Os ovos podem ser vistos aderentes à fita como estruturas ovoides de paredes espessas, mais facilmente vistas por microscopia de luz sob baixa potência.

O diagnóstico diferencial da oxiuríase inclui dermatite bacteriana perianal, dermatite atópica, dermatite por irritante e candidíase. A presença de sintomas noturnos graves de prurido perianal com inflamação mínima pode ajudar a distinguir esse distúrbio de outras formas de dermatite.

Fisiopatologia

A oxiuríase é a forma mais comum de infestação de helmintos observada em humanos e é produzida por infestação com *Enterobius vermicularis*. A oxiuríase é muito mais comum em crianças do que em adultos, com mais de 20% das crianças em idade escolar adquirindo essa infestação onipresente.

A infestação de vermes começa pela ingestão de ovos, geralmente nos dedos que entraram em contato com a pele perianal ou com a sujeira dos ovos. Os ovos eclodem no duodeno e amadurecem durante a passagem pelo intestino.

A migração para a pele perianal ocorre, e as fêmeas grávidas depositam seus óvulos à beira anal, causando prurido. Quatro a seis horas após o depósito dos ovos, eles se tornam infecciosos e, quando os ovos são engolidos, o ciclo recomeça.

Manejo

O tratamento consagrado para oxiuríase é realizado com mebendazol 100 mg em dose única e aplicação de uma pomada tópica de esteroide branda para qualquer dermatite presente. Por razões inexplicáveis, o mebendazol não está mais disponível comercialmente, mas pode ser obtido por farmácias de manipulação.

O pamoato de pirantel, na dose única de 11 mg/kg, também pode ser usado. O tratamento de adultos e crianças com albendazol é de 400 mg por via oral, repetido uma vez a cada 2 semanas.

Vários membros da família são frequentemente afetados ao mesmo tempo, necessitando de tratamento simultâneo generalizado para curar a infestação. A reinfecção é comum em crianças em idade escolar.

Recomenda-se um retratamento em 2 a 3 semanas, porque a medicação é ineficaz contra óvulos que podem ter sido ingeridos no momento do primeiro tratamento.

Acrodermatite Enteropática e Erupções Acrodermatite Símile

A acrodermatite enteropática é uma doença cutânea rara produzida pela deficiência de zinco, mostrando achados característicos. Esses achados também estão associados a deficiências nutricionais e a vários outros distúrbios metabólicos incomuns.

Apresentação Clínica

A apresentação clássica da acrodermatite enteropática é uma tríade de dermatite periorificial, diarreia e alopecia. Os bebês são irritáveis e mostram dificuldade de crescimento.

A dermatite consiste em placas eritematosas periorais, bem demarcadas e descamativas. Às vezes, a pele pode exibir placas vesicopustulosas e crostas **(Figs. 14.18 e 14.19)**. É mais pronunciado ao redor da boca, olhos e área genital.

As dobras do pescoço costumam estar acometidas nos bebês, e as extremidades acrais podem ter placas escamosas, eritematosas e com margens semelhantes, especialmente em crianças mais velhas e adultos.

A dermatite da fralda é geralmente grave e refratária à terapia padrão. Infecções secundárias por *Staphylococcus* e *Candida* são comuns. Distrofia ungueal e paroníquia também são comuns, assim como estomatite.

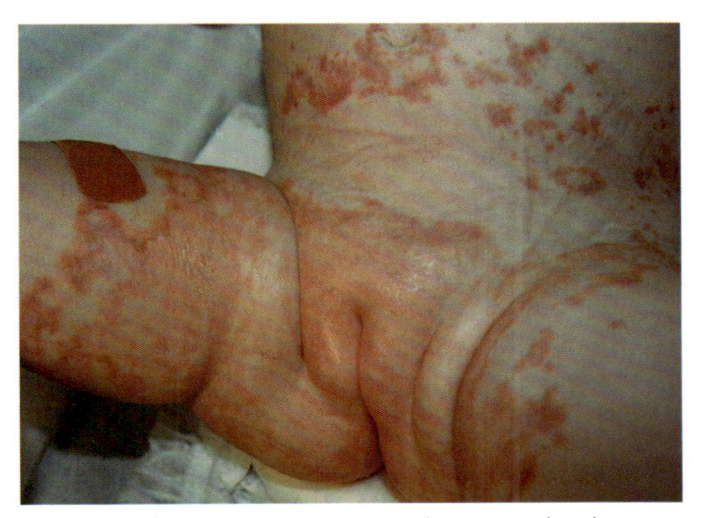

Fig. 14.18 Embora muito incomuns, essas placas arqueadas e bem demarcadas com bordas com crostas, em combinação com lesões periorais semelhantes, são muito características da acrodermatite enteropática.

Diagnóstico

Suspeita-se do diagnóstico de acrodermatite enteropática com base na tríade clássica de dermatite, nas distribuições periorificial e acral, alopecia e diarreia, sendo confirmado por baixos níveis séricos de zinco, fosfatase alcalina e lipídeos. Uma biópsia de pele é característica, mas não diagnóstica. Nas lesões precoces, a parte superior da epiderme parece pálida por causa da presença de células claras com citoplasma do tipo balão e perda de basofilia normal. Vesículas subcórneas podem estar presentes na epiderme superior e há paraqueratose difusa. Hiperplasia da epiderme e paraqueratose são observadas em lesões mais antigas em padrão inespecífico.

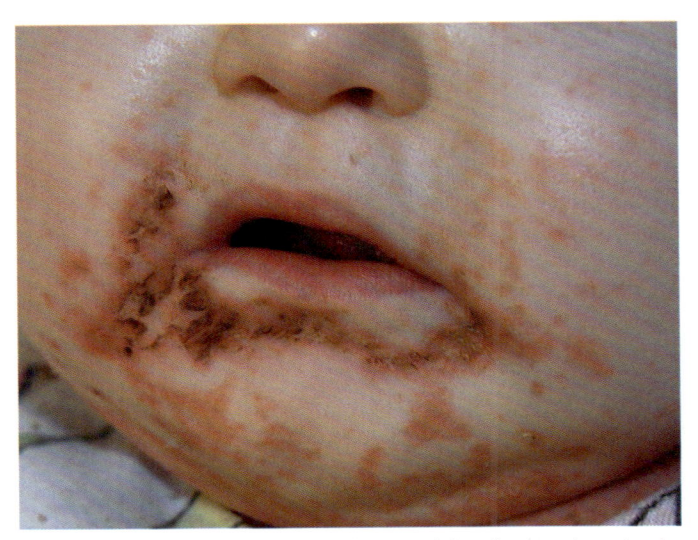

Fig. 14.19 A acrodermatite enteropática também afeta a pele perioral, mostrando novamente placas arqueadas com crostas.

Dermatite acral semelhante é observada em outros estados de deficiência nutricional, incluindo deficiência de biotina, proteína e ácidos graxos essenciais. Estes ocorrem com fibrose cística, anorexia nervosa, doença crônica e doença de Crohn.

As acidemias orgânicas também produzem esses achados cutâneos, incluindo doença da urina em xarope de bordo, acidemia metilmalônica e fenilcetonúria.

Quando a pesquisa da deficiência de zinco mostra índices normais, o rastreamento metabólico sérico pode diferenciar entre essas doenças.

Os casos graves de dermatite seborreica ou psoríase, especialmente aqueles complicados por superinfecção por *Candida*, podem ter uma aparência semelhante, mas o acompanhamento da pele extragenital é frequentemente patognomônico.

A presença de dermatite no couro cabeludo sugere seborreia, e achados laboratoriais normais descartam acrodermatite enteropática.

Fisiopatologia

Acrodermatite enteropática é a manifestação clássica de deficiência de zinco. Ocorre como uma doença autossômica recessiva rara ou em estados de deficiência nutricional. A deficiência iatrogênica de zinco também pode resultar da nutrição parenteral. É endêmica na população adolescente em alguns países do Oriente Médio.

Todos os pacientes com acrodermatite enteropática apresentam baixos níveis de zinco plasmático e outras metaloproteínas dependentes de zinco, como a fosfatase alcalina. Na doença herdada, existe um defeito no transporte de zinco através da parede intestinal, e o gene responsável, SLC39A4, foi identificado (22).

Os sintomas de acrodermatite enteropática geralmente não aparecem em lactentes até o desmame. Um ligante de ligação ao zinco que pode estar ausente no intestino do recém-nascido parece estar presente no leite materno, sendo responsável por essa observação.

Nos adolescentes do Oriente Médio, o defeito se desenvolve como resultado da ingestão de alimentos com grandes quantidades de fitato, que liga o zinco e impede a absorção intestinal.

Manejo

O tratamento da acrodermatite enteropática consiste na suplementação de zinco. Recomenda-se suplementação oral com gluconato de zinco, acetato ou sulfato em doses de 5 mg/kg/dia. Os sintomas melhoram dentro de 1 a 2 dias após a suplementação, e uma resposta é observada na dermatite em 3 a 4 dias. O crescimento do cabelo começa em 2 a 4 semanas.

Após a resolução dos sintomas da doença, a suplementação deve continuar, na forma herdada da doença, com a medição dos níveis séricos de zinco uma ou duas vezes por ano.

As erupções de acrodermatite símile produzidas por outras deficiências nutricionais são gerenciadas pela identificação da causa das deficiências e sua correção, assim como a terapia de cada distúrbio metabólico requer um tratamento exclusivo.

Histiocitose das Células de Langerhans, Doença de Letterer-Siwe

A histiocitose das células de Langerhans, anteriormente denominada histiocitose X, é um grupo de doenças produzidas pela proliferação das células de Langerhans, células apresentadoras de antígenos do sistema imunológico que residem principalmente na pele. Geralmente, essa é uma doença rara e multissistêmica que ocorre principalmente em crianças, predominando ligeiramente nos meninos em relação às meninas.

Apresentação Clínica

A doença de Letterer-Siwe geralmente se manifesta em crianças com 2 anos ou menos e afeta estruturas internas e a pele. As características da pele são os sinais presentes na maioria das crianças, e as manifestações sistêmicas geralmente ocorrem semanas a meses após o início da doença cutânea.

Os bebês afetados desenvolvem uma erupção cutânea eritemato-escamosa no couro cabeludo e que imita a dermatite seborreica. Isto também afeta as áreas intertriginosas, incluindo as pregas inguinais e a área das fraldas. Diferentemente da dermatite seborreica ou de outras erupções cutâneas genitais inflamatórias, as pápulas descamativas são infiltradas e firmes **(Fig. 14.20)**.

As áreas auriculares posteriores e axilas também são geralmente afetadas. Escamas úmidas e crostas geralmente cobrem as pápulas, mas a natureza marrom-avermelhada ou purpúrica das lesões geralmente pode ser apreciada. Ulcerações são comuns e podem estar presentes nas mucosas orais. Nódulos purpúricos nas palmas e plantas são um mau sinal prognóstico.

A doença de Letterer-Siwe é um processo sistêmico, com disseminação de células de Langerhans anormais na pele e locais extracutâneos, incluindo fígado, medula óssea, linfonodos e sistema nervoso central. Este processo fulminante pode ser fatal, mesmo com tratamento precoce.

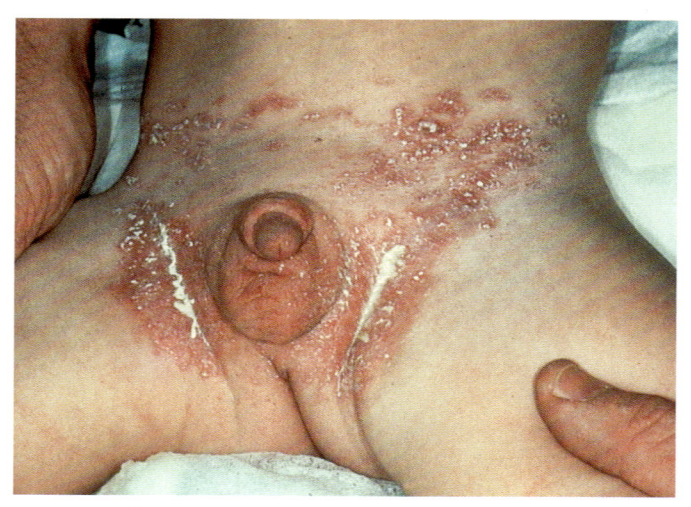

Fig. 14.20 A forma Letterer-Siwe da Histiocitose X se assemelha superficialmente à dermatite seborreica ou infecção fúngica, com pápulas dentro das pregas crurais. No entanto, as pápulas são infiltradas e não respondem ao tratamento para fungos ou seborreia.

A infiltração na hipófise pode levar ao diabetes insípido, e os infiltrados orbitais produzem exoftalmia. Febre, anemia, trombocitopenia, hepatoesplenomegalia e adenopatia são típicas. Os tumores ósseos podem ser difíceis de avaliar clinicamente. Alguns bebês mostram histologia típica e nunca desenvolvem manifestações extracutâneas. Esses pacientes apresentam retrospectivamente o que é chamado de retículo-histiocitose autorreparável.

O prognóstico depende da idade de início, da duração dos sintomas e do grau de envolvimento sistêmico. O aparecimento após 6 meses de idade, a ausência de trombocitopenia e comprometimento pulmonar, a ausência de envolvimento sistêmico extenso e de lesões cutâneas purpúricas são bons sinais prognósticos.

Diagnóstico

O diagnóstico da doença de Letterer-Siwe é feito pela histopatologia da biópsia cutânea. A imuno-histoquímica e, ocasionalmente, a microscopia eletrônica podem ser usadas para confirmar o diagnóstico. Uma biópsia de pele revela infiltração de histiócitos com características da célula de Langerhans, com margens celulares distintas e citoplasma granular rosa, com núcleo em forma de rim.

O infiltrado pode ser em forma de faixa ou nodular nas lesões da placa ou epidermotrópico, produzindo petéquias e erosões clínicas. A imuno-histoquímica é necessária para identificar o tipo de histiócitos presentes no infiltrado. Nesta doença, as células são positivas para S100 e CD1, e a langerina (CD207), uma proteína restrita às células de Langerhans, que induz a formação de grânulos de Birbeck, é altamente específica (23).

Se o diagnóstico clínico não for claro, análises ultraestruturais usando microscopia eletrônica podem ser usadas para demonstrar a presença de grânulos de Birbeck, um achado que confirma a doença.

A erupção cutânea da doença de Letterer-Siwe se assemelha mais à dermatite seborreica grave. Qualquer criança com exantema semelhante a seborreico que seja purpúrico, ulcerado, endurecido ou com pouca resposta à terapia tópica deve ser examinada por biópsia para descartar esta doença. Intertrigo também pode ser visto nessa distribuição, mas a ausência de acometimento do couro cabeludo, tronco ou extremidades permite a distinção da histiocitose das células de Langerhans.

A presença de lesões nodulares e ulceradas na virilha também sugere escabiose. A ausência de história de escabiose ou outras lesões sugestivas desse diagnóstico deve justificar uma biópsia de pele.

Fisiopatologia

A doença de Letterer-Siwe é produzida pela infiltração da pele e de outros órgãos com histiócitos que exibem marcadores celulares de Langerhans. A patogênese e a origem dessa doença permanecem obscuras, embora estudos tenham demonstrado que as lesões na doença de Letterer-Siwe compreendem células clonais. As razões para a localização do processo da doença nas outras formas de histiocitose das células de Langerhans também são desconhecidas.

Manejo

Todos os pacientes com diagnóstico de histiocitose cutânea de células de Langerhans devem ser submetidos a uma pesquisa completa de doenças sistêmicas por um oncologista. A doença cutânea pode ser tratada com esteroides tópicos, emolientes, pomadas antibióticas e bons cuidados locais. Mostarda nitrogenada tópica também tem sido usada em pacientes com comprometimento grave da pele com bom sucesso. A resolução espontânea das lesões cutâneas ocorre ao longo do tempo em muitos desses pacientes. Pacientes com envolvimento sistêmico são tratados por um oncologista.

Escabiose

A escabiose é uma infecção bastante comum por ácaros, que é extremamente pruriginosa e afeta preferencialmente as dobras da pele. Os achados em bebês podem diferir dos de adultos.

Apresentação Clínica

A escabiose se manifesta como uma dermatite extremamente pruriginosa, disseminada em bebês e crianças pequenas, mas também ocorre em adultos. Os túneis patognomônicos na pele são difíceis de encontrar por causa da presença de escoriações e dermatites crostosas na maioria dos pacientes. Outras lesões primárias incluem vesículas e pápulas que são igualmente obliteradas pela maioria dos pacientes.

A maior pista para o diagnóstico em bebês e crianças pequenas é a presença de lesões cutâneas nos dedos, mãos e pulsos. Ao contrário de crianças e adultos mais velhos, os bebês antes da idade para andar apresentam lesões na cabeça. Os lactentes geralmente apresentam escabiose nodular no pênis e escroto e nas dobras cutâneas das axilas **(Fig. 14.21)**. Essas lesões nodulares são firmes e vermelhas, com cor de pele ou

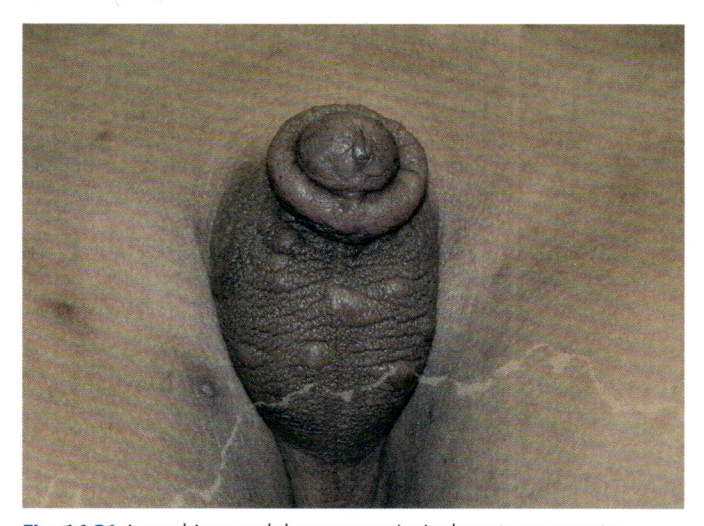

Fig. 14.21 A escabiose nodular ocorre principalmente no escroto e no pênis e nas axilas dos bebês, aparecendo como nódulos excruciantemente pruriginosos infiltrados. Estes persistem por semanas após o tratamento, mas são muito característicos e não imitados por nenhuma outra doença.

marrom-avermelhado em crianças de pele clara e hiperpigmentadas naquelas com pele mais escura naturalmente.

Essas lesões representam reações de hipersensibilidade ao ácaro e têm aparência muito atípica na biópsia que pode ser confundida com histiocitose ou linfoma. Esses nódulos podem persistir por meses após o tratamento.

Em crianças e adolescentes mais velhos, a distribuição típica das lesões envolve os espaços interdigitais, os pulsos, fenda interglútea, cotovelos, linha da cintura, sob faixas e anéis e ao redor dos mamilos e órgãos genitais.

O couro cabeludo e o rosto nunca estão afetados em pacientes com mais de dois anos de idade, a menos que a criança seja imunossuprimida ou acamada.

A escabiose nodular é comum no pênis e escroto de indivíduos mais velhos, mas geralmente não em outras dobras cutâneas ou axilas.

A escabiose é frequentemente complicada por um curso prolongado como resultado de um diagnóstico incorreto. A administração de corticosteroides tópicos pode mascarar a infestação e contribuir para a disseminação dos ácaros, suprimindo a reação de hipersensibilidade imune que produz sintomas.

A superinfecção das lesões eczematizadas e escoriadas com *S. aureus* produz crostas e pústulas. Urticária também pode ser vista.

Diagnóstico

O diagnóstico da escabiose é feito com a combinação de características clínicas na distribuição típica e evidência microscópica de infestação no exame de óleo mineral. Lesões nas mãos, túneis e lesões nodulares são bastante patognomônicas quando presentes em bebês e crianças pequenas.

Raspagens de lesões cutâneas e *debris* ungueais vistos microscopicamente em óleo mineral são usados para o diagnóstico. Ácaros e partes de ácaros, ovos e cíbala (fezes) são identificados com uma ampliação de 10× a 40×. Os óvulos são em forma de ovo e translúcidos centralmente. A cíbala é muito menor e é redonda ou oval, geralmente marrom dourada e presente em grupos.

A dermatoscopia, exame da pele com ampliação usando luz polarizada, ajuda a identificar a localização do ácaro dentro de um túnel, auxiliando na identificação de um local para raspagem (24). Isto também é útil para avaliação da escabiose nodular (25).

Na biópsia, a histologia revela dermatite espongiótica não diagnóstica. Ocasionalmente, um túnel ou um ácaro podem ser identificados, mas isto é raro. As lesões nodulares demonstram intensa inflamação com histiócitos e linfócitos atípicos. Estes podem ser confundidos com histiocitose de células de Langerhans ou linfoma em crianças pequenas.

É importante considerar a escabiose como causa de lesões nodulares em bebês, mesmo quando há pouco mais clinicamente para sugerir o diagnóstico.

O diagnóstico diferencial da escabiose inclui outras dermatoses eczematosas, como dermatite seborreica e dermatite atópica. Vários raspados na pele, uma forte suspeita clínica e, ocasionalmente, uma biópsia cutânea podem ser necessários para estabelecer um diagnóstico.

Questionar e examinar outros membros da família quanto a sintomas e sinais de infestação podem ser úteis. Embora os sintomas da escabiose possam diminuir com a aplicação tópica de corticosteroide, são comuns o agravamento gradual e o ressurgimento com a retirada deste tratamento.

Fisiopatologia

A escabiose é causada pela infestação da pele por *Sarcoptes scabiei*. Este pequeno ácaro é específico para os seres humanos e endêmico na população. O contato íntimo é necessário para a disseminação do ácaro, mas é comum que a maioria dos membros da família adquira a infestação, uma vez presente e não diagnosticada no domicílio.

A infestação começa com um ácaro fêmea recém-fertilizado que penetra na pele e põe ovos. Há preferência pela pele que possui um estrato córneo fino e poucas glândulas pilossebáceas. Nas crianças, o couro cabeludo pode estar afetado, enquanto a infestação é confinada à área abaixo do pescoço em adultos, provavelmente como resultado dessa preferência pela pele.

O ácaro adulto tem aproximadamente 0,5 mm de comprimento, com oito pernas e um corpo cinza translúcido, oval, quando visto a olho nu. As crianças são infestadas por muitos ácaros em comparação aos adultos, um achado talvez relacionado com a reação imune ao parasita.

Os sintomas da infestação por escabiose geralmente ocorrem de 4 semanas a 4 meses após a aquisição do ácaro, porque a sensibilização do hospedeiro ao ácaro, fezes e ovos deve ocorrer antes que os sintomas clínicos se desenvolvam.

Manejo

A literatura está repleta de comparações de diferentes terapias, como concentrações variáveis e esquemas de dosagem de permetrina tópica, benzoato de benzila e pomada de enxofre e ivermectina oral (26), mas as taxas de cura mais altas são duas doses de permetrina a 5% de creme e ivermectina oral 200 µg/kg com intervalo de 1 a 2 semanas. A ivermectina é a menos dispendiosa dessas duas opções e distribui o medicamento a todas as áreas do corpo.

No caso do creme de permetrina, deve-se tomar cuidado para cobrir todas as áreas do corpo, incluindo o couro cabeludo em bebês com menos de 2 anos de idade. O creme deve ser deixado no local durante a noite. O banho antes da aplicação é desencorajado, pois isto pode aumentar a absorção percutânea. As unhas devem ser cortadas e limpas.

Roupas e roupas de cama que tenham entrado em contato com o paciente ou familiares nas 24 horas anteriores devem ser lavadas. O tratamento de todos os membros da família ao mesmo tempo é essencial para evitar reinfestação.

A persistência dos sintomas se relaciona mais comumente com tratamento inadequado ou reinfestação do que com resistência.

A ivermectina oral em dose única demonstrou ser altamente eficaz contra a escabiose. Séries maiores demonstraram que esse agente é seguro em crianças. O uso deste tratamento oral pode substituir o tratamento tópico no futuro.

O prurido da escabiose resulta de uma reação imunológica ao ácaro, de modo que a coceira não regride rapidamente uma vez que os ácaros mortos permaneçam na pele. Um corticosteroide tópico, como pomada de triancinolona 0,1%, ajuda a debelar o prurido e no controle de qualquer eczema precipitado pelo arranhão. As lesões nodulares podem persistir por meses.

O tratamento mais eficaz para isso, após e terapia específica para a escabiose, é o uso intralesional do acetonida de triancinolona 10 mg/mL, aproximadamente 0,1mL em cada nódulo; em crianças, após o pré-tratamento com um anestésico tópico potente, como creme de lidocaína/prilocaína ou creme de lidocaína a 4% ou 5%.

Granuloma Glúteo Infantil (Pseudoverrugas, Dermatite das Fraldas de Jacquet)

O granuloma glúteo infantil é uma reação incomum e única a um irritante forte e crônico na área anogenital. Mais comum em bebês, isto tem sido reconhecido em adultos, com o nome provisório de granuloma glúteo *adultorum*.

Apresentação Clínica

O granuloma glúteo infantil é uma erupção nodular, da cor da pele a marrom-avermelhada, que se desenvolve na área da fralda **(Figs. 14.7 e 14.8)**. As lesões individuais são pápulas endurecidas e de topo plano, que podem exibir erosão central e geralmente são monomórficas na aparência e na distribuição.

As pápulas são múltiplas e ocorrem principalmente na superfície anterior da área genital, monte púbico e períneo. As nádegas geralmente são poupadas, embora a pele perianal possa estar envolvida. Classicamente, o granuloma glúteo infantil é precedido por dermatite por irritante da fralda que foi tratada com um potente corticosteroide tópico. Às vezes, há infecção concomitante por *Candida*.

Diagnóstico

A história de uma erupção cutânea anterior pode ser útil no diagnóstico, mas não é de forma alguma necessária. Quando um profissional vê o paciente com uma condição crônica, muitas vezes a história é mal lembrada e é inútil. Mais útil é a história de diarreia crônica ou a aplicação de medicamentos, anestésicos, agentes antibacterianos/antissépticos.

Quando necessário, o diagnóstico pode ser confirmado por uma biópsia de pele. A histologia do granuloma glúteo infantil revela nódulos intensamente infiltrados com epiderme hiperplásica com paraqueratose. Há exocitose de neutrófilos. A derme é ocupada por um denso infiltrado de neutrófilos, linfócitos, histiócitos, plasmócitos, eosinófilos, células gigantes e hemorragia. Células fusiformes fibrosas e mitoses são raras.

O diagnóstico diferencial de granuloma glúteo infantil inclui processos granulomatosos como granulomas infecciosos, granulomas de talco ou zircônio ou reação de corpo estranho.

Nódulos escabióticos podem ter aparência semelhante. Sarcoma de Kaposi, linfomas e infiltrados histiocíticos, como os observados na histiocitose das células de Langerhans, podem-se apresentar de maneira semelhante na área da fralda.

O quadro clínico de uma criança saudável com assaduras que evolui para nódulos geralmente é adequado para o diagnóstico. Se houver alguma incerteza, uma biópsia de pele pode ser realizada. A ausência de proliferação de células fusiformes e mitoses pode ajudar a diferenciar esse distúrbio de processos sarcomatoso e linfomatoso.

Fisiopatologia

Acredita-se que o granuloma glúteo infantil seja uma dermatite por irritante exclusiva da umidade, incontinência e maceração do ambiente local (27). É especialmente provável que isto ocorra em situações de diarreia crônica em bebês, mas pode ocorrer como resposta a outros irritantes e alérgenos, especialmente em adultos.

Alguns acreditam que o uso de esteroides tópicos potentes no cenário de uma infecção pode atuar na patogênese (27); acredito firmemente que os corticosteroides tópicos não são importantes na patogênese, mas a maioria das assaduras recalcitrantes de fraldas foi tratada com corticosteroides, que são inúteis.

Manejo

As lesões do granuloma glúteo infantil regridem espontaneamente em várias semanas ou meses após o tratamento do ambiente local de maceração e inflamação.

Protrusão Piramidal Perianal Infantil

As saliências infantis piramidais perianais são saliências inchadas, geralmente em meninas jovens, e geralmente localizadas na linha média anterior ao ânus. Eles geralmente aparecem na rafe mediana como um edema piramidal de tecido mole, coberto por uma pele lisa, às vezes levemente eritematosa **(Figs. 14.22 a 14.24)**.

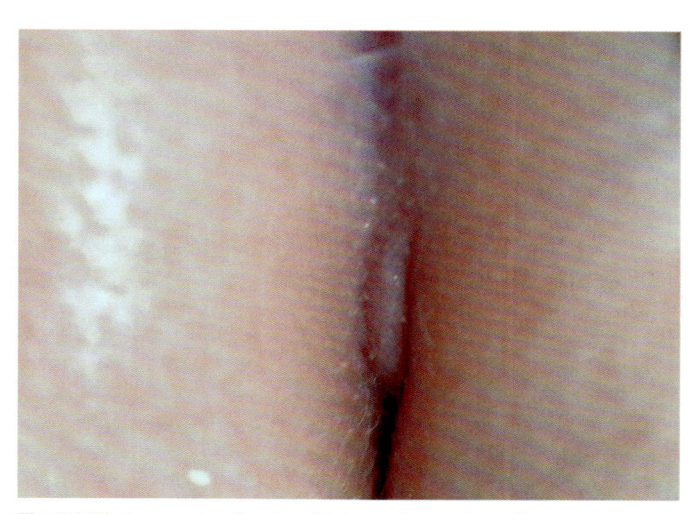

Fig. 14.22 Uma protrusão piramidal rosa é um edema linear ou piramidal na linha média que se estende da pele perianal às 12 horas até o corpo perineal.

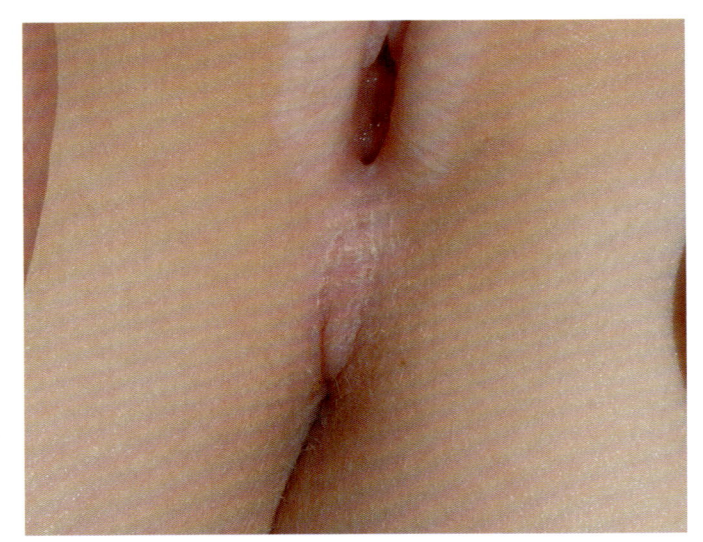

Fig. 14.23 O líquen escleroso está associado à ocorrência de saliências piramidais, provavelmente por causa da pele atrófica e da inflamação que produz edema.

Às vezes, eles podem estar localizados em outras áreas da pele perianal. A maioria é observada nos primeiros 2 anos de vida e é assintomática.

A protrusão piramidal perianal infantil ocorre em crianças normais, em um cenário de constipação e em associação ao líquen escleroso (28,29). Esta configuração pode ser vista com qualquer irritação e irritação mecânica decorrente da limpeza após a defecação ser presumida como causa de um aumento no tamanho ou edema da protrusão. A biópsia destas lesões demonstra epiderme acantótica com edema acentuado da derme superior e infiltrado inflamatório na derme inferior.

Essas lesões podem ser confundidas com fibromas moles perianais e realmente representar fibromas moles e verrugas genitais.

A resolução espontânea dessas saliências pode ocorrer sem qualquer tratamento ao longo de vários anos. Não há necessidade de tratamento, pois são assintomáticos além do associado a qualquer causa subjacente. É importante reconhecer essa entidade, para evitar a preocupação de que isso represente um sinal de abuso sexual.

Prolapso Uretral

O prolapso uretral consiste na eversão da mucosa uretral distal. Esta condição ocorre mais comumente em meninas negras pré-púberes e mulheres na pós-menopausa. Os sintomas geralmente são leves e incluem sensação de volume, disúria, sangramento e constipação (30).

O diagnóstico geralmente pode ser feito visualmente, onde a mucosa é vermelha, friável e anular ao redor do meato.

O prolapso ocorre no tecido deficiente em estrogênio, principalmente no cenário de aumento da pressão intra-abdominal, como ocorre com esforços para defecar, choro ou tosse, mas também ocorre espontaneamente. A uretra distal é estruturalmente dependente do tecido circundante para suporte. Antes da puberdade, esses tecidos dependentes de estrogênio são diminutos e atróficos, com pouco apoio **(Fig. 14.25)**.

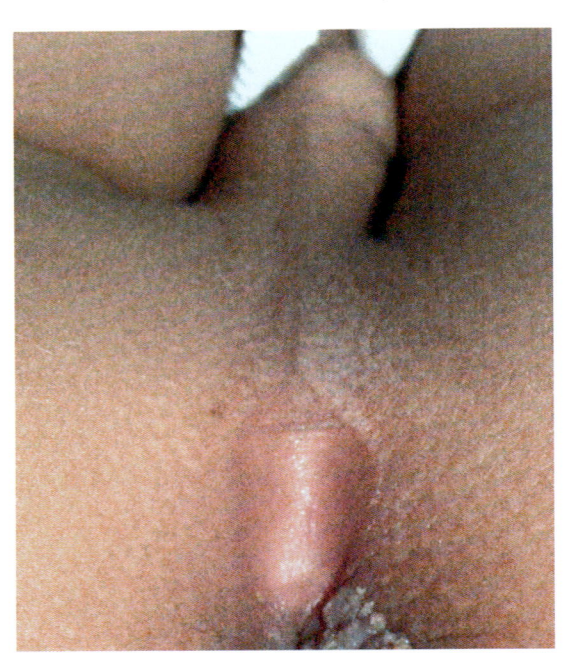

Fig. 14.24 Esta protrusão piramidal rosa muito proeminente é um achado incidental neste jovem garoto com verrugas perianais.

O prolapso uretral pode ser confundido com sangramento ou trauma vaginal, assim como tumor ou furúnculo, que são improváveis nessa faixa etária.

A maioria dos casos de prolapso regride espontaneamente com a puberdade e o início da produção de hormônios endógenos. Os banhos de assento podem ajudar a reduzir o edema, para que o prolapso possa ser corrigido manualmente, e o estrogênio tópico pode ajudar a fortalecer o tecido para minimizar o risco de recorrência. Complicações são raras. Se o tratamento conservador não resolver o prolapso e se os sintomas

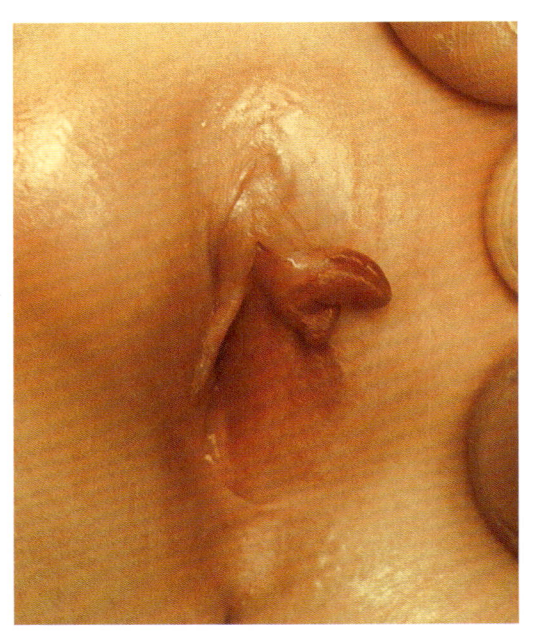

Fig. 14.25. As protrusões uretrais em crianças ocorrem com mais frequência em crianças de origem genética africana.

exigirem, a redução cirúrgica sob anestesia geral é frequentemente útil, e a excisão é curativa (30,31). Se o sangramento vulvar for recorrente, a excisão cirúrgica com reaproximação das bordas da mucosa é curativa.

Hemangiomas Capilares

Os hemangiomas são tumores vasculares benignos e proliferativos que ocorrem na infância. Eles são mais comuns em meninas e em prematuros. A causa dessas lesões é desconhecida. A maioria está ausente no nascimento ou é notada como um leve rubor rosa na pele até 2 a 3 semanas de vida. O crescimento rápido começa então, que normalmente dura aproximadamente 4 meses. Um crescimento mais lento pode continuar até 1 ano de idade e, então, a involução gradual começa. Metade dos hemangiomas desaparece aos 5 anos de idade. A maior parte do restante continua a involuir até os 9 anos de idade.

Embora os locais mais comuns para hemangiomas sejam na face e no couro cabeludo, eles são bastante comuns na genitália, especialmente na vulva **(Figs. 14.26 e 14.27)**. Os hemangiomas estabelecidos são nódulos ou placas vermelhos brilhantes e bem demarcados. Os hemangiomas podem ser superficiais e profundos na pele.

As complicações dos hemangiomas geralmente estão relacionadas com sua localização no corpo e seu tamanho. As ulcerações são uma complicação comum dos hemangiomas genitais, produzindo dor. Os hemangiomas ulcerados são frequentemente muito dolorosos e são facilmente infectados, resultando em cicatrizes residuais com involução. A retenção de fezes e urina pode ocorrer como resposta à dor intensa.

Se um hemangioma genital não obstruir um orifício, a ulceração está ausente, e as lesões são de tamanho razoável, a conduta expectante em vez da terapia ativa é a terapia usual. Os hemangiomas complicados são tratados com propranolol oral, o que leva à involução, evitando as complicações das terapias padrão anteriores de corticosteroides sistêmicos e intralesionais e cirurgia, para incluir o *laser* (32,33). Os efeitos colaterais são incomuns, mas podem ser perigosos e exigir monitoramento inicialmente. Bradicardia, hipotensão e hipoglicemia são as reações adversas mais importantes. Recentemente, o atenolol oral tem sido utilizado com bom benefício e sem efeitos colaterais de bradicardia, hipotensão ou hipoglicemia, e o timolol tópico tem demonstrado benefício e boa tolerabilidade (34,35). O *laser* ainda pode ser empregado em crianças que não apresentam resolução com betabloqueadores (36).

Quando hemangiomas maiores involuem, as alterações permanentes da pele geralmente permanecem. Especialmente no caso de hemangiomas profundos, a pele sobrejacente pode ser atrófica, telangiectásica e redundante, com textura anormal. Tecido fibroso pode-se depositar durante a fase de resolução do hemangioma, de modo que o componente profundo parece regredir incompletamente.

Lesões da Cor de Pele

Verrugas Anogenitais (Verrugas Genitais, Condiloma Acuminado, Verrugas Venéreas, Infecção por Papilomavírus Humano)

As verrugas genitais são infecções relativamente comuns em crianças pequenas. As principais questões são preocupações com relação ao abuso sexual infantil e os meios de gerenciamento menos dolorosos e estressantes. Para a discussão principal sobre a infecção por verruga anogenital, consulte o Capítulo 5.

As verrugas genitais são um problema cada vez mais comum e difícil em bebês e crianças pequenas, provavelmente refletindo o aumento da incidência de infecção por esse vírus na população adulta. Verrugas genitais em bebês e crianças geralmente presentes em local perianal **(Fig. 14.28)**.

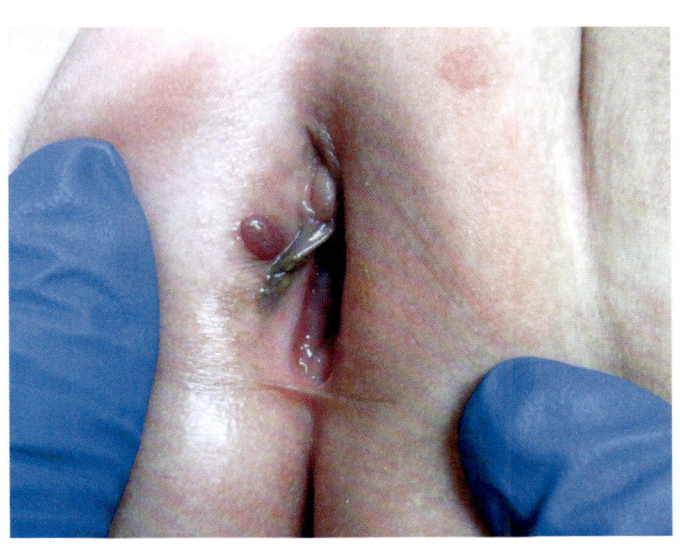

Fig. 14.27 Este pequeno nódulo vermelho brilhante representa um hemangioma que corre risco de desenvolver erosões e dores por atrito, urina e fezes. Cortesia de Catherine Leclair, MD.

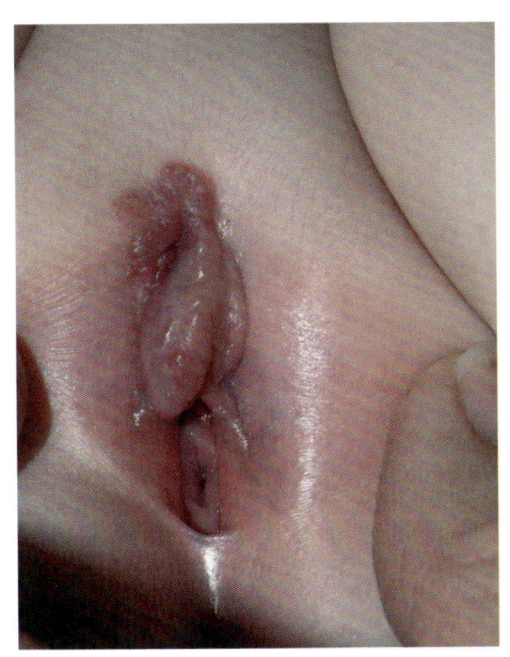

Fig. 14.26 A vulva é um local comum para um hemangioma congênito/capilar. Esta fotografia mostra não apenas a óbvia placa vermelha da superfície, mas também o edema do capuz do clitóris direito por causa de partes mais profundas do hemangioma.

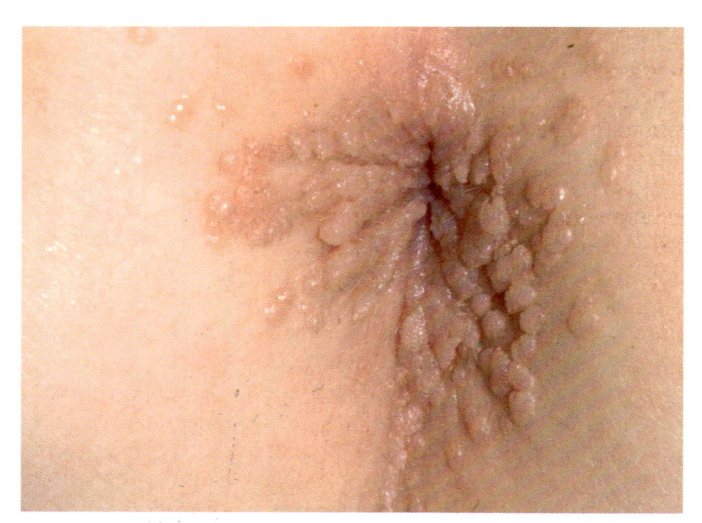

Fig. 14.28 Verrugas anogenitais podem ser da cor da pele ou marrom e são comuns em crianças menores de 2 anos.

Com menos frequência, a vulva e o pênis são afetados. As verrugas se desenvolvem de maneira incomum em outras membranas mucosas, como a cavidade oral, a nasofaringe e a conjuntiva.

Existem vários contextos para adquirir verrugas genitais na infância. Para adolescentes e adultos, a aquisição é quase sempre por contato sexual. Os lactentes jovens frequentemente adquirem o vírus de forma passiva e inocente durante a passagem pelo canal do parto ou mesmo pela contaminação a montante de líquido amniótico em bebês nascidos por cesariana de mães infectadas.

Além disso, a transmissão inocente da mãe ou do cuidador para o filho, tanto dos tipos de verrugas genitais quanto dos vírus comuns de verrugas manuais, pode ocorrer durante a troca de fraldas e o banho de rotina.

Embora as verrugas genitais possam ser adquiridas por contato inocente, a presença de condiloma acuminado em uma criança deve alertar o cuidador sobre a possibilidade de abuso sexual (37–39). Para bebês que desenvolvem lesões aos 3 anos de idade, é altamente provável a aquisição perinatal.

O período de incubação do vírus adquirido perinatalmente não é conhecido, mas pode levar vários anos. A papilomatose da laringe, infecção das vias aéreas pelo HPV adquirida ao nascimento, geralmente não se manifesta até os 2 a 4 anos de idade com estridor, rouquidão e choro fraco.

Uma possibilidade de abuso sexual deve ser considerada em uma criança com mais de 3 anos com novo aparecimento de verrugas anogenitais. O subtipo do HPV não determina o modo de transmissão do vírus e não pode ser usado para determinar o abuso sexual. Qualquer tipo de vírus pode ser transmitido por abuso, contato inocente ou transmissão vertical.

O diagnóstico diferencial de condiloma acuminado inclui condiloma lato, molusco contagioso e acrocórdone. O condiloma lato geralmente mostra topo plano, e outras manifestações de sífilis geralmente estão presentes, especialmente em bebês. Pseudoverrugas, ou granuloma glúteo infantil, também podem-se assemelhar a verrugas. Se houver alguma dúvida, uma biópsia pode confirmar o diagnóstico.

A resolução espontânea das verrugas genitais ocorre em mais da metade das crianças afetadas dentro dos 5 anos de idade (40). O tratamento das verrugas pelas várias modalidades destrutivas geralmente é seguido pela recorrência por muitos anos. A morbidade, de dor causada por defecação e tratamento repetido, é considerável. Recomenda-se um tratamento mais suave e conservador das verrugas na infância. O aspecto mais importante da terapia é a educação dos pais. As dificuldades da terapia, a frequência das recorrências, os modos de transmissão e o fenômeno da latência devem ser discutidos.

Prefiro tratar verrugas genitais em crianças com o método menos doloroso disponível. Uso imiquimode aplicado topicamente durante a noite três vezes por semana, titulando a frequência com o grau de inflamação. Em crianças resistentes, isto pode ser aplicado durante o sono à noite. Caso contrário, o podofilox é outra terapia minimamente invasiva cuja frequência de aplicação pode ser ajustada à gravidade da inflamação. Eu não uso terapias genitais dolorosas sem o uso de anestésicos tópicos. Caso contrário, os mesmos tratamentos podem ser usados para crianças e para adultos.

Molusco Contagioso

O molusco contagioso é uma dermatose infecciosa infantil muito comum causada por um DNA poxvírus e discutida principalmente no Capítulo 5. Crianças em idade pré-escolar e de ensino fundamental são mais frequentemente infectadas. O molusco contagioso é comum e mais grave em crianças e adultos imunocomprometidos. Os moluscos aparecem como pápulas brilhantes em forma de cúpula, cor da pele ou rosa, que geralmente parecem vesiculares, por isso o nome "verruga d'água" **(Figs. 14.29 e 14.30)**. Essas lesões ocorrem quase

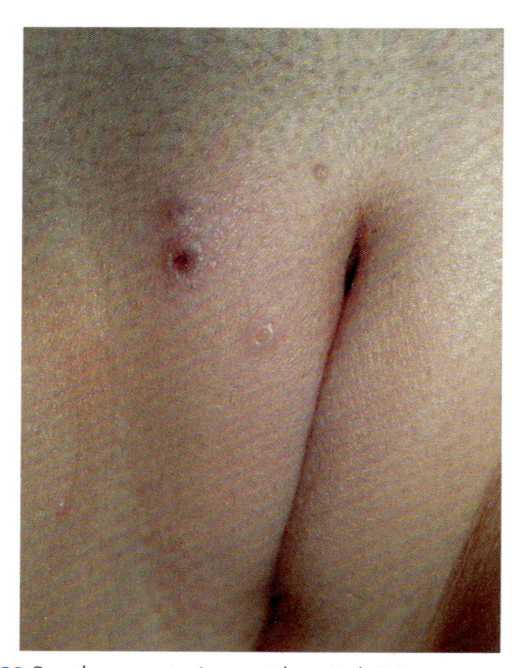

Fig. 14.29 O molusco contagioso geralmente é visto em um cenário de eczema/dermatite atópica, e esta menina apresenta dermatite pelo molusco, com inflamação e descamação em torno de uma de suas lesões. Às vezes, isto pressupõe uma resposta imune ao vírus e a resolução de lesões.

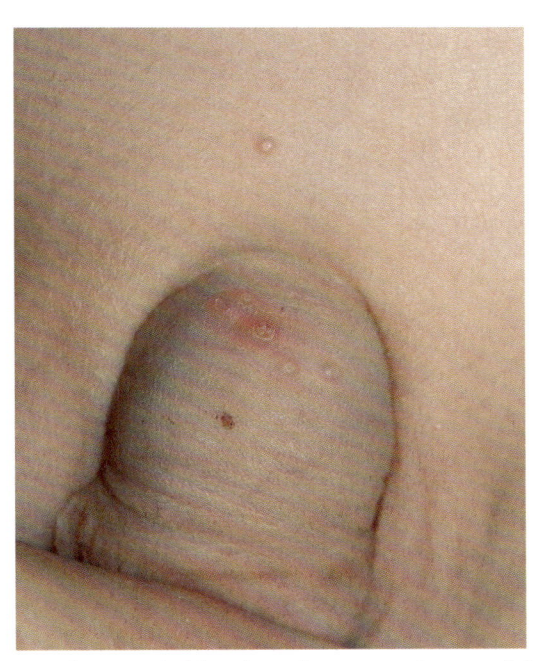

Fig. 14.30 Embora este bebê tenha molusco contagioso no pênis, isto não sugere abuso sexual.

exclusivamente em um cenário de dermatite atópica, que pode ser sutil. A área genital é um local comum de acometimento, mas isto não é sugestivo de transmissão sexual em crianças pré-púberes.

As lesões raramente duram mais de 2 anos em crianças saudáveis. Portanto, evitar cicatrizes ou procedimentos muito dolorosos, bem como a educação dos pais são os aspectos mais importantes da terapia. Muitos pais insistem na terapia, mesmo após aprenderem a resolução espontânea previsível. Às vezes, os prestadores de cuidados infantis requerem a terapia de lesões expostas por causa da natureza infecciosa do molusco contagioso.

Como o molusco contagioso regride espontaneamente, existem várias terapias que tratam o molusco. Portanto, tratamentos agressivos, muito dolorosos, com cicatrizes potenciais para essa condição benigna, não devem ser usados em crianças, principalmente na área genital. Embora a crioterapia e a curetagem sejam rápidas e eficazes, essas são modalidades dolorosas e assustadoras para as crianças. O tratamento não cirúrgico é o preferido, mas não existem terapias médicas aprovadas pela Food and Drug Administration dos EUA.

A cantaridina é uma medicação eficaz que é aplicada de modo indolor na superfície para criar uma bolha superficial naquela noite ou na manhã seguinte (41). Uma pequena quantidade de medicação deve ser aplicada a uma única lesão de teste na pele genital infantil, para avaliar o vigor da reação antes que números maiores sejam tratados; então, a quantidade aplicada pode ser aumentada ou diminuída, conforme necessário para produzir pequenas bolhas.

Deve-se tomar cuidado para remover a cantaridina se ocorrer dor ou queimação mais tarde, ou dentro de 4 horas após a aplicação, para evitar bolhas grandes. A vantagem é que o medicamento seja aplicado no consultório, geralmente exigindo apenas dois ou três tratamentos, com uma a duas semanas de intervalo. Este medicamento não está comercialmente disponível nos Estados Unidos no momento, mas há rumores de disponibilidade no futuro. Sua extrema utilidade para algumas lesões de pele torna a composição do medicamento por um farmacêutico para uso em consultório muito razoável para qualquer clínico que cuida de crianças ou trata molusco contagioso, e todas as farmácias de manipulação têm essa receita da cantaridina a 0,7% em colódio.

Uma terapia razoável adicional é o imiquimode 5% creme aplicado durante a noite duas ou três vezes por semana em casa e titulado para evitar uma irritação inaceitável, assim como o hidróxido de potássio a 5% ou 10% aplicado duas vezes ao dia ou três vezes por semana (42). Atualmente, hidróxido de potássio a 5% está disponível comercialmente no Reino Unido para molusco contagioso (43). Estudos abertos com cimetidina oral sugeriram que esse agente pode ser eficaz.

Lesões Brancas

Líquen Escleroso

O líquen escleroso é discutido principalmente no Capítulo 8. Essa doença genital da pele, caracterizada por uma pele branca, enrugada, frágil e pruriginosa, é encontrada com mais frequência em mulheres na pós-menopausa, mas ocorre com regularidade também em meninas pré-púbere e menos frequentemente em meninos.

O líquen escleroso da infância geralmente começa antes dos 7 anos de idade. Geralmente, o líquen escleroso afeta apenas os genitais, mas as lesões extragenitais às vezes se desenvolvem em ambos os sexos. Às vezes, erros de diagnóstico, como abuso sexual, ocorrem por causa da fragilidade local e púrpura que ocorrem com atividades normais (44). Embora muitas crianças com líquen escleroso não apresentem sintomas, outras apresentam coceira ou irritação. Constipação grave foi relatada em 67% das meninas com líquen escleroso, que sofrem regularmente acometimento perianal, que produz cisão e dor com defecação, o que pode resultar na retenção de fezes (45).

Uma revisão das minhas meninas pré-púberes com líquen escleroso não confirmou isso como uma ocorrência comum. A constipação não ocorre em meninos como resultado do líquen escleroso perianal, pois eles quase nunca experimentam envolvimento perianal.

O líquen escleroso apresenta-se classicamente na área anogenital em meninas jovens como placas brancas nitidamente demarcadas de pele enrugada ou peles lisa e cerosa. O eritema subjacente também é comum. O líquen escleroso pode ser difícil de diagnosticar em meninas de pele muito clara que já apresentam pele clara, fina e lisa em comparação a adultos. O contorno da placa, que abrange a vulva e a pele perianal conectada por uma área mais estreita de envolvimento no corpo perineal, é frequentemente descrito como uma configuração de ampulheta ou figura em oito, em torno da pele da vulva e perianal. A atrofia da pele, manifestada por uma textura brilhante ou rugosa, é típica. Hemorragia, erosões e fissuras ocorrem como resultado da fragilidade onde arranhões a podem ferir e rasgar **(Figs. 14.31 a 14.34)**. À medida que a doença progride, ocorrem cicatrizes, incluindo fimose do clitóris quando a capa

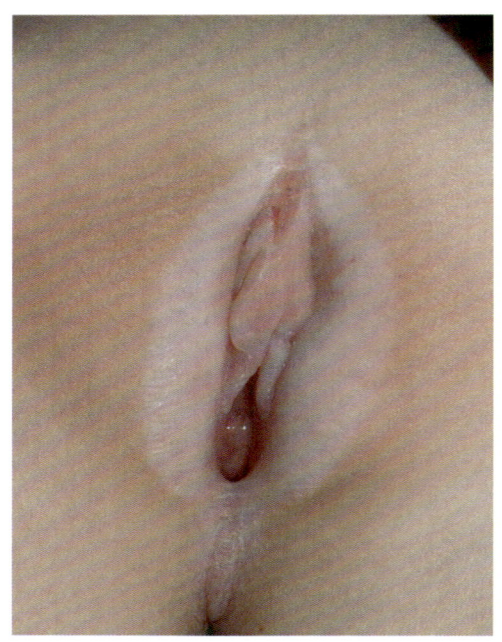

Fig. 14.31 O líquen escleroso é muito mais comum em meninas do que meninos e manifesta-se classicamente por placas brancas com a pele enrugada.

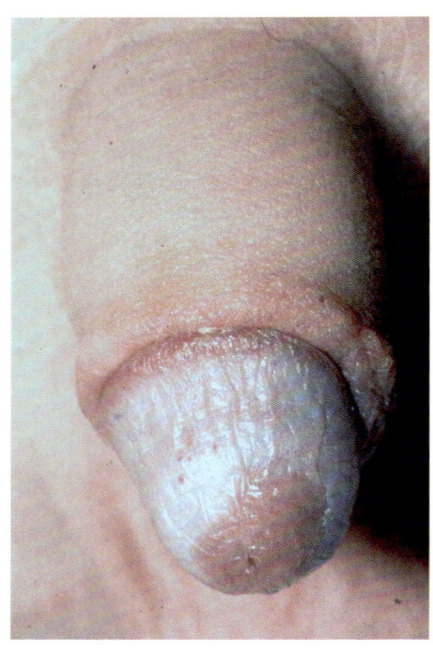

Fig. 14.33 O líquen escleroso é uma das causas mais comuns de fimose em meninos. O líquen escleroso não era suspeito nesta criança antes de sua cirurgia.

do clitóris cicatriza sobre o clitóris e reabsorção dos pequenos lábios **(Fig. 14.35)**. No entanto, as meninas pré-púberes normalmente têm apenas pequenos lábios vestigiais, e pelo menos uma pequena aglutinação da linha média do capuz do clitóris é comum, de modo que as cicatrizes causadas por doenças são difíceis de detectar. A superinfecção bacteriana é especialmente comum em meninas e é responsável por algumas das irritações associadas. Corrimento vaginal por vaginite bacteriana secundária pode estar presente.

O líquen escleroso genital geralmente afeta apenas a glande do pênis e o prepúcio dos meninos, e não envolve a pele perianal. Esta doença é uma causa proeminente de fimose em meninos, sendo responsável por cerca de 40% da fimose que requer circuncisão (46).

Quando as características clínicas não são diagnósticas, às vezes é útil uma biópsia da pele. Infelizmente, quando as características clínicas estão incompletas, as características histológicas podem não ser diagnósticas. Às vezes, o diagnóstico não pode ser feito, e a criança deve ser tratada empiricamente com acompanhamento próximo.

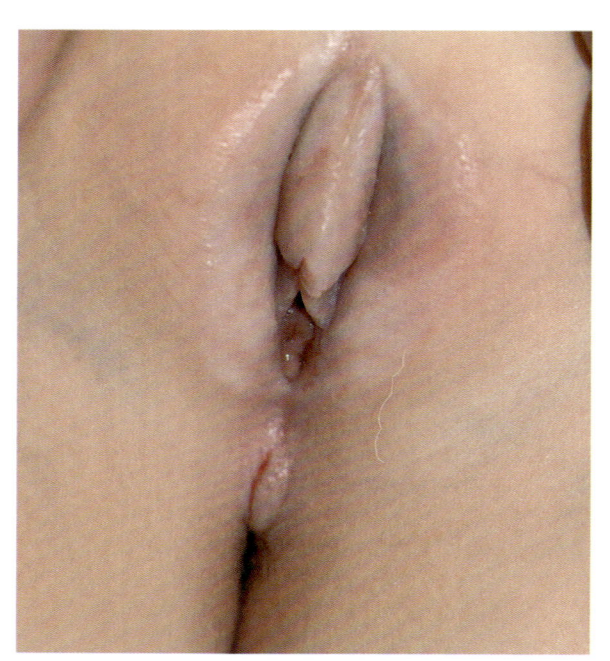

Fig. 14.32. Às vezes, a mudança de textura é a de uma pele estranhamente lisa, em vez de enrugada. O edema do clitóris é uma forte indicação do líquen escleroso, assim como a protrusão e a fissura piramidal rosa.

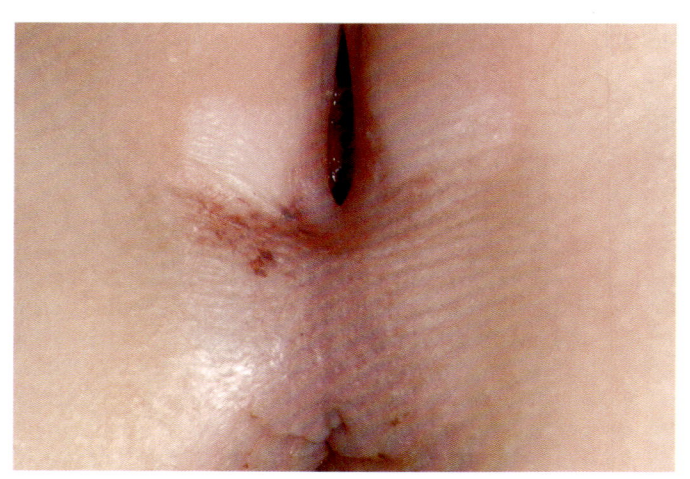

Fig. 14.34 Às vezes, a púrpura comum em um cenário de líquen escleroso sugere abuso sexual. O diagnóstico subjacente do líquen escleroso não impede, é claro, um evento adicional de trauma sexual.

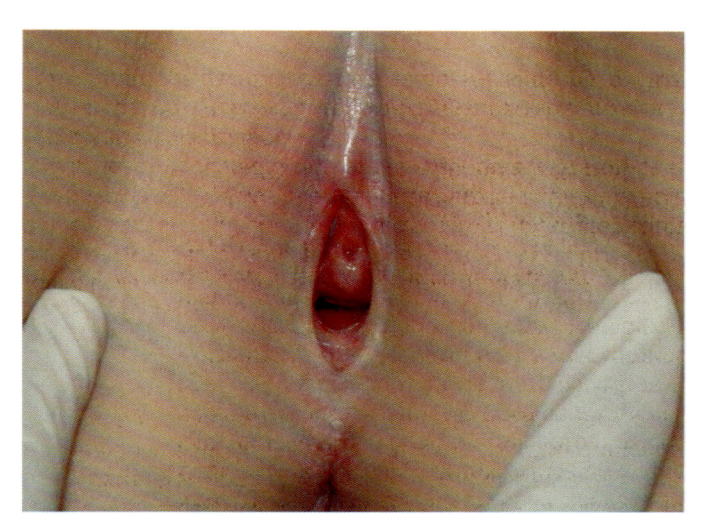

Fig. 14.35 Parcialmente tratada, esta criança tem menos alterações de textura, a cor está voltando ao normal e o edema do capuz do clitóris foi resolvido. No entanto, ela fica com cicatrizes do capuz do clitóris sobre o clitóris, para que o capuz não possa ser retraído. Com controle perfeito de seu líquen escleroso, ela pode sofrer reversão dessa fimose clitoriana após puberdade.

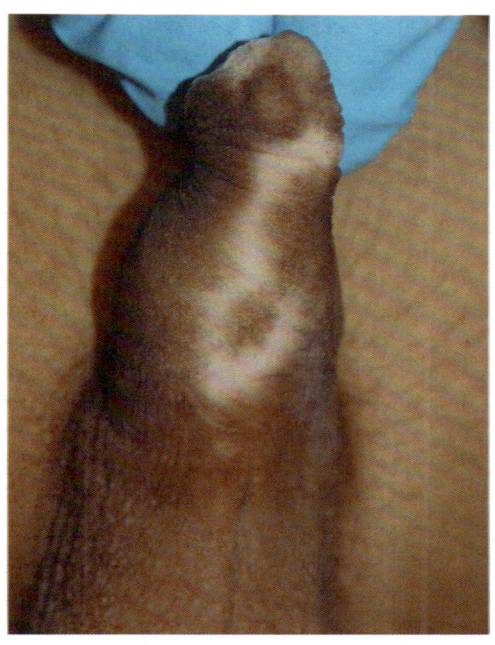

Fig. 14.36 Embora o vitiligo possa imitar o líquen escleroso, o vitiligo não mostra alteração na textura da dobra ou suavidade anormal da pele, e a cor é branca como leite, e não apenas mais clara que a pele circundante.

O diagnóstico diferencial na área genital inclui dermatite por irritante com perda de pigmentação pós-inflamatória, infestação de vermes e abuso sexual. A liquenificação do líquen simples crônico pode, às vezes, parecer branca. O vitiligo pode produzir clareamento semelhante, mas carece da atrofia e hemorragia observadas no líquen escleroso. Lesões extragenitais podem ser confundidas com vitiligo, morfeia ou líquen plano.

O tratamento do líquen escleroso infantil é o mesmo que para os adultos com líquen escleroso. A circuncisão é o tratamento de escolha para meninos com líquen escleroso, mas isto nem sempre é curativo, e a estenose do meato ocorre em uma minoria significativa de meninos (47).

A terapia concomitante com um corticosteroide ou tacrolimus pode melhorar ainda mais o líquen escleroso e prevenir a estenose do meato (48,49).

O tratamento claramente de escolha em meninas é a aplicação diária de um esteroide tópico ultrapotente (50). Isto geralmente resulta em melhora dramática dos sintomas em poucos dias e eliminação de lesões ao longo de vários dias.

Os vulvologistas há muito tempo observam que a interrupção da medicação resulta regularmente em recorrência e formação de cicatrizes, mas dados recentes confirmam essa observação (51).

A manutenção com um esteroide ultrapotente aplicado uma a três vezes por semana ou o uso regular de um esteroide tópico menos potente é crucial para evitar recorrências e cicatrizes. Não há benefício para a terapia tópica de testosterona, progesterona ou estrogênio nesta doença além dos efeitos lubrificantes.

O líquen escleroso vulvar geralmente é superinfectado, e essa superinfecção às vezes é a causa imediata de prurido e dor associada ao líquen escleroso. É necessário um curso de uma semana de um antibiótico antiestilocócico/antiestreptocóccico no início de um corticosteroide tópico em meninas com pele muito inflamada ou exsudativa.

Embora se acredite que o líquen escleroso regrida na puberdade em meninas, dados mais recentes mostram que a persistência é comum, embora os sintomas possam melhorar significativamente (52). Das 21 meninas pós-púberes com líquen escleroso, 16 apresentavam sinais de líquen escleroso persistente, enquanto 5 haviam desaparecido (53). O aparecimento de estrogênio e o espessamento resultante da pele genital podem ser responsáveis por essa melhora sintomática. No entanto, essas pacientes permanecem em risco de cicatrizes e obliteração da arquitetura vulvar, com estenoses de introito e dispareunia. Embora a malignidade como sequela do líquen escleroso seja extremamente rara na infância, as crianças que atingem a idade adulta e apresentam líquen escleroso persistente correm risco de carcinoma espinocelular.

Vitiligo

A doença mais comum confundida com o líquen escleroso é o vitiligo, e ambas as doenças ocorrem com regularidade em crianças. O vitiligo é discutido principalmente no Capítulo 8. Esta doença branca de origem pelo menos parcialmente autoimune, como o líquen escleroso, exibe o fenômeno de Köebner, uma predileção por áreas de irritação e lesões. Portanto, a pele anogenital é proeminentemente envolvida. Curiosamente, o vitiligo e o líquen escleroso ocorrem, às vezes, juntos.

O vitiligo apresenta-se como manchas de pele despigmentada – totalmente branca –, sem alteração superficial da escala, dobras ou espessamento **(Figs. 14.36 e 14.37)**. Não há púrpura, cicatrizes ou fragilidade. O vitiligo é assintomático, a menos que tenha sido precipitado por uma doença de pele, como o eczema. Frequentemente, mas nem sempre, existe a

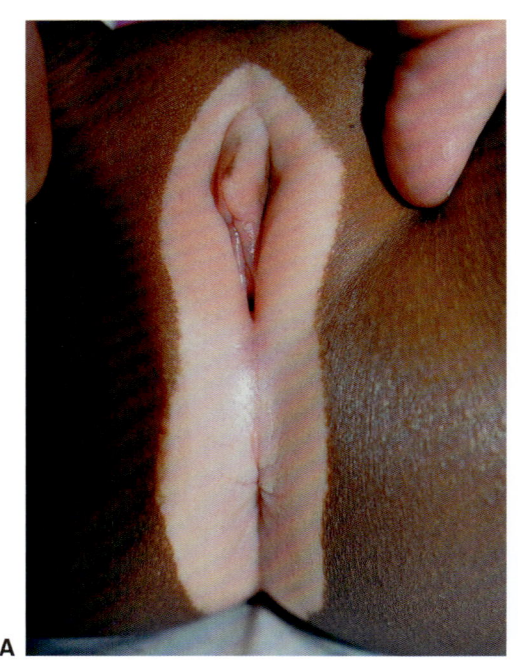

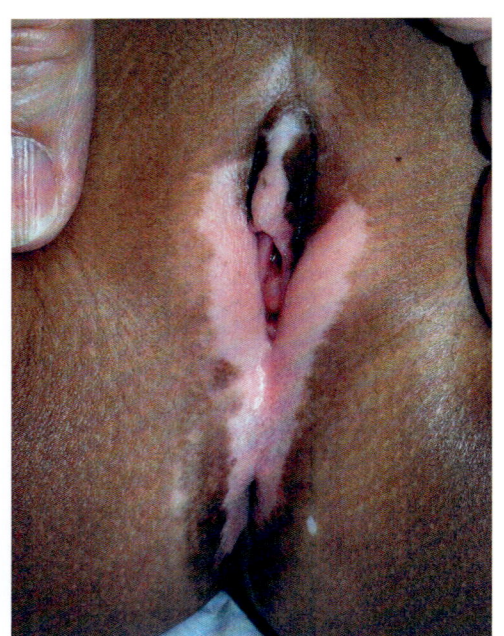

Fig. 14.37 (A) A despigmentação branca brilhante, nitidamente demarcada é típica do vitiligo. **(B)** Oito meses após a terapia, a repigmentação está progredindo bem.

pele despigmentada nas áreas extragenitais. A pele genital das crianças é muito suave em comparação a dos adultos, e o líquen escleroso é geralmente suave em crianças, de modo que o vitiligo pode ser surpreendentemente difícil de diferenciar, às vezes, do líquen escleroso.

As opções de tratamento são poucas. Os corticosteroides tópicos são os mais propensos a repigmentar a pele e os mais econômicos. Preparações superpotentes, como propionato de clobetasol ou propionato de halobetasol, 0,05% de pomadas aplicadas muito moderadamente e administradas no menor tamanho disponível (15 g), são o tratamento de escolha.

Eu geralmente pulso a pele com 6 semanas de uso duas vezes ao dia e 6 semanas de folga, com imagens de linha de base, e o tubo do medicamento deve durar de 6 a 12 meses. Demonstro a quantidade a ser usada, que é um ponto minúsculo, muito, muito menor que o tamanho de uma ervilha. As crianças devem ser vistas antes do próximo ciclo de pulso para garantir benefícios e monitorar os efeitos colaterais.

Os inibidores de calcineurina, tacrolimus 0,03% e pimecrolimus também são utilizados. Embora estes não sejam aprovados pela Food and Drug Administration, há evidências pontuais de benefícios e efeitos colaterais mínimos. A ardência na aplicação observada em outras doenças inflamatórias geralmente está ausente. Estes são utilizados duas vezes ao dia em curso. Outras terapias, como luz ultravioleta e enxertos de pele, não são práticas nesta circunstância.

Diversos

Vaginite Pré-puberal

Embora as fotografias em um atlas não sejam especialmente úteis no entendimento da vaginite em meninas, esta é uma área da doença genital que não deve ser negligenciada. A vagina das meninas pré-púberes é, obviamente, deficiente em estrogênio. Portanto, as causas da vaginite diferem das mulheres na pré-menopausa **(Tabela 14.2)**. Candidíase vaginal e vaginose bacteriana basicamente não ocorrem. Finalmente, os pais e os profissionais geralmente não fazem distinção entre vulvite e vaginite, classificando todas as manchas amarelas na calcinha sob o termo "vulvovaginite". Esta discussão refere-se apenas a causas de inflamação vaginal.

A infecção é geralmente a primeira consideração e a causa mais comum de vaginite aguda. O introito costuma ser muito vermelho e pode ser observado um corrimento amarelo, principalmente na calcinha. As causas infecciosas mais comuns são o estreptococo β-hemolítico do grupo A e os vermes. Outras bactérias podem ser causativas, incluindo *S. aureus* e *Haemophilus influenzae*. Antes da vacinação contra varicela, a varicela era uma causa de vaginite purulenta.

A avaliação inclui um exame da pele perianal em busca de sinais de dermatite bacteriana (estreptocócica) perianal, uma cultura de rotina do introito e um primeiro teste matinal de fita adesiva para vermes. Às vezes, um patógeno bacteriano é identificado na cultura, com melhora na antibioticoterapia oral, mas com recorrência imediata. Essas meninas podem ter um corpo estranho agindo como fonte de infecção.

As doenças sexualmente transmissíveis podem ocorrer, de modo que as crianças que parecem estar em risco e que não têm outras causas de vaginite devem ser avaliadas quanto à gonorreia e clamídia. Raramente, pode haver secreção aquosa abundante, amarela, por causa da fístula que permite que a urina entre na vagina.

De longe, a causa mais comum de corrimento vaginal e vaginite crônica é um corpo estranho retido. Embora o corpo estranho mais comum seja o papel higiênico que migrou para a vagina, a variedade de corpos estranhos pode ser interessante. Crianças com corrimento vaginal crônico e sem

Tabela 14.2
Causas de corrimento vaginal/vaginite pré-puberal

Infeccioso
  Estreptococo β-hemolítico do grupo A
  Staphylococcus aureus
  Oxiuríase
  Varicela
  Gonorreia
  Clamídia
Não infeccioso
  Corpo estranho
  Fístulas vesicovaginais ou ureterovaginais
Vulvite confundida com vaginite
  Dermatite atópica/líquen simples crônico
  Líquen escleroso

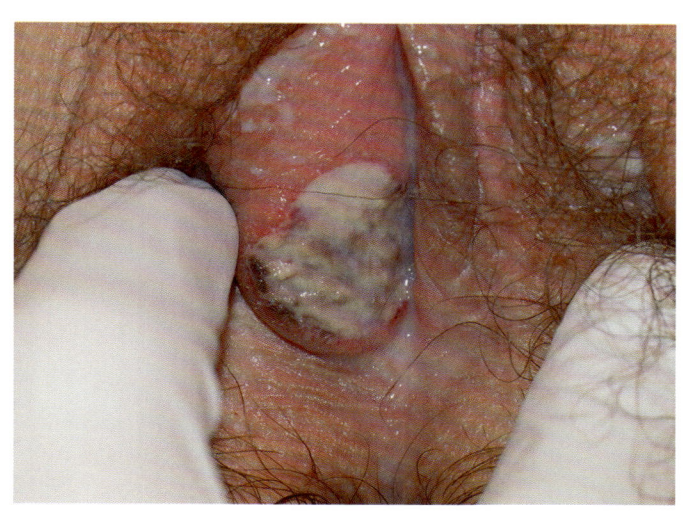

Fig. 14.39 No dia seguinte, a superfície necrótica caiu e deixou uma úlcera com base branca de fibrina.

causa óbvia no exame e na cultura devem ser examinadas sob anestesia geral.

Aftas (*Ulcus Vulvae Acutum*, Úlceras de Lipschütz)

Estas alterações são raramente reconhecidas, mas são comuns, muito dolorosas, úlceras vulvares não sexualmente transmissíveis que ocorrem principalmente na faixa de 11 a 20 anos em meninas. Estes foram discutidos principalmente no Capítulo 11. O início e uma descrição são tão típicos que esse diagnóstico pode ser feito por telefone.

As aftas ocorrem quase exclusivamente nas crianças. Eles costumam se apresentar como uma dor vulvar após um pródromo de garganta e mal-estar, seguido rapidamente por uma escara que se desprende para formar uma ou mais úlceras **(Figs. 14.38 e 14.39)**. A maioria é múltipla, localizada principalmente nas membranas mucosas modificadas, mas a pele queratinizada seca, às vezes, é afetada. Como úlceras são bem demarcadas e "perfuradas", geralmente com uma base branca de coágulo **(Fig. 14.40)**. Ocasionalmente, eritema e edema circundante sugerem celulite associada.

A doença mais frequentemente confundida com uma úlcera aftosa é uma infecção pelo vírus herpes *simplex* (HSV), mas o HSV geralmente começa como vesículas, expandindo-se para erosões superficiais em vez de ulceração.

Em casos pouco claros, estudos moleculares para descartar HSV são indicados. Se houver preocupação com o abuso sexual infantil, a menina deve ser encaminhada. Caso contrário, esse quadro de ulceração vulvar após uma síndrome viral clássica para aftas e diagnóstico presuntivo, não requer biópsia ou outros estudos dolorosos e assustadores.

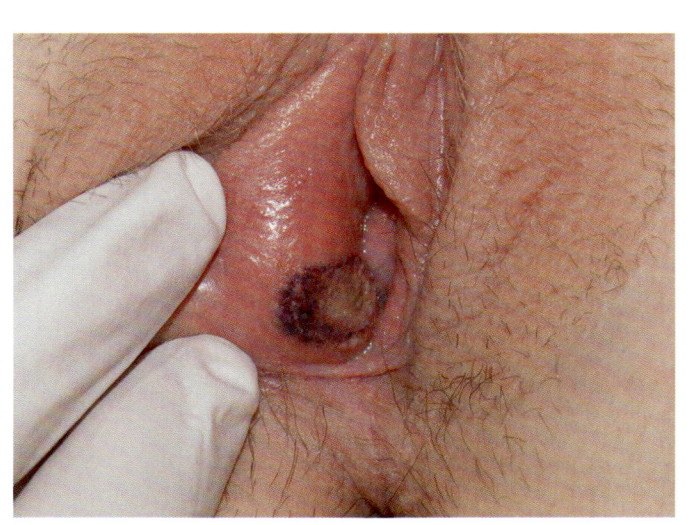

Fig. 14.38 O aparecimento inicial de uma úlcera aftosa vulvar é uma mancha necrótica púrpura, mas esta é de curta duração o que impede a maioria dos clínicos de ver esse estágio.

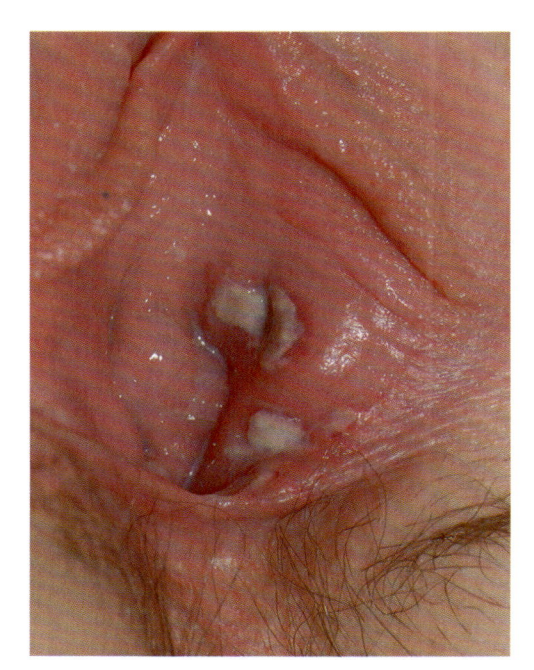

Fig. 14.40 Na maioria das vezes, estas úlceras são múltiplas, com bordas em saca-bocado.

O tratamento consiste em prednisona, na dose de 1 mg/kg pela manhã, até 40 mg/dia ou 60 mg para adolescentes com excesso de peso. Este medicamento continua até que diminua, geralmente 4 ou 5 dias. Um banho frio na banheira, barreiras como vaselina e narcóticos orais podem melhorar o desconforto enquanto a pele começa a curar. Algumas meninas experimentam disúria grave; urinar em uma banheira de água morna ou utilizar cremes de barreira pesados pode diminuir esse desconforto.

Geralmente, este é um evento único que não significa doença de Behçet ou outras condições subjacentes perigosas. Algumas meninas, no entanto, experimentam recorrências. As recorrências frequentes indicam a necessidade de uma avaliação oftalmológica para sinais de doença inflamatória ocular e uma revisão dos sistemas para sinais de artrite inflamatória, doença neurológica ou doença intestinal.

As aftas vulvares recorrentes frequentemente podem ser suprimidas com dapsona oral 25 a 100 mg ao dia. Às vezes, a colchicina é usada, mas a diarreia é limitante. Os bloqueadores do fator de necrose tumoral, adalimumabe e etanercepte, são eficazes na supressão de aftas recorrentes.

REFERÊNCIAS

1. Wiesmeier E, Masongsong EV, Wiley DJ. The prevalence of examiner-diagnosed clitoral hood adhesions in a population of college-aged women. J Low Genit Tract Dis. 2008;12:307-310.
2. Yang C, Liu X, Wei GH. Foreskin development in 10 421 Chinese boys aged 0–18 years. World J Pediatr. 2009;5:312-315.
3. Jaresová V, Hrochová V, Sottner O, et al. [Synechia vulvae infantum—incidence on Department of Obstetrics/Gynaecology, Teaching Hospital Na Bulovce, the First Medical Faculty of Charles University in Prague, Czech Republic from 2001 through 2005]. Ceska Gynekol. 2007;72:131-135.
4. Melek E, Kılıçbay F, Sarıkaş NG, et al. Labial adhesion and urinary tract problems: the importance of genital examination. J Pediatr Urol. 2016;12:111.
5. Cağlar MK. Serum estradiol levels in infants with and without labial adhesions: the role of estrogen in the etiology and treatment. Pediatr Dermatol. 2007;24:373-375.
6. Ertürk N. Comparison of estrogen and betamethasone in the topical treatment of labial adhesions in prepubertal girls. Turk J Med Sci. 2014;44:1103-1107.
7. Mayoglou L, Dulabon L, Martin-Alguacil N, et al. Success of treatment modalities for labial fusion: a retrospective evaluation of topical and surgical treatments. J Pediatr Adolesc Gynecol. 2009;22:247-250.
8. Granada C, Sokkary N, Sangi-Haghpeykar H, et al. Labial adhesions and outcomes of office management. J Pediatr Adolesc Gynecol. 2015;28:109-113.
9. Acker A, Jamieson MA. Use of intranasal midazolam for manual separation of labial adhesions in the office. J Pediatr Adolesc Gynecol. 2013;26:196-198.
10. Haddock ES, Calame A, Shimizu C, et al. Psoriasiform eruptions during Kawasaki disease (KD): a distinct phenotype. J Am Acad Dermatol. 2016;75(1):69-76.e2. doi: 10.1016/j.jaad.2016.02.1146.
11. Xhauflaire-Uhoda E, Henry F, Piérard-Franchimont C, et al. Electrometric assessment of the effect of a zinc oxide paste in diaper dermatitis. Int J Cosmet Sci. 2009;31:369-374.
12. Yu J, Treat J, Chaney K, et al. Potential allergens in disposable diaper wipes, topical diaper preparations, and disposable diapers: under-recognized etiology of pediatric perineal dermatitis. Dermatitis. 2016;27:110-118.
13. Semiz S, Balci YI, Ergin S, et al. Two cases of Cushing's syndrome due to overuse of topical steroid in the diaper area. Pediatr Dermatol. 2008;25:544-547.
14. Heath C, Desai N, Silverberg NB. Recent microbiological shifts in perianal bacterial dermatitis: *Staphylococcus aureus* predominance. Pediatr Dermatol. 2009;26:696-700.
15. Meury SN, Erb T, Schaad UB, et al. Randomized, comparative efficacy trial of oral penicillin versus cefuroxime for perianal streptococcal dermatitis in children. J Pediatr. 2008;153:799-802.
16. Olson D, Edmonson MB. Outcomes in children treated for perineal group A beta-hemolytic streptococcal dermatitis. Pediatr Infect Dis J. 2011;30:933-936.
17. Herbst R. Perineal streptococcal dermatitis/disease: recognition and management. Am J Clin Dermatol. 2003;4:555-560.
18. Hamdona SM, Lubbad AM, Al-Hindi AI. Histopathological study of *Enterobius vermicularis* among appendicitis patients in Gaza strip, Palestine. J Parasit Dis. 2016;40(1):176-183. doi:10.1007/s12639-014-0472-0.
19. Lala S, Upadhyay V. *Enterobius vermicularis* and its role in paediatric appendicitis: protection or predisposition? ANZ J Surg. 2016;86(9):717-719. doi: 10.1111/ans.13464.
20. Fleming CA, Kearney DE, Moriarty P, et al. An evaluation of the relationship between *Enterobius vermicularis* infestation and acute appendicitis in a paediatric population—a retrospective cohort study. Int J Surg. 2015;18:154-158. doi: 10.1016/j.ijsu.2015.02.012.
21. Mentessidou A, Theocharides C, Patoulias I, et al. *Enterobius Vermicularis*-associated pelvic inflammatory disease in a child. J Pediatr Adolesc Gynecol. 2016;29:e25-e27.
22. Kambe T, Fukue K, Ishida R, et al. Overview of inherited zinc deficiency in infants and children. J Nutr Sci Vitaminol (Tokyo). 2015;61(suppl):S44-S46.
23. Lau SK, Chu PG, Weiss LM. Immunohistochemical expression of Langerin in Langerhans cell histiocytosis and non-Langerhans cell histiocytic disorders. Am J Surg Pathol. 2008;324:615-619.
24. Park JH, Kim CW, Kim SS. The diagnostic accuracy of dermoscopy for scabies. Ann Dermatol. 2012;24:194-199.
25. Suh KS, Han SH, Lee KH, et al. Mites and burrows are frequently found in nodular scabies by dermoscopy and histopathology. J Am Acad Dermatol. 2014;71:1022-1023.
26. Abdel-Raheem TA, Méabed EM, Nasef GA, et al. Efficacy, acceptability and cost effectiveness of four therapeutic agents for treatment of scabies. J Dermatolog Treat. 2016;27(5):473-479.
27. Al-Faraidy NA, Al-Natour SH. A forgotten complication of diaper dermatitis: Granuloma gluteale infantum. J Family Community Med. 2010;17:107-109.
28. Zavras N, Christianakis E, Tsamoudaki S, et al. Infantile perianal pyramidal protrusion: a report of 8 new cases and a review of the literature. Case Rep Dermatol. 2012;4:202-206.
29. Ferrari B, Taliercio V, Luna P, et al. Infantile perianal protrusion. Dermatol Online J. 2014;21(3). pii: 13030/qt7sd9w7sv.
30. Holbrook C, Misra D. Surgical management of urethral prolapse in girls: 13 years' experience. BJU Int. 2012;110:132-134.
31. Ballouhey Q, Galinier P, Gryn A, et al. Benefits of primary surgical resection for symptomatic urethral prolapse in children. J Pediatr Urol. 2014;10(1):94-97.
32. MacIsaac ZM, Nayar HS, Gehris R, et al. Treatment for infantile hemangiomas: selection criteria, safety, and outcomes using oral propranolol during the early phase of propranolol use for hemangiomas. J Craniofac Surg. 2016;27:159-162.
33. Raphael MF, Breur JM, Vlasveld FA, et al. Treatment of infantile hemangiomas: therapeutic options in regard to side effects and

adverse events—a review of the literature. Expert Opin Drug Saf. 2016;15:199-214.
34. Ji Y, Wang Q, Chen S, et al. Oral atenolol therapy for proliferating infantile hemangioma: a prospective study. Medicine (Baltimore). 2016;95:e3908
35. Frommelt P, Juern A, Siegel D, et al. Adverse events in young and preterm infants receiving topical timolol for infantile hemangioma. Pediatr Dermatol. 2016;33(4):405–414. doi:10.1111/pde.12869.
36. Chinnadurai S, Sathe NA, Surawicz T. Laser treatment of infantile hemangioma: a systematic review. Lasers Surg Med. 2016;48:221-233.
37. Bussen S, Sütterlin M, Schmidt U, et al. Anogenital warts in childhood—always a marker for sexual abuse? Geburtshilfe Frauenheilkd. 2012;72:43-48.
38. Stefanaki C, Barkas G, Valari M, et al. Condylomata acuminata in children. Pediatr Infect Dis J. 2012;31:422–424.
39. Unger ER, Fajman NN, Maloney EM, et al. Anogenital human papillomavirus in sexually abused and nonabused children: a multicenter study. Pediatrics. 2011;128:e658-e665.
40. Allen AL, Siegfried EC. The natural history of condyloma in children. J Am Acad Dermatol. 1998;39:951-955.
41. Moye VA, Cathcart S, Morrell DS. Safety of cantharidin: a retrospective review of cantharidin treatment in 405 children with molluscum contagiosum. Pediatr Dermatol. 2014;31:450-454.
42. Seo SH, Chin HW, Jeong DW, et al. An open, randomized, comparative clinical and histological study of imiquimod 5% cream versus 10% potassium hydroxide solution in the treatment of molluscum contagiosum. Ann Dermatol. 2010;22:156-162.
43. Potassium hydroxide 5% for the treatment of molluscum contagiosum. Drug Ther Bull. 2014;52:118-120.
44. Delmarre E, Delteil C, Mallet S, et al. [Vulvar lichen sclerosus in children misdiagnosed as sexual abuse]. Arch Pediatr. 2015;22:383-386.
45. Maronn ML, Esterly NB. Constipation as a feature of anogenital lichen sclerosus in children. *Pediatrics.* 2005;115:e230-e232.
46. Kiss A, Király L, Kutasy B, et al. High incidence of balanitis xerotica obliterans in boys with phimosis: prospective 10-year study. Pediatr Dermatol. 2005;22:305-308.
47. Celis S, Reed F, Murphy F, et al. Balanitis xerotica obliterans in children and adolescents: a literature review and clinical series. J Pediatr Urol. 2014;10:34-39.
48. Homer L, Buchanan KJ, Nasr B, et al. Meatal stenosis in boys following circumcision for lichen sclerosus (balanitis xerotica obliterans). J Urol. 2014;192:1784-1788.
49. Ebert AK, Rösch WH, Vogt T. Safety and tolerability of adjuvante topical tacrolimus treatment in boys with lichen sclerosus: a prospective phase 2 study. Eur Urol. 2008;54:932-937.
50. Casey GA, Cooper SM, Powell JJ. Treatment of vulvar lichen sclerosus with topical corticosteroids in children: a study of 72 children. Clin Exp Dermatol. 2015;40:289-292.
51. Ellis E, Fischer G. Prepubertal-onset vulvar lichen sclerosus: the importance of maintenance therapy in long-term outcomes. Pediatr Dermatol. 2015;32:461-467.
52. Smith SD, Fischer G. Childhood onset vulvar lichen sclerosus does not resolve at puberty: a prospective case series. Pediatr Dermatol. 2009;26:725-729.
53. Powell J, Wojnarowska F. Childhood vulvar lichen sclerosus. The course after puberty. *J Reprod Med.* 2002;47:706-709.

LEITURAS SUGERIDAS

Bandow GD. Diagnosis and management of vulvar ulcers. Dermatol Clin. 2010;28:753-763.
Casey GA, Cooper SM, Powell JJ. Treatment of vulvar lichen sclerosus with topical corticosteroids in children: a study of 72 children. Clin Exp Dermatol. 2015;40:289-292.
Celis S, Reed F, Murphy F, et al. Balanitis xerotica obliterans in children and adolescents: a literature review and clinical series. J Pediatr Urol. 2014;10:34-39.
Ellis E, Fischer G. Prepubertal-onset vulvar lichen sclerosus: the importance of maintenance therapy in long-term outcomes. Pediatr Dermatol. 2015;32:461-467.
Ersoy-Evans S, Akıncı H, Doğan S, et al. Diaper dermatitis: a review of 63 children. Pediatr Dermatol. 2016;33:332-336.
Ertürk N. Comparison of estrogen and betamethasone in the topical treatment of labial adhesions in prepubertal girls. Turk J Med Sci. 2014;44:1103-1107.
Garden AS. Vulvovaginitis and other common childhood gynaecological conditions. Arch Dis Child Educ Pract Ed. 2011;96:73-78.
MacIsaac ZM, Nayar HS, Gehris R, et al. Treatment for infantile hemangiomas: selection criteria, safety, and outcomes using oral propranolol during the early phase of propranolol use for hemangiomas. J Craniofac Surg. 2016;27:159-162.
McGreal S, Wood P. Recurrent vaginal discharge in children. J Pediatr Adolesc Gynecol. 2013;26:205-208.
Ravanfar P, Wallace JS, Pace NC. Diaper dermatitis: a review and update. Curr Opin Pediatr. 2012;24:472-479.
Rush J, Dinulos JG. Childhood skin and soft tissue infections: new discoveries and guidelines regarding the management of bacterial soft tissue infections, molluscum contagiosum, and warts. Curr Opin Pediatr. 2016;28:250-257.
Rome ES. Vulvovaginitis and other common vulvar disorders in children. Endocr Dev. 2012;22:72-83.
Rosman IS, Berk DR, Bayliss SJ, et al. Acute genital ulcers in nonsexually active young girls: case series, review of the literature, and evaluation and management recommendations. Pediatr Dermatol. 2012;29:147-153.
Stefanaki C, Barkas G, Valari M, et al. Condylomata acuminata in children. Pediatr Infect Dis J. 2012;31:422-424.
Wampler SM, Llanes M. Common scrotal and testicular problems. Prim Care. 2010;37:613-626.

15
Vaginite e Balanite

LIBBY EDWARDS

Vaginite e balanite são descritores e não diagnósticos. Estas são condições que se referem à inflamação de qualquer causa da vagina e da glande do pênis. Às vezes, até condições não inflamatórias, como vaginose e neoplasia, como balanite pseudoepiteliomatosa, micácea e balanite queratótica, são agrupadas nessas categorias. Como a vaginite e a balanite se referem à localização e não à etiologia, há considerável sobreposição com outras condições. Por exemplo, o líquen plano (LP) causa vaginite e balanite, mas como o LP geralmente afeta outras superfícies da pele, essa doença é discutida principalmente em outras seções deste livro.

Vaginite

A vaginite geralmente causa sintomas por vários meios. Muitas vezes, as mulheres são incomodadas por uma descarga abundante ou odor. Frequentemente, uma dermatite de contato por irritante do fluido vaginal na vulva ou extensão da infecção na vulva produz prurido ou impureza no vestíbulo (Fig. 15.1). Raramente, dermatoses erosivas resultam em sinéquias, estreitamento ou até completa fusão das paredes vaginais.

A vaginite é classificada em uma das duas categorias sobrepostas: vaginite verdadeira ou vaginose. A vaginite é caracterizada por sinais de inflamação, como secreções vaginais amarelas e vermelhidão da vagina e do vestíbulo. A vaginose é caracterizada por anormalidades não acompanhadas por eritema ou um corrimento vaginal purulento. O exemplo prototípico é a vaginose bacteriana, em que os sinais e sintomas de inflamação estão notavelmente ausentes. Embora a *Candida albicans* seja a causa mais comum de vaginite, essa infecção às vezes não é acompanhada por eritema visível ou aumento do número de glóbulos brancos no local úmido. Além disso, pacientes com vaginose citolítica e vaginose por *Lactobacillus* relatam caracteristicamente sintomas de inflamação, principalmente prurido.

Antes que a vagina e as secreções vaginais possam ser avaliadas, o examinador deve estar ciente do aparecimento de epitélio vaginal normal e secreções vaginais normais (consulte o Capítulo 4). A vagina pré-menopáusica normal, ou pós-menarca, é rosa e úmida, com pregas proeminentes ou rugas. As meninas pré-púberes e as mulheres na pós-menopausa exibem epitélio vaginal liso e pálido com a perda dessas rugas.

A montagem citológica do esfregaço vaginal normal em uma vagina bem estrogenizada mostra células epiteliais maduras, grandes, planas e dobradas, destacadas da superfície do epitélio (Fig. 15.2). Os *lactobacilos* estão presentes, fornecendo um pH ácido menor que 5. Embora os glóbulos brancos estejam regularmente presentes, eles não devem estar em número de mais de um para cada célula epitelial.

Doença Vaginal Infecciosa

Tanto os pacientes quanto os profissionais geralmente assumem que o termo *vaginite* se refere a uma infecção vaginal. De fato, muitos clínicos simplificam demais e esperam que todos os sintomas vulvovaginais, principalmente quando acompanhados de secreções anormais, sejam causados por leveduras ou vaginose bacteriana. Certamente, essas são as formas mais comuns, marcantes ou facilmente diagnosticáveis de vaginite, mas outros processos menos bem descritos também ocorrem.

Vaginite por Candida

A vulvovaginite por *Candida* (VVC), particularmente a produzida por *Candida albicans*, é extremamente comum. A VVC também geralmente leva a culpa inicial por qualquer prurido ou queimação vulvovaginal, independentemente de a levedura ser ou não identificada em esfregaços ou culturas microscópicas. O Center for Disease Control relata que pelo menos 75% das mulheres experimentam pelo menos um episódio de candidíase durante a vida, com 40 a 45% tendo episódios adicionais (1). A verdadeira prevalência é desconhecida, uma vez que os estudos se basearam no autorrelato, uma medida notoriamente não confiável que superestima a frequência (2). A grande maioria dos pacientes encaminhados a esse autor chega com o diagnóstico de candidíase frequente, mas raramente é essa a causa dos sintomas crônicos dos pacientes.

Apresentação Clínica

A infecção por *C. albicans* e *C. tropicalis* geralmente apresenta prurido, queimação e disúria vulvar também. Embora a vaginite por *C. albicans* classicamente seja acompanhada por uma secreção branca, aglomerada, semelhante a um queijo *cottage*, que geralmente não é particularmente abundante, as secreções vaginais geralmente parecem normais clinicamente. O eritema vestibular é comum, e alguns pacientes desenvolvem eritema, fissuras nas dobras cutâneas e escamas mais extensas, além de pústulas, erosões ou colaretes periféricos em distribuição satélite (Fig. 15.3). A VVC ocorre ou se agrava de forma clássica durante a menstruação e após a atividade sexual. Raramente, o edema imediato e notável ocorre nas relações sexuais.

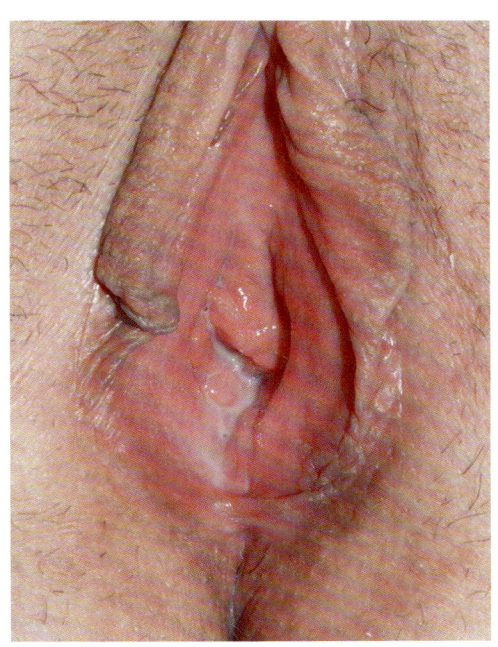

Fig. 15.1. A vaginite geralmente causa sintomas de irritação, sensibilidade e prurido, desde a extensão da infecção à vulva ou por causa da dermatite de contato com o fluido vaginal irritante. Isto se manifesta por eritema inespecífico e, às vezes, edema das membranas mucosas modificadas.

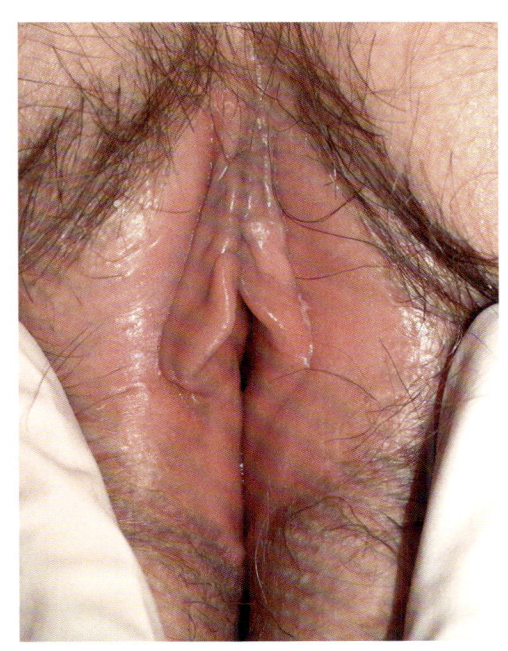

Fig. 15.3. A candidíase vaginal às vezes se estende até a vulva, onde classicamente mostra eritema, fissuras e edema dos pequenos lábios e do capuz do clitóris.

A vaginite produzida por leveduras não *albicans*, incluindo *C. glabrata, C. parapsilosis, C. krusei* e *Saccharomyces cerevisiae*, constitui cerca de 15% de todas as infecções por leveduras (3). Estas são esmagadoramente assintomáticas. Quando culturas vaginais foram realizadas em 223 mulheres sintomáticas e assintomáticas, 17% das culturas positivas para leveduras em mulheres assintomáticas apresentaram *C. glabrata*, enquanto 4% das culturas em mulheres sintomáticas apresentaram *C. glabrata* (4). Quando os sintomas ocorrem, as mulheres geralmente relatam irritação e queimação mais do que coceira. As secreções vaginais são clinicamente normais, e eritema, fissuras e pústulas satélites geralmente estão ausentes.

VVC complicada é definida como infecção grave por *Candida* não *albicans* ou VVC recorrente. Quatro ou mais episódios de infecções por *Candida* documentadas identificam VVC recorrente.

Diagnóstico

O diagnóstico de uma infecção por *C. albicans* requer identificação do organismo em um exame microscópico da secreção vaginal. O diagnóstico não pode ser feito apenas pela história e, às vezes, o eritema, as fissuras e as pústulas ou colarinhas de satélite podem ser causados por outras condições, como a psoríase invertida. O organismo pode ser identificado em um esfregaço microscópico, onde uma gota de fluido vaginal é colocada na lâmina do microscópio, e uma gota de KOH é adicionada para dissolver as células da pele, deixando as hifas e pseudo-hifas. No entanto, a facilidade desse exame geralmente é subestimada pelo não dermatologista; quando o índice de suspeita é alto, mas um esfregaço é negativo, ou um esfregaço é positivo, mas o paciente não melhora conforme o esperado, uma cultura vaginal ou estudos moleculares devem ser realizados.

A identificação de *Candida* não *albicans* no esfregaço microscópico é muito mais difícil para o observador. Somente *C. albicans* e *C. tropicalis* exibem hifas, pseudo-hifas e leveduras que normalmente são vistas com a objetiva 10× **(Fig. 15.4)**. As infecções por *Candida* não *albicans* revelam apenas leveduras pequenas e brotos que podem ser mais bem vistas com a objetiva 40× **(Fig. 15.5)**. No entanto, uma infecção por *Candida* não *albicans* geralmente exibe várias leveduras que brotam,

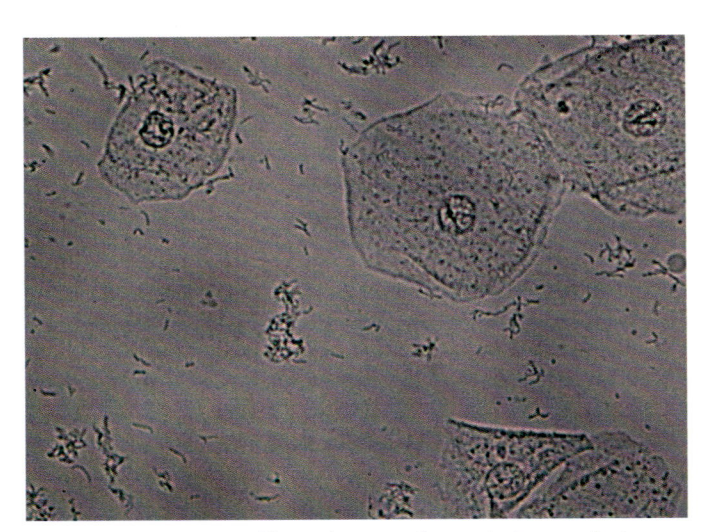

Fig. 15.2. Um exame citológico das secreções vaginais normais de uma mulher na pré-menopausa mostra células escamosas maduras grandes e achatadas e abundantes lactobacilos. Há um ou menos glóbulos brancos por célula escamosa, sem nenhum nesse campo.

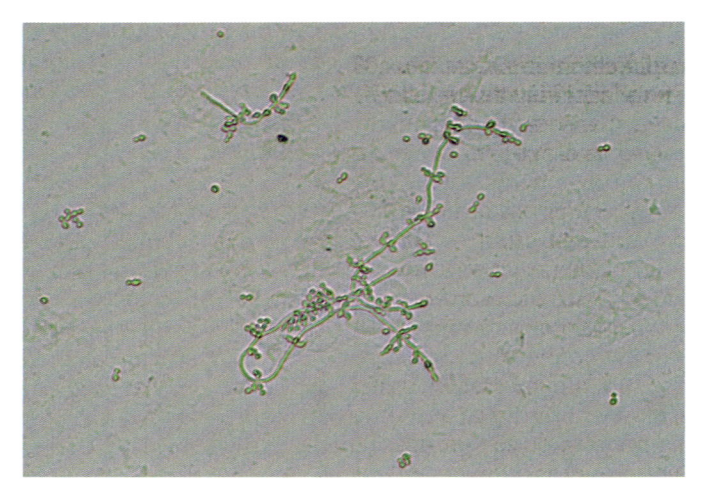

Fig. 15.4. Um exame micológico com achado de *Candida albicans* na vagina mostra pseudo-hifas e leveduras em flor.

então quase todos os campos mostram pelo menos uma forma de levedura. A presença de *Candida* não *albicans* é mais bem avaliada em uma montagem citológica, em vez de um esfregaço tratado com hidróxido de potássio. Os detritos da lise das células pelo hidróxido de potássio podem obscurecer as pequenas leveduras que brotam.

Os estudos de ponto de contato molecular e a técnica de reação em cadeia da polimerase com uma triagem para organismos vaginais também confirmam esse diagnóstico, mas o custo geralmente é significativamente maior.

As biópsias da vaginite por leveduras são realizadas apenas se o médico não suspeitar do diagnóstico, porque os métodos de diagnóstico mais baratos e menos dolorosos são comuns. No entanto, uma amostra típica de tecido de candidíase vaginal aguda revela inflamação consistindo principalmente em linfócitos com alguns plasmócitos e neutrófilos, além de edema do estroma e espongiose. Elementos fúngicos são frequentemente vistos nas porções mais superficiais do epitélio vaginal. Menos inflamação é vista na candidíase crônica.

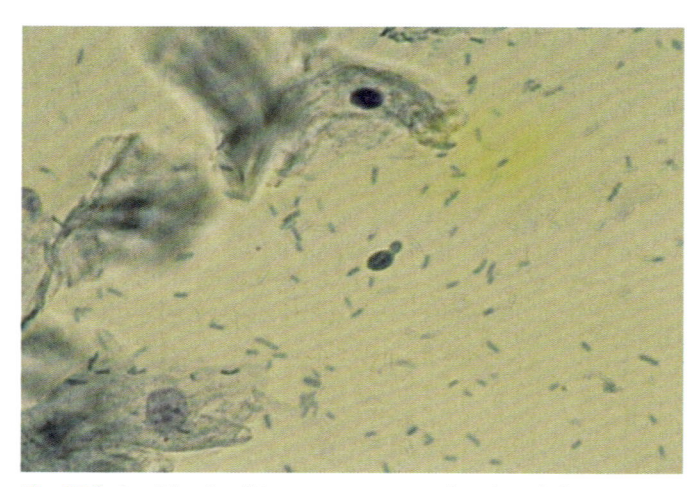

Fig. 15.5. *Candida* não *albicans* mostra apenas levedura de brotamento sem micélio. Este exame citológico exibe a morfologia típica de *Candida glabrata*, com um botão oval maior e um menor, produzindo uma forma de pino de boliche.

A vaginite por *C. albicans* coexiste, precipita e impulsiona o eczema. Portanto, a vaginite por *C. albicans* deve ser considerada no diagnóstico diferencial de eczema ou qualquer outra doença com coceira vulvovaginal. A psoríase vulvar, a dermatite de contato e o líquen escleroso são outras dermatoses pruriginosas que são frequentemente diagnosticadas erroneamente como vaginite por *Candida*.

VAGINITE POR *C. ALBICANS*	Diagnóstico

- Prurido, geralmente do vestíbulo, estendendo-se ocasionalmente a toda a vulva, pele perianal e virilhas.
- Alterações que variam de uma vulva normal ou eritema vestibular e eritema vaginal apenas com vaginite, a vermelhidão generalizada, descamação periférica, pápulas satélites, pústulas ou colaretes e fissuras, quando a vulva é afetada.
- Secreções vaginais que variam de aparência clinicamente normal a secreções "secas" aglomeradas.
- pH abaixo de 5.
- Montagem citológica mostrando hifas/pseudo-hifas/levedura brotando.
- Cultura (quando recorrente ou recalcitrante) que revela *C. albicans*.

VAGINITE POR *C. ALBICANS* FREQUENTEMENTE RECORRENTE OU RECALCITRANTE	Diagnóstico

- Cultura que mostra levedura; montagem citológica e sintomas devem ser confirmados por cultura se o paciente não responder.

A infecção por *Candida* não *albicans* tende a produzir ardência, portanto, as doenças comuns consideradas no diagnóstico diferencial de vulvodinia devem ser consideradas em pacientes com suspeita de infecção por *Candida* não *albicans*. Na maioria das vezes, a candidíase não *albicans* documentada é mais uma coincidência do que uma causa e, quando a infecção desaparece, os sintomas persistem. Vulvodinia é a condição mais comum nessa configuração. Outras possibilidades incluem dermatoses erosivas, como líquen plano, e outros processos infecciosos e inflamatórios vaginais, como vaginite inflamatória descamativa (VID).

VAGINITE POR *CANDIDA* NÃO *ALBICANS*	Diagnóstico

- Geralmente, não há sintomas. Ocasionalmente, irritação, ardência, sensibilidade.
- Vulva e vagina normais.
- Secreções vaginais normais clinicamente.
- pH abaixo de 5.
- Montagem citológica mostrando levedura brotada sem hifas ou pseudo-hifas.
- Cultura com presença de *C. glabrata*, *C. parapsilosis*, *C. lusitaniae*, *C. krusei*, *Saccharomyces cerevisiae* etc.

Fisiopatologia

A causa mais comum de infecções vulvovaginais por fungos é a *C. albicans*, representando cerca de 85% das infecções por fungos (3). Embora a maioria dos médicos norte-americanos não acredite que as infecções por *Candida* não *albicans* representem essa proporção de infecções fúngicas, o fato de *Candida* não *albicans* ser geralmente assintomática leva ao subdiagnóstico.

A simples presença de *C. albicans* não fornece um diagnóstico de vaginite por *Candida*. Estudos recentes mostraram culturas fúngicas positivas em 12 a 37% das mulheres assintomáticas (5,6), e proporções mais altas podem ser observadas em pacientes imunossuprimidas e grávidas.

Uma infecção por fungos é produzida por um número maior de organismos e uma resposta inflamatória a esses organismos. A candidíase vulvar cutânea está associada à invasão superficial do epitélio por levedura.

Os fatores de risco para VVC incluem imunossupressão decorrente de doenças ou medicamentos, diabetes *mellitus* não controlado, atividade sexual frequente, sexo oral, espermicidas, preservativos e altos níveis de estrogênio para incluir contraceptivos orais elevados de estrogênio e gravidez.

Frequentemente, a VVC recorrente está associada ao uso de absorventes protetores de calcinha e meias-calças (7). Antibióticos aumentam a colonização e a infecção por leveduras.

Muitos acreditam que esse risco aumentado resulta do crescimento excessivo de leveduras, quando as bactérias desaparecem, e esta é uma justificativa para o uso de probióticos, em substituição aos *lactobacilos*. No entanto, a *Candida* ocorre com muito mais frequência num ambiente de *lactobacilos* abundantes (8).

A perda de *lactobacilos* resulta em pH mais alto e condições precárias para candidíase, de modo que a vaginite por *Candida* é incomum na ausência de *lactobacilos* e num pH relativamente alto, como na vagina atrófica e na vaginose bacteriana. Mulheres com *lactobacilos* abundantes apresentam probabilidade quatro vezes maior de infecção por *Candida* (9).

Manejo

Existem várias opções eficazes e seguras para o tratamento da vaginite por *C. albicans*, com doses únicas e cursos curtos de medicação mostrando taxas de eliminação de mais de 90%, sem nenhum agente oral ou tópico mostrando superioridade distinta, exceto que a nistatina é um pouco menos eficaz (8). No entanto, a base de pomada da nistatina é muito mais calmante do que as bases de creme dos azóis.

A International Society for the Study of Vulvovaginal Disease desenvolveu um aplicativo para o tratamento da candidíase vulvovaginal aguda e complicada. Está disponível em www.ISSVD.org.

Azóis orais ou tópicos são os medicamentos mais prescritos (10). Uma dose única de fluconazol 150 mg por via oral produz a mesma taxa de sucesso que um curso com um azol tópico. Além da conveniência e alta taxa de adesão à terapia de dose única, este medicamento tem a vantagem de evitar irritações de álcoois, conservantes e estabilizadores em cremes tópicos, além de ter o benefício de tratar simultaneamente a vulva e a vagina simultaneamente. Os efeitos colaterais mais comuns são cefaleia, ocorrendo em cerca de 13% das pacientes (em comparação a 7% daquelas que recebem placebo) e náusea, ocorrendo em 7% das pacientes. Atualmente, o cetoconazol oral é raramente usado para essa condição, por causa do risco de hepatotoxicidade e da retirada da aprovação da Food and Drug Administration (FDA) para infecções fúngicas superficiais.

O itraconazol é outro azol oral conhecido por ser eficaz, mas não possui indicação de aprovação para candidíase vulvovaginal. Embora estudos *in vitro* tenham demonstrado que o itraconazol é uma boa escolha para *Candida* não *albicans*, não há ensaios clínicos confirmatórios.

Este autor não teve pacientes com *Candida* não *albicans* resistentes ao fluconazol que curaram com itraconazol. Este medicamento tem a desvantagem adicional de várias interações medicamentosas importantes e a necessidade de doses múltiplas.

Existem vários produtos similares disponíveis, com doses variando de um supositório vaginal (clotrimazol vaginal *troche* 500 mg) a supositórios ou cremes inseridos diariamente por 7 dias. As vantagens incluem a disponibilidade de vários produtos azólicos muito eficazes e baratos, sem receita médica, e a prevenção da exposição a um medicamento por via oral.

Quando a candidíase vulvar significativa está presente, um creme azólico pode ser aplicado à vulva duas a quatro vezes ao dia para acelerar a resolução, além da medicação vaginal tópica, até a pele ficar clara. Quando há notável inflamação vulvovaginal, esses azóis podem produzir ardência e desconforto com a aplicação.

A nistatina é uma terapia consagrada pelo tempo para a infecção por *C. albicans*, mas geralmente não é usada. Este medicamento é um pouco menos eficaz que os azóis, embora sua disponibilidade numa base calmante de pomada seja uma vantagem distinta para pacientes com inflamação significativa, e eu o uso regularmente em combinação com fluconazol para mulheres com acometimento vulvar proeminente que provavelmente experimentam ardência e irritação com um veículo creme.

Quando as mulheres não podem usar fluconazol por causa de efeitos colaterais, alergias ou reações graves a medicamentos, pomada de nistatina ou supositórios vaginais compostos são inseridos na vagina diariamente por 2 semanas. Quando uma doença vulvar significativa está presente, o creme ou pomada de nistatina deve ser aplicado à vulva duas ou três vezes ao dia até a pele ficar clara.

A paciente média com vaginite por *C. albicans* apresenta resolução dos sintomas em 2 ou 3 dias. Pacientes que tiveram candidíase vulvovaginal grave podem exigir mais tempo para que os sintomas sejam resolvidos.

As pacientes que não curam com essas terapias padrão na maioria das vezes não apresentam candidíase resistente, mas apresentam sintomas que não são decorrentes de leveduras.

Nas pacientes imunocompetentes, os sintomas de *Candida albicans* que não desaparecem são mais frequentemente associados à vulvodinia ou dermatoses, como líquen *simplex* crônico ou líquen escleroso. Apesar do uso frequente de terapia *antiCandida* empírica e do uso supressivo em longo prazo de fluconazol, *Candida albicans* resistente não se tornou um problema clínico (11).

Alguns pacientes desaparecem com a terapia, mas o fungo se repete. Quatro ou mais episódios em um ano ou recorrências que sejam suficientemente problemáticas para o paciente podem ser tratados com terapia supressora em andamento. Uma dose de fluconazol 150 mg semanal produz melhora durante o tratamento em quase todos os pacientes. Como o fluconazol é aprovado apenas pela FDA como dose única para candidíase não complicada, o uso da preparação de 200 mg evita a questão da pré-autorização para o uso *off-label* de doses múltiplas. Ocasionalmente, uma paciente experimenta infecção por fungos, apesar do fluconazol semanal, mas isto deve ser documentado. Essas raras pacientes podem ser tratadas com fluconazol duas vezes por semana. Medicamentos tópicos, como cápsulas compostas de 600 mg de azol ou ácido bórico, inseridos via vaginal duas vezes por semana, geralmente também suprimem o fungo.

O papel dos *lactobacilos* (probióticos) no tratamento da candidíase recorrente é controverso, sem dados definitivos no momento (12-14).

VAGINITE POR *C. ALBICANS* — Tratamento

- Fluconazol 150 mg uma vez (cura a 90%) pode-se repetir em 1 semana, se os sintomas persistirem.
- Qualquer supositório ou creme tópico azólico, por bula.
- Azol ou nistatina tópica duas vezes ao dia para vulva, quando necessário.

VAGINITE POR *C. ALBICANS* FREQUENTEMENTE RECORRENTE — Tratamento

- Fluconazol 200 mg semanalmente por 3 a 6 meses; raramente necessário além de 3 dias (confirme o fungo persistente com uma cultura).
- Azol ou ácido bórico 600 mg via vaginal, 2 a 3 vezes por semana, durante 3 a 6 meses, se o fluconazol estiver contraindicado.
- Pode continuar por mais de 6 meses, se necessário.
- Probióticos e dieta geralmente não demonstraram ser benéficos, embora existam evidências conflitantes para probióticos.

Infelizmente, muitas infecções por *Candida* não *albicans*, especialmente as causadas por *C. glabrata* e *S. cerevisiae*, não respondem às terapias usuais, incluindo fluconazol, terconazol e butoconazol, apesar da sensibilidade *in vitro* que indicariam sensibilidade a esses medicamentos. Essas formas de levedura às vezes são extraordinariamente difíceis de erradicar (**Tabela 15.1**). Embora um azol possa ser experimentado primeiro para essas infecções por *Candida* não *albicans*, os pacientes devem ser avisados de que a infecção provavelmente não será curada. A ocorrência de organismos resistentes à *Candida* não *albicans* está relacionada com as características do organismo, e não com a presença de imunossupressão no hospedeiro. Ao contrário de *Candida* não *albicans*, *C. albicans* resistente é incomum, exceto em pacientes imunossuprimidos.

Tabela 15.1

Terapias para infecções vaginais não *albicans* por *Candida* recalcitrantes

Medicação	Dosagem	Vantagens	Desvantagens[a,b]
Cápsulas vaginais de ácido bórico	600 mg inseridos 2× dia por 2-4 semanas	Medicação primária usada para infecção resistente ao azol; barato, geralmente eficaz	Às vezes irritante, venenoso, se ingerido por via oral
Nistatina em comprimidos vaginais ou pomada	Inserir 2× dia por 1 mês	Barato, não irritante	Modestamente eficaz
Violeta genciana	Solução a 1% aplicada no consultório semanalmente	Medicamentos frequentemente eficazes	Pode produzir dermatite de contato erosiva; manchas na pele e roupas
Flucitosina catorze cápsulas de 500 mg dissolvidas em 45 g de base de creme hidrofílico	6,4 g inseridos ao se deitar por 1-2 semanas	Bem tolerado, eficaz	Muito caro
Supositórios de anfotericina	Insira ao se deitar por 2 a 4 semanas	–	Caro, pode ser irritante
Supositórios vaginais de anfotericina/flucitosina	Inserir ao se deitar	–	Caro, pode ser irritante

[a]Todos são muitas vezes ineficazes e, muitas vezes, vários em sequência ou juntos devem ser usados para a melhor chance de sucesso.
[b]Todos, exceto a nistatina, não estão disponíveis comercialmente e devem ser compostos.
Terconazol e butoconazol foram mostrados em laboratório para exibir maior atividade contra *Candida* não *albicans*; isto não foi confirmado em pacientes em ensaios clínicos publicados, e este autor não os considerou úteis.

A resistência à terapia aumenta durante o tratamento, portanto, deve-se evitar a terapia com doses baixas ou intermitentes. Antes que a terapia *antiCandida* agressiva seja instituída sob a suposição de que a resposta inadequada à terapia é o resultado da resistência, uma cultura fúngica vaginal deve ser realizada para confirmar o diagnóstico.

Alguns clínicos também defendem a pesquisa de sensibilidade, enquanto a maioria dos profissionais considera a sensibilidade inútil, com testes *in vitro* mostrando resultados suscetíveis diante da resistência clínica.

O tratamento de primeira linha para infecções por *Candida* não *albicans* resistentes à terapia com azol são as cápsulas de ácido bórico, prescritas instruindo um farmacêutico a colocar 600 mg de ácido bórico em uma cápsula de gelatina (15). Esta cápsula é inserida na vagina diariamente por 2 semanas.

Cápsulas de ácido bórico são irritantes em algumas pacientes, principalmente naquelas que já estão irritadas com a infecção. A maioria das mulheres experimenta melhora significativa, mas não necessariamente cura, com sintomas recorrentes da terapia, exigindo terapia de manutenção com ácido bórico. Os comprimidos ou pomadas vaginais de nistatina às vezes são mais benéficos que os azóis.

Indiscutivelmente mais eficaz é a flucitosina intravaginal. Quatorze cápsulas de 500 mg de flucitosina são dissolvidas em 45 g de uma base de creme hidrofílico, e um aplicador vaginal de 6,4 g cheio de creme é inserido na vagina, diariamente, por uma semana.

Isto é extremamente caro, e muitas farmácias de manipulação não fornecerão isso por causa do custo do medicamento, que deve ser comprado em grandes quantidades. A resistência ocorre rapidamente. Atualmente, a PharmaLogics, Inc. (número de telefone (248) 552–0070) irá formular e enviar este medicamento por correio.

O creme de anfotericina está disponível comercialmente e pode ser inserido diariamente, mas geralmente é irritante e frequentemente ineficaz.

Um supositório vaginal composto de anfotericina 80 mg é menos irritante para algumas pacientes, mas não há dados sobre a eficácia da anfotericina intravaginal. Existem várias receitas para esses supositórios, e elas geralmente estão disponíveis em qualquer farmácia de manipulação.

A violeta de genciana é outra substância fungicida potente que raramente é usada por razões práticas. É extremamente irritante em alguns pacientes, ocasionalmente produzindo bolhas e erosões. Também tem a grande tendência de sujar tudo e causa manchas roxas permanentes em roupas e móveis.

O regime usual consiste na aplicação semanal de uma solução a 1% pintada nas paredes vaginais com um cotonete de gaze saturada. No entanto, para evitar reações ocasionais de formação de bolhas a uma maior concentração de violeta de genciana, eu uso a solução de 0,25% no primeiro tratamento, seguida de 0,5% alguns dias depois e, em seguida, solução de 0,75% antes de passar para a solução a 1,0%.

A medicação é aplicada semanalmente no consultório por 4 a 6 semanas, enquanto a paciente é mantida em terapia tópica diária com nistatina ou ácido bórico.

> **VAGINITE POR *CANDIDA* NÃO *ALBICANS*** — **Tratamento**
>
> - Teste de fluconazol 150 mg uma vez; pode repetir em 3 dias; ou, qualquer supositório ou creme tópico azólico, por bula.
> - Para falhas, consulte a **Tabela 15.1**
>   - Cápsulas de ácido bórico 600 mg 2× dia, via vaginal, por 2 a 4 semanas.
>   - Pomada de nistatina 2 dia, via vaginal, por 2 a 4 semanas.
>   - Pomada de flucitosina via vaginal, de 7 a 14 dias.
>   - Supositórios de anfotericina, supositórios de anfotericina/flucitosina.
>   - Violeta de genciana.
>   - Combinações dos itens anteriores.

Vaginite por *Trichomonas*

Apresentação Clínica

A vaginite por *Trichomonas* produz extrema coceira e irritação. Disúria e dor abdominal inferior são comuns, e a maioria das pacientes apresenta corrimento vaginal amarelo ou verde abundante.

O eritema vermelho brilhante do vestíbulo é comum no exame físico. A vagina também está inflamada e, embora um colo uterino em "morango" com máculas e pápulas discretas, pontuadas, vermelhas brilhantes e hemorrágicas seja clássico, essa aparência não é de modo algum sensível ou específica. Um corrimento vaginal copioso, purulento e espumoso é típico. O pH vaginal é mais alto que o normal, como ocorre na maioria das doenças vaginais extremamente inflamatórias e condições caracterizadas pela ausência de *lactobacilos*.

Trichomonas pode ocorrer em homens, mas geralmente é assintomático. Um corrimento uretral purulento ocorre em alguns pacientes.

Diagnóstico

Este diagnóstico geralmente é feito em uma montagem citológica do esfregaço vaginal se este for examinado imediatamente sob alta potência. Quando identificadas, as *Trichomonas* são óbvias, e a especificidade é de 100%. Esses organismos flagelados têm a forma de uma lágrima e são extremamente ativos, de modo que seu achado não é ignorado facilmente, e os neutrófilos são abundantes. No entanto, quando não identificados, isto não exclui o diagnóstico. À medida que as *Trichomonas* morrem, perdem a forma característica de lágrima, tornando-se redondas e imóveis, dificultando a diferenciação com os linfócitos. A sensibilidade de um exame microscópico varia de cerca de 44 a 68% (16). Portanto, quando existe um alto índice de suspeita, culturas ou sondas de DNA são indicadas na ausência de um exame citológico positivo, sendo os estudos moleculares os mais sensíveis (17). Embora menos sensível, um fino exame de Papanicolaou mostrando a presença de *Trichomonas* geralmente se correlaciona com a presença de infecção, embora a precisão dependa da experiência do examinador (18). Não há achados histológicos específicos na biópsia.

O diagnóstico diferencial de vaginite por *Trichomonas* inclui todas as causas de uma vaginite purulenta, incluindo VID e inflamação associada a um epitélio vaginal atrófico, corpo estranho intravaginal ou qualquer doença cutânea vaginal erosiva.

Fisiopatologia

A tricomoníase é causada pelo protozoário *Trichomonas vaginalis*. Esta doença é sempre transmitida sexualmente. A vagina é a principal área de acometimento, mas o organismo é sequestrado em outras áreas, tanto em homens quanto em mulheres, incluindo os ductos parauretrais, a uretra e as glândulas de Skene. A circuncisão reduz a taxa de infecção por *Trichomonas* nos homens. Os fatores de risco incluem a presença de dispositivo intrauterino e a idade avançada em mulheres (19).

VAGINITE POR *TRICHOMONAS* — **Diagnóstico**

- Descarga, irritação, coceira, ardência.
- Membranas mucosas e membranas mucosas modificadas vermelhas; às vezes, um clássico "colo do útero de morango".
- Secreções vaginais abundantes brancas ou amareladas.
- pH superior a 5.
- Montagem citológica do esfregaço vaginal mostrando *Trichomonas* móveis; se negativo e alto índice de suspeita, estudos moleculares para tricomoníase.

Manejo

A tricomoníase deve ser tratada por via oral, porque as terapias tópicas não eliminam os organismos sequestrados na uretra e nos ductos parauretrais. Além disso, os parceiros sexuais devem ser tratados para evitar reinfecção imediata. O metronidazol oral, na dose de 500 mg duas vezes ao dia por 1 semana ou em dose única de 2 g, geralmente é eficaz, assim como o tinidazol como dose única de 2 g. As mulheres devem ser alertadas sobre o efeito do dissulfiram do metronidazol com o consumo de álcool em alguns pacientes, mas o tinidazol é mais bem tolerado com taxas de cura um pouco mais altas.

Embora a falha do tratamento seja mais frequentemente decorrente da reinfecção, algumas falhas de tratamento ocorrem por resistência. A resistência ao metronidazol está presente em 4 a 10% dos casos e ao tinidazol em 1% dos pacientes (20). Frequentemente, a terapia em altas doses supera essa resistência (21). Outras terapias incluem paromomicina e terapia combinada (21,22). Dados *in vitro* sugerem benefício dos inibidores da bomba de prótons (23). O dicloridrato antisséptico de octenidina, já aprovado para o tratamento de infecções vaginais bacterianas e fúngicas em alguns países, mostra bom efeito contra *Trichomonas vaginalis*, ambos resistentes ao metronidazol e igualmente não resistentes, embora seja um medicamento tópico (24).

Um paciente ocasionalmente é alérgico ao metronidazol e, se terapias alternativas não forem úteis, a dessensibilização pode ser usada (21).

VAGINITE POR *TRICHOMONAS* — **Tratamento**

- Metronidazol 500 mg 2× dia, por 1 semana, ou metronidazol ou tinidazol 2 g dose única.
- Azóis tópicos podem proporcionar algum conforto, mas não curar.

Vaginose Bacteriana

A vaginose bacteriana é uma perturbação prevalente, desagradável, mas geralmente benigna, na população da flora vaginal pré-menopáusica comum.

Apresentação Clínica

Mulheres com vaginose bacteriana relatam um aumento no volume de secreções vaginais e um odor desagradável de peixe, principalmente após o contato com o sêmen alcalino durante a relação sexual. Apesar do aumento do volume de secreções alcalinas teoricamente irritantes, coceira e queima são geralmente ausentes ou leves, e não há eritema vaginal ou do introito. Uma proporção substancial de mulheres não apresenta sintomas. A complicação da vaginose bacteriana sintomática é o risco aumentado de trabalho de parto prematuro e aquisição de doenças sexualmente transmissíveis, incluindo o HIV (25,26).

Diagnóstico

O diagnóstico de vaginose bacteriana é muito fácil e não requer testes laboratoriais além do fornecido pelo microscópio. Uma varredura muito rápida e de alta potência de uma montagem citológica do esfregaço vaginal mostra células-pista e perda de *lactobacilos*. Para o diagnóstico formal, o fluido vaginal deve mostrar pelo menos três dos seguintes critérios de Amsel; corrimento vaginal profuso e leitoso; pH vaginal superior a 4,5 decorrente da perda de *lactobacilos*; a presença de um odor de peixe quando as secreções são expostas a 10% ou 20% de hidróxido de potássio (teste de cheiro positivo); e a presença de células-pista no exame microscópico de esfregaços vaginais **(Fig. 15.6)**. As células-pista são

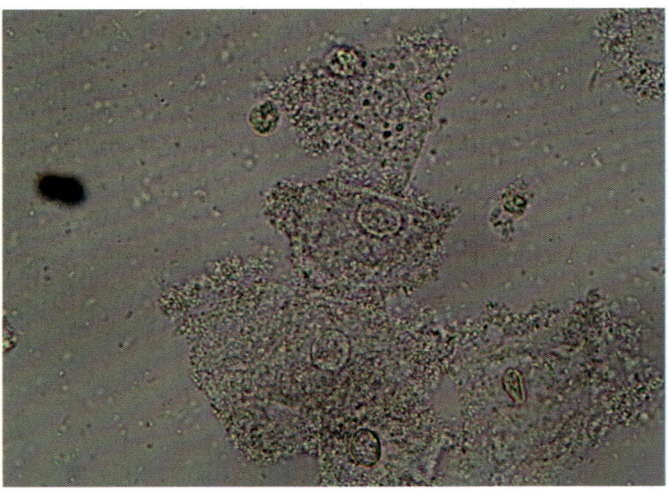

Fig. 15.6. Células-pista, patognomônicas para vaginose bacteriana, são células cobertas por pequenas bactérias que conferem aparência de vidro fosco à célula e ultrapassam as bordas, produzindo bordas irregulares.

células epiteliais escamosas cobertas por cocobacilos que dão ao citoplasma uma aparência de vidro fosco e obscurecem as margens nítidas da célula, deixando bordas irregulares. A vaginose bacteriana também é caracterizada por nenhum aumento nos glóbulos brancos.

Para fins práticos, um pH vaginal alto e a natureza leitosa do corrimento vaginal são inespecíficos, e o diagnóstico não deve ser feito sem a presença de células-pista e a ausência de *lactobacilos*.

Estudos moleculares caracterizam a microbiota vaginal sugestiva de vaginose bacteriana, mas isto não prova o diagnóstico sem a presença de células-pista e outros critérios. Além disso, a vaginose bacteriana existe em um espectro, de poucas a muitas células-pista etc.

As biópsias vaginais não são realizadas para esta doença, mas são presumivelmente normais. A ausência de higiene produzindo odor e uma descarga fisiológica pesada, mas normal, podem simular a vaginose bacteriana, mas o pH elevado, e os achados microscópicos característicos são diagnósticos. *Trichomonas* pode produzir uma descarga pesada e pH maior que 5, assim como a VID, mas essas condições exibem um aumento de glóbulos brancos na montagem citológica do esfregaço vaginal, sem células-pista e com teste de cheiro negativo.

Fisiopatologia

A vaginose bacteriana é produzida por uma mudança na proporção de organismos frequentemente presentes como parte da flora vaginal normal, uma disbiose polibacteriana. Embora a vaginose bacteriana ocorra em mulheres sexualmente ativas, a maioria dos médicos acredita que essa não é uma doença sexualmente transmissível com base na epidemiologia da doença e na ausência de importância do tratamento de parceiros sexuais na prevenção da recorrência.

Os fatores de risco incluem ducha vaginal, atividade sexual entre mulheres, inserção de objetos e substâncias que não sejam tampões, antecedentes genéticos africanos e presença de dispositivos intrauterinos (27,28).

O odor característico da vaginose bacteriana é produzido pela liberação de aminas bacterianas após a exposição a uma substância alcalina, como hidróxido de potássio ou sêmen.

VAGINOSE BACTERIANA — Diagnóstico

- Descarga e odor, principalmente após a relação sexual;
- Coceira ocasional, irritação.
- pH igual ou superior a 5.
- Montagem citológica do esfregaço vaginal mostrando células-pista, ausência de lactobacilos, número normal de glóbulos brancos.
- Teste de cheiro positivo.

Manejo

O metronidazol 500 mg duas vezes ao dia por 7 dias ou 2 g em dose única, geralmente elimina esses sintomas, embora a terapia com dose única seja ligeiramente menos eficaz **(Tabela 15.2)**.

O metronidazol tópico, inserido duas vezes ao dia por 5 dias, e o creme vaginal de clindamicina a 2%, inserido na hora de dormir por 3 a 7 dias, são igualmente benéficos, com menos efeitos colaterais comparado ao metronidazol oral. A clindamicina oral não foi estudada amplamente, mas também é eficaz e, com metronidazol oral, recentemente demonstrou produzir melhores resultados em gestantes de alto risco em comparação à terapia tópica (29). Mais recentemente, o tinidazol tem sido usado, e alguns acreditam que isso pode ser marginalmente mais eficaz que o metronidazol, e outros antibióticos com atividade incluem macrolídeos e penicilinas (30). Os probióticos às vezes são usados para vaginose bacteriana; estes foram estudados como um meio de melhorar o repovoamento de *lactobacilos* normais para evitar a recorrência, mas também existem evidências para o uso de *lactobacilos* no tratamento inicial. A escolha dos *lactobacilos* provavelmente ajudará a determinar o benefício (31). No entanto, uma revisão da base Cochrane de 2014 encontrou dados insuficientes para recomendar esta terapia (Huang).

A recorrência é comum até que os *lactobacilos* repovoem a vagina. As pacientes devem ser avisadas de que duchas e materiais intravaginais aumentam a probabilidade de vaginose bacteriana. Doses maiores de metronidazol tópico foram sugeridas para vaginose bacteriana recorrente, mas isso não foi útil para meus pacientes. Tomando emprestado do padrão de

Tabela 15.2

Terapia de vaginose bacteriana[a]

Medicação	Dosagem	Eficácia aproximada em 1 mês (%)
Gel de metronidazol	1 aplicador por vagina ao se deitar por 1 semana	70-80
Metronidazol oral	500 mg 2× dia por 1 semana; ou	70-80
	2 g uma vez por via oral	65-70
Clindamicina oral	300 mg 2× dia por 5-7 dias	65-70
Clindamicina vaginal óvulos	100 mg ao se deitar por 3 dias	65-70

[a] A vaginose bacteriana desaparece na maioria dos pacientes com qualquer uma dessas terapias, mas a recorrência é comum. Terapia supressora em longo prazo ou probióticos às vezes são úteis para pacientes que apresentam recorrência imediata.

atendimento com candidíase recorrente, uso doses supressoras crônicas de medicamentos. A clindamicina 300 mg duas vezes ao dia durante uma semana, seguida de 150 mg duas vezes ao dia, como manutenção, tem sido uniformemente bem-sucedida, com educação cuidadosa sobre o pequeno risco de *Clostridium difficile*. A maioria das pacientes permanece bem quando a clindamicina é interrompida após vários meses. O metronidazol oral é desagradável; portanto, outros medicamentos supressores que usei são gel de metronidazol vaginal e creme de clindamicina, inseridos várias vezes por semana após a limpeza inicial. As evidências não apoiam o tratamento de parceiros sexuais (32), mas alguns clínicos acham enfaticamente que isso às vezes parece útil.

Como a vaginose bacteriana está associada ao aumento significativo do risco de aquisição de doenças sexualmente transmissíveis, doenças inflamatórias pélvicas, tendência à infertilidade futura e complicações com a gravidez, o tratamento deve ser considerado mesmo para aqueles com doença assintomática.

VAGINOSE BACTERIANA	Tratamento

- Metronidazol ou tinidazol 2 g dose única ou 500 mg, 2× dia, por 7 dias.
- Metronidazol, 1 g por via vaginal, 2× dia, por 5 dias.
- Clindamicina, um aplicador por via vaginal, durante 3 a 7 dias.
- Clindamicina 300 mg, 2× dia, por 1 semana (não aprovado pela FDA para esta indicação).
- Para doenças recorrentes, cursos mais longos, possivelmente adicione probióticos; tratamento de parceiros que não se mostraram benéficos.

Vaginite Bacteriana

Como *Trichomonas*, a vaginite bacteriana produz um corrimento vaginal inflamatório. Esta é uma condição incomum, cujo nome às vezes é confundido com vaginose bacteriana, uma condição totalmente não relacionada, caracterizada pela ausência de inflamação. No entanto, a inflamação está associada à vaginite bacteriana, e um organismo bacteriano específico é identificado. Na maioria das vezes, os patógenos encontrados na cultura bacteriana são inocentes e não a causa da inflamação.

Apresentação Clínica

Vermelhidão vulvovaginal, irritação, sensibilidade e dor, associadas a secreções vaginais amarelas ou verde-amarelas, são queixas típicas de mulheres com vaginite bacteriana. Dispareunia é comum.

No exame físico, o eritema vulvar é comum, frequentemente associado a uma textura ligeiramente vítrea na pele vulvar. Embora escamas e fissuras nas pregas cutâneas sejam comuns, a vulva às vezes parece totalmente normal. O epitélio vaginal é geralmente eritematoso, e as secreções vaginais são grosseiramente e microscopicamente purulentas, com aumento notável de neutrófilos na montagem citológica do esfregaço vaginal **(Fig. 15.7)**.

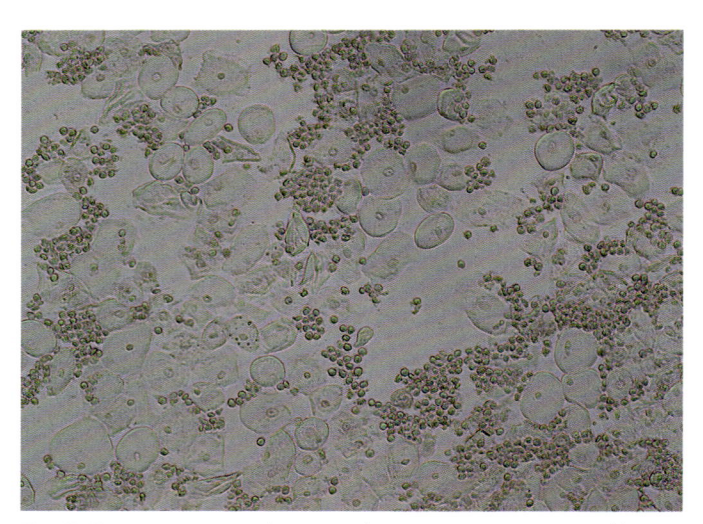

Fig. 15.7. No raro evento de vaginite bacteriana, um exame citológico mostra glóbulos brancos e células parabasais; isto é indistinguível de vaginite erosiva, vaginite inflamatória descamativa e vaginite atrófica. O cenário, uma avaliação clínica das paredes vaginais e outras membranas mucosas e, às vezes, uma cultura vaginal ajudam a fazer um diagnóstico.

Muitas vezes, muitas células epiteliais são células parabasais imaturas, significando erosões ou aumento da rotatividade de células epiteliais que se manifestariam em escala no epitélio seco e queratinizado. Também são comuns a diminuição dos *lactobacilos* e um pH resultante maior que 5. Às vezes, especialmente quando o organismo é o *Streptococcus* do grupo B (GBS) ou o *Streptococcus* do grupo A, são observadas cadeias de cocos **(Fig. 15.8)**.

Diagnóstico

O diagnóstico é feito por suspeita clínica e uma cultura bacteriana mostrando o crescimento puro de um patógeno, mas a confirmação requer resposta à terapia. Na maioria das vezes, especialmente quando o *Streptococcus agalactiae* (GBS) é o

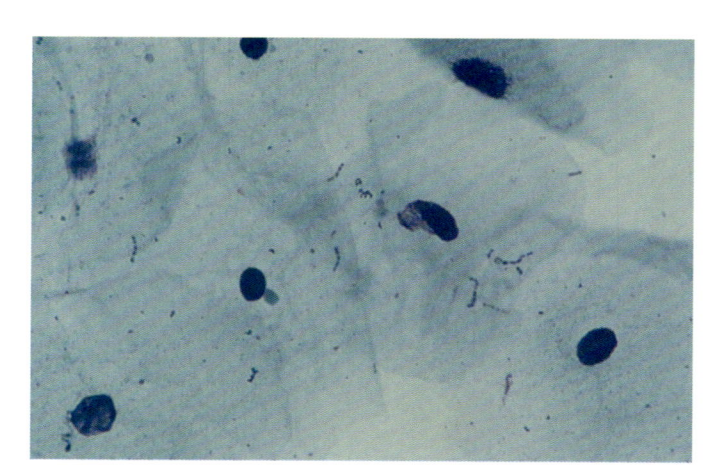

Fig. 15.8. O *Streptococcus* do grupo B é quase sempre um colonizador assintomático, mas muito raramente produz a inflamação da vaginite bacteriana. Tanto o *Streptococcus* do grupo B quanto, muito menos frequentemente, o *Streptococcus* beta-hemolítico do grupo A podem ser vistos em um exame citológico como cadeias de cocos. No cenário de aumento de glóbulos brancos, estes, às vezes, representam patógenos.

organismo identificado, a antibioticoterapia apropriada não resolve os sinais ou sintomas, e o organismo é um colonizador coincidente do epitélio inflamado e comprometido (33).

No entanto, ocasionalmente, a inflamação regride rapidamente com a terapia, e isto pode ser decorrente de fenótipos específicos (34), embora a recorrência imediata após os antibióticos seja comum. A histologia não foi descrita, mas uma biópsia provavelmente mostraria um infiltrado inflamatório agudo com edema epidérmico e do estroma.

Os sinais e sintomas da vaginite bacteriana sintomática podem ser idênticos aos associados à vaginite atrófica por causa da idade, gravidez ou amamentação; com VID; e com uma dermatose erosiva inflamatória como o líquen plano. Essas doenças são diferenciadas por sua localização, culturas negativas e resposta à terapia apropriada, como a terapia local com estrogênio. Como observado anteriormente, essas doenças não apenas se assemelham à vaginite bacteriana, mas também podem ser complicadas pela colonização bacteriana ou por infecção bacteriana secundária.

Fisiopatologia

A vaginite bacteriana é uma infecção por um organismo bacteriano específico. A infecção pelo *Streptococcus* β-hemolítico do grupo A (GAS) é relativamente comum em crianças (consulte o Capítulo 14), mas às vezes também é encontrada em mulheres adultas (35). O transporte assintomático em parceiros masculinos tem sido implicado como causa de vaginite recorrente por GAS (36). Embora a existência de vaginite produzida pelo GBS seja controversa, muitos clínicos estão confiantes de que essa entidade existe, embora seja incomum (37). Os médicos que cuidam da vaginite relatam uma paciente ocasional que exibe secreções vaginais purulentas, sintomas de irritação, cultura que produz GBS e melhora notável imediata com antibióticos. No entanto, a esmagadora maioria das culturas que produzem GBS representa apenas a colonização. O *Staphylococcus aureus* geralmente ocorre em um ambiente predisponente (como um tampão retido) e geralmente está associado à vulvite bacteriana ou foliculite estafilocócica circundante. Às vezes, *Escherichia coli* produz vaginite, mas esse e outros entéricos são mais frequentemente contaminantes, e o tratamento não afeta a melhora.

Manejo

O tratamento da vaginite bacteriana inclui a melhoria de condições predisponentes, incluindo vaginite atrófica ou doença vaginal erosiva e identificação e remoção de um corpo estranho. O paciente deve ser tratado com um antibiótico conhecido por ser ativo contra o organismo identificado na cultura. Frequentemente, pode ser necessária terapia prolongada, enquanto qualquer condição subjacente é tratada adequadamente. O GBS é reconhecido como extremamente difícil de erradicar, e o tratamento com penicilina V potássica ou clindamicina oral é frequentemente seguido por recorrência imediata. Teoricamente, o uso de probióticos mais recentes pode ajudar a minimizar essa recorrência.

Um corticosteroide tópico, como pomada de triancinolona, aplicado duas vezes ao dia nas membranas mucosas modificadas de uma vulva irritada, pode oferecer conforto mais rapidamente, porque é um medicamento anti-inflamatório inespecífico.

Como algumas mulheres tendem a desenvolver candidíase com uso de antibióticos, particularmente em combinação com esteroides tópicos, trato com fluconazol uma vez por semana para evitar leveduras intercorrentes enquanto elas tomam antibióticos e corticosteroides tópicos. Este medicamento oral evita a irritação de um antifúngico tópico em uma vulva e vagina já irritadas.

Vaginite Aeróbica

A vaginite aeróbica é uma vaginite infecciosa pouco compreendida, descrita e relatada principalmente por Donders. Muito provavelmente, a vaginite aeróbica e a vaginite inflamatória descamativa representam a mesma entidade. Produzida por uma alteração da flora vaginal normal, certamente há sobreposição com vaginite bacteriana, e isto pode muito bem representar o mesmo processo nas ocasiões habituais em que os antibióticos não eliminam os sintomas, os achados físicos e a aparência microscópica do fluido vaginal.

Apresentação Clínica

Os pacientes experimentam graus variáveis de ardência, sensibilidade, dispareunia e, às vezes, prurido. Os achados físicos variam do eritema normal ao profundo do vestíbulo, vagina e colo do útero, e as secreções vaginais são amarelas ou verdes.

Diagnóstico

O diagnóstico é feito por achados clínicos e microscopia mostrando leucorreia, células parabasais e perda de *lactobacilos*, com um pH maior que 5. Também é necessária a exclusão da vaginite atrófica; infecções, especialmente tricomoníase; dermatoses erosivas causando vaginite inflamatória; e vaginite bacteriana. Uma cultura que mostre organismos, como os *Streptococcus* do grupo B, *Staphylococcus aureus* ou *E. coli*, de forma alguma comprova o diagnóstico de vaginite bacteriana, pois esses não são patógenos comuns nessa condição.

Fisiopatologia

Como a vaginose bacteriana, a vaginite aeróbica resulta da mudança na proporção de organismos frequentemente presentes como parte da flora vaginal normal. Os lactobacilos estão ausentes, e as culturas frequentemente produzem um ou dois organismos comensais entéricos, como *Streptococcus* do grupo B, *S. aureus* e *E. coli*. Além do componente microbiano, há um componente de atrofia e inflamação.

Manejo

O tratamento consiste em antibióticos, preferencialmente tópicos para o componente infeccioso, estrogênio tópico para o componente atrófico e corticosteroides tópicos, como supositórios retais de 25 mg de acetato de hidrocortisona por vagina para o componente inflamatório. Duchas diluídas com povidona e iodo são úteis. Probióticos também foram utilizados.

Doenças Vaginais Associadas a Níveis Aumentados de Lactobacilos

Os lactobacilos são habitantes normais da vagina de mulheres com níveis normais de estrogênio. Essas bactérias ajudam a criar o ambiente ácido normal dessa área. Alguns médicos acreditam que um número incomumente grande de lactobacilos pode, no entanto, produzir sintomas, mas isto permanece muito controverso.

Além disso, embora as doenças discutidas aqui sejam denominadas vaginose, indicando ausência de inflamação visível clínica e ausência de aumento do número de glóbulos brancos no exame citológico, elas são caracterizadas por sintomas inflamatórios de prurido ou irritação.

Vaginose Citolítica (Citólise de Döderlein)

Embora a existência dessa condição vaginal permaneça em debate, uma revisão recente de 1.152 exames citológicos em pacientes com sintomas de candidíase descreveu 3,8% como tendo vaginose citolítica com base em critérios citológicos (38).

Apresentação Clínica

Os pacientes apresentam sintomas semelhantes aos de uma infecção por fungos. As mulheres descrevem prurido, irritação e corrimento vaginal branco grosso e denso. No exame físico, a pele parece normal sem eritema. O pH vaginal está normalmente ácido ≤ 4,5.

Diagnóstico

O diagnóstico de vaginose citolítica é feito pela constelação de sintomas num ambiente de pH vaginal ácido e por achados característicos no exame citológico das secreções vaginais (34). Microscopicamente, há um grande número de células epiteliais, muitas fragmentadas ou exibem núcleos que foram despidos do citoplasma circundante.

Esses núcleos podem ser difíceis de distinguir dos glóbulos brancos e podem ser identificados na microscopia de fase ou na coloração de Gram. Além disso, os lactobacilos são extremamente abundantes, as formas de leveduras estão ausentes, e os glóbulos brancos não aumentam em número.

Não há achados histológicos específicos, e uma biópsia não é indicada.

A vaginite por *Candida* é a principal doença a ser diferenciada da vaginose citolítica, e a *Lactobacilose* vaginal também produz os mesmos sintomas e descarga característica. No entanto, essas entidades podem ser diferenciadas pela presença respectiva de formas de levedura ou lactobacilos alongados e pela ausência de citólise.

VAGINOSE CITOLÍTICA — **Diagnóstico**
(EXISTÊNCIA CONTROVERSA)

- Prurido vulvovaginal, irritação.
- Secreção escassa e densa.
- pH menor que 5.
- Exame citológico mostrando lactobacilos abundantes, sem formas de leveduras ou sem células indutoras, mas muitos núcleos epiteliais nus ou células epiteliais fragmentadas.
- Cultura negativa para leveduras.

Fisiopatologia

A causa da vaginose citolítica é postulada por alguns médicos como aumento anormal dos lactobacilos e do ácido láctico resultante, enquanto um relato recente sugere que o aumento na produção de peróxido de hidrogênio é causador (39), e outros médicos acreditam que isto resulta da hiperproliferação de epitélio vaginal de causa desconhecida (Eduard Friedrich, Jr, MD, comunicação pessoal, 1987).

Manejo

O tratamento da vaginose citolítica consiste em duchas alcalinas com uma solução diluída de bicarbonato de sódio. De 30 a 60 g de bicarbonato de sódio são misturados com 1 L de água morna. As pacientes tomam banho duas ou três vezes por semana, até ficarem confortáveis. Esta terapia não elimina a vaginose citolítica e pode ser necessário usar a ducha uma ou duas vezes por semana para controlar os sintomas.

VAGINOSE CITOLÍTICA — **Tratamento**

- Ducha com bicarbonato de sódio duas a três vezes por semana para controlar os sintomas; 30 a 60 g de bicarbonato de sódio em 1 L de água morna.

Lactobacilose Vaginal (Lactobacilose)

Há pouco reconhecimento dessa condição associada a altos níveis de lactobacilos desde a sua introdução por Horowitz *et al.* (40). Embora a existência de lactobacilos que se ligam de ponta à ponta, resultando em filamentos longos, seja amplamente reconhecida, há poucas evidências de que isso cause sintomas.

Apresentação Clínica

Mulheres com *Lactobacilose* vaginal relatam prurido e irritação, que geralmente supõem ser causadas por leveduras. Além disso, essas pacientes geralmente descrevem uma secreção de levedura, branca, espessa e com aparência de coalhada. O exame físico revela vulva e vagina normais. Uma descarga branca semelhante à coalhada está frequentemente presente, e o pH dessas secreções vaginais é normalmente ácido.

Diagnóstico

O diagnóstico desta condição é com base nos sintomas de prurido e irritação em combinação com os achados microscópicos característicos das secreções vaginais. Eles revelam lactobacilos muito alongados, que antes se acreditava representar *Leptothrix*. Não há aumento de células brancas do sangue microscopicamente e não há formas de levedura **(Fig. 15.9)**. A histopatologia da vagina não foi descrita e não é importante no diagnóstico. Uma biópsia normal seria esperada.

As doenças mais frequentemente confundidas com *Lactobacilose* vaginal são candidíase vaginal e vaginose citolítica.

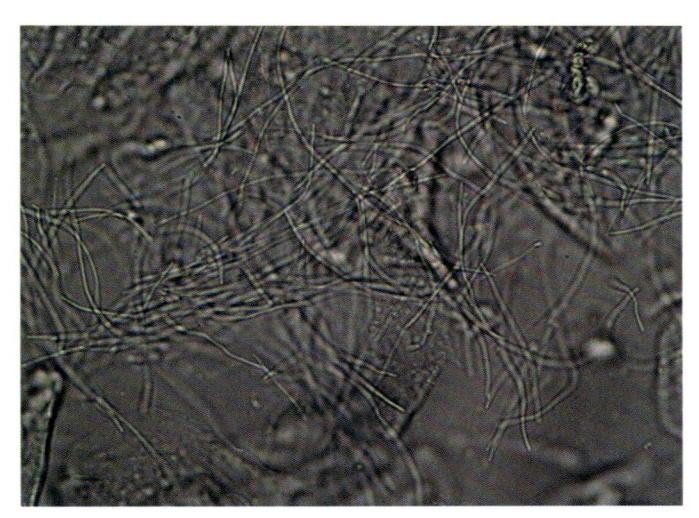

Fig. 15.9. A lactobacilose é uma causa controversa de prurido e irritação vulvovaginal e consiste em lactobacilos que se alinham de ponta à ponta, produzindo fios longos. Estes são diferenciados de levedura por sua menor morfologia de calibre e não ramificação.

No entanto, a aparência microscópica dos lactobacilos alongados é distinta, e as formas de levedura estão ausentes, assim como a citólise.

LACTOBACILOSE VAGINAL (EXISTÊNCIA CONTROVERSA)	Diagnóstico

- Prurido, irritação vulvovaginal.
- Secreção escassa e densa.
- pH menor que 5.
- Exame citológico mostrando abundantes lactobacilos alongados, sem formas de leveduras ou sem células-pista.
- Cultura negativa para levedura.

Fisiopatologia
Acredita-se que o aumento no número de lactobacilos produza essa condição controversa. A vaginose por *lactobacilos* tende a ocorrer num cenário de terapia *antiCandida* recente. Se a terapia para leveduras for causal ou se a terapia *antiCandida* empírica for inevitável, o tratamento de primeira linha para mulheres com esses sintomas não é conhecido.

Manejo
Tanto a erradicação dos sintomas quanto a eliminação de lactobacilos alongados podem ser alcançadas com doxiciclina (100 mg duas vezes ao dia por 2 semanas), amoxicilina/ácido clavulânico (500 mg duas vezes ao dia) ou ciprofloxacina 250 mg duas vezes ao dia por uma semana. Tratei mulheres com esses achados microscópicos em contextos de prurido ou irritação/queimação em várias ocasiões com a eliminação dos lactobacilos alongados, mas continuação dos sintomas. Não acredito mais que a vaginose por lactobacilos seja a causa dos sintomas.

LACTOBACILOSE VAGINAL	Tratamento

Doxiciclina oral 100, 2× dia, amoxicilina/ácido clavulânico, 2× dia, ciprofloxacina 250, 2× dia, por 1 semana.

Doenças Vaginais Inflamatórias Não Infecciosas

Embora a causa mais comum de vaginite aguda seja uma infecção, os sintomas crônicos da vaginite geralmente não são de natureza infecciosa.

Vaginite e Vagina Atrófica

Uma vagina atrófica exibe palidez, secura e pH maior que 5. Quando a vagina fica irritada ou corroída como resultado das paredes vaginais finas e secas, aparece eritema, e glóbulos brancos são vistos no exame citológico do esfregaço vaginal; isto é conhecido como vaginite atrófica.

Apresentação Clínica
A vagina atrófica tornou-se extremamente comum desde que o estrogênio sistêmico foi retirado de muitas mulheres no início dos anos 2000. A vaginite atrófica é caracterizada por uma sensação de secura, irritação e, às vezes, coceira. A relação sexual é dolorosa e exacerba os sintomas. No exame físico, as membranas mucosas modificadas da vulva geralmente são pálidas e lisas. As rugas vaginais grossas, úmidas e rosadas normais são substituídas por mucosas pálida, plana e seca. Ocasionalmente, um corrimento vaginal grosseiramente purulento, embora geralmente escasso, está presente. A doença mais grave é acompanhada por eritema irregular que representa erosões vaginais, em que o epitélio frágil foi desgastado pelo atrito da relação sexual ou pela pressão de uma parede vaginal que foi distendida por uma cistocele ou retocele. A vaginite atrófica sintomática ocorre quando sintomas ou sinais de inflamação, como eritema vaginal e glóbulos brancos nas secreções vaginais, se desenvolvem como resultado de erosões ou, muito menos frequentemente, de infecção secundária.

Diagnóstico
O diagnóstico de uma vagina atrófica é feito pelo achado da deficiência de estrogênio em associação a epitélio vaginal liso e pálido característico e uma aparência microscópica típica do esfregaço das secreções vaginais. Essas secreções exibem células parabasais pequenas, redondas e imaturas que foram eliminadas do epitélio atrófico diluído, em vez das células epiteliais planas, grandes e maduras, que são normalmente eliminadas da superfície da pele vaginal bem estrogenizada **(Fig. 15.10)**. Os lactobacilos estão ausentes, e o pH vaginal mede mais de 5. Todos esses sinais sugerem deficiência de estrogênio.

A vaginite atrófica ocorre quando ocorre uma inflamação significativa causada por erosões, e os glóbulos brancos são abundantes em locais úmidos. O diagnóstico é confirmado pela normalização dos sintomas e sinais imediatamente com

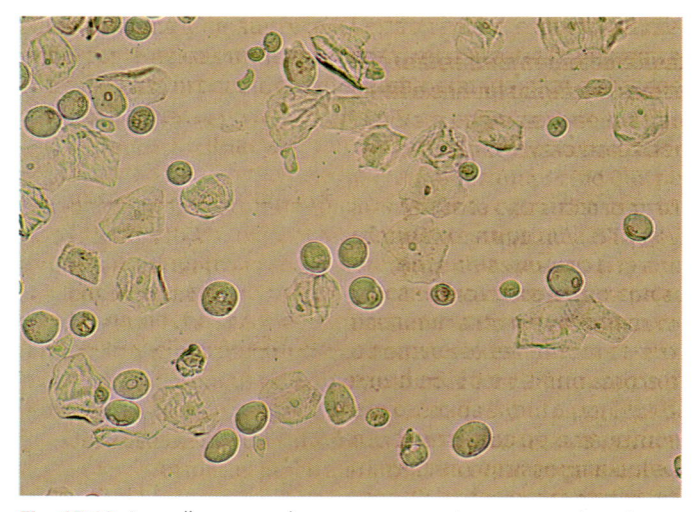

Fig. 15.10. As mulheres na pós-menopausa costumam experimentar uma vagina atrófica, evidente no exame citológico pela presença de células parabasais. Essas células escamosas pequenas e redondas são eliminadas de um epitélio com apenas algumas camadas de células grossas, de modo que as células não amadurecem em grandes células planas antes de serem liberadas no fluido vaginal.

a terapia com estrogênio. A biópsia vaginal não é um teste de rotina para o diagnóstico de vaginite atrófica nem é indicada. Histologicamente, no entanto, o tecido mostra afinamento epitelial. Além disso, a ausência de maturação normal com achatamento progressivo das células epiteliais mais próximas da superfície é característica.

A DIV apresenta-se de maneira semelhante à vaginite atrófica, com células parabasais, secreções vaginais purulentas e cultura negativa. No entanto, a história de uma mulher com vaginite atrófica deve revelar um quadro de deficiência de estrogênio, e o estrogênio deve corrigir rapidamente as anormalidades.

A vaginite bacteriana se apresenta com esse quadro, mas uma cultura positiva com resposta imediata à antibioticoterapia exclui essa entidade. A vaginite aeróbica também é idêntica na apresentação, mas isso geralmente ocorre em mulheres na pré-menopausa, e o estrogênio tópico não regride o processo de vaginite aeróbica.

VAGINITE/VAGINA ATRÓFICA	Diagnóstico

- Ora assintomático, ora ardência, secura, dispareunia.
- Vagina pálida, lisa e seca (vagina atrófica); vagina lisa e eritematosa (vaginite atrófica).
- Sem corrimento (vagina atrófica) ou corrimento amarelo (vaginite atrófica).
- pH ≥ 5.
- Exame citológico mostrando células parabasais, lactobacilos diminuídos, sem células-pista, sem leveduras (vagina atrófica); aumento de glóbulos brancos também (vaginite atrófica).

Fisiopatologia

O epitélio vaginal requer estrogênio para a maturação normal das células escamosas. Na ausência de estrogênio, há menos camadas celulares no epitélio, e o epitélio torna-se frágil. A vagina atrófica tem maior risco de erosões e infecções bacterianas secundárias, com a inflamação resultante produzindo dor e irritação.

Curiosamente, as mulheres que praticam coito regular após a menopausa estão um pouco protegidas da atrofia vaginal, assim como as mulheres obesas com conversão periférica de estrogênio.

Manejo

A vagina atrófica e a vaginite atrófica são tratadas de maneira igualmente eficaz com reposição local ou sistêmica de estrogênio. A substituição local pode ser realizada por creme, comprimido vaginal ou anel.

Um grama de estradiol (Estrace) ou estrogênio equino conjugado (Premarin) é inserido na vagina 3 noites por semana, com melhorias começando dentro de uma semana. Alguns médicos consideram o estrogênio equino conjugado mais irritante que o estradiol. Um epitélio vaginal saudável pode então ser mantido com uma a três aplicações intravaginais de estrogênio, 1/2 ou 1 g por dose, a cada semana.

Mais suaves e menos irritantes são os comprimidos vaginais de estradiol de 10 µg (Vagifem), também inseridos com um aplicador três vezes por semana, ou via estradiol liberado lentamente de um anel inerte e não irritante inserido na vagina superior a cada 3 meses (ESTRING).

Uma revisão de 37 estudos comparando esses métodos de reposição local de estrogênio mostrou que eles são igualmente eficazes; em alguns estudos, o espessamento uterino, o sangramento e a sensibilidade mamária foram maiores com o estrogênio equino conjugado em comparação aos comprimidos e anel de estradiol (41).

Apesar dos dados do fabricante que relatam o benefício do estradiol 10 µg como equivalente à preparação de 25 µg, quando a formulação de 25 µg foi interrompida, muitos fornecedores consideram a preparação de 10 µg menos eficaz, exigindo uma inserção semanal três vezes contínua. A preparação de estradiol de 25 µg permanece disponível nas farmácias canadenses. Pacientes que usam estrogênio tópico obtêm apenas benefício local e, geralmente, apenas efeitos colaterais locais.

Uma minoria significativa de pacientes desenvolve candidíase nas primeiras semanas de reestrogenização. Eles devem ser pelo menos avisados dessa possibilidade e receber no máximo 150 a 200 mg de fluconazol por semana ou um supositório ou creme intravaginal de azol duas ou três vezes por semana nas duas primeiras semanas de terapia com estrogênio.

Existem várias barreiras para o manejo da vagina e da vaginite atróficas. As bulas discutem o risco de câncer de mama e endometrial, um risco aumentado para AVE e doença cardíaca.

As mulheres podem ter certeza de que o estrogênio tópico está quase livre de efeitos colaterais sistêmicos. O consenso atual é que o estrogênio tópico não aumenta o risco de recorrência do câncer de mama pelo estrogênio, mesmo naqueles em tratamento ativo para o câncer de mama (dado sem autoria registrada). Um estudo recente sugere um efeito protetor do estrogênio tópico em relação ao infarto do miocárdio e acidente vascular encefálico (42).

O custo do estrogênio tópico aumentou notavelmente nos últimos anos, o que é problemático para muitos pacientes, principalmente porque o *Medicare* declarou recentemente que a reposição de estrogênio não é aprovada para mulheres com 65 anos ou mais. Não existem formulações genéricas. No momento em que escrevi, em Charlotte, um tubo de 30 g de estrogênio equino conjugado custa US$ 300 com um cupom, e um tubo de estradiol de 42,5 g custa de US$ 280 a US$ 305.

A paciente pode ser lembrada de que, após as primeiras 2 semanas, geralmente 1/2g por semana manterá um epitélio vaginal saudável a um custo de cerca de US$ 7 por semana. As farmácias canadenses não são significativamente mais baratas, mas para aqueles que usam comprimidos vaginais de estradiol, a formulação canadense de 25 µg oferece economia, porque a dosagem é menos frequente.

Como alternativa, o creme de estradiol pode ser composto por menos, mas a absorção sistêmica é totalmente desconhecida e não há métodos de medir baixos níveis de absorção. Os comprimidos orais de estradiol, muito baratos, inseridos na vagina, produzem dor na mama e sangramento vaginal, indicando absorção sistêmica.

O aplicador de estradiol é impopular entre as pacientes, sendo a forma desconfortável e difícil de limpar. Algumas pacientes usam creme tópico de estrogênio apenas na vulva ou usam uma pequena quantidade no dedo na vagina, o que geralmente é insuficiente. Muitas pacientes esquecem de usar seu estrogênio, e outras interrompem a medicação, quando os sintomas persistem.

Portanto, o clínico deve realizar um exame citológico de acompanhamento se os sintomas persistirem para garantir que o medicamento esteja sendo usado conforme as instruções e que não haja fatores adicionais nos sintomas do paciente. A terapia com estrogênio não deve ser considerada não atuante, a menos que o exame citológico retorne ao normal, e os sintomas persistam.

Pacientes com vaginite atrófica se dão muito bem com terapia de reposição de estrogênio em longo prazo ou intermitente. No entanto, algumas pacientes não necessitam de terapia contínua para se manterem confortáveis, principalmente aquelas que podem ter tido um evento específico e corrigível, como uma infecção ou erosão local que precipitou os sintomas, e as que não são sexualmente ativas.

Uma paciente muito ocasional não está disposta a usar um estrogênio tópico porque sofre irritação com o veículo, ou seu médico não o permitirá, para que seu vulvologista se torne mais criativo.

Um folheto escrito, bem como uma cuidadosa educação do paciente, às vezes, tranquiliza as mulheres assustadas. Por alguma razão, o material escrito, mesmo quando escrito pelo fornecedor, geralmente, traz mais segurança do que a simples educação oral do paciente no consultório.

Para as mulheres que experimentam irritação com o veículo, um comprimido de estradiol ou a inserção do anel de estradiol geralmente é confortável. Estes geralmente são mais caros que os cremes tópicos.

O tratamento inicial com estrogênio sistêmico por um mês para promover a cicatrização da pele atrófica melhora a atrofia o suficiente para que alguns pacientes tolerem o veículo em creme. Alguns pacientes sem contraindicação podem optar por permanecer em estrogênio sistêmico por outros benefícios. Ou, o estradiol pode ser composto em um veículo de pomada, menos dispendioso e mais bem tolerado. Novamente, a absorção de estrogênio composto não é conhecida.

O ospemifeno (Osphena) é um medicamento oral relativamente novo desenvolvido para fornecer efeitos benéficos do estrogênio com menos efeitos colaterais dos fenômenos tromboembólicos e promoção do câncer de mama. Infelizmente, este medicamento caro carrega as mesmas contraindicações que o estrogênio no câncer de mama e nas doenças tromboembólicas.

A terapia fracionária por *laser* microablativo com CO_2 (MonaLisa Touch) consiste em uma série de tratamentos que agora são aprovados para a reversão da vagina atrófica. No momento, estudos limitados mostram boa eficácia, mas as pacientes foram acompanhadas apenas por um curto período, de modo que a eliminação "permanente" da atrofia não foi demonstrada.

Outras estratégias alternativas de gerenciamento para mulheres que não desejam ou não podem usar o estrogênio tópico incluem a lubrificação simples com hidratantes vaginais comerciais que prometem efeito prolongado de vários dias (Replens) ou quantidades muito pequenas de vaselina inserida com um aplicador ou um dedo.

Para mulheres com ardência e irritação significativas associadas à inflamação da vaginite atrófica, o supositório retal de 25 mg de acetato de hidrocortisona inserido por vagina várias noites por semana inicialmente pode ser útil.

Vaginite Inflamatória Descamativa

VID é uma síndrome indiscutivelmente comum de eritema vaginal, secreções vaginais purulentas abundantes, e uma cultura vaginal que não mostra infecção relevante.

Apresentação Clínica

Os sintomas da DIV consistem em irritação, queimação, dispareunia e, às vezes, coceira. Os pacientes frequentemente descrevem corrimento vaginal amarelo ou verde. Os sintomas de inflamação de outras mucosas, como a mucosa oral e as gengivas, estão ausentes.

DIV ocorre em qualquer idade, tanto na pré quanto na pós-menopausa. No exame físico, essas mulheres exibem um vestíbulo eritematoso, como resultado da irritação das secreções vaginais purulentas **(Fig. 15.11)**.

A vagina é vermelha; às vezes, isto é impressionante; às vezes, é leve, mas não há erosões **(Figs. 15.12 e 15.13)**. Às vezes, o epitélio vaginal exibe pequenas pápulas vermelhas semelhantes ao clássico "colo do morango" da tricomoníase. Outras vezes, a vagina é uniformemente vermelha. Não há cicatrizes na vulva ou na vagina.

Os casos mais graves exibem eritema leve, mal demarcado de todas as membranas mucosas modificadas da vulva e edema dos pequenos lábios. No entanto, essas anormalidades vulvares são inespecíficas e, às vezes, são bastante leves.

VAGINITE/VAGINA ATRÓFICA	Tratamento

- Substituição tópica de estrogênio.
  - Creme vaginal de estradiol ou estrogênio equino conjugado 1 g por vagina, três vezes por semana e, em seguida, titule a dose menos frequente da menor quantidade que controla os sintomas.
  - Comprimidos vaginais de estradiol por vagina, três vezes por semana e, em seguida, titule a dose menos frequente da menor quantidade que controla os sintomas.
  - O anel estradiol é alterado a cada 3 a 4 meses.
- Substituição sistêmica do estrogênio.
  - Oral.
  - Adesivo.
- Considere fluconazol oral semanalmente ou um azólico em creme vaginal duas a três vezes por semana nas primeiras 2 semanas para evitar candidíase secundária.

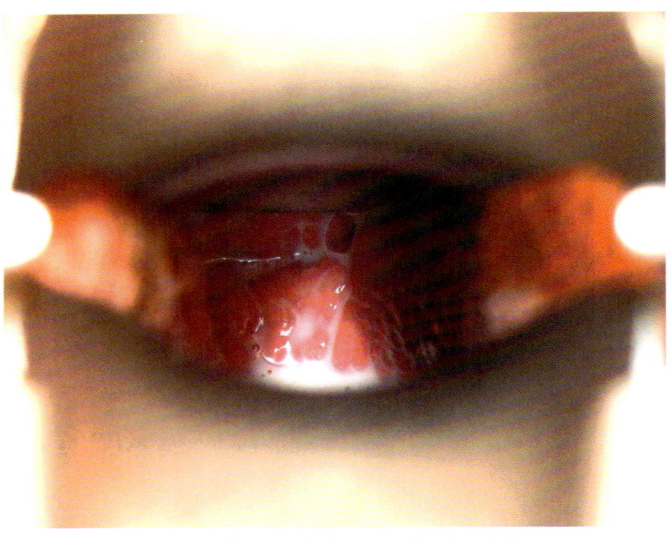

Fig. 15.12. A vaginite inflamatória descamativa é mais frequentemente caracterizada por uma vagina que é variável e difusamente vermelha.

As secreções vaginais na DIV são características, mas não específicas, sendo idênticas às de vaginite atrófica, vaginite bacteriana, vaginite aeróbica e vaginite erosiva, como a causada pelo líquen plano e penfigoide benigno das membranas mucosa (cicatricial) **(Figs. 15.14 e 15.15)**. Algumas das células epiteliais vistas na DIV são células parabasais; estas são redondas, pequenas e imaturas, tendo sido retiradas de um epitélio que está proliferando rapidamente demais para a maturação da camada superior nas células grandes e achatadas usuais. A inflamação geralmente também recruta vários glóbulos brancos, e os lactobacilos geralmente estão ausentes, com pH vaginal maior que 5. No entanto, muitas mulheres sintomáticas apresentam um exame citológico mostrando aumento no número de glóbulos brancos, neutrófilos ou linfócitos, com pH normal e números normais de lactobacilos, na ausência de infecção. Isto não se enquadra em nenhuma categoria diagnóstica. Muitos vulvologistas chamam esse quadro de DIV por ausência de outra possibilidade diagnóstica.

Diagnóstico

A DIV é diagnosticada pelos achados de eritema vaginal e secreções características no cenário de estrogênio adequado, ausência de outras doenças da pele e das mucosas e culturas negativas. Os achados histológicos da DIV se enquadram em um de dois grupos: infiltrado liquenoide sem alterações da

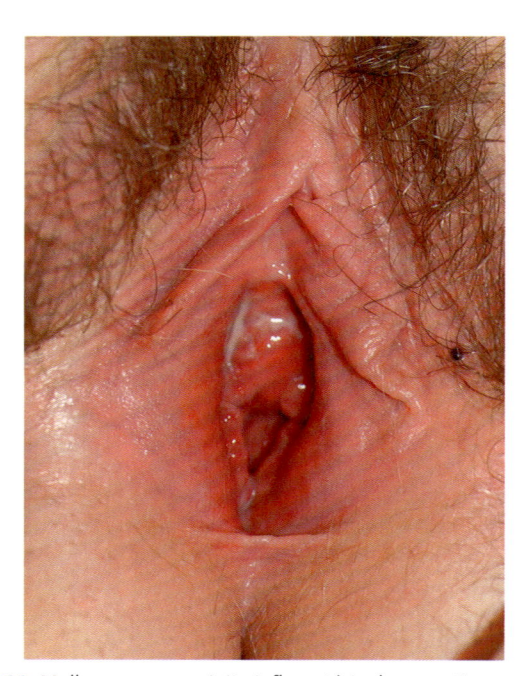

Fig. 15.11. Mulheres com vaginite inflamatória descamativa frequentemente mostram eritema do vestíbulo e membranas mucosas modificadas; o epitélio, às vezes, é incomumente suave decorrente de edema, mas não há cicatrizes com perda de arquitetura.

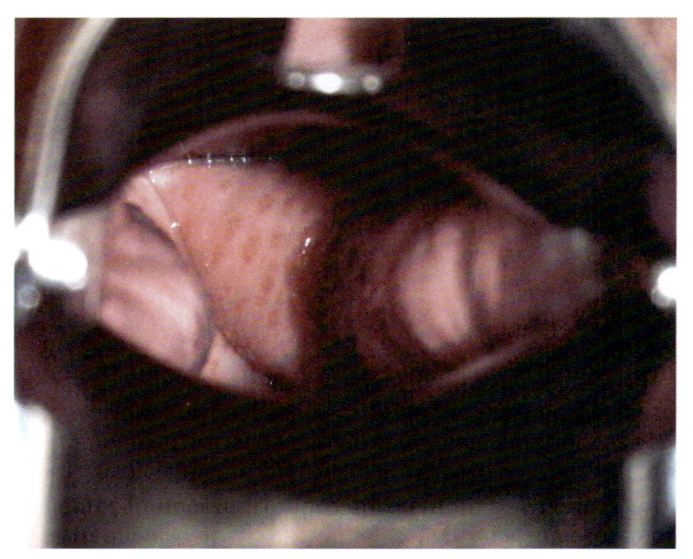

Fig. 15.13. A vagina da vaginite inflamatória descamativa mostra eritema, às vezes, exibido como pequenas máculas discretas que se assemelham ao "colo do morango", sugerindo *Trichomonas*.

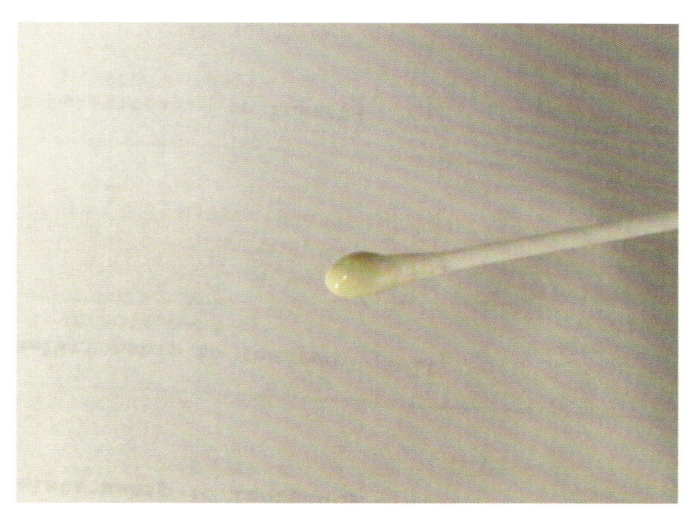

Fig. 15.14. As secreções vaginais de vaginite inflamatória descamativa, como para dermatoses vaginais erosivas e vaginite atrófica, são purulentas, mostrando várias cores de amarelo, verde ou, às vezes, esbranquiçado.

VAGINITE INFLAMATÓRIA DESCAMATIVA	Diagnóstico

- Irritação intestinal, queimação, dispareunia.
- Vagina vermelha variável, geralmente vestíbulo edemaciado e vermelho, às vezes, pequenos lábios.
- Corrimento verde-amarelo.
- pH geralmente superior a 5.
- Exame citológico mostrando células parabasais, aumento de glóbulos brancos, diminuição de lactobacilos.
- Cultura negativa, pesquisa para *Trichomonas* negativa, estrogênio adequado, nenhuma doença erosiva da pele da vagina, vulva ou boca.

membrana basal ou infiltrado inflamatório misto inespecífico com linfócitos, eosinófilos e plasmócitos (43). Algumas dessas pacientes revelaram biópsias imunofluorescentes diretas, mostrando C3 granular fino inespecífico, mas distinto, ao longo da membrana basal. Não se sabe se essas descobertas não específicas são variantes do mesmo processo ou representam dois processos. Os achados liquenoides provavelmente são apenas um padrão de reação inespecífico comum, característico de qualquer inflamação na membrana mucosa genital e na pele da membrana mucosa modificada.

O diagnóstico diferencial inclui vaginite atrófica, vaginite erosiva do líquen plano ou outra dermatose erosiva/bolhosa, vaginite anaeróbica, vaginite bacteriana e inflamação ou infecção associada a um corpo estranho retido.

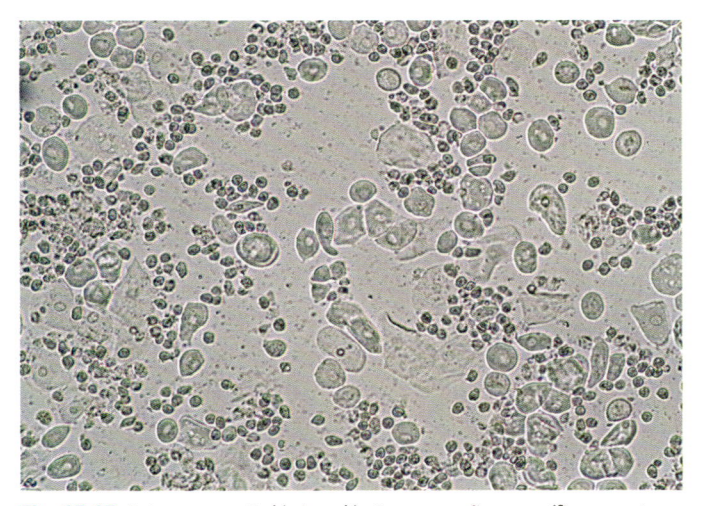

Fig. 15.15. Este exame citológico clássico, mas não específico, mostra aumento acentuado nos glóbulos brancos e nas células parabasais, com perda de lactobacilos. Esse exame citológico é idêntico ao observado com vaginite atrófica e dermatoses vaginais erosivas, como líquen plano e penfigoide benigno das membranas mucosas.

Fisiopatologia

Existem vários conceitos diferentes do termo vaginite inflamatória descamativa. As publicações são poucas e limitadas à opinião ou observação clínica. No passado, alguns médicos experientes acreditavam que a DIV, como a gengivite inflamatória descamativa, era um quadro clínico resultante de qualquer doença cutânea mucosa erosiva não infecciosa, especialmente o líquen plano, ocorrendo na vagina. No entanto, a maioria dos médicos agora acredita que o DIV é distinto dessas doenças erosivas porque o líquen plano erosivo e o penfigoide benigno das membranas mucosas ocorrem principalmente em mulheres na pós-menopausa, e erosões e cicatrizes são proeminentes, enquanto a DIV não é acompanhada por doenças das mucosas oral e vulvar, cicatrizes e erosões não ocorrem. Atualmente, a maioria dos profissionais acredita que a DIV é uma doença específica, apresentando-se como eritema não infeccioso sem erosões e ocorrendo em uma população diferente do líquen plano. É provável que seja autoimune ou de hipersensibilidade na origem, por causa de sua resposta aos corticosteroides e ao creme de clindamicina, um antibiótico conhecido por seus efeitos anti-inflamatórios (44).

Manejo

Primeiro, qualquer deficiência de estrogênio deve ser corrigida, e qualquer infecção associada deve ser tratada.

As terapias específicas de primeira linha para DIV são creme tópico de clindamicina (40) ou supositórios retais de 25 mg de acetato de hidrocortisona inseridos na vagina. Instruo as pacientes a inserir um aplicador de creme de clindamicina todas as noites e reavaliamos em 1 mês. Teoricamente, a clindamicina oral seria uma escolha melhor, sem as propriedades potencialmente irritantes de um medicamento tópico. Na verdade, no entanto, a clindamicina tópica não é especialmente irritante, e a preparação oral não produz um benefício clínico significativo. A frequência da aplicação pode ser reduzida nas pacientes cuja condição desaparece ou que melhoram notavelmente, e a medicação pode ser interrompida por completo em algumas pacientes. Nas mulheres que não respondem à clindamicina tópica, o supositório de acetato de hidrocortisona é usado todas as noites, diminuindo a frequência de uso quando ocorrer melhoria. Tanto a clindamicina quanto os corticosteroides aumentam o risco de candidíase, e eu prescrevo fluconazol oral, 150 mg/semana, para prevenir esta infecção. Para as mulheres que não respondem a esses regimes, um supositório vaginal de 200 mg pode ser composto ou o propionato de clobetasol, corticosteroide ultrapotente, pode ser inserido com pomada a 0,05%. Além disso, uma combinação de creme de clindamicina e um corticosteroide pode ser usada.

Frequentemente, uma cultura vaginal mostra *Streptococcus* do grupo B. Trato mulheres com vaginite inflamatória e uma cultura que mostra SGB com amoxicilina oral ou clindamicina por 2 semanas e reavaliamos o exame citológico com antibióticos, no caso de ocorrência muito incomum de vaginite por SGB.

VAGINITE INFLAMATÓRIA DESCAMATIVA — **Tratamento**

- Creme tópico de clindamicina, 1/2 a 1 aplicador na vagina, ao se deitar, por 2 a 4 semanas.
- Supositório retal de 25 mg de acetato de hidrocortisona via vaginal, ao se deitar, por 2 a 4 semanas. Reavaliar o exame citológico.
- Se não for controlado com nenhum dos dois, ambos os supositórios de hidrocortisona e creme de clindamicina, ao se deitar, por 2 a 4 semanas.
- Se não controlado, considere hidrocortisona composta 200 mg supositórios ou pomada de clobetasol 1 g, ao se deitar, (uso prolongado pode causar supressão suprarrenal). A qualquer momento controlado:
  - Reduza a frequência para a frequência mais baixa que controla a condição.
  - Interrompa e aguarde a recorrência.
- Considere o fluconazol semanal para prevenir candidíase secundária.

Vaginite Erosiva por Doença Cutânea Específica

Várias doenças cutâneas erosivas e com bolhas mostram predileção pelas membranas mucosas, incluindo a vagina e, frequentemente, as mucosas e as mucosas modificadas da vulva. Estes são discutidos principalmente nos Capítulos 6 e 11.

O líquen plano é de longe a mais comum dessas doenças. Outras doenças erosivas da mucosa incluem penfigoide benigno das membranas mucosas (cicatricial), pênfigo vulgar e eritema multiforme. Essas doenças exibem erosões francas e afetam regularmente outras membranas mucosas, principalmente a mucosa oral **(Fig. 15.16)**. Além disso, a maioria dessas doenças exibe lesões de superfícies de pele extragenital queratinizadas e secas, para que a doença bem estabelecida não seja difícil de diagnosticar.

O diagnóstico é feito pela constelação de achados e pela histologia de rotina da borda ou por uma erosão e biópsias com imunofluorescência direta do epitélio próximo, mas não afetado.

Vestibulodinia (Síndrome da Vestibulite Vulvar, Vulvodinia Provocada Localizada)

A vestibulite vulvar não é uma doença vaginal, mas é frequentemente confundida com vaginite por causa do vermelhidão do introito e sintomas de irritação e ardência (consulte o Capítulo 13 para discussão primária) **(Fig. 15.17)**.

Corrimento Vaginal Fisiológico

Uma queixa comum das mulheres na pré-menopausa é a de excesso de secreção, às vezes associada ao odor. Esses pacientes ocasionalmente relatam irritação manifestada por prurido ou sensibilidade, mas, mais frequentemente, a presença de secreção desagradável é a principal característica. Geralmente, a paciente está convencida de que a infecção é a causa das

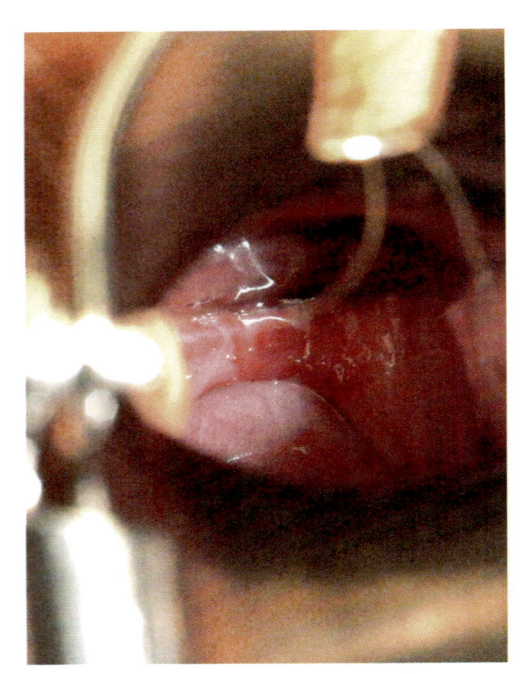

Fig. 15.16. Dermatoses vaginais erosivas e com bolhas mostram erosões vaginais irregulares; essa mulher possui líquen plano, de longe a mais comum das doenças erosivas da membrana mucosa.

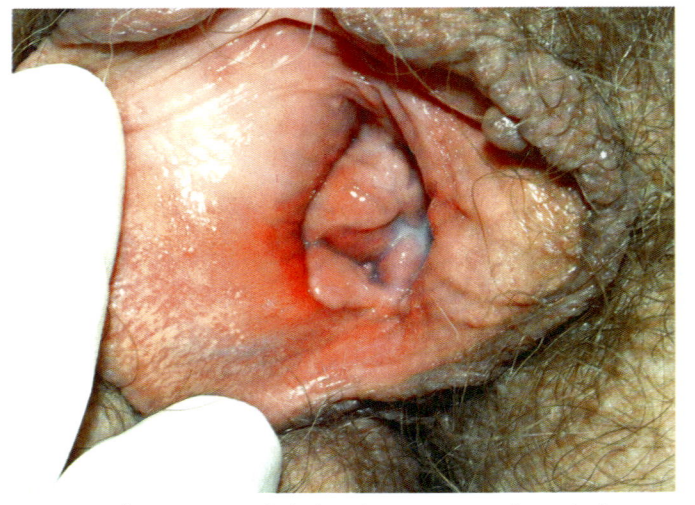

Fig. 15.17. Às vezes, a vestibulodinia (anteriormente chamada de síndrome da vestibulite vulvar) é confundida com vaginite. Esse eritema vestibular existe em um espectro de vermelhidão normal, mas exame citológico e cultura são normais.

secreções e muitas vezes foi diagnosticada com infecções por médicos anteriores.

Um exame físico não mostra alterações dignas de nota, exceto, às vezes, as secreções vaginais abundantes, mas de cor e consistência normais. O pH é normal, e o exame citológico não mostra evidência de leveduras, células-pista, *Trichomonas* ou aumento de glóbulos brancos. Lactobacilos estão presentes. Um teste de cheiro é negativo, e as secreções vaginais produzem odor normal.

O "diagnóstico" da descarga fisiológica é feito pela queixa de aumento de secreções, exame citológico normal e cultura negativa. O diagnóstico diferencial inclui todas as outras vaginites, principalmente vaginose bacteriana. Além disso, uma paciente ocasional apresenta "descarga" e odor com base na transpiração excessiva da região da virilha. Isto pode ser diagnosticado por resposta ao antitranspirante com um desodorizante.

O gerenciamento das secreções fisiológicas repousa na educação da paciente (consulte folhetos para pacientes). Ou as pacientes aceitam os resultados da avaliação, às vezes, com alívio ou, mais frequentemente, com aborrecimento por não haver resposta, ou se recusam a acreditar que suas secreções são normais.

Algumas mulheres ficam notavelmente angustiadas com suas secreções e odor percebido e continuam a solicitar reavaliação e tratamento empíricos. Ocasionalmente, as pacientes são prejudicadas por seus sintomas, acreditando que outros podem sentir seu cheiro; elas evitam trabalho e atividades sociais. Essas mulheres sofrem de um distúrbio dismórfico corporal e são mais bem tratadas com aconselhamento e medicamentos psicotrópicos, mas geralmente são resistentes a essa via.

DESCARGA FISIOLÓGICA	Tratamento

- Educação do paciente (ver folhetos).
- Garantia.
- Reavaliar os episódios de piora uma ou duas vezes para garantir.

Balanite

Balanite refere-se à inflamação da glande do pênis. O termo *balanopostite* é usado quando a inflamação inclui o prepúcio. Como o prepúcio intacto fornece um espaço úmido, ocluído e quente que é um ambiente favorável para alguns organismos, a balanite de todos os tipos é muito mais comum em homens que não são circuncidados.

Balanopostite/Balanite Infecciosa

A balanopostite é frequentemente uma condição infecciosa. Embora fungos sejam os organismos mais diagnosticados, as culturas revelam que outros micróbios também são causas comuns.

Duzentos e dezenove homens com balanopostite foram avaliados em uma clínica de doenças sexualmente transmissíveis, e cento e dezoito foram diagnosticados clinicamente com uma causa infecciosa. No entanto, apenas 75 culturas produziram resultados positivos. Setenta e sete por cento foram tratados com agentes antifúngicos, mas apenas 20% exibiram candidíase em cultura. Bactérias incluindo *S. aureus* e *Streptococcus* dos grupos B e D constituíram o restante (45).

Balanite por *Candida*

Apresentação Clínica

A balanite por *Candida* se apresenta como pápulas vermelhas, erosões superficiais ou pápulas brancas **(Fig. 15.18)**. As erosões são discretas e redondas, mas podem-se tornar mais confluentes e menos bem demarcadas como resultado da natureza muito frágil e ocluída dessa pele e da resultante maceração. As pápulas brancas representativas de uma infecção por fungos, como as de candidíase oral, podem ser removidas por raspagem suave. A menos que o paciente seja incontinente ou obeso, o prepúcio externo seco e a haste do pênis são poupados, mas as pregas crurais úmidas e a fenda interglútea podem ser afetadas. O envolvimento da fenda interglútea geralmente é caracterizado por fissuras.

Diagnóstico

O diagnóstico é confirmado pela identificação de elementos fúngicos de material branco raspado da pele ou da borda de uma erosão. Isto pode ser realizado por cultura ou pelo exame de um esfregaço microscópico. As biópsias não são indicadas, mas são realizadas ocasionalmente quando não há suspeita do diagnóstico. É comum uma pústula subcórnea com infiltração do estrato córneo por hifas e pseudo-hifas. Às vezes, um homem circuncidado experimenta irritação por leveduras após a relação sexual com uma parceira infectada. Na maioria das vezes, isto se manifesta por sutil eritema transitório e sintomas de irritação. Isto é autolimitado, regredindo rapidamente sem tratamento.

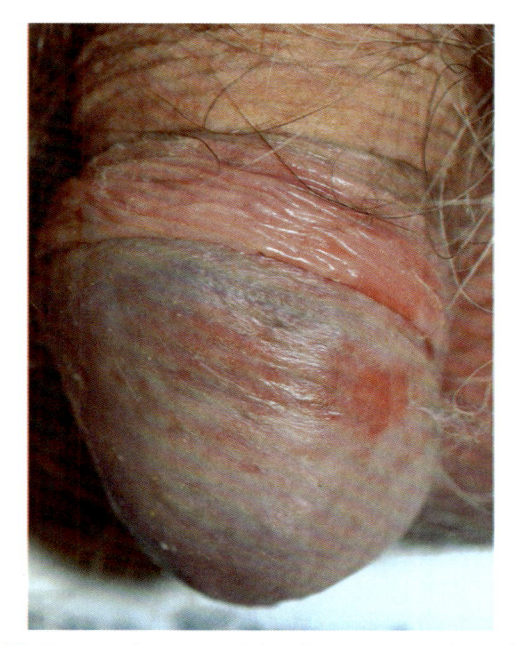

Fig. 15.18. Homens não circuncidados têm maior risco de candidíase, que geralmente se apresenta como vermelhidão irregular inespecífica. Um exame direto ou cultura para fungos deve ser realizado para aqueles que não correm risco ou que são resistentes à terapia.

A balanite por *Candida* deve ser incluída no diagnóstico diferencial de qualquer inflamação da glande do pênis. Não só é uma causa muito comum, como também complica a inflamação de outras causas, como psoríase ou infecção pelo vírus *herpes simplex*. O líquen plano e a neoplasia intraepitelial do pênis (eritroplasia de Queyrat, doença de Bowen) podem imitar a balanite por *Candida*.

BALANITE POR *CANDIDA*	Diagnóstico

- Irritação e prurido.
- Eritema, erosão, pápulas brancas e placas removidas com um aplicador com ponta de algodão, num homem incircunciso.
- Preparação fúngica de material branco mostra formas de levedura.
- Caso contrário, cultura mostrando *Candida*.

Fisiopatologia

A candidíase peniana é limitada quase inteiramente a homens não circuncidados (45). A colonização é bastante alta, ocorrendo em 26,2% dos 478 homens atendidos em uma clínica de doenças sexualmente transmissíveis e mais de 18% exibiram balanite por *Candida* (46). *C. albicans* do intestino ou de uma parceira sexual fornece os organismos, e os fatores de risco incluem idade superior a 60 anos, diabetes, imunossupressão e incontinência (46).

Manejo

A terapia tópica com um creme azólico, como clotrimazol, miconazol, econazol ou cetoconazol, aplicada duas vezes ao dia é geralmente curativa. Homens com doença erosiva extrema podem experimentar ardência com um creme. A pomada de nistatina pode ser usada para esses pacientes, mas às vezes é macerante. Um tratamento alternativo é a terapia oral, usando fluconazol.

Balanopostite/Balanite Bacteriana

Novamente ocorrendo principalmente em homens não circuncidados, a infecção bacteriana pode causar inflamação da glande e prepúcio. A balanite bacteriana também pode ser acompanhada por infecção perianal. Eritema, purulência e dor na glande e no prepúcio são achados clínicos comuns, particularmente na infecção por *Streptococcus pyogenes*. Outras bactérias encontradas na cultura incluem *Streptococcus agalactiae* e *Staphylococcus aureus*.

BALANITE POR *CANDIDA*	Tratamento

- Creme tópico azólico uma ou duas vezes ao dia, se não estiver erosado.
- Pomada de nistatina uma a quatro vezes ao dia, se estiver erosado ou dolorido.
- Fluconazol 100 a 200 mg ao dia até a melhora.
- Trate qualquer fungo na parceira; avaliar, quando possível, diabetes, incontinência, obesidade etc.
- Use medicação de escolha no primeiro início de recorrência.

O diagnóstico é feito por cultura e resposta à terapia. O tratamento inclui antibióticos orais de acordo com as sensibilidades relatadas na cultura e a prevenção de agravantes conhecidos.

BALANOPOSTITE E BALANITE BACTERIANA	Diagnóstico

- Irritação e dor.
- Eritema, erosão, exsudação em homens incircuncisos.
- Cultura mostrando *Streptococcus pyogenes*, *Staphylococcus aureus* ou *Streptococcus agalactiae*.

BALANOPOSTITE E BALANITE BACTERIANA	Tratamento

- Antibióticos orais baseando-se na cultura.

Balanopostite/Balanite Não Infecciosa

Balanite Circinada (Síndrome de Reiter)

As lesões da síndrome de Reiter na glande do pênis são chamadas de balanite circinada (ver Capítulos 6 e 10). Essas lesões são indistinguíveis clínica e histologicamente das da doença intimamente relacionada, a psoríase pustulosa. Homens não circuncidados exibem pápulas anulares brancas que, às vezes, se fundem em placas arqueadas **(Fig. 15.19)**. Homens

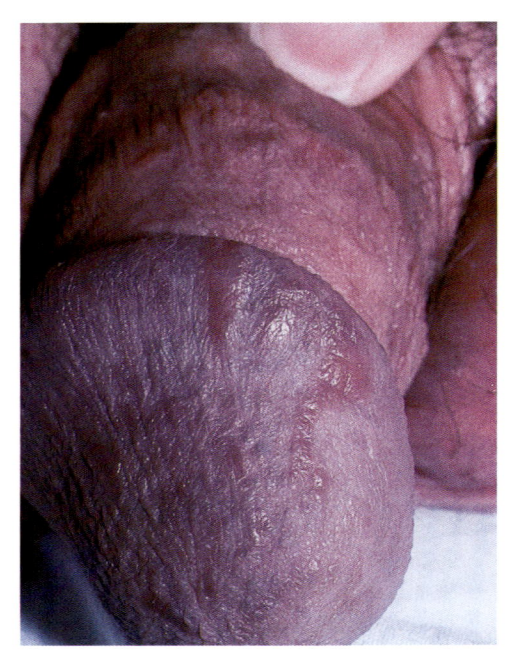

Fig. 15.19. A síndrome de Reiter em um homem não circuncidado mostra caracteristicamente branco anular, às vezes, coalescente, resultando no termo balanite circinada ("circular"). Às vezes, isto é acompanhado por escamas/crostas ou pústulas nas palmas e plantas. (De Lynch P, Edwards L. *Genital Dermatology*. Nova York, NY: Churchill Livingstone; 1994, com permissão.)

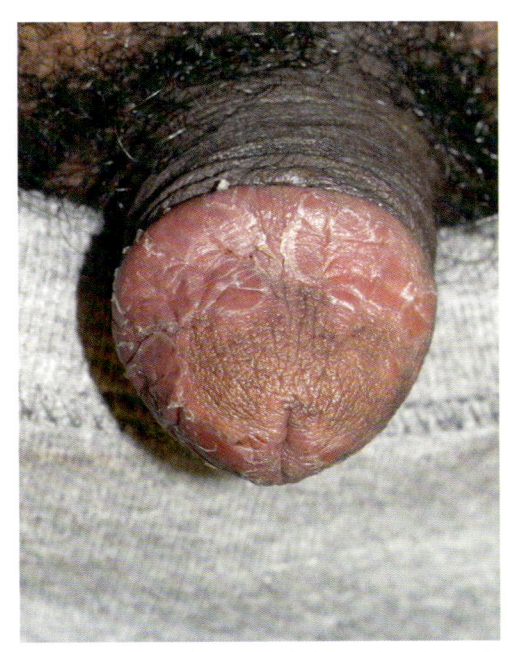

Fig. 15.20. O pênis circuncidado com síndrome de Reiter exibe pápulas e placas vermelhas com escamas ou crostas indistinguíveis da psoríase, tanto clínica quanto histologicamente.

circuncidados geralmente experimentam descamação relativamente bem demarcada, pápulas e placas com crostas indistinguíveis da psoríase **(Figs. 15.20 e 15.21)**.

Pacientes com síndrome de Reiter e portadores de psoríase pustulosa frequentemente associam placas a crostas circunscritas nas palmas das mãos e nos pés, e algumas vezes elas se generalizam cobrindo áreas maiores. O tratamento inclui corticosteroides tópicos, acitretina oral e metotrexato oral.

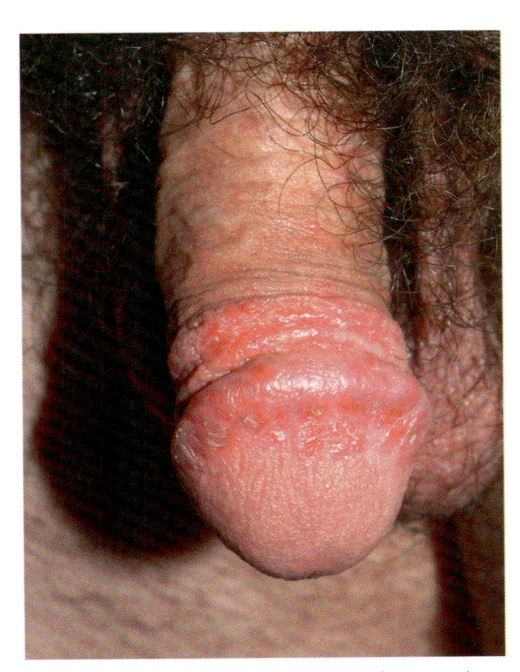

Fig. 15.21. Muito mais comum que a síndrome de Reiter é a psoríase da glande, mostrando pápulas bem demarcadas e placas descamativas no homem circuncidado.

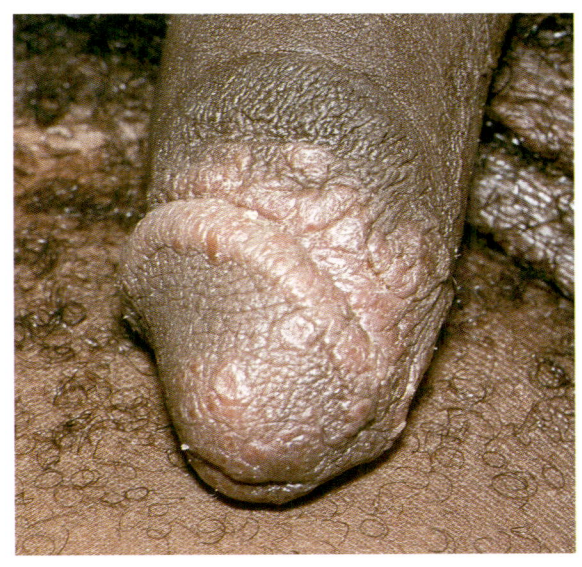

Fig. 15.22. A hiperceratose e as crostas na glande são características da balanite pseudoepiteliomatosa, queratótica e micácea, uma condição rara que pode simular o carcinoma de células escamosas e pode apresentar potencial maligno.

Balanite Pseudoepiteliomatosa, Micácea e Queratótica

Apresentação Clínica

A balanite pseudoepiteliomatosa, micácea e queratótica se apresenta com placas indolentes, relativamente assintomáticas, hiperceratóticas e, às vezes, com crostas na glande **(Figs. 15.22 e 15.23)**. Essa condição é encontrada com mais frequência em homens mais velhos, geralmente naqueles que foram circuncidados no final da vida (47).

Diagnóstico

O diagnóstico é feito pela aparência clínica e confirmado por biópsia. Uma biópsia de pele mostra epitélio moderadamente bem diferenciado, com hiperplasia pseudoepiteliomatosa e derme normal com infiltrado inflamatório crônico brando.

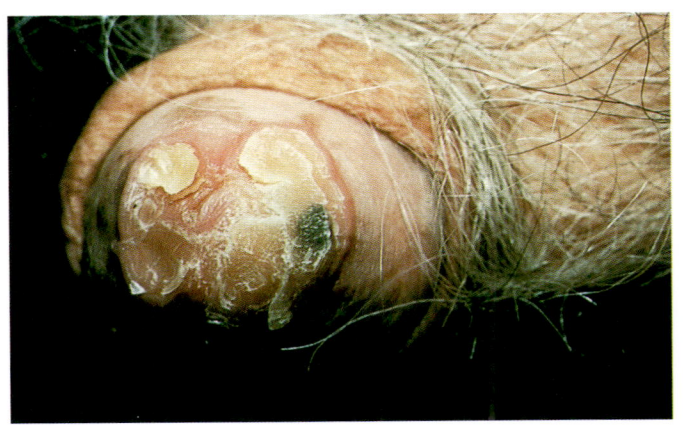

Fig. 15.23. A balanite pseudoepiteliomatosa, queratótica e micácea geralmente exibe escamas espessas e aderentes, que, no homem não circuncidado, parecem espessadas e brancas.

A principal e mais perigosa doença no diagnóstico diferencial é o carcinoma espinocelular, que geralmente é distinguível na biópsia.

Fisiopatologia

A origem desta doença não é conhecida, mas postula-se que seja uma condição pré-maligna com alta probabilidade de evoluir para carcinoma espinocelular invasivo (48).

Manejo

Embora a lesão possa ser acompanhada cuidadosamente, é preferível a remoção por excisão, tanto para evitar uma possível transformação maligna quanto para garantir tecido adequado para a histologia. O fluorouracil tópico também tem sido utilizado com sucesso, assim como a terapia fotodinâmica (49).

Balanite Plasmocitária (Balanite de Zoon)

A balanite plasmocitária é uma dermatose incomum e distinta, de etiologia desconhecida. Esta condição é discutida principalmente nos Capítulos 6 e 11. A balanite plasmocitária se apresenta como uma placa bem demarcada, vermelha e brilhante **(Fig. 15.24)**. Embora seja amplamente assintomático, pode ocorrer prurido ou sensibilidade discreta.

O diagnóstico é feito correlacionando as apresentações clínicas e histológicas e excluindo doenças de aparência semelhante, incluindo líquen plano, candidíase, doença de Bowen e psoríase. A histologia da balanite plasmocitária é característica, mostrando denso infiltrado de plasmócitos na derme superior. A balanite plasmocitária pode imitar muitos processos inflamatórios, especialmente em homens não circuncidados. Líquen plano, candidíase, doença de Bowen e psoríase são os processos mais comuns a serem excluídos.

Embora a causa desta doença inflamatória seja desconhecida, a balanite plasmocitária não parece ser infecciosa ou neoplásica. Corticosteroides tópicos, retinoides tópicos e terapia com *laser* foram todos úteis. No entanto, este é um processo crônico que tende a se repetir se o tratamento for reduzido e só melhora com a terapia tópica.

Outras Causas Não Infecciosas de Balanite: Líquen Plano, Psoríase, Neoplasia Intraepitelial Peniana (Doença de Bowen, Eritroplasia de Queyrat)

Outras doenças podem afetar preferencialmente a glande do pênis. As doenças cutâneas benignas comuns são a psoríase e o líquen plano **(Fig. 15.25)**. Essas doenças são pápulas e placas eritematosas, geralmente bem demarcadas, que mostram predileção pela glande em homens não circuncidados (discutidos principalmente no Capítulo 6). Eles geralmente parecem inespecíficos e podem ser confundidos com pápulas vermelhas de neoplasia intraepitelial (doença de Bowen, eritroplasia de Queyrat), balanite plasmocitária e candidíase **(Fig. 15.26)**. Um exame de outras superfícies da pele geralmente mostra morfologia mais específica da psoríase ou líquen plano, mas é necessária uma biópsia.

A neoplasia intraepitelial peniana (também chamada carcinoma espinocelular *in situ*, doença de Bowen ou eritoplasia de Queyrat) também pode produzir pápulas vermelhas na glande. Pápulas ou placas vermelhas crônicas e que não respondem à glande devem ser examinadas por biópsia para garantir que os processos neoplásicos não sejam detectados e não tratados.

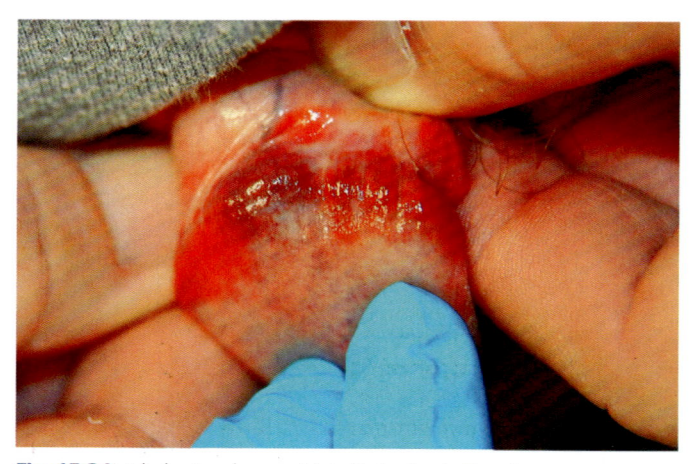

Fig. 15.24. A balanite plasmocitária (balanite de Zoon) se apresenta como pápulas de cor vermelha intensa, às vezes, purpúricas ou vermelhas/marrons/alaranjadas da hemossiderina da púrpura anterior.

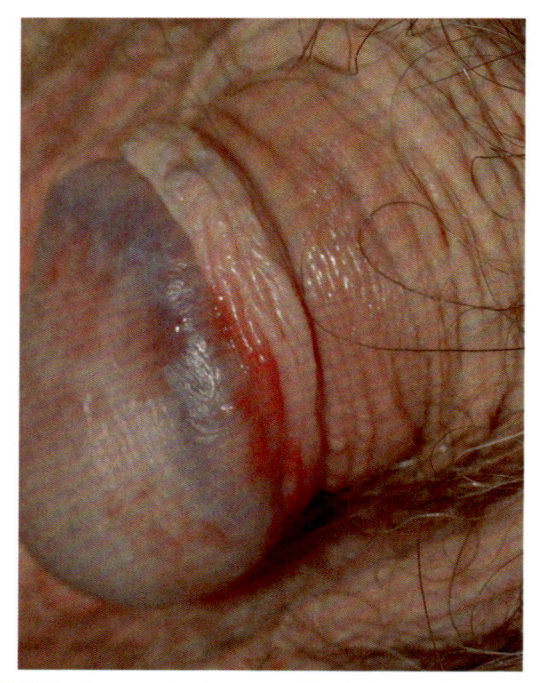

Fig. 15.25. Erosão superficial e inespecífica do líquen plano erosivo. O diagnóstico deve ser feito por correlação com a doença da membrana mucosa patognomônica em outros locais ou por biópsia da borda de uma erosão.

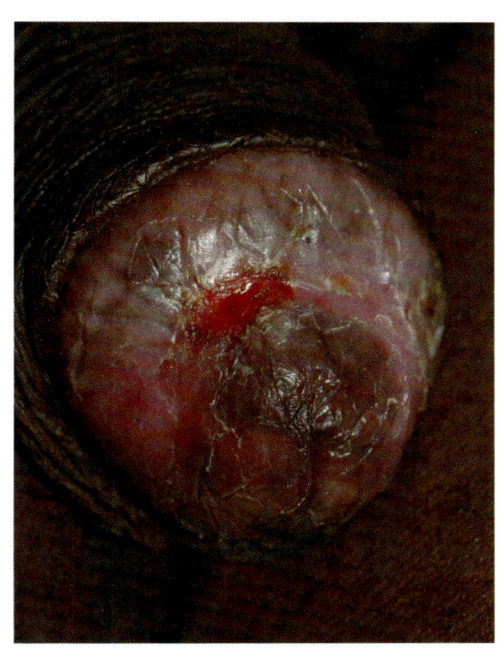

Fig. 15.26. A glande é um local relativamente comum para o líquen plano, que pode simular candidíase, psoríase e neoplasia intraepitelial.

REFERÊNCIAS

1. Vulvovaginal Candidiasis—2015 STD Treatment Guidelines. https://www.cdc.gov/std/tg2015.htm
2. Achkar JM, Fries BC. Candida infections of the genitourinary tract. Clin Microbiol Rev. 2010;23:253-273.
3. Gamarra S, Morano S, Dudiuk C, et al. Epidemiology and antifungal susceptibilities of yeasts causing vulvovaginitis in a teaching hospital. Mycopathologia. 2014;178:251-258.
4. Pirotta MV, Garland SM. Genital Candida species detected in samples from women in Melbourne, Australia, before and after treatment with antibiotics. J Clin Microbiol. 2006;44:3213-3217.
5. Watson CJ, Fairley CK, Grando D, et al. Associations with asymptomatic colonization with Candida in women reporting past vaginal candidiasis: an observational study. Eur J Obstet Gynecol Reprod Biol. 2013;169:376-379.
6. Solís-Arias MP, Moreno-Morales M, Dávalos-Tanaka M, et al. [Vaginal colonization by Candida spp. Frequency and description of the species isolated in asymptomatic women]. Ginecol Obstet Mex. 2014;82:1-8.
7. Patel DA, Gillespie B, Sobel JD, et al. Risk factors for recurrent vulvovaginal candidiasis in women receiving maintenance antifungal therapy: results of a prospective cohort study. Am J Obstet Gynecol. 2004;190:644-653.
8. van de Wijgert JH, Borgdorff H, Verhelst R, et al. The vaginal microbiota: what have we learned after a decade of molecular characterization? PLoS One. 2014;9:e105998.
9. McClelland RS, Richardson BA, Hassan WM, et al. Prospective study of vaginal bacterial flora and other risk factors for vulvovaginal candidiasis. J Infect Dis. 2009;199:1883-1890.
10. Pappas PG, Kauffman CA, Andes D, et al. Clinical practice guidelines for the management of candidiasis: update by the Infectious Diseases Society of America. Clin Infect Dis. 2009;48:503-535.
11. Shahid Z, Sobel JD. Reduced fluconazole susceptibility of Candida albicans isolates in women with recurrent vulvovaginal candidiasis: effects of long-term fluconazole therapy. Diagn Microbiol Infect Dis. 2009;64:354-356.
12. Hanson L, VandeVusse L, Jermé M, et al. Probiotics for treatment and prevention of urogenital infections in women: a systematic review. J Midwifery Womens Health. 2016;61:339-355.
13. Vicariotto F, Del Piano M, Mogna L, et al. Effectiveness of the association of 2 probiotic strains formulated in a slow release vaginal product, in women affected by vulvovaginal candidiasis: a pilot study. J Clin Gastroenterol. 2012;46(suppl):S73-80.
14. Abad CL, Safdar N. The role of lactobacillus probiotics in the treatment or prevention of urogenital infections—a systematic review. J Chemother. 2009;21:243-252.
15. Iavazzo C, Gkegkes ID, Zarkada IM, et al. Boric acid for recurrent vulvovaginal candidiasis: the clinical evidence. J Women Health (Larchmt). 2011;20:1245-1255.
16. Šoba B, Skvarč M, Matičič M. Trichomoniasis: a brief review of diagnostic methods and our experience with real-time PCR for detecting infection. Acta Dermatovenerol Alp Pannonica Adriat.2015;24:7-10.
17. Levi AW, Harigopal M, Hui P, et al. Comparison of Affirm VPIII and Papanicolaou tests in the detection of infectious vaginitis. Am J Clin Pathol. 2011;135:442-447.
18. Heller DS, Pitsos M, Skurnick J. Does the presence of vaginitis on a Pap smear correlate with clinical symptoms in the patient? J Reprod Med. 2008;53:429–434.
19. Güdücü N, Gönenç G, Işçi H, et al. Clinical importance of detection of bacterial vaginosis, trichomonas vaginalis, candida albicans and actinomyces in Papanicolaou smears. Clin Exp Obstet Gynecol. 2012;39:333-336.
20. Trichomoniasis—2015 STD Treatment Guidelines. https://www.cdc.gov/tg2015/trichomoniasis.htm
21. Keating MA, Nyirjesy P. Trichomonas vaginalis infection in a Tertiary Care Vaginitis Center. Sex Transm Dis. 2015;42:482-485.
22. Nyirjesy P, Gilbert J, Mulcahy LJ. Resistant trichomoniasis: successful treatment with combination therapy. Sex Transm Dis. 2011;38:962-963.
23. Aksoy Gökmen A, Girginkardeşler N, Kilimcioğlu AA, et al. [In vitro susceptibility of Trichomonas vaginalis to metronidazole, ornidazole and proton pump inhibitors pantoprazole and esomeprazole]. Mikrobiyol Bul. 2016;50:133-139.
24. Küng E, Pietrzak J, Klaus C. In vitro effect of octenidine dihydrochloride against Trichomonas vaginalis. Int J Antimicrob Agents. 2016;47:232-234.
25. Kenyon C, Colebunders R, Crucitti T. The global epidemiology of bacterial vaginosis: a systematic review. Am J Obstet Gynecol. 2013;209:505-523.
26. Bradshaw CS, Brotman RM. Making inroads into improving treatment of bacterial vaginosis—striving for long-term cure. BMC Infect Dis. 2015;15:292.
27. Bautista CT, Wurapa E, Sateren WB, et al. Bacterial vaginosis: a synthesis of the literature on etiology, prevalence, risk factors, and relationship with chlamydia and gonorrhea infections. Mil Med Res. 2016;3:4.
28. Brown JM, Hess KL, Brown S, et al. Intravaginal practices and risk of bacterial vaginosis and candidiasis infection among a cohort of women in the United States. Obstet Gynecol.2013;121:773-780.
29. Darwish A, Elnshar EM, Hamadeh SM, et al. Treatment options for bacterial vaginosis in patients at high risk of preterm labor and premature rupture of membranes. J Obstet Gynaecol Res. 2007;33:781-787.
30. Amaya-Guio J, Martinez-Velasquez MY, Viveros-Carreño DA, et al. Antibiotic treatment for the sexual partners of women with bacterial vaginosis. Cochrane Database Syst Rev. 2015;5:CD011701. doi: 10.1002/14651858.CD011701.

31. Santos CM, Pires MC, Leão TL, et al. Selection of Lactobacillus strains as potential probiotics for vaginitis treatment. Microbiology. 2016;162(7):1195-1207. doi: 10.1099/mic.0.000302.
32. Mehta SD. Systematic review of randomized trials of treatment of male sexual partners for improved bacteria vaginosis outcomes in women. Sex Transm Dis. 2012;39:822-830.
33. Sonnex C. Genital streptococcal infection in non-pregnant women: a case-note review. Int J STD AIDS. 2013;24:447-448.
34. Savini V, Marrollo R, D'Antonio M, et al. Streptococcus agalactiae vaginitis: nonhemolytic variant on the Liofilchem® Chromatic Strepto B. Int J Clin Exp Pathol. 2013;6:1693-1695.
35. Verstraelen H, Verhelst R, Vaneechoutte M, et al. Group A streptococcal vaginitis: an unrecognized cause of vaginal symptoms in adult women. Arch Gynecol Obstet. 2011;284:95-98.
36. Sobel JD, Funaro D, Kaplan EL. Recurrent group A streptococcal vulvovaginitis in adult women: family epidemiology. Clin Infect Dis. 2007;44:e43-e45.
37. Clark LR, Atendido M. Group B streptococcal vaginitis in postpubertal adolescent girls. J Adolesc Health. 2005;36:437-440.
38. Batashki I, Markova D, Milchev N. [Frequency of cytolytic vaginosis—examination of 1152 patients]. Akush Ginekol (Sofiia). 2009;48:15-16.
39. Shopova E, Tiufekchieva E, Karag'ozov I, et al. Cytolytic vaginosis—clinical and microbiological study. Akush Ginekol (Sofiia). 2006;45(suppl 2):12-13.
40. Horowitz BJ, Mårdh PA, Nagy E, et al. Vaginal lactobacillosis. Am J Obstet Gynecol. 1994;170:857-861.
41. Suckling J, Lethaby A, Kennedy R. Local oestrogen for vaginal atrophy in postmenopausal women. Cochrane Database Syst Rev. 2006;4:CD001500.
42. Mikkola TS, Tuomikoski P, Lyytinen H, et al. Vaginal estradiol use and the risk for cardiovascular mortality. Hum Reprod. 2016;31:804–809.
43. Murphy R, Edwards L. Desquamative inflammatory vaginitis: what is it? J Reprod Med. 2008;53:124-128.
44. Reichman O, Sobel J. Desquamative inflammatory vaginitis. Best Pract Res Clin Obstet Gynaecol. 2014;28:1042-1050.
45. Lisboa C, Ferreira A, Resende C, et al. Infectious balanoposthitis: management, clinical and laboratory features. Int J Dermatol. 2009;48:121-124.
46. Lisboa C, Santos A, Dias C, et al. Candida balanitis: risk factors. J Eur Acad Dermatol Venereol. 2010;24:820-826.
47. Perry D, Lynch PJ, Fazel N. Pseudoepitheliomatous, keratotic, and micaceous balanitis: case report and review of the literature. Dermatol Nurs. 2008;20:117-120.
48. Child FJ, Kim BK, Ganesan R, et al. Verrucous carcinoma arising in pseudoepitheliomatous keratotic and micaceous balanitis, without evidence of human papillomavirus. Br J Dermatol. 2000;143:183-187.
49. Zhu H, Jiang Y, Watts M, et al. Treatment of pseudoepitheliomatous, keratotic, and micaceous balanitis with topical photodynamic therapy. Int J Dermatol. 2015;54:245-247.

LEITURAS SUGERIDAS

ACOG Committee Opinion No. 659: The Use of Vaginal Estrogen in Women with a History of Estrogen-Dependent Breast Cancer. Obstet Gynecol. 2016;127:e93-e96.

Edwards SK, Bunker CB, Ziller F, et al. 2013 European guideline for the management of balanoposthitis. Int J STD AIDS. 2014;25:615-626.

Horowitz BJ, Mårdh PA, Nagy E, et al. Vaginal lactobacillosis. Am J Obstet Gynecol. 1994;170:857-861.

Huang H, Song L, Zhao W. Effects of probiotics for the treatment of bacterial vaginosis in adult women: a meta-analysis of randomized clinical trials. Arch Gynecol Obstet. 2014;289(6):1225-1234. doi: 10.1007/s00404-013-3117-0. PMID 24318276.

Oliveira AS, Ferrão AR, Pereira FM, et al. Trichomonas vaginalis: an updated overview towards diagnostic improvement. Acta Parasitol. 2016;61:10-21.

Perry D, Lynch PJ, Fazel N. Pseudoepitheliomatous, keratotic, and micaceous balanitis: case report and review of the literature. Dermatol Nurs. 2008;20:117-120.

Reichman O, Sobel J. Desquamative inflammatory vaginitis. Best Pract Res Clin Obstet Gynaecol. 2014;28:1042-1050.

Shopova E, Tiufekchieva E, Karag'ozov I, et al. Cytolytic vaginosis—clinical and microbiological study. Akulsh Ginekol (Sofiia). 2006;45(suppl 2):12-13.

Sonnex C. Genital streptococcal infection in non-pregnant women: a case-note review. Int J STD AIDS. 2013;24:447-448.

Subramanian C, Nyirjesy P, Sobel JD. Genital malodor in women: a modern reappraisal. J Low Genit Tract Dis. 2012;16:49-55.

Sulaica E, Han T, Wang W, et al. Vaginal estrogen products in hormone receptor-positive breast cancer patients on aromatase inhibitor therapy. Breast Cancer Res Treat. 2016;157:203-210.

16

Questões Especiais em Dermatologia Genital, Aspectos Psicossexuais, Imunossupressão e Envelhecimento

PETER J. LYNCH E LIBBY EDWARDS

Circunstâncias específicas da vida podem influenciar o impacto da doença anogenital, e sintomas anogenitais crônicos impactam exclusivamente as circunstâncias da vida. Os efeitos da disfunção psicossexual nos sintomas genitais e o desenvolvimento de dores emocionais que podem acompanhar os sintomas anogenitais crônicos são facilmente imagináveis.

Indivíduos imunossuprimidos experimentam não apenas mais infecções e malignidades, mas também podem apresentar apresentações atípicas. Pacientes com HIV (vírus da imunodeficiência humana) têm uma incidência aumentada de algumas doenças inflamatórias; doenças de pele, particularmente psoríase; doença de Reiter e aftas.

O envelhecimento introduz fatores que confundem o manejo das doenças genitais, e várias doenças inflamatórias da pele são mais comuns em idosos, incluindo o líquen escleroso e o líquen plano.

Aspectos Psicológicos

Embora a situação esteja melhorando lentamente, a discussão clínica sobre distúrbios genitais e seu papel na função psicológica, social e sexual do paciente têm sido historicamente, indiretamente, minimizadas ou mesmo completamente evitadas.

Para maximizar a qualidade da assistência oferecida, esses aspectos precisam ser explorados com praticamente todos os pacientes que apresentam um problema genital.

Existem duas maneiras de fazer isso. Uma é oferecer aos pacientes a chance de expressar essas preocupações indiretamente, por meio de um questionário computadorizado preenchido em particular pelo paciente antes da interação cara a cara com o clínico. A outra é que o clínico tome a iniciativa de trazer essa discussão no momento do exame.

Raramente, com indivíduos que por cultura ou temperamento são muito tímidos, pode ser apropriado adiar essa discussão até a segunda ou terceira visita. Em decorrência das limitações de espaço, apenas alguns aspectos ou funções psicossociais e sexuais relacionados com a doença genital podem ser abordados neste capítulo.

Obviamente, os fatores psicológicos podem atuar na fisiopatologia de todas as doenças e o grau em que elas o fazem provavelmente existe num espectro. Infelizmente, para a maioria das doenças, não há consenso sobre quais são esses fatores e qual a importância que desempenham na etiologia do distúrbio. São necessárias informações sobre a extensão, gravidade e duração dos aspectos psicossexuais que podem estar contribuindo para o problema do paciente.

Infelizmente, mesmo quando essas informações estão disponíveis, sempre há controvérsias sobre o grau em que fatores psicológicos causam a doença *versus* o grau em que são consequências da doença.

Essencialmente, isto apresenta uma situação de "galinha e ovo" que, embora possa ser discutida, nunca pode ser resolvida para a satisfação de todos os participantes. Com isso em mente, dividimos esta seção em três segmentos: (a) disfunções psicossociais e sexuais podem causar a doença; (b) disfunções psicossociais e sexuais podem influenciar o curso da doença; e (c) disfunções psicossociais e sexuais podem ocorrem como resultado da doença.

Disfunção Psicossocial Pode Causar Doenças

Os principais distúrbios genitais para os quais um de nós (PJL) acredita que a disfunção psicossocial e sexual desempenha um papel etiológico significativo são: (a) dor genital idiopática crônica; (b) coceira crônica e coçar na ausência de uma doença reconhecível; (c) ideia fixa de que algum aspecto da genitália, embora normal no exame clínico, é de fato anormal (distúrbio dismórfico do corpo); e (d) automutilação intencional ou não intencional (dermatite artefacta).

Dor Genital Idiopática Crônica *(ver também Capítulo 13)*

A dor mucocutânea pode surgir secundária a um distúrbio cutâneo ou neurológico subjacente ou pode ocorrer como um problema idiopático. Os principais distúrbios idiopáticos da dor mucocutânea incluem dor inexplicável envolvendo a cabeça (língua, lábios, rosto e couro cabeludo) e a área anogenital (vulva, pênis, escroto e ânus). A dor idiopática que ocorre nesses últimos quatro locais é geralmente denominada vulvodinia, penodinia, escrotodinia e anodinia. Destes, apenas a vulvodinia foi estudada o suficiente para justificar uma discussão aqui. No entanto, um de nós (PJL) acredita que as informações sobre vulvodinia, como citadas a seguir, podem ser generalizadas para dor que ocorre nos outros três locais anogenitais de acometimento.

Quase todos os pacientes com vulvodinia apresentam disfunções psicológica, social e sexual, embora o grau em que isso ocorra seja bastante variável (1-3). A questão principal, é claro, é se a presença de dor causa essa disfunção ou se a disfunção causa a dor. Enquanto a maioria dos médicos atualmente favorece a explicação anterior, a minoria, incluindo um de nós (PJL), favorece a segunda.

O apoio a esse último ponto de vista talvez seja mais bem estabelecido pelo exame dos dados que sugerem que a disfunção psicossocial e/ou sexual antecede o desenvolvimento da dor. Nesse sentido, há indiscutivelmente evidência aceitável de que depressão, ansiedade, somatização, disfunção de relacionamento e trauma físico, sexual ou psicológico doloroso precedem o desenvolvimento de dor vulvar (1,3).

Independentemente de a disfunção psicossocial e sexual causar ou advir dela, todos concordam que a vulvodinia é uma condição muito debilitante e que tem um efeito adverso dramático na qualidade de vida (QV) (4,5). De fato, parece que as mulheres com essa condição têm QV significativamente mais baixa do que as mulheres com a maioria das outras doenças dermatológicas gerais e são piores que as mulheres com outros distúrbios vulvares (4).

Finalmente, embora a terapia médica e processual possa levar a bons resultados para a maioria dos pacientes com vulvodinia, fica claro que esses indivíduos também podem-se beneficiar de uma variedade de abordagens psicológicas à terapia (1,6,7).

Prurido Crônico e/ou Coceira na Ausência de Doença Reconhecível

Como ocorre com a dor cutânea, o prurido pode surgir como um processo idiopático (prurido psicogênico) ou se desenvolver secundário a um distúrbio sistêmico, cutâneo ou neurológico (neuropático) subjacente (consulte o Capítulo 13).

O prurido psicogênico (incluindo distúrbios, como escoriações neuróticas, prurigo nodular e prurido com delírios de parasitose) está associado a uma variedade de problemas psicogênicos, principalmente comportamento obsessivo-compulsivo, ansiedade e depressão (8-10).

Escoriação psicogênica ("escoriação neurótica") e prurigo nodular são os termos usados para aqueles pacientes que cronicamente arranham, arrancam ou cutucam a pele que é visivelmente normal (11,12). Essas condições diferem do arranhão e fricção que ocorrem na doença cutânea pruriginosa, como dermatite atópica e líquen simples crônico de várias maneiras.

Primeiro, não há atopia ou outro distúrbio subjacente reconhecível. Segundo, as escoriações são sensivelmente mais profundas e, portanto, geralmente aparecem como úlceras e não como erosões. E, terceiro, as marcas cutâneas individuais são separadas umas das outras por áreas de pele normal.

Por outro lado, pacientes com a forma mais grave de escoriação psicogênica, aqueles que acreditam que sua pele contém "insetos" (delírios de parasitose) ou fibras (doença de Morgellons) são quase sempre ilusórios.

Essas duas últimas condições (que são essencialmente idênticas do ponto de vista psicológico) só ocorrem na região anogenital, quando outras partes do corpo também estão envolvidas.

O fato de o prurido psicogênico responder bem a medicamentos psicotrópicos, como os tricíclicos, benzodiazepínicos, inibidores seletivos da recaptação de serotonina (ISRSs) e agentes antipsicóticos, apoia a suposição de que essa forma de coceira esteja relacionada principalmente com a disfunção psicológica.

Transtorno Dismórfico Corporal

O transtorno dismórfico corporal (TDC) é definido como uma preocupação com algum defeito leve ou inexistente na aparência que causa sofrimento significativo, resultando em disfunção psicossocial ou sexual. O TDC é bastante comum, com uma prevalência geral de 2 a 3% da população em geral (13). Além disso, existe prevalência ainda maior de cerca de 10% dos pacientes em grupos especiais, como aqueles que realizam cirurgias plásticas e dermatológicas e entre pacientes psiquiátricos (14).

Na quinta edição do Manual Diagnóstico e Estatístico de Transtornos Mentais (DSM-5), o TDC é classificado na categoria transtorno obsessivo-compulsivo (TOC), com uma comorbidade extremamente alta existente entre TDC e TOC (15). Também há comorbidade entre TDC e outros transtornos mentais, como depressão, transtorno de ansiedade e fobia social (14,15).

Pacientes com anormalidades reais, mas levemente anatômicas, podem estar preocupados apenas com o nível de gravidade do TOC, enquanto pacientes em que nenhuma anormalidade pode ser detectada podem ser delirantes (14).

Não é de surpreender que a preocupação com defeitos menores ou imaginários, na maioria das vezes, envolva o rosto, cabeça e cabelos, mas também pode envolver os genitais (16,17). O nível de preocupação pode ser relativamente leve e apenas de natureza obsessiva, ou pode ser mais grave, representando um TDC totalmente desenvolvido. A preocupação com a genitália geralmente gira em torno de tamanho ou cor.

Em termos de preocupação com o tamanho, os homens, sem surpresa, costumam focar no pênis, percebendo que seu pênis de tamanho normal é muito pequeno (17). Por outro lado, nas mulheres, geralmente é a percepção errônea de que seus lábios menores são muito grandes ou muito assimétricos (16). As preocupações com o pênis nos homens resultaram em uma enorme indústria envolvendo o uso de medicamentos sem receita anunciados como "garantidos" para resultar no aumento do pênis.

Da mesma forma, a percepção equivocada sobre o tamanho dos lábios ou a assimetria resultou em um negócio em expansão para a cirurgia estética genital feminina.

Há muito pouco publicado sobre a preocupação com a cor genital. No entanto, uma pesquisa na Internet revela um nível considerável de preocupação por parte das mulheres com relação à percepção de que seus órgãos genitais externos (principalmente os grandes lábios) ou a área perianal são pigmentados de maneira muito escura. Por causa dessa preocupação, muitos produtos e serviços são oferecidos para os clareamentos genital e anal. Além disso, muitas mulheres que desenvolvem dor vestibular examinam o vestíbulo vulvar e percebem que a cor é anormalmente vermelha. Esta percepção pode ser reforçada por médicos que, ao exame, confirmam a presença de eritema "excessivo". Esse eritema "excessivo" é então percebido como um processo inflamatório responsável pela ocorrência de dor vestibular. Isto levou ao uso do termo "vestibulite vulvar".

No entanto, vários estudos demonstraram que mulheres normais e assintomáticas, com biópsias inteiramente normais, frequentemente apresentam um grau semelhante de eritema vestibular e, de qualquer forma, nenhuma forma de anti-inflamatório ou terapia levou à diminuição do eritema nem à melhora da dor. Por outro lado, alguns estudos apoiam a presença de inflamação, mas esses estudos não são convincentes, deixando a paciente não resolvida (18). Acreditamos que a cor vermelha é um achado normal não relacionado com a inflamação e com o desenvolvimento da dor e, portanto, apoia a classificação consensual da vulvodinia que continua a eliminação da palavra "vestibulite" (19).

Uma situação semelhante também ocorre nos homens. Um pequeno número de homens desenvolve dor idiopática na pele escrotal e, no autoexame, percebe a presença de eritema excessivo. Eles então acreditam que o eritema é anormal e que está diretamente relacionado com o desenvolvimento de sua dor. Essa associação pode ser apoiada por médicos que não estão familiarizados com a cor da pele genital.

A gravidade da preocupação com esse eritema pode atingir o nível de TDC. No entanto, invariavelmente, o exame de médicos experientes revela que o eritema está dentro da variabilidade normal da cor da parede escrotal e que não há doença local presente. Muito pouco foi escrito sobre essa "síndrome do escroto vermelho" (20), mas vimos quase 50 desses pacientes sugerindo que ela é consideravelmente mais comum do que a literatura médica sugere.

Felizmente, a maioria dos casos de TDC responde bem à terapia apenas com ISRSs ou à combinação de psicoterapia e ISRSs (21).

Automutilação (Dermatite Artefacta, Dermatite Fatal, Autolesão Não Suicida)

A automutilação envolvendo a pele é uma condição incomum em que indivíduos, consciente e repetidamente, danificam a pele por queima, corte, abrasão, aplicação química ou outros comportamentos semelhantes (22,23). Excluímos os danos causados pelas unhas e pelas condições que ocorrem uma única vez, como tatuagens e *piercings*. A automutilação pode ocorrer em qualquer idade, mas a maioria dos casos ocorre em adolescentes e adultos jovens (22,23). Caracteristicamente, os pacientes negam veementemente que estejam fazendo algo prejudicial à pele (22). Uma grande maioria desses pacientes é do sexo feminino (22). Ideação suicida e até tentativas de suicídio são comuns (23).

A automutilação ocorre em duas situações principais: com fingimento, em que o ganho secundário é o fator determinante, e naqueles com comprometimento psicológico moderado a grave, em que o comportamento é realizado para satisfazer uma necessidade emocional interna e não reconhecida. As anormalidades psiquiátricas subjacentes presentes nesses indivíduos são variáveis, mas incluem transtornos de ansiedade, depressão, bipolar e personalidade (23). De fato, os transtornos de personalidade são tão comuns que a automutilação não suicida é um critério diagnóstico para o transtorno de personalidade limítrofe (23).

Essas lesões traumáticas autoinduzidas são fáceis de reconhecer, embora seja extremamente difícil provar que elas ocorrem diretamente como resultado da autoindução. Uma pista importante é a observação de que se desenvolvem apenas onde o paciente pode chegar. Os locais mais comuns são face, braços e pernas, mas a genitália pode estar envolvida em uma pequena porcentagem de casos (22,24,25). Existem muito poucas publicações na literatura médica sobre a automutilação genital, mas uma breve pesquisa na Internet sugere que o problema é muito mais comum do que os médicos acreditam. Com base principalmente em informações anedóticas, uma de nós (PJL) concluiu que as principais formas de mutilação (como a autoamputação peniana) são mais comuns nos homens, enquanto comportamentos menos prejudiciais, como o corte genital, mostram maior probabilidade de ocorrer em mulheres jovens. Um exemplo dramático e perturbador de autolesão não suicida ocorre no filme de 2010 *O Cisne Negro* e o corte genital figurado com destaque no filme de 2001, *La pianiste*. Uma discussão sobre a mutilação genital feminina do terceiro mundo como um ritual cultural está fora do escopo deste livro (26).

Disfunção Psicossocial Influencia o Curso da Doença

Problemas psicossociais desempenham um papel importante, mas não causador, para muitos distúrbios genitais. Como isto se aplica a numerosas doenças genitais, esta seção se concentrará em apenas dois exemplos, dermatite atópica e psoríase, em que fatores psicológicos podem ter um papel importante em relação ao tempo de início, extensão, gravidade e duração da doença. A literatura publicada sobre esses dois distúrbios refere-se quase inteiramente a formas generalizadas da doença, mas é razoável esperar que, quando a área genital estiver afetada, haverá uma disfunção psicossocial ainda maior do que a descrita para o envolvimento generalizado.

Dermatite Atópica e Líquen Simples Crônico

Conforme indicado no Capítulo 6, acreditamos que o líquen simples crônico representa uma forma localizada de dermatite atópica, e essas duas condições serão tratadas como uma entidade única nesta seção. A dermatite atópica se desenvolve em apenas uma parte dos pacientes com predisposição biológica para desenvolver a doença por causa da atopia subjacente ou por defeitos (como mutações na filagrina) na diferenciação dos queratinócitos epiteliais.

A disfunção psicológica parece ser um dos principais fatores que influenciam quais desses indivíduos predispostos desenvolvem a doença. Muitas vezes, esses aspectos psicológicos estão presentes muito cedo na vida e frequentemente ocorrem como resultado de um relacionamento familiar disfuncional (27). Além disso, bebês e crianças com dermatite atópica têm risco aumentado de desenvolver transtorno do déficit de atenção com hiperatividade (TDAH) e transtorno do espectro autista (28).

Para adultos, vários estudos de pacientes com dermatite atópica revelam níveis aumentados de ansiedade e depressão (29,30). A presença desses dois distúrbios leva ao aumento da coceira, que, por sua vez, leva a riscos incessantes. Isto então é responsável pelo desenvolvimento do "ciclo de coceira e coçadura", que caracteriza o distúrbio. Além disso, há evidências de que pacientes com dermatite atópica e líquen simples têm níveis aumentados de somatização, obsessão-compulsão e ideação suicida (29–32). Em termos mais psicanalíticos, os pacientes com dermatite atópica são frequentemente descritos como irritáveis, ressentidos, cheios de culpa e hostis. Resultados melhores da doença eczematosa com intervenções psicológica e educacional demonstram o alto nível de importância que os fatores psicológicos atuam no desenvolvimento de dermatite atópica e líquen simples crônico (33).

Psoríase

É claro que existe predisposição genética e biológica para o desenvolvimento da psoríase. Mas, quanto à dermatite atópica, fatores psicológicos parecem influenciar o tempo de desenvolvimento da lesão, gravidade da doença e resposta à terapia. Existe um consenso de que altos níveis de estresse, pelo menos em alguns pacientes, precedem o desenvolvimento e a exacerbação da psoríase (34,35). Pacientes com psoríase apresentam níveis significativamente mais altos de ansiedade e depressão do que as populações-controle, e parece razoável acreditar que sua presença seja causada pelo menos em parte pelo estresse (30,36). Além disso, homens com psoríase consomem mais álcool, e os pacientes de ambos os sexos têm maior probabilidade de fumar do que os controles (37,38). Esses aspectos comportamentais também podem estar associados à ansiedade e depressão observadas.

Pacientes com psoríase também têm uma probabilidade consideravelmente maior de exibir alexitimia (incapacidade de entender, processar ou descrever emoções), e é possível que esse traço de personalidade atue no desenvolvimento de sua doença (39). Por fim, verifica-se que pacientes psoriáticos apresentam níveis de estigmatização e evasão/apego social acima do normal e tendem a perceber que falta apoio social (40).

Disfunção Psicossocial Ocorrendo como Resultado de Doença

A saúde precária sempre tem efeito prejudicial na QV dos pacientes, e a medição da QV por meio de pesquisas validadas por questionário é provavelmente a melhor abordagem a ser usada na medição da disfunção psicossocial (41).

Estas pesquisas foram realizadas para um número muito grande de doenças dermatológicas, mas por causa das limitações de espaço, apenas a psoríase e a dermatite atópica serão consideradas aqui. Vale a pena explorar cinco aspectos referentes aos resultados desses estudos de QV.

Primeiro, os distúrbios dermatológicos crônicos, quando comparados a doenças médicas sistêmicas significativas, parecem ter efeito prejudicial desproporcionalmente grande na QV geral.

Isto não é surpreendente, dada a reação social adversa àqueles com doenças visíveis em comparação àqueles com doenças "invisíveis", como hipertensão e diabetes. Além disso, na população em geral, existe um medo injustificado de que as doenças de pele são contagiosas.

Segundo, a magnitude do efeito que a presença de nossas duas doenças amostrais, a psoríase e a dermatite atópica, tem na QV não é trivial, mas bastante significativa (42,43).

Terceiro, o efeito prejudicial na QV de pacientes com psoríase e dermatite atópica aumenta com a gravidade da doença cutânea.

Isto também é esperado porque, à medida que a gravidade aumenta, é provável que as interações íntimas e sociais se tornem mais problemáticas para o paciente (44,45).

Quarto, a distribuição de psoríase e dermatite atópica que afeta a face e/ou região anogenital aumenta o efeito prejudicial que essas duas doenças têm na QV em geral e na intimidade em particular (45-47).

Quinto, a avaliação da gravidade da doença e seu impacto na QV é bem diferente entre pacientes e médicos. Os médicos acreditam com muita frequência que o decréscimo na QV é muito menor do que o percebido pelos pacientes.

Isto está amplamente relacionado com o fato de os clínicos basearem sua estimativa do efeito da doença na QV quase inteiramente em sua observação da extensão e gravidade da doença, sem levar em consideração o que mesmo uma doença trivial pode significar para pacientes individuais.

O uso de questionários de QV preenchidos pelo paciente aliviaria essa discrepância entre o ponto de vista do paciente e o do clínico, mas, infelizmente, essas pesquisas foram usadas apenas em um ambiente de pesquisa clínica, e não em encontros individuais de pacientes. Isto precisa mudar, pois essa subestimação da percepção do paciente sobre o efeito da doença na QV é degradante para o paciente e inevitavelmente terá um efeito adverso na relação médico-paciente e possivelmente também na resposta do paciente à terapia.

Imunossupressão

Infecções e malignidades são mais comuns e têm maior probabilidade de se apresentar atipicamente em indivíduos imunossuprimidos em virtude de medicamentos ou doenças. Além disso, os pacientes imunossuprimidos por causa da infecção pelo HIV correm um risco aumentado de desenvolver várias doenças cutâneas inflamatórias, mas não infecciosas, principalmente psoríase, artrite reativa (doença de Reiter), síndrome de Stevens-Johnson (SJS)/necrólise epidérmica tóxica (NET) e aftas.

Infecções

Infecção por Vírus Herpes *Simplex* (ver também Capítulo 10)

A infecção pelo vírus herpes *simplex* (HSV) é uma complicação comum da imunossupressão, às vezes manifestada por úlceras crônicas e aumentadas, em vez de vesículas e erosões de vida curta, pois o sistema imunológico não é capaz de conter a infecção.

Manifestações Clínicas

O HSV em um paciente imunossuprimido é mais provável do que em outros indivíduos que se repitam com frequência e produzam ulcerações persistentes e progressivas em vez de erupções autolimitadas.

No entanto, o HSV é particularmente problemático em pacientes com infecção por HIV mal controlada. Os fatores de risco para o HIV são semelhantes aos do HIV: múltiplos parceiros sexuais e uso de drogas intravenosas.

Como ocorre no HSV típico, o HSV em pessoas imunocomprometidas é doloroso. No entanto, as erosões crônicas não cicatrizantes, às vezes, ocorrem e gradualmente aumentam para ulcerações atípicas e podem produzir dificuldades de diagnóstico **(Figs. 16.1 a 16.5)**.

No entanto, o fato de que úlceras genitais em pacientes imunossuprimidos geralmente são produzidas pelo HSV e o fato de questionamentos cuidadosos geralmente revelarem surtos prévios e mais típicos de infecção recorrente pelo HSV geralmente sugerem esse diagnóstico.

As infecções por HSV nesses pacientes começam como as vesículas agrupadas típicas em uma base eritematosa,

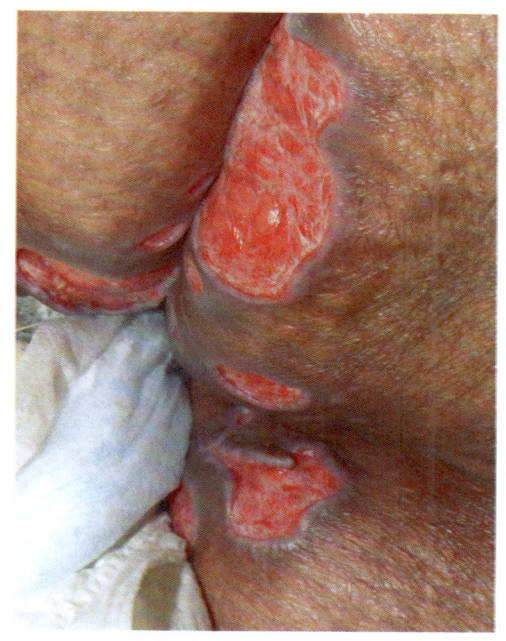

Fig. 16.2. Essas ulcerações grandes e redondas da fenda interglútea progrediram de vesículas herpéticas em uma mulher imunossuprimida por causa de um transplante alogênico de células-tronco hematopoiéticas.

desintegrando-se quase imediatamente em erosões discretas e bem demarcadas.

Ao contrário dos pacientes imunocompetentes, os pacientes imunossuprimidos geralmente sofrem erosões não cicatrizantes que se fundem e se aprofundam para formar úlceras grandes, bem demarcadas e dolorosas. As úlceras

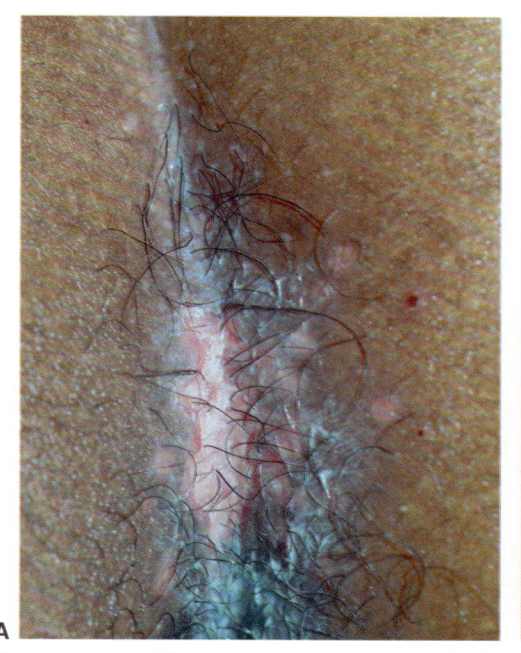

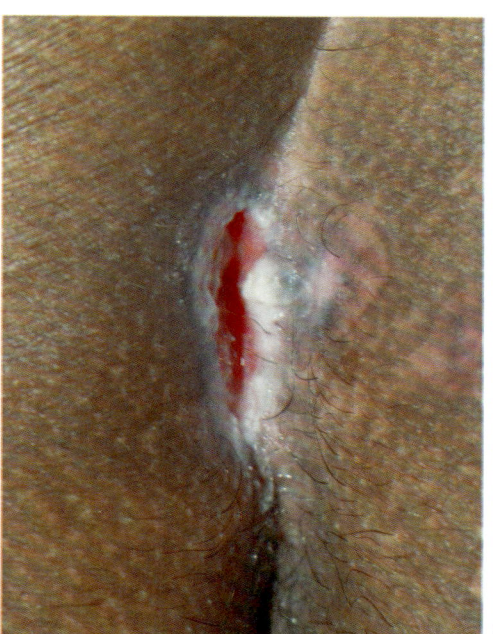

Fig. 16.1. A infecção precoce pelo HSV no paciente imunossuprimido decorrente de um transplante renal exibe erosões superficiais na fenda interglútea **(A)**. Várias semanas depois, essas erosões coalesceram e se aprofundaram em úlceras com uma borda branca e subminada, perdendo todos os sinais do processo vesicular inicial **(B)**.

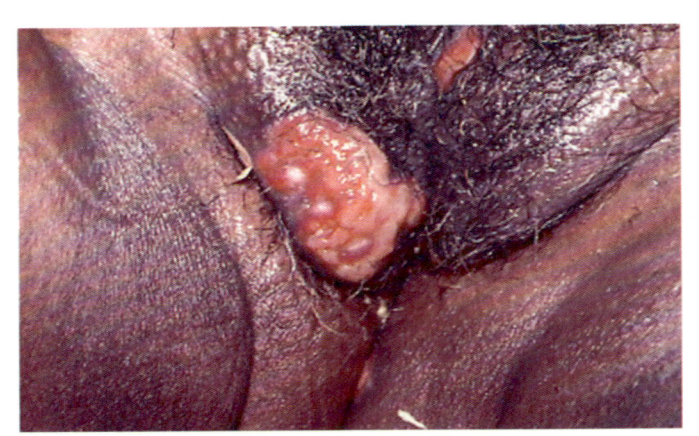

Fig. 16.3. Essa úlcera grande e dolorosa mostra morfologia inespecífica, mas a causa mais comum de úlcera genital em um paciente imunossuprimido é a infecção pelo HSV. O diagnóstico deve ser confirmado por biópsia ou estudos moleculares, pois outras infecções e malignidades também podem produzir úlceras.

podem ser superficiais inicialmente, mas podem-se tornar mais profundas e mais mal demarcadas se não tratadas ou infectadas secundariamente.

A infecção por citomegalovírus pode ocorrer com infecções por HSV ou imitar úlceras por HSV em pacientes imunossuprimidos. A coinfecção com *Candida* ou papilomavírus humano (HPV) é comum e pode alterar a aparência clínica.

Os homens costumam apresentar úlceras crônicas por HSV em uma distribuição das fendas perianal e interglútea, bem como no pênis, escroto ou virilhas.

No paciente do sexo feminino, as úlceras podem envolver a porção da mucosa da vulva e podem-se estender aos grandes lábios, aos pequenos lábios laterais e até as pregas crurais ou parte interna das coxas. Como no paciente do sexo masculino, a infecção pelo HSV também se estende para área perianal e fenda interglútea.

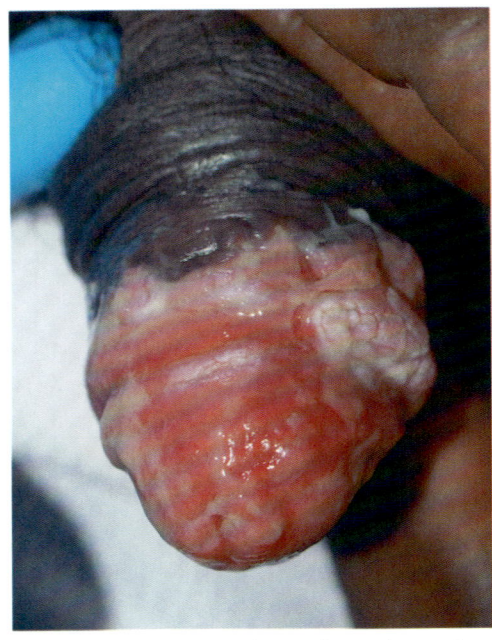

Fig. 16.5. Pacientes imunossuprimidos tendem a desenvolver infecções mistas. Este homem tem uma infecção agressiva por HSV, candidíase e verrugas genitais sugestivas de carcinoma de células escamosas. A circuncisão, a remoção a *laser* das verrugas e a adição de terapias antivirais e antifúngicas orais produziram boas melhorias.

Qualquer úlcera crônica não cicatrizante localizada na superfície ou perto de uma superfície mucocutânea num paciente imunossuprimido é estatisticamente uma infecção por HSV, até prova em contrário. A infecção pelo HSV em pacientes imunossuprimidos ocasionalmente é exofítica em vez de ulcerativa, produzindo um pseudotumor **(Fig. 16.6)**.

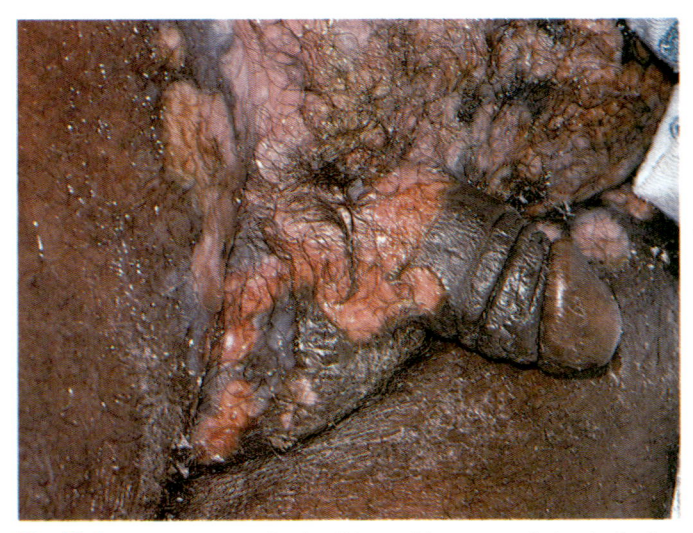

Fig. 16.4. A imunossupressão do HIV permitiu progressão implacável da infecção pelo vírus herpes *simplex* resistente a medicamentos deste homem.

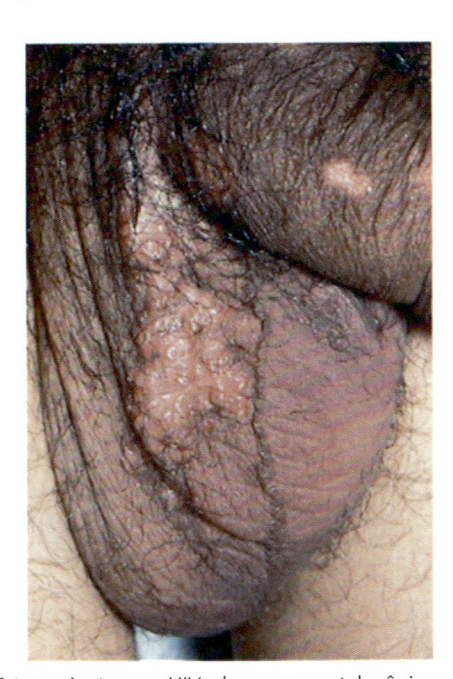

Fig. 16.6. Este paciente com HIV e herpes escrotal crônico exibe uma morfologia incomum de lesões exofíticas encontradas apenas num cenário de imunossupressão e referida como infecção papulosa pelo vírus herpes *simplex*.

Diagnóstico

Um diagnóstico presuntivo é feito pela presença de qualquer úlcera genital num cenário de imunossupressão. No entanto, como outras infecções e malignidades são possíveis, o diagnóstico deve ser comprovado, enquanto a terapia é iniciada. Isto pode ser feito muito rapidamente, dependendo dos testes de laboratório disponíveis.

O teste de anticorpos fluorescentes em um *swab*, o teste de reação em cadeia da polimerase e uma biópsia da borda da úlcera são os meios mais rápidos de confirmação.

Uma biópsia tem a vantagem de investigar a infecção concomitante por citomegalovírus e a desvantagem de não distinguir entre HSV e infecção pelo vírus varicela-zóster, geralmente uma distinção facilmente feita clinicamente pela localização e distribuição.

Uma biópsia da borda de uma úlcera crônica por herpes mostra as mesmas características histológicas que a do herpes em uma pessoa imunocompetente.

O diagnóstico diferencial de úlceras genitais num hospedeiro imunossuprimido é extenso, embora a maioria distinta das úlceras genitais nesses pacientes seja decorrente do HSV. Testes positivos e resposta à terapia confirmam o diagnóstico. A sífilis e o CMV devem ser seriamente considerados, especialmente naqueles com a síndrome da imunodeficiência adquirida (AIDS) com teste de HSV negativo ou que não respondem ao medicamento para o HSV.

Cancroide, linfogranuloma venéreo, granuloma inguinal, tuberculose, infecções micobacterianas atípicas e micoses profundas (blastomicose, coccidioidomicose e esporotricose) podem causar úlceras, mas são muito incomuns e geralmente não merecem avaliação extensa.

Essas infecções fúngicas geralmente não mostram predisposição para a genitália e, além disso, a apresentação clínica é a de nódulos ou placas infiltrados e ulcerados, diferentemente das úlceras por HSV.

Raramente, a amebíase produz úlceras serpiginosas com bordas violáceas amontoadas, representando uma extensão da parede abdominal ou abscessos perineais na pele.

Os pacientes com HIV mal controlado ocasionalmente exibem aftas incomumente grandes, ou "aftas", que são indistinguíveis morfologicamente de úlceras crônicas por HSV. Essas aftas podem ocorrer na boca, mas podem ser extensas e produzir úlceras genitais impressionantemente grandes e destrutivas.

HSV EM HOSPEDEIRO IMUNOSSUPRIMIDO — **Diagnóstico**

- Morfologia da úlcera dolorosa.
- Identificação do vírus por técnica da reação em cadeia da polimerase, Western blot, biópsia ou cultura; biópsia confere a vantagem da avaliação para outros patógenos.

Fisiopatologia

As úlceras pelo HSV em pacientes imunossuprimidos geralmente surgem da reativação de doenças recorrentes preexistentes, e não de um surto primário. Pacientes que apresentam imunidade celular alterada, como infecção pelo HIV ou pacientes que recebem agentes imunossupressores, apresentam maior risco de infecções mais graves por herpes.

A infecção pelo HSV, geralmente do tipo 2, torna-se crônica e ulcerada em vez de recorrente, porque não é verificada pelo sistema imunológico incompetente do hospedeiro.

Além disso, algumas ulcerações por HSV são coinfectadas com CMV. A morfologia herpética do pseudotumor papular provavelmente ocorre como resultado de uma reação imunológica ineficaz a uma infecção por HSV (48).

Manejo

As úlceras pelo herpes *simplex* devem ser tratadas com aciclovir oral, fanciclovir ou valaciclovir. Pacientes doentes que necessitam de hospitalização e pacientes com HIV com má absorção devem receber aciclovir intravenoso.

As doses orais incluem aciclovir 400 mg três vezes ao dia, valaciclovir 1 g duas vezes ao dia ou fanciclovir 500 mg duas vezes ao dia por 5 a 10 dias.

Quando a cura ocorre, geralmente é necessária terapia oral antiviral supressora em longo prazo, porque as taxas de recorrência são altas, e a ulceração crônica aumenta o risco de transmissão do HSV e de outras infecções – incluindo o HIV – para outras pessoas. Além disso, o HSV e o HIV são sinérgicos, com a presença e a atividade do HSV acelerando a transmissão e progressão do HIV (49,50).

As doses sugeridas para a supressão da infecção pelo HSV, em vez do tratamento, incluem aciclovir 400 a 800 mg duas a três vezes ao dia, fanciclovir 500 mg duas vezes ao dia ou valaciclovir 500 duas vezes ao dia.

Pacientes imunossuprimidos são mais propensos a apresentar recorrências em doses-padrão; portanto, doses mais altas são frequentemente usadas.

Curiosamente, pacientes com HIV tratados com terapia antirretroviral eficaz continuam a ter eliminação e episódios frequentes do HSV e, portanto, logicamente se beneficiariam da supressão contínua do HSV (51).

Além disso, pacientes com HIV e HSV iniciados em terapia antirretroviral têm risco *aumentado* de úlceras associadas ao HSV nos primeiros 3 meses de terapia, momento em que a frequência diminui de volta à linha de base (52). Isto ocorre por causa da síndrome inflamatória de reconstituição imune, em vez de piorar a infecção, e o uso de medicamentos anti-herpéticos alternativos não melhora essa condição (53).

A infecção hipertrófica ou papular pelo HSV geralmente é difícil de tratar, algumas vezes porque a condição é decorrente da reação imunológica ao HSV e não do próprio vírus.

Portanto, a adição da talidomida imunossupressora como terapia adjuvante tem sido relatada útil (48,54). Imiquimode tópico também tem sido utilizado com sucesso para HSV hipertrófico em pacientes imunocomprometidos (55,56).

A resistência viral ao aciclovir e, por extensão, valaciclovir e fanciclovir pode estar se tornando mais comum em pacientes imunossuprimidos. Um estudo francês recente encontrou 3,8% dos indivíduos imunocomprometidos com HSV, exibindo doença resistente ao aciclovir nos estudados entre 2002 e 2006, aumentando para 15,7% nos estudados entre 2007 e 2011 (57). Indivíduos normais continuaram experimentando não mais que 0,5% das infecções resistentes ao HSV ao aciclovir durante esse período. Este aumento foi especialmente representado naqueles com transplantes de células-tronco hematopoiéticas alogênicas.

Uma cultura viral com sensibilidades deve ser realizada em um paciente com infecção conhecida pelo HSV que não responde à terapia, mas esta é difícil de realizar e demora a ser obtida. Aqueles com HSV resistente devem ser acompanhados por um especialista em doenças infecciosas. Foscarnet e cidofovir intravenosos são terapias de primeira linha, e tanto o imiquimode tópico a 5% quanto o gel de cidofovir (composto) aplicados diariamente podem ser úteis (58, diretrizes do CDC 2015). Mais recentemente, o brincidofovir mostrou-se eficaz em uma pequena série aberta (59).

HSV EM HOSPEDEIRO IMUNOSSUPRIMIDO	Tratamento

- Aciclovir 400 mg, 3× dia valaciclovir 1 g 2× dia ou fanciclovir 500 mg 2× dia por 5 a 10 dias.
- Seguido pela supressão com aciclovir 400 a 800, 2× dia - 3× dia valaciclovir 500 mg, 2× dia ou fanciclovir 500 mg, 2× dia.
- Se não houver cura, obtenha cultura com sensibilidades e siga com especialista em doenças infecciosas.

Verrugas Genitais (ver também Capítulo 5)

Verrugas anogenitais muito grandes devem levantar a suspeita de imunossupressão. Além do maior tamanho e número de verrugas genitais em pacientes imunocomprometidos, há também risco aumentado de que tipos de HPV de alto risco se transformem em carcinoma espinocelular (CEC).

Manifestações Clínicas

No hospedeiro imunossuprimido, as infecções por verrugas em todas as superfícies da pele tendem a ser mais graves. As verrugas são mais numerosas, maiores e mais recalcitrantes ao tratamento. Ocasionalmente, podem ser extraordinariamente hiperqueratóticas.

Verrugas genitais de todas as morfologias são vistas em indivíduos imunossuprimidos: lobulares, papulosas, planas e filiformes. As verrugas geralmente são maiores, podem coalescer para formar placas e são altamente recalcitrantes à terapia **(Figs. 16.7 e 16.8)**. As verrugas podem-se tornar tão grandes que obstruem um orifício natural. As verrugas genitais geralmente se estendem para o canal anal e podem causar dificuldade na defecação **(Fig. 16.9)**. Às vezes, podem ser incomumente ceratóticas para verrugas anogenitais **(Fig. 16.10)**. Quando as verrugas aumentam para formar placas, podem-se infectar secundariamente com bactérias, especialmente *Staphylococcus aureus* ou *Streptococcus* sp., ou por leveduras. Há também uma proporção aumentada de sorotipos de HPV potencialmente oncogênicos encontrados em verrugas em pacientes imunossuprimidos (HPV 16, 18, 31, 33), mas o HPV 16 parece ser menos agressivo em pacientes com HIV do que outros tipos de HPV oncogênicos (60). Este achado, assim como o sistema imunológico ineficaz, explica

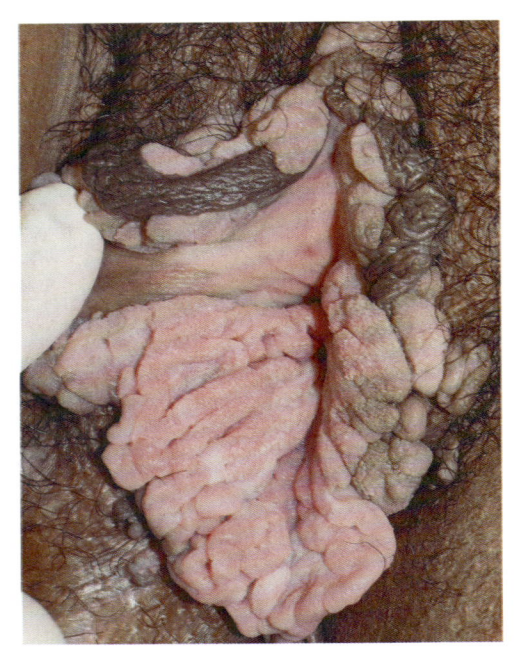

Fig. 16.7. As verrugas genitais crescem rapidamente em pacientes imunossuprimidos e produzem placas confluentes e resistentes.

o aumento da incidência de CEC anogenital em pacientes imunossuprimidos, especialmente aqueles com AIDS.

Diagnóstico

O diagnóstico de infecção genital por HPV geralmente pode ser feito por impressão clínica. No entanto, uma biópsia da lesão pode ser realizada facilmente para confirmação. A biópsia é realizada fazendo uma incisão tangencial da lesão

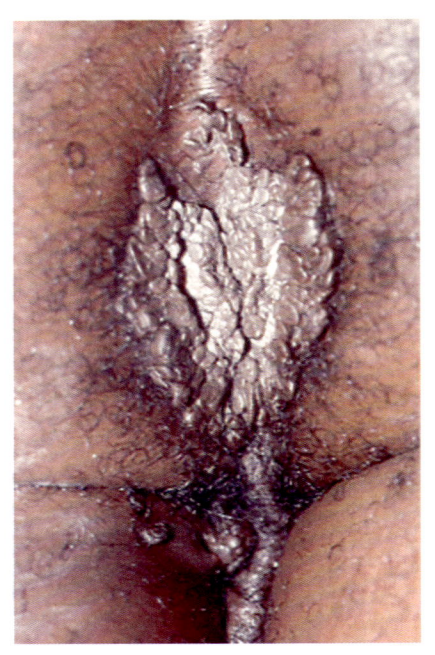

Fig. 16.8. O tamanho e o número de verrugas sugerem corretamente imunossupressão nessa mulher com a síndrome da imunodeficiência adquirida.

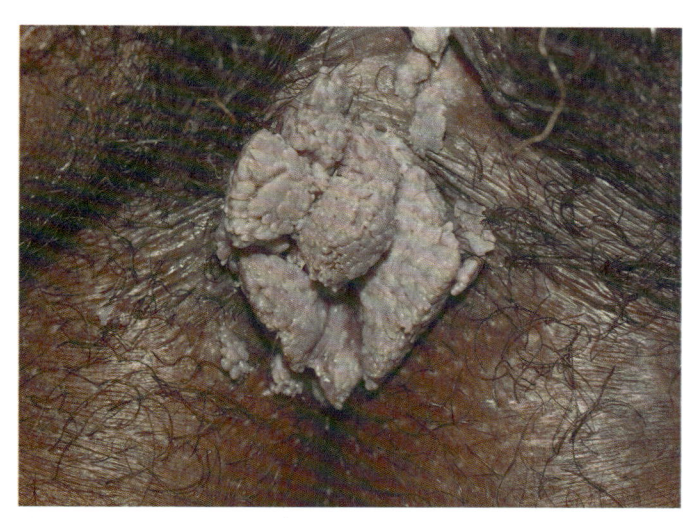

Fig. 16.9. Estas verrugas exuberantes em um homem imunossuprimido por causa da leucemia obstruíram o orifício anal.

perto de sua base. Uma biópsia é sugerida se as verrugas forem planas, muito volumosas ou hiperpigmentadas (exceto em pacientes com tez naturalmente escura), porque esses sinais são sugestivos de displasia.

A histopatologia das verrugas genitais em pacientes imunossuprimidos é idêntica a verrugas em hospedeiros imunocompetentes, com células epiteliais que mostram vacuolização perinuclear. Esses coilócitos também possuem grandes núcleos hipercromáticos com vacuolização adjacente.

As queratoses seborreicas podem parecer clinicamente semelhantes às verrugas, assim como o molusco contagioso ou os nevos pigmentados. Nevos intradérmicos, acrocórdones, pápulas peroladas do pênis, papilomatose vulvar e condiloma lato também podem imitar verrugas genitais. Lesões grandes, principalmente se ulceradas, devem ser examinadas por biópsia para descartar CEC ou uma infecção adicional inesperada.

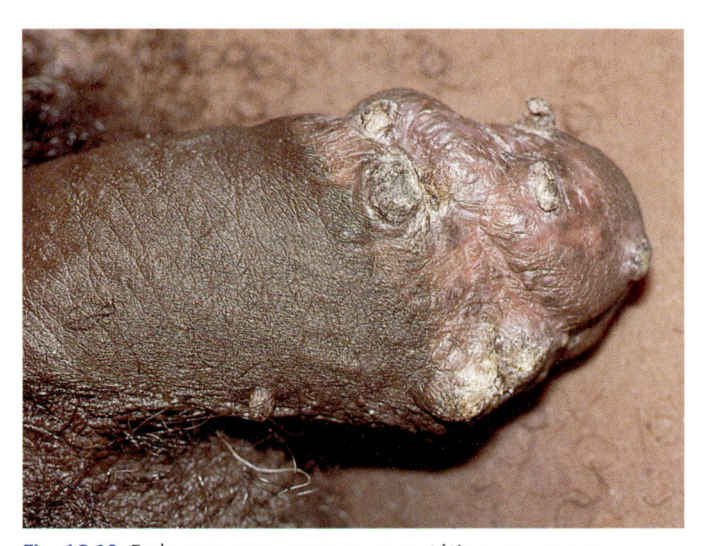

Fig. 16.10. Embora as verrugas secas, queratóticas e verrucosas geralmente não ocorram na área genital, essa morfologia atípica é mais provável em pacientes com HIV.

Fisiopatologia

A infecção pelo HPV não controlada por um sistema imunológico comprometido resulta em uma infecção mais recalcitrante e geralmente mais florida que a infecção usual pelo HPV.

Manejo

Verrugas anogenitais não desaparecem espontaneamente em pacientes imunossuprimidos. Muitas modalidades foram empregadas para o tratamento de verrugas genitais, em hospedeiros imunologicamente normais e imunossuprimidos, mas as terapias existentes não erradicam o vírus, mesmo no hospedeiro normal. A ausência de imunidade que funciona adequadamente se traduz em uma condição que pode ser controlada apenas um pouco, exigindo terapia contínua.

Uma terapia alternativa é a remoção das lesões maiores, particularmente as placas que obstruem os orifícios ou estão se infectando secundariamente. Lesões ulceradas e endurecidas devem ser removidas cirurgicamente e examinadas histologicamente para descartar CEC. O maior risco de transformação maligna no epitélio de transição do colo do útero e dentro do canal anal em comparação ao epitélio escamoso deve ser lembrado, para que essas áreas possam ser reavaliadas com frequência em pacientes de alto risco.

As terapias tradicionais usadas para pacientes imunocompetentes também são o padrão de atendimento para pacientes imunocomprometidos. Tratamento com nitrogênio líquido, resina de podofilina, aplicação caseira de podofilox, cantaridina, excisão cirúrgica e cirurgia a *laser* podem ser usados, isoladamente ou em combinação.

O uso doméstico de imiquimode, um potenciador imunológico tópico, embora menos eficaz em pacientes com um sistema imunológico incompetente, pode ser útil em alguns pacientes. O cidofovir tópico também demonstrou ser benéfico.

Molusco Contagioso *(ver também Capítulos 5 e 14)*

Manifestações Clínicas

A infecção por molusco contagioso no adulto, quando é grave ou extragenital, agora é reconhecida como um marcador cutâneo de possível imunodeficiência. Foi observado em muitos contextos clínicos, incluindo infecção pelo HIV, micose fungoide, sarcoidose, linfoma e leucemia. No hospedeiro imunossuprimido, o molusco contagioso é caracterizado por numerosas lesões que são frequentemente recalcitrantes à terapia, semelhantes às infecções por verrugas **(Fig. 16.11)**. As lesões não são autolimitadas, como no hospedeiro imunologicamente normal, e ocorrem não apenas na face, na área da barba, no abdome e nos genitais, mas também em todo o corpo. Lesões genitais de molusco em pacientes com AIDS são bastante comuns.

Embora as lesões possam se apresentar como pápulas clássicas, rosa, brancas ou de cor da pele, cerosas, umbilicadas, geralmente são mais numerosas e podem ser morfologicamente atípicas em pacientes imunossuprimidos **(Fig. 16.12)**. As lesões nestes pacientes geralmente coalescem para formar placas e podem ser individualmente muito maiores do que os 2 a 3 mm usuais.

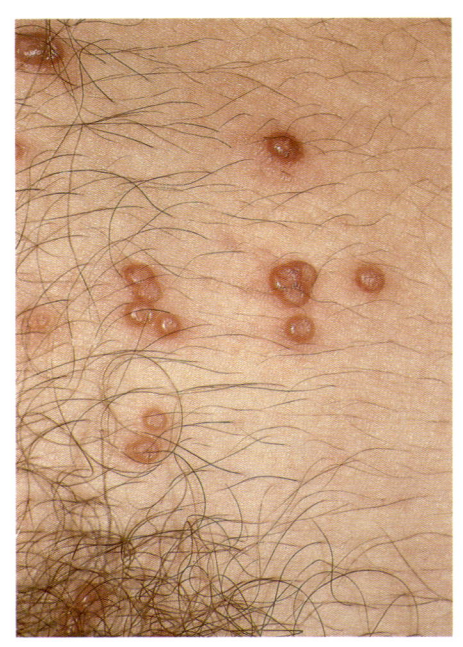

Fig. 16.11. Os moluscos contagiosos são mais numerosos, maiores, atípicos e resistentes ao tratamento em pacientes imunossuprimidos.

As lesões são encontradas no corpo do pênis, escroto e parte interna das coxas e em distribuição perianal nos homens. Nas mulheres, são encontradas lesões nos lábios, parte interna das coxas e em região perianal.

Diagnóstico

A biópsia de uma lesão individual é o teste de escolha na confirmação do molusco contagioso, quando necessário. As células epidérmicas contêm grandes corpos de inclusão eosinofílica intracitoplasmáticos característicos, causados pelo vírus, como ocorre nas amostras de biópsia de pacientes imunocompetentes. Uma biópsia pode ser necessária no hospedeiro imunossuprimido para diferenciar o molusco de uma micose profunda ou mesmo um tumor. Se a biópsia não mostrar os corpos de inclusão eosinofílica intracitoplasmáticos patognomônicos, ou se houver forte suspeita de uma origem infecciosa diferente, o tecido também deve ser enviado para cultura, pois nem sempre o organismo fúngico ou outro organismo patogênico pode ser visto na coloração de rotina.

O molusco contagioso no hospedeiro imunossuprimido pode simular uma série de infecções diferentes. Criptococose disseminada, histoplasmose, coccidioidomicose e *Penicillium marneffei* foram todos descritos como clinicamente semelhantes a moluscos **(Fig. 16.12)**. O molusco também pode ter uma aparência brilhante e umbilicada semelhante a vesículas, portanto, as infecções por HSV também devem ser consideradas às vezes no diagnóstico diferencial. Ocasionalmente, verrugas, nevos e carcinomas basocelulares podem-se assemelhar ao molusco contagioso.

Fisiopatologia

Os moluscos contagiosos que ocorrem na genitália adulta são nódulos sexualmente transmissíveis produzidos por um poxvírus. Como ocorre com as verrugas genitais, lesões grandes, atípicas e recalcitrantes, geralmente, se desenvolvem como resultado dessa infecção no quadro de um sistema imunológico ineficaz.

Manejo

O molusco contagioso em pacientes imunossuprimidos pode ser muito resistente à terapia. Embora os hospedeiros imunocompetentes acabem com o vírus, independentemente da terapia, as lesões geralmente não desaparecem espontaneamente naqueles sem função imunológica normal.

Tratar as lesões maiores e mais incômodas é mais prático do que a destruição generalizada da pele afetada. Muitas terapias foram tentadas, mas o tratamento cuidadoso com nitrogênio líquido é um dos pilares da terapia.

A cantaridina também pode ser usada, mas nos Estados Unidos, isto deve ser agravado porque não está disponível comercialmente. Ocasionalmente, a cantaridina pode causar bolhas acentuadas, principalmente na região genital, portanto, deve-se tomar cuidado para aplicar isso com moderação até que a tolerância seja determinada. A crioterapia e a cantaridina têm a vantagem de mínima dor e irritação, com pouco sangramento.

A curetagem é eficaz, mas dolorosa e sangrenta. A tretinoína tópica tem sido usada para diminuir a ocorrência de novas lesões, mas é extremamente irritante quando usada na região genital. Foi relatado que o creme de imiquimode a 5% é útil em pacientes imunocompetentes com molusco contagioso e pode ser útil em pacientes imunossuprimidos.

O cidofovir tópico tem sido benéfico em alguns pacientes imunossuprimidos com molusco contagioso. Os moluscos não apresentam potencial maligno e geralmente não obstruem os orifícios.

Tinea Cruris *(ver também o Capítulo 6)*

Pacientes imunossuprimidos apresentam *tinea cruris* com mais frequência do que outras pessoas, e suas infecções por fungos podem exibir morfologia atípica. Embora a *tinea cruris* geralmente mostre placas inflamadas típicas com clareira central e borda escamosa de "micose", a infecção que ocorre

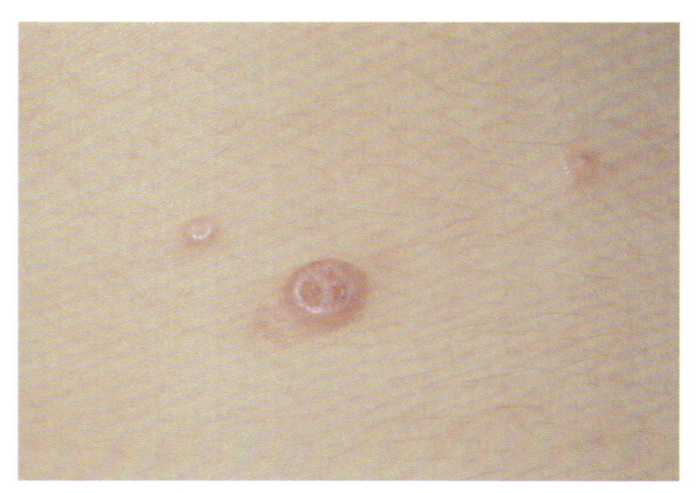

Fig. 16.12. O molusco contagioso em pacientes imunossuprimidos às vezes é extremamente grande e atípico.

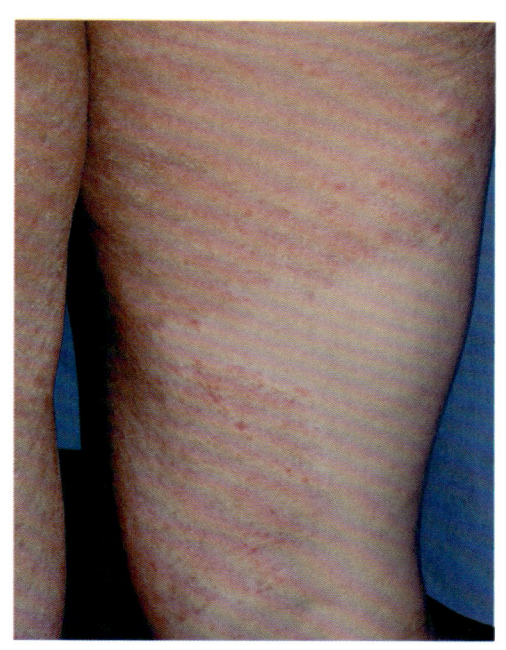

Fig. 16.13. A dermatofitose em um paciente imunossuprimido ou num paciente em uso de corticosteroide tópico tem maior probabilidade de apresentar doença extensa e foliculite fúngica; existem placas anulares compostas por pápulas vermelhas que representam a extensão da infecção fúngica nos folículos capilares neste homem imunossuprimido.

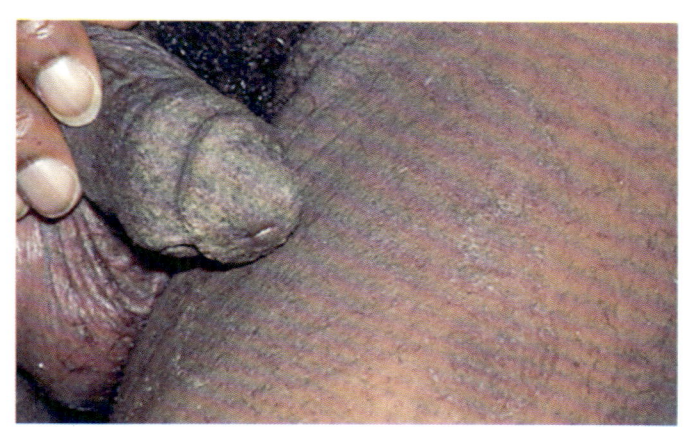

Fig. 16.15. A *tinea* normalmente não afeta o pênis; no entanto, a dermatofitose pode ocorrer em locais incomuns e apresentar hiperqueratose em um cenário de imunossupressão

em indivíduos imunossuprimidos geralmente é mais extensa **(Figs. 16.13 e 16.14)**. Às vezes, o pênis e o escroto são afetados; isto é extraordinariamente incomum no paciente imunocompetente. A *tinea cruris* pode envolver as nádegas e, ocasionalmente, se estender ao abdome em pacientes imunossuprimidos. Embora a *tinea cruris* ocorra com muito menos frequência nas mulheres, ela pode-se estender para envolver a porção da vulva com pelos. Além disso, o envolvimento folicular é comum e se manifesta por pápulas ou pústulas nas placas. A *tinea cruris* em indivíduos imunossuprimidos às vezes se apresenta como placas escamosas hiperqueratóticas, geralmente sem a borda escamosa anelar típica e a clareira central **(Fig. 16.15)**.

Em pacientes negros, a hiperpigmentação, em vez do eritema, está frequentemente presente em associação a placas e placas escamosas. Isto geralmente é acompanhado por onicomicose.

As infecções por dermatófitos que envolvem a pele geralmente são facilmente diagnosticadas por exame microscópico das escamas da periferia da mácula ou placa numa preparação de hidróxido de potássio. Uma biópsia também mostra o organismo.

Erupções eritematodescamativas envolvendo as pregas inguinais levam a um diagnóstico diferencial, incluindo *tinea cruris*, infecção por *Candida albicans*, eritrasma e intertrigo. Como os pacientes infectados pelo HIV são mais propensos do que outros pacientes a ter psoríase, essa doença deve ser lembrada no diagnóstico diferencial da *tinea cruris*. A dermatite seborreica também aumentou a incidência no paciente infectado pelo HIV e ocorre como escamas amareladas ao longo das pregas inguinais.

A *tinea cruris* em pacientes imunossuprimidos geralmente requer terapia mais agressiva do que a requerida para pacientes imunocompetentes (consulte o Capítulo 6 para obter detalhes). Hospedeiros imunossuprimidos mostram doença mais extensa ou acometimento folicular que frequentemente requer terapia oral. A combinação de medicamentos orais e tópicos produz resolução mais rápida e completa.

A terapia antifúngica tópica é útil para pacientes imunossuprimidos a usar precocemente, quando a erupção se repete, como é comum. Existem muitos medicamentos antifúngicos tópicos eficazes, que incluem qualquer um dos azóis, como clotrimazol, econazol, cetoconazol ou o nonazol, terbinafina. A supressão contínua é geralmente útil para evitar *tinea* recorrente.

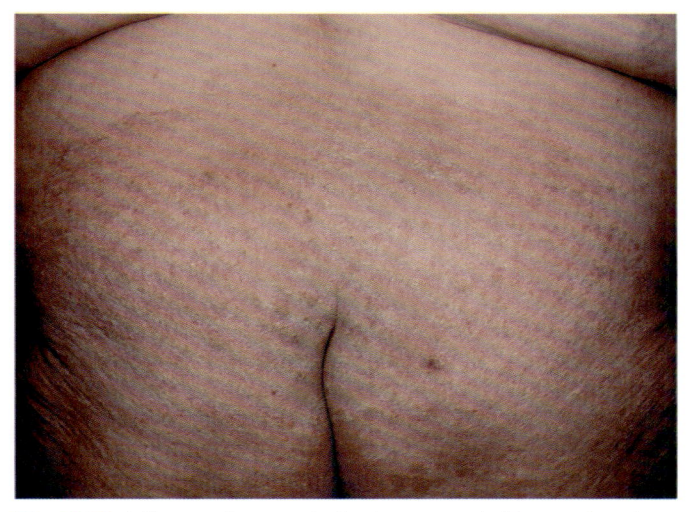

Fig. 16.14. A *tinea cruris* em pacientes imunossuprimidos geralmente não mostra a clareira central clássica e as escamas periféricas, mas é mais provável que mostre descamação uniforme em toda a placa; além disso, o envolvimento do escroto é mais comum em indivíduos imunossuprimidos.

Sarna Norueguesa (Escabiose Crostosa)

A sarna norueguesa é definida como escabiose que ocorre em uma pessoa imunossuprimida, resultando numa carga parasitária muito maior. O paciente pode estar imunossuprimido por doença ou medicamento, ou mesmo uma erupção cutânea diagnosticada, como eczema, tratada com um corticosteroide tópico, pode evoluir para sarna norueguesa.

Manifestações Clínicas
Normalmente, a escabiose é caracterizada por intenso prurido e escoriações, com ocasionalmente pequenas pápulas lineares e edematosas chamadas "túneis", concentradas nos espaços interdigitais das mãos e nas áreas de dobras da pele. Geralmente, não há acometimento acima do pescoço, exceto em bebês e pessoas muito doentes.

A sarna norueguesa, no entanto, classicamente se manifesta por pápulas e placas espessas, amarelas, hiperqueratóticas, em vez de pápulas discretas com escoriações e crostas (Fig. 16.16). As placas hiperqueratóticas geralmente ocorrem nas mãos, pés, couro cabeludo, orelhas, nádegas e genitália, mas podem ocorrer em qualquer superfície da pele. As unhas podem ficar espessas com crostas subungueais e periungueais, que contêm numerosos ácaros. No hospedeiro imunossuprimido, placas hiperqueratóticas, amarelas e escamadas afetando o escroto, a glande ou a haste do pênis podem ocorrer.

Diagnóstico
Uma suspeita de diagnóstico é confirmada pelo exame microscópico do material raspado de uma placa descamativa. Na sarna norueguesa, os ácaros, ovos e fezes são abundantes e facilmente visualizados por causa da abundância de ácaros. Quando necessário, no entanto, uma biópsia revela espongiose epidérmica e infiltrado inflamatório perivascular misto, com destaque para eosinófilos, geralmente com ácaros, óvulos, cascas de ovos ou depósitos fecais. Nódulos persistentes de escabiose mostram infiltrado inflamatório denso onde os eosinófilos são proeminentes.

Como a escabiose apresenta alterações eczematosas secundárias acentuadas e vesículas ocasionais, o diagnóstico diferencial de sarna norueguesa genital inclui eczema ou dermatite atópica e dermatite de contato alérgica. Pápulas escoriadas não descritas também sugerem um diagnóstico diferencial de qualquer reação à picada de inseto. Prurido intenso, pior à noite, e início abrupto de uma erupção num paciente sem história de eczema devem colocar a escabiose no alto da lista de diagnósticos diferenciais.

Como a sarna norueguesa se apresenta com placas hiperqueratóticas, em vez de pápulas escoriadas discretas, pode suscitar um diagnóstico diferencial que inclui psoríase incomum, *tinea cruris* e até dermatite seborreica, quando ocorre na genitália ou no couro cabeludo. O eczema impetiginizado também pode mostrar-se semelhante à sarna.

Fisiopatologia
O *Sarcoptes scabiei* var. *hominis* é um ácaro responsável pela infestação conhecida como escabiose. A gravidade da infestação é inteiramente do resultado da baixa imunidade do hospedeiro, e não um ácaro mais virulento.

Manejo
Embora a base da terapia para a sarna seja o creme de permetrina a 5%, a gravidade da sarna norueguesa, juntamente com a pele com crostas e relativamente impenetrável, indica que geralmente é mais bem tratado topicamente e oralmente com ivermectina 200 µg. A ivermectina isolada muitas vezes não é eficaz (61). As doenças resistentes às vezes requerem doses repetidas de ambas, às vezes com a aplicação diária de medicação tópica. A permetrina é aplicada do pescoço aos dedos dos pés, é deixada por 8 a 10 horas e depois é lavada.

Os pacientes imunossuprimidos com envolvimento da cabeça e do couro cabeludo devem tratar essas áreas também, e deve-se tomar o cuidado de tratar as unhas tanto quanto possível. Todos os outros membros da família e contatos próximos são tratados. Roupas e roupas de cama usadas recentemente devem ser lavadas em água quente.

Embora alguns defensores ensaquem roupas ou lençóis por vários dias, em vez de lavar, observei ácaros em escamas/crostas de um paciente imunossuprimido ainda vivos e movendo-se mais de uma semana após a coleta.

Doenças Inflamatórias Não Infecciosas Associadas ao HIV

Psoríase Associada ao HIV (ver também os Capítulos 6 e 10)

A psoríase pode ser desencadeada por queimaduras solares, infecção estreptocócica e doença pelo HIV. Não é mais comum em outros tipos de imunossupressão.

Manifestações Clínicas
O início repentino da psoríase pode ocorrer no cenário da doença pelo HIV, e um agravamento acentuado inesperado ou um início abrupto da psoríase devem levar em consideração o exame de HIV. Isto ocorre em pacientes com HIV avançado.

A psoríase que ocorre nesses pacientes é de aparência típica, mostrando pápulas eritematosas bem delimitadas ou placas cobertas com escamas prateadas. A psoríase ocorre preferencialmente nos joelhos, cotovelos, couro cabeludo, umbigo, região lombossacra, mãos e pés. No entanto, a psoríase associada à AIDS é muito mais extensa e recalcitrante ao tratamento do que no hospedeiro imunologicamente normal.

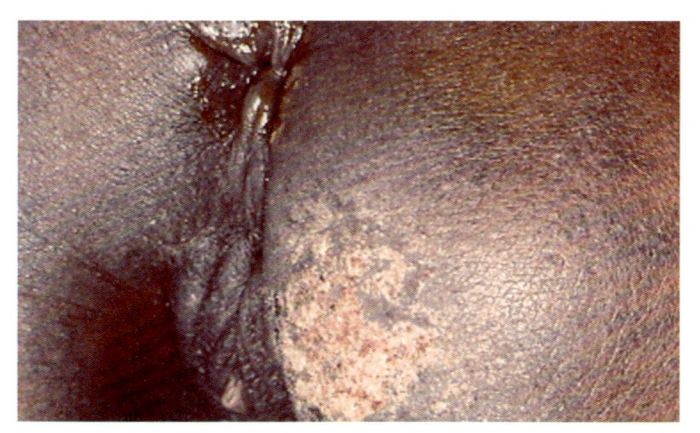

Fig. 16.16. A sarna norueguesa, ou crostosa, que é a escabiose em um hospedeiro imunocomprometido, apresenta-se como placas hiperqueratóticas, amareladas, muito características, com crostas.

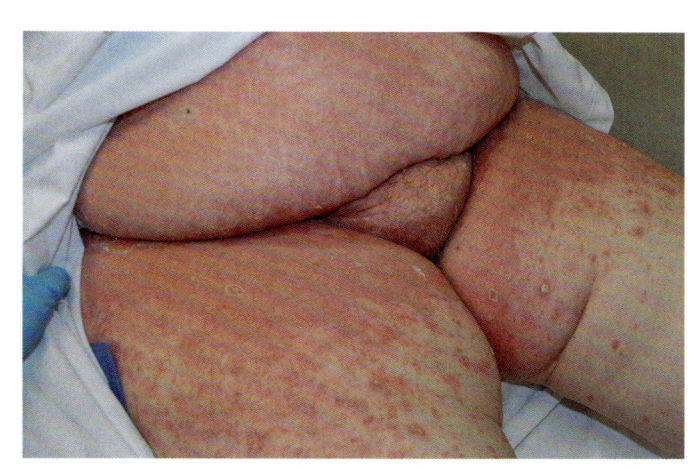

Fig. 16.17. Estas placas vermelhas e com descamação generalizada incluíam as dobras cutâneas no abdome, sob os seios e nas axilas. Apesar de um exame micológico direto positivo, a terapia antifúngica não melhorou sua pele, e essa mulher com HIV mostrou psoríase na biópsia.

A psoríase pode ocorrer como o tipo em placa comum, mas, no HIV, há aumento da incidência de psoríase "inversa", que afeta preferencialmente a pele anogenital **(Fig. 16.17)**. Placas bem demarcadas podem acometer pregas inguinais, região suprapúbica, fenda interglútea, axilas, pele inframamária e umbigo.

As escamas são menos densas que as escamas prateadas, clássicas da psoríase nas superfícies mais secas da pele. A psoríase pode afetar os grandes lábios e, ocasionalmente, ocorre no escroto e na haste do pênis.

A psoríase grave pode-se generalizar. O eritema e descamação generalizados, denominados eritrodermia esfoliativa, são vistos com mais frequência no paciente afetado pelo HIV do que em outros, e envolvem os genitais incidentalmente. No entanto, a eritrodermia esfoliativa também pode resultar de outras dermatoses graves, como dermatite atópica e reações a medicamentos, também mais comuns em pacientes infectados pelo HIV do que em indivíduos não infectados.

Diagnóstico

Embora o diagnóstico da psoríase geralmente não seja difícil, o reconhecimento do HIV requer um alto índice de suspeita, com base no conhecimento da associação do início repentino da psoríase à doença pelo HIV. Uma biópsia para o diagnóstico da psoríase é útil se for típica da psoríase, mas se não for diagnóstica, isso não deve impedir a possibilidade do diagnóstico.

Avaliar o paciente para outras lesões psoriáticas típicas às vezes é útil (especialmente unhas, cotovelos, joelhos e couro cabeludo).

A psoríase que ocorre nas pregas inguinais e na fenda interglútea pode simular ou coexistir com *tinea cruris*, candidíase, eritrasma, dermatite seborreica ou eczema.

Embora a psoríase se apresente classicamente com placas eritematosas bem demarcadas com escamas brancas, as psoríases no genitais geralmente não exibem escamas proeminentes, mas sim pele vermelha que geralmente exibe maceração nas dobras da pele ou superfície vítrea em áreas mais convexas.

Desde que a infecção seja descartada, os corticosteroides tópicos são a base da terapia para psoríase, eczema e seborreia, de modo que a diferenciação absoluta nem sempre é crucial.

Fisiopatologia

A predisposição de indivíduos com HIV para desenvolver psoríase não é intuitiva. O HIV suprime as células T, enquanto a psoríase é uma doença causada por células T. Além disso, as citocinas tipo 2 predominam no HIV, enquanto as citocinas tipo 1 atuam na psoríase (62). No entanto, sabe-se que pacientes com HIV apresentam doenças inflamatórias não infecciosas, pois um sistema imunológico deficiente tenta funcionar.

Manejo

O mais importante para a melhoria da psoríase nesses pacientes é a terapia antiviral para o HIV, que geralmente resulta em melhora substancial na psoríase. Caso contrário, a terapia de primeira linha usual para psoríase genital que ocorre no hospedeiro imunossuprimido é a mesma que ocorre em indivíduos imunocompetentes (Capítulo 6).

A terapia agressiva, incluindo retinoides sistêmicos e agentes imunossupressores, como metotrexato, ciclosporina e bloqueadores do fator de necrose tumoral alfa, como adalimumabe e etanercepte, podem ser usados com cautela (63). Cuidados de suporte, incluindo tratamento de infecção secundária, geralmente com *S. aureus*, *Streptococcus sp.* ou *C. albicans*, são frequentemente necessários e cruciais para o bem-estar do paciente.

Artrite Reativa *(ver também Capítulo 10)*

Etiologia

A artrite reativa é uma condição reativa da pele relacionada com a psoríase e definida pela presença de artrite, uretrite e conjuntivite por mais de 3 meses. Essa condição, como a psoríase, é mais comum em homens com HIV, mas não é mais comum em outras formas de imunossupressão. Pensa-se que vários organismos agem como agentes desencadeadores, incluindo *clamídia, salmonela, Shigella, Yersinia e Ureaplasma*. Muitos pacientes com artrite reativa têm um genótipo antígeno leucocitário humano (HLA) B27 ou genótipos intimamente relacionados.

A artrite reativa que ocorre em homens com doença pelo HIV se apresenta da mesma maneira que no hospedeiro imunologicamente normal. Cerca de dois terços dos pacientes apresentam lesões cutâneas, principalmente na genitália, palmas e plantas.

As lesões genitais são mais comuns no pênis, especialmente na glande ou no prepúcio, e com muito menos frequência na vulva, onde os grandes lábios com pelos são a área habitual envolvida. As lesões se parecem muito com as da psoríase pustulosa, mas às vezes podem mostrar lesões psoriáticas mais clássicas com eritema e descamação.

Em homens não circuncidados, as lesões geralmente são pápulas ou placas brancas, anulares, "circinadas", que geralmente ocorrem na glande (balanite circinada) **(Fig. 16.18)**.

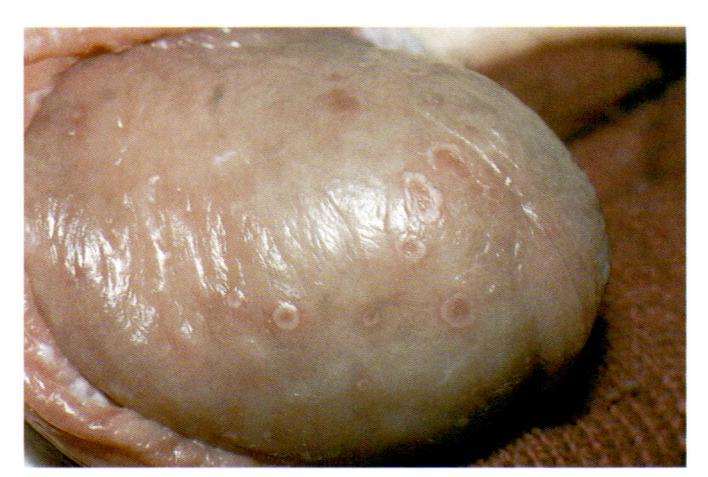

Fig. 16.18. As pápulas brancas anulares clássicas de balanite circinada na glande não circuncidada de um paciente com síndrome de Reiter podem ser confundidas com infecção por fungos.

Essas lesões também podem ser vistas nas membranas mucosas e na porção modificada das membranas mucosas da vulva, vagina ou colo do útero. Nos homens circuncidados e na porção da vulva com pelos, as placas são eritematosas e descamativas, geralmente com crostas **(Fig. 16.19)**. Esses achados cutâneos são indistinguíveis dos da psoríase. As lesões nas palmas das mãos e plantas dos pés apresentam pústulas que evoluem para placas hiperqueratóticas espessas, uma condição denominada *queratodermia blenorrágica* **(Fig. 16.20)**. Ocasionalmente, existem lesões hiperqueratóticas pustulosas ou com crostas em outras partes da pele. Conjuntivite e uretrite também ocorrem na maioria dos pacientes. Artrite que afeta as grandes articulações em distribuição assimétrica é comum.

O diagnóstico de artrite reativa é feito por uma combinação de achados clínicos. A uretrite geralmente precede os achados da pele, e a avaliação da infecção por gonorreia ou *clamídia* é frequentemente realizada. Seguem-se artrite assimétrica, conjuntivite e dermatite, mas os pacientes com essa condição muitas vezes não desenvolvem todos os aspectos da doença. A balanite circinada e a queratodermia blenorrágica

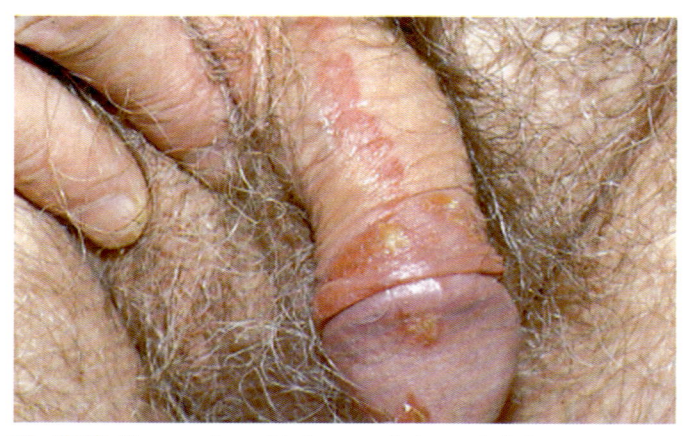

Fig. 16.19. Homens circuncidados com síndrome de Reiter mostram eritema e descamação indistinguíveis da psoríase da glande, em vez de circulares, pápulas brancas.

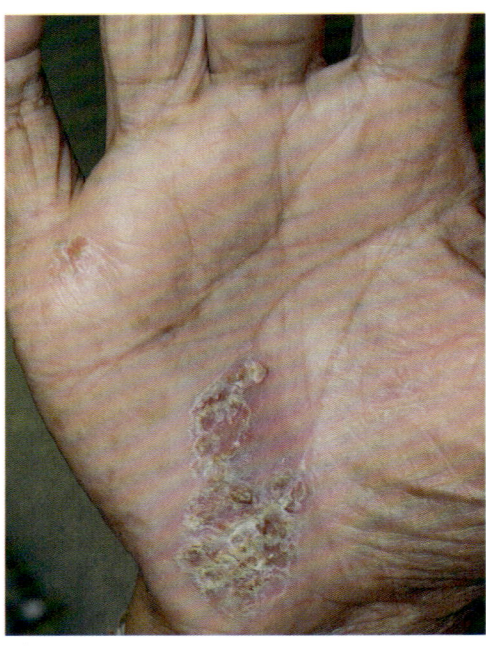

Fig. 16.20. Às vezes, o diagnóstico da síndrome de Reiter pode ser feito quando as lesões genitais são acompanhadas por placas queratósicas típicas, bem demarcadas, com crostas, pustulosas, chamadas queratodermia blenorrágica nas palmas ou nas plantas dos pacientes.

são clássicas, como no Capítulo 10. A artrite reativa e a psoríase com artrite existem em um espectro. Portanto, às vezes a diferenciação não pode ser feita com certeza, uma vez que "artrite reativa incompleta" carece de conjuntivite e/ou uretrite, as características que diferenciam as duas doenças.

Os esteroides tópicos são úteis para a doença de pele da artrite reativa. Pacientes com artrite geralmente se beneficiam de agentes anti-inflamatórios não esteroides, analgésicos e/ou repouso. Quanto à psoríase, pacientes com doença cutânea grave ou artrite necessitam de medicações com metotrexato ou antifator de necrose tumoral com monitoramento cuidadoso. Às vezes, a doença de pele é melhorada notavelmente por retinoides orais, como acitretina ou isotretinoína, mas esses medicamentos geralmente agravam a doença das articulações. A conjuntivite é autolimitada.

Síndrome de Stevens-Johnson/Necrólise Epidérmica Tóxica *(discutido principalmente no Capítulo 10)*

Os pacientes com doença pelo HIV apresentam aumento acentuado no risco de desenvolvimento de SJS e NET, com reações de hipersensibilidade vesicobolhosas quase sempre a medicamentos. Não apenas esses pacientes estão em maior risco, mas também a SJS e a NET são mais graves no cenário da doença pelo HIV.

Essas doenças começam com pápulas eritematosas achatadas com bolhas centrais (SJS) ou com pele vermelha e dolorosa (NET) e erosões nas mucosas **(Figs. 16.21 e 16.22)**.

Os medicamentos mais comuns que causam esses achados cutâneos são os antibióticos, penicilina, sulfonamidas e fluoroquinolonas; os medicamentos anticonvulsivantes, carbamazepina, barbitúricos, fenitoína e lamotrigina; os medicamentos cardiovasculares, hidroclorotiazida, furosemida

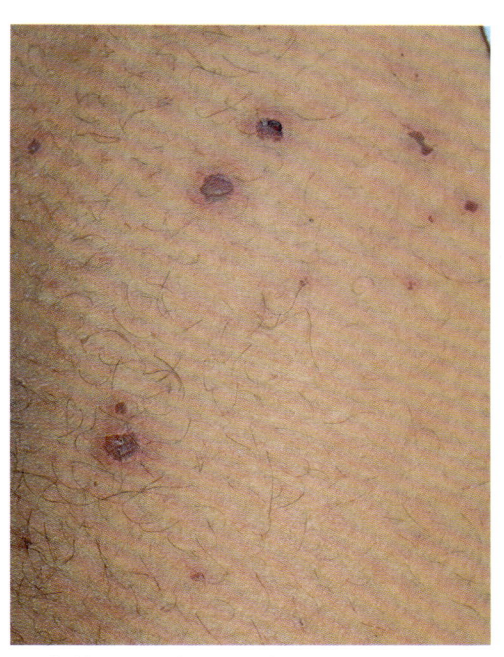

Fig. 16.21. Indivíduos com doença pelo HIV correm um risco muito maior do que outros pela síndrome de Stevens-Johnson, uma doença bolhosa geralmente causada por alergia a medicamentos ou infecção recorrente pelo HSV. Essa condição consiste em pápulas eritematosas discretas com bolhas centrais, epitélio necrótico ou erosões acompanhadas por erosões das membranas mucosas.

e procainamida; e alopurinol e anti-inflamatórios não esteroides. O HSV recorrente também produz reações com formação generalizada de bolhas, e alguns pacientes não têm causa identificável.

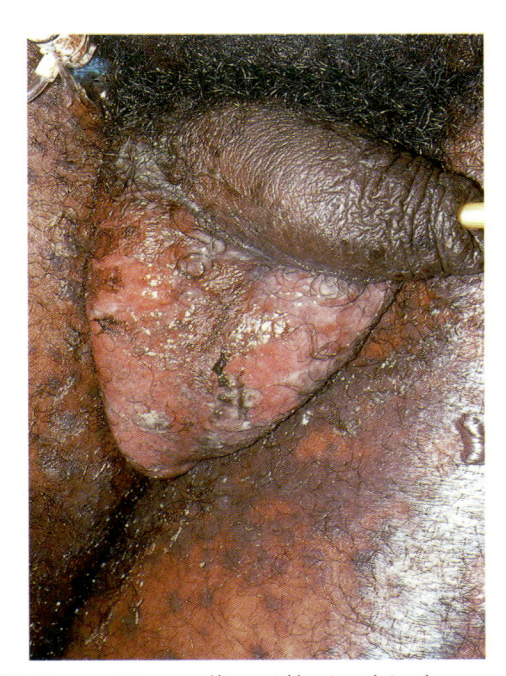

Fig. 16.22. Como a SJS, a necrólise epidérmica tóxica é uma reação alérgica intensa a um medicamento mais comum em indivíduos com HIV; essa condição consiste em descamação generalizada e erosões orais e genitais proeminentes, em vez de pápulas discretas.

O tratamento é principalmente a interrupção da causa incitante e dos cuidados de suporte. Outra terapia é controversa e inclui gamaglobulina intravenosa e ciclosporina.

Aftas *(ver também Capítulo 11)*

Pacientes com HIV têm risco aumentado de aftas. Essas úlceras são geralmente aftas grandes, profundas e recalcitrantes que podem ser orais ou genitais. Essas lesões dolorosas provavelmente são mediadas pelo imunocomplexos e não são mais comuns em outras formas de imunossupressão do que em indivíduos imunocompetentes.

Embora típicas, as aftas pequenas sejam redondas, com erosões de 1 a 3 mm em uma base de fibrina branca e um halo eritematoso circundante, as aftas associadas ao HIV são profundas, grandes e geralmente indistinguíveis do HS ulcerativo em uma pessoa imunossuprimida **(Fig. 16.23)**. Estas podem ter vários centímetros de diâmetro, com bordas limpas bem demarcadas. Muitas vezes há cicatrizes significativas após a cura.

A infecção ulcerativa pelo HSV é a doença primária no diagnóstico diferencial, embora qualquer causa de úlcera infecciosa ou neoplásica deva ser considerada e descartada com uma biópsia. As terapias tópicas e intralesionais geralmente são inadequadas para essas úlceras, e pode ser necessário o uso de corticosteroides sistêmicos para iniciar a cicatrização.

Dapsona e colchicina podem ser experimentadas, mas a talidomida é o tratamento de escolha nesses pacientes; no entanto, a neurotoxicidade pode ser limitativa.

Doenças Neoplásicas

A malignidade é mais comum em pacientes com imunossupressão crônica em geral, pois a ocorrência rotineira de células atípicas não é verificada pela vigilância de um sistema imunológico normal. Os cânceres linforreticulares da pele são os mais comuns dessas neoplasias. No entanto, o HIV está associado ao sarcoma de Kaposi, linfomas e CEC.

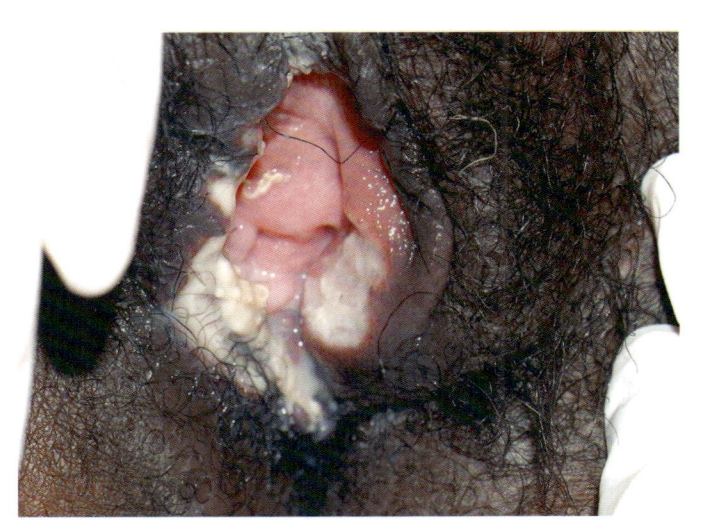

Fig. 16.23. As aftas gigantes são mais comuns em pacientes com doença pelo vírus da imunodeficiência humana e geralmente são indistinguíveis da infecção ulcerativa pelo vírus herpes *simplex*.

Carcinoma de Células Escamosas *(discutido principalmente no Capítulo 5)*

Todos os pacientes cronicamente imunossuprimidos correm maior risco do que outros para o desenvolvimento dessa malignidade comum. Na maioria das vezes, os CEC anogenitais estão associados à infecção pelo HPV, embora pacientes com outras doenças de risco, como o líquen escleroso, devam ser seguidos, também, com muito cuidado. Pacientes imunossuprimidos também apresentam maior risco de câncer de pele induzido por luz ultravioleta, mas não na área anogenital. CEC anogenital, HSIL e neoplasia intraepitelial diferenciada também foram discutidos nos Capítulos 5, 6 e 8.

Os CEC anogenitais não são apenas mais comuns no hospedeiro imunossuprimido, mas também os tumores geralmente são maiores e mais agressivos do que nos pacientes imunocompetentes. A apresentação clínica mais precoce geralmente é a de uma verruga genital, com lesões geralmente multifocais ou coalescentes. São classicamente verrugas planas ou verrugas lobulares exuberantes (verruga de Buschke-Lowenstein). O crescimento geralmente é mais rápido, e a resposta à terapia com verrugas é baixa. As placas ou nódulos geralmente se tornam hiperqueratóticos ou impressionantemente grandes, geralmente com ulceração **(Figs. 16.24 e 16.25)**. O CEC peniano ocorre no prepúcio, na glande ou no sulco coronal, mas pode ocorrer em outros lugares.

O CEC anorretal é classicamente visto em homens infectados pelo HIV que praticam relações sexuais anais receptivas, mas de maneira alguma se limita a esses pacientes. Também é encontrado no cenário de múltiplas verrugas genitais, mesmo na ausência de atividade sexual anal. O CEC se apresenta como uma placa ulcerada endurecida ou como nódulos ou placas grandes, hiperqueratóticas e verrucosas.

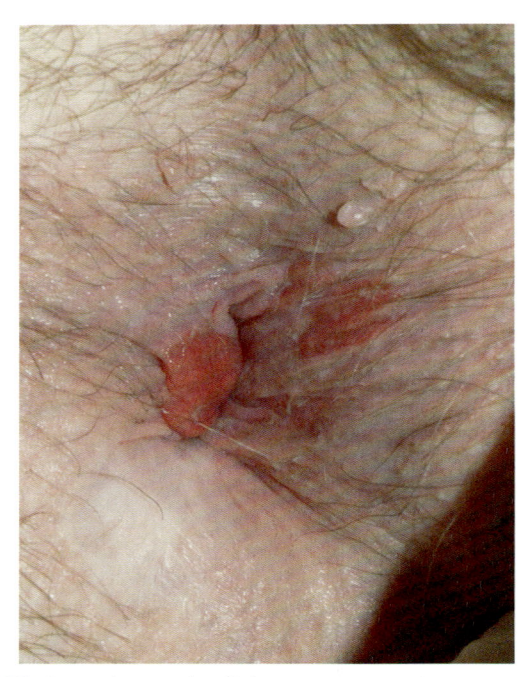

Fig. 16.25. Os carcinomas de células escamosas em homens com HIV geralmente estão associados à infecção pelo HPV e têm maior probabilidade de serem na localização anal; essa placa eritematosa estava muito endurecida, e o espessamento se estendia muito além do tumor visível.

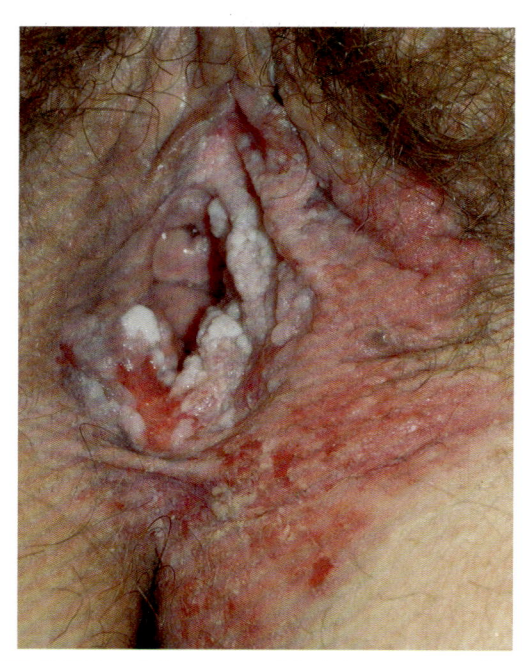

Fig. 16.24. O CEC genital em um cenário de imunossupressão geralmente está associado à infecção pelo HPV e inicialmente se assemelha a verrugas. Estes tornam-se exuberantes e frequentemente ulceram à medida que passam por uma transformação maligna.

O diagnóstico é por biópsia, que mostra as mesmas características dos pacientes imunocompetentes. Por outro lado, os CEC anogenitais verrucosos e hiperqueratóticos podem ser indistinguíveis das grandes verrugas genitais, sem evidência de malignidade na biópsia. Isto não descarta o CEC. Qualquer verruga notavelmente grande (em pacientes imunossuprimidos e imunocompetentes) que produza uma biópsia que não mostra sinais de malignidade na biópsia deve ser reavaliada na totalidade e seccionada para focos de malignidade.

Além de outros tumores, o CEC imita processos infecciosos, como micoses profundas, infecção micobacteriana atípica incomum, incluindo tuberculose, infecções virais, como as produzidas pelo HSV ou CMV, ectima e até infecções parasitárias, incluindo infecção cutânea por *Acanthamoeba*.

Este tópico foi discutido principalmente no Capítulo 5, bem como nas figuras dos Capítulos 5, 6 e 8. No entanto, os agentes infecciosos atuam na maioria dos pacientes imunossuprimidos. O DNA do HPV é frequentemente encontrado no CEC invasivo. Os tipos 16, 18 e 33 do HPV estão fortemente associados ao CEC anogenital e são mais comumente encontrados no hospedeiro imunossuprimido, especialmente naqueles com HIV. Com toda a probabilidade, a imunossupressão e o aumento da incidência de tipos de HPV oncogênicos são responsáveis pelo aumento do CEC anogenital em pacientes infectados pelo HIV.

A terapia para CEC anogenital é realizada por excisão cirúrgica. A radiação local pode ou não ser usada em conjunto com a cirurgia, dependendo do estadiamento do CEC.

Sarcoma de Kaposi Associado à AIDS *(Ver também os Capítulos 7 e 9)*

O sarcoma de Kaposi é um tumor incomum fortemente associado ao HIV e vírus herpes 8 no paciente homossexual masculino, embora seja encontrado classicamente em homens mais velhos do *pool* genético do Mediterrâneo. Esta lesão é vista com mais frequência no paciente homossexual masculino com AIDS.

O sarcoma de Kaposi que ocorre no paciente afetado pelo HIV geralmente começa como uma pápula rosa ou vermelha, que se torna violácea **(Fig. 16.26)**.

As lesões geralmente aumentam para formar placas, e as lesões mais antigas são marrom avermelhadas, pois a hemossiderina é depositada na pele. Ocasionalmente, lesões precoces podem ser planas e se assemelhar a uma contusão. O sarcoma de Kaposi em pacientes com pele naturalmente escura geralmente é quase preto.

As lesões iniciais do sarcoma de Kaposi associado à AIDS ocorrem frequentemente na face e nas orelhas, e 10% a 15% dos pacientes apresentam lesões da mucosa oral como o primeiro local de acometimento.

Ocasionalmente, lesões genitais ocorrem e, quando presentes, são mais comuns na haste do pênis, mas também podem ser encontradas na região suprapúbica. Quando as placas evoluem, geralmente há linfedema associado ao pênis.

À medida que as placas aumentam, elas podem ulcerar, tornando-se uma fonte de infecção recorrente, particularmente com *S. aureus*, *Streptococcus* sp. ou *C. albicans*.

Como o sarcoma de Kaposi ocorre quase exclusivamente em homens homossexuais ou bissexuais, existem poucos relatos de envolvimento genital feminino.

O diagnóstico é feito na biópsia, sempre indicada, pois a angiomatose bacilar pode ser indistinguível clinicamente. Uma biópsia também pode descartar infecções concomitantes, como micoses profundas (histoplasmose, criptococose) ou infecções virais (CMV), que foram relatadas como ocorrendo em lesões de Kaposi.

O sarcoma de Kaposi associado ao HIV é decorrente do vírus herpes 8. O CMV, o HPV e até o vírus da hepatite B também foram descritos como associados ao sarcoma de Kaposi. A terapia do sarcoma de Kaposi depende do estágio clínico e da localização da lesão.

Lesões pequenas não requerem terapia além de razões psicológicas ou cosméticas, mas podem ser tratadas com sucesso com nitrogênio líquido ou remoção cirúrgica. Manchas ou placas maiores podem ser tratadas com radioterapia.

As terapias atualmente aprovadas pela Food and Drug Administration incluem gel de alitretinoína para administração tópica e daunorrubicina lipossômica, doxorrubicina lipossômica, paclitaxel e interferon-α para administração sistêmica.

Questões Geriátricas

Os idosos têm dificuldades que diferem e agravam as dos pacientes mais jovens, principalmente na área da dermatologia genital. Existem vários problemas inter-relacionados que produzem problemas quando os indivíduos envelhecem. A atenção a esses fatores de confusão é importante para o alívio máximo dos sintomas genitais do paciente.

Envelhecimento Genital Normal

Genitália Feminina Envelhecida

Uma das mudanças mais óbvias observadas na vulva pós-menopausa é a perda de pelos nos grandes lábios e no monte pubiano. Muitas vezes, isto é mais óbvio no centro do monte pubiano.

Algumas mulheres perdem quase todos os pelos genitais. Isto é acompanhado pela perda de gordura subcutânea dos grandes lábios e monte pubiano em muitas mulheres.

A deficiência de estrogênio e a perda do tônus muscular do assoalho pélvico com a incontinência resultante também produzem alterações visuais na vulva.

As membranas mucosas modificadas da vulva tornam-se pálidas, finas e lisas em comparação ao epitélio rosado mais espesso e elástico das mulheres na pré-menopausa, que geralmente também exibem manchas de Fordyce e papilomatose vulvar.

Os pequenos lábios encolhem, ocasionalmente desaparecendo por completo, de modo que a diferenciação da reabsorção decorrente do líquen escleroso e líquen plano pode ser difícil **(Fig. 16.27)**.

Carúnculos uretrais, excrescências do meato da uretra carnuda, vermelha brilhante, assintomática, geralmente ocorrem **(Fig. 16.28)**. Menos frequente é o prolapso uretral, uma protrusão anular da mucosa uretral **(Fig. 16.29)**.

O epitélio vaginal torna-se liso e pálido, com perda das estruturas rugosas estrogenizadas **(Fig. 16.30)**. A vagina também fica seca e fina, geralmente produzindo dispareunia. Microscopicamente, as células epiteliais são pequenas e redondas (células parabasais), em vez de grandes, planas e dobradas. Os lactobacilos estão ausentes.

Com a perda prolongada de estrogênio, as secreções vaginais são quase acelulares microscopicamente. Mulheres obesas podem experimentar conversão periférica de estrogênio

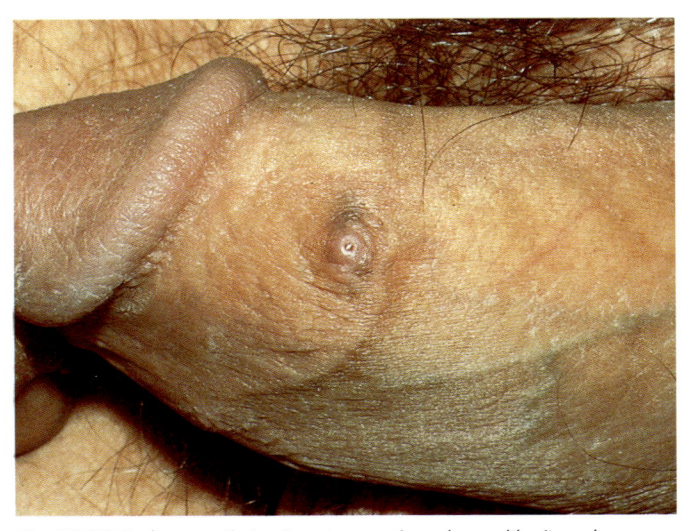

Fig. 16.26. Embora o pênis não seja uma área de predileção pelo sarcoma de Kaposi, esse tumor vermelho, violáceo ou marrom sombrio pode aparecer na área genital.

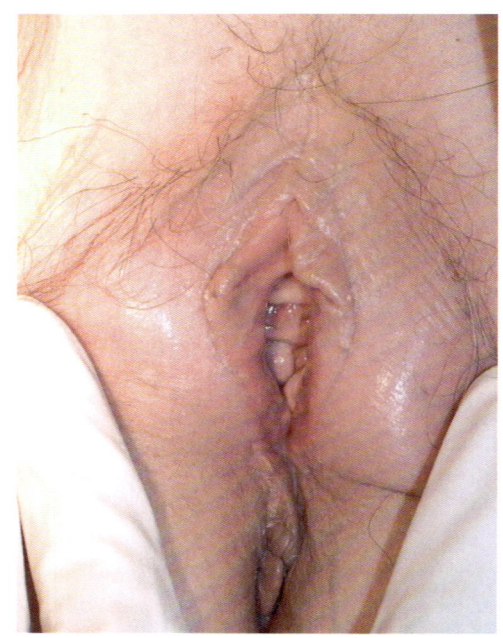

Fig. 16.27. A vulva pós-menopáusica exibe membranas mucosas modificadas, lisas, secas e pálidas, com retração dos pequenos lábios.

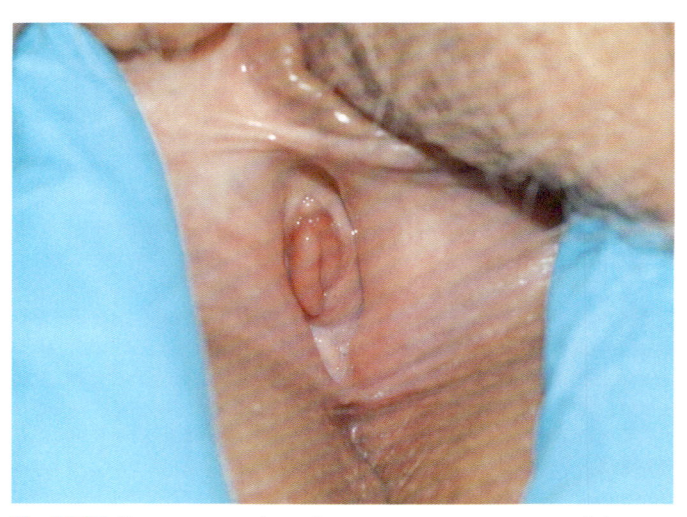

Fig. 16.29. Uma uretra prolapsada apresenta-se como um anel da mucosa uretral que se expande pelo orifício do meato. Isto geralmente é doloroso e pode sangrar, exigindo excisão.

em gordura e exibir menos sinais de deficiência de estrogênio. À medida que os músculos do assoalho pélvico perdem o tônus, ocorrem cistocele e retocele **(Fig. 16.31)**.

Genitália Masculina Envelhecida

As mudanças normais da genitália masculina com a idade são menos óbvias. Como as mulheres, os homens experimentam uma diminuição no pelo genital. A pele do pênis e do escroto torna-se mais frouxa. O aumento da próstata aumenta a frequência urinária, e a cirurgia da próstata às vezes resulta em incontinência e disfunção sexual.

Fatores que Exacerbam Sintomas Genitais em Idosos

Incontinência

À medida que os pacientes envelhecem, a incontinência se torna um fator de irritação anogenital crônica. A maioria das mulheres idosas experimenta a incontinência urinária como uma sequela natural do parto, diminuição dos níveis de estrogênio e perda do tônus muscular com o envelhecimento. Parcialmente, por causa disso, muitos usam produtos de balcão potencialmente irritantes para limpeza e tratamento (64). Os homens também sofrem perda de tônus muscular,

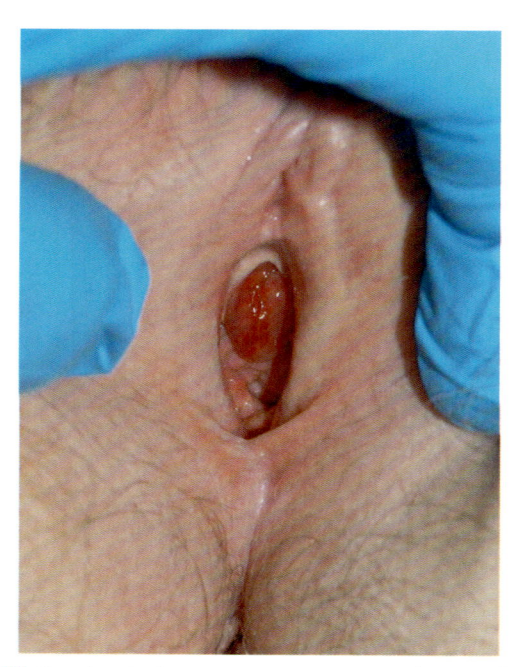

Fig. 16.28. O carúnculo da uretra aparece como tecido vermelho profundo no meato uretral.

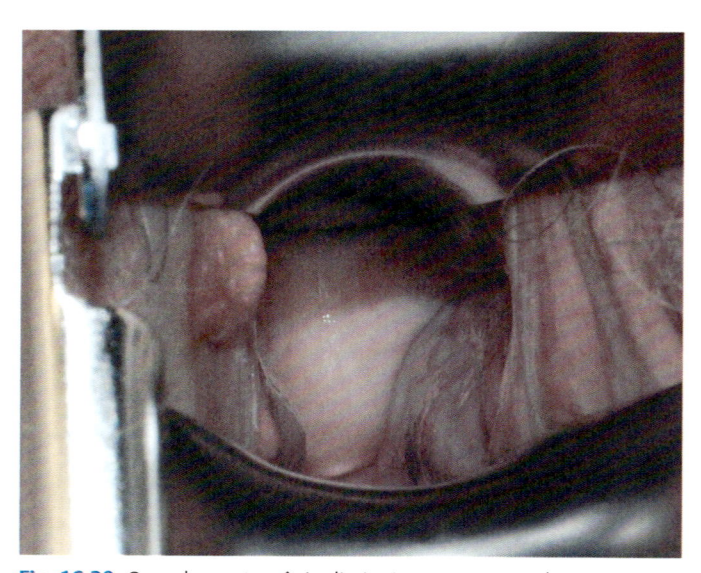

Fig. 16.30. Quando o estrogênio diminui, as pregas rosadas e rugosas da vagina são perdidas, e as paredes vaginais ficam macias e pálidas.

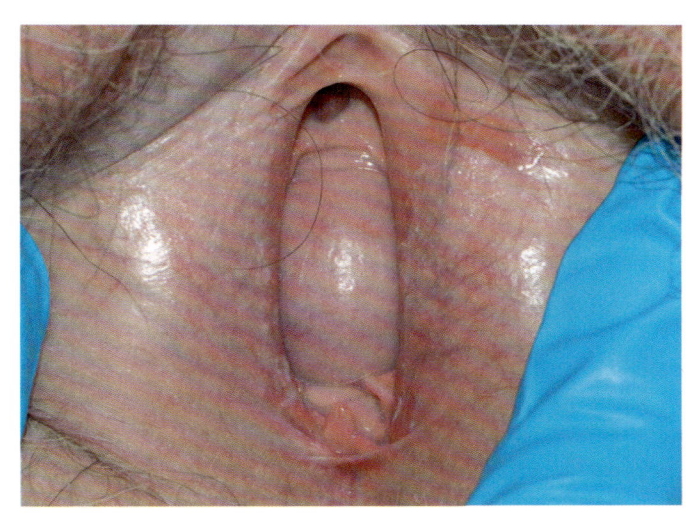

Fig. 16.31. À medida que as mulheres envelhecem, a frouxidão dos músculos do assoalho pélvico às vezes resulta em retocele ou cistocele, como visto aqui com a protuberância discreta de uma cistocele no introito.

e a doença da próstata pode exigir cirurgia que pode contribuir para a incontinência. A doença neurológica interfere na função normal do intestino e da bexiga em ambos os sexos. A urina e, principalmente, as fezes são irritantes, principalmente quando mantidas contra a pele, produzindo uma dermatite por irritante da fralda caracterizada por placas vermelhas edematosas e mal demarcadas **(Fig. 16.32)**.

A umidade constante produz maceração da pele, promove o crescimento de leveduras e aumenta o atrito entre as dobras da pele. Isto resulta em dermatite intertriginosa, como uma doença primária ou como um fator em outras condições da pele (consulte o Capítulo 6) **(Fig. 16.33)**.

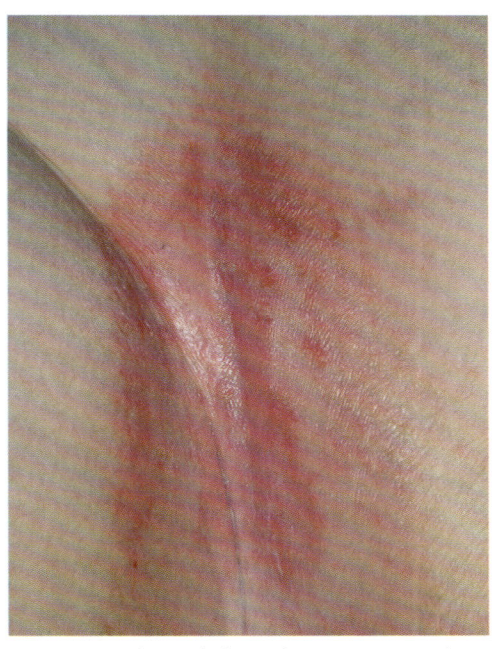

Fig. 16.33. A retenção de umidade e calor nas pregas cutâneas e atrito servem como fatores irritantes adicionais; este ambiente também é hospitaleiro para leveduras, e a combinação produz uma dermatite intertriginosa com eritema e maceração nas pregas cutâneas.

A vulva e a pele perianal exibem uma morfologia incomum de dermatite de contato por irritante que é vista com mais frequência em um cenário de incontinência com oclusão de fraldas. Originalmente chamado de granuloma inguinal *infantum*, dermatite das fraldas de Jacquet ou pseudoverrugas, isto agora é reconhecido em adultos, principalmente idosos, e às vezes denominado granuloma inguinal *adultorum* (65,66). Isto também pode ocorrer com outros produtos químicos cáusticos, principalmente a benzocaína. A aparência é a de nódulos erosados **(Fig. 16.34)**. O manejo desta dermatite de

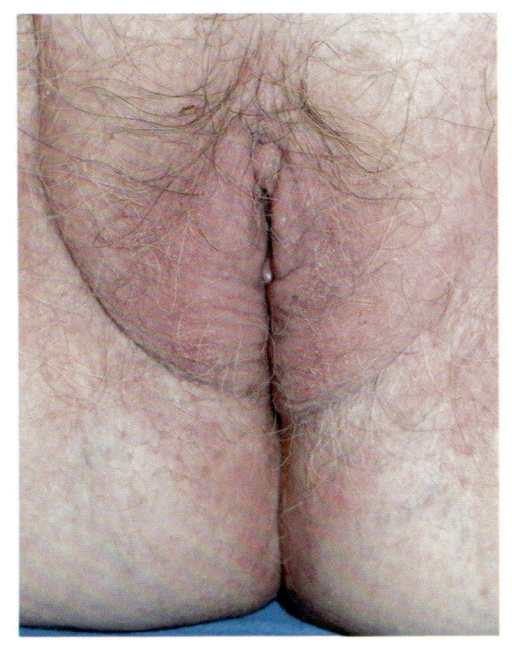

Fig. 16.32. Nos idosos com incontinência, a dermatite de contato por irritante é comum e apresenta eritema e edema pouco demarcados.

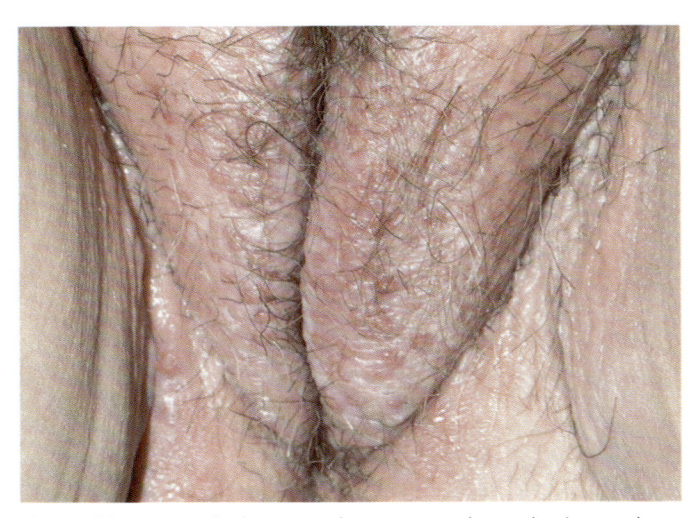

Fig. 16.34. Um tipo de dermatite de contato exclusiva das áreas vulvar e anal, principalmente quando ocluídas, é caracterizado por pápulas e nódulos discretamente erosados. É produzido classicamente por urina ou fezes mantidas contra a pele.

contato e outras formas de dermatite intertriginosa consiste em evitar estritamente produtos químicos, urina e fezes ofensivas e manter as áreas o mais secas possível, usando fraldas para adultos, panos macios colocados entre as dobras da pele e trocados com frequência e, quando a pele é apenas um pouco úmida, em pó.

Cremes de barreira aplicados fortemente na pele irritada ajudam a proteger das fezes e da urina. Corticosteroides tópicos não são úteis.

Obesidade

O excesso de peso, especialmente comum em indivíduos mais velhos, complica os sintomas genitais de várias maneiras. A obesidade agrava a irritação da incontinência, prendendo a urina e o suor nas dobras da pele e aumentando o atrito entre as superfícies da pele. A obesidade também predispõe ao diabetes *mellitus*, aumentando o risco de candidíase.

Quando ocorrem sintomas genitais, o tratamento é mais difícil para o paciente obeso. A aplicação de medicamentos é difícil, em parte porque as áreas a serem tratadas são difíceis de visualizar. Dobras na pele podem ser difíceis de separar e tratar com apenas duas mãos.

Às vezes, isto é conseguido com mais facilidade pela aplicação de medicamentos quando o paciente está sentado no vaso sanitário, onde as dobras da pele podem ser separadas por posicionamento no assento.

Além disso, o excesso de peso interfere na remoção adequada de fezes, suor, esmegma e células epiteliais descamadas das dobras da pele.

A obesidade interfere na função sexual em muitas pessoas; o posicionamento pode ser difícil, e a imagem corporal pode sofrer.

Isto é especialmente difícil para indivíduos que já apresentam comprometimento do funcionamento sexual por causa da dor genital crônica ou coceira e para indivíduos mais velhos que podem ter perda da libido e da lubrificação natural. Um bom terapeuta sexual pode oferecer sugestões úteis para esses indivíduos.

Artrite

Dores e rigidez nas articulações, como a obesidade, interferem na higiene, na aplicação de medicamentos e no funcionamento sexual.

A adição de um medicamento anti-inflamatório não esteroide às refeições pode ser útil, ou uma sugestão para o paciente consultar seu médico pode ser benéfica.

Fatores Psicológicos

Depressão por problemas de saúde, perda de amigos e familiares por morte ou demência, dor de artrite, diminuição da força, capacidade intelectual diminuída, imagem corporal reduzida e medo de incapacidade e malignidade são estresses emocionais comuns aos idosos.

Tudo isto afeta a capacidade do paciente de tratar e tolerar doenças genitais, e a depressão e a ansiedade aumentam a dor e a coceira. Quando possível, o aconselhamento pode dar ao paciente uma saída emocional muito necessária, e um antidepressivo aumenta imensamente a QV.

Declínio da Capacidade Sexual

A função sexual diminui nos idosos. Níveis hormonais decrescentes; efeitos do diabetes *mellitus*, doenças cardiovasculares e doenças neurológicas; efeitos adversos à medicação; depressão; perda do(a) parceiro(a); dor; declínio da força e resistência muscular; cirurgia de próstata; e diminuição da autoconfiança na aparência e capacidade sexual são fatores que interferem na capacidade e no prazer sexual.

Para muitos pacientes com esses problemas, coceira e dor genital podem ser os fatores finais que encerram a atividade sexual.

O apoio emocional, o encaminhamento para aconselhamento e a compreensão dos desejos e expectativas do paciente e de seu parceiro para o futuro funcionamento sexual podem minimizar o impacto da doença genital crônica e transmitir uma visão realista.

Simplesmente ajudar o paciente a reconhecer seus desejos e expectativas para a função sexual futura pode ser uma ajuda significativa para o planejamento da terapia.

Por exemplo, a mulher idosa com cicatrizes associada ao líquen escleroso pode não conseguir se envolver em relações sexuais. Uma discussão franca sobre os desejos dela e de seu parceiro ajuda a tomar a decisão de lisar suas adesões.

Doenças Anogenitais Mais Comuns em Idosos

As doenças genitais específicas associadas ao envelhecimento ocorrem principalmente em mulheres e incluem líquens escleroso e plano. As únicas doenças de pele que ocorrem mais comumente em homens mais velhos são as neoplasias, principalmente o CEC.

A doença extramamária de Paget, carcinoma basocelular e melanoma maligno também ocorrem com mais frequência em homens mais velhos, mas são bastante incomuns.

Vaginite Atrófica *(ver Capítulo 15 para discussão primária)*

Até que os resultados da Women's Health Initiative fossem amplamente divulgados, as mulheres na pós-menopausa recebiam regularmente reposição sistêmica de estrogênio, a menos que houvesse uma contraindicação convincente.

Os sintomas de uma vagina atrófica ou vaginite atrófica foram incomuns por muitos anos, e o índice de suspeita para esse diagnóstico diminuiu. Agora, uma vagina atrófica é uma causa comum de dispareunia e irritação vulvovaginal, sensibilidade e ardência.

Quase todas as mulheres apresentam a vagina atrófica quando os ovários cessam a produção de estrogênio. A vagina fica seca, e o epitélio, fino. As mulheres que não são sexualmente ativas geralmente estão confortáveis e desconhecem essas mudanças. No entanto, as mulheres sexualmente ativas geralmente sofrem irritação e dor durante a relação sexual por causa da falta de lubrificação.

A fragilidade da pele e mucosa pode resultar em erosões por atrito entre as paredes vaginais pressionadas juntas por uma cistocele ou retocele ou com atividade sexual.

A presença de erosões causa inflamação secundária, e a paciente desenvolve vaginite atrófica manifestada por eritema e secreções vaginais amarelas. Um exame citológico do esfregaço vaginal exibe aumento de glóbulos brancos e células parabasais, com perda de lactobacilos. O pH vaginal aumenta para ≥ 5.

O diagnóstico de vaginite atrófica é feito pela definição de baixo estrogênio, exame citológico característico e resolução pela reposição de estrogênio.

O manejo da vaginite atrófica é principalmente a reposição de estrogênio. Isto pode ser conseguido com reposição de estrogênio tópico ou estrogênio sistêmico.

Uma discussão sobre a reposição sistêmica de estrogênio está além do escopo deste livro, mas pode ser alcançada por estrogênios administrados por via oral ou por adesivo, com progesterona concomitante fornecida a mulheres que não foram submetidas à histerectomia. Obviamente, isto oferece benefícios e riscos adicionais em comparação à terapia tópica.

As terapias tópicas incluem estradiol (Estrace) ou creme conjugado de estrogênio equino (Premarin), 1 g inserido três vezes por semana e depois titulado para o conforto após 2 ou 3 semanas, geralmente exigindo apenas 1/2 g duas vezes por semana.

Comprimidos vaginais de estradiol (Vagifem) 10 μg inseridos três vezes por semana são eficazes e, na ausência de dados, mas na presença de uma forte opinião de muitos provedores, a formulação canadense de 25 μ pode ser usada com menos frequência com bom benefício e, portanto, menor custo.

O estradiol de liberação sustentada formulado em anel (ESTRING) pode ser inserido na vagina e alterado a cada 3 meses, com um custo inicial bastante alto, embora uma compra seja necessária apenas a cada 3 ou 4 meses.

O meio mais barato de substituir o estrogênio localmente é pela composição de estradiol; solicitar estradiol 0,01% em vaselina ou VersaBase, que é equivalente às preparações comerciais de creme.

Embora a inserção de um comprimido de estradiol substitua o estrogênio de maneira agradável e extremamente barata, isto proporciona uma dose alta, com os riscos e benefícios correspondentes do estradiol oral e dos requisitos, da progesterona sistêmica.

As mulheres cujo desconforto não é aliviado pelo estrogênio devem ser avaliadas com repetidos exames citológicos para avaliar a reestrogenização adequada e a infecção secundária.

Às vezes, baixa adesão, candidíase, vulvodinia ou uma causa alternativa para vaginite inflamatória, como líquen plano ou vaginite inflamatória descamativa, prova ser o diagnóstico primário.

A reposição estrogênica aumenta substancialmente o risco de candidíase durante as primeiras semanas de terapia. Fluconazol oral semanal concomitante de 200 mg ou um supositório ou creme azólico de venda livre, inserido com estrogênio nas primeiras 2 ou 3 semanas, pode evitar essa complicação desagradável.

Muitas mulheres mostram medo do estrogênio, das despesas com este medicamento, do desagradável uso ou a ardência com barreiras de aplicação. Os meios para minimizar esses obstáculos foram discutidos no Capítulo 15.

O tratamento é fácil para a maioria das mulheres, e a melhora é rápida. Mulheres que não são sexualmente ativas frequentemente podem parar ou diminuir o estrogênio após a secreção vaginal normalizar. Pacientes que desejam ser sexualmente ativas geralmente requerem reposição contínua de estrogênio.

Líquen Escleroso *(ver também Capítulo 8)*

O líquen escleroso é uma doença diagnosticada principalmente na vulva de mulheres na pós-menopausa. Esta condição foi encontrada em até 3% das mulheres incontinentes em um ambiente de lar de idosos (67). O líquen escleroso é caracterizado por prurido e dor, presença de placas brancas e enrugadas, reabsorção dos pequenos lábios e aprisionamento do clitóris pelo capuz do clitóris.

A etiologia é multifatorial e inclui questões autoimunes, fatores genéticos e aspectos ambientais locais. Geralmente, o líquen escleroso responde a esteroides tópicos ultrapotentes, como clobetasol ou pomada de halobetasol, a 0,05% e cuidados com fatores associados, como infecção secundária, deficiência de estrogênio e maceração por incontinência.

A doença mal controlada evolui com CEC em cerca de 3 a 5% das mulheres; no entanto, um estudo recente que examinou o risco de CEC em mulheres com LS mostrou mais de um terço desenvolvendo esse tumor após 300 meses de acometimento, mas esse estudo não foi controlado para o manejo adequado da doença (68).

Claramente, as mulheres mais velhas terão LE por mais tempo e estarão em maior risco de malignidade. Sabe-se que as mulheres com lesões mais espessas e mais hiperqueratóticas também apresentam risco aumentado de transformação maligna.

Um relato recente de 507 mulheres mostrou que o tratamento crônico diminuiu o risco de formação de cicatrizes e desenvolvimento de CEC, de modo que o controle contínuo com corticosteroides ultrapotentes três vezes por semana ou de potência média de uso diário, como a pomada de triancinolona a 0,1%, é imprescindível para evitar alterações malignas e cicatrizes progressivas (69).

Líquen Plano Mucoso Erosivo *(ver também capítulos 6 e 11)*

Uma vez considerado raro, o líquen plano genital erosivo agora é reconhecido como uma causa frequente de prurido vulvovaginal, ardência e formação de cicatrizes. De longe, mais frequentemente observado em mulheres na pós-menopausa, a lesão mais comum é a erosão vestibular. A dispareunia e a reabsorção dos pequenos lábios e do clitóris são proeminentes. O líquen plano vulvovaginal erosivo é geralmente acompanhado por líquen plano oral.

Erosões gengivais e nas mucosas bucais posteriores e estrias brancas e hiperqueratose branca da língua são lesões típicas. O líquen plano vulvar é geralmente associado ao líquen plano vaginal erosivo.

O líquen plano vaginal pode resultar em sinéquias que deixam cicatrizes na vagina. Além disso, a inflamação do líquen plano vaginal resulta em secreções vaginais que irritam a vulva, agravando o desconforto do próprio líquen plano vulvar.

Assim como o líquen escleroso, o líquen plano é tratado principalmente com corticosteroides tópicos ultrapotentes, como clobetasol ou pomada de halobetasol a 0,05% e cuidados locais de suporte. O estrogênio é especialmente importante nessas mulheres com vagina atrófica que agrava os problemas produzidos pelo afinamento vaginal e erosões do líquen plano.

O uso de um dilatador também ajuda a impedir o fechamento da vagina. Exceto pelo líquen plano brando, a melhora é geralmente parcial, e terapias adicionais, como tacrolimus ou pimecrolimus, metotrexato, hidroxicloroquina etc. são frequentemente necessárias para melhorar a eficácia.

Também como no líquen esceroso, há risco aumentado de CEC na doença mal controlada, de modo que é importante o manejo crônico com corticosteroides ultrapotentes três vezes por semana ou de média potência diária, como a pomada de triancinolona 0,1%.

Os idosos experimentam mudanças notáveis na vida e na saúde. Questões específicas, como incontinência e doenças genitais, que ocorrem com mais frequência em pacientes idosos, devem ser investigadas e tratadas, e os problemas de depressão e perda de imagem corporal devem ser abordados com compaixão.

REFERÊNCIAS

1. Bergeron S, Likes WM, Steben M. Psychosexual aspects of vulvovaginal pain. Best Pract Res Clin Obstet Gynaecol. 2014;28:991-999.
2. Ben-Aroya Z, Edwards L. Vulvodynia. Semin Cutan Med Surg. 2015;34:192-198.
3. Jones GT. Psychosocial vulnerability and early life adversity as risk factors for central sensitivity syndromes. Curr Rheumatol Rev. 2016;12:140-153.
4. Ponte M, Klemperer E, Sahay A, et al. Effects of vulvodynia on quality of life. J Am Acad Dermatol. 2009;60:70-76.
5. Chisari C, Chilcot J. The experience of pain severity and pain interference in vulvodynia: the role of cognitive-behavioural factors, psychological distress and fatigue. J Psychosom Res. 2017;93:83-89.
6. Dunkley CR, Brotto LA. Psychological treatments for provoked vestibulodynia: integration of mindfulness-based and cognitive behavioral therapies. J Clin Psychol. 2016;72:637-650.
7. Goldfinger C, Pukall CF, Thibault-Gagnon S, et al. Effectiveness of cognitive-behavioral therapy and physical therapy for provoked
8. vestibulodynia: a randomized pilot study. J Sex Med. 2016;13:88-94.
9. Oliveira EC, Leppink EW, Derbyshie KL, et al. Excoriation disorder: impulsivity and its clinical associations. *J Anxiety Disord*. 2015;30:19-22.
10. Caccavale S, Bove D, Bove RM, et al. Skin and brain: itch and psychiatric disorders. G Ital Dermatol Venereol. 2015;151(5):525-529.
11. Pereira MP, Kremer AE, Mettang T, et al. Chronic pruritus in the absence of skin disease: pathophysiology, diagnosis and treatment. Am J Clin Dermatol. 2016;17(4):337-348.
12. Koblenzer CS, Gupta R. Neurotic excoriations and dermatitis artefacta. Semin Cutan Med Surg. 2013;32:95-100.
13. Zeidler C, Ständer S. The pathogenesis of prurigo nodularis—'super-itch' in exploration. Eur J Pain. 2016;20:37-40.
14. Phillipou A, Castl D. Body dysmorphic disorder in men. Aust Fam Physician. 2015;4:798-801.
15. Mufaddel A, Osman OT, Almugaddam F, et al. A review of body dysmorphic disorder and its presentation in different clinical settings. Prim Care Companion CNS Disord. 2013;15(4). pii: PCC.12r01464.
16. Frias A, Palma C, Farrois N, et al. Comorbidity between obsessivecompulsive disorder and body dysmorphic disorder: prevalence, explanatory theories, and clinical characterization. Neuropsychiatr Dis Treat. 2015;11:2233-2244.
17. Veale D, Eshkevari E, Ellison N, et al. Psychological characteristics and motivation of women seeking labiaplasty. Psychol Med. 2014;44:555-556.
18. Veale D, Eshkevari E, Ellison N, et al. Phenomenology of men with body dysmorphic disorder concerning penis size compared to men anxious about their penis size and to men without concerns: a cohort study. Body Image. 2015;13:53-61.
19. Akopians AL, Rapkin AJ. Vulodynia: the roe of inflammation in the etiology of localized provoked pain of the vulvar vestibule (vestibulodynia). Semin Reprod Med. 2015;33:239-245.
20. Bornstein J, Goldstein AT, Stockdale CK, et al. 2015 ISSVD, ISSWSH, and IPPS consensus terminology and classification of persistent vulvar pain and vulvodynia. Obstet Gynecol. 2016;127:745-751.
21. Miller J, Leicht S. Pregabalin in the treatment of red scrotum syndrome: a report of two cases. Dermatol Ther. 2016;29(4):244-248.
22. Skapinakis P, Caldwell DM, Hollingworth W, et al. Pharmacological and psychotherapeutic interventions for management of obsessive-compulsive disorder in adults: a systematic review and network meta-analysis. Lancet Psychiatry. 2016;3(8):730-739. pii: S2215-0366(16)30069-4.
23. Uçmak D, Harman M, Akkurt ZM. Dermatitis artefacta: a retrospective analysis. Cutan Ocul Toxicol. 2014;33(1):22-27. doi: 10.3109/15569527.791830.
24. Horner G. Nonsuicidal self-injury. J Pediatr Health Care. 2016;30:261-267.
25. Rasian M, Donaldson J, Royle J. Penile self-harm: a case report and concise clinical review. Scand J Urol. 2015;49:341-343.
26. Farahani F, Gentry A, Lara-Torre E, et al. Self-attempted labiaplasty with elastic bands resulting in severe necrosis. J Low Genit Tract Dis. 2015;19:e35-e37.
27. Rouzi AA, Alturki F. Female genital mutilation/cutting: an update. Clin Exp Obstet Gynecol. 2015;42:300-303.
28. Mitchell AE, Fraser JA, Ramsbotham J, et al. Childhood atopic dermatitis: a cross-sectional study of relationships between child and parent factors, atopic dermatitis management, and disease severity. Int J Nurs Stud. 2015;52:216-228.
29. Chen MH, Su TP, Chen YS, et al. Is atopy in early childhood a risk factor for ADHD and ASD? A longitudinal study. J Psychosom Res. 2014;77:316-321.
30. Kim SH, Hur J, Jang JY, et al. Psychological distress in young males with atopic dermatitis: a cross-sectional study. Medicine (Baltimore). 2015;94(23):e49. doi: 10.1097/MD.000000000000949.
31. Dalgard FJ, Gieler U, Tomas-Aragones L, et al. The psychological burden of skin diseases: a cross-sectional multicenter study among dermatological out-patients in 13 European countries. J Invest Dermatol. 2015;135(4):984-991.
32. Liao YH, Lin CC, Tsai PP, et al. Increased risk of lichen simplex chronicus in people with anxiety disorder: a nationwide population-based retrospective cohort study. Br J Dermatol. 2014;170:890-894.
33. Kouris A, Christodoulou C, Efstathiou V, et al. Comparative study of quality of life and obsessive-compulsive tendencies in patients with chronic hand eczema and lichen simplex chronicus. Dermatitis. 2016;27:127-130.
34. Ersser SJ, Cowdell F, Latter S, et al. Psychological and educational interventions for atopic eczema in children. Cochrane Database Syst Rev. 2014;(1):CD004054.

35. Hunter HJ, Griffiths CE, Kleyn CE. Does psychological stress play a role in the exacerbation of psoriasis? Br J Dermatol. 2013;169:965-974.
36. Ramrod C, Sjöström K, Svensson A. Subjective stress reactivity in psoriasis—a cross sectional study of associated psychological traits. BMC Dermatol. 2015;15:6. doi: 10.1186/s12895-015-0026-x.
37. Molina-Leyva A, Almodovar-Real A, Carrascosa JC, et al. Distribution pattern of psoriasis, anxiety and depression as possible causes of sexual dysfunction in patients with moderate to severe psoriasis. An Bras Dermatol. 2015;90:338-345.
38. Zou L, Lonne-Rahm SB, Helander A, et al. Alcohol intake measured by phosphatidylethanol in blood and the lifetime drinking
39. history interview are correlated with the extent of psoriasis. Dermatology. 2015;230:375-380.
40. Phan C, Siigal ML, Lhafa M, et al. Metabolic comorbidities and hypertension in psoriasis patients in France. Comparisons with French national databases. Ann Dermatol Venereol. 2016;143:264-274.
41. Korkoliakou P, Christodoulou C, Kouis A, et al. Alexithymia, anxiety and depression in patients with psoriasis: a case–control study. Ann Gen Psychiatry. 2014;13(1):38.
42. Lahousen T, Kupfer J, Gieler U, et al. Differences between psoriasis patients and skin-healthy controls concerning appraisal of touching, shame and disgust. Acta Derm Venereol. 2016;96(217):78–82. doi: 10.2340/00015555-2373.
43. Prinsen CA, de Korte J, Augustin M, et al. Measurement of health-related quality of life in dermatological research and practice: outcome of the EADV Taskforce on Quality of Life. J Eur Acad Dermatol Venereol. 2013;27:1195-1203.
44. Raho G, Koleve DM, Garattini L, et al. The burden of moderate to severe psoriasis: an overview. Pharmacoeconomics. 2012;30:1005-1013.
45. Blome C, Radtke MA, Eissing L, et al. Quality of life in patients with atopic dermatitis: disease burden, measurement and treatment benefit. Am J Clin Dermatol. 2016;17:163-169.
46. Korman NJ, Zhao Y, Pike J, et al. Relationship between psoriasis severity, clinical symptoms, quality of life and work productivity among patients in the USA. Clin Exp Dermatol. 2016;41:514-521.
47. Holm JG, Agner T, Clausen ML, et al. Quality of life and disease severity in patients with atopic dermatitis. J Eur Acad Dermatol Venereol. 2016;30(10):1760-1767.
48. Ryan C, Sadlier M, De Vol E, et al. Genital psoriasis is associated with significant impairment in quality of life and sexual functioning. J Am Acad Dermatol. 2015;72:978-983.
49. Syed Nong Chek SR, Robinson S, Mohd Affandi A, et al. Clinical characteristics of patients with facial psoriasis in Malaysia. Int J Dermatol. 2016;55(10):1092-1095.
50. Sbidian E, Battistella M, Legoff J, et al. Recalcitrant pseudotumoral anogenital herpes simplex virus type 2 in HIV-infected patients: evidence for predominant B-lymphoplasmocytic infiltration and immunomodulators as effective therapeutic strategy. *Clin Infect Dis.* 2013;57:1648-1655.
51. Munawwar A, Singh S. Human herpesviruses as copathogens of HIV infection, their role in HIV transmission, and disease progression. J Lab Physicians. 2016;8:5-18.
52. Desai DV, Kulkarni SS. Herpes simplex virus: the interplay between HSV, Host, and HIV-1. Viral Immunol. 2015;28:546-555.
53. Péré H, Rascanu A, LeGoff J, et al. ANRS EP24 study group. Herpes simplex virus type 2 (HSV-2) genital shedding in HSV-2-/HIV-1-co-infected women receiving effective combination antiretroviral therapy. Int J STD AIDS. 2016;27:178-185.
54. Fife KH, Mugwanya K, Thomas KK, et al.; Partners in Prevention HSV/HIV Transmission Study Team. Transient, increase in herpes simplex virus type 2 (HSV-2)-associated genital ulcers following initiation of antiretroviral therapy in HIV/HSV-2-coinfected individuals. J Infect Dis. 2016;213:1573-1578.
55. Yi TJ, Walmsley S, Szadkowski L, et al. A randomized controlled pilot trial of valacyclovir for attenuating inflammation and immune activation in HIV/herpes simplex virus 2-coinfected adults on suppressive antiretroviral therapy. Clin Infect Dis. 2013;57:1331-1338.
56. Charles P, Richaud C, Beley S, et al. Pseudotumoral rectosigmoid herpes simplex virus type 2 in an HIV-infected patient: dramatic improvement with thalidomide. J Clin Virol. 2016;78:12-13.
57. Leeyaphan C, Surawan TM, Chirachanakul P, et al. Clinical characteristics of hypertrophic herpes simplex genitalis and treatment outcomes of imiquimod: a retrospective observational study. Int J Infect Dis. 2015;33:165-170.
58. Deza G, Martin-Ezquerra G, Curto-Barredo L, et al. Successful treatment of hypertrophic herpes simplex genitalis in HIV infected patient with topical imiquimod. *J Dermatol.* 2015;42:1176-1178.
59. Frobert E, Burrel S, Ducastelle-Lepretre S, et al. Resistance of herpes simplex viruses to acyclovir: an update from a ten-year survey in France. *Antiviral Res.* 2014;111:36-41.
60. Perkins N, Nisbet M, Thomas M. Topical imiquimod treatment of aciclovir-resistant herpes simplex disease: case series and literature review. Sex Transm Infect. 2011;87:292-295.
61. El-Haddad D, El Chaer F, Vanichanan J, et al. Brincidofovir (CMX-001) for refractory and resistant CMV and HSV infections in immunocompromised cancer patients: a single-center experience. Antiviral Res. 2016;134:58-62.
62. Massad LS, Xie X, Burk RD, et al. Association of cervical precancer with human papillomavirus types other than 16 among HIV co-infected women. Am J Obstet Gynecol. 2016;214:354.e1-354.e6.
63. Fujimoto K, Kawasaki Y, Morimoto K, et al. Treatment for crusted scabies: limitations and side effects of treatment with ivermectin. J Nippon Med Sch. 2014;81:157-163.
64. Fife DJ, Waller JM, Jeffes EW, et al. Unraveling the paradoxes of HIV-associated psoriasis: a review of T-cell subsets and cytokine profiles. Dermatol Online J. 2007;13:4.
65. Gallitano SM, McDermott L, Brar K, et al. Use of tumor necrosis factor (TNF) inhibitors in patients with HIV/AIDS. J Am Acad Dermatol. 2016;74:974-980.
66. Erekson EA, Martin DK, Brousseau EC, et al. Over-the-counter treatments and perineal hygiene in postmenopausal women. Menopause. 2014;21:281-285.
67. Isogai R, Yamada H. Factors involved in the development of diaper-area granuloma of the aged. J Dermatol. 2013;40:1038-1041.
68. Van L, Harting M, Rosen T. Jacquet erosive diaper dermatitis: a complication of adult urinary incontinence. Cutis. 2008;82:72-74.
69. Deo MS, Kerse N, Vandal AC, et al. Dermatological disease in the older age group: a cross-sectional study in aged care facilities. BMJ Open. 2015;5(12):e009941.
70. Micheletti L, Preti M, Radici G, et al. Vulvar lichen sclerosus and neoplastic transformation: a retrospective study of 976 cases. J Low Genit Tract Dis. 2016;20:180-183.
71. Lee A, Bradford J, Fischer G. Long-term management of adult vulvar lichen sclerosus: a prospective cohort study of 507 women. JAMA Dermatol. 2015;151:1061-1067.

LEITURAS SUGERIDAS

Bhutani M, Polizzotto MN, Uldrick TS, et al. Kaposi sarcoma associated herpesvirus-associated malignancies: epidemiology, pathogenesis, and advances in treatment. Semin Oncol. 2015;42:223-246.

Gormley RH, Kovarik CL. Human papillomavirus-related genital disease in the immunocompromised host: part I. J Am Acad Dermatol. 2012;66:867.e1–867.e14; quiz 881-2.

Piret J, Boivin G. Antiviral resistance in herpes simplex virus and varicella-zoster virus infections: diagnosis and management. Curr Opin Infect Dis. 2016;29(6):654-662.

Varada S, Posnick M, Alessa D, et al. Management of cutaneous human papillomavirus infection in immunocompromised patients. Curr Probl Dermatol. 2014;45:197-215.

Apêndice
Folhetos para Educação dos Pacientes

Vaginite causada por *Candida* (Leveduras)

Infecções causadas por *Candida* são infecções vaginais muito comuns. Quase sempre surgem na faixa etária entre a puberdade e a menopausa, e as mulheres na pós-menopausa que utilizam estrogenio também desenvolvem infecções vaginais por leveduras. Bebês e adultos idosos com incontinência urinária, de ambos os sexos, que utilizam absorventes higiênicos externos para incontinência, ocasionalmente, apresentam candidíase nos órgãos genitais e região inguinal, porém, geralmente, não afeta a parte interna da vagina. Mulheres sexualmente ativas e aquelas que estão sob tratamento com antibióticos, uso de pílulas contraceptivas ou medicamentos que diminuem a imunidade, além das mulheres com diabetes mal controlada, estão em alto risco de infecção vaginal por *Candida*. Da mesma forma, a incontinência, o sobrepeso e qualquer fator que reduza o sistema imune estimulam o crescimento de leveduras nas dobras cutâneas da área genital de homens e mulheres. Indivíduos do gênero masculino não desenvolvem infecções por *Candida* no pênis, a menos que sejam não circuncidados, quando manifestam esta infecção sob a área do prepúcio.

A maioria das infecções por leveduras é causada pela levedura *Candida albicans*. Indiscutivelmente, o principal sintoma de infecção com *C. albicans* é o prurido. Às vezes, a coçadura e a fricção podem causar irritação, ardência e dor na relação sexual. Com menos frequência, as infecções fúngicas são causadas por diferentes leveduras, porém relacionadas, principalmente *Candida glabrata*. Outras leveduras menos comuns incluem *Candida parapsilosis*, *Candida krusei* e *Saccharomyces cerevisiae*. Na maioria das vezes, sintomas ou lesões na vagina ou pele genital estão ausentes na infecção por *Candida* não *C. albicans*, e, assim, o tratamento é desnecessário. No entanto, de vez em quando essas leveduras causam sintomas, que incluem principalmente irritação e ardência, em vez de prurido.

Anteriormente, alguns médicos acreditavam que a candidíase crônica por *C. albicans* causava depressão, edema, constipação, fadiga e cefaleia. Atualmente, sabemos que isso não é verdade.

As vaginites causadas por *C. albicans* são facilmente tratadas com qualquer dos vários tipos de medicamentos antifúngicos. Comprimidos de fluconazol (Diflucan®) administrados pela via oral são eficazes, geralmente necessitando de apenas um comprimido para curar a infecção. Qualquer creme ou supositório com prescrição ou sem receita médica para leveduras e cujos nomes terminam em "azol" é igualmente benéfico; estes incluem miconazol, clotrimazol, terconazol, tioconazol e butoconazol. Quaisquer desses medicamentos curam regularmente uma infecção por leveduras, mas preparações para 7 dias são menos irritativas do que medicamentos para 1 ou 3 dias. A dieta não é importante como fator causador ou curativo de uma vaginite por *Candida*, com exceção das mulheres com diabetes mal controlada.

Algumas mulheres manifestam com frequência candidíase vaginal recorrente. Embora seja extremamente incômoda, não é nociva. Não é um sinal de doença de base, silenciosa, significativa, como a diabetes subdiagnosticada ou uma condição imunológica. Muitas vezes, a administração de doses regulares de antifúngicos, como comprimidos orais de fluconazol, uma vez por semana, ou qualquer creme ou supositório vaginal "azólico" sem prescrição médica ou com receita médica, 2 a 3 vezes por semana por vários meses, rompe o ciclo e previne o retorno da infecção. Frequentemente, após várias semanas, o medicamento pode ser interrompido com sucesso. Há discordância entre os cientistas em relação à eficácia de bacilos acidófilos, iogurte, probióticos ou lactobacilos na prevenção ou cura de uma infecção por *Candida*.

A infecção por *Candida* muitas vezes é responsável por muitos sintomas de vulvovaginite crônica que não estão relacionados às leveduras. A dor **crônica** com atividade sexual, o ardor, a irritação e a sensibilidade são queixas comuns em muitas mulheres que geralmente não estão relacionadas a leveduras. Muitas mulheres são diagnosticadas erroneamente com *Candida* como causa desses sintomas e, não surpreendentemente, os antifúngicos são total ou parcialmente desnecessários. Essas mulheres devem ser submetidas à cultura para fungos e bactérias ou outros testes diagnósticos, em vez de realizar-se apenas um exame microscópico de secreções vaginais. A maioria dos sintomas crônicos de prurido, ardência e dor não são causados por leveduras. O mais comum é a vulvodinia, que consiste em dor e sensibilidade causados pela rigidez dos músculos do assoalho pélvico e nevralgia. Outrossim, em mulheres na pós-menopausa, baixos níveis de estrogênio causam esses sintomas. Mulheres com prurido que não são curadas com os antifúngicos são mais prováveis de apresentar eczema do que infecção por *Candida*.

As infecções causadas por espécies de *Candida* não *C. albicans* são frequentemente muito mais difíceis de eliminar, mas, felizmente, a maioria dessas infecções tem pouca importância e não necessita de terapia. O fluconazol e os cremes e supositórios "azólicos" muitas vezes não tratam eficazmente essas infecções. Em vez disso, cápsulas de ácido bórico inseridas na vagina, pomada de nistatina ou comprimidos vaginais, ou mesmo creme de flucitosina, são utilizados com mais êxito.

A infeccção por *Candida* pode ser incômoda e desconfortável, mas é uma infecção comum, controlável em mulheres e que não deve ser causa de preocupação na saúde geral.

Vaginite Inflamatória Descamativa

A vaginite inflamatória descamativa (VID) é uma causa de irritação e corrimento vulvovaginal. É um problema relativamente comum, mas existe pouca informação sobre as causas de VID. Embora possa ser desconfortável e incômoda, não é prejudicial de qualquer forma e, além disso, não é uma infecção.

A VID é uma inflamação na vagina, quando não existe uma causa que possa ser detectada para a inflamação. Não há infecção, ausência de baixos níveis de estrogênio ou doença cutânea causando a inflamação. Não conhecemos o que causa a VID, mas alguns profissionais de saúde acreditam que a VID é provavelmente uma condição cutânea branda ou uma erupção cutânea, ocorrendo dentro da vagina. As paredes da vagina estão avermelhadas e as secreções vaginais aumentadas formam o corrimento. Às vezes, a VID causa apenas um corrimento amarelado, mas outras vezes irritação, vermelhidão ou prurido ocorrem na abertura da vagina. A dor com a atividade sexual pode ser outro sintoma. Isso pode ocorrer tanto em mulheres jovens como idosas.

Ocasionalmente, uma cultura demonstra bactérias denominadas estreptococos do grupo B, mas essas bactérias são normais em muitas mulheres e não estão relacionadas com uma garganta inflamada ou com "bactérias devoradoras de carne". Muitos profissionais acreditam que o estreptococo do grupo B raramente cause inflamação e desconforto, de modo que o profissional de saúde possa tratá-la no caso de você ser aquela pessoa que de forma infrequente melhora quando é realizado o tratamento de infecção estreptocócica.

O tratamento da VID é feito com creme ou supositório de cortisona ou clindamicina inserido na vagina na hora de dormir. A cortisona é eficaz em muitos tipos de inflamação e, apesar da clindamicina ser um antibiótico, também é útil para a inflamação, mesmo na ausência de infecção. Por exemplo, a clindamicina é utilizada para acne, outro problema inflamatório cutâneo que não é causado por uma infecção.

Embora ocasionalmente ocorra a resolução da VID com o tratamento, geralmente a cortisona ou a clindamicina devem ser utilizadas de vez em quando ou 1 ou 2 vezes por semana para controlar os sintomas de VID. E, às vezes, a VID desaparece sem motivo aparente.

Líquen Simples Crônico Genital (Eczema, Neurodermite, Dermatite)

O líquen simples crônico (LSC), também denominado eczema, é uma condição cutânea comum, bastante pruriginosa. Embora não represente qualquer perigo, tanto o prurido e a dor por fricção como a coceira podem ser lastimáveis. O eczema/LSC da área genital afeta, muitas vezes, o escroto de homens, a vulva de mulheres ou a pele retal de ambos. Muitas pessoas com eczema/LSC apresentam pele sensível ou eczema/LSC em outras áreas da pele em algum ponto, e muitos mostram tendência para alergias, principalmente febre do feno ou asma.

A pele geralmente apresenta coloração avermelhada ou castanha mais escura em relação a pele circundante e espessada por fricção e coceira, às vezes com feridas pela coçadura. Algumas vezes, a pele pode até mesmo ter coloração mais clara do que a pele adjacente. Ocasionalmente, os pelos estão quebradiços em decorrência da coceira. No entanto, mesmo com a coceira considerada intensa, a pele pode ter aspecto quase normal em alguns casos.

A causa do eczema/LSC não é totalmente entendida. O eczema/LSC muitas vezes tem início com irritação que desencadeia o prurido. Frequentemente, durante a consulta médica, a causa de irritação original não está mais presente. Estímulos comuns incluem infecção por *Candida* ou outros fungos; um produto tópico irritante, hidratante ou lubrificante; traje de banho úmido; ansiedade ou depressão; lavagem excessiva; absorventes higiênicos; suor; calor; urina, espermicida; um preservativo irritante; ou qualquer outra atividade ou substância que possa irritar a pele e iniciar o prurido.

Embora a fricção e a coceira geralmente sejam sintomas pouco prejudiciais em princípio, a fricção irrita a pele e agrava ainda mais o prurido, de modo que há mais coceira, e, em seguida, mais coceira, e, depois, mais coceira. Este fenômeno é denominado "ciclo do prurido-coçadura". O líquen simples/eczema não é uma infecção, não pode ser transmitido de uma pessoa para outra pelo contato sexual, não cicatriza e não causa câncer.

O tratamento é muito eficaz. Primeiramente, deve-se evitar a irritação. Irritantes comuns incluem alguns cremes, medicamentos desnecessários, alguns lubrificantes, alguns tipos de absorventes, lenços umedecidos, sabonetes e higiene excessiva. A higiene deve ser limitada a uma vez por dia apenas com água limpa. Alguns irritantes, como o suor em pessoas com sobrepeso e a urina em pessoas com incontinência, podem ser difíceis de evitar. De outro modo, o irritante mais comum é a fricção e o ato de coçar. Muitas pessoas podem evitar o ato de coçar durante o dia, mas a fricção e a coceira ocorrem com mais frequência durante as horas de sono normais, quando as pessoas não percebem que estão coçando. Apesar de não existirem pílulas anticoceira eficazes, qualquer medicamento que produza muita sonolência pode interromper a coceira no período noturno e permitir a cicatrização da pele.

O líquen simples crônico geralmente melhora com o uso de pomada de cortisona muito potente (ou "esteroide", embora não seja o mesmo tipo de esteroide que alguns atletas utilizam ilegalmente). A bula frequentemente aconselha contra o uso de esteroides potentes na pele genital ou por um período superior a 2 semanas. Entretanto, mais de 25 anos de experiência nos ensinaram que o uso prolongado na pele genital é seguro e necessário quando utilizado em pequenas quantidades, e com acompanhamento cuidadoso de um profissional médico. O corticosteroide (o mais utilizado é o clobetasol ou o halobetasol) é aplicado com bastante moderação, 1 ou 2 vezes por dia. A quantidade deve ser menor do que o tamanho de uma ervilha. Se a pele fica com aspecto oleoso após a aplicação do medicamento, uma quantidade excessiva está sendo utilizada. Depois de ter permanecido na pele por 30 minutos, não é facilmente removido, de modo que a reaplicação não é necessária após a micção ou movimentos intestinais e limpeza. Quando muito medicamento é utilizado ou quando o medicamento é utilizado por muito tempo na pele circundante, os corticosteroides podem causar afinamento, eritema e irritação. Portanto, um profissional de saúde deve examinar a área a cada 4–6 semanas até o controle da doença cutânea. Felizmente, por causa da área muito pequena dos genitais, não há preocupação sobre a absorção do medicamento na corrente sanguínea e nem prejuízo dos órgãos internos. No começo, uma pequena quantidade de vaselina (Vaseline® pura) deve ser aplicada sobre o esteroide; isso auxilia na cicatrização da pele e evita os sintomas de prurido e irritação com a cobertura de pequenas rupturas e rachaduras na pele.

O líquen simples crônico retorna quando o corticosteroide superpotente é interrompido muito rapidamente. O medicamento deve ser continuado não apenas até a interrupção do prurido, mas também até que a pele tenha aparência e espessura normais. Geralmente, a diminuição gradual da frequência de aplicação é a melhor maneira de prevenir a recidiva imediata do prurido e do líquen simples crônico.

Ocasionalmente, o líquen simples crônico não é completamente controlado com um esteroide superpotente, assim outros medicamentos são acrescidos. Esses medicamentos incluem a pomada de tacrolimo ou o creme de pimecrolimo. Estes não devem ser utilizados num primeiro momento, antes dos corticosteroides, pois o seu benefício é mais lento e menos previsível, são considerados medicamentos muito mais caros, muitas vezes não cobertos por seguradoras de saúde e frequentemente causam ardor quando são aplicados. Embora não causem atrofia da pele como os esteroides, a FDA alerta que esses medicamentos podem causar algumas formas de câncer. Isso é muito controverso, e a maioria dos dermatologistas acredita que o risco de neoplasia maligna é muito reduzido ou inexistente.

Após o tratamento ser interrompido, um paciente com LSC/eczema permanece em risco para recidiva de prurido, pois a pele genital é uma área com irritação contínua por transpiração, fricção, atividade sexual etc. que podem reiniciar o prurido. Um paciente com eczema/LSC não deve ficar surpreso quando o prurido voltar, mas o tratamento imediato pode prevenir o retorno do ciclo de prurido-coçadura e LSC/eczema.

Hidradenite Supurativa (Acne Inversa)

A hidradenite supurativa (HS) é uma condição cutânea que forma saliências sensíveis e lesões que se assemelham a furúnculos, por vezes, aumentando até a drenagem do pus. De modo geral, essas condições são observadas no interior ou ao redor da região inguinal ou nas axilas. Embora as lesões similares a furúnculos pareçam infecção, realmente não são. Na verdade, essa condição é uma acne cística dessas topografias, e inicia-se quando os poros dos pelos estão obstruídos por *debris* de queratina e tornam-se irritados. A HS não é causada por microrganismos ou sujidades.

Como a acne, a HS inicia-se com frequência após a puberdade. Ocorre em homens e mulheres e, muitas vezes, é mais grave em homens, uma vez que é agravada pela testosterona. Também é mais comum em indivíduos de origem africana. Pessoas muito acima do peso e fumantes estão em risco de HS grave. De fato, indivíduos com HS apresentam risco aumentado de sobrepeso, pressão arterial elevada, diabetes, colesterol elevado e todos os problemas que essas questões podem causar, como infarto, acidente vascular cerebral e doença renal. Dessa forma, o cuidado para controlar a pressão arterial elevada, peso, colesterol etc. é muito importante.

Pessoas com HS apresentam áreas dolorosas, profundas e firmes que vêm à superfície como nódulos vermelhos. Geralmente se abrem e drenam. Às vezes, cicatrizam, outras vezes continuam a drenar ou retornam na mesma região. A cicatrização em geral ocorre e ocasionalmente os nódulos se juntam.

A HS geralmente fica na área das axilas e/ou na área genital e nunca se espalha até a parte inferior das pernas, pés, antebraços ou mãos. No entanto, as nádegas, a parte superior das coxas, a porção inferior do abdome e pele sob as mamas são ocasionalmente afetadas.

A primeira linha de tratamento de HS é semelhante àquela da acne cística. Evitar a irritação é, de certo modo, útil. A lavagem frequente e a fricção não são úteis e simplesmente irritam a pele, visto que infecção e sujidade não causam HS. De modo geral, a dieta não é normalmente útil; *junk food* (alimentos altamente calóricos), chocolate e qualquer alimento rico em gordura não causam acne, embora contribuam para o aumento do peso, que piora a HS. Depilar a área pode levar ao crescimento de pelos e pequenas saliências, mas não causa edemas salientes e profundos. Alguns antibióticos administrados pela via oral melhoram a inflamação, apesar de a HS não ser uma infecção. Doxiciclina, minociclina, clindamicina e sulfametoxazol-trimetoprim são os antibióticos mais frequentemente utilizados. Visto que não é uma infecção curável, os antibióticos devem ser utilizados continuamente e necessitam de um mês para qualquer melhora e aproximadamente 3 meses para melhora máxima. Medicamentos tópicos, como peróxido de benzoíla ou tretinoína, normalmente utilizados para a acne, são muito irritantes para colocar nas axilas sensíveis e pele das virilhas. Pílulas de contraceptivos orais e a espironolactona são consideradas úteis por alguns, pela diminuição dos efeitos da testosterona, observados mesmo em mulheres.

Para pessoas que apresentam um nódulo doloroso ocasional, poucas gotas de cortisona injetadas no nódulo com uma agulha no consultório médico podem reduzi-lo muito rapidamente sem preocupação de expor o corpo inteiro à cortisona. Infelizmente, cremes e pomadas de cortisona não penetram profundamente o suficiente para auxiliar no tratamento e podem agravar a HS geral quando utilizados regularmente.

Para indivíduos cuja HS não é controlada com injeções locais e antibióticos de longo prazo, os nódulos que não cicatrizam individualmente ou mesmo uma área inteira afetada podem ser removidos cirurgicamente. A pele das axilas é frouxa e a área é pequena, de modo que a HS das axilas é geralmente curada pela cirurgia. Contudo, na área genital, as regiões comprometidas podem ser muito extensas para ser completamente removidas, embora as piores áreas possam ser removidas.

Mais recentemente, vários medicamentos desenvolvidos para artrite reumatoide e psoríase mostraram ter eficácia para a HS. Incluem-se o etanercept (Enbrel®), adalimumabe (Humira®) e infliximabe (Remicade®). São extraordinariamente caros e, com exceção do adalimumabe (o único aprovado pela US Food and Drug Administration para HS), muitas vezes negados pelo seguro médico. Esses medicamentos não eliminam a HS, mas com frequência reduzem a enfermidade, particularmente quando combinados com antibióticos, perda de peso, injeções de cortisona e prevenção do tabagismo. Embora a HS seja um problema crônico de pele, terapias cuidadosas muitas vezes regridem os sintomas de forma significativa.

Líquen Plano

O líquen plano é uma condição cutânea comum que, algumas vezes, afeta a pele genital. É particularmente comum na vulva e na vagina de mulheres mais velhas que passaram pela menopausa. Entretanto, o líquen plano ocasionalmente afeta homens, com mais frequência a cabeça do pênis de homens não circuncidados. O líquen plano pode afetar também a pele retal de homens e mulheres. Esse problema cutâneo não afeta a área genital de crianças. Também, pacientes com líquen plano na pele genital em geral desenvolvem líquen plano bucal, principalmente no interior das bochechas e/ou às vezes nas gengivas. A pele proxima a estas áreas normalmente não é afetada.

O líquen plano da pele genital geralmente se assemelha a placas vermelhas, mas, por vezes, observam-se estrias ou pele esbranquiçadas e entrelaçamento das linhas brancas. A pele pode apresentar prurido, mas geralmente se observa também dor e ardência. A atividade sexual é muitas vezes dolorosa ou pode ser impossível. O líquen plano não tratado eventualmente pode causar cicatrizes e, ocasionalmente, o estreitamento da abertura para a vagina em mulheres. Em homens, o prepúcio pode formar uma área de cicatriz ocluindo a cabeça do pênis.

O líquen plano é causado por uma alteração do sistema imune. O sistema imune é a parte do corpo que combate a infecção, mas, neste caso, ataca a pele por engano. Por qual motivo isso acontece é desconhecido. Nós sabemos que o líquen plano não é uma infecção que pode ser transmitida para outra pessoa e não é causada pela dieta. Não ocorre geralmente em famílias. Não existem preocupações relacionadas com o estilo de vida que causem líquen plano.

O líquen plano normalmente regride bastante com o tratamento, mas não é curado pelos medicamentos. Em homens, a circuncisão é o melhor tratamento, se pomadas de corticosteroides potentes não controlam o problema. Os corticosteroides também são denominados cortisona ou esteroides (mas não são do mesmo tipo de esteroide utilizado ilegalmente por alguns atletas).

Mulheres necessitam não apenas de uma pomada de corticosteroide muito potente, mas também atenção para qualquer infecção vaginal; prevenir produtos irritantes, como cremes, absorventes e sabonetes; e a reposição local de estrogênio, quando baixos níveis de estrogenio em decorrência da menopausa causaram o afinamento da pele vaginal.

O corticosteroide (o mais frequentemente utilizado é a pomada de clobetasol) é aplicado com muita moderação, 1 ou 2 vezes ao dia. Se a pele fica oleosa após a aplicação do medicamento, uma quantidade excessiva está sendo utilizada. É um medicamento muito seguro quando empregado na quantidade correta e no período de tempo adequado. Apesar de as bulas relatarem com frequência que esses corticosteroides potentes não devam ser utilizados na área genital ou devam ser empregados apenas por 2 semanas, muitos estudos demonstram atualmente que os corticosteroides potentes podem ser utilizados com segurança na pele genital por períodos prolongados de tempo ou indefinidamente. Quando o medicamento é utilizado em quantidade excessiva ou quando é empregado durante muito tempo na pele circundante, os corticosteroides podem causar atrofia e irritação. Portanto, um profissional médico deve examinar a área mensalmente no início.

Os corticosteroides geralmente melhoram o prurido e a irritação em poucos dias. Às vezes, o líquen plano brando é eliminado totalmente, enquanto o líquen plano grave pode melhorar somente em nível moderado, e medicamentos adicionais podem ser necessários.

Embora o líquen plano geralmente melhore com o uso de um corticosteroide, ele não é curado. Portanto, se o medicamento é interrompido, o prurido e a irritação reaparecem (mas, ocasionalmente, o líquen plano simples desaparece sem explicação). Se o tratamento é interrompido, a formação de lesões cicatriciais reinicia-se, às vezes, mesmo antes do retorno do prurido ou da irritação. Além disso, o líquen plano não tratado da pele genital aumenta o risco de câncer de pele dessa área, outra razão pela qual o medicamento não deve ser interrompido.

Quando a pomada de corticosteroide não trata de forma adequada a pele, outros medicamentos são adicionados. Esses medicamentos incluem a pomada de tacrolimo ou o creme de pimecrolimo, comprimidos orais de metotrexato, micofenolato de mofetila, azatioprina, griseofulvina, hidroxicloroquina ou ciclofosfamida. Às vezes, doses de etanercepte ou adalimumabe são utilizadas. Ainda não há pesquisa suficiente para quaisquer tratamentos de líquen plano genital, mas a experiência demonstrou que nossas terapias são, algumas vezes, muito úteis.

Visto que o líquen plano afeta, muitas vezes, a parte interna da vagina, muitas mulheres necessitam utilizar um corticosteroide na vagina. Os corticosteroides podem ser utilizados na vagina pela inserção de um supositório de hidrocortisona retal disponível comercialmente, um supositório com corticosteroide composto mais potente ou uma pomada de corticosteroide na vagina com um aplicador. Como as mulheres com líquen plano geralmente estão na pós-menopausa, frequentemente apresentam afinamento da vagina em decorrência dos baixos níveis de estrogênio, assim como redução ocasionada pelo líquen plano. Portanto, mulheres na pós-menopausa com líquen plano da vulva e vagina geralmente precisam de um creme contendo estrogênio, comprimido vaginal ou anel inserido na vagina. Uma alternativa seria a reposição de estrogênio por medicação oral ou por adesivos.

O líquen plano não é curado com o tratamento, mas apresenta uma melhora. A maioria dos pacientes torna-se confortável, embora alguns necessitem de tempo e procurem vários medicamentos, antes de encontrar a melhor combinação de terapias. Os pacientes devem ser acompanhados cuidadosamente para avaliar o processo de cicatrização, assim como os efeitos adversos aos medicamentos. Embora as neoplasias malignas da pele causadas pelo líquen plano sejam incomuns, a pele da área genital deve ser avaliada pelo menos 2 vezes ao ano, mesmo quando está bem, para assegurar que a pele não esteja desenvolvendo sinais precoces de câncer de pele, efeitos adversos pela medicação ou retorno do líquen plano.

Ocasionalmente, após a melhora ou eliminação do líquen plano vulvar com a terapia, o desconforto permanece. Uma síndrome dolorosa denominada vulvodinia pode ser desencadeada por qualquer lesão ou inflamação da vulva, incluindo o líquen plano, e isso deve ser avaliado nessas mulheres.

Líquen Escleroso (LE)

O líquen escleroso (às vezes denominado líquen escleroso e atrófico ou LE & A) é uma condição cutânea que é mais comum na vulva de mulheres mais velhas que passaram pela menopausa. Entretanto, o líquen escleroso por vezes afeta meninas antes da puberdade, assim como mulheres adultas jovens e o pênis de meninos e homens não circuncidados. Em mulheres, o líquen escleroso também afeta, com frequência, a pele retal. Somente cerca de uma em 30 mulheres com LE vulvar manifesta LE em outras áreas do corpo e, quando isso ocorre, é mais frequente nas costas, tórax ou abdome. O líquen escleroso quase nunca aparece na face ou nas mãos.

As causas de líquen escleroso não são completamente compreendidas, mas uma causa principal é o sistema imune alterado. O sistema imune, que compõe parte do corpo responsável normalmente pelo combate à infecção, ataca a pele por engano. Por qual motivo isso ocorre é desconhecido. Mulheres mais velhas com líquen escleroso geralmente manifestam também hipotireoidismo, outro problema imunológico; assim, os exames de tireoide devem ser realizados anualmente. O líquen escleroso também se desenvolve em algumas famílias. Nós compreendemos que o líquen escleroso não é uma infecção que pode ser transmitida de pessoa para pessoa e não é causado pela dieta. Não existem questões relacionadas com o estilo de vida que possam levar ao desenvolvimento de líquen escleroso.

O líquen escleroso da vulva, pele retal ou pênis normalmente aparece como pele esbranquiçada que é bastante pruriginosa. A pele também é frágil, de modo que a fricção e a arranhadura podem causar laceração, rachaduras e hematomas que causam feridas. A atividade sexual é, muitas vezes, dolorosa ou pode ser impossível. O líquen escleroso não tratado eventualmente pode produzir lesões cicatriciais e, ocasionalmente, estreitar a abertura para a vagina. Em garotos e homens, o prepúcio pode produzir lesões cicatriciais sobre a cabeça do pênis ocluindo-a. Além disso, o líquen escleroso não tratado está associado ao câncer de pele da vulva em aproximadamente uma em 30 mulheres, e também existe risco aumentado de câncer de pele do pênis com o líquen escleroso não tratado. O líquen escleroso que é bem controlado e tratado com terapia contínua apresenta muito menos lesões cicatriciais e bem menos ameaça de neoplasia maligna, e o líquen escleroso da pele que está distante da área anogenital não produz lesões cicatriciais ou desenvolve câncer.

O líquen escleroso melhora com o tratamento e, às vezes, a pele até retorna ao aspecto completamente normal, embora permaneçam as lesões cicatriciais. O líquen escleroso não é curado pelo medicamento. Se o medicamento é interrompido, o líquen escleroso geralmente retorna. O uso de pomada de cortisona muito potente (ou "esteroide", embora não seja o mesmo tipo de esteroide que alguns atletas utilizam ilegalmente) é o tratamento de escolha. A bula do medicamento muitas vezes aconselha contra o uso de esteroides potentes na pele genital ou por mais de 2 semanas. No entanto, mais de 25 anos de experiência nos ensinaram que o uso prolongado na pele genital é seguro e necessário quando utilizado em pequenas quantidades e com acompanhamento cuidadoso por um profissional médico. O corticosteroide (os mais frequentemente utilizados são o clobetasol ou halobetasol) é aplicado com muita moderação, 1 ou 2 vezes ao dia, devendo ser bem menor do que a quantidade do tamanho de um ervilha. Se a pele fica oleosa após a aplicação do medicamento, uma quantidade excessiva está sendo utilizada. Depois de permanecer na pele por 30 minutos, não é facilmente removido, de modo que reaplicação não é necessária após micção ou movimentos intestinais e limpeza. Quando muita medicação é utilizada ou quando o medicamento é empregado por muito tempo na pele circundante, os corticosteroides podem causar afinamento, vermelhidão e irritação. Portanto, um profissional de saúde deve examinar a área a cada 4–6 semanas até que a doença cutânea seja controlada. Felizmente, por causa da área muito pequena dos genitais, não existe preocupação sobre a absorção do medicamento na corrente sanguínea e acometimento dos órgãos internos. No início, uma quantidade pequena de vaselina (Vaseline® pura) aplicada sobre o esteroide auxilia na cicatrização da pele e alivia os sintomas de prurido e irritação ao cobrir pequenas rupturas e fissuras na pele.

Para garotos e homens cujo líquen escleroso não é controlado com pomadas de esteroides superpotentes, a circuncisão é o tratamento de escolha.

Muitas vezes, mulheres cujo desconforto com o líquen escleroso não melhora adequadamente com pomadas de clobetasol ou halobetasol apresentam problemas além do líquen escleroso resistente, que o torna desconfortável. Problemas comuns incluem baixos níveis de estrogênio ou irritação por coisas que têm contato com a área. Estas incluem cremes irritantes, medicamentos desnecessários, alguns absorventes, lenços umedecidos, sabonetes e lavagem excessiva. A lavagem deve ser limitada a uma vez por dia com água limpa apenas. Alguns irritantes, como o suor em pessoas com sobrepeso e a urina em indivíduos com incontinência urinária, podem ser difíceis de evitar. Por outro lado, o irritante mais comum é a fricção e a arranhadura. Muitas pessoas podem ficar sem coçar durante o dia, mas a fricção e a arranhadura ocorrem com mais frequência durante as horas normais de sono, quando indivíduos não percebem que estão coçando. Apesar de não existirem pílulas antipruridos eficazes, qualquer medicamento que cause muita sonolência pode interromper a coceira noturna e permitir a cicatrização da pele. Finalmente, o líquen escleroso às vezes desencadeia a vulvodinia, uma síndrome dolorosa descrita com frequência como ardor, irritação ou escoriação, apesar de a pele ter aspecto normal.

Entretanto, por vezes, as placas brancas de líquen escleroso ainda são visíveis na pele apesar de utilizar-se uma pomada de esteroide potente, e, então, outros medicamentos são necessários. Esses medicamentos incluem a pomada de tacrolimo ou o creme de pimecrolimo, medicamentos não esteroides que demonstraram ser úteis para o líquen escleroso, mas são aprovados pela US Food and Drug Administration (FDA) apenas para o tratamento de eczema. Não são utilizados primeiramente antes dos corticosteroides, pois seu benefício é mais moderado e menos previsível, são muito mais caros e frequentemente não cobertos pelo convênio médico e, além disso, causam muitas vezes ardor quando são aplicados. Embora não causem afinamento da pele como os esteroides, a FDA alerta que esses medicamentos podem causar algumas formas de câncer. Isso é muito controverso e a maioria dos dermatologistas acredita que o risco de câncer é consideravelmente pequeno ou inexistente e que o risco de câncer genital é muito maior em pessoas com líquen escleroso descontrolado do que em pessoas com líquen escleroso bem controlado, que utilizam tacrolimo ou pimecrolimo.

O líquen escleroso geralmente é bem controlado com um corticosteroide, mas não é curado. Desse modo, se o medicamento é interrompido, o prurido e a irritação, assim como áreas brancas, finalmente reaparecem, mas, quase sempre, lentamente. A produção de lesões cicatriciais continua, às vezes, antes do prurido ou irritação voltar. O uso diário do corticosteroide alivia o desconforto muito rapidamente, mas 2 a 4 meses de uso diário são necessários para o retorno da coloração e força normais. Quando o líquen escleroso é controlado, o uso de pomada com corticosteroide potente é reduzido para aproximadamente 1 vez ao dia, 3 dias por semana, ou uma pomada de corticosteroide mais suave é empregada de modo contínuo diariamente. Isso é crucial na prevenção de lesões cicatriciais e câncer. O medicamento deve ser utilizado continuamente, não apenas na presença de prurido ou dor.

Quase todos os pacientes sentem-se extremamente bem após o tratamento para líquen escleroso. Mesmo quando o líquen escleroso é completamente controlado, os pacientes devem ser acompanhados a cada 6 meses para que se tenha certeza de que a doença continua controlada, para detectar efeitos adversos do medicamento e para examinar neoplasias malignas cutâneas em fase muito precoce. Pacientes devem deixar os membros da família compreenderem esse diagnóstico, de modo que possam informar aos seus médicos se também manifestam prurido ou irritação genital.

Penodinia/Escrotodinia

A penodinia é definida como sensações de desconforto peniano, incluindo irritação, ardência, dor durante a relação sexual, urticária, dor ou desconforto, que estão presentes por um período mínimo de 6 meses, quando não há infecção ou doença cutânea causando o desconforto. A escrotodinia é menos comum e ocorre quando o escroto é afetado. Alguns homens também manifestam desconforto anal, denominado anodinia. Pacientes com penodinia ou escrotodinia frequentemente observam a ocorrência de vermelhidão, edema e alterações de textura da pele, mas não significa necessariamente que existe doença cutânea ou infecção; vermelhidão e mudança na textura podem ser causadas pela neuralgia em decorrência da penodinia ou escrotodinia.

Ainda há muito pouca investigação sobre escrotodinia e penodinia. No entanto, a vulvodinia, uma síndrome dolorosa semelhante em mulheres, é bastante pesquisada, e nós acreditamos que é o equivalente feminino da penodinia e escrotodinia. Desse modo, grande parte de nosso conhecimento sobre desconforto genital em homens sem infecção ou doença cutânea é baseada nessa pesquisa e experiência obtidas em mulheres.

O máximo que sabemos até o momento é que a penodinia/escrotodinia é um sintoma comumente causado por vários problemas que ocorrem simultaneamente. Primeiramente, são as anormalidades dos músculos do assoalho pélvico, aqueles músculos que um indivíduo utiliza para interromper o jato médio de urina durante a micção. Estes músculos devem ficar bem relaxados, mas fortes. No entanto, algumas pessoas apresentam rigidez desses músculos. Músculos do assoalho pélvico anormais, algumas vezes, levam a sintomas de constipação, diarreia, síndrome do intestino irritável, micção frequente ou ardor com a micção.

O segundo problema é o desconforto dos nervos (também denominado desconforto neuropático, neurite, neuralgia). Pessoas com anormalidades dos músculos do assoalho pélvico estão em risco para o desenvolvimento de desconforto neuropático, que frequentemente é desencadeado por qualquer irritação ou lesão, incluindo uma infecção ou ferida pelo zíper da roupa. Não é compreendido como as anormalidades do assoalho pélvico causam desconforto neuropático.

Em terceiro lugar, a ansiedade e a depressão são fatores no desconforto genital e na dor em geral. A depressão geralmente agrava o desconforto de qualquer natureza, e a ansiedade aumenta a tensão dos músculos do assoalho pélvico e intensifica o desconforto. Além disso, o medo de doenças sexualmente transmissíveis, malignidade e infertilidade agravam os sintomas e tendem a tornar aqueles com desconforto genital centrados nessa condição.

A penodinia e a escrotodinia não estão associadas a doenças nocivas. Não são causadas por doenças sexualmente transmissíveis, câncer, diabetes ou outras condições prejudiciais. A penodinia/escrotodinia não está associada à infertilidade. Entretanto, o desconforto causado pela penodinia/escrotodinia interfere gravemente nas atividades normais de vida diária e interrompe o prazer da vida e dos relacionamentos.

Não há cura para a penodinia, mas existem tratamentos que aliviam o desconforto. O objetivo do tratamento de penodinia/escrotodinia é diminuir o desconforto, de modo que as atividades diárias, incluindo a atividade sexual, o exercício e a posição sentada, sejam confortáveis.

O tratamento começa com a prevenção da irritação. Os irritantes comuns incluem cremes medicamentosos, hidratantes e alguns lubrificantes, lavagem excessiva, espermicida, alguns tipos de preservativo ou qualquer outra atividade ou substância que possa irritar a pele.

Medicamentos para neuralgia são importantes no tratamento de penodinia/escrotodinia, e incluem tricíclicos (amitriptilina, desipramina, imipramina), gabapentina (Neurontin®), pregabalina (Lyrica®), venlafaxina (Effexor®) e duloxetina (Cymbalta®). São medicamentos que foram desenvolvidos originalmente para depressão ou convulsões, mas foi descoberto que aliviam o desconforto neuropático. Não são medicamentos que produzem imediatamente alívio de curto prazo, mas, em vez disso, auxiliam na regulação do desconforto prolongado dos nervos. Normalmente, os medicamentos são iniciados em doses muito baixas e depois aumentados de forma gradual, principalmente porque os pacientes com penodinia/escrotodinia são muitas vezes mais sensíveis aos medicamentos.

Outra terapia para penodinia/escrotodinia tem como alvo anormalidades dos músculos do assoalho pélvico avaliados em conjunto com a realização de fisioterapia. Isso fortalece os músculos do assoalho pélvico, enquanto se realiza a reeducação dos músculos para o relaxamento.

A terapia comportamental cognitiva e, em menor grau, a psicoterapia também demonstraram melhorar a dor. Além disso, o aconselhamento melhora a qualidade de vida ao auxiliar pacientes a evitar o isolamento que acompanha a dor genital.

Muitas pessoas observam que, após um longo período de desconforto com a atividade sexual, restabelecer uma atividade sexual confortável e agradável é difícil. O medo e os efeitos psicológicos deste desconforto genital crônico muitas vezes requerem orientação para incluir o aconselhamento de casais.

Com a terapia adequada, o desconforto por causa da penodinia/escrotodinia geralmente é controlado e homens são capazes de levar uma vida normal.

Corrimento Fisiológico

As secreções vaginais são uma parte normal da saúde vaginal. Quando essas secreções são intensas, nós a denominamos corrimento. Geralmente pensamos em corrimento vaginal como um sinal de infecção, principalmente vaginose por leveduras ou bactérias. No entanto, muitas mulheres apresentam corrimento intenso, mas não infecção ou qualquer outra doença como causa. Denominamos isso de corrimento fisiológico, intenso, mas, de outra forma, corrimento normal. É uma queixa muito comum e, às vezes, mulheres também descrevem odor. As secreções vaginais são feitas principalmente de muco da vagina e do colo uterino, células da pele derivadas do revestimento da vagina e muitos tipos de bactérias normais. A quantidade de secreções vaginais muda com os níveis hormonais e com fatores que não são bem compreendidos. A quantidade, cor e odor podem mudar repentinamente, mesmo quando não existe causa evidente. As secreções vaginais normais abundantes podem ser causadas tanto por infecção ou doença ou podem ser um sinal de uma vagina saudável. O estrogênio aumenta as secreções vaginais.

Para realizar o diagnóstico de corrimento fisiológico, o profissional de saúde deve observar ausência de anormalidades nas secreções vaginais examinadas em microscópio, assim como teste negativo para infecção. O tratamento para infecção não elimina o corrimento, existe apenas melhora parcial ou temporária. Além disso, o exame das paredes vaginais é normal, sem vermelhidão, afinamento ou dores.

Um corrimento vaginal é uma queixa comum de mulheres que não gostam de umidade constante, sujidade e isso ajuda a explicar o grande número de absorventes higiênicos em lojas. Embora os absorventes higiênicos causem algumas vezes irritação, a maioria das mulheres considera isso uma resposta parcialmente aceitável para controlar os efeitos de um corrimento vaginal. Algumas mulheres, uma vez diagnosticadas com corrimento fisiológico em vez de infecção, ficam menos incomodados porque sabem que não existe um problema médico.

Visto que o corrimento fisiológico não é considerado doença, não existem bons tratamentos. Embora a ducha higiênica nunca seja necessária para a saúde vaginal, ocasionalmente uma paciente com corrimento fisiológico pode achar que um banho local com solução diluida com vinagre e uma ducha de água liberam o excesso de corrimento da manhã e permitem um período sem corrimento. Meia colher de chá de vinagre em um litro de água morna é uma mistura aceitável, sem fragrâncias e sem conservantes, e também é barata. A ducha vaginal aumenta ligeiramente o risco de vaginose bacteriana, uma condição em que a contagem de diversas bactérias aumenta e podem na verdade causar corrimento e odor. Isso também aumenta o risco de doenças sexualmente transmissíveis e infecções do útero e tubas uterinas. Outra maneira de tratar um corrimento fisiológico é o uso de absorventes internos, trocados com bastante frequência. O uso de absorvente interno aumenta o risco de síndrome do choque tóxico, uma infecção bacteriana muito rara, mas perigosa, que causa diarreia, choque e erupção cutânea, de forma que você deve garantir a troca do absorvente interno com bastante frequência.

Tão misteriosamente quanto um corrimento fisiológico intenso pode parecer, ele pode desaparecer de forma inexplicável. Infelizmente, não existem medicamentos, cremes ou comprimidos que eliminem um corrimento fisiológico.

Atrofia Vaginal

O estrogênio é um hormônio que mantém a pele da vulva e da vagina elástica, úmida e flexível. Os ovários produzem estrogênio da puberdade até a menopausa, mas depois da mulher passar pela menopausa, caso seus ovários sejam removidos cirurgicamente ou durante a amamentação, ocorre o declínio dos níveis de estrogênio e a pele vaginal interna, muitas vezes, torna-se fina, seca e frágil. Isso é denominado atrofia vaginal. Algumas mulheres permanecem confortáveis, embora muitas necessitem do uso de lubrificante para a atividade sexual. Outras manifestam secura, irritação, abrasão, atividade sexual dolorosa e ardor da abertura na vagina, apesar do uso de um hidratante. É uma experiência comum e normal — mas desconfortável e ajustável — em mulheres, à medida que envelhecem. Mulheres com sobrepeso e mulheres sexualmente ativas são, algumas vezes, menos comprometidas pelo afinamento em decorrência dos baixos níveis de estrogênio.

Felizmente, o tratamento da atrofia vaginal é fácil e extremamente eficaz. O estrogênio pode ser inserido na vagina, com mínimos efeitos ao corpo como um todo, tanto bons quanto maus. O estrogênio também pode ser administrado por via oral ou com adesivos intradérmicos (reposição "sistêmica" de estrogênio), se outros sintomas de baixo nível de estrogênio são um problema, como ondas de calor, perda óssea ou sintomas psicológicos. Quando o estrogênio é administrado na forma de comprimido ou adesivo, deve-se ter cuidado para monitorar o câncer de mama. Embora não leve ao desenvolvimento de câncer de mama, o estrogênio pode permitir o crescimento mais rápido dessa neoplasia maligna. Como as pílulas anticoncepcionais, o estrogênio em comprimido ou adesivo também produz risco aumentado de coágulos sanguíneos que causam infarto e acidente vascular cerebral. O risco é muito pequeno em algumas mulheres e elevado em outras, dependendo do histórico familiar da mulher e se ela é fumante ou não.

O estrogênio inserido na vagina é absorvido pela corrente sanguínea em nível discreto quando utilizado corretamente, de modo que os riscos são menores, apesar das advertências na bula do medicamento. Mesmo a maioria dos oncologistas permitem que as pacientes com câncer de mama utilizem esse tipo de terapia. O estrogênio pode ser inserido na vagina de várias formas, com diferentes graus de conforto, conveniência e custo. O creme de estrogênio é o tratamento já utilizado por muitos anos. O creme de estrogênio equinoconjugado (Premarin®) ou também o creme de estradiol (Estrace®) pode ser inserido 3 vezes por semana com um aplicador por várias semanas e, em seguida, a frequência é reduzida para 1 ou 2 vezes por semana. Alguns acreditam que o estradiol pode ser menos irritante.

Alternativas para os cremes de estrogênio incluem um pequeno comprimido de estradiol (Vagifem®) inserido na vagina por cerca de 3 noites por semana. Além disso, um anel flexível contendo o estradiol (ESTRING®) pode ser inserido na vagina, onde o hormônio é liberado gradualmente ao longo de 3 meses, quando deve ser substituído. A quantidade de estrogênio que é absorvida com todas essas formas de reposição local de estrogênio é muito pequena.

Essas formas locais de estrogênio tornaram-se caras em farmácias nos Estados Unidos e, apesar de sua segurança, o Medicare anunciou recentemente que não aprovará essas formas em mulheres com idade igual ou superior a 65 anos. Há muito pouco tempo, os comprimidos vaginais de estrogênio tornaram-se genéricos, mas não existem formas genéricas do anel ou creme de estrogênio até o momento. No entanto, algumas farmácias *online*, principalmente aquelas localizadas em outros países, disponibilizam cremes, comprimidos e anéis de estrogênio vaginais por preços bastante razoáveis, muitos vendidos por fabricantes bem conhecidos. Além disso, os cremes de estrogênio podem ser compostos localmente por menos do que o custo de cremes de estrogênio de marcas comerciais.

O estrogênio em comprimido ou adesivo (estrogênio sistêmico) é mais barato, mas mulheres que não realizaram histerectomia e ainda possuem útero devem utilizar progesterona para prevenir o aumento do revestimento uterino e maior risco de hemorragia uterina e câncer. O estrogênio em comprimido ou adesivo é absorvido e tem riscos mais elevados do que o estrogênio administrado localmente, mas também apresenta maiores benefícios. O uso de estrogênio sistêmico deve ser discutido com o médico da paciente para decidir se ela é uma boa candidata para esse tratamento.

Somente após 1 ou 2 semanas de estrogênio, a maioria das mulheres nota aumento significativo na umidade vaginal, que pode ser confundida com corrimento causado por infecção, em vez do retorno das secreções normais da vagina. No entanto, há risco ligeiramente aumentado de infecção por *Candida* durante o primeiro mês de reposição de estrogênio, então a ocorrência de novo prurido ou irritação poderia sinalizar uma infecção por *Candida* que é facilmente tratável com medicamentos prescritos ou sem receita médica.

Com a reposição do estrogênio e a mulher já em situação confortável, a frequência de uso do estrogênio local pode ser ajustada para aquela necessária para manter a condição confortável. Ocasionalmente, o estrogênio pode ser totalmente interrompido quando ela estiver confortável. Na maioria das vezes, porém, sem a adição do estrogênio, a pele vaginal novamente se torna fina e seca.

Cuidado da Vulva

A vulva necessita de poucos cuidados especiais em relação aos cuidados habituais com a pele. Apesar de todos os produtos disponíveis para o cuidado vulvar, esta não necessita de limpeza especial ou medicamentos. Muitas mulheres acreditam que a lavagem frequente previne infecções e doença cutânea. Na verdade, a lavagem excessiva com sabonete produz mais irritação do que a má higiene.

Absorventes higiênicos auxiliam na prevenção da sensação úmida das secreções vaginais, mas muitos possuem fragrâncias, desodorantes ou aditivos que, às vezes, causam irritação ou alergia. Além disso, mesmo os lenços umedecidos de bebê possuem conservantes e fragrâncias que ocasionalmente causam alergia ou irritação. Os lenços umedecidos *Water Wipes* são uma exceção e não apresentam aditivos irritantes. A ducha vaginal não é necessária para a saúde vaginal e até mesmo aumenta o risco de algumas infecções. Além disso, duchas comerciais contêm fragrâncias, conservantes, desodorantes etc., que por vezes irritam a pele. Outros produtos de higiene feminina não têm vantagem em relação aos sabonetes neutros e mesmo simplesmente a água. Produtos "sem cheiro" ou "naturais" não são necessariamente "mais seguros".

Sem cheiro não significa livre de fragrância; produtos sem cheiro contêm fragrância mascarada adicionada. Os produtos sem fragrância são rotulados como "livres de fragrância". Embora esses produtos sejam desnecessários, são bem tolerados pela maioria das mulheres. Contudo, quando o prurido, irritação ou dor vulvovaginal ocorrem, estes produtos devem ser evitados.

Muitos profissionais de saúde acreditam que somente peças íntimas de algodão branco devem ser usadas. Entretanto, não existe evidência de que tecidos coloridos ou tecidos sintéticos causem problemas de pele ou infecção, mas tecidos "respiráveis" podem ser mais confortáveis para algumas mulheres. Amaciantes e detergentes para tecidos não são a causa de problemas vulvovaginais, a menos que outras áreas da pele cobertas por roupas também sejam afetadas.

A dieta não tem função no desenvolvimento da infecção, mesmo nas infecções fúngicas por *Candida*, de forma que evitar o consumo de pães fermentados ou açúcares não é útil, a não ser que você seja diabética, e a pesquisa para avaliar o benefício do iogurte ou de microrganismos acidófilos na prevenção de *Candida* não foi ainda convincente.

As orientações para o cuidado vulvar com o intuito de reduzir a irritação incluem:

- Lavar somente uma vez ao dia, com água limpa. Evitar sabonete quando houver irritação. Secar, mas não utilizar um secador de cabelo.
- Evitar absorventes higiênicos, principalmente Always®.
- Utilizar absorventes internos, se tolerados, em vez de absorventes externos.
- A ducha vaginal não é necessária e não promove saúde vaginal; se necessário, por razões psicológicas, prevenir as duchas comerciais com aditivos e utilizar uma receita caseira de meia colher de chá de vinagre por xícara de água.
- Lubrificantes vaginais não irritantes que incluem óleos vegetais e produtos comerciais, como Slippery Stuff® (slipperystuff.com), Jo Premium® e Astroglide®, entre outros, são boas escolhas. O gel tradicional KY® é irritante para muitas mulheres e lubrificantes que promovem "aquecimento" ou são aromatizados devem ser evitados.
- Usar roupas largas, se as roupas apertadas são desconfortáveis.

Vulvodinia/Vestibulodinia/Vestibulite/Anodinia

A vulvodinia é definida como sensações de irritação vulvovaginal, ardor, relação sexual dolorosa, abrasão, picada, ferida ou dor presentes por um período mínimo de 6 meses, quando não há infecção ou doença cutânea causando o desconforto. A vulvodinia é um problema muito comum, manifestado por aproximadamente uma mulher em seis, em alguma fase de sua vida. Cerca de uma em 14 mulheres nos dias de hoje apresenta vulvodinia.

A vulvodinia nunca está associada à doença nociva. A vulvodinia não é causada por doenças sexualmente transmissíveis, câncer, diabetes ou outras condições médicas e não está associada à infertilidade. No entanto, os efeitos da dor provocada pela vulvodinia gravemente interferem em atividades normais cotidianas e interrompem o prazer da vida e os relacionamentos. Além disso, grande parte das mulheres com vulvodinia também manifesta outros problemas incômodos, tais como cefaleias, dor articular ou muscular, como na fibromialgia, problemas de sono, síndrome do intestino irritável, distúrbio da articulação temporomandibular, síndrome da fadiga crônica ou cistite intersticial.

A vulvodinia é um sintoma mais frequentemente causado por vários problemas que ocorrem em conjunto e existem outras questões sob investigação pelos pesquisadores. Primeiramente é uma anormalidade dos músculos do assoalho pélvico. Estes músculos são aqueles que uma pessoa utiliza para interromper o jato médio de urina. São músculos que devem ser relaxados normalmente, mas fortes quando necessários. Entretanto, algumas mulheres desenvolvem tensão e irritabilidade desses músculos. Às vezes, um assoalho pélvico anormal também leva a sintomas de constipação, diarreia, cãibras, micção frequente, ardor com micção ou perda de urina com a tosse ou espirro em algumas mulheres.

O segundo fator é a dor nos nervos (também denominada dor neuropática, neurite, neuralgia). Pessoas com anormalidades do assoalho pélvico estão em risco para o desenvolvimento de dor neuropática dessa área, que é muitas vezes desencadeada por qualquer irritação ou lesão, como infecção vaginal, condição ou lesão cutânea.

Em terceiro lugar, a ansiedade e a depressão são fatores na dor vulvar e vaginal, como é o medo compreensível da atividade sexual dolorosa. A depressão regularmente piora a dor de qualquer natureza e a ansiedade aumenta a tensão dos músculos do assoalho pélvico e intensifica a dor.

A pesquisa das causas de vulvodinia aumentou drasticamente nos últimos 20 anos. Outros possíveis fatores que estão surgindo incluem fibras nervosas aumentadas na pele vulvar de algumas mulheres com vulvodinia localizada e substâncias na pele com dor, que são algumas vezes associadas à inflamação. Com o surgimento de mais informações e maior compreensão em relação à vulvodinia, haverá melhoria no tratamento.

Não existe cura para a vulvodinia, mas estão disponíveis tratamentos que aliviam de forma mais adequada o desconforto. O objetivo do tratamento da vulvodinia é aliviar o desconforto, de modo que as atividades diárias, incluindo atividade sexual, exercício e a posição sentada, sejam confortáveis.

O tratamento começa com a prevenção de irritação. Isso inclui evitar medicamentos irritantes, hidratantes e alguns lubrificantes, lavagem excessiva, absorventes higiênicos, gel contraceptivo, preservativos ou qualquer atividade ou sustância que possa irritar a pele. Mulheres com baixos níveis de estrogênio em decorrência da menopausa, amamentação ou alguns contraceptivos hormonais devem fazer este tratamento para correção do estrogênio.

Uma primeira linha de terapia para a vulvodinia visa à avaliação de anormalidades no músculo do assoalho pélvico e à fisioterapia. Isso fortalece os músculos do assoalho pélvico, enquanto os reeduca para relaxar.

Os medicamentos também são importantes para a neuralgia. Originalmente, esses medicamentos eram utilizados tanto para a depressão ou convulsões (epilepsia), mas verificou-se a presença de efeito adverso no alívio da neuralgia. Os tratamentos incluem medicamentos tricíclicos (amitriptilina, desipramina, imipramina), gabapentina (Neurontin®), pregabalina (Lyrica®), venlafaxina (Effexor®) e duloxetina (Cymbalta®). Não são medicamentos para dor que imediatamente produzem alívio rápido, mas, sim, ajudam a regular a neuralgia prolongada. Em geral, esses medicamentos são iniciados em doses muito baixas e gradualmente aumentadas, principalmente porque mulheres com vulvodinia são muitas vezes sensíveis aos medicamentos. Alguns profissionais de saúde também utilizam medicamentos tópicos, incluindo estrogênio tópico, lidocaína, gabapentina ou combinação de amitriptilina/baclofen.

A terapia comportamental cognitiva e, em menor grau, a psicoterapia demonstraram também a diminuição da dor. Além disso, a orientação melhora a qualidade de vida ao auxiliar mulheres a evitar o isolamento que acompanha a dor genital.

Existem dois tipos de vulvodinia. O mais comum é a vestibulodinia, inicialmente denominada síndrome da vestibulite vulvar ou vestibulite, na qual o ardor, picada ou dor aguda como facada ocorrem apenas na abertura ou imediatamente no interior da vagina, a maioria com atividade sexual, tampões, roupas justas – qualquer ação que toque ou esfregue a área. Algumas mulheres manifestam dor ocorrendo em uma área maior; este tipo é denominado vulvodinia generalizada. O tratamento para esses tipos de vulvodinia é o mesmo na maioria das vezes. No entanto, mulheres com dor muito localizada associada à vestibulodinia apresentam opção de terapia adicional: remoção cirúrgica da área com dor, se medicamentos e a fisioterapia não fornecem alívio adequado. Essa cirurgia, denominada vestibulectomia, é extremamente benéfica, principalmente quando as anormalidades do músculo do assoalho pélvico são corrigidas antes do procedimento.

Muitas mulheres observam que, após o controle da dor, o restabelecimento da atividade sexual confortável e prazerosa é difícil. O medo e os efeitos psicológicos dessa dor genital crônica muitas vezes necessitam de orientação, incluindo aconselhamento de casais ou terapia sexual. Com o tratamento adequado, o desconforto causado pela vulvodinia é geralmente controlado e as mulheres são capazes de levar uma vida normal.

A National Vulvodynia Association (NVA.org) é uma excelente organização central para informações sobre essa condição.

Índice Remissivo

Entradas acompanhadas por um *f* ou *q* em itálico indicam figuras e quadros, respectivamente.

A

Abscessos
　de Bartholin, 50
Acantose *nigricans*, 147
　definição, 147
　diagnóstico, 148
　lesões, 148
　prevalência, 147
　tratamento, 148
Ácido acético
　exame com, 34
Acne
　inversa, 120, 338
Acrocordons, 51
　definição, 51
　tamanho, 51
Acrodermatite
　enteropática, 271
　　apresentação clínica, 271
　　definição, 271
　　diagnóstico, 271
　　fisiopatologia, 272
　　manejo, 272
Adenoma
　das glândulas mamárias, 54
Adesões
　labiais, 263
　　apresentação clínica, 263
　　definição, 263
　　diagnóstico, 263
　　fisiopatologia, 263
　　manejo, 263
Aftas, 283, 323
　associadas ao HIV, 323
　definição, 283
　diagnóstico
　　diferencial, 323
　localização, 283
　ocorrência, 283
　tratamento, 284
　vulvares, 284
Agentes
　antipruríticos
　　não esteroides, 23
　antivirais, 25
Analgésicos
　orais, 23
　　anticonvulsivantes, 23
　tópicos, 24
　　vantagens, 24
Anatomia
　genital, 1
　　genitália feminina, 1
　　　vagina, 7
　　　　variantes normais, 9
　　　vulva, 1
　　　　variantes normais, 3

　　genitália masculina, 9
　　　variantes normais, 10
Angioedema, 238
Angioma
　cereja, 112
　　definição, 112
　　ocorrência, 112
　　origem, 112
　　tratamento, 112
Angioqueratomas, *8f,* 11, 112, 151
　causa, 113
　composição, 112
　diagnóstico, 113
　lesões, 112
　prevalência, 112
Anodinia, 258
　causas, 258
　definição, 258
　tratamento, 258
Antifúngicos
　terapia com, 24
　　e anti-*Candida*, 24
　oral, 25
Anti-histamínicos
　orais, 22
　　no tratamento de prurido, 22
Apremilast, 86
Artrite
　no idoso, 328
　　fatores psicológicos, 328
Artrite reativa, 195, 321
　diagnóstico, 322
　etiologia, 321
　lesões, 322
　tratamento, 322
Atrofia
　vaginal, 346
　　definição, 346
　　tratamento, 346
　　　reposição de estrogênio, 347
Automutilação, 311
　genital feminina, 311
　ocorrência, 311
　transtornos de personalidade na, 311

B

Balanite, 209, 303
　apresentação, 209
　bacteriana, 304
　　diagnóstico, 304
　　tratamento, 304
　circinada, 304
　　definição, 304
　　tratamento, 305
　de Zoon, 9
　　vulvite de, 209
　e vaginite, 286

　infecciosa, 303
　não infecciosa, 304
　origem, 209
　outras causas, 306
　plasmocitária, 306
　　definição, 306
　　diagnóstico, 306
　por *Candida*, 303
　　apresentação clínica, 303
　　definição, 303
　　diagnóstico, 303, 304
　　fisiopatologia, 304
　　manejo, 304
　pseudoepiteliomatosa, 305
　　apresentação clínica, 305
　　diagnóstico, 305
　　fisiopatologia, 306
　　manejo, 306
Bartholin
　abscessos de, 50
　glândulas de, 2
Biópsia
　da pele genital, 31
　　dicas para, 32t
　　local da, 32
　　técnicas de, 32
Bolha, 14
　definição, 14
　superfície, 14
Bowen
　doença de, 104
Bradicinina
　edema
　　agudo
　　　mediado por, 239

C

Calcineurina
　inibidores de, 22
Cancroide, 218
　apresentação clínica, 218
　definição, 218
　diagnóstico, 219
　fisiopatologia, 219
　tratamento, 219, 220
Candida albicans, 25, 29, 92
Candidíase, 91, 140
　agente causal, 140
　apresentação clínica, 91
　definição, 91
　diagnóstico, 92, 193
　fisiopatologia, 92
　lesões
　　primárias, 140
　localização, 141
　mucocutânea, 192
　tratamento, 93, 142

vulvar, 140
Capuz
　clitoriano, 6f
Carcinoma
　basocelular, 62, 187, 215
　　apresentação clínica, 63
　　definição, 62
　　diagnóstico, 62, 63, 187, 215
　　fisiopatologia, 63
　　localização, 62
　　ocorrência, 215
　　prognóstico, 63
　　tratamento, 63, 187, 215
　de células escamosas, 235f, 324
　　anogenitais, 324
　　　diagnóstico, 324
　　　terapia, 324
　　dos genitais, 56
　　　lesões, 56
　　　origem, 56
　　em homens, 56
　　　apresentação clínica, 56
　　　diagnóstico, 57
　　　fisiopatologia, 57
　　　tratamento, 58
　　em mulheres, 58
　　　apresentação clínica, 59
　　　　associada ao HPV, 59
　　　diagnóstico, 60
　　　fisiopatologia, 61
　　　tratamento, 61
　　in situ, 104, 105
　　intraepitelial, 215
　　　definição, 215
　　invasivo, 60, 215
　　　lesões, 215
　　　ocorrência, 215
　pigmentado, 151
　verrucoso, 60, 144
　　apresentação clínica, 144
　　diagnóstico, 144, 145
　　fisiopatologia, 145
　　tratamento, 145
Carúncula
　uretral, 115
　　causa, 115
　　definição, 115
　　localização, 115
　　tratamento, 115
Cetaphil, 19
Cistos
　da rafe mediana, 49
　　definição, 49
　　lesões, 49
　　presença, 49
　　tratamento, 49
　de Bartholin, 50, 120
　　definição, 50
　　diagnóstico, 50
　　ocorrência, 50
　　tratamento, 50
　epidérmicos, 48, 143, 198
　　definição, 48, 143
　　diagnóstico, 48, 144
　　inflamados, 49
　　lesões, 48
　　ocorrência, 48
　　tratamento, 49, 144
　inflamados, 119
　　definição, 119
　　diagnóstico, 119

　　ocorrência, 119
　　tipos de, 120
　　tratamento, 120
　vestibulares, 199
　　mucinosos, 49
　　　causas, 49
　　　definição, 49
　　　diagnóstico, 49
　　　tratamento, 49
Clitóris
　frênulo do, 6f
Condiloma
　acuminado, 3
Corrimento vaginal
　fisiológico, 302, 345
　　diagnóstico, 303
　　tratamento, 303, 345
Corticosteroides
　intralesionais, 21
　　terapia com, 21
　sistêmicos, 21
　　terapia com, 21
　　prednisona, 22
　tópicos, 20
　　terapia com, 20
Crioterapia, 36
　definição, 36
　uso da, 36
Crohn
　doença de, 124, 228
　　apresentação clínica, 228
　　definição, 228
　　diagnóstico, 229, 231
　　fisiopatologia, 231
　　tratamento, 231

D

Dermatite
　artefacta, 311
　atópica, 67, 268
　　apresentação clínica, 67
　　　exame, 68
　　　história, 67
　　diagnóstico, 71
　　fisiopatologia, 72
　　tratamento, 72
　　　identificação de componentes
　　　　psicológicos prejudiciais, 74
　　　melhoria no ambiente local, 73
　　　redução na inflamação, 73
　　　restauração da função de barreira, 73
　　　rompendo o ciclo coceira-coçadura, 74
　bacteriana
　　perianal, 269
　　　apresentação clínica, 269
　　　definição, 269
　　　diagnóstico, 270
　　　fisiopatologia, 270
　　　manejo, 270
　bolhosa
　　por IgA linear, 178
　　　diagnóstico, 178
　　　epidemiologia e morfologia clínica, 178
　　　fisiopatologia, 178
　　　tratamento, 179
　de contato, 185, 214
　　alérgica, 78
　　　apresentação clínica, 78
　　　causas, 79t
　　　diagnóstico, 79
　　　fisiopatologia, 79

　　　tratamento, 80
　　por irritante, 74
　　　apresentação clínica, 74
　　　causas, 77t
　　　diagnóstico, 75
　　　fisiopatologia, 77
　　　tratamento, 77
　　seborreica, 80
　　　apresentação clínica, 80
　　　diagnóstico, 81
　　　fisiopatologia, 81
　　　tratamento, 82
　de fraldas, 264, 275
　　apresentação clínica, 264
　　definição, 264
　　diagnóstico, 265
　　fisiopatologia, 266
　　manejo, 266
　por esteroide, 101
　　apresentação clínica, 101
　　definição, 101
　　diagnóstico, 102
　　fisiopatologia, 102
　　ocorrência, 101
　　tratamento, 102
　seborreica, 267
　　apresentação clínica, 267
　　definição, 267
　　diagnóstico, 267
　　fisiopatologia, 267
　　manejo, 267
Dermatoscopia, 31
　definição, 31
　indicações, 31
Diagnóstico
　e terapia, 17
　　princípios gerais do, 17
　　diagnóstico, 17
　　　abordagem inicial, 17
　　　classificação clínica, 18q
　　terapia, 18
　　　agentes antivirais, 25
　　　analgésica, 23
　　　　analgésicos orais, 23
　　　　analgésicos tópicos, 24
　　　antibacteriana, 24
　　　　antibióticos orais, 24
　　　　antibióticos tópicos, 24
　　　antifúngica e anti-Candida, 24
　　　　oral, 25
　　　　tópica, 24
　　　anti-inflamatória, 20
　　　　não esteroide, 22
　　　sistêmica, 22
　　　　antiprurítica, 22
　　　　　agentes antipruríticos tópicos, 23
　　　　　anti-histamínicos orais, 22
　　　　　inibidores seletivos da recaptação
　　　　　　de serotonina, 23
　　　　　medicamentos tricíclicos, 23
　　　　　medidas gerais, 22
　　　　　redução da inflamação, 22
　　　　　com corticosteroides intralesionais,
　　　　　　21
　　　　　com corticosteroides sistêmicos, 21
　　　　　com corticosteroides tópicos, 20
　　　　fatores ambientais, 18
　　　　imersões, 18
　　　　lubrificantes, 20
　　　tópica
　　　　aspectos gerais, 20

Disfunção psicossocial
  na doença, 311
    como resultado, 312
      uso de questionários QV, 312
Doença(s)
  bolhosas e pustulosas, 164
    condições pseudovesiculares, 186
      candidíase mucocutânea, 192
      carcinoma basocelular, 187
      hidradenite supurativa, 191
      hidradenoma papilífero, 186
      linfangiectasia, 186
      molusco contagioso, 186
      psoríase pustulosa, 193
      pústulas, 187
      síndrome de Reiter, 195
    doenças pustulosas verdadeiras, 187
      foliculite, 187
      furúnculos, 190
    infecções, 164
      impetigo, 170
      por herpes-zóster, 168
    lesões sólidas, 197
      cistos epidérmicos, 198
      manchas de Fordyce, 197
      molusco contagioso, 198
      queratose pilar, 197
    não infecciosas, 171
      dermatite de contato, 185
      dermatose bolhosa, 178
      eritema pigmentar, 183
      pênfigo, 171
        familiar benigno, 179
      penfigoide bolhoso, 174
      penfigoide das membranas mucosas, 176
      síndrome de Stevens-Johnson, 180
      trauma
        e distúrbios iatrogênicos, 185
    outras doenças, 199
  de Behçet, 227
    definição, 227
    prevalência, 227
    tratamento, 228
  de Crohn, 124, 228
    definição, 124
    lesões, 124
  de Milroy, 240
  de Mondor, 56
  de Paget
    extramamária, 102, 215
  estreptocócica perianal, 93
    diagnóstico, 93
    sintomas, 93
    tratamento, 93
  genitais, 13
    pediátrica, 261
      anomalias congênitas, 262
        acrodermatite enteropática, 271
        adesões labiais, 263
        dermatite atópica, 268
        dermatite bacteriana perianal, 269
        dermatite seborreica, 267
        diversos, 282
        escabiose, 273
        granuloma glúteo infantil, 275
        hemangiomas capilares, 277
        hidrocele, 262
        hipospadia e *chordee*, 262
        histiocitose, 272
        lesões brancas, 279
        lesões da cor da pele, 277
        placas e pápulas vermelhas, 264
        prolapso uretral, 276
        protrusão, 275
        oxiuríase, 270
        psoríase, 268
      genitália normal, 261
        sexo feminino, 261
        sexo masculino, 261
    terminologia e classificação das, 13
      classificação, 15
        abordagens utilizadas, 16
          para distúrbios dermatológicos, 16
        fundamentação para, 15
      terminologia, 13
        específica
          relacionada com a doença
            eczematosa, 15
            eczema, 15
            liquenificação, 15
        substantivos, 13
          adjetivos aplicados aos, 14
      características de superfície, 14
      configuração, 14
      cor, 14
      marginação, 14
        bolha, 14
        erosão, 14
        fissura, 14
        mácula, 13
        mancha, 13
        nódulo, 13
        pápula, 13
        placa, 13
        pústula, 14
        úlcera, 14
        vesícula, 13
    neoplásicas, 323
Donovanose, 222
Dor
  e prurido, 246
    genital, 247
      causas da, 247, 248, 248t
      sintomas, 248
      tratamento, 249
    genital
      idiopática
        crônica, 309

E

Edema, 238
  genital
    agudo, 238
      idiopático, 240
      mediado pela via de bradicinina, 239
      mediado por imunoglobulina E, 238
        alergia ao látex, 238
        alergia ao sêmen, 238
      relacionado com infecção, 239
      relacionado com trauma, 240
    crônico, 240
      causado por anormalidades congênitas, 240
      idiopático, 243
      infecção, 241
      inflamação não infecciosa, 242
      secundário à cirurgia e radioterapia, 241
Elefantíase, 240
Endometriose
  vulvar
    e perineal, 116
      apresentação clínica, 116
      diagnóstico, 116
      fisiopatologia, 116
      tratamento, 116, 117
Eritema pigmentar
  fixo medicamentoso, 183, 214
    apresentação clínica, 183
    definição, 183
    diagnóstico, 184
    fisiopatologia, 184
    tratamento, 185
  migratório
    necrolítico, 214
      causa, 214
      histologia, 215
Eritrasma, 35, 89
  apresentação clínica, 89
  definição, 89
  diagnóstico, 90
  fisiopatologia, 90
  tratamento, 90
Eritroplasia
  de Queyrat, 104
Erosão(ões), 14
  base da, 14
  configuração, 14
  definição, 14
  e úlceras, 203
    balanite
      e vulvite plasmocitária, 209
    dermatite de contato, 214
    eritema migratório, 214
    eritema pigmentar, 214
    fissuras das dobras da pele genital, 209
    fissuras vulvares, 211
    líquen escleroso erosivo, 213
    líquen plano erosivo, 203
    líquen simples crônico, 213
    malignidades que se apresentam como, 215
      carcinoma basocelular, 215
      carcinoma escamoso invasivo, 215
      carcinoma intraepitelial, 215
      doença de Paget
        extramamária, 215
    úlceras
      diversas, 235
      infecciosas, 216
        cancroide, 218
        granuloma inguinal, 222
        herpes genital
          em indivíduos imunossuprimidos, 220
        linfogranuloma venéreo, 223
        sífilis, 216
      não infecciosas, 223
        aftosas, 223
          associadas a medicamentos, 228
          aftose complexa, 223
          decorrentes de trauma externo, 233
          doença de Behçet, 227
          doença de Crohn, 228
          genitais, 228
          pioderma gangrenoso, 232
        trauma externo
          não reconhecido, 234
          reconhecido, 234
Escabiose, 273
  apresentação clínica, 273
  definição, 273

diagnóstico, 274
fisiopatologia, 274
manejo, 274
nodular, 110
  causa, 110
  lesões, 111
  ocorrência, 110
  tratamento, 111
Escoriação
  crônica
    profunda, 233
Escroto
  cistos epidérmicos no, 12
  definição, 11
  eritema no, 11
  variantes normais, 11
  vermelho
    síndrome do, 100
      tratamento, 101
Escrotodinia, 257, 258
  anodinia, 257
    diagnóstico, 257
    fisiopatologia, 258
    manejo, 258
    manifestações clínicas, 257
Esfregaços
  citológicos, 26
    preparações fúngicas, 26

F
Fibroma
  cutâneo, 50
    definição, 50
    diagnóstico, 51
    ocorrência, 51
    tratamento, 51
Fissura(s), 14
  definição, 14
  das dobras da pele genital, 209
    apresentação clínica, 210
    diagnóstico, 211
    fisiopatologia, 210
    tratamento, 211
  superfície, 14
  vulvares
    na forqueta posterior, 211
      apresentação clínica, 211
      definição, 211
      diagnóstico, 211
      fisiopatologia, 212
      tratamento, 212, 213
Folhetos para a educação dos pacientes, 333
Foliculite, 109, 187
  apresentação clínica, 109, 187
  definição, 109, 187
  diagnóstico, 109, 189
  tratamento, 189, 190
Fordyce
  Fox
    doença de, 54
      causa, 54
      definição, 54
      diagnóstico, 54
      início, 54
      padrão, 54
      patogênese, 54
      tratamento, 54
  grânulos de, *3f*
  manchas de, 53, 197
    aparência clínica, 53
    definição, 53

    tamanho, 53
    tratamento, 54
Fungos
  dermatófitos, 35
Furunculose, 118, 190
  apresentação clínica, 190
  causas, 119
  definição, 118
  diagnóstico, 119, 190
  fisiopatologia, 190
  lesões, 118
  tratamento, 119, 190, 191

G
Genitais
  carcinoma de células escamosas nos, 56
Genitália feminina, 1
  envelhecida, 325
  vagina, 7
    variantes normais, 9
  vulva, 1
    variantes normais, 1
Genitália masculina, 9
  envelhecida, 326
  escroto, 11
    variantes normais, 11
  pênis, 9
    variantes normais, 10
Giemsa
  coloração de, 31
Glândulas
  de Bartholin, 2
  de Tyson, 10, 54
    biópsia, 54
    definição, 54
    tratamento, 54
  mamárias
    adenoma das, 54
  sebáceas, *7f*
    hiperplasia das, 53
      ectópicas, 53
      lesões, 53
      ocorrência, 53
Gram
  coloração de, 31
Granuloma
  glúteo
    infantil, 275
      apresentação clínica, 275
      definição, 275
      diagnóstico, 275
      fisiopatologia, 275
      manejo, 275
  inguinal, 222, 242
    apresentação clínica, 222
    definição, 222
    diagnóstico, 222
    patogênese, 223
    tratamento, 223
  piogênico, 114
    definição, 115
    diagnóstico, 115
    tratamento, 115
Granulomatose
  orofacial, 243
Grânulos
  de Fordyce, *3f*
Griseofulvina, 89

H
Hailey-Haley
  doença de, 140
Hart
  linha de, 1
Hemangiomas
  capilares, 277
    causa, 277
    complicações, 277
    definição, 277
    localização, 277
    tratamento, 277
Hematoma, 117
  aparência clínica, 117
  definição, 117
  ocorrência, 117
  tratamento, 117
Herpes genital
  em indivíduos imunossuprimidos, 220
    apresentação clínica, 220
    definição, 220
    diagnóstico, 221
    fisiopatologia, 221
    tratamento, 221
Herpes *simplex*
  infecções pelo, 164, 313
    apresentação clínica, 164
    definição, 164, 313
    diagnóstico, 166, 167, 315
      diferencial, 315
    em pessoas imunocomprometidas, 313
    fisiopatologia, 167, 315
    manifestações clínicas, 313
    nos homens, 314
    tratamento, 168, 316
      manejo, 315
      resistência viral, 315
Herpes-zóster
  vírus, 31
    infecção pelo, 168
      apresentação clínica, 168
      diagnóstico, 170
      fisiopatologia, 170
      tratamento, 170
Hidradenite
  supurativa, 120, 191, 338
    apresentação clínica, 120, 191
    definição, 120
    diagnóstico, 121, 191
    fisiopatologia, 122, 192
    lesões, 121
    tratamento, 123, 124, 192
      terapia hormonal, 123
      terapia médica, 123
Hidradenoma
  papilífero, 54, 117, 186
    definição, 54, 117
    histologia, 54
    lesões, 117
    localização, 54
    ocorrência, 54
    tratamento, 54, 117
Hidranite
  supurativa, 235, 242
Hidrocele, 262
  definição, 262
  tratamento, 263
Hiperpigmentação
  fisiológica, 147
    definição, 147
    diagnóstico, 147

tratamento, 147
pós-inflamatória, 149
definição, 149
diagnóstico, 150
tratamento, 150
Hipopigmentação
pós-inflamatória, 129
apresentação clínica, 129
causa, 129
definição, 129
diagnóstico, 129
fisiopatologia, 129
tratamento, 129
Hipospadia
e *chordee*, 262
definição, 262
tratamento, 262
Histiocitose
das células de Langerhans, 124, 272
apresentação clínica, 272
definição, 272
diagnóstico, 273
fisiopatologia, 273
lesões, 124
manejo, 273
tipos, 124

I
Idoso
declínio da capacidade sexual no, 328
doenças anogenitais no, 328
incontinência no, 326
obesidade no, 328
Imersões, 19
efeito calmante das, 19
soluções
para banhos de, 19
Impetigo, 170
definição, 170
diagnóstico, 170
tratamento, 170
Imunoglobulina E
edema agudo mediado por, 238
Imunossupressão, 312
infecções e malignidades, 312
Incontinência, 326
cremes na, 328
Infecção
edema
agudo
relacionado com, 239
Infestações
parasitárias, 30
exame microscópico para, 30
Inibidores
de calcineurina, 22
Intertrigo, 80
aparência clínica, 80
patogênese, 81
tratamento, 82
Itraconazol, 89

J
Jóquei
coceira de, 87

K
Kaposi
sarcoma de, 117, 151, 325
associado à AIDS, 325
definição, 325
diagnóstico, 325
lesões, 325
questões geriátricas, 325
terapia, 325
Köebner
fenômeno de, 83

L
Labioplastia, 5
Lactobacilose
vaginal, 296
apresentação clínica, 296
definição, 296
diagnóstico, 296, 297
fisiopatologia, 297
manejo, 297
tratamento, 297
Lâmpada de Wood
exame com, 35, 36
Langerhans
células de
histiocitose das, 124
Látex
alergia ao, 238
Lesões
brancas, 126
manchas e placas brancas, 126
candidíase, 140
carcinoma verrucoso, 144
doença de Paget
diferenciada, 143
hipopigmentação
pós-inflamatória, 129
lesões intraepiteliais escamosas, 142
líquen escleroso, 129
líquen plano, 137
líquen simples crônico, 139
molusco contagioso, 144
neoplasia intraepitelial
diferenciada, 143
verrugas genitais, 142
vitiligo, 126
da cor da pele, 38
carcinoma basocelular, 62
carcinoma de células escamosas dos genitais, 56
carcinoma de células escamosas em homens, 56
carcinoma de células escamosas em mulheres, 58
cistos da rafe mediana, 49
cistos e abscessos de Bartholin, 50
cistos epidérmicos, 48
cistos vestibulares mucinosos, 49
condiloma plano, 46
doença de Fox-Fordyce, 54
fibroma cutâneo, 50
glândulas de Tyson, 54
hidradenoma papilífero, 54
hiperplasia das glândulas sebáceas, 53
linfangite esclerosante do pênis, 56
linfogranuloma venéreo, 47
lipoma, 51
líquen nítido, 55
manchas de Fordyce, 53
molusco contagioso, 43
neurofibroma, 51
nevos intradérmicos, 51
papilomatose vestibular vulvar, 52
pápulas peroladas do pênis, 52
pólipo fibroepitelial, 50
seio pilonidal, 49
siringomas, 47
verrugas genitais, 38
de coloração escura
distúrbios dermatológicos marrons, azuis, acinzentados ou pretos, 147
acantose *nigricans*, 147
angioqueratomas, 151
carcinoma basocelular pigmentado, 151
hiperpigmentação fisiológica, 147
hiperpigmentação pós-inflamatória, 149
melanoma, 158
anal, 161
no pênis e no escroto, 160
melanose genital, 152
neoplasia genital intraepitelial, 151
nevo displásico, 156
nevo melanocítico, 155
atípico, 156
queratoses seborreicas, 150
sarcoma de Kaposi, 151
varicosidades genitais, 152
verrugas pigmentadas, 151
intraepiteliais
escamosas
de alto grau, 142
aparência, 142
vermelhas
manchas e placas, 66
alterações eczematosas e liquenificadas, 66
dermatite atópica, 67
dermatite de contato
alérgica, 78
por irritante, 74
dermatite seborreica, 80
intertrigo, 80
líquen simples crônico, 67
alterações papuloescamosas
e outras alterações não eczematosas, 82
candidíase, 91
dermatite por esteroide, 101
doença de Paget extramamária, 102
doença estreptocócica perianal, 93
eritrasma, 89
líquen plano, 94
mucosite de células plasmáticas, 98
neoplasia intraepitelial
diferenciada, 104
escamosa de alto grau, 105
psoríase, 82
ptiríase rósea, 97
ptiríase versicolor, 97
síndrome do escroto vermelho, 100
tinea cruris, 87
vestibulodinia, 100
Linfangiectasia, 241
e linfoma circunscrito, 186
Linfangioma
circunscrito, 240
forma adquirida, 241
Linfangite
esclerosante
do pênis, 56
definição, 56
etiologia, 56
tratamento, 56

Linfedema
　localizado, 244
Linfogranuloma
　venéreo, 47, 223
　　apresentação, 223
　　características, 47
　　causas, 47
　　definição, 47
　　diagnóstico, 47
　　tratamento, 47
Linha
　de Hart, 1
Lipoma, 51
　definição, 51
　excisão, 52
　histologia, 52
　localização, 52
　tamanho, 51
Lipschütz
　úlceras de, 283
Líquen
　escleroso, 129, 279, 329, 341
　　achados clínicos, 130
　　apresentação clínica, 129, 279
　　características clínicas, 280
　　definição, 129, 329
　　diagnóstico, 134, 135
　　　diferencial, 281
　　erosivo, 213
　　etiologia, 329
　　fisiopatologia, 135
　　tratamento, 135, 137, 281
　　　outros, 136
　nítido, 55
　　definição, 55
　　diagnóstico clínico, 55
　　etiologia, 55
　　lesões, 55
　plano, 94, 137, 339
　　apresentação clínica, 94, 137
　　definição, 94, 137
　　diagnóstico, 96, 138, 139
　　erosivo
　　　apresentação clínica, 203
　　　características, 207
　　　definição, 203
　　　diagnóstico, 206, 207
　　　fisiopatologia, 207
　　　manifestação, 203
　　　mucoso, 329
　　　tratamento, 207, 208
　　　　cirurgia, 209
　　fisiopatologia, 96
　　papular, 96
　　tratamento, 96, 139
　simples
　　crônico, 67, *68f*, *69f*, 139, 213, 311
　　　apresentação, 139
　　　diagnóstico, 139
　　　disfunção psicológica, 312
　　　genital, 336
　　　retal, *71f*
　　　tratamento, 140
Liquenificação, 15
Lubrificantes, 20
　tipos de, 20

M
Mácula, 13
　definição, 13
　superfície da, 13

Mancha(s), 13
　definição, 13
　de Fordyce, 197
　superfície da, 13
Marginação, 14
Medicamentos
　tricíclicos, 23
　　dose de início, 23
　　uso de, 23
Melanoma, 158
　apresentação clínica, 159
　　anal, 161
　　no pênis e escroto, 160
　　vulvar, 159
　diagnóstico, 161
　fisiopatologia, 161
　incidência, 158
　tratamento, 162
Melanose
　genital, 152
　　apresentação clínica, 152
　　definição, 152
　　diagnóstico, 155
　　fisiopatologia, 155
　　tratamento, 155
Melkersson-Rosenthal
　síndrome de, 243
Milia, 143
Milroy
　doença de, 240
Molusco contagioso, 43, 144, 186, 278, 317
　apresentação clínica, 43
　definição, 144, 278
　diagnóstico, 44, 198, 318
　fisiopatologia, 45, 318
　inflamado, 198
　lesões, 279
　manifestações clínicas,
　tratamento, 45, 46q, 144, 279
　　manejo, 318
　　　curetagem, 318
Mondor
　doença de, 56
Mucosite
　de células plasmáticas, 98
　　apresentação clínica, 98
　　definição, 98
　　diagnóstico, 98, 99
　　fisiopatologia, 99
　　tratamento, 99, 100

N
Necrose epidérmica
　tóxica, 322
　　definição, 322
　　medicamentos, 322
Neoplasia
　intraepitelial
　　diferenciada, 104
　　　apresentação clínica, 104
　　　definição, 104
　　　diagnóstico, 104, 105
　　　fisiopatologia, 105
　　　tratamento, 105
　　escamosa
　　　de alto grau, 105
　　　　definição, 105
　　　genital, 151
　　　vulvar, 104
　　　　apresentação clínica, 59

Nervos
　periféricos
　　vias modulatorias dos, 247
Neurofibromas, 51
　definição, 51
　isolados, 51
　lesões, 51
　localização, 51
　tratamento, 51
Nevo(s)
　intradérmicos, 51
　　cor, 51
　　definição, 51
　　ocorrência, 51
　　tratamento, 51
　melanocítico, 155
　　apresentação clínica, 155
　　　atípico, 156
　　　comum, 155
　　　displásico, 156
　　　que surgem no líquen escleroso, 157
　　diagnóstico, 157, 158
　　fisiopatologia, 158
　　tratamento, 158
Nódulo(s), 13
　brancos, 143
　definição, 13
　superfície, 13
　vermelhos
　　e pápulas, 109
　　　angioma cereja, 112
　　　angioqueratoma, 112
　　　carúncula uretral, 115
　　　cistos inflamados, 119
　　　endometriose vulvar e perineal, 116
　　　escabiose nodular, 110
　　　foliculite, 109
　　　furunculose, 118
　　　granuloma piogênico, 114
　　　hematoma, 117
　　　hidradenite supurativa, 120
　　　hidradenoma papilífero, 117
　　　picadas e infestações variadas, 111
　　　prolapso uretral, 115
　　　prurigo nodular, 113
　　　pseudoverrugas, 118
　　　queratose pilar, 109
　　　sarcoma de Kaposi, 117
　　　variados, 124

O
Obesidade, 328
　no idoso, 328
　tratamento, 328
Óstios
　das glândulas vestibulares, *3f*
Oxiuríase, 270
　apresentação clínica, 270
　definição, 270
　diagnóstico, 270
　fisiopatologia, 270
　manejo, 271

P
Paget
　doença de
　　extramamária, 102, *103f*, 215
　　　apresentação clínica, 102
　　　definição, 102, 215
　　　diagnóstico, 103
　　　fisiopatologia, 103

    localização, 102
    tratamento, 103, 104
Papanicolaou, 31
Papilas
    vulvares, 3, *3f, 4f*
Papilomatose
    vestibular, 3, 11
    vulvar, 9, *9f*
        aparência, 52
        definição, 52
        diagnóstico, 52
        lesões, 52
        morfologia, 52
        origem, 52
        tratamento, 52
Papilomavírus humano, 59
Pápula(s), 13
    definição, 13
    e nódulos brancos, 143
    e nódulos vermelhos, 109
    lesão, 13
    peroladas
        do pênis, 52
            biópsia, 52
            cor, 52
            definição, 52
            diagnóstico, 52
            lesões, 52
            prevalência, 52
    superfície da, 13
    vermelhas, 264
Pele
    lesões da cor da, 38
Pênfigo, 171
    apresentação clínica, 171
    definição, 171
    diagnóstico, 173
    familiar
        benigno, 179
            apresentação clínica, 179
            definição, 179
            diagnóstico, 179
            fisiopatologia, 179
            tratamento, 179
    fisiopatologia, 173
    tratamento, 174
Penfigoide
    bolhoso, 174
        apresentação clínica, 174
        definição, 174
        diagnóstico175
        fisiopatologia, 175
        tratamento, 175
    das membranas mucosas, 176
        apresentação clínica, 176
        definição, 176
        diagnóstico, 177
        fisiopatologia, 177
        tratamento, 177, 178
Pênis, 9
    angioqueratomas, 11
    circuncisão, 9
    composição, 9
    glande, 9
    glândulas de Tyson, 10
    grânulos de Fordyce, 10
    infecção viral no, 11
    linfangite esclerosante do, 56
    monte pubiano, 10
    pápulas no, 11
    porção distal do, 9

    prepúcio, 9
    verrugas genitais, 10
Penodínia, 343
    definição, 343
    sintomas, 343
    tratamento, 343
Picadas
    e infestações variadas, 111
        carrapatos, 111
        escabiose, 111
        lesões por, 112
Pioderma
    gangrenoso, 232
        apresentação clínica, 232
        definição, 232
        diagnóstico, 233
        patogênese, 233
        tratamento, 233
Placa, 13
    definição, 13
    lesões, 13
    superfície, 13
Pólipos
    fibroepiteliais, 51
Procedimentos
    diagnósticos
        e terapêuticos, 26
            biópsias
                da pele genital, 31
                    anestesia, 32
                    dicas, 32t
                    local, 32
                    técnicas, 32
            culturas, 31
            dermatoscopia, 31
            esfregaços citológicos, 26
                coloração de Gram, 31
                preparação "a fresco"
                    em solução salina, 28
                preparação de Tzanck, 30
                preparações fúngicas, 26
            estudos moleculares, 31
            exame com ácido acético, 34
            exame com lâmpada de Wood, 35
            exame microscópico
                para infestações parasitárias, 30
            procedimentos terapêuticos, 36
                crioterapia, 36
                terapia com corticosteroide
                    intralesional, 36
Prolapso
    uretral, 115, 276
        apresentação, 116
        causa, 116
        definição, 115
        diagnóstico, 276
        ocorrência, 276
        tratamento, 116, 276
Protrusão
    piramidal
        perianal
            infantil, 275
                definição, 275
                ocorrência, 276
                tratamento, 276
Prurido
    crônico, 310
        escoriação psicogênica, 310
        ocorrência, 310
    e dor, 246
        apresentação clínica, 246

        definição, 246
        diagnóstico, 246
        fisiopatologia, 247
        mediadores e receptores, 247
        ocorrência, 246
        tratamento, 247
        vias moduladoras
            centrais, 247
            dos nervos periféricos, 247
Prurigo
    nodular, 113
        abordagens, 114
        apresentação clínica, 113
        definição, 113
        diagnóstico, 114
        fisiopatologia, 114
        ocorrência, 114
        tratamento, 114
Psoríase, 72, 82, *82f*, 268, 312
    alexitimia na, 312
    apresentação clínica, 82
    associada ao HIV, 320
        manifestações clínicas, 320
    biópsia, 268
    definição, 82
    diagnóstico, 85, 321
    fatores psicológicos na, 312
    fisiopatologia, 86, 321
    manejo, 321
    ocorrência, 321
    predisposição genética, 312
    pustulosa, 193
        apresentação clínica, 193
        diagnóstico, 194
        fisiopatologia, 194
        tratamento, 195
    sinais e sintomas, 84
    tratamento, 86
        luz ultravioleta, 86
    variante da, 83
Pseudoverrugas, 118
    definição, 118
    diagnósticos diferenciais, 118
    lesões, 118
    tamanho, 118
    tratamento, 118
Ptiríase
    rósea, 97
        características, 97
        causa, 97
        definição, 97
        diagnóstico diferencial, 97
        tratamento, 97
    versicolor, 97
        causas, 98
        definição, 97
        incidência, 97
        localização, 97
        transmissão, 98
        tratamento, 98
Pústula(s), 14, 187
    definição, 14
    e pseudopústulas, 187
    superfície, 14

# Q
Queratose(s)
    pilar, 109, 197
        apresentação clínica, 109
        definição, 109, 197
        diagnóstico, 109

fisiopatologia, 110
lesões, 109
prevalência, 109
toque, 109
tratamento, 110, 197
seborreicas, 150, 317
biópsia das, 150
características, 150
causas, 150
definição, 150
Questões especiais
em dermatologia genital
aspectos psicossociais, imunossupressão e envelhecimento, 309
aspectos psicológicos, 309
disfunção psicossocial, 309
influencia o curso da doença, 311
doenças inflamatórias
não infecciosas
associadas ao HIV, 320
doenças neoplásicas, 323
infecções, 313
ocorrendo como resultado da doença, 312
envelhecimento genital normal, 325
declínio da capacidade sexual, 328
doenças anogenitais
mais comuns em idosos, 328
Queyrat
eritroplasia de, 104

R
Radioterapia
no edema, 241
Recklinghausen
doença de, 51
Reiter
síndrome de, 195
apresentação clínica, 195
definição, 195
diagnóstico, 196
fisiopatologia, 196
tratamento, 196
Revisão Cochrane, 89

S
Sarcoidose, 124, 242
definição, 124
exemplos, 124
Sarcoma
de Karposi, 117, 151
definição, 117
prevalência, 118
tipo de, 118
tratamento, 118
Sarna
norueguesa, 319
definição, 320
diagnóstico, 320
fisiopatologia, 320
manejo, 320
manifestações clínicas, 320
Seio
pilonidal, 49
definição, 49
desenvolvimento, 50
localização, 49
tratamento, 50
Sêmen
alergia ao, 238

Serotonina
inibidores seletivos
da recaptação de, 23
Sífilis, 216
apresentação clínica, 216
definição, 216
diagnóstico, 217
fisiopatologia, 218
tratamento, 218
Síndrome
da vestibulite vulvar, 3, 3f
de Melkersson-Rosenthal, 243
de Reiter, 195
de Stevens-Johnson, 180, 322
apresentação clínica, 180
diagnóstico, 182
fisiopatologia, 182
medicamentos que causam, 183t
tratamento, 183
do escroto vermelho, 100
Siringomas, 47
aparência clínica, 47
definição, 47
diagnóstico clínico, 47
ocorrência, 47

T
Terminologia
e classificação
das doenças genitais, 13
Tinea cruris, 87, 318
apresentação clínica, 87
definição, 87
diagnóstico, 87, 88
em pacientes imunossuprimidos, 319
fisiopatologia, 88
infecções por dermatófitos, 319
tratamento, 88, 89
terapia antifúngica, 319
Tracolimo, 22
Transtorno dismórfico
corporal, 310
definição, 310
tratamento, 311
Trauma
edema agudo relacionado com, 240
e distúrbios iatrogênicos e artificiais, 185
apresentação clínica, 185
diagnóstico, 185
fisiopatologia, 185
tratamento, 185
externo
não reconhecido, 234
reconhecido, 234
úlceras decorrentes de, 233
Triancinolona
acetonida, 21
nas lesões hipertróficas, 37
Trichomonas, 30, 31
Tyson
glândulas de, 10
Tzanck
preparação de, 30

U
Úlcera(s), 14
aftosas, 223
apresentação clínica, 224
definição, 223
diagnóstico, 224, 226
fisiopatologia, 226

tratamento, 227
associadas ao vírus Epstein-Barr
e ao citomegalovírus, 223
crosta, 14
decorrentes de trauma externo, 233
definição, 14
de Lipschütz, 283
e erosões, 203
genitais
aftosas
associadas a infecções, 228
agentes infecciosos, 228
aspecto, 228
associadas a medicamentos, 228
agente antiviral, 228
morfologia, 228
ocorrência, 228

V
Vagina, 7
avaliação da, 9
definição, 7
e colo uterino, 7
epitélio vaginal, 7
estrogênio na, 9f
inflamação na, 8
organismos colonizantes, 8
papilas na, 9
saco vaginal, 7
secreções da, 9
pH, 9
variantes normais, 9
Vaginite
aeróbica, 295
apresentação clínica, 295
definição, 295
diagnóstico, 295
fisiopatologia, 295
manejo, 295
atrófica, 328
diagnóstico, 329
manejo, 328
terapias, 329
sintomas, 328
tratamento, 329
bacteriana, 294
apresentação clínica, 294
diagnóstico, 294
fisiopatologia, 295
manejo, 295
classificação, 286
doença vaginal infecciosa, 286
e balanite, 286
erosiva
por doença cutânea específica, 302
diagnóstico, 302
e vagina atrófica, 297
apresentação clínica, 297
definição, 297
diagnóstico, 297, 298
fisiopatologia, 298
manejo, 298
inflamatória, 299
descamativa, 299, 335
apresentação clínica, 299
definição, 299
diagnóstico, 300
fisiopatologia, 301
manejo, 301
tratamento, 302t

por *Candida*, 286, 333
  apresentação clínica, 286
  biópsia, 288
  causa, 289
  diagnóstico, 287, 288
  fatores de risco, 289
  manejo, 289, 290
    itraconazol, 289
    nistatina, 289
    terapias, 290t
      resistência, 291
por *Trichomonas*, 291
  apresentação clínica, 291
  diagnóstico, 291, 292
    diferencial, 292
  fisiopatologia, 292
  manejo, 292
  tratamento, 292
pré-puberal, 282
  avaliação, 282
  causa, 282
Vaginose
  bacteriana, 9, 292
    apresentação clínica, 292
    definição, 292
    diagnóstico, 292
    fisiopatologia, 293
      fatores de risco, 293
    manejo, 293
      terapia, 293t
    tratamento, 294t
  citolítica, 296
    apresentação clínica, 296
    definição, 296
    diagnóstico, 296
    fisiopatologia, 296
    manejo, 296
      tratamento, 296t
Varicela-zóster
  vírus, 31
Varicosidades
  genitais, 152
    identificação, 152
    tamanho, 152
    tratamento, 152
Verrugas
  anogenitais, 277
    definição, 277
    diagnóstico, 278
    frequência, 278
    tratamento, 278
  genitais, 38, 142, 316
    apresentação clínica, 38
    definição, 142, 316
    diagnóstico, 39, 41q, 316
    fisiopatologia, 40, 316
    manifestações clínicas, 316
    no pênis, 10
    tratamento, 42, 43q
      manejo, 317
  pigmentadas, 151
Vesícula, 13
  bolha, 13
  definição, 13
  superfície, 13
Vestibulodinia, 100, 302
  achado clássico, 100
  avaliação diagnóstica, 100
  definição, 100
  diagnóstico, 100
  tratamento, 100
Vias moduladoras
  centrais, 247
  dos nervos periféricos, 247

Vitiligo, 126, 281
  apresentação clínica, 126, 281
  definição, 126, 281
  diagnóstico, 126, 128
  fisiopatologia, 126
  tratamento, 128, 281
Vulva, 1
  cuidado da, 348
    orientações para, 348
  definição, 1
  epitélio
    tipos de, 1
Vulvite
  plasmocitária, 209
    apresentação, 209
    origem, 209
Vulvodinia, 249, 349
  apresentação clínica, 250
    exame físico, 250
  avaliação do paciente, 251t
  definição, 249, 349
  diagnóstico, 251
  fatores etiológicos, 251t
  fisiopatologia, 251
  subconjuntos da, 249t
  tratamento, 252, 349
    terapia, 253t

W
Wood
  lâmpada de
    exame com, 35, 36
Wuchereria bancrofti, 242

Z
Zoon
  balanite de, 9.